Mit den **„Ich-Kann"-Seiten** können Sie Ihren Wissens- und Kompetenzzuwachs testen und dokumentieren.

Ich kann …

… einer jungen Kollegin Tipps zur Vermeidung von Verspannungen bei längeren Arbeitsphasen am PC geben und ihr zwei Verfahren der Physiotherapie nennen, welche die Beschwerden bessern können.

… definieren, was ein Arzneimittel ist.

… jeweils zwei Beispiele für Arzneimittel aufzählen, die der Heilung, Verhütung oder Erkennung von Krankheiten dienen.

… zwei Wirkstoffe nennen, die lebenslang als Ersatz für körpereigene Stoffe angewendet werden müssen.

… erklären, was ein Originalpräparat von einem Generikum unterscheidet und je zwei Beispiele nennen.

… einem 65-jährigen Patienten, der in der Apotheke ein ungewohntes Generikum statt seines bisherigen Blutdrucksenkers mit dem Wirkstoff Candesartan bekommen hat, die Rabattvertragsvorgaben nahebringen.

… die Arzneimittelformen Tablette, Filmtablette, Dragee und Kapsel unterscheiden und ihre Vor- und Nachteile bewerten.

… einer Praktikantin die Unterscheidungsmerkmale von Salbe, Creme und Gel erklären und demonstrieren.

… einem 16-jährigen Fußballer die Anwendung eines Salbutamol-Dosieraerosols gegen sein Asthma erklären und vormachen.

… angeben, wie häufig eine im Beipackzettel als „gelegentlich" gekennzeichnete Nebenwirkung auftritt.

… drei Beispiele für Wechselwirkungen zwischen Arzneiwirkstoffen nennen.

… die Begriffe Einmaldosis, Einzeldosis und Tagesdosis unterscheiden und erklären.

… die Vor- und Nachteile von Lokaltherapie und systemischer Therapie einschätzen.

… Augentropfen, Ohrentropfen und Salben bei einem Patienten korrekt applizieren.

… den Unterschied zwischen oraler und sublingualer Applikation erklären und einen Patienten zur sublingualen Anwendung von Nitro-Spray anleiten.

… Spritzen und weitere Materialien für eine subkutane, intramuskuläre und intravenöse Injektion vorbereiten bzw. bereitlegen.

… einen 39-jährigen Patienten mit Bänderriss auf drei wichtige Nebenwirkungen von Diclofenac hinweisen.

… die folgenden Begriffe definieren und je zwei Wirkstoffe aus den Arzneimittelgruppen nennen: Antibiotika, Analgetika, Diuretika, Laxanzien, Antihypertensiva, Antidepressiva.

… die Fachbegriffe in der Einzahl und Mehrzahl für folgende Arzneimittelgruppen nennen: krampflösende(s) AM, auf das seelische Befinden wirkende(s) AM, zur Empfängnisverhütung verwendete(s) AM, AM zur Hemmung der Blutgerinnung.

subkutane Injektionen fachgerecht durchführen.

d i.m. korrekt injizieren.

ülen für s.c.- und i.m.-Injektionen unterscheiden.

Aufsetzen auf dem Spritzenkonus fest verankern.

her öffnen und entsorgen.

e Infusionsflasche verwendbar ist.

Infusionsbestecks und eines Venenverweilkatheters erklären.

Medikamentenzusatz fachgerecht vorbereiten.

n Patient während einer Infusion beobachtet werden muss.

ten beim Impfen von Patienten unter Antikoagulation nennen.

6 Herz und Kreislauf

Interaktive Übungen
→ S. 209, PagePlayer

Video
→ S. 209, PagePlayer

Das Herz (gr. **Kardia,** lat. **Cor**) ist das zentrale Organ des Herz-Kreislauf-Systems. Herz und Blutgefäße bilden zusammen das **kardiovaskuläre System**. Das Herz liegt im Thorax linksseitig oberhalb des Zwerchfells und wird von den beiden Lungenflügeln umschlossen. Rippen und Brustbein schützen es vor Verletzungen. Die notwendige Bewegungsfreiheit bleibt dem Herzen dabei erhalten.

6.1 Großer und kleiner Kreislauf

Das Herz pumpt das Blut durch den Körper, damit alle Organe ausreichend Sauerstoff und Nährstoffe bekommen. Dazu dient der **große Kreislauf**, auch **Körperkreislauf** genannt. Das Herz pumpt sauerstoffreiches Blut in den Körper hinein und nimmt sauerstoffarmes, kohlendioxidreiches Blut aus dem Körper auf. Es pumpt nun das „verbrauchte", d. h. sauerstoffarme Blut in die Lunge, damit die Erythrozyten wieder Sauerstoff aufnehmen. Da die Lunge dem Herzen direkt benachbart liegt, muss das Blut vom Herzen zur Lunge und zurück nur eine kurze Strecke zurücklegen. Dieser kleinere Teil des Blutkreislaufs heißt daher **kleiner Kreislauf** oder **Lungenkreislauf**.

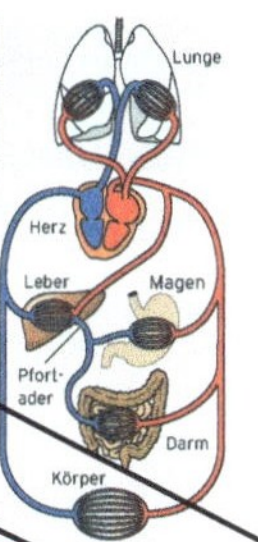

Abb. 1 Kleiner und großer Kreislauf (Schemazeichnung)

6.2 Aufbau des Herzens

Das Herz ist ein Hohlorgan, das vor allem aus Muskulatur, der speziellen Herzmuskulatur, besteht. Die Muskelschicht des Herzens ist das **Myokard**. Die Herzgröße entspricht beim erwachsenen Menschen etwa der Größe seiner Faust.

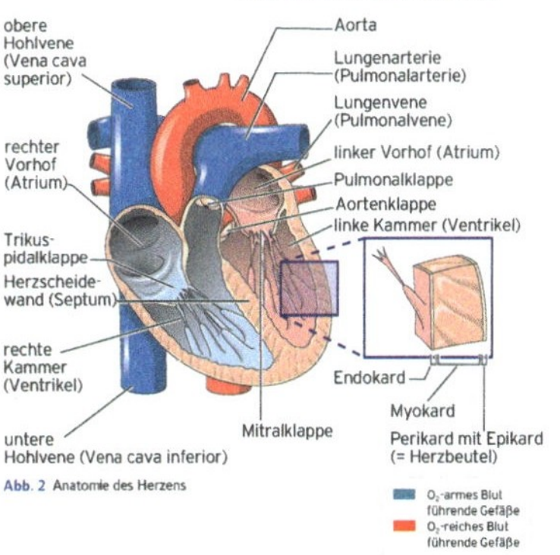

Abb. 2 Anatomie des Herzens

Das Herz besteht aus der rechten und linken Herzhälfte, die vereinfacht **rechtes und linkes Herz** genannt werden. Das **Septum**, die Herzscheidewand, trennt das rechte vom linken Herzen. Das rechte Herz pumpt das Blut in den kleinen Kreislauf. Es hat eine dünnere Muskelschicht als das linke Herz, das den großen Kreislauf versorgt und dafür mehr Kraft braucht. Jede Herzhälfte besteht aus dem **Atrium** (dem **Vorhof**) und dem **Ventrikel** (der Herzkammer, kurz **Kammer** genannt). Atrium und Ventrikel werden jeweils durch eine Herzklappe getrennt. Herzklappen sind ventilartige Gebilde, die sich öffnen und schließen. Sie bestimmen die Richtung des Blutflusses, da sie sich nur in eine Richtung öffnen lassen. Man kann sie sich vorstellen wie Türen, die auch nur in eine Richtung aufgehen. Versucht man, eine Tür zur falschen Seite aufzudrücken, schließt man sie nur noch fester. Die Herzklappen sorgen dafür, dass das Blut nur „vorwärts" fließt, und verhindern einen Rückfluss.

Über die **Cornelsen PagePlayer-App** können Sie weitere digitale Inhalte öffnen:

- **Interaktive Übungen** für das Smartphone
- **Videos** für Smartphone und Tablet

Dazu scannen Sie einfach die Doppelseite am Lernfeldbeginn (Seite 6/7, 18/19, 120/121, 208/209, 310/311, 386/387, 478/479, 512/513)

Anleitung: Siehe hinterer Buchdeckel.

... in der Arztpraxis

Behandlungsassistenz

von

Dr. Uta Groger

In Zusammenarbeit mit
der Verlagsredaktion

Cornelsen

Autorin interaktive Aufgaben:	Verena Griesinger
Verlagsredaktion:	Dr. Franz Schaller, Menemsha MacBain
Außenredaktion:	Silja von Rauchhaupt, Stefan Schiefer
Videoredaktion:	Lisa Budzynski
Redaktionelle Mitarbeit:	Julia Siegers
Rechte und Lizenzen:	Birke Fähnrich
Umschlaggestaltung:	ROSENDAHL, Berlin
Umschlagfoto:	Werner Krüper, Steinhagen
Layoutkonzept:	vitaledesign, Berlin
Technische Umsetzung:	Satz-Rechen-Zentrum Hartmann + Heenemann GmbH & Co. KG, Berlin

Begleitmaterialien für Schüler:
ISBN 978-3-06-451767-7 (Arbeitsbuch)
ISBN 978-3-06-451769-1 (Lösungen zum Schülerbuch als Download)

www.cornelsen.de

3. Auflage, 4. Druck 2023

Druck und Bindung: Livonia Print, Riga

ISBN: 978-3-06-451765-3 (Schülerbuch)
ISBN: 978-3-06-451766-0 (E-Book)

PEFC
PEFC/12-31-006

PEFC zertifiziert
Dieses Produkt stammt aus nachhaltig bewirtschafteten Wäldern und kontrollierten Quellen.

www.pefc.de

Vorwort

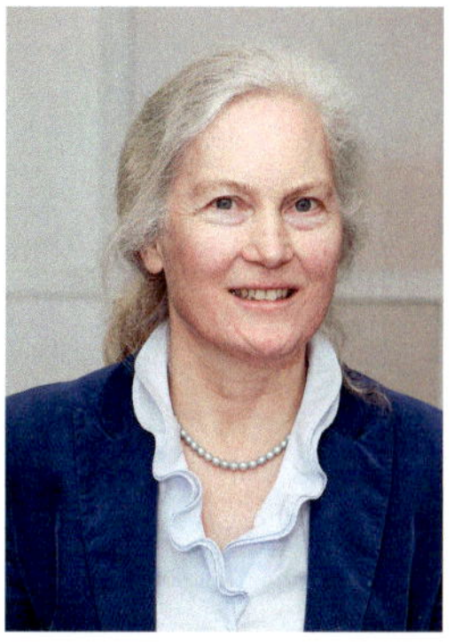

Dr. med. Uta Groger
Fachärztin für Allgemeinmedizin, praktisch tätig in einem MVZ, Dozentin im Bereich MFA am Rudolf-Rempel-Berufskolleg Bielefeld

Liebe Leserin, lieber Leser,

Sie halten die dritte Auflage der „Behandlungsassistenz" in den Händen.

Der Beruf der Medizinischen Fachangestellten ist gut etabliert. Die Berufsbezeichnung drückt aus, was das Aufgabenfeld ausmacht: Die MFA organisiert die Praxis. Sie ist mit der Praxissoftware vertraut, führt diagnostische und therapeutische Maßnahmen durch bzw. bereitet sie vor und assistiert. Sie plant und dokumentiert medizinische Leistungen und Hygienemaßnahmen, sie managt den Materialbestand. Für ihre vielfältigen Aufgaben besitzt die MFA solides Fachwissen und bildet sich weiter fort, um stets auf dem aktuellen Stand der Medizin zu sein.

Medizinische Fachangestellte sind die ersten Ansprechpartner der Patienten – und dabei offen für die Fragen, Sorgen und Nöte der Ihnen anvertrauten Menschen. Dabei müssen Patienten keine Kranken sein. Präventions- und individuelle Gesundheitsleistungen gehören zum Leistungsspektrum vieler Praxen und lassen Patienten zu Kunden werden. In jedem Fall ist der Patient der eigentliche Arbeitgeber jeder Arztpraxis mit ihrem gesamten Team.

Die medizinischen Grundlagen sowie ein umfassendes Verständnis für den Aufbau, die Funktion und die krankheitstypischen Fehlfunktionen des Körpers vermittelt dieses Lehrbuch – aus der Erfahrung und Überzeugung heraus, dass Verstehen nachhaltiger und besser auf „jede" Situation anwendbar ist als auswendig gelernte Einzelheiten. Situationsgerechtes Mitdenken, Urteilsvermögen und vorausschauendes, verantwortliches und selbstständiges Handeln sollen erlernt und geübt werden.

Lernen und Lehren ist effektiver, wenn es Spaß macht. Daher werden die Fakten und die Zusammenhänge anschaulich dargestellt, reich illustriert und mit treffenden Karikaturen buchstäblich untermalt. Terminologie-Tabellen helfen beim Lernen und Behalten der Fachbegriffe. Aufgaben am Kapitelende helfen, das erworbene Wissen des jeweiligen Abschnitts zu überprüfen. Mithilfe der neuen „Ich-kann"-Seiten können Sie Ihren Wissens- und Kompetenzzuwachs testen und dokumentieren. Vielfältige Erklärvideos machen komplizierte Inhalte und Vorgänge klar und leicht begreifbar.

Danken möchte ich dem Team des Cornelsen Verlages und der freien Mitarbeiter für die stets professionelle, immer angenehme und sehr motivierende, konstruktive Zusammenarbeit. Meiner Familie, meinen Schüler*innen, Leser*innen, Lehrer- und ärztlichen Kolleg*innen, Freund*innen und Models danke ich herzlich für die vielfältige Unterstützung bei der Entstehung dieses Lehrwerks.

Ihnen als Auszubildende*r, Lehrkraft und ausbildendem Arzt bzw. ausbildender Ärztin wünsche ich viel Freude und Erfolg beim Lernen, Lehren und Arbeiten mit dem vorliegenden Buch.

Bielefeld, im November 2020

Dr. med. Uta Groger

Hinweis: Im Sinne der Geschlechtergerechtigkeit wird konsequent zwischen den einzelnen Lernfeldern die weibliche und die männliche Form abwechselnd verwendet. Selbstverständlich sind damit auch alle anderen Geschlechter gemeint.
Das Buch ist nicht zur Selbstdiagnose oder -therapie gedacht und geeignet.

Inhaltsverzeichnis

LF 2 Patienten empfangen und begleiten

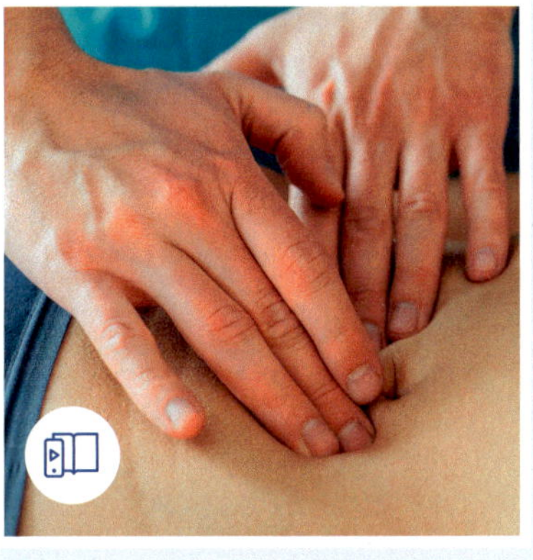

Über die Cornelsen PagePlayer-App können Sie **interaktive Übungen** zu diesem Lernfeld aufrufen, indem Sie diese Seite mit dem Smartphone scannen.

Die kostenfreien **Lösungen zu den Aufgaben aus dem Schülerbuch** finden Sie unter der ISBN 978-3-06-451769-1 auf www.cornelsen.de.

Unser Patient … ein Mensch mit Stärken und Schwächen

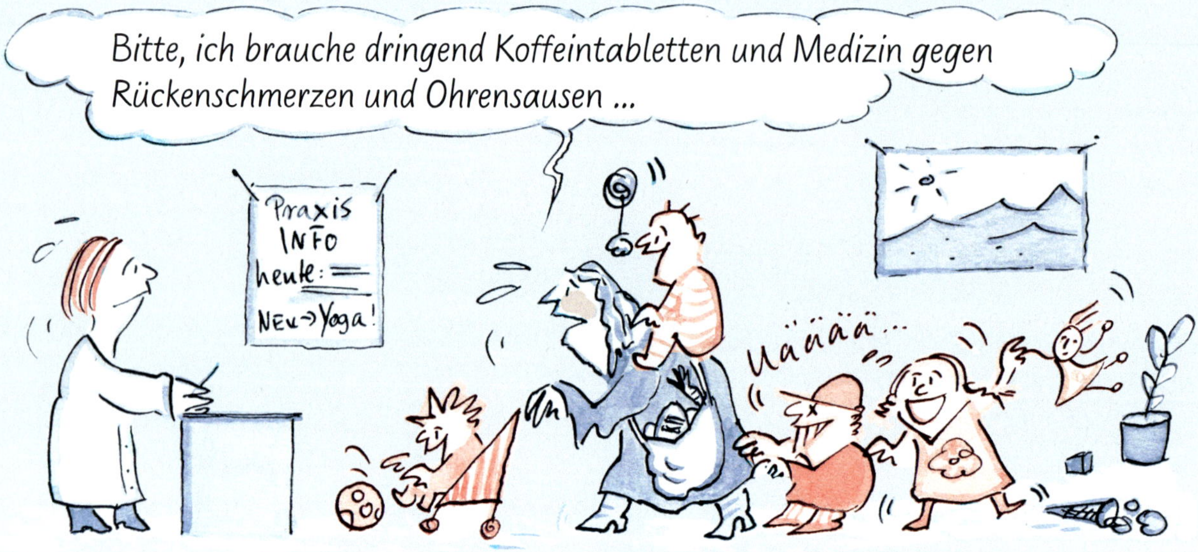
Bitte, ich brauche dringend Koffeintabletten und Medizin gegen Rückenschmerzen und Ohrensausen …
Praxis INFO heute: NEU → Yoga!
Uäääää …

Wer eine Arztpraxis aufsucht, …

wünscht Hilfe, nicht immer nur medizinische.
Fühlt sich ein Mensch krank, befindet er sich häufig in einer Krise. Die Krankheit steht ihm im Weg, sein Körper „macht nicht mehr mit". Was Beschwerden erzeugt (z. B. Schmerzen), wirkt sich oft aber auch auf die Stimmung des Betroffenen aus. Wichtig ist, dass Sie als MFA den Patienten menschlich „dort abholen, wo er steht", d. h. ihn mit seiner Angst und seinen Sorgen ernst nehmen und annehmen.
Auch in Situationen, in denen Ängste in der „Verkleidung" von Ärger, Nervosität und Anspruchsdenken auftreten, ist Einfühlung oft der beste (und schnellste) Weg zur Entschärfung der Situation.

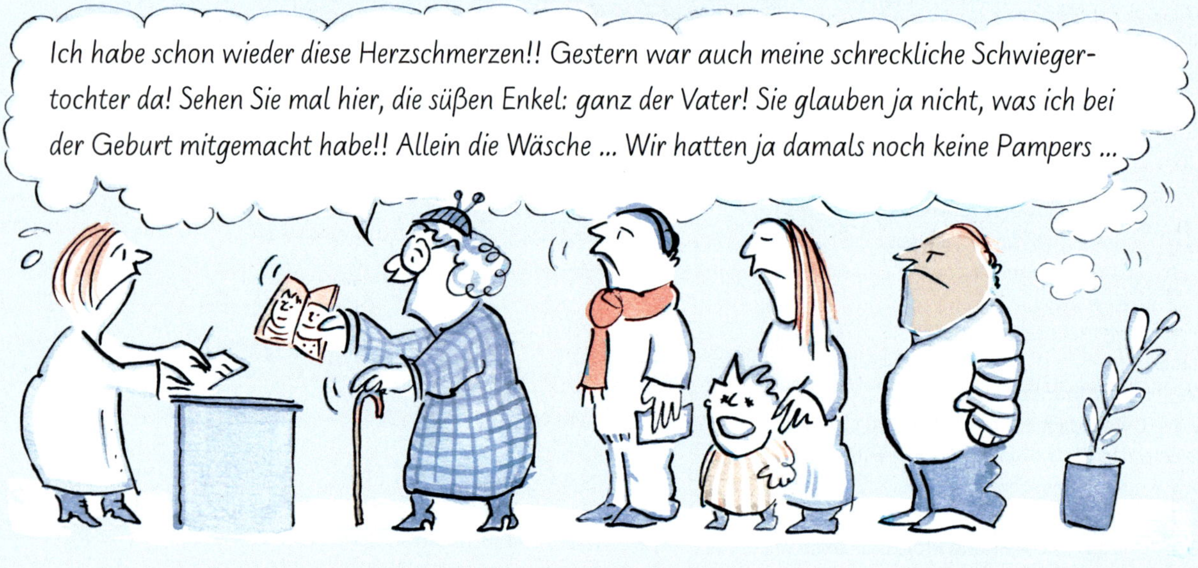
Ich habe schon wieder diese Herzschmerzen!! Gestern war auch meine schreckliche Schwiegertochter da! Sehen Sie mal hier, die süßen Enkel: ganz der Vater! Sie glauben ja nicht, was ich bei der Geburt mitgemacht habe!! Allein die Wäsche … Wir hatten ja damals noch keine Pampers …

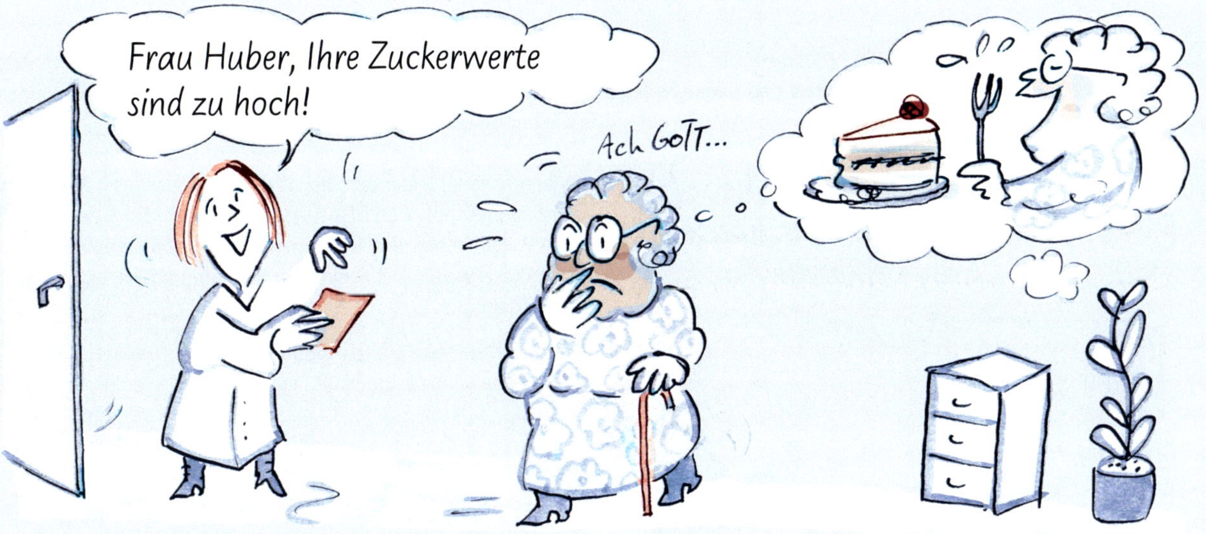
Frau Huber, Ihre Zuckerwerte sind zu hoch!
Ach GOTT...

Jeder Mensch hat „in tiefster Seele" ...

ein Gefühl dafür, warum er krank geworden sein könnte.
Oft spielen unbewusste Schuldgefühle mit – etwa wegen einer ungesunden Lebensweise. Vermitteln Sie Verständnis für die „menschlichen Schwächen" Ihrer Patienten, denn nur wenn Sie diese kennen, können Sie helfen.

Neben Schuldgefühlen ...

spielt auch oft Angst eine Rolle.
Daran hat auch die Medienpräsenz im heutigen „Informationszeitalter" nichts geändert. Häufig ist das Gegenteil der Fall: Gerade bei jungen Patienten, die zu ihren Symptomen schon mal im Internet nachgelesen haben, erzeugen die gefundenen Informationen häufig mehr Angst als Erleichterung.

Dies liegt vor allem daran, dass zu den häufigen und harmlosen Alltagsbeschwerden so gut wie nichts im Internet steht – aber schon unter „Lymphknotenschwellung" gleich Links zu Aids und Krebs führen.

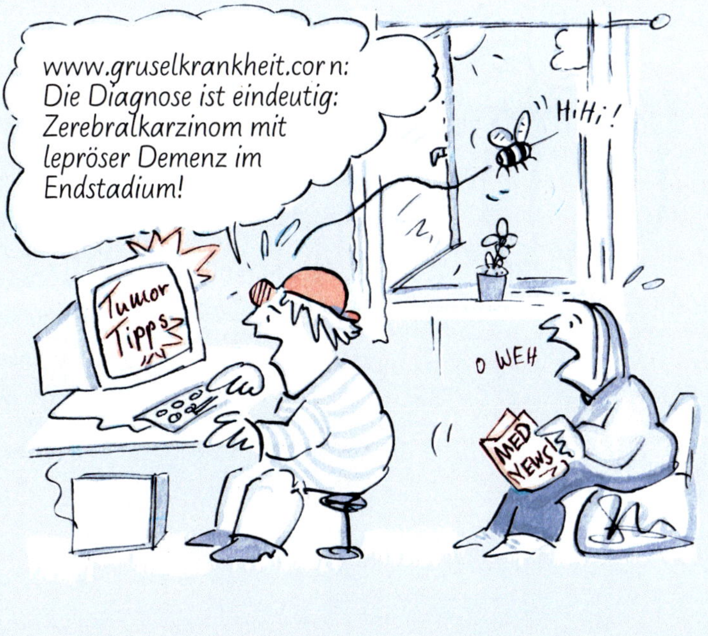
www.gruselkrankheit.cor n: Die Diagnose ist eindeutig: Zerebralkarzinom mit lepröser Demenz im Endstadium!
HiHi!
Tumor Tipps
O WEH
MED NEWS

1 Der Arztbesuch: Einführung in die ambulante Medizin

Interaktive Übungen
→ S. 7, PagePlayer

Die Menschen, die uns mit ihren Beschwerden und Sorgen in der Praxis aufsuchen, nennen wir **Patienten** (lat. patiens = leidend). Nicht jeder Patient ist krank; auch vorbeugende Maßnahmen wie Impfungen und Früherkennungsuntersuchungen sind Gründe, zum Arzt zu gehen. Jede Person, die unsere Praxis besucht, nehmen wir als leidenden Menschen, aber auch als Aufraggeber unserer medizinischen Dienstleistungen ernst. Zufriedene „Kunden" bilden einen stabilen Patientenstamm und empfehlen unsere Praxis weiter. Damit sind die Patienten unsere eigentlichen Arbeitgeber.

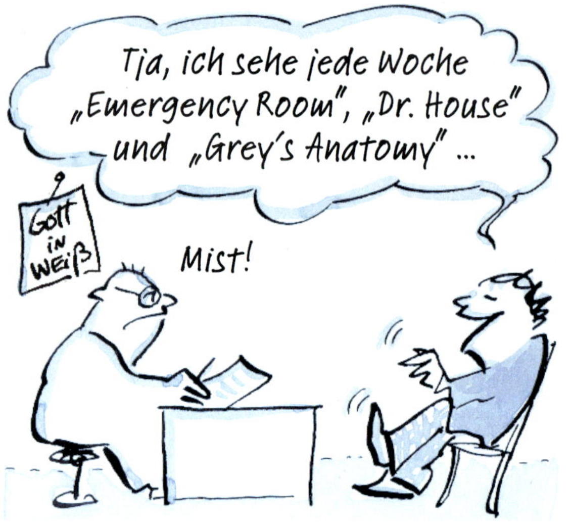
Tja, ich sehe jede Woche „Emergency Room", „Dr. House" und „Grey's Anatomy" ...
Gott in Weiß
Mist!

In Arztpraxen sind Ärzte **ambulant** tätig. Sie werden auch niedergelassene Ärzte genannt. Die Patienten werden ambulant versorgt, d. h. sie kommen nur zur Untersuchung und Behandlung in die Praxen. Im **stationären** Bereich, d. h. in Kliniken bzw. Krankenhäusern, übernachten die Patienten. Bei besonders schweren Krankheiten, für größere Eingriffe und spezielle Untersuchungen werden Krankenhäuser aufgesucht. Manche Ärzte arbeiten überwiegend in ihren Praxen, operieren ihre Patienten aber in Kliniken. Man nennt sie **Belegärzte**, weil sie Klinikbetten mit ihren Patienten „belegen".

1.1 Gesundheit und Krankheit

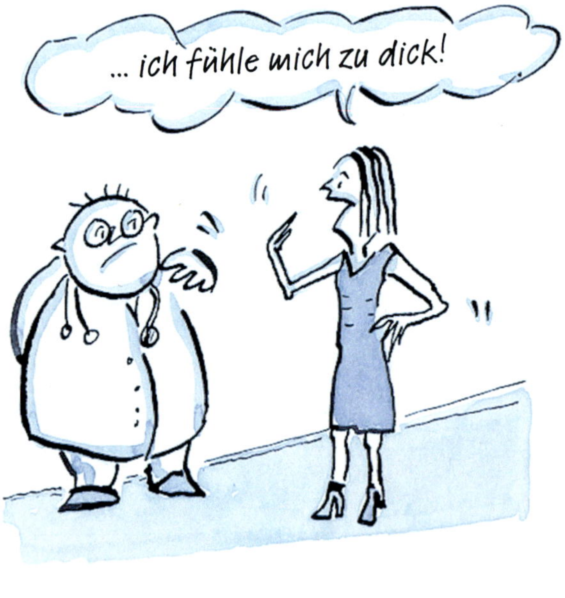
... ich fühle mich zu dick!

Krankheit ist das Fehlen von Gesundheit und geht mit Beschwerden einher. Kranksein gehört zum Leben und betrifft jeden Menschen viele Male. Schon Babys erleben Krankheit und Schmerzen als Einschränkungen ihres Wohlbefindens. Auch die gesündeste Lebensweise kann nicht jede Krankheit verhindern. Niemand hat seine Gesundheit „im Griff".

Gesundheit ist nach der Definition der WHO (World Health Organization; Weltgesundheitsorganisation) von 1946 „ein Zustand vollkommenen körperlichen, geistigen und sozialen Wohlbefindens und nicht nur das Fehlen von Krankheit oder Behinderung". Gesundheit in diesem Sinne, wie sie kurz nach dem Zweiten Weltkrieg als Ideal formuliert wurde, ist kaum erreichbar. Jeder Mensch hat seinen eigenen Gesundheitsbegriff, der durch sein persönliches Empfinden bestimmt wird. Dazu gehören die Abwesenheit von Leid und Schmerzen, allgemeines Wohlbefinden und die Fähigkeit, das eigene Leben frei zu gestalten. Auch der Schönheitsbegriff eines Menschen ist Teil seines Gesundheitserlebens; der Wunsch nach plastischen Operationen führt viele „Patienten" zum Arzt.

Ein junges Mädchen kann sich wegen einer leichten Akne krank und eingeschränkt fühlen. Andererseits kann sich ein „Schwerkranker", der viele Medikamente und z. B. einen Rollstuhl benötigt, gesund und zufrieden fühlen.

1.2 Stufen der Hilfesuche

Spürt ein Mensch, dass er krank ist, greift er zunächst auf eigene Erfahrungen und Kenntnisse sowie die seines sozialen Umfeldes zurück. Erst wenn die jeweilige Selbsthilfe-Stufe nicht ausreicht, nimmt er professionelle, z. B. ärztliche Hilfe in Anspruch.

Wahrnehmung von Symptomen: „Ich bin krank!“,
z. B. Halsschmerzen und Schluckbeschwerden; sind die Beschwerden nicht bedrohlich, erfolgt

⇩

Abwarten – Hoffnung auf Selbstheilung; tritt diese ein, endet die Hilfesuche hier.

⇩

Versuch der **Selbsthilfe** nach früheren Erfahrungen, z. B.: „Bei der letzten Halsentzündung half mir Salbeitee.“ Reicht dies nicht aus, erfolgt die

⇩

Informationssuche im Internet oder (v. a. bei älteren Patienten) in Gesundheitsbüchern. Findet der Kranke hier keine ausreichenden Informationen bzw. Selbsthilfemöglichkeiten, fragt er Bekannte. Erzeugen die Informationen jedoch Angst, wendet er sich gleich an seinen Arzt.

⇩

Der Kranke wendet sich an Menschen seines sozialen Umfeldes, z. B. Freunde oder Verwandte, die er für erfahren hält. Diese können Laien, aber auch medizinisch ausgebildet sein; ggf. werden ihm weitere Hausmittel oder frei verkäufliche Medikamente empfohlen. Dies ist die **erweiterte Selbsthilfe**. Reicht diese nicht aus, sucht er im professionellen Bereich weiter; evtl. wird ihm das auch von anderen geraten.

⇩

Er nimmt **professionelle Hilfe** in Anspruch; z. B. geht er in die Apotheke, lässt sich beraten und nimmt ggf. frei verkäufliche Medikamente ein. Rät der Apotheker zum Arztbesuch, reicht die Wirkung der Mittel nicht aus oder benötigt der Patient eine Krankmeldung, geht er zum Hausarzt.

⇩

Der **Hausarzt** befragt und untersucht den Kranken, stellt eine Diagnose (z. B. Angina tonsillaris = bakterielle Mandelentzündung) und verschreibt ggf. ein Medikament, z. B. Penicillin-Tabletten.

⇩

Helfen die hausärztlichen Maßnahmen nicht, kommt der Patient zu ihm zurück; der Arzt ändert oder erweitert seine Diagnostik und Therapie – z. B. verordnet er ein anderes Antibiotikum oder nimmt Blut ab – oder schickt den Kranken zum **Facharzt**.

⇩

Kann der Facharzt nicht helfen oder hält er Maßnahmen für notwendig, die ambulant nicht möglich sind, weist er den Patienten ins **Krankenhaus** ein. Die ist z. B. der Fall, wenn eine operative Entfernung der Mandeln durchgeführt werden soll. In komplizierten Fällen wird zusätzlich eine **Spezialklinik** oder Uniklinik genutzt.

Dass ein Kranker zum Arzt geht, bedeutet also, dass entweder seine Selbsthilfe nicht ausreicht oder dass die Angst, die mit seinen Symptomen einhergeht, ihn dorthin führt. Art und Ausmaß der Beschwerden, aber auch Erfahrungen, soziale und psychische Situation, der kulturelle Hintergrund sowie die Persönlichkeit jedes einzelnen Patienten beeinflussen die Entscheidung, ob und wann er einen Arzt aufsucht.

1.3 Anamnese

Der Arzt empfängt den Patienten im Sprechzimmer und fragt ihn nach dem Grund seines Kommens. Er erhebt die Krankengeschichte, die **Anamnese**. Ein Anamnesebogen (→ Abb. 1) kann helfen, Zeit zu sparen und die Vollständigkeit zu verbessern, ersetzt aber nicht das persönliche Gespräch.

Anamnesebogen		
Name:		Datum:
Vorname:		Geburtsdatum:
Jetzige Anamnese		
Frühere Anamnese		
Schwangerschaft/Kinderkrankheiten:	Operationen:	
Klinikaufenthalte:		
Blutdruck:	max. Wert: /	mmHg
Cholesterinwerte:	max. Wert:	mg/dL
Sonstige Erkrankungen:		
Impfungen		
Tdap:	Polio:	Hep. B:
Influenza:	FSME:	Hep. A:
Sonstige:		
Allergien		
Medikamente:	Sonstiges:	
Vegetative Anamnese		
Gewicht:	Schlaf:	Leistungsfähigkeit:
Appetit:	Verdauung/Stuhlgang:	(ggf. Sexualfunktionen):
Bei Auffälligkeiten: psychische Befindlichkeit (z. B. Depression)		
Alkohol: /Tag	Zigaretten: /Tag seit Jahren	Drogen:
Medikamente		
Regelmäßig: (Medikamentennahme/Substanz) Einnahme (morgens · mittags · abends · nachts)		
Familienanamnese		
Diabetes mellitus Typ:	Allergien:	
Krebs:	Asthma bronchiale:	
Herz-Kreislauf-Krankheiten:	Bluthochdruck:	
Herzinfarkt:	Sonstiges:	
Soziale Anamnese		
Familienstand: verh./Partnerschaft/led.:		Kinder/Beruf:
Dauernde/momentane Stressfaktoren:		

Abb. 1 Anamnesebogen

Sinn der Anamnese ist es, mithilfe der Angaben des Patienten die **Diagnose** zu stellen, d. h. die vorliegende Erkrankung erkennen und benennen zu können. Ohne Diagnose kann normalerweise keine **Therapie** (Behandlung) stattfinden. Mindestens 70 % aller Diagnosen werden mittels der Anamnese gestellt. Damit sind Fragen und Zuhören die wichtigsten diagnostischen Mittel der Medizin. Oft findet im Anschluss eine weiterführende **Diagnostik** statt: Es werden verschiedene Untersuchungen durchgeführt, um die **Verdachtsdiagnose** zu bestätigen oder auszuschließen. Eine Verdachtsdiagnose ist die erste Idee des Arztes, welche Krankheit bei einem Patienten vorliegt.

Der Patient schildert seine Beschwerden bzw. **Symptome** (Krankheitszeichen), z. B. Rückenschmerzen. Symptome können **subjektiv**, d. h. nur für den Patienten selbst, wahrnehmbar sein, wie Schmerzen, Juckreiz oder Übelkeit. Sie können auch **objektiv**, also auch für andere feststellbar oder messbar sein, wie Hautausschlag oder Fieber.

Manche Symptome sind **spezifisch**, d. h. für eine bestimmte Erkrankung charakteristisch und kennzeichnend, z. B. der typische Hautausschlag einer Gürtelrose oder ein sichtbares Knochenstück bei einem offenen Knochenbruch. Die meisten Symptome sind jedoch **unspezifisch**. Sie können bei vielen Erkrankungen vorliegen, z. B. Kopfschmerzen. Diese können auf eine verspannte Nackenmuskulatur, eine Entzündung der Nasennebenhöhlen, eine beginnende Grippe oder auch einen seltenen Hirntumor hinweisen.

Der Arzt erfragt, ob die Beschwerden **akut** (heftig und plötzlich, aber kurz andauernd) oder **chronisch** (d. h. ständig und langwierig) bestehen. Auch der tageszeitliche Verlauf und die Beeinflussbarkeit der geklagten Beschwerden werden erfragt.

Die Anamnese besteht aus mehreren Anteilen, die je nach Situation unterschiedlich wichtig und umfangreich sind. Die **jetzige Anamnese** beginnt mit „Was führt Sie zu uns?" und erfasst den Anlass des Arztbesuches bzw. die aktuellen Beschwerden.

Die **frühere Anamnese** umfasst aufgetretene Krankheiten, Operationen, Klinikaufenthalte, Therapien, Befunde, Impfungen, Allergien usw.

Bei der **Medikamentenanamnese** wird nach ärztlich verordneten Arzneimitteln und nach der **Selbstmedikation** gefragt; dies ist die Medikamenteneinnahme, die der Patient ohne ärztliche Verordnung oder Empfehlung durchführt. Auch Genussmittel- und Drogenkonsum wird erfragt.

Die **vegetative Anamnese** betrifft die unwillkürlichen (automatischen) Körperfunktionen wie Schlaf, Appetit, ungewollte Veränderungen des Körpergewichts, Schwitzen, Blasen-, Darm- und ggf. Sexualfunktion sowie bei Frauen den Menstruationszyklus.

Die **Familienanamnese** ergibt Hinweise auf erbliche Krankheitsneigungen, z. B. allergisches Asthma, Bluthochdruck, Darmkrebs, sowie seelische Krankheiten. Die **soziale Anamnese** beschreibt die Situation des Patienten einschließlich Partnerschaft, Familie und Beruf. Die soziale Situation wirkt sich auf Krankheitsgeschehen und -erleben aus.

Wenn es notwendig erscheint, wird auch die **psychische** bzw. **psychiatrische Anamnese** erhoben, um die seelische Befindlichkeit (Stimmung, Motivation usw.) und krankhafte Erscheinungen wie Selbsttötungsneigung oder wahnhaftes Erleben zu erkennen.

Kann der Patient selbst Angaben machen, handelt es sich um eine **Eigenanamnese**. Dagegen muss z. B. bei Säuglingen, bewusstlosen oder dementen Patienten eine **Fremdanamnese** erfolgen. Dabei werden Personen des sozialen Umfeldes befragt, z. B. Eltern, Partner oder Pflegende. Die gesamte Anamnese wird in der Patientenakte dokumentiert.

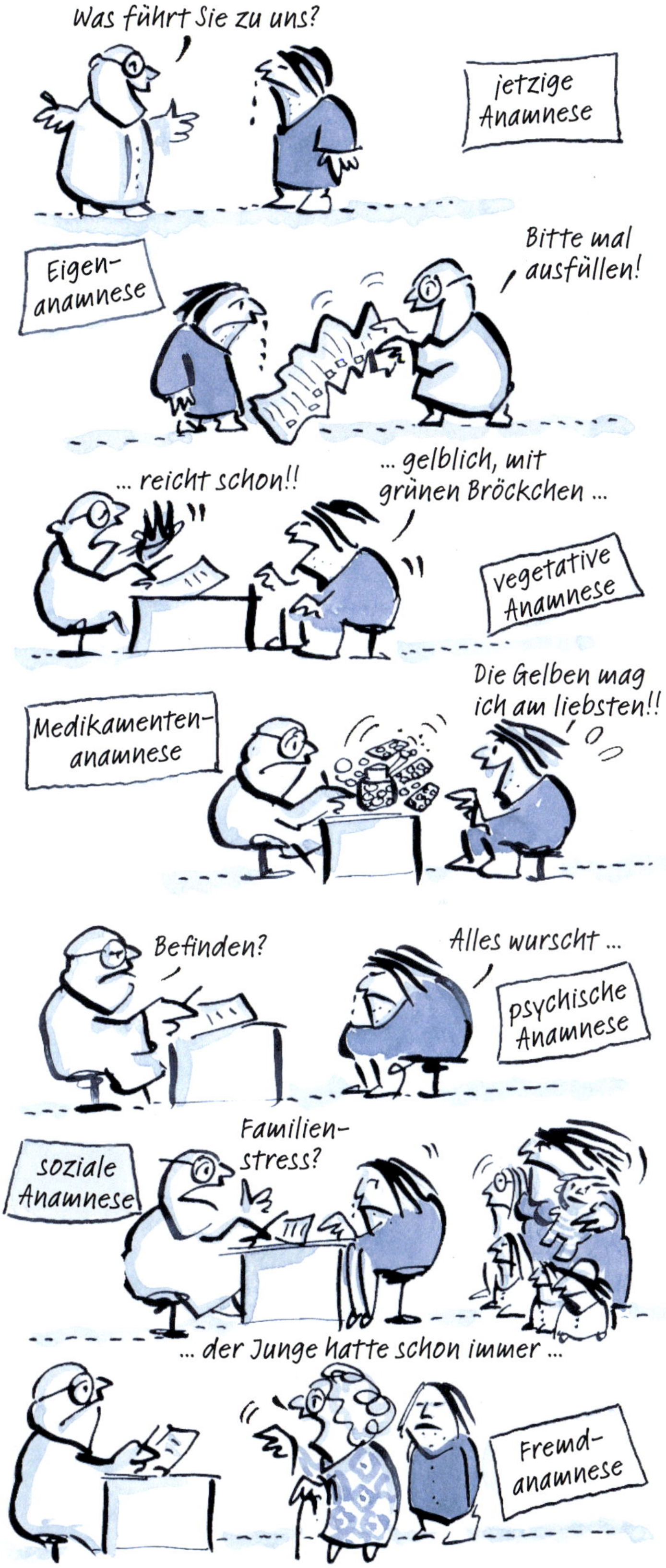
Was führt Sie zu uns?
jetzige Anamnese
Eigen-anamnese
Bitte mal ausfüllen!
... reicht schon!!
... gelblich, mit grünen Bröckchen ...
vegetative Anamnese
Medikamenten-anamnese
Die Gelben mag ich am liebsten!!
Befinden?
Alles wurscht ...
psychische Anamnese
soziale Anamnese
Familien-stress?
... der Junge hatte schon immer ...
Fremd-anamnese

1.4 Klinische Untersuchung

Der Anamnese folgt in vielen Fällen eine körperliche Untersuchung, auch **klinische Untersuchung** genannt. Diese untergliedert sich in

- Inspektion,
- Palpation,
- Perkussion und
- Auskultation.

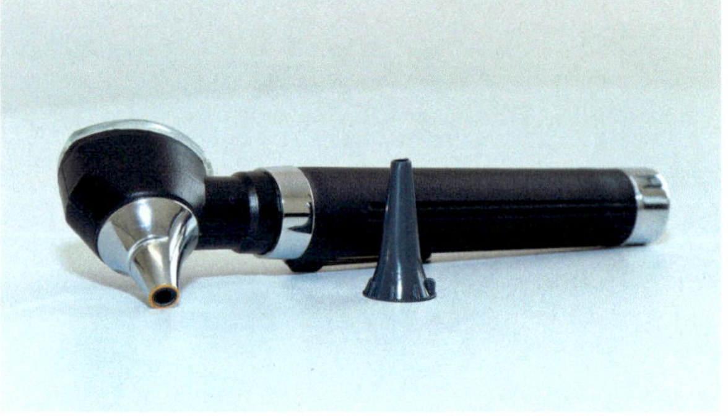

Abb. 1 Otoskop

Die Untersuchung beginnt mit der Betrachtung, der **Inspektion**. Sie umfasst Gang, Haltung, Körperbau, Hautfarbe, Gesichtsausdruck. Dabei können Kleidung und Pflegezustand des Patienten u. a. Aufschluss über seine seelische Lage geben. Für die genauere Inspektion z. B. der Mundhöhle sind eine Untersuchungsleuchte und evtl. ein Holzspatel erforderlich. Reicht das bloße Auge bzw. Ohr nicht aus, werden weitere Hilfsmittel eingesetzt (→ Abb. 1, 2).

Der Untersuchung des äußeren Gehörgangs und des Trommelfells dient das **Otoskop**. Es enthält eine Lichtquelle und eine Lupe und wird zusammen mit einem Einmal-Ohrtrichter verwendet.

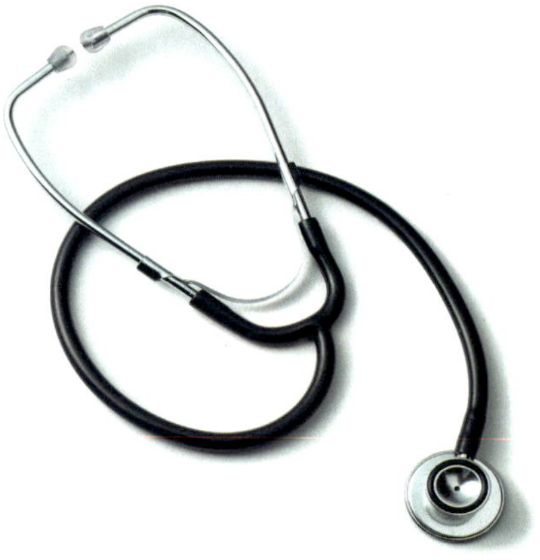

Abb. 2 Stethoskop

Der Inspektion folgt die **Palpation**, das Betasten des Körpers (→ Abb. 3). Dabei achtet man auf Schwellungen, Verhärtungen, Druckschmerz und ungewöhnliche Widerstände des **palpierten** Organs bzw. des Körperteils.

Ein weiterer Untersuchungsschritt ist die **Perkussion**, das Beklopfen (→ Abb. 4). Dabei klopft der Untersucher auf seinen aufgelegten Mittelfinger. Das Klopfgeräusch unterscheidet sich, je nachdem, ob ein lufthaltiger oder fester Körperbereich **perkutiert** wird. Deshalb dient diese Methode z. B. zur Bestimmung der unteren Lungengrenzen. Bauchraum, Lunge und manche Blutgefäße werden zusätzlich **auskultiert** (abgehört).

Das Hilfsmittel für die Auskultation ist das **Stethoskop**. Oft schließt sich an die klinische Untersuchung eine apparative Diagnostik an, z. B. um Bilder erkrankter Organe herzustellen, durch deren Beurteilung die Diagnose zu stellen und/oder therapeutische Schritte, z. B. eine Operation, zu planen.

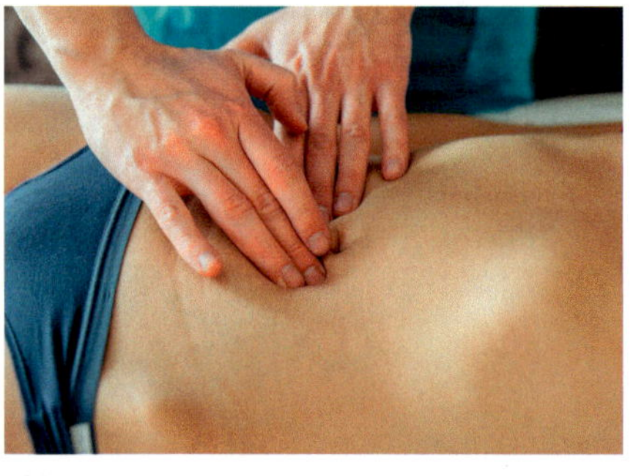

Abb. 3 Palpation

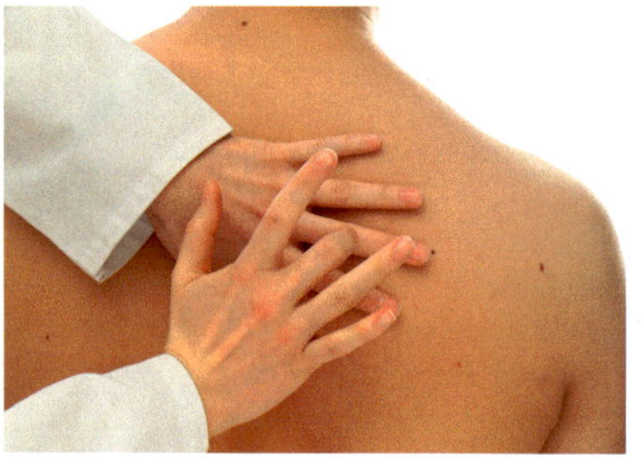

Abb. 4 Perkussion

2 Der kranke Mensch

2.1 Krankheitsursachen

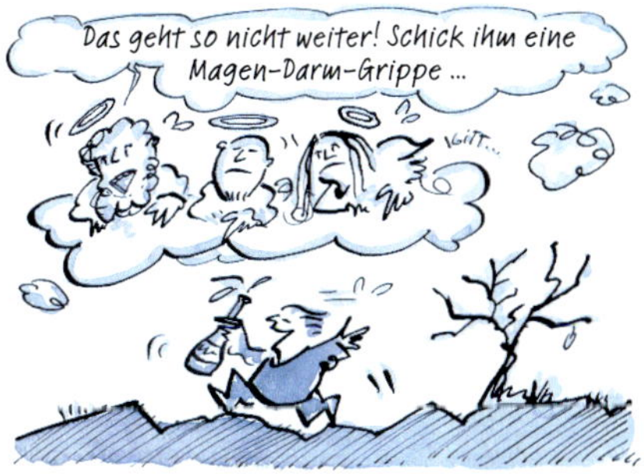
Das geht so nicht weiter! Schick ihm eine Magen-Darm-Grippe ...

Kranksein begleitet die Menschheit schon immer; stets haben sich Kranke Gedanken über die Ursachen ihrer Leiden gemacht. Parasitenbefall, Splitter usw. führten zur Annahme, etwas Lebendes treibe in Wunden bzw. im Inneren des Kranken sein Unwesen: „Hier ist der Wurm drin." Nach anderen Vorstellungen verstand man Kranke als von bösen Geistern befallen und religiöse Überzeugungen führten zu der Annahme, Krankheit sei eine göttliche Strafe. Heute kennen wir viele Krankheitserreger, Gifte und andere schädliche Einflüsse und erkennen auch Stress als krank machend an. Dass die Lebensweise die Gesundheit beeinflusst, ist schon seit vielen Tausend Jahren bekannt.

Krankheit kann viele Ursachen haben

Chemisch: Säuren, Laugen, Gifte usw., *z. B. Verätzung, Vergiftung*

Biologisch: Bakterien, Viren, Pilze usw., *z. B. Infektionskrankheiten*

Physikalisch: Kälte, Hitze, Strahlen usw., *z. B. Erfrierung, Verbrennung, Hautkrebs*

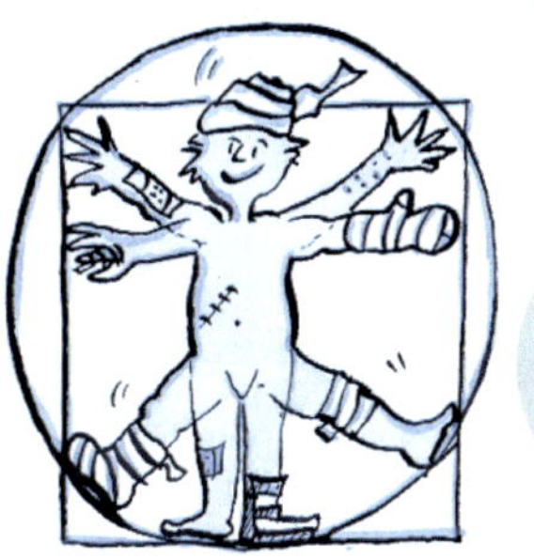

Psychisch: Stress, traumatische Erlebnisse usw., *z. B. psychosomatische Krankheiten, Depression*

Genetisch (= Vererbung): *z. B. Bluterkrankheit, Down-Syndrom*

Sozial: Arbeitslosigkeit, Einsamkeit usw., *z. B. psychosomatische Krankheiten, Depression*

Anfälligkeit (= Disposition): *z. B. Allergien, Herzinfarkte, Osteoporose*

Interaktive Übungen
→ S. 7, PagePlayer

2.2 Negative Krankheitsauswirkungen

Kranksein beeinträchtigt uns Menschen in vielfacher Hinsicht. Körperlich und seelisch, indem wir Schmerzen und Funktionseinschränkungen erleiden. Auch beruflich, finanziell und sozial wirkt sich Krankheit aus: Bestimmte Berufe können z. B. Epilepsiepatienten (Anfallskranke) nicht ausüben. Selbstständige sind oft gezwungen, trotz Krankheit weiterzuarbeiten, da sie sonst kein Einkommen haben. Krankheiten und Behinderungen können Karriere, Verdienst und Lebensziele einschränken. Manche Menschen müssen wegen chronischer Krankheiten und/oder notwendiger Medikamente auf Schwangerschaft bzw. auf leibliche Kinder verzichten.

2.3 Krankheitsgewinn

Krankheiten können auch positive Auswirkungen haben. Die Psychologie nennt diese Vorteile Krankheitsgewinn. Es wird zwischen primärem und sekundärem Krankheitsgewinn unterschieden.

Primärer Krankheitsgewinn bedeutet, dass ein Mensch, der unter seelischen Problemen leidet, z. B. einen unlösbar erscheinenden Konflikt erlebt, körperlich krank wird und sich dadurch seelisch entlastet fühlt. Es entweicht quasi psychischer Druck aus der Seele in den Körper. Vereinfacht ausgedrückt ist dies der Entstehungsprozess **psychosomatischer** Krankheiten, d. h. der Erkrankungen, bei denen sich seelisches Leid körperlich ausdrückt.

Leichter zu verstehen ist der sekundäre Krankheitsgewinn. Dies sind praktische und finanzielle Vorteile durch Krankheit. Dazu gehört die Entlastung von Pflichten, sei es privat, in Schule oder Beruf. Auch Rentenbezüge können ein Krankheitsgewinn sein.

2.4 Compliance und Adhärenz

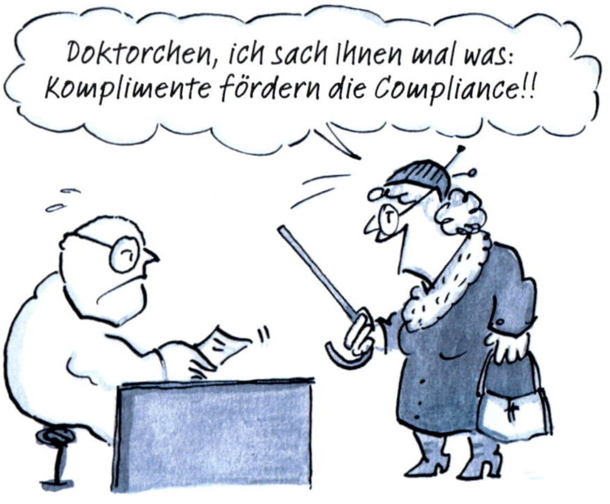
Doktorchen, ich sach Ihnen mal was: Komplimente fördern die Compliance!!

Arzt und MFA erwarten ein bestimmtes (Rollen-)Verhalten von ihren Patienten: Sie sollen sich untersuchen lassen, auch wenn dies unangenehm, schmerzhaft oder mit Schamgefühl verbunden ist. Wir setzen voraus, dass unsere Patienten verordnete Medikamente einnehmen, obwohl deren Beipackzettel teilweise schwere Nebenwirkungen in Aussicht stellen. Arzttermine und Wartezeiten durchkreuzen ggf. Beruf, Familienleben und Freizeit.

Befolgt ein Patient die ärztlichen Vorgaben, bezeichnet man ihn als kooperativ oder compliant (sprich: „komplaient"). **Compliance** bedeutet Therapietreue; das Gegenteil ist die **Non-Compliance**.

Neuerdings wird der Begriff **Adhärenz** bevorzugt: Er bezeichnet die Therapietreue des Patienten bezüglich der von Arzt und Patient gemeinsam erarbeiteten Maßnahmen. Das Gegenteil wird **Non-Adhärenz** genannt.

2.5 Menschlichkeit und Professionalität

Im medizinischen Bereich steht der Mensch im Mittelpunkt. Für eine gute therapeutische Beziehung sind Offenheit, Vertrauen und Ehrlichkeit auf beiden Seiten notwendig. Arzt und MFA müssen sich zugleich menschlich und professionell verhalten. Immer wieder kommen Grenzüberschreitungen vor. Es gibt z. B. einsame Patienten, in deren Leben Krankheiten und Arztbesuche die Hauptrolle spielen. Die MFAs sind für sie eine Art Familienersatz und sie suchen in der Arzt-Patienten-Beziehung Zuwendung und Aufmerksamkeit.

Manche Patienten verhalten sich – ggf. krankheitsbedingt – aggressiv, unverschämt oder anzüglich. Solche Überschreitungen des professionellen Miteinanders gilt es freundlich, aber bestimmt abzuwehren bzw. in die richtigen Bahnen zu lenken. Dies gelingt am besten in einem guten Praxisteam.

→ Terminologie: Grundbegriffe der ambulanten Medizin und des Krankseins

Adhärenz	Therapietreue (bezüglich gemeinsam vereinbarter Ziele)
akut	plötzlich, heftig
ambulant (Ggt. **stationär**)	im niedergelassenen Teil der Medizin; ohne Übernachtung
Anamnese	Krankengeschichte
apparative Diagnostik	Untersuchungen mittels Geräten (Apparaten)
Auskultation	Abhören mithilfe eines Stethoskops
chronisch	lang andauernd
Compliance	Therapietreue (bezüglich ärztlicher Anweisungen)
Diagnose	Krankheitsname; Krankheitserkennung
Diagnostik (Adj. **diagnostisch**)	Untersuchungen, die der Diagnosestellung dienen
Inspektion	Betrachtung; Teil der klinischen Untersuchung
klinisch	die Krankheitszeichen betreffend
objektiv	messbar; von außen feststellbar
Otoskop	Ohrenspiegel; Gerät zur Untersuchung der Ohren
Palpation	Abtasten; Teil der klinischen Untersuchung
Patient	Kranker; Leidender; Kunde medizinischer Leistungen
Perkussion	Beklopfen; Teil der klinischen Untersuchung
psychiatrisch	Seelenkrankheiten betreffend
psychisch	seelisch
psychosomatisch	die Wechselbeziehungen von Körper und Seele betreffend
Selbstmedikation	Einnahme nicht ärztlich verordneter Arzneimittel
spezifisch	kennzeichnend; typisch
stationär (Ggt. **ambulant**)	im Krankenhaus; in einer Klinik; mit Übernachtung
Stethoskop	Hörrohr für die Auskultation
subjektiv	nur selbst fühlbar; nicht messbar
Symptom	Krankheitszeichen, z. B. Schmerzen
Terminologie	Fachsprache
Therapie	Behandlung
unspezifisch	allgemein; nichts Bestimmtes kennzeichnend
vegetativ	automatische Körperfunktionen betreffend
Verdachtsdiagnose	wahrscheinliche, noch unbewiesene Diagnose

LF 3 Praxishygiene und Schutz vor Infektionskrankheiten organisieren

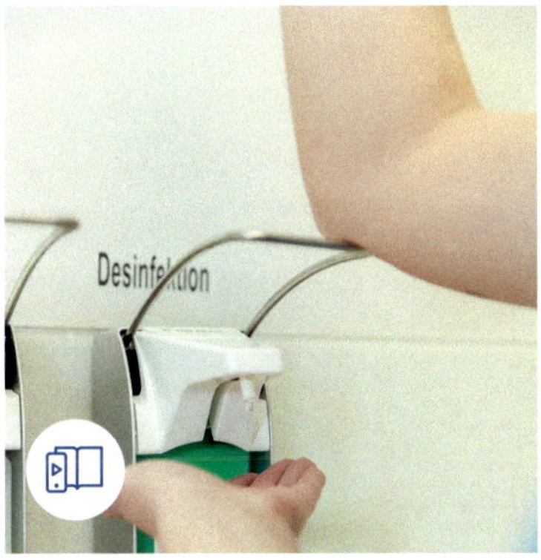

Über die Cornelsen PagePlayer-App können Sie **Videos** und **interaktive Übungen** zu diesem Lernfeld aufrufen, indem Sie diese Seite mit dem Smartphone scannen.

Die kostenfreien **Lösungen zu den Aufgaben aus dem Schülerbuch** finden Sie unter der ISBN 978-3-06-451769-1 auf www.cornelsen.de.

Mikroorganismen…

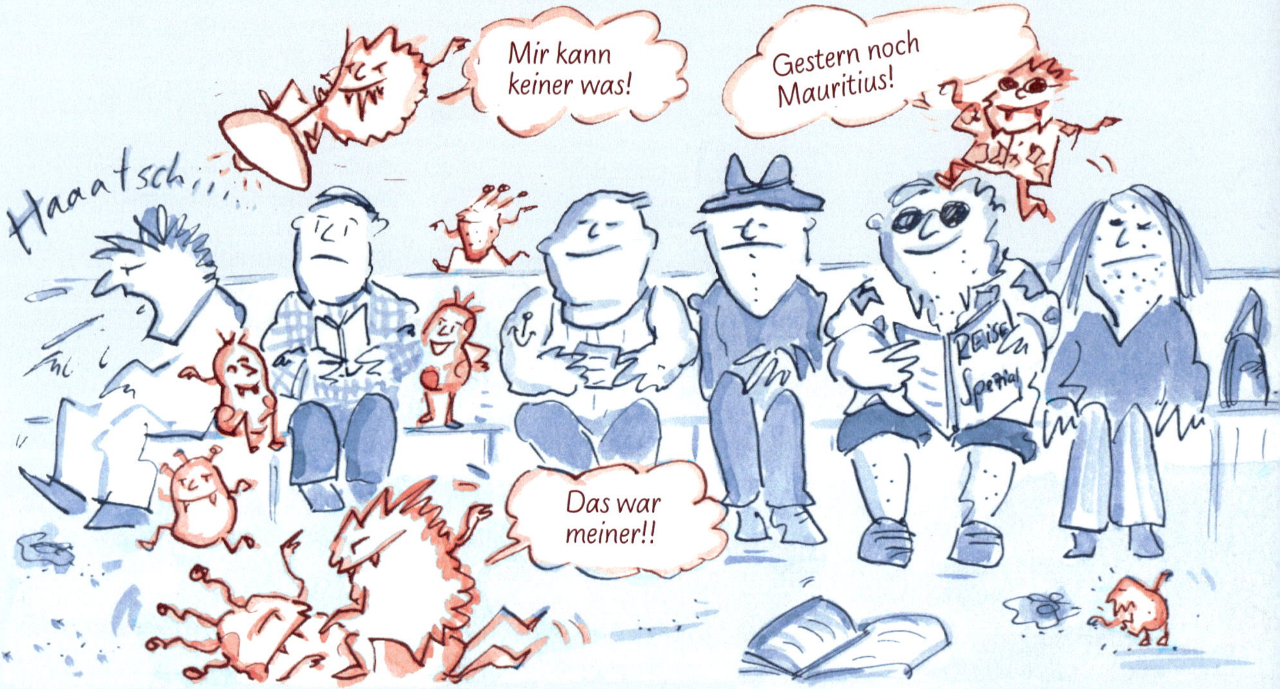
Mir kann keiner was!
Gestern noch Mauritius!
Haaatschi
REISE Spezial
Das war meiner!!

Überall in der Natur …

kämpfen verschiedene Lebewesen um Platz und Nahrung. Da der menschliche Körper ein großes Nährstoffreservoir darstellt, versuchen viele Organismen (Bakterien, Viren, Pilze usw.), in unseren Körper „einzuziehen" und sich unter den begehrten Lebensbedingungen in diesem „Schlaraffenland" zu vermehren. Die Arztpraxis ist für Mikroorganismen ein beliebter Treffpunkt, denn Patienten mit den unterschiedlichsten Erkrankungen treffen im Wartezimmer aufeinander.
Mikroorganismen finden hier leicht ein neues „Zuhause", da vor allem ältere, mehrfach kranke Patienten oft eine schwache Immunabwehr haben.

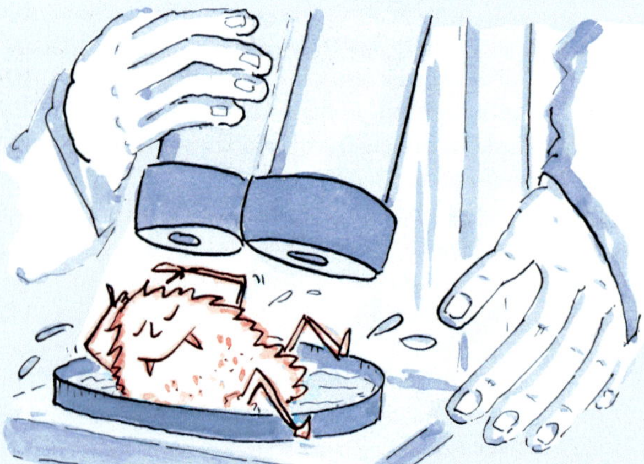

Die moderne Medizin …

kann heute die meisten Mikroorganismen identifizieren und durch sie hervorgerufene Infektionen behandeln. Dennoch zählen Infektionskrankheiten immer noch zu den großen medizinischen Herausforderungen; Stress, zunehmendes Alter und Multimorbidität machen Menschen anfälliger und erleichtern Erregern ihr Leben. Viele Mikroorganismen sind bereits gegen Behandlungsmethoden (z. B. Antibiotika) resistent. Infektionen mit solchen „Problemkeimen" kosten unzähligen Patienten das Leben. Durch den internationalen Flugverkehr „importierte" neue Erreger bereiten auch hierzulande den Arztpraxen Probleme.

… „Trittbrettfahrer“ in der Praxis!

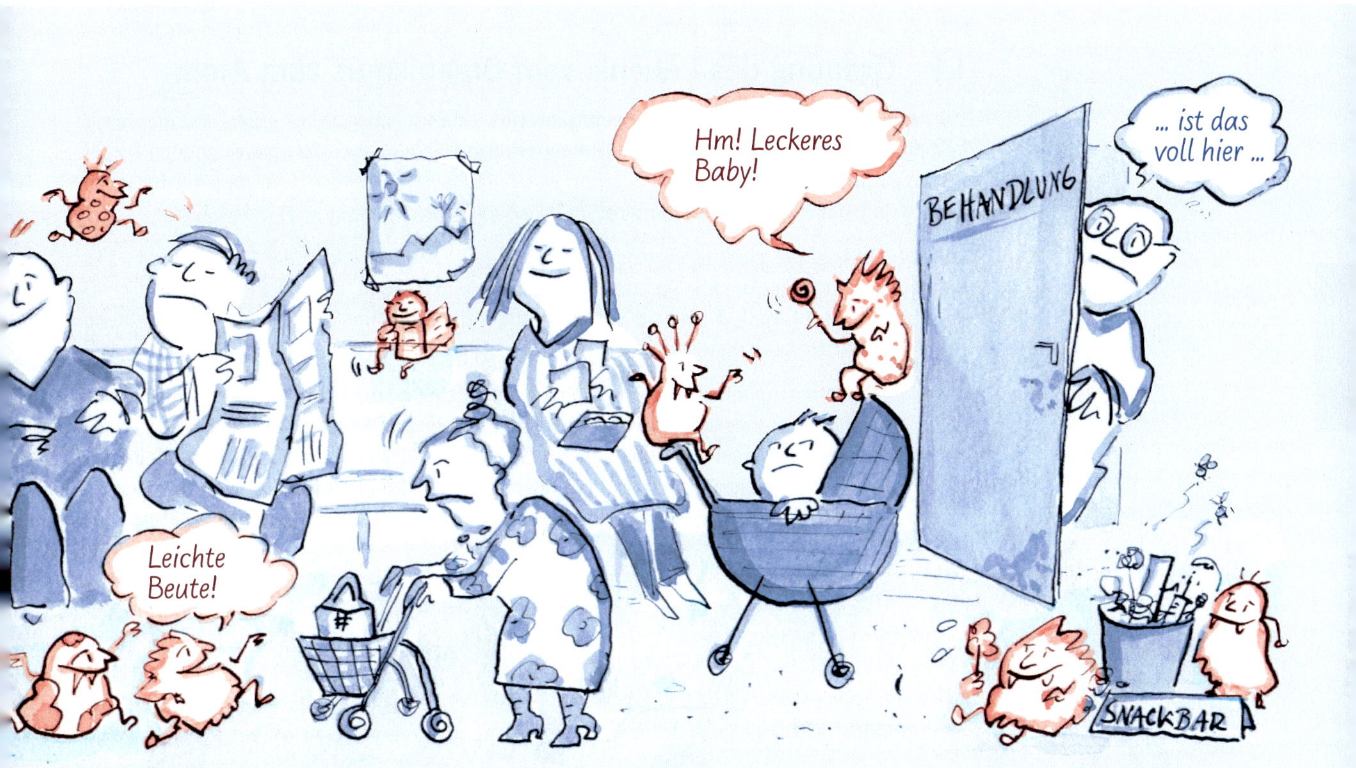
Hm! Leckeres Baby!
… ist das voll hier …
BEHANDLUNG
Leichte Beute!
SNACKBAR

Ihre Praxis …

sollte kein Umschlagplatz für Krankheitskeime sein! Als Medizinische Fachangestellte können Sie mit vielfältigen Maßnahmen die Infektionsgefahr für sich und Ihre Patienten senken. Ignaz Semmelweis zwang seine Assistenzärzte schon um 1850 zur Händedesinfektion mit Chlorkalk und senkte so die Müttersterblichkeit nach Geburten erheblich.
Auch in Ihrer Praxis sind Hygienemaßnahmen Pflicht und hygienisch korrektes Arbeiten stellt einen der wichtigsten Aspekte im Arbeitsalltag dar. Nicht nur Desinfektion und Sterilisation, auch Impfungen (z. B. gegen Hepatitis B und Grippe) sind wirksame Schutzmaßnahmen – für Sie und Ihre Patienten.

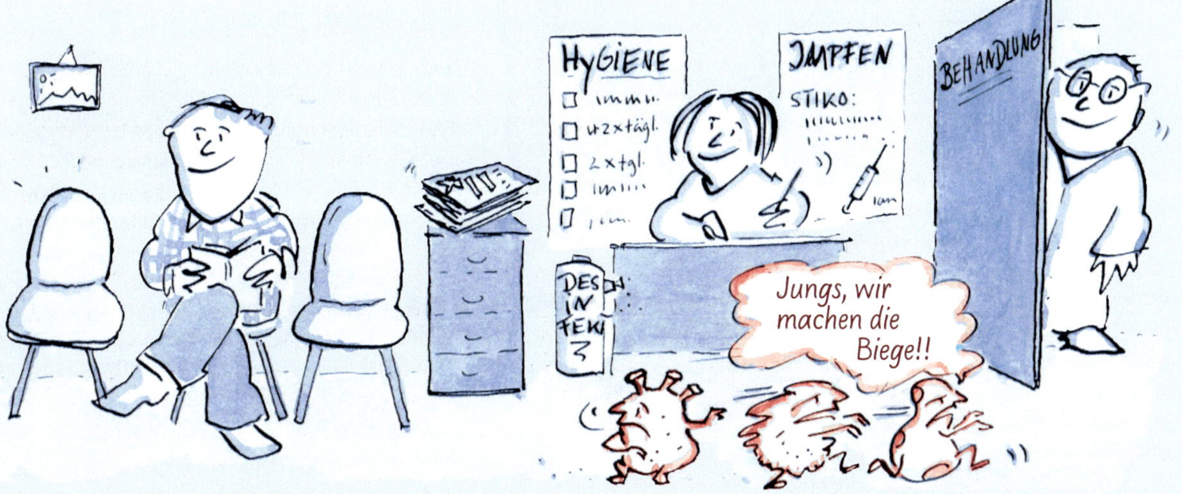
HYGIENE
2xtägl.
IMPFEN
STIKO:
BEHANDLUNG
Jungs, wir machen die Biege!!

1 Der Mensch als Organismus

1.1 Ordnung des Lebens: vom Organismus zum Atom

Interaktive Übungen
→ S. 19, PagePlayer

Der menschliche Körper ist ein lebender **Organismus**: ein Zusammenschluss vieler Teile, die jeweils bestimmte Aufgaben für den gesamten Körper erfüllen. Die einzelnen Funktionsträger im Körper heißen **Organe**. Jedes Organ hat mindestens eine Aufgabe bzw. Funktion. Die Lungen z. B. dienen der Atmung, das Herz dem Bluttransport und die Augen dem Sehen.

Mehrere Organe, die gemeinsam eine größere Aufgabe erfüllen, bilden ein **Organsystem**. Aus Blutgefäßen und Herz besteht das Herz-Kreislauf-System. Magen, Darm, Leber, Bauchspeicheldrüse und weitere Organe dienen als Verdauungstrakt der Aufnahme und Zerlegung der Nahrung sowie der Nährstoffaufnahme.

Um seine Funktionen optimal ausführen zu können, besteht jedes Organ aus mehreren verschiedenen **Geweben**. Die einzelnen Gewebearten haben unterschiedliche Eigenschaften. Sie geben den Organen ihre typische Form und Funktion. So besitzt der Magen drei Gewebearten: eine robuste, säurefeste Schleimhaut, eine Muskelschicht, um den Nahrungsbrei in Richtung Darm zu befördern, und Bindegewebe, das die verschiedenen Gewebe miteinander verbindet.

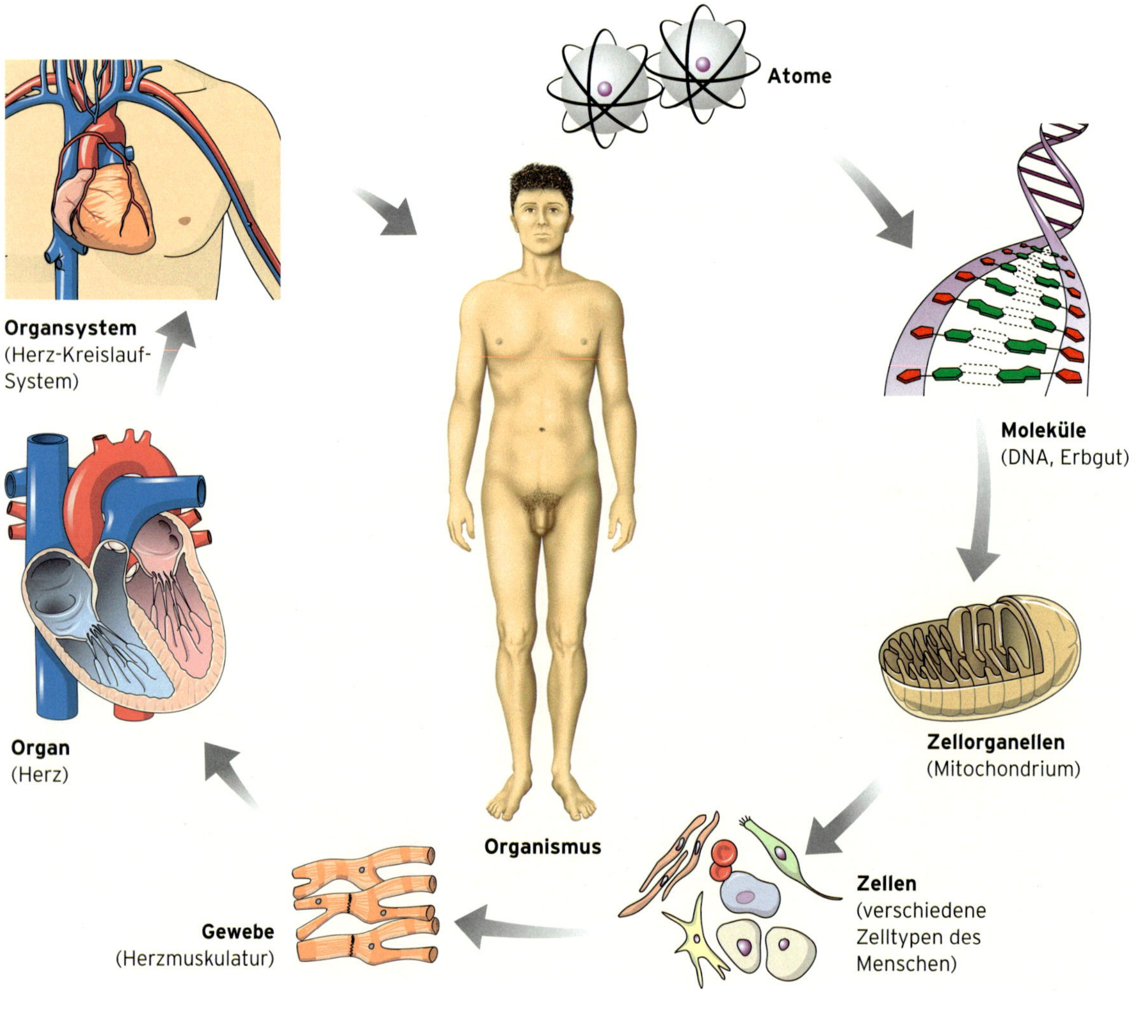

Jedes Gewebe ist ein Zellverband, d. h., es besteht aus unzähligen Zellen. Die **Zelle** ist die kleinste Einheit des Körpers, die alle Kennzeichen des Lebens zeigt:

- Fortpflanzung
- Bewegung
- Wachstum
- Stoffwechsel
- Reaktion (Antwort) auf Reize

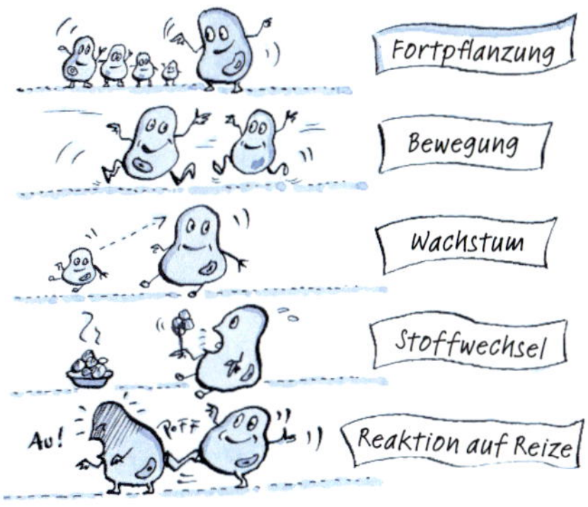

Die Fähigkeit zur Fortpflanzung bzw. Zellteilung dient allen Geweben zur Erneuerung. Zellerneuerung findet in Haut und Schleimhäuten ständig statt – sonst würde sich z. B. die Haut abnutzen und wäre dann für immer verbraucht. Auch Blutzellen werden fortlaufend ersetzt. Bestimmte weiße Blutzellen bewegen sich auf Bakterien und Gifte zu, um sie zu bekämpfen. Sie reagieren dabei auf chemische Reize. Alle Zellfunktionen erfordern Energie. Die Energienutzung nennt man Stoffwechsel.

Um ihre Aufgaben zu erfüllen, benötigt jede Zelle wiederum Funktionseinheiten, quasi kleine Organe, die **Organellen**. Zellorganellen dienen z. B. der Energienutzung, der Eiweißherstellung oder der Zellteilung. Sie sind aus vielen unterschiedlichen **Molekülen** aufgebaut. Diese biochemischen Gebilde bestehen wiederum aus kleinsten Bausteinen, den **Atomen**.

1.2 Die Zelle

1.2.1 Zellaufbau

Alle Zellen des menschlichen Körpers entstehen aus einer einzigen Ursprungszelle: der befruchteten Eizelle. Da jede Körperzelle durch Zellteilung aus ihr hervorgeht, ist der Grundaufbau aller Zellen gleich (→ Abb. 1).

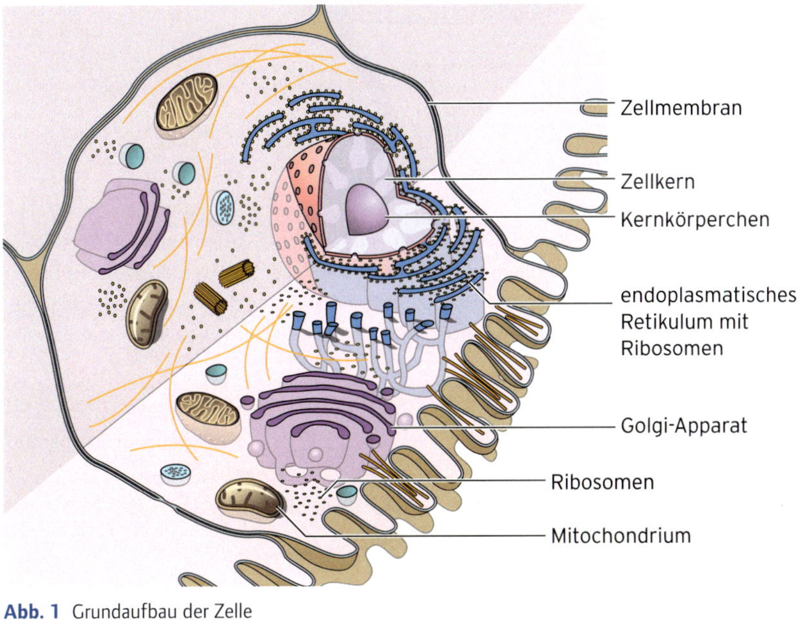

Abb. 1 Grundaufbau der Zelle

Alle Körperzellen tragen die identische (gleiche) Erbsubstanz. Allerdings verändern sich die Zellen im Laufe der Entwicklung, um für ihre Aufgaben in den unterschiedlichsten Geweben und Organen gerüstet zu sein. Der Entwicklungs- und Veränderungsvorgang, der zu speziellen Fähigkeiten führt, heißt **Differenzierung**.

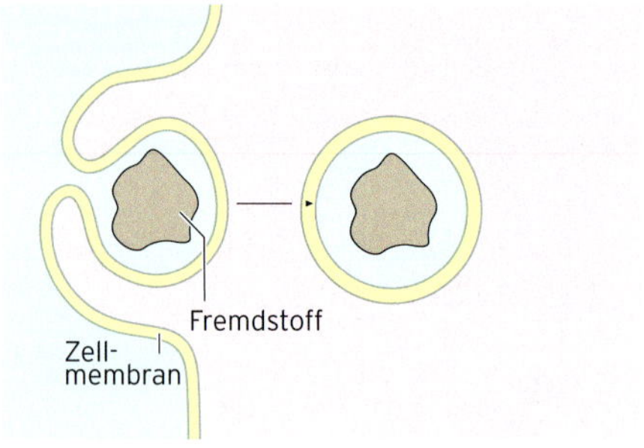

Abb. 1 Phagozytose

Zellmembran: Jede Zelle ist von einer Zellmembran umhüllt. Diese Außenhülle grenzt die Zelle ab und regelt Aufnahme und Abgabe von Stoffen. Sie ist sehr weich, fast flüssig, und wird vielfältig als „Verpackungsmaterial" verwendet. Sie dient z. B. als Umhüllung chemischer Stoffe, Fremdstoffe und Organellen. Nimmt eine Zelle einen Fremdstoff auf, z. B. eine Abwehrzelle ein Bakterium, so wird dieses von der Membran umschlossen. Dieser „Fressvorgang" der Zelle ist die **Phagozytose** (→ Abb. 1).

Zytoplasma: Die Zellmembran umschließt den Zellsaft, das Zytoplasma. Es besteht vor allem aus Wasser und enthält gelöste Stoffe sowie die Organellen.

Zellkern: Die Steuerungszentrale der Zelle ist der Zellkern. Er enthält das Erbmaterial, die **DNA** (**D**esoxyribo**n**ucleic **A**cid; Desoxyribonukleinsäure, DNS). Die DNA speichert die gesamte Information des Organismus in Form kleiner Informationsabschnitte, den **Genen**. Die wertvolle DNA verlässt nie den Zellkern. Sie ist innerhalb des Kerns im Kernkörperchen besonders sicher gelagert. Benötigen Organellen Erbinformationen, z. B. um Eiweißstoffe herzustellen, erhalten sie eine Gen-Kopie aus dem Zellkern, die aus **RNA** (**R**ibo**n**ucleic **A**cid; Ribonukleinsäure, RNS) besteht (→ Abb. 2). Diese Kopie kann „verschlissen" werden: Bei Bedarf stellt der Zellkern von seiner Original-DNA eine neue her.

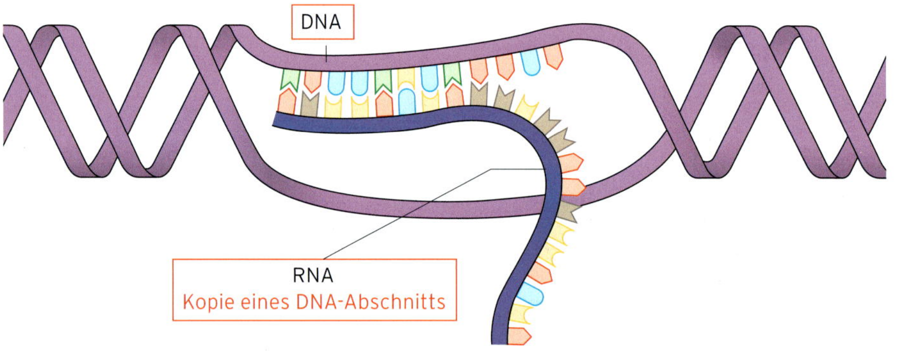

Abb. 2 RNA: Kopie der DNA, die den Zellkern verlässt

Endoplasmatisches Retikulum (ER): An den Zellkern angeschlossen ist ein umfangreiches Röhrensystem, das endoplasmatische Retikulum, das Netzwerk der Zelle. Hier werden spezielle Stoffe hergestellt, z. B. bilden Haarwurzelzellen die Eiweiße und Farbpigmente des Haares und Schilddrüsenzellen Hormone. Teile des ER enthalten **Ribosomen**. Dies sind kleine Organellen, die Eiweißmoleküle bilden (→ Abb. 3).

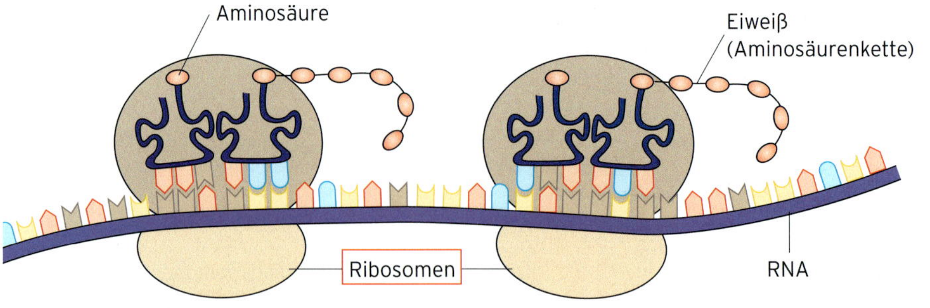

Abb. 3 Herstellung eines Eiweißstoffs

Golgi-Apparat: Produkte des ER können für Zeiten mit hohem Bedarf gespeichert werden. Dazu dient der Golgi-Apparat (sprich: „Goldschi"). Er ähnelt einer Lagerpalette, von der bei Bedarf kleine, gefüllte Membransäckchen abgegeben werden.

Lysosom: Phagozytiert („schluckt") die Zelle einen Fremdstoff, liegt er von Membran umhüllt im Zytoplasma. Nun kann ein **Lysosom** (Verdauungsbläschen) mit dem Fremdstoffbläschen verschmelzen und mit seinen chemischen Stoffen dessen Inhalt auflösen (→ Abb. 1).

Mitochondrien: Alle Zellfunktionen erfordern Energie. Mitochondrien bilden aus energiereichen Nährstoffen (z. B. Zucker) **ATP** (**A**denosin**t**ri**p**hosphat), den Energieträger der Zelle. Jede Organelle kann ATP zur Energiegewinnung nutzen. Man bezeichnet Mitochondrien als Kraftwerke der Zelle, da ihre Funktion ähnlich ist wie die von Kraftwerken. Ein echtes Kraftwerk erzeugt z. B. aus energiereicher Kohle oder Wasserkraft den leicht und vielseitig verwendbaren Strom. Zellen mit hohem Energieverbrauch wie die Muskelzellen enthalten besonders viele Mitochondrien. Menschen mit viel Muskelmasse verbrauchen daher mehr Energie (Kalorien) als Menschen mit dem gleichen Körpergewicht, aber mehr Fettgewebe.

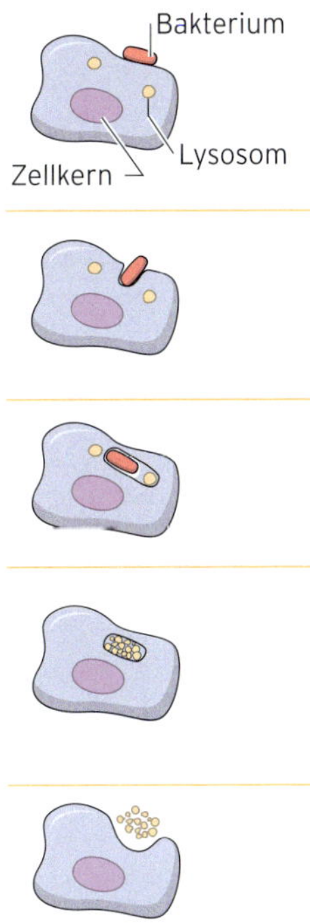

Eine Fresszelle findet ein Bakterium und bewegt sich dorthin.

Das Bakterium wird von Zellmembran umschlossen und in die Zelle aufgenommen (= Phagozytose).

Das „Fressbläschen" verschmilzt mit dem Verdauungsbläschen (dem Lysosom).

Im nun entstandenen „Fress- und Verdauungsbläschen" wird das Bakterium aufgelöst, ohne dass giftige Stoffe ins Zytoplasma gelangen.

Die Reste des aufgelösten Bakteriums bzw. Fremdstoffes können aus der Zelle ausgeschleust werden.

Abb. 1 Phagozytose eines Bakteriums

1.2.2 Zellteilung (Mitose)

Die Zellteilung **(Mitose)** dient neben dem Wachstum auch der **Regeneration**, d. h. der ständigen Zellerneuerung und dem Gewebeersatz bei Heilungsvorgängen. Ohne Zellteilung könnten durch Verletzungen entstandene Gewebeschäden nicht wieder repariert werden. Eine starke Immunabwehr und gute Wundheilung setzen eine gesunde Ernährung voraus, weil der Aufbau neuer Zellen eine ausreichende Menge bestimmter Nährstoffe erfordert.

Bei der Mitose entstehen aus einer sog. Mutterzelle zwei Tochterzellen mit genau gleicher Erbsubstanz. Daher muss die DNA zunächst ganz exakt verdoppelt werden. Anschließend wird die empfindliche Erbsubstanz, die als langer Spiralfaden vorliegt, transportsicher verpackt, d. h. sehr dicht zusammengerollt. Auf diese Weise gehen während der Teilung keine Moleküle verloren. Jedes dieser fest gewickelten „DNA-Knäuel" ist ein **Chromosom**. Jede menschliche Körperzelle besitzt 46 Chromosomen, d. h. 23 Chromosomenpaare. Bei Frauen besteht das 23. Paar aus zwei X-Chromosomen (46, XX), bei Männern aus einem X- und einem Y-Chromosom (46, XY) (→ Abb. 2).

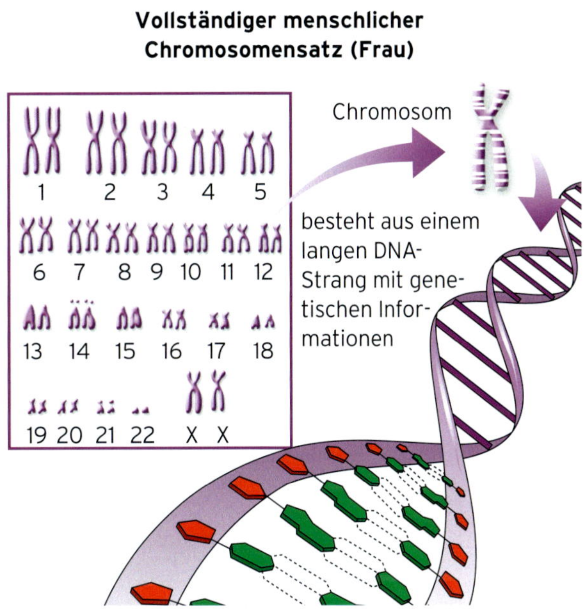

Abb. 2 Vom Chromosom zur DNA

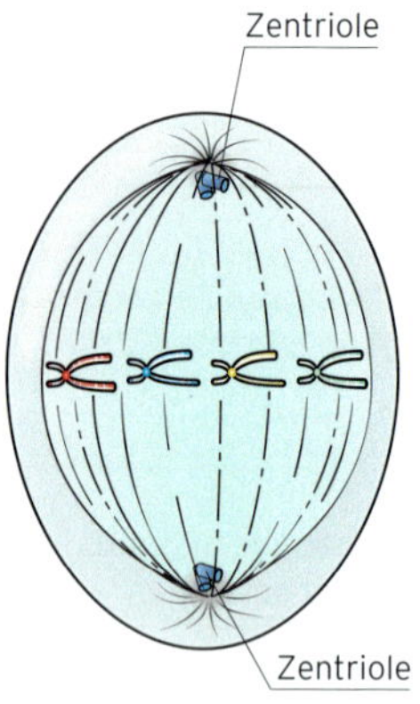

Abb. 1 Zentriolen

Für den geordneten Ablauf der Mitose sorgen die **Zentriolen**. Diese Organellen leiten die Chromosomenpaare mithilfe spezieller Fäden in Richtung der beiden entstehenden Tochterzellen (→ Abb. 1).

Es gibt vier Mitosephasen:

Phasen der Mitose		
1. Prophase (Vorbereitung)	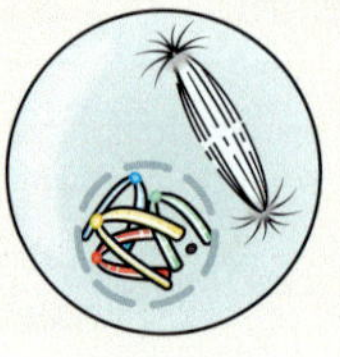	Die Chromosomen haben sich verdoppelt und sind in der Mitte verbunden. Die Polkörperchen (Zentriolen) trennen sich und wandern an die beiden Pole, um die Richtung der Zellteilung vorzugeben. Dabei spannen sie das Zellskelett, eine Art Linienmarkierung, zwischen den Polen auf.
2. Metaphase („Aufstellen")	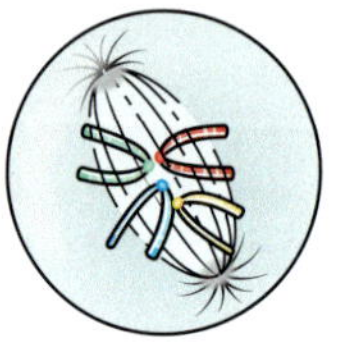	Die Chromosomen sammeln sich in der Mitte zwischen den Polkörperchen und heften sich an die Fäden des Zellskeletts. So wird gesichert, dass sie in die richtige Richtung wandern und nicht durcheinanderkommen.
3. Anaphase („Auseinander")	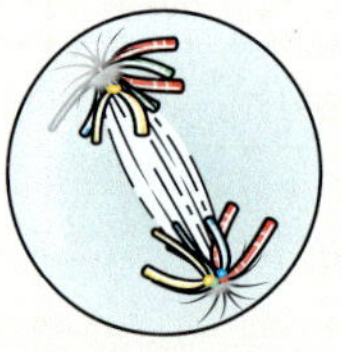	Die Chromosomen teilen sich längs in genau gleiche Hälften, von denen je eine zu jedem der beiden Pole wandert.
4. Telophase (Endphase)	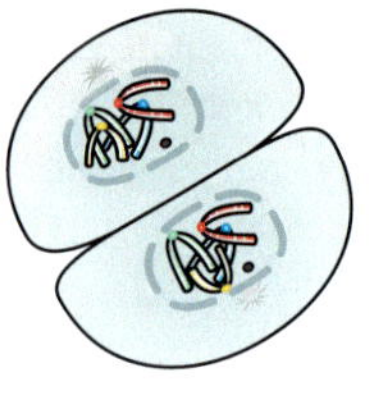	Die Membran schnürt das Zytoplasma in der Mitte ab, sodass zwei gleich große Zellen entstehen. Die Organellen, die sich im Zytoplasma befinden, werden an die beiden entstehenden Zellen verteilt. Beide Zellen haben nun genau die gleiche DNA. Sie sind kleiner als die Ausgangszelle und müssen Nährstoffe aufnehmen und wachsen, bevor sie sich ebenfalls teilen können.

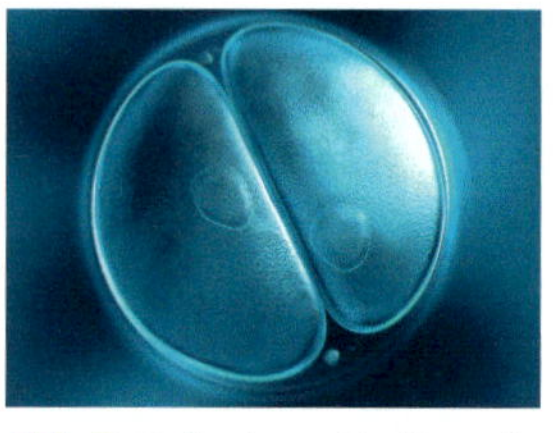

Abb. 2 Befruchtete Eizelle nach der ersten Teilung

Für die Bildung der Keimzellen (Ei- und Samenzellen) gibt es eine besondere Form der Zellteilung: die **Meiose**. Bei der Befruchtung bildet sich durch die Vereinigung von Ei- und Samenzelle die erste Zelle des neuen Menschen. Sie enthält 46 Chromosomen, d. h. 23 Paare. Damit sie nicht 46 Paare enthält (dann wäre sie nicht lebensfähig) und das Kind wirklich von jedem Elternteil 50 % seiner DNA erhält, wird bei der Keimzellbildung der elterliche Chromosomensatz auf 23 halbiert. Darum heißt die Meiose auch Reduktionsteilung.

1.3 Gewebelehre (Histologie)

Alle Zellen des Menschen entstehen aus der befruchteten Eizelle. Sie vermehren sich durch Mitosen, differenzieren sich zu vielfältigen Zellarten und bilden alle Gewebe und Organe des Körpers. Auch das Blut wird als Gewebe verstanden, selbst wenn es keinen festen Zellverband bildet.

Die Lehre von den Geweben ist die **Histologie**. Alle Gewebe, die Menschen operativ entfernt werden, müssen vom Pathologen **histologisch** genau untersucht werden, um krankhafte Gewebeveränderungen wie Krebs zu erkennen.

Alle Gewebe enthalten die sie kennzeichnenden Zellen und außerdem eine Kittsubstanz (Interzellularsubstanz), welche die Zellzwischenräume ausfüllt und die Zellen zusammenhält. Die Zellen sind zusätzlich durch nietenähnliche Haftstellen verbunden. Zellverbände bzw. Gewebe sind für manche Stoffe durchlässig. So gibt z. B. die Haut Wasser ab und nimmt Wirkstoffe aus Salben, Kosmetika und Medikamentenpflastern auf.

Die wichtigsten Gewebearten des Menschen sind:
- Binde- und Stützgewebe
- Muskelgewebe
- Epithelgewebe
- Nervengewebe

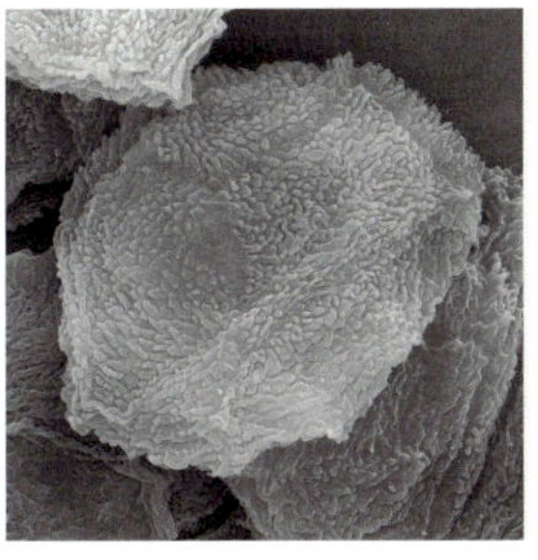

Abb. 1 Epithelgewebe

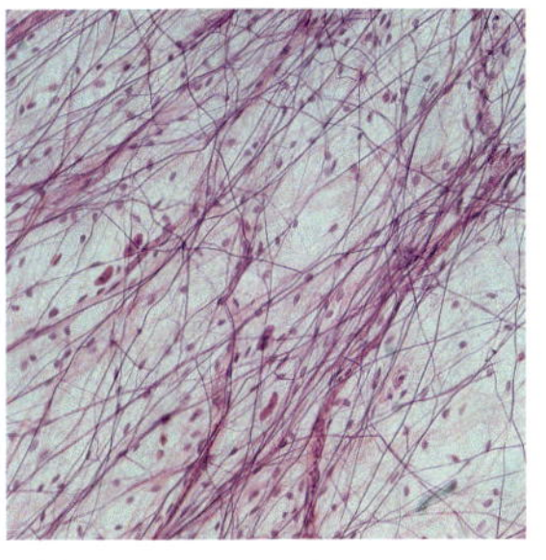

Abb. 2 Bindegewebe

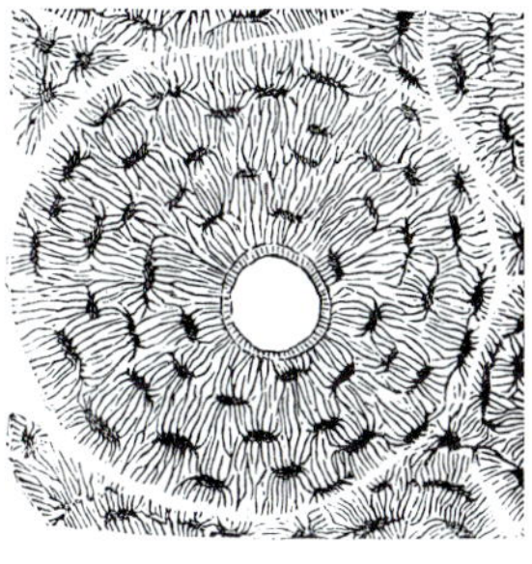

Abb. 3 Stützgewebe (hier: Knochengewebe)

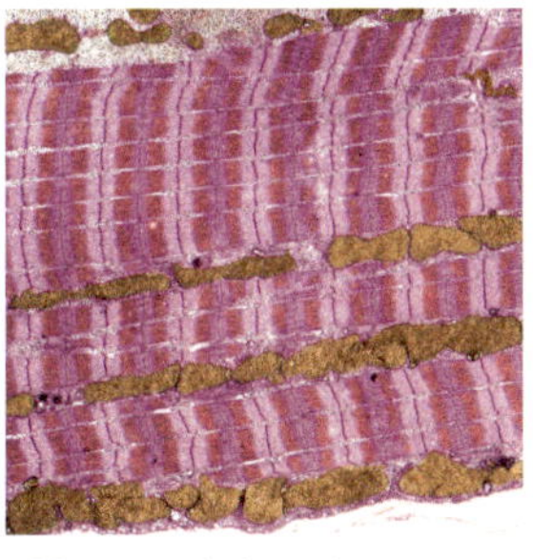

Abb. 4 Muskelgewebe

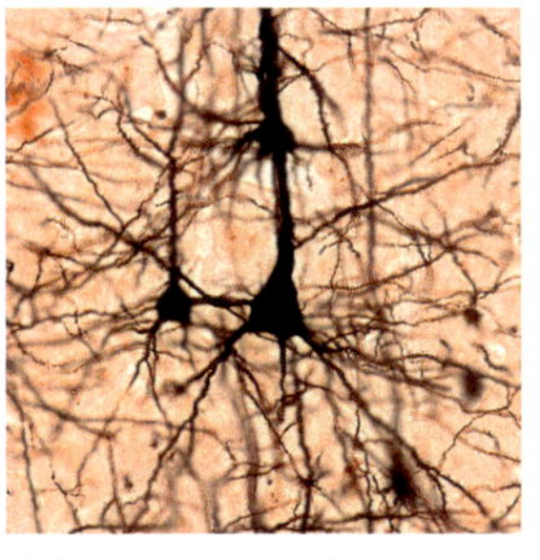

Abb. 5 Nervengewebe

1.3.1 Binde- und Stützgewebe

Binde- und Stützgewebe haben vielfältige Aufgaben. Sie
- verbinden als lockeres Bindegewebe Gewebe miteinander,
- verankern als straffe Sehnen Muskeln fest an Knochen,
- speichern als Fettgewebe Energie und formen die Figur,
- bilden als Knorpel glatte, federnde Gelenkflächen und
- geben als Knochen bzw. Skelett dem Körper Größe und Statur.

Alle Bindegewebsarten bestehen aus Zellen, Zwischenzellsubstanz und Kollagenfasern. **Kollagen** kann viel Wasser speichern und gibt dem Bindegewebe Form und Festigkeit. Je nach Mischungsverhältnis von Zellen, Kittsubstanz und Fasern entstehen mehr oder weniger feste und belastbare Gewebe.

Lockeres Bindegewebe ist wasserreich und faserarm. Es verbindet die Haut und andere Epithelien mit benachbarten Geweben und bildet das netzartige Grundgerüst weicher Organe wie Lymphknoten, Leber und Milz. Die Fähigkeit zur Wassereinlagerung kann sich in Form von Schwellungen um die Augen herum und auf Dauer als Tränensäcke zeigen. Der altersbedingte Wasserverlust des Bindegewebes fördert die Faltenbildung.

Straffes Bindegewebe enthält sehr viele Kollagenfasern. In Form von Sehnen verbindet es Muskeln mit Knochen. Es ist sehr strapazierfähig. Nur extreme Kräfte, gepaart mit Abnutzung, können z. B. zum Riss der seilähnlichen Achillessehne führen.

Fettgewebe ist lockeres Bindegewebe mit eingelagerten Fettzellen. Je nach Menge der Fettzellen und deren Füllungszustand ist es mehr oder weniger umfangreich. Bei Frauen ist das Fettgewebe so durch Bindegewebe unterteilt, dass es sich in Form der sog. Cellulite ungleichmäßig vorwölben kann.

Knorpel ist eine gleichzeitig elastische und feste Bindegewebsart. Große Kollagenmengen verleihen dem Knorpel Festigkeit, Haltbarkeit und Biegsamkeit. Um die mechanischen Anforderungen in verschiedenen Teilen des Körpers zu erfüllen, gibt es drei Knorpelarten:
Der **hyaline** (glasartige) **Knorpel** bildet den größten Anteil. Aus ihm bestehen die sehr glatten, gleitfähigen und dennoch Stöße abfedernden Gelenkflächen. Hyaliner Knorpel formt die Nase, gibt der Luftröhre ihre elastische Festigkeit und bildet den Rippenknorpel.
Elastischer Knorpel ist weich und biegsam, behält aber dennoch seine Form. Er befindet sich in den Ohrmuscheln und im Kehldeckel, welcher den Kehlkopf beim Schlucken verschließt.
Die dritte Knorpelart, der strapazierfähige **Faserknorpel**, bildet die Bandscheiben (Zwischenwirbelscheiben) der Wirbelsäule und die **Menisken** (Ez. **Meniskus**). Menisken sind halbmondförmige Scheiben, die zwischen den Gelenkflächen der Kniegelenke liegen. Trotz seiner enormen Festigkeit kann Faserknorpel reißen. Dies geschieht beim Bandscheibenvorfall und bei Meniskusverletzungen, z. B. beim Fußball.

Bandscheibenvorfall
→ LF 4, S. 153

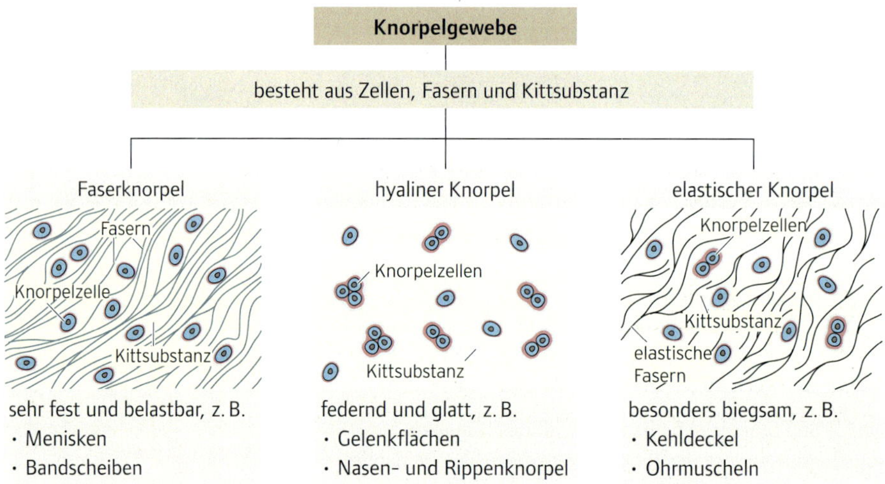

Knochen ist nach dem Zahnschmelz das härteste Gewebe des Körpers. Zusammen mit Knorpel bildet der Knochen das Skelett (Knochengerüst). Die Kittsubstanz des Knochens lagert viel Calcium ein, was den Knochen härtet und ihn im Röntgenbild sichtbar macht. Während der Entwicklung des Kindes im Mutterleib entsteht der Knochen z. T. über eine Knorpelvorstufe. Lebenslang, auch nach Abschluss des Knochenwachstums, baut sich der Knochen ständig um. Dafür besitzt er Knochensubstanz aufbauende Zellen **(Osteoblasten)** und abbauende Zellen **(Osteoklasten)**. Bis etwa zum 30. Lebensjahr nimmt die Knochenmasse zu; danach überwiegt der Abbau und es kann zur Osteoporose mit erhöhter Knochenbrüchigkeit kommen.

Osteoporose
→ LF 4, S. 156

Um ein möglichst belastbares und dennoch leichtes Skelett zu bauen, verwendet die Natur zwei Knochenarten:

- den soliden, festen Lamellenknochen (die **Kompakta**)
- den schwammartig aufgebauten Bälkchenknochen (die **Spongiosa**)

Die Kompakta bildet den Schaft der langen Röhrenknochen, die Spongiosa befindet sich in den Gelenkenden und füllt kurze Knochen, z. B. Wirbel und Handwurzelknochen, aus (→ Abb. 1).

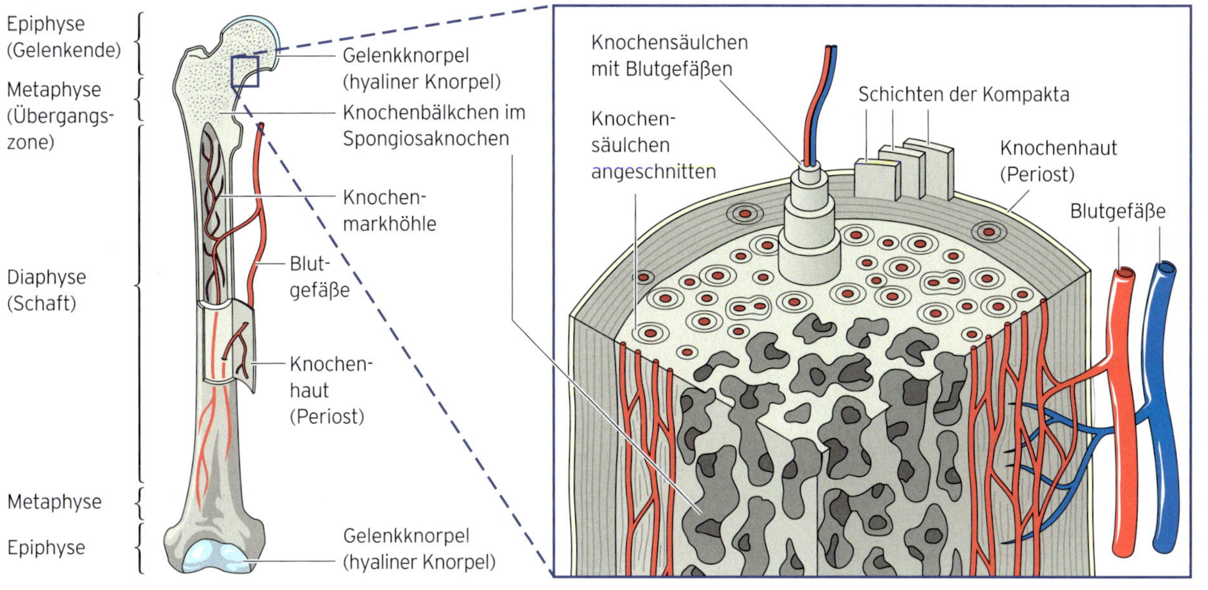

Abb. 1 Aufbau eines Röhrenknochens am Beispiel des rechten Oberschenkelknochens; rechts Detail mit Spongiosa- und Kompaktaanteilen

Für den ständigen Umbau benötigt der Knochen eine reichliche Nährstoffzufuhr und gute Durchblutung. Auf- und Abbau finden in mikroskopisch kleinen Abschnitten statt. Die zwiebelschalenartig wirkenden Knochensäulchen werden dabei über zentrale Blutgefäße versorgt. Die Röhrenknochen enthalten in ihrer Markhöhle das Knochenmark (→ Abb. 2). Es dient der Blutbildung sowie der Fettspeicherung und wird sehr stark durchblutet. Die Blutgefäße treten über die Knochenhaut (das **Periost**, sprich: „Peri-osst") in den Knochen ein und aus. Das Periost ist reichlich mit Nerven versorgt, was man z. B. bei einem Stoß gegen das Schienbein spürt.

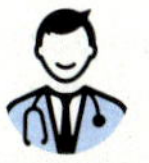

Bei einigen **Blutkrankheiten**, z. B. Leukämie, muss Knochenmark untersucht werden. Dazu wird in den Knochenmarkraum im Beckenknochen eingestochen. Die Patientin erhält eine Kurznarkose; dadurch spürt und erinnert sie den Eingriff nicht. Es werden wenige Milliliter rotes Knochenmark, das wie dickflüssiges Blut aussieht, gewonnen. Eine Knochenmarkspende verläuft ähnlich, es wird aber eine größere Menge entnommen.

Achtung Verwechslungsgefahr:
Das **Knochenmark** dient der Blutbildung und befindet sich in großen Knochen. Das **Rückenmark** ist ein Teil des zentralen Nervensystems (ZNS; → Abb. 3). Es verläuft im Rückenmarkkanal der Wirbelsäule und verbindet das Gehirn mit dem peripheren Nervensystem.

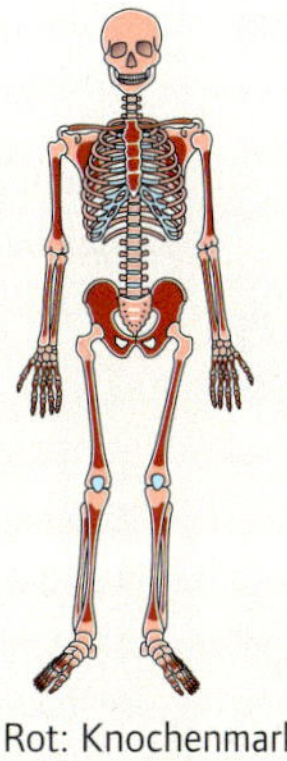

Abb. 2 Rot: Knochenmark

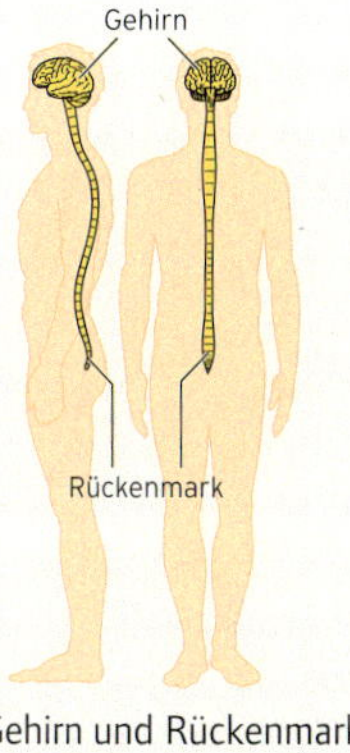

Abb. 3 Gehirn und Rückenmark bilden das ZNS.

1.3.2 Epithelgewebe und Drüsen

Video
→ S. 19, PagePlayer

Der menschliche Körper hat zahlreiche Oberflächen, innere und äußere. Die Haut bildet die äußere Körperoberfläche. Die Schleimhäute, z. B. der Verdauungs- und Atemwege, bilden innere Oberflächen. Jedes Oberflächen- bzw. Deckgewebe hat bestimmte Eigenschaften.

Epithelien sind Deckgewebe, die alle Körperoberflächen überziehen und die entsprechenden Anforderungen erfüllen. Die äußere Haut hat eine Schutzfunktion; deshalb bildet sie (z. B. an den Fußsohlen) eine dicke und robuste Hornschicht aus. Das Epithel der Lungenbläschen hingegen dient dem Gasaustausch zwischen der Atemluft und dem Blut und ist deshalb sehr dünn.

Augen und Nase besitzen spezialisierte **Sinnesepithelien**, die der Wahrnehmung dienen und aufgenommene Reize an das Gehirn weiterleiten.

Übersicht wichtiger Epithelien

Epithel		Besonderheit	Vorkommen im Körper (Beispiele)
einschichtiges Plattenepithel	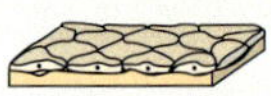	Plattenepithel ist besonders dünn und lässt Stoffaustausch zu (der Begriff „Plattenepithel" sagt aus, dass die Oberfläche des Epithels an Straßenplatten oder Kopfsteinpflaster erinnert).	Lungenbläschen, Bauchfell (Überzug u. a. des Darms)
mehrschichtiges unverhorntes Plattenepithel	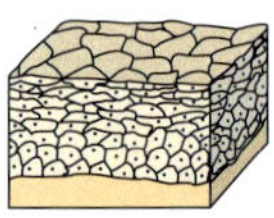	Unverhorntes Plattenepithel ist belastbar und dehnfähig, hat aber keine Hornschicht.	Mundschleimhaut, Speiseröhre, Vagina (Scheide)
mehrschichtiges verhorntes Plattenepithel	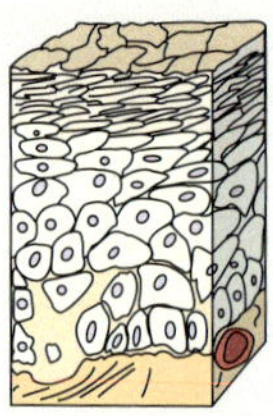	Durch die Hornschicht gute Schutzwirkung vor Verletzung und UV-Strahlen; für weitere Funktionen hat die Haut Drüsen, Haare, Pigmentzellen usw.	Körperhaut
Zylinderepithel (mit oder ohne Überzug aus winzigen Saughaaren)	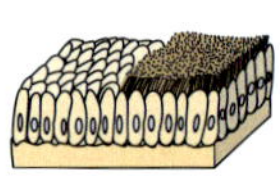	Als einschichtiges Epithel ist es widerstandsfähiger als Plattenepithel; mit Saughärchen: kann sehr viel Flüssigkeit aufnehmen (wichtig im Darm; der Name kommt von den zylinderförmigen Zellen).	Gallenblase, Darmschleimhaut
Flimmerepithel (Zylinderepithel mit einem Überzug aus winzigen Transporthaaren)	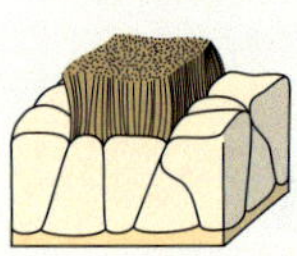	Flimmerepithel kann durch die winzigen, beweglichen Härchen an seiner Oberfläche Fremdstoffe nach außen transportieren (z. B. Bakterien und Schleim aus den Bronchien hinaus).	Atemwege: Bronchien, Nase
Übergangsepithel	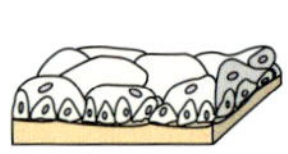	Übergangsepithel ist ein elastisches Epithel für Organe, die unterschiedlich stark gefüllt werden und daher dehnbar sein müssen; das Übergangsepithel passt sich dem Füllungszustand des Organs an.	Harnblase, Harnleiter

Einige Epithelien haben Drüsenfunktionen; sie enthalten einzelne Drüsenzellen oder bilden vollständige Drüsen. **Drüsen** sind Organe, die Flüssigkeiten, Schleim oder andere Absonderungen **(Sekrete)** bilden bzw. abgeben. Es gibt exokrine und endokrine Drüsen.

Eine **exokrine Drüse** (→ Abb. 1a) gibt ihr Sekret an eine Oberfläche ab. Das kann eine äußere Oberfläche (die Haut) sein, die durch eine Schweißdrüse befeuchtet wird. Exokrine Drüsen können aber auch an innere Oberflächen Sekrete abgeben, z. B. in den Atemwegen und im Darm. Die Sekrete exokriner Drüsen sind sichtbar (Tränen, Speichel, Nasensekret usw.).

Endokrine Drüsen (→ Abb. 1b) geben ihre Sekrete direkt ins Blut ab; sie bilden Hormone. Das sind unsichtbare chemische Stoffe, die auf dem Blutweg Funktionsänderungen im Körper bewirken. So lösen z. B. bestimmte Hormone aus dem Gehirn die Pubertät aus. Die Bauchspeicheldrüse arbeitet gleichzeitig exokrin und endokrin.

Hormone
→ LF 8, S. 326

Ein Sonderfall sind die **Keimdrüsen** (Hoden und Eierstöcke); sie bilden sowohl Keimzellen als auch Sexualhormone.

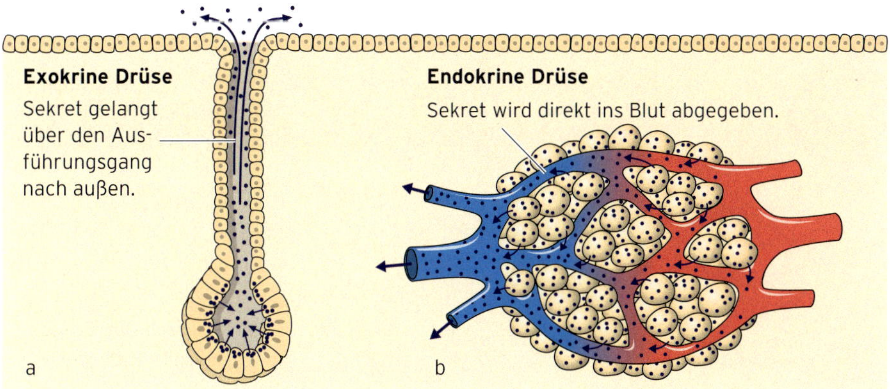

Abb. 1 a Exokrine Drüse, b endokrine Drüse

Drüse(n) Beispiele	Sekret(e) Beispiele	Drüsenart	
		Exokrin	Endokrin
Speicheldrüsen	Speichel	X	
Magendrüsen, d. h. spezielle Epithelzellen	Magenschleim, Magensäure, Magensaft	X	
Bronchialdrüsen	Bronchialsekret	X	
Prostata (Vorsteherdrüse des Mannes)	größter Anteil der Samenflüssigkeit	X	
Drüsen des Gebärmutterhalses	hormonabhängig: festes oder flüssiges Sekret	X	
Schilddrüse	Thyroxin (T_4), Thyronin (T_3) Calcitonin		X X X
Nebennieren	Cortison, Adrenalin		X
Bauchspeicheldrüse	Bauchspeichel mit Verdauungsenzymen, Insulin, Glukagon	X	X
Eierstöcke	Eizellen Östrogen, Gestagen	Keimdrüsen	X
Hoden	Samenzellen Testosteron		X

1.3.3 Muskelgewebe

Muskeln können Kraft ausüben, indem sie sich **kontrahieren** (zusammenziehen). Muskelarbeit ermöglicht auf diese Weise die (Fort-)Bewegung und die Funktion innerer Organe wie Darm, Herz und Blutgefäßen. Die **Kontraktion**, das Zusammenziehen, geschieht durch Ineinanderschieben langer, kettenförmiger Muskeleiweiße und verbraucht Energie. Ein Muskel, der sich kontrahiert, wird durch das Zusammenschieben der Eiweiße kürzer und dicker als in Ruhe, was man am eigenen Bizeps leicht feststellen kann.

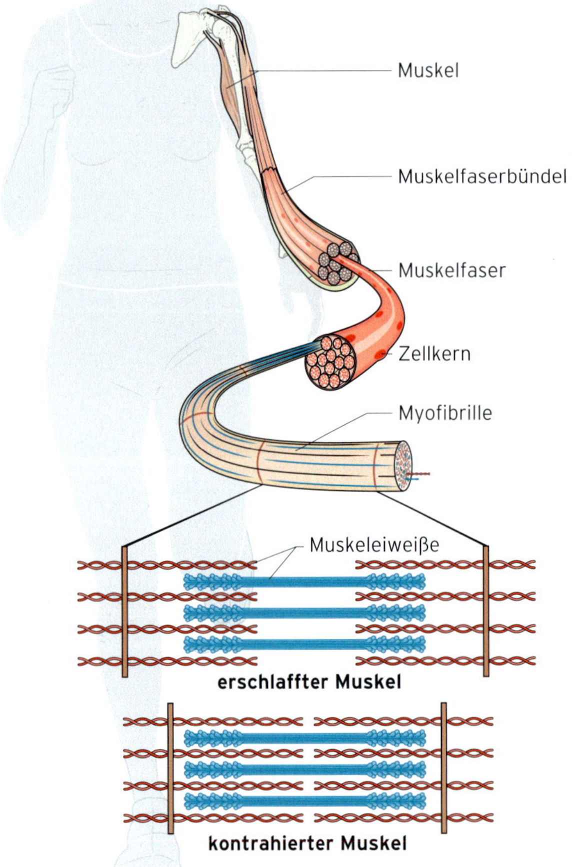

Abb. 1 Aufbau des Skelettmuskels (schematisch)

Beim Menschen kommen drei Arten von Muskelgewebe vor:
- Skelettmuskulatur
- Eingeweidemuskulatur
- Herzmuskulatur

Die **Skelettmuskulatur** können wir bewusst steuern. Sie besteht aus mehreren Hundert Einzelmuskeln. Jeder Muskel besteht aus vielen gebündelten Muskelfasern, die wiederum aus **Myofibrillen**, kleinen Muskelfäserchen, zusammengesetzt sind (→ Abb. 1). Die Myofibrillen sind aus regelmäßig angeordneten kontraktionsfähigen Eiweißen aufgebaut, die unter dem Mikroskop quergestreift erscheinen. Daher heißt die Skelettmuskulatur auch quergestreifte Muskulatur.

Die **Herzmuskulatur** ähnelt der quergestreiften Skelettmuskulatur, ist aber netzartig aufgebaut und in der Lage, ohne Pause zu arbeiten, solange wir leben. Wir können sie nicht bewusst steuern.

Die **Eingeweidemuskulatur** (glatte Muskulatur) arbeitet ebenfalls „automatisch", d. h., das vegetative (unbewusst arbeitende) Nervensystem steuert sie. Alle schlauchförmigen inneren Organe wie z. B. Blutgefäße, Magen und Darm, Harnleiter und Eileiter enthalten glatte Muskulatur. Auch sie können wir nicht willentlich steuern; weder der Blutdruck noch die Darmfunktion lassen sich bewusst verändern.

Video
→ S. 19, PagePlayer

Die drei Muskelarten des Menschen

Skelettmuskulatur	Eingeweidemuskulatur	Herzmuskulatur
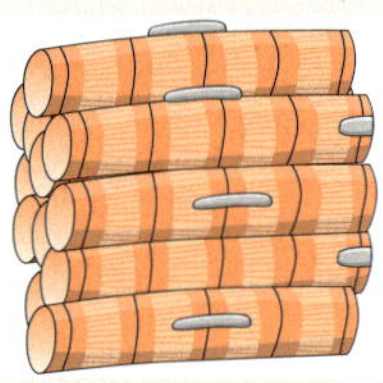	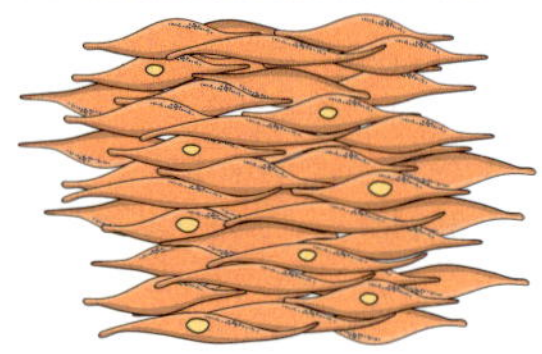	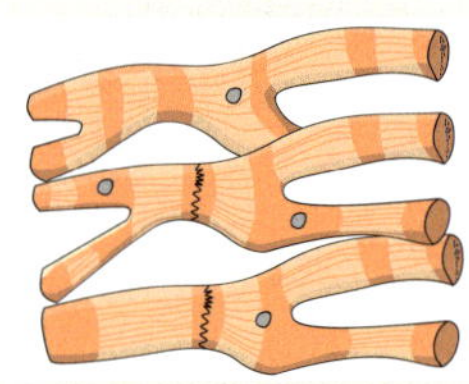
· quergestreift · arbeitet rasch, leistungsstark · unterliegt Willen und Bewusstsein	· glattes Aussehen, spindelförmige Zellen · arbeitet langsam und stetig · nicht bewusst steuerbar	· quergestreift, vernetzt · arbeitet ständig · nicht bewusst steuerbar · eigenes Reizleitungssystem

Reizleitungssystem
→ LF 5, S. 239

Alle drei Muskelarten reagieren auf Stress. Dieser bewirkt über das vegetative Nervensystem Funktionsänderungen. Für viele dieser psychosomatischen Symptome hat der Volksmund Redensarten. So kann es zu einer Beschleunigung der Herzaktion oder zu erhöhtem Blutdruck kommen („Mein Herz schlägt bis zum Hals"; „Ich bin auf 180"), zu einer Verspannung der Wirbelsäulenmuskulatur („Mir sitzt etwas im Nacken") oder zu Störungen im Magen-Darm-Trakt („Ich bin sauer"; „Es liegt mir schwer im Magen").

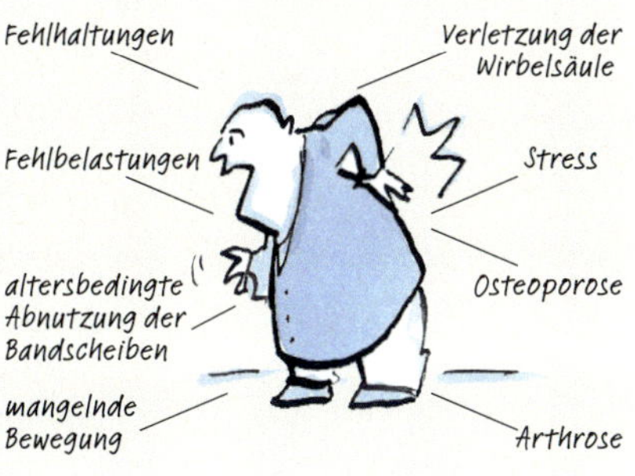

1.3.4 Nervengewebe

Das Nervensystem steuert viele Vorgänge im Körper. Dazu ist eine „Schaltzentrale" für die Informationsverarbeitung notwendig: das **zentrale Nervensystem (ZNS)**. Es besteht aus Gehirn und Rückenmark (→ Abb. 1). Das Rückenmark ist ein dicker, langer Nervenstrang, der gut geschützt innerhalb der Wirbelsäule verläuft. Die Nerven, die Informationen zum ZNS hin und vom ZNS weg nach außen, in die „Außenbezirke" (gr. Peripherie), leiten, bilden das **periphere Nervensystem (PNS)**.

Video
→ S. 19, PagePlayer

Alle Nervenleitungen bestehen aus Bündeln von Nervenzellen **(Neuronen)**. Informationen werden im Nervensystem in zwei „Sprachen" übertragen: mit Stromreizen und mit chemischen Reizen, d. h. durch Überträgerstoffe, die **Neurotransmitter**. Jedes Neuron (sprich: „Neuronn") hat einen Zellkörper, der mit zweigähnlichen Fortsätzen **(Dendriten)** besetzt ist, und einen Zellfortsatz, das **Axon** (sprich: „Axohn") (→ Abb. 2). Das Axon kann bis zu einem Meter lang sein. Längere Strecken werden durch mehrere hintereinandergeschaltete Neuronen überbrückt.

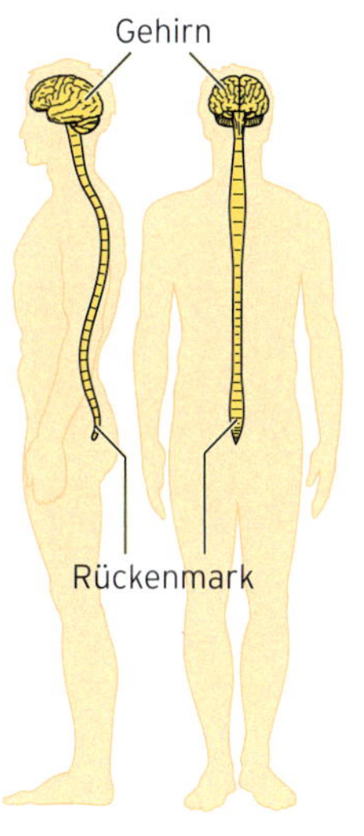

Abb. 1 Gehirn und Rückenmark bilden das ZNS.

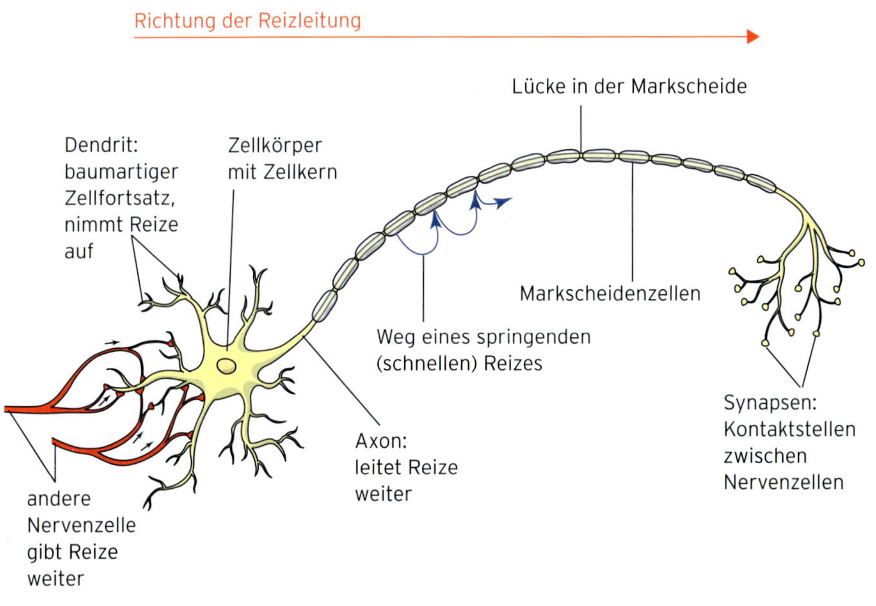

Abb. 2 Aufbau der Nervenzelle (Neuron)

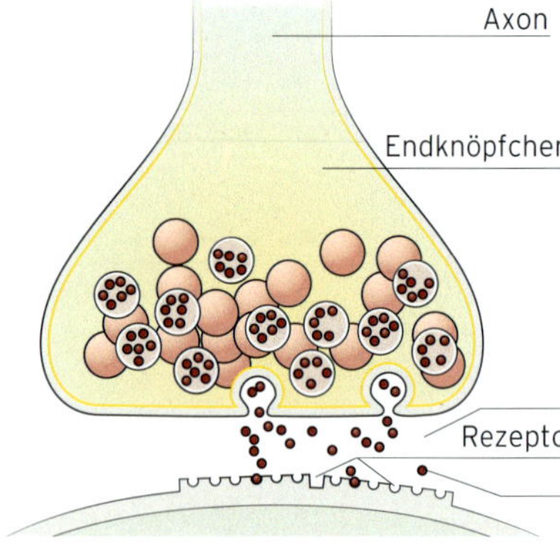

Abb. 1 Signalweiterleitung an der Synapse

Viele Axone sind mit einer Isolierschicht (der **Markscheide**) umwickelt, deren Funktion eine Beschleunigung der Informationsübertragung ist: Der Stromreiz springt quasi über die Markscheidenzellen von Lücke zu Lücke das Axon entlang. Die schnelle Nervenleitung dient der sofortigen Information des Gehirns, z. B. bei dringenden Warnsymptomen wie Schmerzen.

Bei der Krankheit Multiple Sklerose (MS) baut das Immunsystem irrtümlich Markscheiden ab, was zu einer verlangsamten und gestörten Informationsübertragung führt, die sich z. B. in Lähmungen und Sprachstörungen zeigt.

Jedes Neuron gibt bei der **Reizweiterleitung** die über die Dendriten empfangene Information über **Synapsen** (Kontaktstellen) an das nächste Neuron weiter (→ Abb. 1). An den Synapsen werden ankommende Stromreize als chemische Reize an die nächste Zelle übertragen, indem Neurotransmitter freigesetzt werden. Diese docken an **Rezeptoren** (Empfangsstellen) der Nachbarzelle an und lösen dort wieder einen Stromreiz aus. Es gibt viele Neurotransmitter, deren Menge und Gleichgewicht für unsere Aktivität und unser Wohlbefinden wichtig sind. Bei einer Depression (krankhafte Niedergeschlagenheit) besteht z. B. ein Mangel an bestimmten Neurotransmittern bzw. es gibt ein Ungleichgewicht bestimmter Überträgerstoffe.

→ Terminologie: Zelle und Gewebe

ATP	**A**denosin**tri**phosphat; Energieträger der Zelle
Axon, das (auch: der)	Nervenfortsatz; längster Teil des Neurons
Chromosom	mikroskopisch sichtbarer Träger genetischer Information
Dendrit	Teil der Nervenzelle, der dem Informationsempfang dient
Differenzierung	Entwicklung mit Erwerb besonderer Eigenschaften
Drüse	Organ, das ein Sekret (eine Absonderung) bildet und abgibt
endoplasmatisches Retikulum (ER)	Netzwerk der Zelle; Produktionsstätte von Eiweißen usw.
Epithel	Deckgewebe; Oberflächengewebe
Gewebe	Zellverband
Golgi-Apparat	Zellprodukte speichernde Organelle
Histologie	Gewebelehre
hyalin	Knorpeleigenschaft: glasartig, glatt und federnd
Kollagen	faserförmiges Eiweiß in Binde- und Stützgeweben
Kompakta	solide Knochensubstanz; Lamellenknochen
Kontraktion (Verb **kontrahieren**)	Zusammenziehen; Verkürzung (z. B. eines Muskels)
Lysosom	Verdauungsbläschen; Organelle, die Fremdstoffe auflöst
Markscheide	Isolierschicht des Axons einer Nervenzelle
Meiose	Reduktionsteilung; Reifeteilung (dient der Keimzellbildung)

Membran	dünne Trennschicht; (Zell-)Hülle
Mitochondrium	sog. Kraftwerk der Zelle; bildet den Energieträger ATP
Mitose	Zellteilung
Myofibrille	Muskelfäserchen; Untereinheit des Skelettmuskels
Neuron, das	Nervenzelle
Neurotransmitter	Überträgerstoff des Nervensystems, z. B. Serotonin
Organ	Funktionseinheit des Körpers
Organelle	Funktionseinheit der Zelle
Organismus	lebender Körper, der in Funktionseinheiten gegliedert ist
Osteoblasten	Knochensubstanz aufbauende Zellen
Osteoklasten	Knochensubstanz abbauende Zellen

Eselsbrücke: Osteo**b**lasten **b**auen Knochen, Osteo**k**lasten **k**lauen Knochen.

Periost	Knochenhaut
Phagozytose	Aufnahme von Fremdstoffen in eine Zelle
PNS	peripheres Nervensystem (alle Nerven außerhalb des ZNS)
Regeneration	Zell- und Gewebeerneuerung
Rezeptor	Empfangsstelle, z. B. für Hormone oder Neurotransmitter
Ribosom	Zellorganelle, die im ER Eiweiße herstellt
Spongiosa	schwammartig aufgebauter Bälkchenknochen
Synapse	Nervenkontaktstelle, dient der Signalübertragung
Zentriolen (Mz.)	Organellen mit wichtiger Funktion bei der Zellteilung
ZNS	zentrales Nervensystem (Gehirn und Rückenmark)
Zytoplasma	Zellsaft

Aufgaben

1 Aus welchen Organen bestehen
  a der Bewegungsapparat und
  b das Nervensystem?
2 Welche besonderen Eigenschaften brauchen die Epithelien
  a der Harnblase,
  b der Mundhöhle und
  c des Darms?
3 Welche drei Knorpelarten gibt es und wo befinden sich diese im Körper?
4 Warum gibt es Neuronen mit schneller Reizübertragung?

2 Das Immunsystem

Interaktive Übungen
→ S. 19, PagePlayer

Unsere Umwelt enthält unzählige **Mikroorganismen**, mikroskopisch kleine Lebewesen wie Bakterien, Viren und Pilze. In unserem Körper finden sie optimale Lebensbedingungen: Es ist warm und feucht und es gibt ein großes Angebot an Nährstoffen. Das sind optimale Vermehrungsbedingungen für Mikroorganismen. Dringen sie in den Körper ein und vermehren sich dort, können sie dem Körper großen Schaden zufügen und sogar tödliche Krankheiten hervorrufen. Unser Körper wehrt sich deshalb gegen das Eindringen und die Vermehrung schädlicher Organismen mithilfe der körpereigenen Abwehr.

Mikroorganismen sind überall

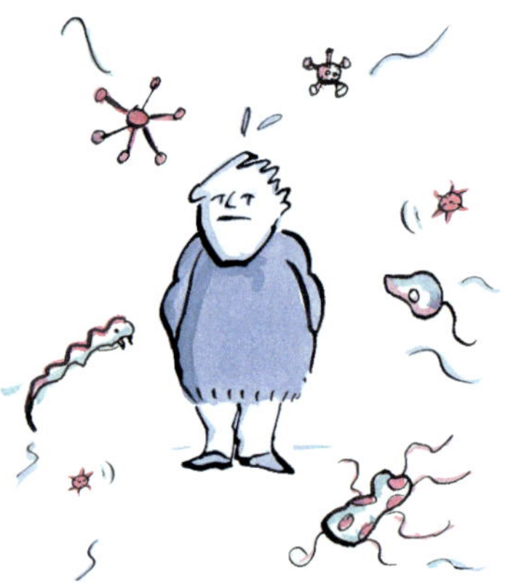

Die körpereigene Abwehr besteht aus **Resistenz** und **Immunität**.

2.1 Resistenz

Video
→ S. 19, PagePlayer

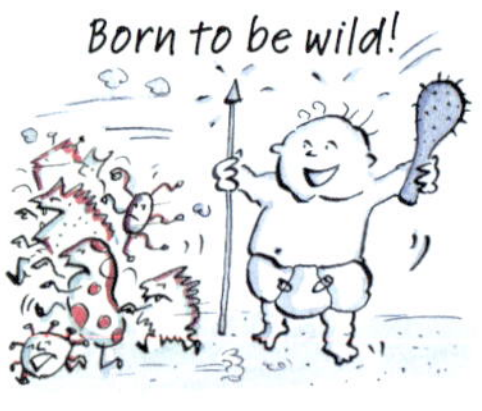

Von Geburt an hat unser Körper zahlreiche Abwehrmöglichkeiten gegen krank machende Eindringlinge. Das wird als **Resistenz** (angeborene Widerstandskraft; **unspezifische Abwehr**) bezeichnet. Dazu gehört, Krankheitserregern das Eindringen in den Körper zu verwehren und bereits eingedrungene Organismen möglichst rasch wieder hinauszubefördern. Hierzu nutzt der Körper zahlreiche Möglichkeiten, wie die folgenden Beispiele zeigen:

- Die gesunde, unverletzte Haut ist für Mikroorganismen fast unüberwindbar.
- In den Atemwegen haften eingedrungene Erreger an den feuchten Schleimhäuten und werden von Flimmerhärchen in Richtung Rachen entfernt.
- Werden Mikroorganismen verschluckt, tötet die Magensäure sie ab.
- Die antibakterielle Tränenflüssigkeit schützt die Bindehäute der Augen.
- In die Harnblase gelangte Bakterien werden mit dem Urin hinausgespült.

Trotz dieser Abwehrmaßnahmen dringen ständig Erreger ins Körperinnere ein. Dort treffen sie auf Abwehrzellen. Im Blut und in allen Geweben arbeiten Fresszellen **(Phagozyten)**, die eingedrungene Fremdstoffe in sich aufnehmen (phagozytieren, „schlucken").
Die **Makrophagen** (große Fresszellen; u. a. **Monozyten**) nehmen Fremdstoffe, v. a. aber Krankheitserreger auf und machen sie dadurch vorläufig unschädlich. Sie stellen die speziellen Eigenschaften der Eindringlinge fest und leiten die Informationen an Zellen der spezifischen Abwehr weiter. Diese Leistungen der Makrophagen bilden den Übergang zwischen der unspezifischen Abwehr (Resistenz) und der spezifischen Abwehr (Immunität).

Auch **Mikrophagen** (kleine Fresszellen; **Granulozyten**) nehmen Fremdstoffe auf, d. h. phagozytieren sie, bis sie absterben. Eine große Zahl toter Granulozyten ergibt den um Fremdstoffe (z. B. Holzsplitter) herum sichtbaren Eiter. Dass Phagozyten (Fresszellen) beweglich sind, ist an älteren Tätowierungen zu sehen: Die Zellen nehmen Farbstoffe auf und bewegen sich ein kleines Stück damit fort, bevor sie absterben. Durch die Verlagerung der Farbstoffe werden die Tattoos mit der Zeit unscharf.

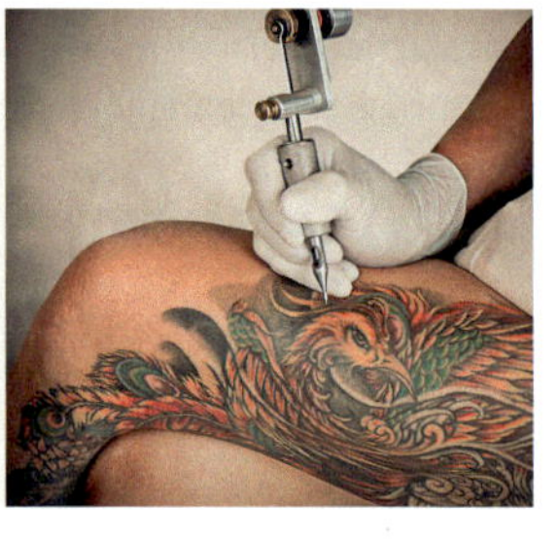

2.2 Immunität

Gefährliche Krankheitserreger nutzen vielfältige Methoden, um unseren Körper zu befallen, d. h., seine Resistenz zu überwinden.

Die spezifische Immunabwehr kämpft gezielter und effektiver als die Resistenz gegen einzelne Erreger. Dafür müssen schädliche Mikroorganismen erkannt und ihre Eigenschaften verstanden werden. Dann können genau passende **Antikörper** (spezifische Abwehrstoffe) gebildet werden, welche die Erreger binden, quasi festnehmen. Um sie abzutöten, gibt es im Immunsystem spezielle Zellen, die einzelne Erreger gezielt (spezifisch) bekämpfen.

Die Fähigkeit, gegen einzelne Erreger gezielt vorzugehen, ist die **spezifische Abwehr**; sie führt zur **Immunität**. Immunität heißt Unempfindlichkeit gegen einen bestimmten Erreger. Hat ein Mensch einmal die Masern überstanden, erkrankt er daran nie wieder, weil ihn die spezifischen, d. h., die genau passenden Antikörper lebenslang vor Masernviren schützen. Immunität muss allerdings erlernt werden; sie ist bei der Geburt noch nicht vorhanden und wird erst im Laufe des Lebens erworben.

Video
→ S. 19, PagePlayer

Die Immunabwehr verläuft im Prinzip so: Nachdem z. B. ein Bakterium durch einen Makrophagen phagozytiert (aufgenommen) worden ist, stellt dieser die Eigenschaften des Erregers, die **Antigene**, fest (→ Abb. 1). Antigene sind Fremdstoffe, die das Immunsystem zu einer Reaktion (Antwort) anregen. Die Erkenntnisse über die Erregerantigene teilen Makrophagen durch Botenstoffe den Zellen der spezifischen Abwehr mit (→ Abb. 2).

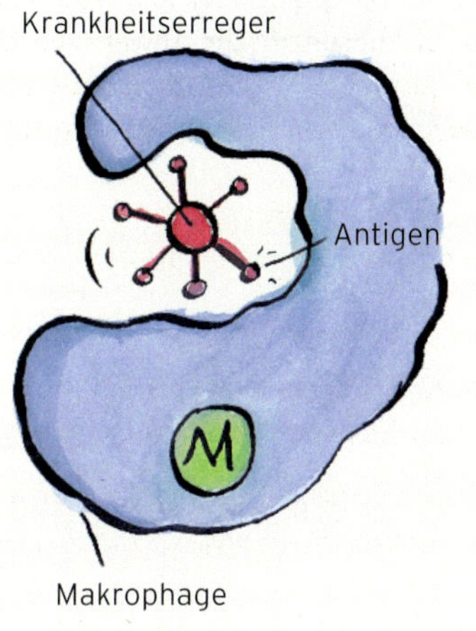

Abb. 1 Ein Makrophage phagozytiert den Krankheitserreger und stellt dessen Antigene (besondere Eigenschaften) fest.

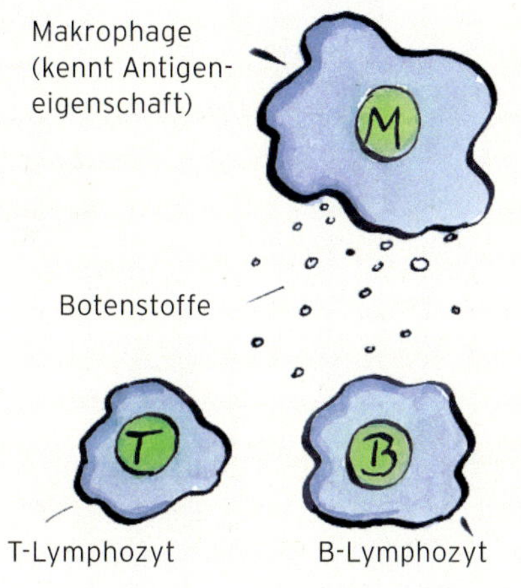

Abb. 2 Die Makrophagen senden Botenstoffe aus, um die Lymphozyten zu aktivieren. Die B- und T-Lymphozyten empfangen die Nachrichten und werden aktiv.

Botenstoffe wie Interferon und Interleukine alarmieren Zellen der spezifischen Abwehr. Werden diese Stoffe frei, fühlen wir uns krank. Sie erzeugen Kopf- und Gliederschmerzen sowie Fieber. Diese Beschwerden sorgen dafür, dass sich die Erkrankten schonen. So kann das Immunsystem optimal arbeiten.

Die Zellen der spezifischen Abwehr sind die **Lymphozyten**. Von diesen Immunzellen gibt es zwei große Gruppen:

- **B-Lymphozyten** stellen **Immunglobuline** (Antikörper) her. Das sind genau auf die Erregerantigene passende Eiweißstoffe. Sie sind wasserlöslich und in allen Körperflüssigkeiten enthalten. Antikörper haften an den Erregern. So bilden sie mit ihnen eine feste Verbindung, den **Antigen-Antikörper-Komplex**. Das erleichtert den Fresszellen die Phagozytose.
- **T-Lymphozyten**, die als spezialisierte Zellen (z. B. Killerzellen) Erreger, von Viren befallene Zellen und Krebszellen abtöten. Sie gehören zur zellulären, d. h., von Zellen (und nicht von Antikörpern) geleisteten Immunabwehr.

T-Killerzellen sind nicht zahlreich genug, um die zelluläre Abwehr allein zu schaffen. Sie werden durch eine große Anzahl von **T-Helferzellen** unterstützt. Die T-Killerzellen rufen die T-Helferzellen durch Botenstoffe zu Hilfe. Allerdings würden zu aktive Helferzellen im Körper Schaden anrichten. Deshalb begrenzen **T-Suppressorzellen** (wörtl.: T-Unterdrückerzellen) die Helferzell-Aktivität auf ein gesundes Maß (→ Abb. 1). Die Arbeit des Immunsystems muss genau reguliert werden, damit sich weder Krankheitserreger ungehindert ausbreiten noch übertriebene Abwehrmaßnahmen dem eigenen Körper schaden.

Bei einigen **Autoimmunkrankheiten** (Krankheiten, bei denen das Immunsystem irrtümlich den eigenen Körper angreift, wie z. B. Rheuma) sind die Helferzellen übermäßig zahlreich bzw. aktiv und schädigen z. B. Gelenkschleimhäute und Nervensystem. Wenn nötig, werden dann die Immunabwehr unterdrückende Medikamente wie Cortison eingesetzt.

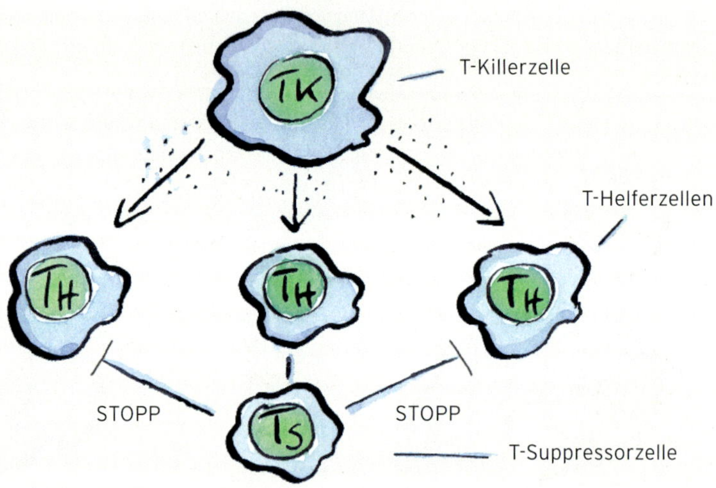

Abb. 1 Die T-Killerzellen aktivieren T-Helferzellen zur Unterstützung. Deren Aktivität muss von T-Suppressorzellen kontrolliert werden, damit sie nicht körpereigenes Gewebe schädigen.

Die spezifische Immunabwehr ist aufwendig. Sie erfordert eine Vielzahl an Zellen und Botenstoffen. Der betroffene Mensch ist so lange krank, bis ausreichend Antikörper und T-Zellen gebildet worden sind, um die Erreger „einzufangen" und abzutöten. Die mühsam gewonnenen Erkenntnisse über die Erreger und die Erfolge der Erregerbekämpfung nach überstandenen Krankheiten sollten nicht verloren gehen, sondern immer wieder nutzbar sein. Daher speichern **B-** und **T-Gedächtniszellen** die Antigeninformationen (→ Abb. 2). So können bei erneutem Erregerkontakt sehr schnell Antikörper produziert und Killerzellen aktiv werden. Der Körper ist immun und wird durch bekannte Erreger nicht mehr krank.

Die einmal erworbene und lebenslang anhaltende Immunität beschreibt den Idealfall. Auch die Krankheitserreger haben jedoch viele Erfolgsgeheimnisse. Durch extrem schnelle Vermehrung, ständige Änderung der Antigeneigenschaften und verschiedene „Tricks" (Virulenz) entgehen einige der Verfolgung durch das Immunsystem und erreichen, dass wir wiederholt an grippalen Infekten, Salmonelleninfektionen, Scharlach und anderen Infekten erkranken. HI-Viren befallen gezielt die T-Helferzellen und führen so zur Immunschwächekrankheit Aids.

Virulenz
→ LF 3, S. 42

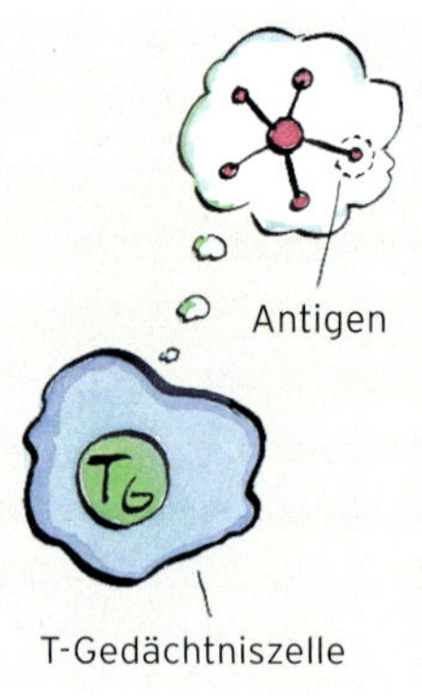

Abb. 2 T-Gedächtniszellen speichern die Antigeneigenschaften von Erregern ein Leben lang.

Arzneimittel „zur Steigerung der Abwehrleistung“, sog. Immunstimulanzien, regen das Immunsystem an. Sie bergen das Risiko, Autoimmunkrankheiten und Allergien hervorzurufen. Um die Immunabwehr zu unterstützen, ist es besser, sich ausgewogen zu ernähren, genug zu schlafen, regelmäßig Sport an der frischen Luft zu treiben und auf das Rauchen zu verzichten.

Schematischer Ablauf der Immunabwehr

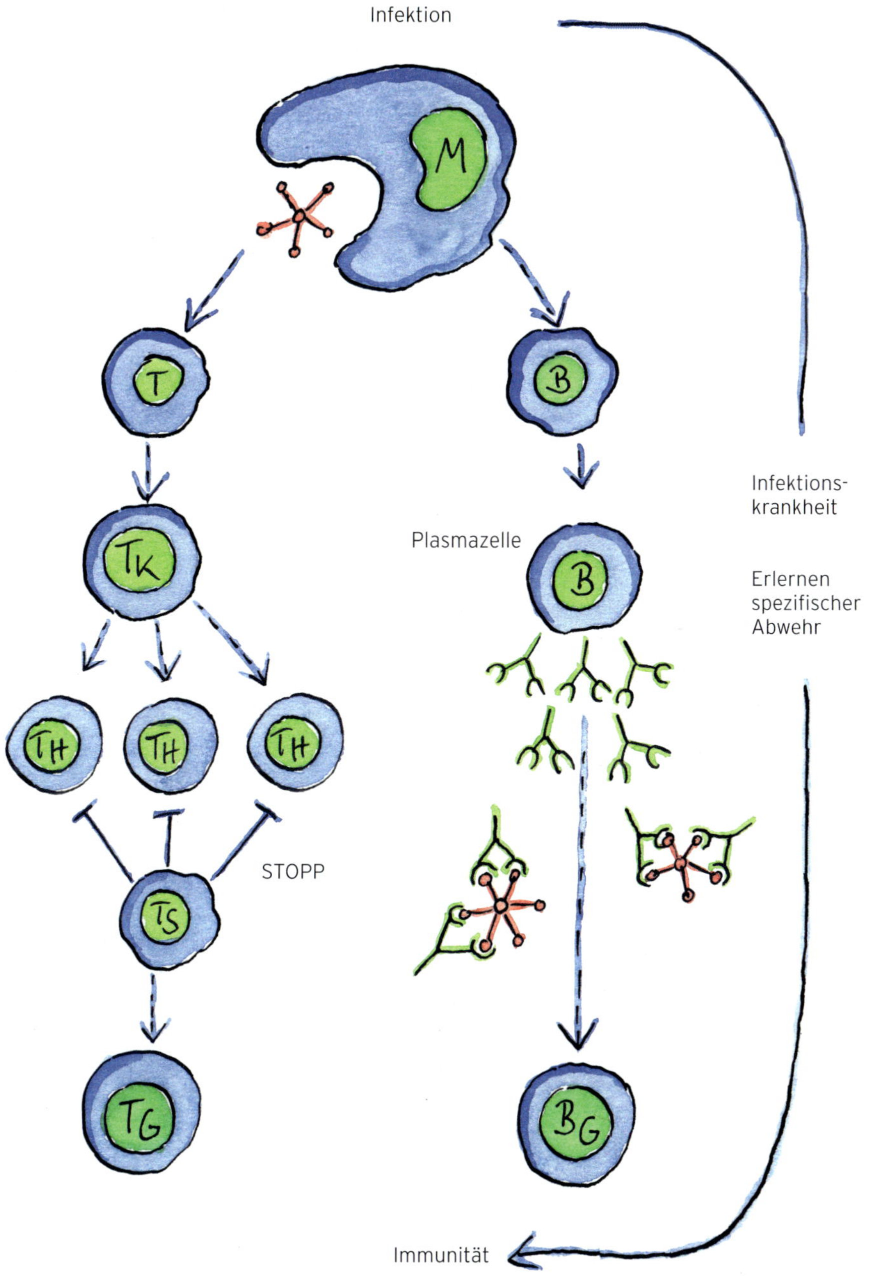

→ Terminologie: Immunsystem	
Antigen	Fremdstoff, der das Immunsystem zu einer Reaktion anregt
Antigen-Antikörper-Komplex	Verbindung aus Antigen und passendem Antikörper, der das Antigen unschädlich macht und die Phagozytose erleichtert
Antikörper (Mz.)	spezifische Abwehrstoffe, die Erreger binden; Immunglobuline
Autoimmunkrankheit	Erkrankung, bei der das Immunsystem den eigenen Körper angreift
B-Lymphozyt	Antikörper bildende Zelle der spezifischen Abwehr (Leukozytenart)
Granulozyt	Mikrophage (Leukozytenart)
Immunglobuline	Antikörper (von B-Lymphozyten gebildete Immunglobuline)
Immunität	erworbene spezifische Abwehr von Krankheitserregern
Leukozyt	weißes Blutkörperchen (Abwehrzelle)
Lymphozyt	Zelle der spezifischen Abwehr (Leukozytenart)
Makrophage	große Fresszelle, z. B. Monozyt (Leukozytenart)
Mikroorganismus	Kleinstlebewesen, das mit bloßem Auge unsichtbar ist
Mikrophage	kleine Fresszelle; Granulozyt (häufigste Leukozytenart)
Monozyt	größter Leukozyt, z. B. Makrophage (Leukozytenart)
Resistenz	unspezifische, angeborene Abwehr
T-Lymphozyt	Zelle der spezifischen Abwehr, z. B. Killerzelle (Leukozyt)

Aufgaben

1 Welche Resistenzmechanismen nutzt der Körper, um
  - a Blasenentzündungen,
  - b Vaginalinfektionen,
  - c Lungenentzündungen,
  - d Magen-Darm-Infektionen,
  - e Bindehautentzündungen und
  - f Infektionen der Haut abzuwehren?

2 Nennen Sie drei Faktoren, die zur Überwindung der von Ihnen beschriebenen Resistenzmechanismen (und damit zu Erkrankungen der entsprechenden Organe) führen können.

3 Definieren Sie die Begriffe Resistenz und Immunität.

4 Welche Zellen repräsentieren bzw. tragen bei
  - a zur Resistenz und
  - b zur Immunität?

5 Was sind Antikörper und wie funktionieren sie?

6 Welche Aufgaben erfüllen B-Lymphozyten und welche die T-Lymphozyten?

3 Medizinische Mikrobiologie

Unter den zahllosen Mikroorganismen unserer Umwelt befinden sich viele **pathogene**, d. h. krank machende, Arten. Da sie **Infektionskrankheiten** hervorrufen können, werden sie auch Krankheitserreger oder Krankheitskeime genannt.
Die **medizinische Mikrobiologie** ist die Lehre der für den Menschen pathogenen Mikroorganismen. Sie werden in vier große Gruppen eingeteilt:

- Bakterien
- Viren
- Pilze
- Protozoen

Interaktive Übungen
→ S. 19, PagePlayer

Tierische Parasiten, z. B. Läuse, Flöhe und Zecken, können selbst Krankheiten hervorrufen und zusätzlich bestimmte Bakterien und Viren übertragen. Sie zählen aber zu den Tieren und nicht zu den Mikroorganismen. Auch **infektiöse** Eiweißteilchen, die sog. Prionen, die BSE und andere Krankheiten des Nervensystems verursachen, sind keine Mikroorganismen im eigentlichen Sinne. Sie weisen nicht die Kennzeichen des Lebens auf.

Kennzeichen des Lebens
→ LF 3, S. 23

3.1 Zusammenleben von Mensch und Mikroorganismus

Manche Mikroorganismen sind für uns nützlich, viele andere schädlich und einige neutral, d. h. harmlos oder ohne Bedeutung. In der weiblichen Scheide befinden sich z. B. nützliche Bakterien, die Scheiden**flora**. Sie halten uns gesund, indem sie das Wachstum pathogener Organismen wie Pilzen unterdrücken. Unser Körper nützt den Bakterien der Scheidenflora auch, denn er bietet ihnen Nährstoffe, Schutz und Lebensraum. So ein Zusammenleben zum beidseitigen Nutzen ist eine **Symbiose**.

Schadet ein Mikroorganismus aber seinem **Wirt**, d. h. dem Körper, in welchem er lebt, ist er ein **Parasit.** Seine Fähigkeit, krank zu machen, ist die **Pathogenität**. Sie kann unterschiedlich stark sein. Die Milchsäurebakterien der Scheidenflora sind z. B. **apathogen**, d. h. völlig harmlos. Sie können selbst in Wunden keine Krankheit hervorrufen.

Viele Bakterien der Darmflora sind zwar im Darm nützlich, können aber Infektionen hervorrufen, wenn sie in andere Organe (z. B. Blase oder Lunge) gelangen. Mikroorganismen, die unter Umständen krank machen, sind **fakultativ pathogen**. So können stets auf der Haut vorhandene Pilze unter für sie günstigen Umständen eine Fußpilzerkrankung hervorrufen. Risikofaktoren sind luftdichtes, feuchtes Schuhwerk, ein hoher Zuckergehalt des Gewebes bei Diabetikern und schlechte Durchblutung.

Pathogenität: Fähigkeit von Mikroorganismen, Krankheiten hervorzurufen

apathogen	fakultativ pathogen	obligat pathogen
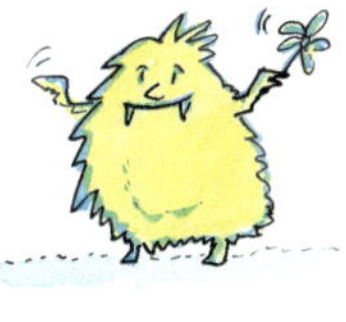	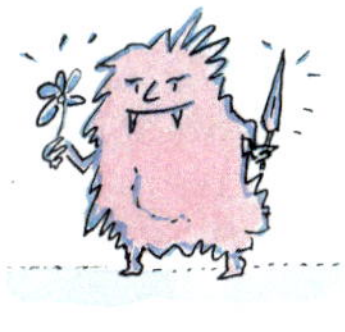	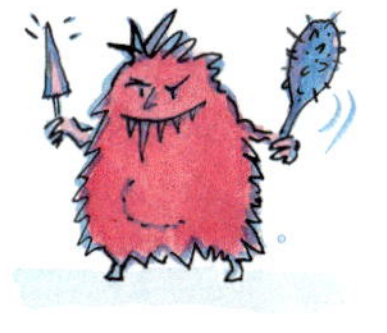
nicht krank machend	unter Umständen krank machend	in jedem Falle krank machend
z. B. Milchsäurebakterien in der Vagina	z. B. Darmbakterien in der Lunge	z. B. Tuberkelbakterien, HIV

Die gefährlichsten Erreger sind **obligat pathogen**. Sie rufen stets Krankheiten hervor. Das Tuberkelbakterium, das HI-Virus und das Herpesvirus sind solche Erreger. Gelangt ein obligat pathogener Erreger in den menschlichen Körper, ist eine Erkrankung wahrscheinlich.

Die Infektionskraft pathogener Erreger ist ihre **Virulenz**. Sie setzt sich aus vielen Faktoren zusammen und dient den Mikroorganismen dazu, sich im Körper des Wirtes gegen das Immunsystem und die Konkurrenz anderer Erreger durchzusetzen.

Virulenzfaktoren

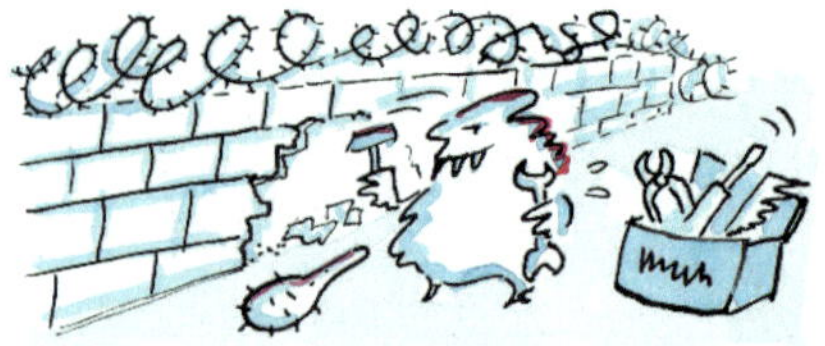

Fähigkeit, in den Organismus einzudringen und dort zu bleiben, z. B. durch Gewebe auflösende Enzyme, Haftfähigkeit durch Schleimkapsel, geringe Größe; Viren gelangen mit der Atemluft leichter in die Lunge als die viel größeren Bakterien.

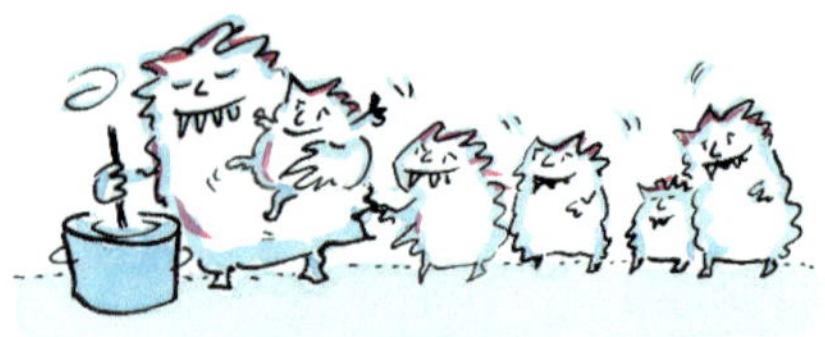

Rasche Vermehrung: Aus einer einzigen Salmonelle können in einem Pudding innerhalb von 15 Stunden bis zu eine Milliarde Salmonellen entstehen. Jede von Grippeviren befallene Körperzelle bildet in einer Stunde ca. 300 neue Viren, die weitere Zellen befallen.

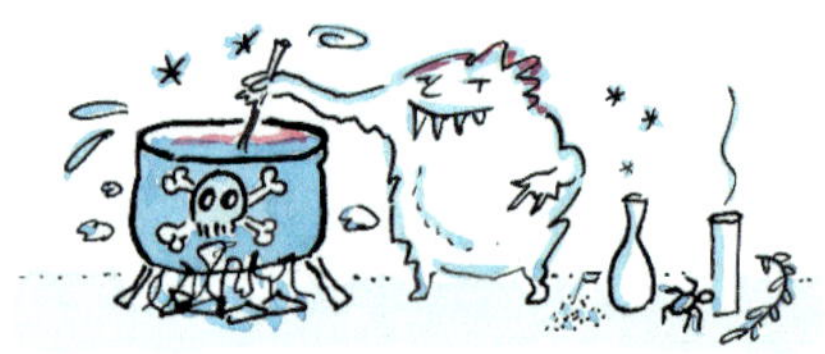

Toxinbildung (Giftbildung); z. B. lähmt Botulinustoxin (Botox®) Muskeln, Scharlachtoxin ruft Hautausschlag hervor und Tetanustoxin erzeugt schwerste Muskelkrämpfe. Bestimmte Staphylokokken geben ein Toxin ab, das Granulozyten und Makrophagen tötet.

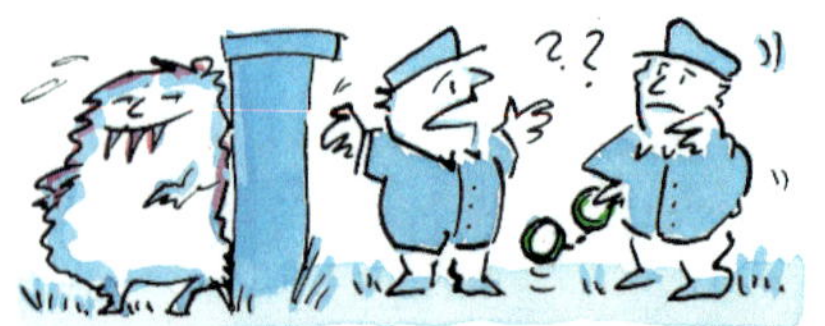

Fähigkeit, sich der Immunabwehr zu entziehen; z. B. „verschanzen" sich Tuberkelbakterien jahrelang in Bindegewebskapseln. Die Erreger der Gonorrhö (Tripper) dringen in Leukozyten ein und vermehren sich dort weiter.

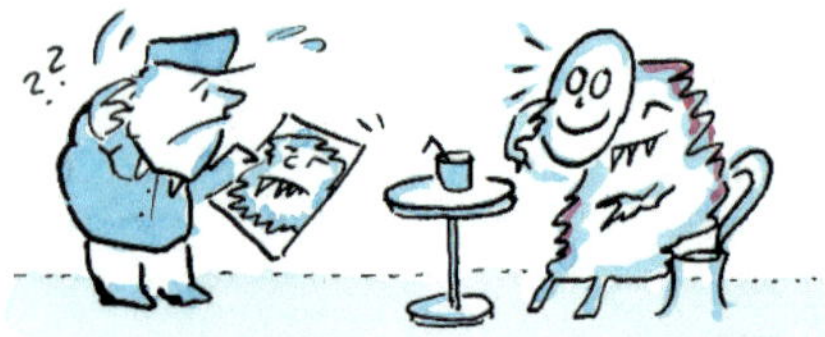

Tarnung: Erreger täuschen vor, körpereigenes Gewebe zu sein; z. B. tarnen sich Scharlachbakterien als Herzklappen- oder Nierengewebe. Daher wird man gegen Scharlachbakterien nicht immun. Das Immunsystem kann durch die Ähnlichkeit der Antigene irrtümlich körpereigene Gewebe angreifen.

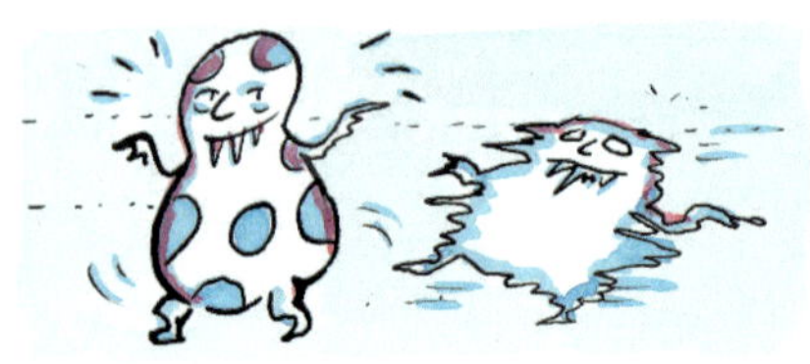

Fähigkeit zur Veränderung: Grippeviren verändern sich fast jährlich, sodass erneute Erkrankungen möglich und Impfungen sinnvoll sind. Gegen das HI-Virus entsteht keine Immunität und es konnte bisher kein sicher schützender Impfstoff gegen das Virus entwickelt werden.

Ob beim Aufeinandertreffen von Mensch und Mikroorganismus eine Infektionskrankheit entsteht, hängt von mehreren Faktoren aufseiten des Wirts und aufseiten des Erregers ab. Bei hochpathogenen Erregern kann ggf. ein einziger Organismus eine Krankheit auslösen (z. B. Tuberkelbakterien), bei anderen sind Tausende erforderlich (z. B. Salmonellen).

Einflussfaktoren auf Entstehung und Verlauf einer Infektionskrankheit

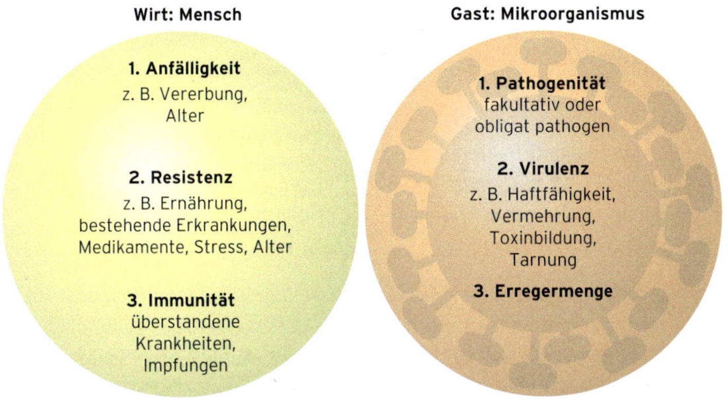

→ Terminologie: Medizinische Mikrobiologie

apathogen	nicht krank machend
fakultativ pathogen	unter Umständen krank machend
Flora	gesunde, symbiotische Bakterienbesiedelung, z. B. im Darm
Infektionskrankheit	Erkrankung durch Ansteckung mit einem Krankheitserreger
infektiös	ansteckend; eine Infektion hervorrufend
Mikrobiologie	Lehre von den Kleinstlebewesen
obligat pathogen	in jedem Falle krank machend
Parasit	Schädling
pathogen	krank machend
Pathogenität	Fähigkeit (z. B. eines Mikroorganismus), krank zu machen
Symbiose	Zusammenleben zum beiderseitigen Nutzen
Toxin (Adj. **toxisch**)	Gift, z. B. von Bakterien gebildetes Gift
Virulenz	Infektionskraft; Ausmaß der Fähigkeit, krank zu machen
Wirt	von einem Mikroorganismus befallener (Makro-)Organismus

Aufgaben

1 Warum sind Läuse, Flöhe, Milben und Zecken keine Mikroorganismen?
2 Welche Umstände begünstigen Krankheiten durch fakultativ pathogene Erreger?
3 Erklären Sie den Unterschied zwischen Pathogenität und Virulenz.
4 Nennen Sie fünf Virulenzfaktoren pathogener Mikroorganismen.

3.2 Infektionserreger

3.2.1 Bakterien

Bakterien sind einzellige Lebewesen ohne Zellkern (→ Abb. 1). Ihre Erbsubstanz (DNA) liegt frei im Zytoplasma; weitere DNA befindet sich dort in Ringform als **Plasmid**. Plasmide können zwischen Bakterien ausgetauscht werden. Die Fähigkeit, **Antibiotika** (Arzneimittel gegen bakterielle Infektionen) unwirksam zu machen, wird als **Antibiotikaresistenz** bezeichnet. Sie kann an andere Bakterien und Bakterienarten weitergegeben werden. Diese Informationsweitergabe ist wie der Austausch von Datenträgern vorstellbar.

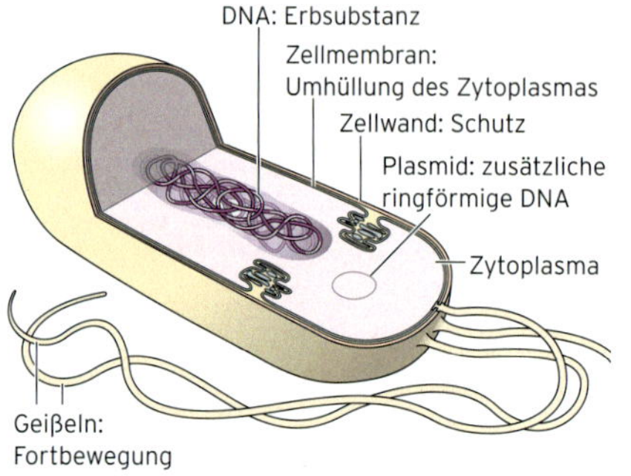

Abb. 1 Grundaufbau der Bakterienzelle

Manche Bakterien haben zusätzlich eine Schleimkapsel zum Schutz vor Phagozytose. Damit können sie z. B. an Infusionsschläuchen haften und sich dort vermehren. Geißeln, d. h. bewegliche Zellfortsätze, dienen der Fortbewegung in Flüssigkeiten, ähnlich wie Schiffsschrauben. Auch schnelle Beweglichkeit im Blut und in anderen Körperflüssigkeiten ist ein Virulenzfaktor.

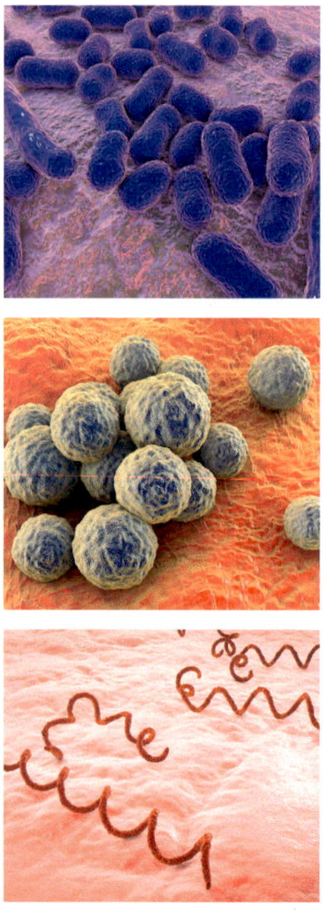

Abb. 2 Bakterienformen: Stäbchen (oben), Kokken (Mitte), Spirochäten (unten)

Trotz ihres gemeinsamen Grundaufbaus sind Bakterien sehr unterschiedlich geformt. Die wichtigsten Bakterienformen sind (→ Abb. 2)

- **Stäbchen:** Sie sind die häufigste Bakterienform. Sie können Geißeln zur Fortbewegung tragen.
- **Kokken** (Kugelbakterien): Nach ihrer Anordnung unterscheidet man
  - **Staphylokokken** (Traubenkokken); sie sind trauben- bzw. haufenförmig angeordnet.
  - **Streptokokken** (Kettenkokken); sie liegen ketten- bzw. perlschnurartig aneinander.
- **Spirochäten** (Spiralbakterien): Sie sind schlangen- oder korkenzieherartig geformt.

Bakterien sind mit einer mittleren Größe von 7 µm etwa so groß wie ein rotes Blutkörperchen (1 µm = 1 Mikrometer = 1 Tausendstel Millimeter). Bakterien sind unter dem Mikroskop nur dann sichtbar, wenn man sie anfärbt.

Neben ihrer Form können Bakterien auch nach Art und Dicke ihrer Zellwand unterschieden werden, die sie unterschiedlich anfärbbar macht. So werden Bakterien mit der **Gram-Färbung** blau oder rot angefärbt (→ Abb. 3). Blau gefärbte Bakterien nennt man **grampositiv** und rot angefärbte **gramnegativ**. Diese Unterscheidung dient auch der Auswahl passender Antibiotika.

Färbeverhalten bei Gram-Färbung
(Hans Gram, 1853–1938, dänischer Arzt)

Je nach Art und Dicke der Zellwand färben sich die Bakterien in der Gram-Färbung blau (positiv) oder rot (negativ) an.

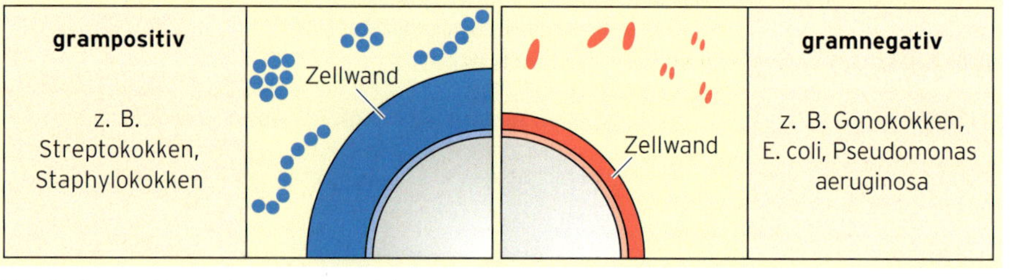

Abb. 3 Grampositive und gramnegative Bakterien

Entsprechend ihrer Fähigkeit, mit oder ohne Luftsauerstoff zu leben und sich zu vermehren, werden Bakterien in **Aerobier** und **Anaerobier** eingeteilt. Manche Bakterien sind streng (obligat) **aerob** bzw. **anaerob**, andere sind weniger streng, d. h., nur fakultativ (nach Möglichkeit) auf Luft bzw. auf Luftabschluss angewiesen.

Unterscheidung von Bakterien nach ihrem Verhalten gegenüber Luftsauerstoff

Aerobier brauchen Sauerstoff		**Anaerobier** brauchen keinen Sauerstoff	
obligate Aerobier	**fakultative Anaerobier**	**obligate Anaerobier**	**fakultative Aerobier**
brauchen unbedingt Sauerstoff	können notfalls auch ohne Sauerstoff überleben	sterben durch Sauerstoff ab	können notfalls auch mit Sauerstoff leben
z. B. Tuberkelbakterien (befallen daher bevorzugt die sauerstoffreiche Lunge)		z. B. Tetanuserreger (leben in Gartenerde und in tiefen Wunden)	

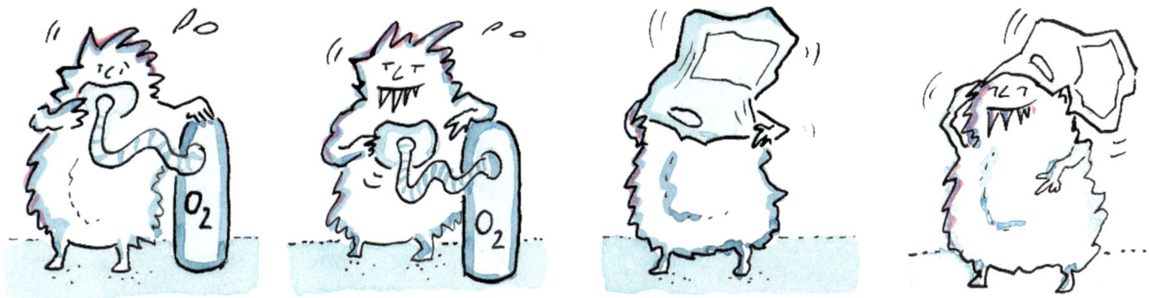

Bakterien lassen sich auf Nährböden anzüchten. Das können feste Nährbodenplatten (→ Abb. 1) sein, aber auch flüssige Nährlösungen. Die Bakterienanzucht dient dem Erregernachweis. Man will auf diese Weise erkennen, welche Bakterienart die Krankheit hervorgerufen hat. Das ist wichtig, um gezielt und damit erfolgreich zu therapieren. Oft werden zusätzliche Tests zur Antibiotikaempfindlichkeit, d. h. Resistenzprüfungen, durchgeführt.

Unter günstigen Bedingungen, also mit ausreichend Nährstoffen, Wasser, dem richtigen **pH-Wert** (Säuregrad) und ggf. Luftzufuhr, vermehren sich Bakterien durch Teilung (→ Abb. 2). Die Dauer der Zellteilung kann zwischen 20 Minuten (Salmonellen) und 24 Stunden (Tuberkelbakterien) betragen und hängt u. a. davon ab, wie kompliziert die Zellwand der betreffenden Bakterienart aufgebaut ist.

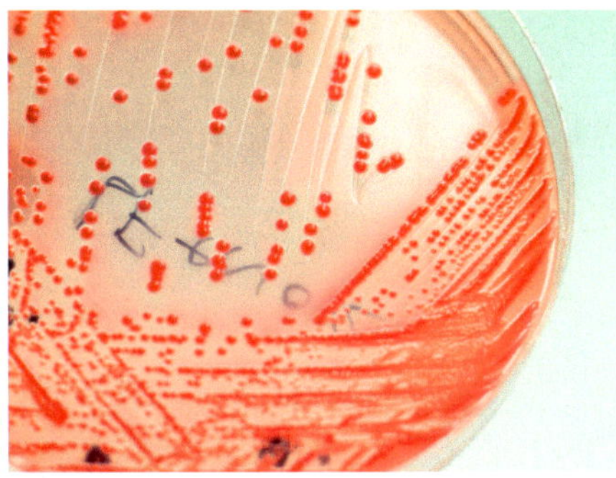

Abb. 1 Bakterienkolonien auf einer Nährbodenplatte

Alle Bakterien vermehren sich durch Zellteilung

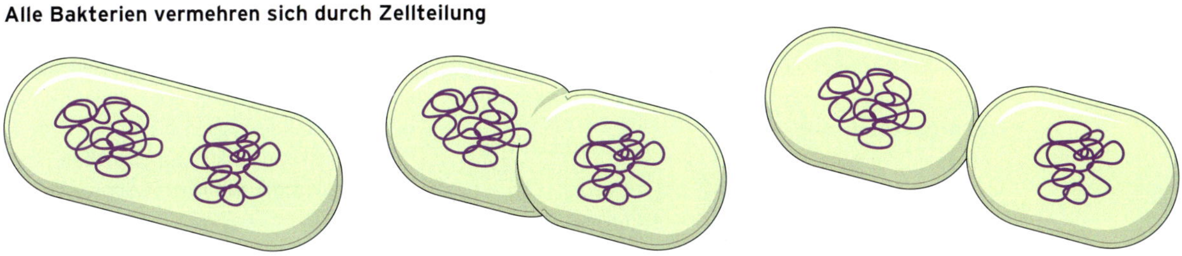

1. Die DNA wird verdoppelt und geteilt.
2. Die Zelle bildet eine Querwand aus.
3. Es bilden sich zwei eigenständige Tochterzellen.

Abb. 2 Zellteilung bei Bakterien

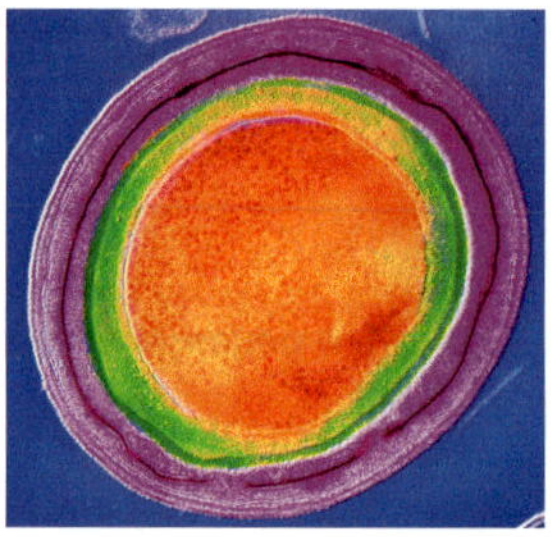

Abb. 1 Bakterienspore

Sterilisation
→ LF 3, S. 108

Da in der Natur nicht immer optimale Lebensbedingungen herrschen, haben manche Bakterienarten die Fähigkeit, sich in trockene Dauerformen **(Sporen)** umzuwandeln (→ Abb. 1). So überstehen sie lange Zeit ohne Nährstoffe und Wasser. Bessern sich die Lebensbedingungen wieder, verwandeln sie sich in ihre normale Form zurück und vermehren sich. Soll z. B. ein chirurgisches Instrument keimfrei gemacht, d. h. sterilisiert, werden, müssen dabei nicht nur Bakterien, sondern auch Sporen ausnahmslos vernichtet werden, damit von dem Instrument keine Infektion ausgehen kann.

3.2.2 Viren

Video
→ S. 19, PagePlayer

Viren sind mit ca. 100 nm (1 Nanometer = 1 Millionstel Millimeter) Durchmesser etwa 100-mal kleiner als Bakterien. Sie haben einen gemeinsamen Grundaufbau mit einer Hülle und DNA oder RNA als Erbmaterial im Inneren (→ Abb. 2). Viren haben keinen eigenen Stoffwechsel, d. h., sie können Nährstoffe nicht selbst nutzen. Daher sind sie obligate **Zellparasiten**, sie können sich nur innerhalb von Wirtszellen vermehren. Sie befallen Zellen und bringen sie dann dazu, neue Viren herzustellen. Die zur Virusherstellung umprogrammierten Wirtszellen sterben dann.

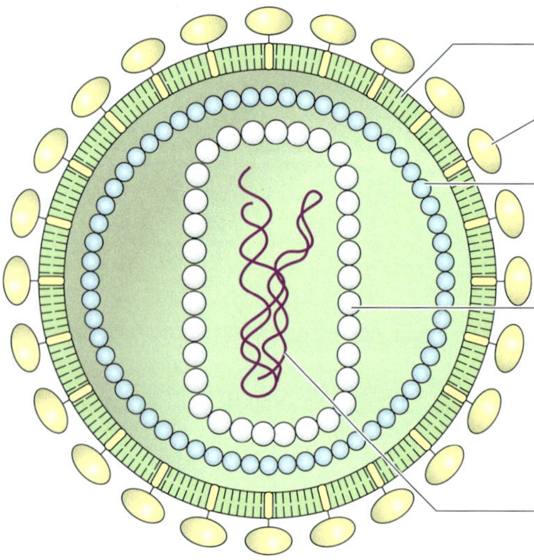

Abb. 2 Grundaufbau eines Virus am Beispiel des HI-Virus

Einige Viren (z. B. Grippe- und Erkältungsviren) verändern häufig ihre Antigenstruktur, d. h. Teile ihrer Eiweißhülle (→ Abb. 3). So können sie Antikörpern, die das Immunsystem bei früheren Erkrankungen gebildet hat, entkommen. Die vorhandenen Antikörper passen nicht auf die neuen Viren. Man erkrankt daher immer wieder durch neue Virustypen und wird nie gegen alle Grippe- und Erkältungsviren immun.

Es gibt behüllte Viren wie das Influenzavirus und unbehüllte Viren wie das Norovirus, ein hochvirulenter Erreger von Magen-Darm-Infektionen. Gegen unbehüllte Viren helfen nur spezielle Händedesinfektionsmittel und ggf. eine längere Einwirkzeit.

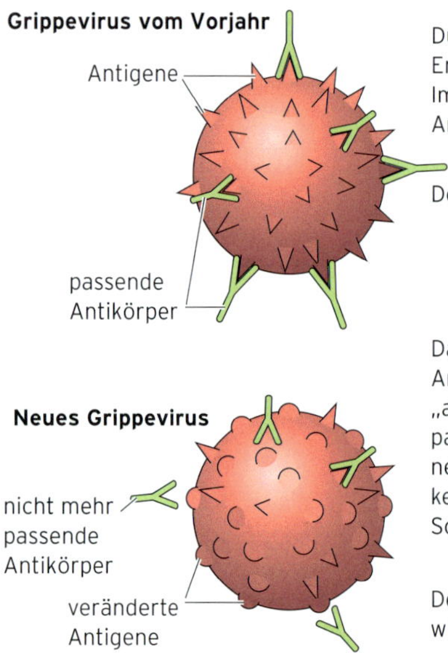

Abb. 3 Veränderungen der Oberflächenstruktur bei Viren

Viren vermehren sich sehr schnell: Aus einem einzigen Grippevirus bilden sich in sechs Stunden 1 500 und in zwölf Stunden 2,5 Millionen neue Viren. Daher reichen wenige Erreger für eine Infektion aus und die Krankheit beginnt kurze Zeit nach der Ansteckung plötzlich und heftig. Da Influenzaviren bis zu drei Tage auf Oberflächen wie Türklinken überleben, steckt sich während der jährlichen Grippewelle jeder Mensch an.

Die Hygienemaßnahmen der Covid-19-Pandemie verringern nicht nur die Wahrscheinlichkeit einer Covid-19-Erkrankung, sondern sind auch gegen andere Erreger wirksam.

Viren sind auf bestimmte Epithelien bzw. Zellarten spezialisiert, d. h., sie können nur an bestimmten Zelloberflächen haften. Daher rufen Schnupfenviren keinen Durchfall und Magen-Darm-Viren keinen Schnupfen hervor.

Nur gegen wenige Viren (z. B. Herpesviren und HIV) gibt es Medikamente, welche die Virusvermehrung hemmen: die **Virostatika**. Die Gabe von Antibiotika ist bei Virusinfektionen sinnlos. Antibiotika sind auf Bakterien spezialisiert und wirken weder auf Viren noch auf virusbefallene Wirtszellen. Da Viren obligate Zellparasiten sind, gelingt ihre Anzucht für Impfstoffe nur in lebenden Zellen, z. B. in Hühnereiern. Das ist der Grund, warum Grippeimpfstoff Spuren von Hühnereiweiß enthält.

3.2.3 Pilze

Pilze bilden unter den Mikroorganismen eine große Gruppe mit ca. 100 000 Arten. Sie können ein- und vielzellig sein und große Geflechte bilden. Teile von Pilzgeflechten sind z. B. auf verschimmeltem Brot als Flecken sichtbar (→ Abb. 1). Das gesamte Geflecht reicht im befallenen Lebensmittel jedoch viel tiefer, als die sichtbaren Flecken vermuten lassen.

Pilze vermehren sich auf Nährböden durch Sprossung (Sprosspilze) oder Sporenbildung (Sporenpilze). Pilzsporen sind Vermehrungsformen und nicht mit Bakteriensporen (d. h. Dauerformen) zu verwechseln. Einige Pilzarten nutzt der Mensch für die Lebensmittelherstellung, z. B. Bier- und Backhefe (→ Abb. 2 und 3) sowie Kefirpilze.

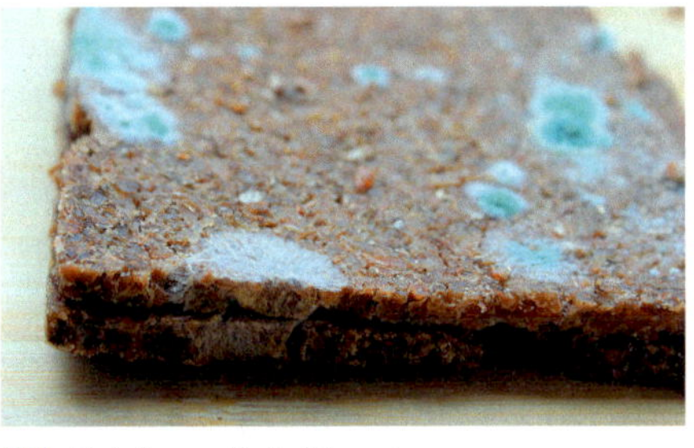

Abb. 1 Lebensmittelschimmel

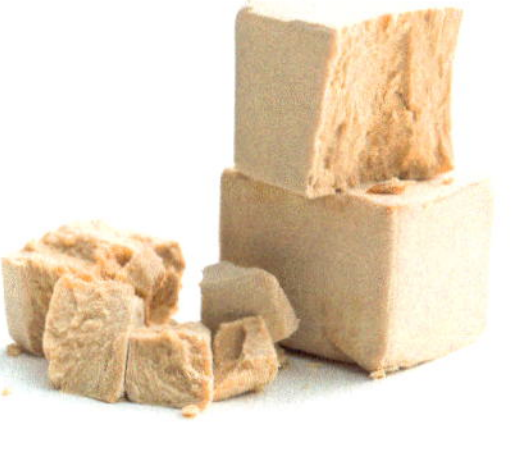

Abb. 2 Backhefe

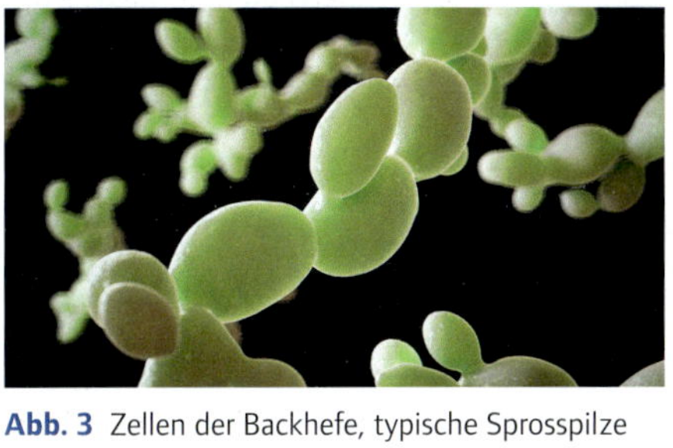

Abb. 3 Zellen der Backhefe, typische Sprosspilze

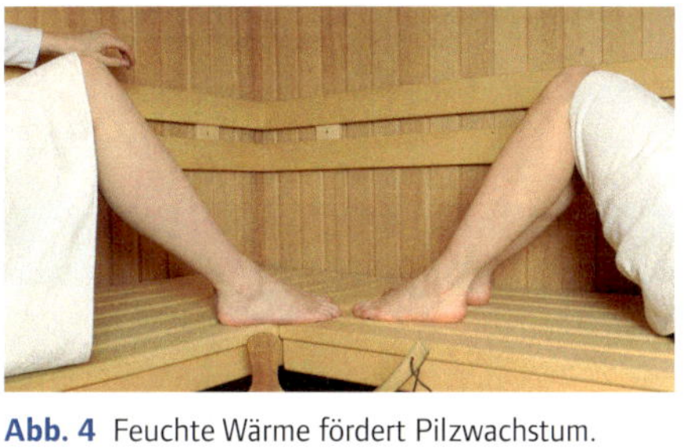

Abb. 4 Feuchte Wärme fördert Pilzwachstum.

Etwa jeder dritte Mensch hat eine Pilzinfektion (**Mykose**); am häufigsten ist der Fußpilz. Die entsprechenden Pilze sind fakultativ pathogen. Sie rufen **opportunistische Infektionen** hervor: Das sind Erkrankungen, die nur unter bestimmten, für den Mikroorganismus besonders günstigen Bedingungen entstehen. Alle Zustände, die mit Abwehrschwäche einhergehen (z. B. Säuglingsalter und hohes Alter, Diabetes, Cortisontherapie, Aids, Krebs), bieten opportunistischen Krankheitserregern die Gelegenheit, sich zu vermehren und den Wirt krank zu machen.

Mykosen
→ LF 3, S. 82
→ LF 10, S. 490

Neben der Anwendung von **Antimykotika** (pilzhemmenden Arzneimitteln) ist daher die Behandlung der Grundkrankheit bzw. die Änderung pilzfördernder Bedingungen wichtig, um Mykosen erfolgreich zu therapieren.

3.2.4 Protozoen

Toxoplasmose
→ LF 3, S. 83
Toxoplasmose in der Schwangerschaft
→ LF 8, S. 363

Protozoen sind tierische Einzeller; sie werden auch Urtierchen genannt. Viele Protozoenkrankheiten sind Tropenkrankheiten, z. B. Malaria und Amöbenruhr, eine schwere Durchfallerkrankung, die durch protozoenhaltiges Trinkwasser übertragen wird. Diese Infektionen nehmen hierzulande durch den weltweiten Reiseverkehr zu. In unserer Region ist die Protozoenkrankheit Toxoplasmose häufig, deren Erreger z. B. durch Gartenerde, Katzenkot oder nicht durchgegartes Fleisch aufgenommen wird. Toxoplasmose gefährdet die ungeborenen Kinder nicht immuner Schwangerer.

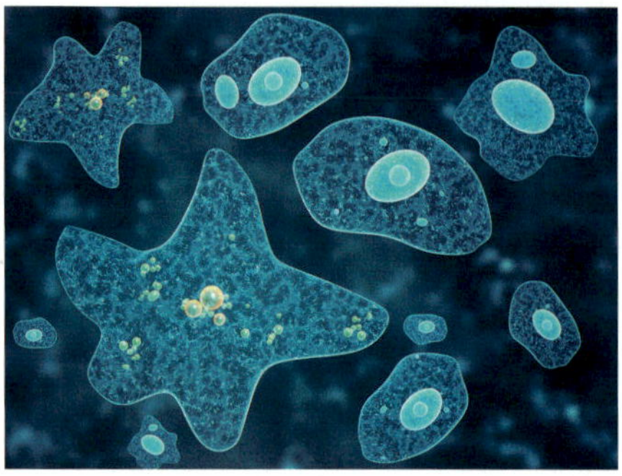

Abb. 1 Amöben

Es gibt spezielle Arzneimittel, die vorbeugend und/oder therapeutisch gegen Protozoeninfektionen eingesetzt werden. Da einige Protozoen (→ Abb. 1) ähnlich wie Bakterien aufgebaut sind, wirken manche Antibiotika auch gegen Protozoen.

3.2.5 Prionen

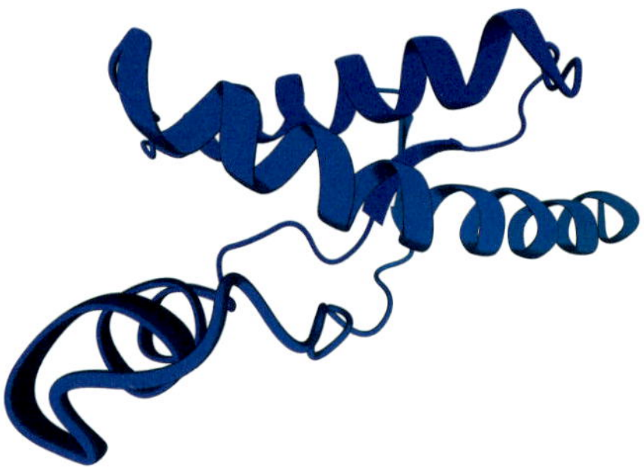

Abb. 2 Prionen

Prionen (Ez. **Prion**) sind infektiöse Eiweiße. Das Kurzwort Prion leitet sich von den Worten **Pr**otein und Infekt**ion** ab. Prionen (→ Abb. 2) sind keine Lebewesen und dennoch Krankheitserreger. Sie bewirken, dass sich Eiweiße im Nervensystem verformen, und verursachen so Krankheiten in Gehirn und Rückenmark. Prionkrankheiten sind u. a. BSE (der sog. Rinderwahnsinn) bei Tieren und die Creutzfeldt-Jakob-Krankheit beim Menschen. Bei diesen Krankheiten führen Prionen zum schwammartigen Umbau des Gehirns und zum Tode.

Wie Prionen zur Krankheitsentstehung und zum -ausbruch führen, ist noch nicht vollständig geklärt. Es gibt keine Therapiemöglichkeit. Der Verzehr von Teilen des Nervensystems befallener Tiere sollte vermieden werden, v. a. durch entsprechende Lebensmittelherstellung (Verzicht auf Tiermehl- bzw. Kadaverfütterung). Auch bei Transplantationen (Organverpflanzungen) können Prionen übertragen werden. Viele Desinfektions- und Sterilisationsmaßnahmen sind gegen Prionen unwirksam. Gezielte Immunreaktionen, z. B. Antikörper gegen Prionen, wurden bisher nicht nachgewiesen.

→ Terminologie: Infektionserreger

Aerobier (Adj. **aerob**)	Bakterien, die Luft bzw. Sauerstoff benötigen
Anaerobier (Adj. **anaerob**)	Bakterien, für die Luft bzw. Sauerstoff schädlich ist
Antibiotikaresistenz	Unempfindlichkeit von Bakterien gegen antibakterielle Arzneimittel
Antibiotikum, das (Mz. **Antibiotika**)	Arzneimittel gegen bakterielle Infektionen
Antimykotikum, das (Mz. **Antimykotika**)	Arzneimittel gegen Pilzerkrankungen (Mykosen)
Bakterium, das (Mz. **Bakterien**)	einzelliger, zellkernloser Mikroorganismus
Gram-Färbung	Färbeverfahren zur mikroskopischen Unterscheidung von Bakterien

infektiös	ansteckend; eine Infektion hervorrufend
Kokken	Kugelbakterien
Mykose	Pilzerkrankung
opportunistisch (Subst. **Opportunist**)	günstige Gelegenheiten nutzend, hier: bei Immunschwäche ausbrechend (Erreger oder Infektion)
pH-Wert	Säuregrad (pH 7 = neutral, < 7 = sauer, > 7 = basisch/alkalisch)
Plasmid, das	zusätzliche bakterielle DNA, die in Ringform im Zytoplasma liegt
Prion, das	infektiöses Eiweiß
Protozoen (Ez. **Protozoon**)	Urtierchen; tierische Einzeller
Spirochäten	Spiralbakterien
Spore, die	1. widerstandsfähige Dauerform eines Bakteriums 2. Vermehrungsform eines Sporenpilzes
Staphylokokken	Haufen- bzw. Traubenkokken; Erreger z. B. eitriger Entzündungen
Streptokokken	Kettenkokken; Erreger z. B. von Scharlach, Angina tonsillaris
Virostatikum, das (Mz. **Virostatika**)	Arzneimittel gegen Virusinfektionen (auch: Vir**u**statikum)
Virus, das (Mz. **Viren**)	sehr kleiner Mikroorganismus, der obligat (ausschließlich) als Zellparasit lebt
Zellparasit	Viruseigenschaft: nur in einer Wirtszelle vermehrungsfähig

Aufgaben

1 Beschreiben Sie den Aufbau eines Bakteriums.
2 Wie können Bakterien angezüchtet werden?
3 Beschreiben Sie die häufigsten Bakterienformen.
4 Welche Vorteile haben Viren dadurch, dass sie so klein sind?
5 Viele Patientinnen möchten oder fordern bei Grippe oder grippalen Infekten ein Antibiotikum. Nehmen Sie zu diesem Wunsch Stellung.
6 Hatten Sie schon einmal eine bakterielle Erkrankung? Falls ja, welche Bakterien waren vermutlich die Auslöser?
7 Was war Ihre letzte Viruserkrankung? Hätten Sie diese verhindern können? Wenn ja, wie?

3.3 Infektionswege und -arten

Infektionskrankheiten bzw. -erreger bekommen wir aus einer sog. Infektionsquelle. Infrage kommen kranke Menschen, Nahrung, Wasser, Gegenstände oder Tiere. Tiere, die Erreger übertragen, können, müssen aber nicht selbst krank sein. Die natürliche und die vom Menschen geschaffene Umwelt enthält eine Vielzahl an Krankheitserregern. In Gartenerde sind z. B. stets Tetanusbakterien enthalten. Über Schuhe und Kleidung werden sie in die meisten Lebensbereiche verbreitet. Auch kleine, leicht verschmutzte Wunden und Insektenstiche enthalten daher Tetanuserreger.

Tetanus → LF 3, S. 68

Die häufigste Infektionsquelle des Menschen ist der Mensch. Es gibt sogar eine **Selbstansteckung**, z. B. wenn Darmbakterien in die Blase aufsteigen und dort eine Entzündung hervorrufen. Sind Atemluft, Nahrung, Gegenstände oder die Haut eines Menschen mit Krankheitserregern verschmutzt, so nennt man sie **kontaminiert**. Die Vermeidung von **Kontamination** ist Sinn und Ziel der Praxishygiene.

Praxishygiene → LF 3, S. 94

Die wichtigsten Infektionswege

	Übertragungsart	Stationen der Erreger	Krankheitsbeispiele
	1. Lebensmittelinfektion Infektion durch den Verzehr kontaminierter Speisen oder Wasser		
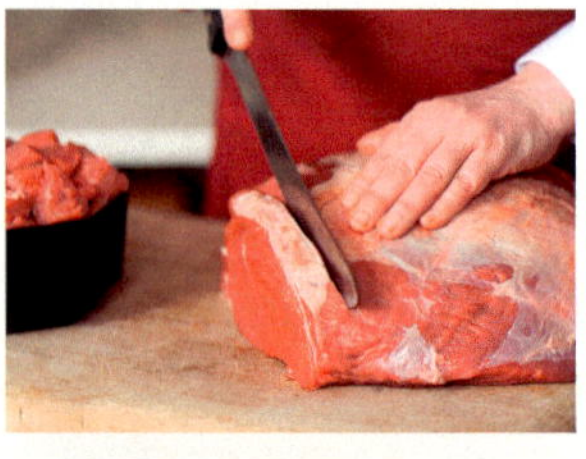	**Verzehr kontaminierter Lebensmittel**	Lebensmittel enthält Erreger → Mensch nimmt die Erreger mit der Nahrung auf	Salmonellose (durch rohes Ei oder unvollständig gegartes Geflügelfleisch), Trichinose (durch trichinenhaltiges rohes Schweinefleisch), BSE (durch Rinderhirn)
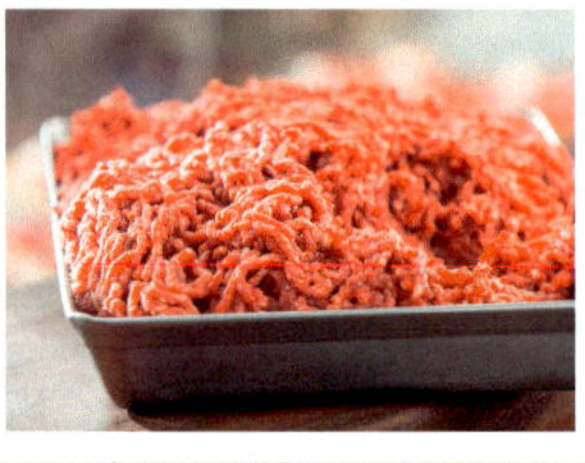	**Verzehr von Lebensmitteln, die unsauber zubereitet wurden → fäkal-orale Übertragung**	erkrankter Mensch berührt mit kontaminierten Händen Lebensmittel → Erreger gelangen in Lebensmittel → anderer Mensch isst das Lebensmittel	Hepatitis A und E, **E. coli**-bedingter Reisedurchfall sowie zahlreiche weitere Durchfallerkrankungen
	2. perkutane Infektion Infektion durch die Haut		
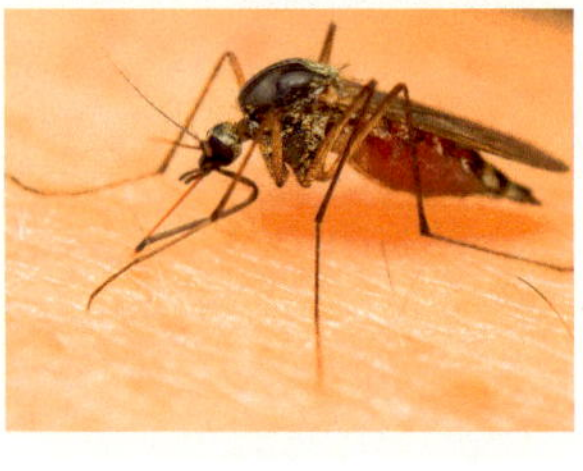	**über tierische Überträger, z. B. Zecken, Mücken**	Mensch → Mücke → Mensch, ggf. über weitere Zwischenwirte	Malaria, Schlafkrankheit, Borreliose, FSME, Fleckfieber
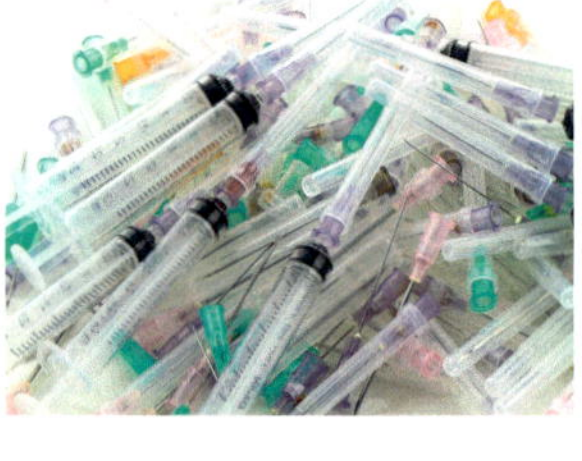	**durch medizinische Maßnahmen mit unsterilen Instrumenten**	Mensch → medizinische Instrumente → Mensch (oder Übertragung durch kontaminierte Blutprodukte)	Aids, Hepatitis B und C, Syphilis (= Lues)

3. Kontaktinfektionen

Infektion durch Kontakt mit infektiösen Menschen oder kontaminierten Dingen

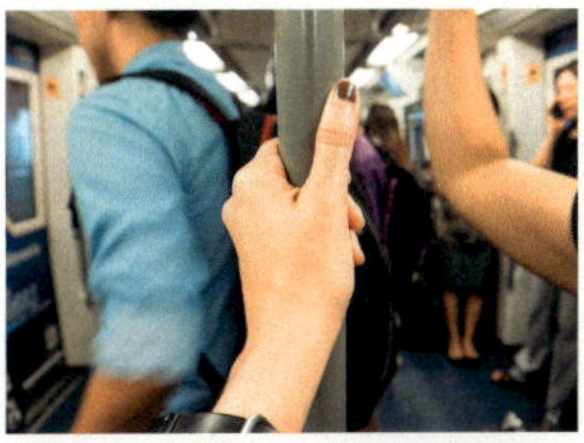	**Tröpfcheninfektion, aerogene (luftgetragene) Infektion durch erregerhaltiges Aerosol (Erreger-Luft-Gemisch)**	Mensch → Mensch oder Mensch → Gegenstand (z. B. Türklinke) → Mensch oder Mensch → Atemluft → Mensch	Covid-19, Gripe, grippale Infekte, Masern, Mumps, Röteln, Varizellen, Keuchhusten, Diphtherie, Tuberkulose, Lepra
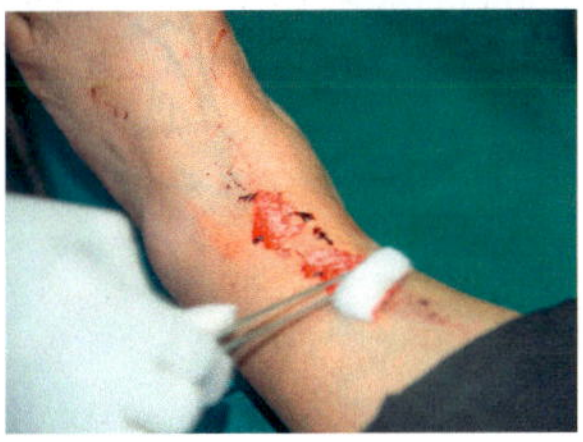	**direkte Kontaktinfektion** älterer Begriff: Schmierinfektion	Mensch (kontaminierte Haut) → Mensch (Haut)	beim Verbandwechsel eitriger Wunden: Verbreitung von Eiterbakterien
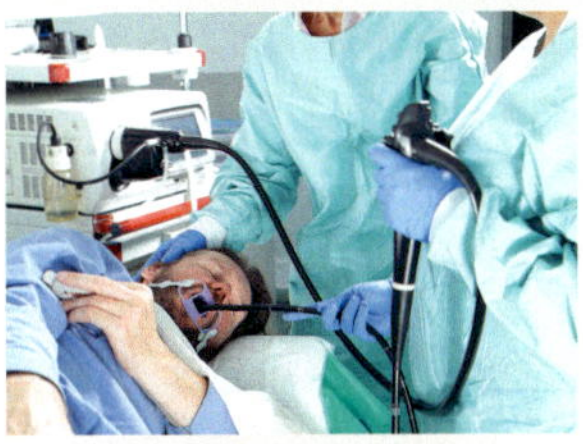	**indirekte (mittelbare) Kontaktinfektion** älterer Begriff: indirekte Schmierinfektion	Mensch → Gegenstand (z. B. Handtuch, Augentropfen, Untersuchungsgeräte, Akupunkturnadeln, chirurgische Instrumente) → Mensch	ansteckende Bindehautentzündung Viele medizinische Maßnahmen bergen die Gefahr einer Schmierinfektion! Daher ist es unbedingt erforderlich, hygienegerecht zu arbeiten.
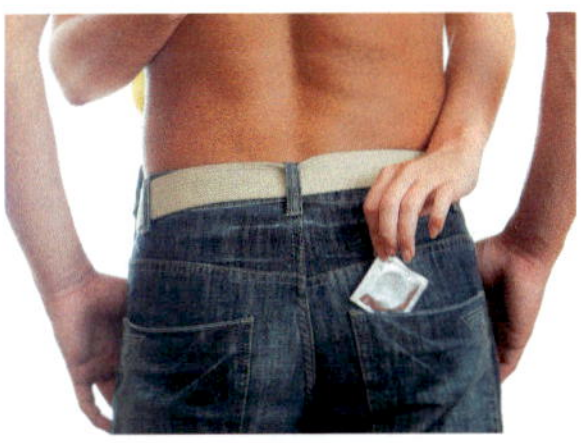	**sexuelle Übertragung**	Genitale eines Menschen → Genitale eines anderen Menschen oder vom Blut des einen → zum Blut des anderen beim Geschlechtsverkehr	Aids, Syphilis (= Lues), Gonorrhö (= Tripper), Chlamydien- und Pilzerkrankungen, Hepatitis, Herpes, Feigwarzen
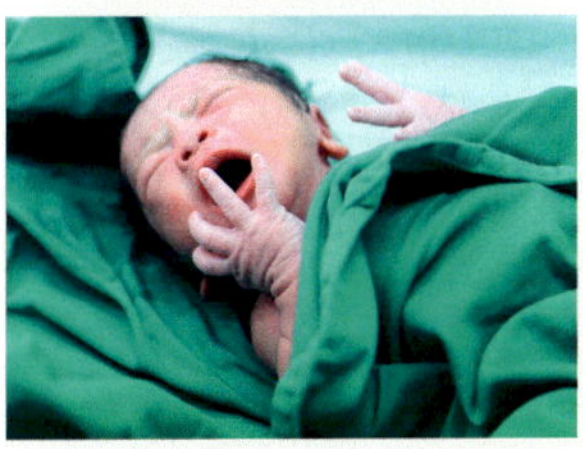	**vertikale Übertragung = „senkrechte" Übertragung**	Mutter → ungeborenes Kind oder Mutter → Kind während der Geburt (über Blutkontakt)	Hepatitis B, Syphilis (= Lues), Röteln, Ringelröteln, Windpocken, Aids

Häufig ist der Infektionsweg nicht genau nachzuvollziehen. Wer die Übertragungsarten aber kennt, kann Infektionen vielfach vermeiden und schützt damit sich und andere. Das ist Sinn und Aufgabe der Praxishygiene.

3.4 Pathophysiologie

Die Lebensvorgänge im gesunden Körper erklärt die **Physiologie**. Sie beschreibt z. B. Atmung, Kreislauffunktionen und Verdauung. Jeder Mensch wird jedoch zumindest zeitweise einmal krank. Die Vorgänge, die im kranken Organismus ablaufen, beschreibt die **Pathophysiologie**. Sie erklärt z. B., was im Körper bei einer Infektionskrankheit oder nach einer Verletzung stattfindet. Sie ist dabei eng mit der **Pathologie**, der Krankheitslehre, verbunden.

3.4.1 Ablauf einer Infektionskrankheit

Die **Infektion** (Ansteckung) mit Krankheitserregern verläuft unbemerkt. Auch die Erregervermehrung im Körper ist noch symptomlos. Erst die Gegenwehr des Immunsystems führt zu Beschwerden: Man fühlt sich krank. Botenstoffe, welche die Abwehrleistung anheizen, erzeugen zunächst **Allgemeinsymptome**. Das sind unspezifische Beschwerden wie Muskel- und Gliederschmerzen, Schwächegefühl und das Bedürfnis, sich hinzulegen. Der Körper braucht nun alle Kraft für die Immunabwehr.

Die Zeit zwischen der Infektion und den ersten Symptomen heißt **Inkubationszeit**. Sie kann wenige Stunden (grippaler Infekt), aber auch bis zu sechs Monate (Hepatitis B) dauern. Während der Inkubationszeit steigt die Erregermenge an und man kann sehr ansteckend sein, ohne es zu wissen. Bei grippalen Infekten, Grippe, Covid-19 und viralen Magen-Darm-Infekten z. B. steckt man sich bei scheinbar gesunden, noch symptomlosen Menschen an, die viele Erreger verbreiten.

Mit den Symptomen beginnt die **Infektionskrankheit**. Nach den Allgemeinsymptomen zeigen erst die **Organsymptome** an, welches Organ befallen ist. Schluckbeschwerden zeigen z. B., dass eine Mandelentzündung vorliegt, Niesen kündigt den Schnupfen an und Husten deutet auf eine Bronchitis hin.

Sobald das Immunsystem die Erreger beherrscht, gehen die Symptome zurück: Die **Rekonvaleszenz** (Gesundungsphase) beginnt. Es werden weniger Botenstoffe ausgeschüttet, weil nicht mehr so viele Abwehrzellen aktiviert werden müssen. Die betroffenen Organe sind aber noch nicht gesund. Da von Viren befallene Zellen von T-Killerzellen getötet wurden, müssen die „Löcher" in den Schleimhäuten erst zuheilen, was einige Zeit dauert. Auf den geschädigten Epithelien können sich zunächst die dort stets vorhandenen Bakterien vermehren und zu eitrigem, also gelbgrünem Sekret führen. Die Sekrete rein viraler Infektionskrankheiten sind farblos und klar wie Wasser.

● Krankheitserreger

Antikörper
= Abwehrwerkzeug

Schematischer Verlauf einer Infektionskrankheit

Infektion	**Inkubationszeit**	**Infektionskrankheit**	**Rekonvaleszenz**
Eindringen und Vermehrung der Erreger	Zeit zwischen Infektion und Symptombeginn		Gesundungsphase
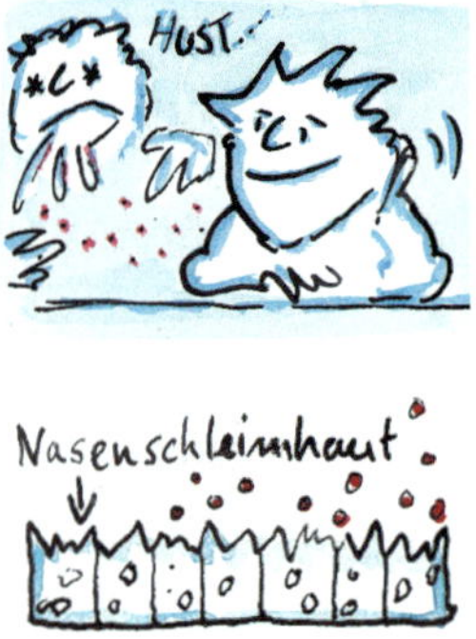	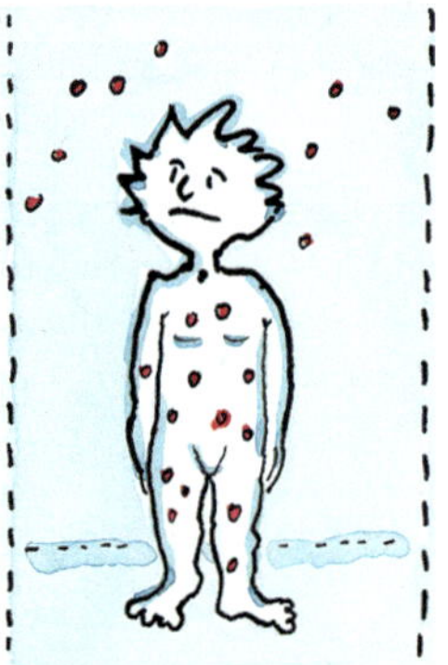	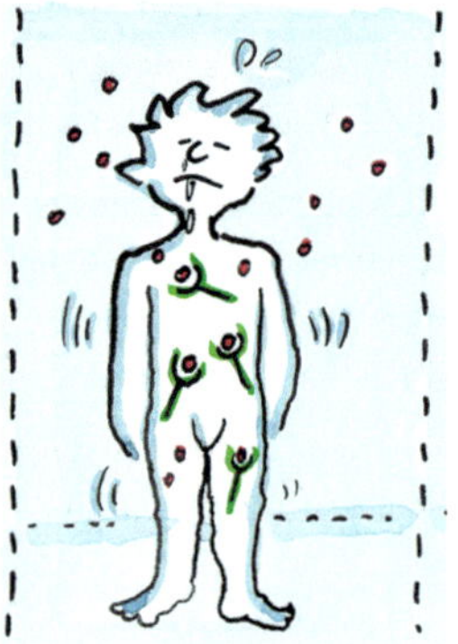	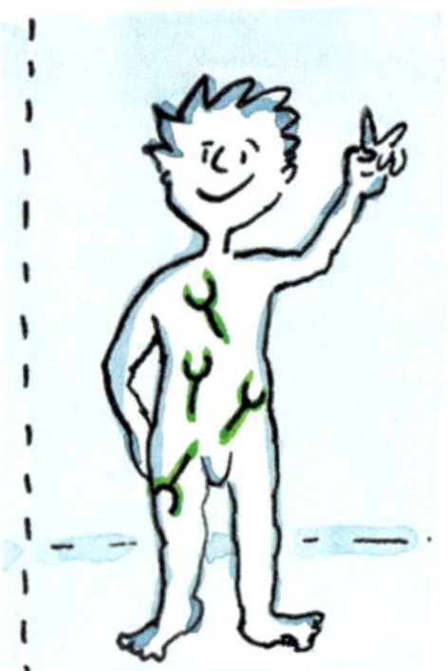
z. B. Tröpfcheninfektion bei Grippe	Erregervermehrung; das Immunsystem wird aktiv	Allgemeinsymptome treten auf	ggf. wochenlange Schwäche

Gegen frisch überwundene Erreger ist der Mensch immun, aber in der Rekonvaleszenz ist er anfällig für neue Erreger. Daher sollte man sich auskurieren, bevor man wieder unter (kranke) Menschen geht und seine volle Aktivität aufnimmt. Unvollständige Heilung kommt in Form der **Defektheilung** vor (eine schwere Bronchitis kann die Bronchien überempfindlich machen) oder als chronischer Verlauf (eine nicht ausgeheilte Hepatitis B verläuft lebenslang). Besiegen die Erreger die Abwehr, stirbt der kranke Mensch.

Spontanverläufe von Infektionskrankheiten

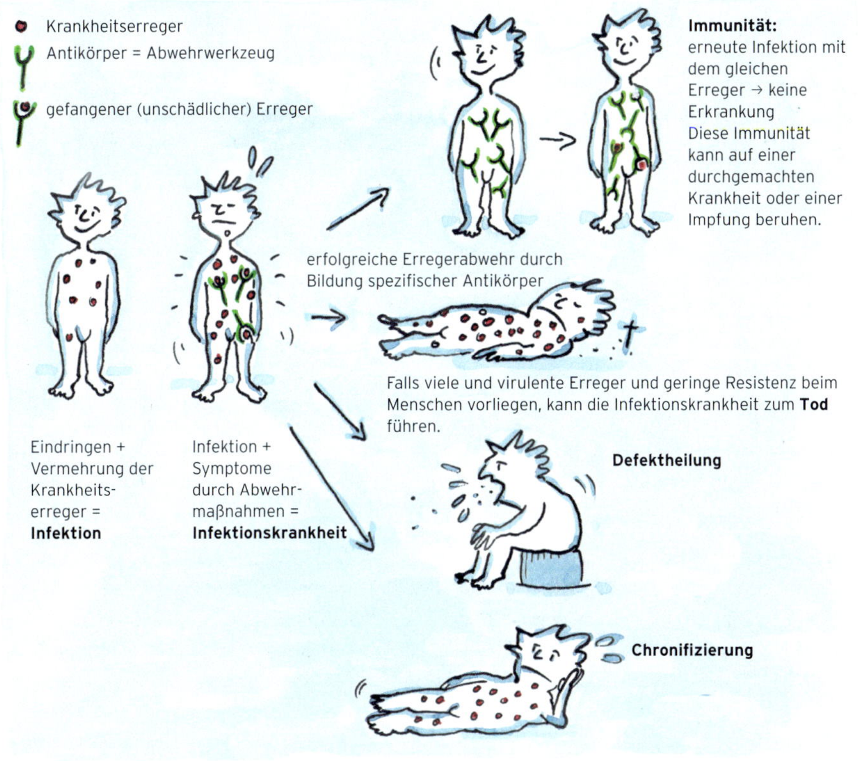

Abb. 1 Spontanverläufe von Infektionskrankheiten

3.4.2 Entzündung

Unser Körper ist vielen schädlichen Einflüssen ausgesetzt. Verletzungen, Hitze und Kälte, Sonnenstrahlen, Infektionen und Gifte schaden dem Organismus. Um lange gesund zu bleiben, muss die Funktion geschädigter Organe und Gewebe möglichst schnell und vollständig wiederhergestellt werden. Dazu dient die **Entzündung**. Sie ist die Reaktion des Immunsystems und der Gewebe auf unterschiedliche Schädigungen mit dem Ziel der Reparatur und Heilung.

Wundheilung
→ LF 10, S. 495

Geschädigte Gewebe rufen mithilfe von Entzündungsstoffen Leukozyten aus dem Blut herbei. Diese phagozytieren zunächst tote Zellen und Zelltrümmer und wandeln sich bei Bedarf in faserbildende Zellen um. Diese bilden kollagenreiches Narbengewebe, das entsteht, wenn bei schwerer Gewebeschädigung keine Neubildung der zerstörten Zellen bzw. Epithelanteile mehr möglich ist.

Bildlich gesprochen, ähnelt eine Entzündung einer Baustelle. Zu der schadhaften Gewebestelle wandern Handwerker (Leukozyten), räumen zunächst alles Zerstörte weg und bauen dann neu auf. Während die Baustelle besteht, kann die defekte Stelle ihre Funktion nicht ausüben – wie ein aufgerissener Bürgersteig.

Jede Entzündung läuft im Prinzip gleich ab und geht mit den folgenden fünf Leitsymptomen einher:

Rötung	Überwärmung	Schwellung	Schmerz	Funktionsstörung

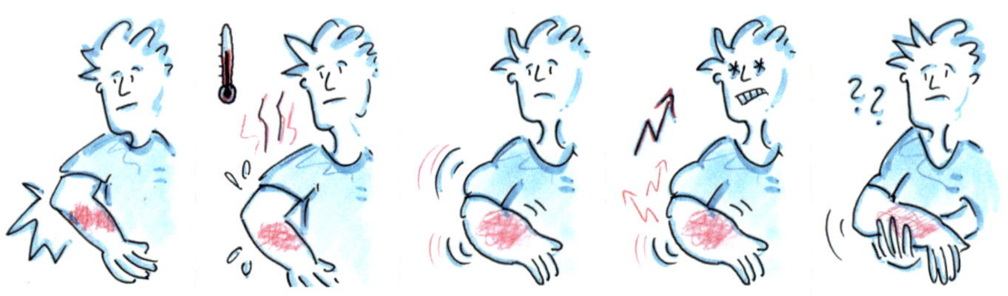

Verlauf einer Entzündung (schematisch am Beispiel Sonnenbrand)

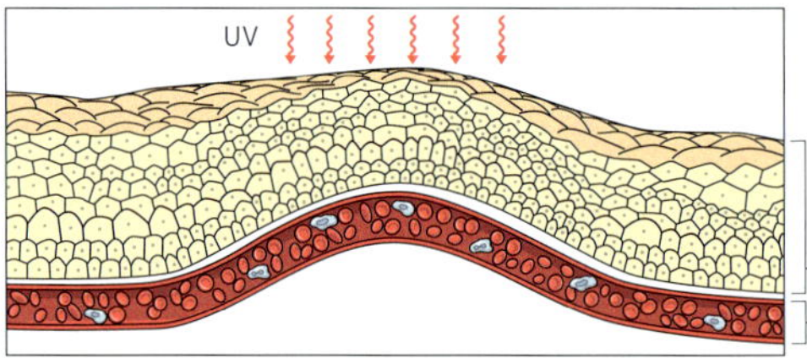

Am Anfang steht eine Schädigung der Haut, z. B. durch zu viel UV-Licht. Gewebe wurde zerstört und der Körper möchte dies reparieren. Dazu benötigt er weiße Blutkörperchen (Leukozyten), Nährstoffe und Sauerstoff. Diese werden mit dem Blutstrom in das geschädigte Hautgebiet geliefert.

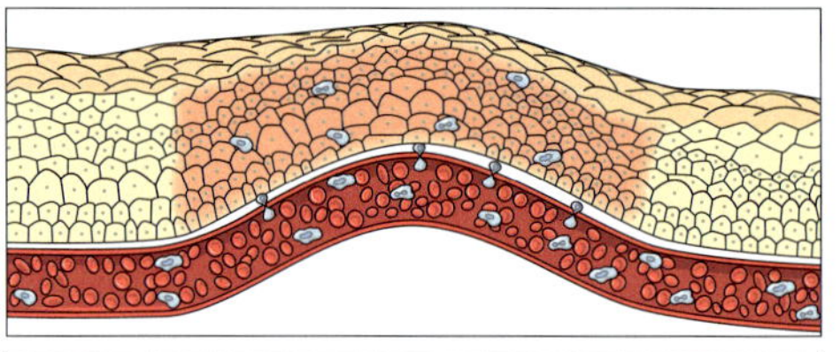

Die Durchblutung in der betroffenen Region wird erhöht. Die entzündete Stelle der Haut sieht daher rot aus (Rötung). Die Blutgefäße sind erweitert und das Blut fließt langsamer. Dadurch können die weißen Blutkörperchen (die „Arbeiter" der Entzündung) besser aus den Blutgefäßen „aussteigen". Durch die Weitstellung der Gefäße nehmen diese mehr Platz ein (Schwellung) und geben mehr Wärme ab (Überwärmung).

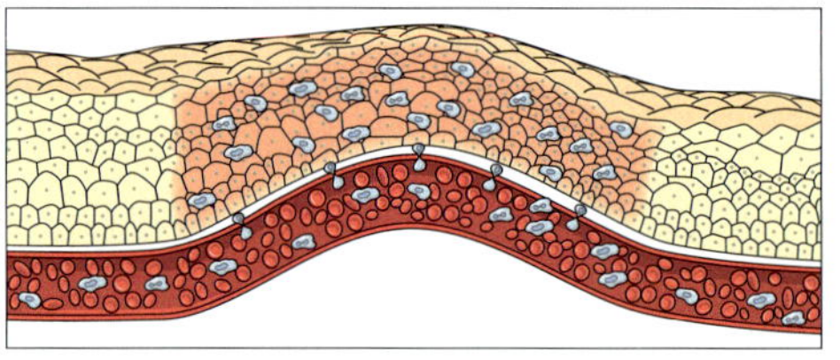

Die weißen Blutkörperchen arbeiten auf Hochtouren. Sie fressen zerstörte Zellen und Bruchstücke sowie eingedrungene Bakterien und Fremdstoffe. Sie fordern auf chemischem Wege Verstärkung an, also noch mehr Leukozyten. Diese chemischen Nachrichten sind Entzündungsstoffe. Die Entzündungsstoffe rufen Schmerzen hervor.

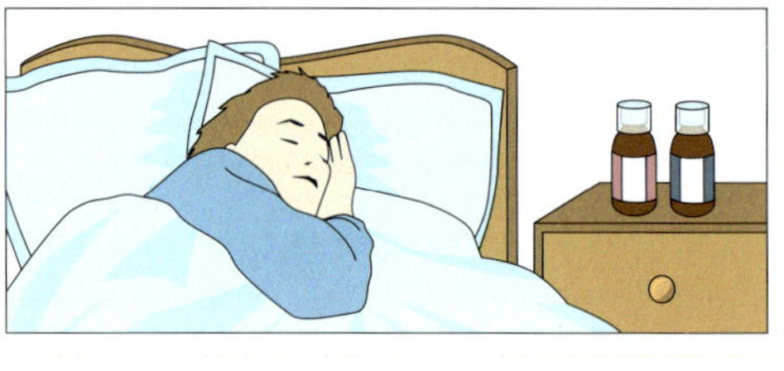

Bei Entzündungen auf kleinem Gebiet (z. B. einem Insektenstich) nimmt man den Schmerz nur an der betroffenen Stelle wahr. Sind größere Körperteile entzündet (Sonnenbrand am ganzen Rücken), so werden sehr viele Entzündungsstoffe gebildet und der ganze Mensch fühlt sich krank. Der entzündete Körperteil ist mit der „Baustelle Entzündung" voll beschäftigt und kann seine normale Funktion zurzeit nicht erfüllen (Funktionsverlust oder Funktionsstörung).

Entzündungen sind eigentlich sinnvolle Reparatur- und Heilungsmaßnahmen. Das Immunsystem kann aber auch falsch reagieren. Folgen krankhafter Immunreaktionen sind Allergien und Autoimmunkrankheiten. Sie gehen mit Entzündungen und ggf. Gewebeschäden einher und werden mit entzündungshemmenden bzw. die Immunabwehr unterdrückenden Medikamenten behandelt.

Fachbegriffe für Entzündungen tragen den Namen des Organs und die Endung **-itis**. So ist Rhinitis eine Nasenentzündung (Schnupfen), Bronchitis eine Entzündung der Bronchien und Gastritis eine Magen(schleimhaut)entzündung.

3.4.3 Fieber und Temperaturmessung

Bei Infektionskrankheiten kann der Körper seine Abwehrleistung durch Fieber auf das Vielfache steigern. Den hitzeempfindlichen Erregern wird buchstäblich eingeheizt. Sie werden durch Hitze direkt geschwächt und zusätzlich durch mehr Abwehrzellen effektiver bekämpft.
Die Körpertemperatur kann auf verschiedene Weise gemessen werden:
- im äußeren Gehörgang
- rektal (im After)
- axillär (unter der Achsel)
- oral (im Mund)
- auf der Stirn

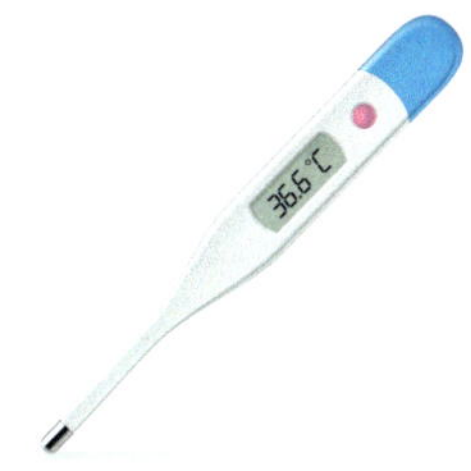

Abb. 1 Digitalthermometer

Am gebräuchlichsten und hygienischsten ist die Messung im Gehörgang. Ohrthermometer ermöglichen eine schnelle und patientenfreundliche Messung. Sie sind jedoch teurer als einfache Fieberthermometer.

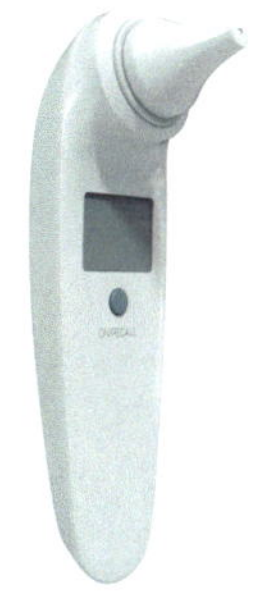

Abb. 2 Ohrthermometer

Ebenfalls sehr genau ist die **rektale** Messung. Sie gibt die sog. Körperkerntemperatur, die Temperatur im Körperinneren, wieder. Standard sind elektronische Thermometer, die rasch den Messwert anzeigen.

Axillare Messungen sind ungenau und daher in der Regel nicht zu empfehlen. Die Werte liegen etwa 0,5–1 °C niedriger als die Körperkerntemperatur.

Orale Messungen, für die das Thermometer unter die Zunge gelegt und der Mund geschlossen gehalten wird, werden nur noch selten durchgeführt.

Die kontaktlose Messung mit Stirnthermometern wird im Zuge der Covid-19-Pandemie in Altenheimen, an Flughäfen usw. durchgeführt. Sie liefert nur orientierende Messwerte und ist für den medizinischen Bereich ungeeignet.

Für die hygienegerechte Messung stehen für alle Thermometerarten geeignete Einmalhüllen bzw. -aufsätze und Desinfektionstücher bzw. -lösungen zur Verfügung. In der Praxis verwendete Thermometer müssen geeicht sein; sie sind aktive Medizinprodukte. Quecksilberthermometer dürfen im professionellen Bereich nicht mehr eingesetzt werden.

aktive Medizinprodukte
→ LF 3, S. 106

Bei rektaler Messung gilt:

36,5 bis 37,5 °C	normale Körpertemperatur	Morgens ist die Temperatur ca. 0,5 °C niedriger als gegen Abend. Unterernährung kann sie senken, körperliche Aktivität erhöhen. Bei Frauen im gebährfähigen Alter ist sie nach dem Eisprung bis zur Menstruation um ca. 0,5 °C höher.
37,5 bis 38 °C	erhöhte Temperatur	
> 38 bis 39 °C	leichtes bis mäßiges Fieber	Fieber steigt nur sehr selten über 41 °C an (z. B. bei Malaria); ab 42 °C gerinnen Körpereiweiße, was zum Tode führt.
> 39 °C	hohes Fieber	

Erzeugt unser Körper Fieber, nutzt er Muskelzittern (z. B. Schüttelfrost), um Wärme zu gewinnen. Der kranke Mensch friert so lange, bis die vom Körper benötigte Temperatur erreicht ist. Sobald das Fieber seine Wirkung entfaltet hat und die Erregerabwehr erfolgreich war, sinkt die Temperatur wieder in den Normalbereich. Schwitzen unterstützt die nun gewünschte Abkühlung. Feuchte Wadenwickel können Erleichterung bringen, wenn das Fieber bereits von selbst sinkt. Im Fieberanstieg würden sie nur das Frieren bzw. Zittern verstärken.

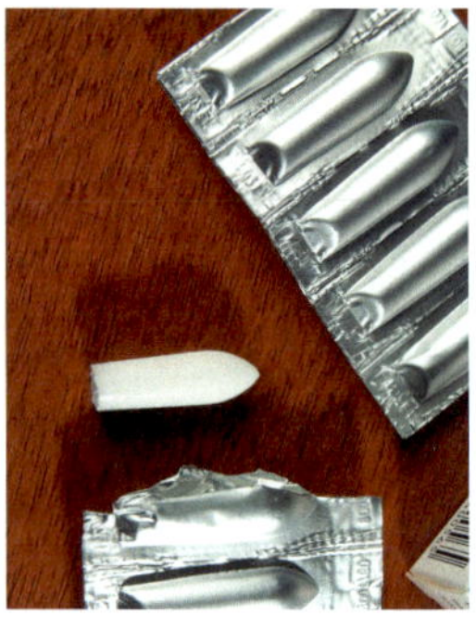

Abb. 1 Fieberzäpfchen

Fieber ist keine Krankheit, sondern ein Symptom und ein besonders wirkungsvolles Mittel der Immunabwehr. Deshalb sollte es nicht einfach medikamentös gesenkt werden. Fiebersenkende Mittel, sog. **Antipyretika**, sollten nur eingesetzt werden, wenn sonstige Beschwerden (z. B. Kopf- und Gliederschmerzen) so stark sind, dass die Patientin sehr leidet oder nicht schlafen kann. Antipyretika wie Paracetamol, Ibuprofen und ASS (z. B. Aspirin®) sind gleichzeitig **Analgetika** (Schmerzmittel). Oft bessern sie die Schmerzen, während das Fieber bleibt, da der Körper es noch braucht. Nun kann die Patientin sich „gesundschlafen". In besonderen Fällen, z. B. bei Herzkranken, entscheidet die Ärztin über die Gabe von Antipyretika.

→ Terminologie: Pathophysiologie bei Infektionskrankheiten

Allgemeinsymptome	Symptome, die den ganzen Körper betreffen
Analgetikum	Schmerzmittel
Antipyretikum	fiebersenkendes Mittel
axillär (auch: **axillar**)	unter der Achsel
Defektheilung	unvollständige Heilung
Entzündung	Reaktion des Immunsystems auf eine Schädigung
Infektion	Ansteckung
Inkubationszeit	Zeitspanne zwischen Ansteckung und Symptombeginn
-itis	Entzündung eines Organs; z. B. Bronchitis, Gastritis
kontaminiert (Subst. **Kontamination**)	mit Krankheitserregern verschmutzt; verseucht
oral	im Mund; den Mund betreffend
Organsymptome	Symptome im erkrankten Organ
Pathologie	Krankheitslehre
Pathophysiologie	Lehre von der Funktionsweise des kranken Körpers
Physiologie	Lehre von der Funktionsweise des gesunden Körpers
Rekonvaleszenz	Gesundungsphase
rektal	(bzgl. Temperaturmessung) im After

Aufgaben

1 Erklären Sie den Unterschied zwischen Lebensmittel- und fäkal-oraler Infektion.
2 Geben Sie drei Beispiele für Erkrankungen an, die von stechenden Tieren auf den Menschen übertragen werden, und nennen Sie den Fachbegriff für die Infektionsart.
3 Nennen Sie drei Beispiele für Hygienemaßnahmen, mit denen Sie in Ihrer Ausbildungspraxis Kontaktinfektionen (Schmierinfektionen) vermeiden.
4 Welche viralen und welche bakteriellen Infektionskrankheiten werden typischerweise aerogen übertragen?
5 Definieren Sie: Infektion, Inkubationszeit, Infektionskrankheit, Rekonvaleszenz.
6 Erläutern Sie die fünf Entzündungssymptome am Beispiel Mandelentzündung.

4 Diagnostik bei Infektionskrankheiten

4.1 Anamnese und klinische Diagnostik

Bei Verdacht auf eine Infektionskrankheit umfasst die Anamnese Allgemeinsymptome und organspezifische Symptome. Auf die erkrankten Organe weisen z. B. Husten, Halsschmerzen oder Durchfall hin. Auch Erkrankungsfälle im sozialen Umfeld werden erfragt. Beruf und Freizeitaktivitäten sowie Reisen können auf bestimmte Infektionen wie FSME, Toxoplasmose oder Malaria hinweisen.

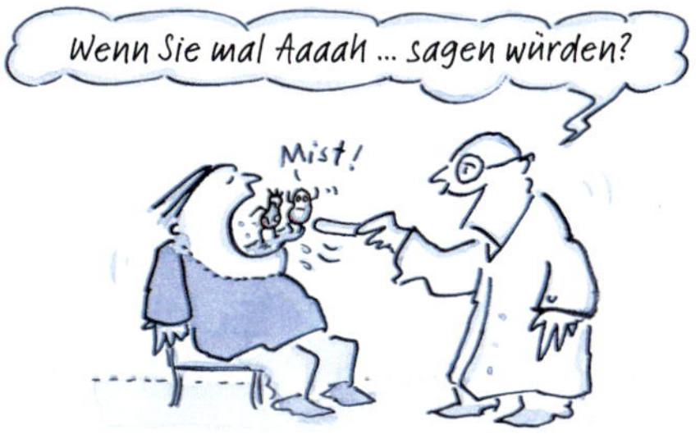

Interaktive Übungen
→ S. 19, PagePlayer

Bei der klinischen Untersuchung werden Haut und Schleimhäute inspiziert und ggf. die Lunge und das Abdomen (der Bauchraum) auskultiert bzw. palpiert. Vergrößerte Lymphknoten und schmerzhafte Organe fallen bei gründlicher Palpation auf. Führt der klinische Befund nicht zur Diagnose, können weitere Untersuchungen (Labortests, bildgebende Verfahren wie z. B. Ultraschall und Röntgen) folgen.

4.2 Labordiagnostik bei Infektionen und Entzündungen

Bei Infektionen kann Blut auf Entzündungszeichen untersucht werden. Gebräuchlich sind v. a. **kleines** und **großes** **Blutbild**, **Blutsenkung (BKS/BSG)**, **CRP** (das **C-reaktive Protein**) und **Procalcitonin (PCT)**. Auch die Immunantwort ist in Form der Antikörperbildung messbar. Erreger können durch Nachweis ihrer Antigene oder Erbsubstanz (DNA oder RNA) aufgespürt werden. Mit mikrobiologischen Methoden können Erreger angezüchtet und genau bestimmt werden. Speziallabore können Virus-Erbgut z. B. bei SARS-Viren so genau untersuchen, dass Infektionsketten nachverfolgt werden können.

Blutbild
→ LF 5, S. 216

4.2.1 Blutuntersuchungen

Kleines Blutbild: Jede Infektionskrankheit aktiviert das Immunsystem, was zu einer Vermehrung der weißen Blutzellen, der **Leukozytose**, führen kann. Das kleine Blutbild gibt u. a. die Leukozytenzahl pro **Mikroliter** (µL; Millionstel Liter) an. Die normale Leukozytenzahl liegt zwischen 4 000 und 10 000/µL. Bei Entzündungen steigt sie oft über 10 000/µL an. Ursache kann eine Infektion, v. a. durch Bakterien, oder eine andere Schädigung sein. Rauchen lässt die Leukozytenzahl durch die chronische Bronchitis oft auf 10 000 bis 15 000/µL ansteigen.

Differenzialblutbild: Es gibt mehrere **Leukozyten-Untergruppen** mit jeweils eigenen Aufgaben. Sie werden im sog. **großen Blutbild** (Differenzialblutbild) unterschieden und ihr jeweiliger **Anteil in Prozent** (%) der Leukozyten angegeben. Kleines Blutbild und Differenzialblutbild werden in der Regel maschinell erstellt.

Die segmentkernigen Granulozyten sind die größte Gruppe innerhalb der Leukozyten. Sie sind an den meisten Entzündungen beteiligt. Die Begriffe „eosinophil“ und „basophil“ beziehen sich auf die Anfärbung der jeweiligen Zellen bei der Spezialfärbung der Zellen für die mikroskopische Betrachtung.

Differenzialblutbild

Leukozyten-Untergruppen		Funktion	%-Anteil/↑ erhöht durch
stabkernige Granulozyten junge Granulozyten	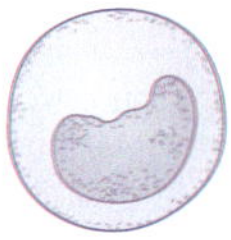	Phagozytose; sie werden bei Bedarf aus dem Knochenmark „zu Hilfe gerufen", obwohl sie nicht ganz ausgereift sind	bis 5 % der Leukozyten ↑ schwere bakterielle Infektionen
segmentkernige Granulozyten normale Granulozyten = Mikrophagen	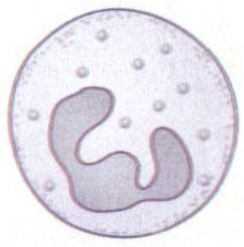	Phagozytose; sie entstehen im Knochenmark aus stabkernigen Granulozyten	40–70 % der Leukozyten ↑ bakterielle Infektionen und unspezifische Entzündungen, z. B. Rauchen
eosinophile Granulozyten hellrot angefärbt	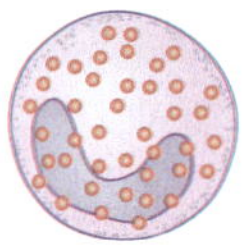	Parasitenabwehr, Allergien	bis 4 % der Leukozyten ↑ Allergien; Parasitenbefall, z. B. Wurmbefall
basophile Granulozyten blau angefärbt	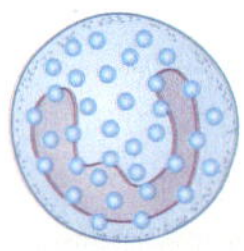	Allergien	bis 1 % der Leukozyten leichte Vermehrung ist harmlos ↑ schwere Darm- und Nierenkrankheiten, die Pille
Lymphozyten kleinste Leukozyten; kreisrunder Kern	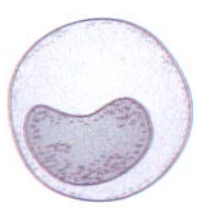	Immunabwehr, z. B. Virenabwehr	25–40 % der Leukozyten ↑ Virusinfektionen
Monozyten größte Leukozyten; unförmiger Kern	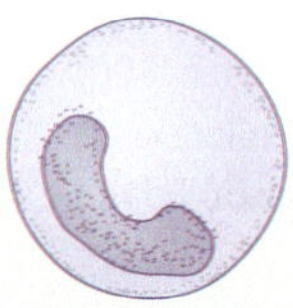	bilden Makrophagen, betreiben Phagozytose	bis 7 % der Leukozyten ↑ Mononukleose (Pfeiffersches Drüsenfieber), bakterielle Infektionen, Leukämie, chronische Darmkrankheiten

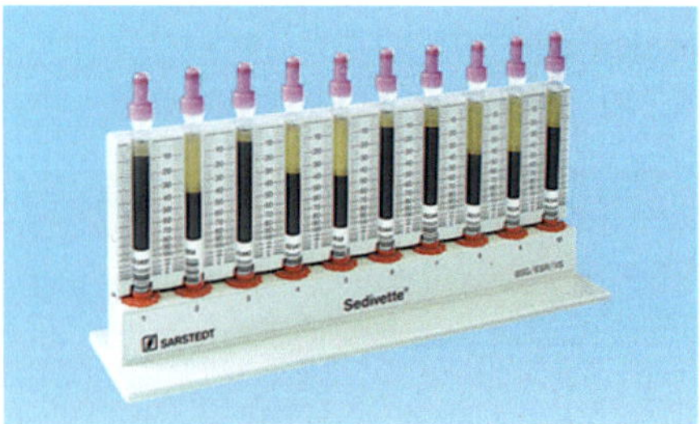

Abb. 1 Traditionelle BSG-Bestimmung nach Westergren

EDTA-Röhrchen
→ LF 5, S. 229

Blutsenkungsgeschwindigkeit: Die **B**lut**s**enkungs**g**eschwindigkeit **(BSG)** ist ein traditioneller Wert der Entzündungsdiagnostik. Für die BSG nach Westergren werden 1,6 mL frisches Blut mit 0,4 mL Natriumcitratlösung vermischt, d. h. ungerinnbar gemacht, und in ein senkrecht stehendes Röhrchen gefüllt. Der BSG-Ständer hat eine Millimeterskala (→ Abb. 1). Die Zellen sinken langsam ab; nach einer Stunde wird abgelesen, wie viele Millimeter sie abgesunken sind. Sinken sie schneller als normal (15 mm bei Frauen, 20 mm bei Männern nach einer Stunde), kann dies auf eine Entzündung hinweisen. Infektionen, aber auch z. B. Blutarmut, Krebs oder Schwangerschaft können den BSG-Wert erhöhen. Wärme beschleunigt, Kälte verlangsamt die BSG. Moderne Labore bestimmen die BSG mit Lasertechnik mit Blut aus dem Blutbildröhrchen (EDTA-Röhrchen). Die BSG dient eher der Verlaufsdiagnostik entzündlicher Erkrankungen als der Diagnosestellung.

Das **C-reaktive Protein (CRP)** ist ein Eiweißstoff, der bei Entzündungen innerhalb von zwölf bis 24 Stunden ins Blut abgegeben wird und somit früher als die Leukozytenzahl und die BSG Entzündungen anzeigen kann. Es steigt v. a. bei bakteriellen Infektionen an. CRP-Schnelltests können in der Praxis durchgeführt werden. Der CRP-Wert liegt bei Gesunden < 10 mg/L; der Normbereich kann je nach Messmethode abweichen. Früher als das CRP steigt der infektionsspezifische Entzündungsstoff **Procalcitonin (PCT)** an. Er wird v. a. bei schweren Infektionen mit Verdacht auf bakterielle Blutvergiftung bestimmt. CRP und/oder PCT können die Entscheidung für oder gegen ein Antibiotikum erleichtern, wenn der Messwert schnell genug vorliegt.

4.2.2 Erregerdiagnostik

Neben den unspezifischen Entzündungszeichen Leukozytose, erhöhte BSG, CRP oder PCT können im Serum (der Flüssigkeit des geronnenen Blutes) auch Antikörper gegen einzelne Erreger gesucht werden. Die Serumuntersuchungen zum Nachweis von Antikörpern gehören zum Fachgebiet **Serologie**.

Ein **positiver** serologischer Test beweist, dass das Immunsystem den Erreger kennt und spezifische, genau passende Abwehrstoffe gegen ihn gebildet hat. So kann Immunität, die durch eine überstandene Erkrankung oder eine Impfung erlangt wurde, nachgewiesen werden. Die Messmethoden heißen z. B. HAH (**Hä**m**a**gglutinations-**H**emmtest) oder ELISA (**E**nzyme-**l**inked **i**mmuno**s**orbent **A**ssay). Das Ergebnis wird als **Titer** (Verdünnungsstufe) angegeben; z. B. bedeutet „Röteln-Antikörper 1:64 im HAH" (sprich: „1 zu 64"), dass das untersuchte Blutserum 64-fach verdünnt noch genug Antikörper enthält, um Rötelnviren zu binden. Das beweist einen guten Rötelnschutz z. B. einer Schwangeren (→ Abb. 1). Auch das ELISA-Ergebnis „Toxoplasmose-IgG positiv" beweist Immunschutz (→ Abb. 2).

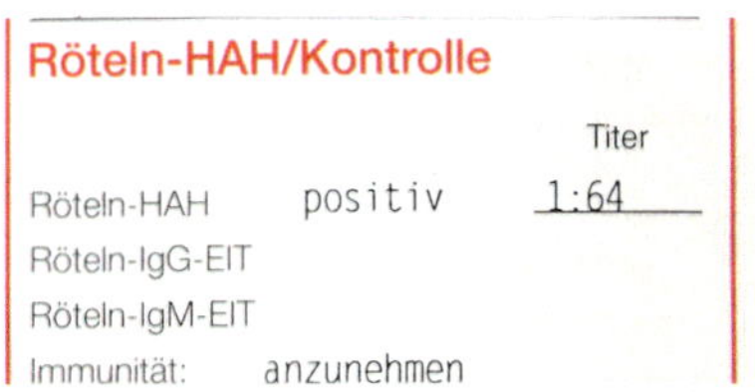
Röteln-HAH/Kontrolle

		Titer
Röteln-HAH	positiv	1:64
Röteln-IgG-EIT		
Röteln-IgM-EIT		
Immunität:	anzunehmen	

Abb. 1 Testergebnis nach serologischem HAH auf Röteln-Antikörper

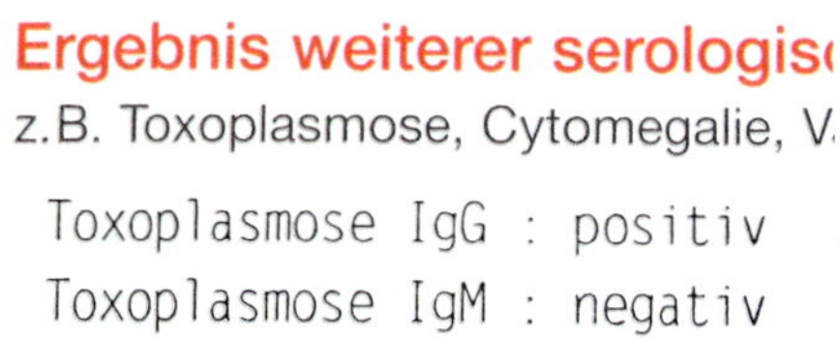
Ergebnis weiterer serologis

z.B. Toxoplasmose, Cytomegalie, V.

Toxoplasmose IgG : positiv

Toxoplasmose IgM : negativ

Abb. 2 Testergebnis nach ELISA-Test auf Toxoplasmose-Antikörper

IgG (Immunglobulin G) sind Antikörper von einer mindestens sechs Monate zurückliegenden Infektion oder Impfung. Eine weniger als sechs Monate zurückliegende Infektion ergibt einen positiven **IgM**-Nachweis.

Anders misst man die Immunität gegen Hepatitis B: Nach der Hepatitis-B-Impfung wird die gemessene Antikörpermenge (Anti-HBs) in **I.E.** (**I**nternationalen **E**inheiten) bzw. **I.U.** (**I**nternational **U**nits, engl. Einheiten) angegeben. Die Berufsgenossenschaft verlangt einen Nachweis von mindestens 100 I.E./L, bevor eine MFA infektionsgefährdende Tätigkeiten wie Blutentnahmen ausführen darf.

Schutz vor Hepatitis B
→ LF 9, S. 445

Positiv heißt nicht gut ... Gelingt der Nachweis eines Erregers oder spezifischer Antikörper gegen einen Erreger, so ist ein Test positiv, abgekürzt +. Ist der Nachweis nicht möglich, ist das Ergebnis **negativ**, abgekürzt –. HIV-positiv heißt z. B., dass dieser Mensch Antikörper gegen HI-Viren gebildet hat; er ist mit HIV infiziert und möglicherweise auch infektiös.

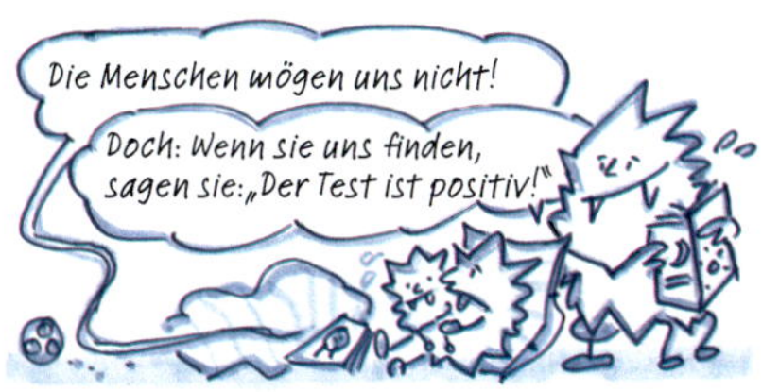
Die Menschen mögen uns nicht!
Doch: Wenn sie uns finden, sagen sie: „Der Test ist positiv!"

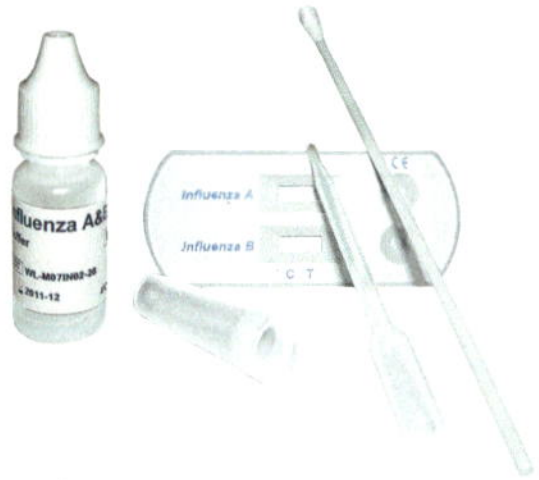

Abb. 1 Test-Kit für Influenza-Schnelltest

4.2.3 Erregerspezifische Nachweise: Antigentests und PCR/NAT

Während serologische Untersuchungen eine Immunantwort beweisen, können Spezialtests auch Erregerantigene nachweisen, z. B. der Influenza-Schnelltest. Der Test ist als sog. Test-Kit erhältlich (→ Abb. 1). Er kann die Verdachtsdiagnose „Virusgrippe" beweisen. Das Ergebnis des Rachenabstrichs liegt nach wenigen Minuten vor und lautet entweder „positiv" oder „negativ". Ähnliche Tests sind auch für Streptokokken erhältlich.

Die **Polymerase-Kettenreaktion (PCR)** bzw. der **Nukleinsäurenachweis (NAT)** sind aufwendige Verfahren, um in Körpermaterialien (Blut, Urin usw.) Genmaterial bestimmter Erreger nachzuweisen. Es sind teure, aber sehr empfindliche Methoden, die lange vor der Immunantwort Genmaterial von Erregern finden und so eine frische Infektion beweisen können. Dies ist z. B. bei frischer HIV-Infektion hilfreich, da der übliche HIV-Test, der Antikörper nachweist, erst Monate später positiv wird. Bei chronischen Infektionen mit HIV, bei Hepatitis B und C wird mittels PCR die sog. **Viruslast** (Virusmenge in **I.U.**/mL Blut) gemessen. Die PCR ist der Standardtest zum Nachweis der Ansteckungsfähigkeit bei Covid-19.

4.2.4 Mikrobiologische Diagnostik

Der beste diagnostische Test bei einer Infektionskrankheit ist der direkte Nachweis des Krankheitserregers. Dabei wird quasi der „Täter" selbst erkannt. Nur bei wenigen Erkrankungen (z. B. Ringelröteln oder Gürtelrose) ist der eindeutige klinische Befund (der typische Hautausschlag) allein beweisend.

Bei harmlosen Krankheiten wie grippalen Infekten (sog. Erkältungen) ist es unwichtig, welches Virus zur Krankheit geführt hat, da meistens eine rasche Selbstheilung eintritt und es keine spezifische Therapie gibt. Bei schweren oder **rezidivierenden** (wiederkehrenden) Infektionen jedoch kann nur der rechtzeitige Erregernachweis eine gezielte – und ggf. lebensrettende – Therapie ermöglichen. Die fachgerechte Gewinnung und Versendung der Untersuchungsmaterialien ist Aufgabe der MFA. Nur korrekt gewonnene und behandelte Materialien ergeben richtige Befunde.

Uringewinnung, Mittelstrahlurin → LF 8, S. 322

Untersuchungsmaterialien für Erregernachweise (Beispiele)

Art des Materials	Materialgewinnung	Hinweise
Abstrich 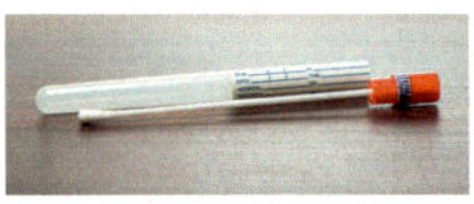	Aufnahme mit sterilem Wattetupfer von der erkrankten Stelle, z. B. dem Rachen, den Mandeln oder einer Wunde	Nie den Tupfer berühren und nach dem Abstreichen sofort in das Nährmedium geben!
Urin = Harn 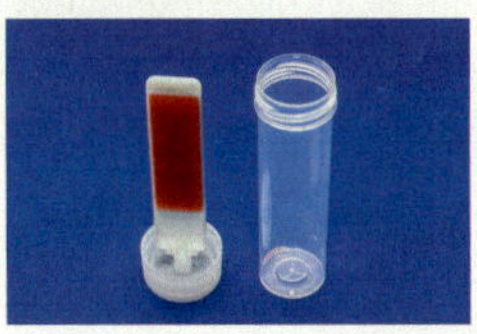	z. B. Mittelstrahlurin in spezielles Kulturröhrchen füllen	Urin enthält immer Bakterien, die sich bei Zimmertemperatur vermehren. Daher ist die baldige Untersuchung der Probe wichtig.
Stuhl 	Entnahme einer ca. 1 cm großen Stuhlmenge mithilfe des Spatels/Löffels, der sich am Deckel des Stuhlröhrchens befindet	Stuhl ist sehr bakterienreich; die Fragestellung für das Labor muss daher z. B. lauten: Untersuchung auf Enteritiserreger erbeten (Enteritis = Darmentzündung bzw. Durchfallerkrankung).

Neben der richtigen Entnahmetechnik ist es wichtig, Probengefäße korrekt zu beschriften und mit dem entsprechenden Begleitschein einzusenden. Der Transport sollte möglichst bald und vor Hitze und Kälte geschützt stattfinden. Postversand ist nur in speziellen Versandhüllen mit der Aufschrift „enthält menschliches Untersuchungsmaterial" (→ Abb. 1) erlaubt.

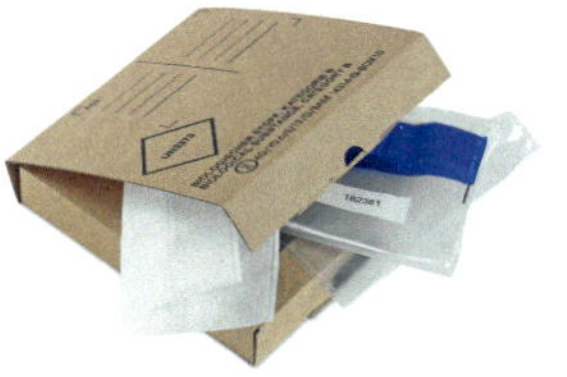

Abb. 1 Versand-Verpackung für menschliches Untersuchungsmaterial

Antibiotische Vorbehandlung erschwert den Bakteriennachweis und muss genau angegeben werden. Verdachtsdiagnosen wie „V. a. Salmonellen-Enteritis" werden mitgeteilt, damit die Probe gezielt untersucht werden kann. Im Labor können Abstriche gefärbt und mikroskopisch untersucht werden, um z. B. Staphylokokken in einem Wundabstrich zu erkennen.

Kleine Erregermengen im Untersuchungsmaterial sind mikroskopisch nicht erkennbar, sondern müssen angezüchtet, d. h., auf einem geeigneten Nährboden vermehrt werden. Nach Aufstreichen des Materials wird die Nährbodenplatte abgedeckt, beschriftet und bis zum Ablesen z. B. für 24 Stunden in einen Wärmeschrank gestellt (→ Abb. 2 und 3).

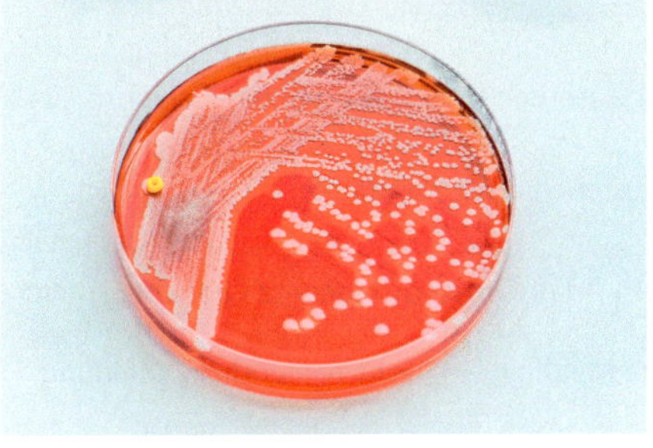

Abb. 2 Staphylokokkenkultur

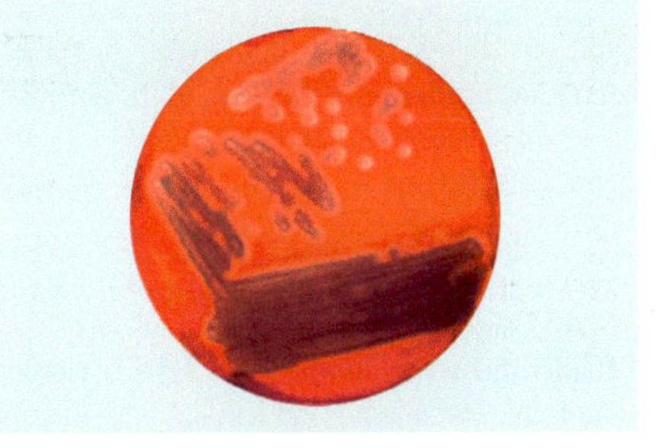

Abb. 3 Streptokokkenkultur auf Blutnährboden

4.2.5 Antibiogramm/Resistenzprüfung

Die Bakterienanzucht bietet neben dem Erregernachweis die Möglichkeit, auf Kulturplatten die Empfindlichkeit der Erreger auf Antibiotika zu testen.

Dabei werden Papierplättchen mit verschiedenen Antibiotika auf mit bakterienhaltigem Material bestrichenen Nährboden gelegt. Das Antibiotikum dringt in ihn ein. Wirkt ein Antibiotikum, vermehren sich die Erreger dort, wo es sich im Nährboden befindet, **nicht**. Es entsteht ein Hemmhof (→ Abb. 4) auf der Kulturplatte, der bedeutet, dass die Bakterien auf den Wirkstoff **sensibel** (empfindlich) reagieren.

Je nach Größe des Hemmhofs erkennt man die gute, weniger gute oder völlig fehlende Wirkung der Antibiotika. Vermehren sich Bakterien ungehemmt trotz Antibiotikum, sind sie **resistent** (unempfindlich); das Medikament hilft nicht. Die Resistenzprüfung mit Antibiotika wird **Antibiogramm** genannt. Ist ein Keim gegen mehrere Stoffe resistent, ist er **multiresistent** und somit sehr schwer zu behandeln. Am bekanntesten ist der hochresistente Klinikkeim MRSA.

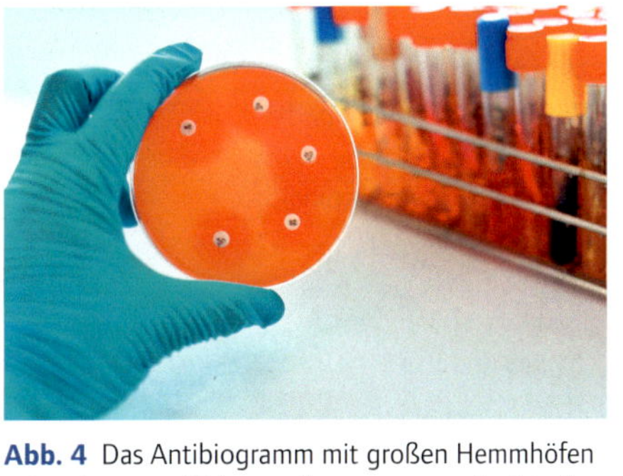

Abb. 4 Das Antibiogramm mit großen Hemmhöfen zeigt eine gute Wirkung aller getesteten Antibiotika.

MRSA
→ LF 3, S. 70

4.3 Meldepflicht nach dem Infektionsschutzgesetz (IfSG)

Nach dem IfSG müssen bei besonders gefährlichen Infektionskrankheiten der Krankheitsverdacht, erkrankte Personen, Ausbrüche und/oder Erregernachweise unverzüglich an das zuständige Gesundheitsamt gemeldet werden. Meldebögen sind bei den Gesundheitsämtern und beim Robert Koch-Institut als Download erhältlich. Die Meldung erfolgt unter Beachtung der Persönlichkeitsrechte der Erkrankten; sie dient dem Schutz der gesunden Bevölkerung. Nicht immer wird die Patientin namentlich gemeldet. Bei einigen Infektionen müssen Erkrankte isoliert, d. h., zu Hause oder in Kliniken abgesondert untergebracht werden.

Das Gesundheitsamt berät Erkrankte über Hygienemaßnahmen und die Dauer der Isolation bzw. über den Zeitraum der **Quarantäne**. Auch werden bei Bedarf Impfungen (z. B. bei Masernausbrüchen) oder vorbeugende Medikamentengaben bei Kontaktpersonen (z. B. bei bakterieller Meningitis) veranlasst. Das Gesundheitsamt kann notfalls Einrichtungen schließen, z. B. Krankenhausstationen bei Norovirusausbrüchen oder Schulen bei Masern.

Kann ein kleiner, örtlich begrenzter Ausbruch einer Infektionskrankheit nicht gestoppt werden, kann eine **Epidemie** entstehen, d. h. ein Krankheitsausbruch in einem größeren Gebiet. Bleiben die Krankheitserreger ständig in diesem Gebiet, spricht man von **Endemie**; z. B. ist Hepatitis A in vielen Urlaubsländern **endemisch**. Ein weltweiter Ausbruch heißt **Pandemie**.

Eine vollständige aktualisierte Liste der meldepflichtigen Krankheiten und Erreger mit Informationen zu Unterschieden in den Bundesländern finden Sie unter: **www.rki.de**

Meldepflichtige Erkrankungen und Erreger nach Infektionsschutzgesetz (Beispiele)

Namentliche Meldung Verdacht, Erkrankung, Tod	**Namentliche Meldung** Erkrankung, Tod	**Nicht namentliche Meldung** Erregernachweis
Ärztliche Meldepflicht		**Labormeldepflicht**
akute Virushepatitis, Botulismus, Cholera, Creutzfeldt-Jakob-Krankheit, Covid-19, Diphtherie, Gasbrand, hämorrhagisches Fieber, hämolytisch-urämisches Syndrom (EHEC), Masern, Mumps, Röteln inkl. Embryopathie, Milzbrand, Meningokokken-Meningitis, Poliomyelitis, Pertussis, Pest, Typhus und Paratyphus, Tollwut, Varizellen (nicht Herpes zoster)	schwer verlaufende Enteritis durch Clostridium difficile, Norovirus (auch bei Verdacht, wenn die Patientin im Lebensmittelbereich arbeitet), Tetanus, Trichinose, Tuberkulose	Campylobacter und darmpathogene Yersinien, FSME, Fuchsbandwurm, Gonorrhö (Tripper), HIV, Hepatitisviren A–E, Malaria, MRSA, Röteln, Zytomegalie und Toxoplasmose in der Schwangerschaft, Salmonellen, SARS-CoV-2, Syphilis (Lues)

Embryopathie
→ LF 8, S. 363

Nicht erregerbezogen zu melden sind:

- jede Magen-Darm-Infektion bei Betroffenen in Lebensmittelbetrieben und das Auftreten von zwei oder mehr gleichartigen Erkrankungen mit epidemischem Zusammenhang
- jeder Ausbruch einer bedrohlichen Krankheit oder mehrerer gleichartiger Erkrankungen, der die Allgemeinheit gefährden könnte
- jeder Verdacht auf eine Gesundheitsschädigung nach Impfung

5 Therapie von Infektionskrankheiten

5.1 Unterstützung der Selbstheilung

Um das Immunsystem bei der Erregerabwehr zu unterstützen, ist es am wichtigsten, dass Kranke sich so verhalten, wie sie sich fühlen. Bei Abgeschlagenheit und Fieber hilft Bettruhe am besten. Reichliches Trinken und leichte, vitaminreiche Kost unterstützen die Selbstheilung. Arbeit bzw. Anstrengungen sollten erst nach dem Auskurieren stattfinden, wenn man sich wieder gut fühlt. Fieber- und Schmerzmittel unterdrücken nur die Symptome und verlangsamen die Selbstheilung, wenn man sich während der Wirkung der Mittel zu sehr belastet. Eine gesunde Lebensweise, mit ausreichend Schlaf, gesunder Kost, täglicher Bewegung in frischer Luft und Verzicht auf Rauchen und Alkohol, ist die beste Vorbeugung gegen Infekte und Komplikationen.

Interaktive Übungen
→ S. 19, PagePlayer

5.2 Antibiotika

In der Natur konkurrieren Mikroorganismen um Nahrung und Lebensraum. Pilze z. B. geben Stoffe ab, die das Wachstum von Bakterien unterdrücken. Alexander Fleming (→ Abb. 1) entdeckte 1928 auf einer verschimmelten Bakterien-Kulturplatte um den Schimmelpilz herum einen Hemmhof. Den antibakteriellen Stoff, den der Schimmelpilz Penicillium bildet, nannte er Penicillin.

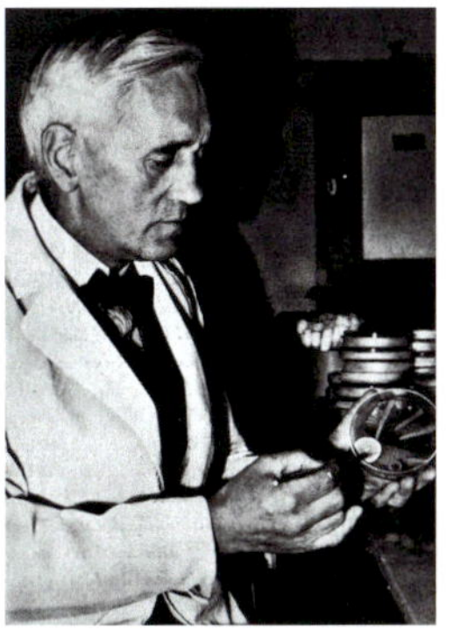

Abb. 1 Alexander Fleming betrachtet eine Kulturplatte.

Fleming entdeckte so das erste Antibiotikum: ein Arzneimittel, das Bakterien angreift, ohne dem Menschen zu schaden. Das ist der Idealfall. Antibiotika können vielfältige Nebenwirkungen hervorrufen. Wenige Prozent der Behandelten sind gegen Penicillin allergisch; öfter als Allergien entstehen Durchfälle durch vorübergehende Schädigung der Darmflora oder Vaginalmykosen durch Störung der Scheidenflora unter Antibiotikatherapie.

Der zu häufige und z. T. falsche Einsatz von Antibiotika hat zur Verbreitung multiresistenter Keime (v. a. Tuberkelbakterien und MRSA) geführt. Deshalb

- dürfen Antibiotika nur bei gesicherten oder sehr wahrscheinlichen bakteriellen Infektionen angewendet werden,
- muss die Einnahme lange genug erfolgen, damit das Immunsystem nur noch eine kleine Restmenge der Erreger besiegen muss,
- sollten die Medikamente gezielt, z. B. nach Antibiogramm, gewählt werden,
- müssen Kontraindikationen wie Nieren- oder Leberschwäche und Schwangerschaft beachtet werden und
- muss die Einnahme einiger Antibiotika mit bestimmten Nahrungs- und Arzneimitteln (Milch, Grapefruitsaft, Eisenpräparate) vermieden werden.

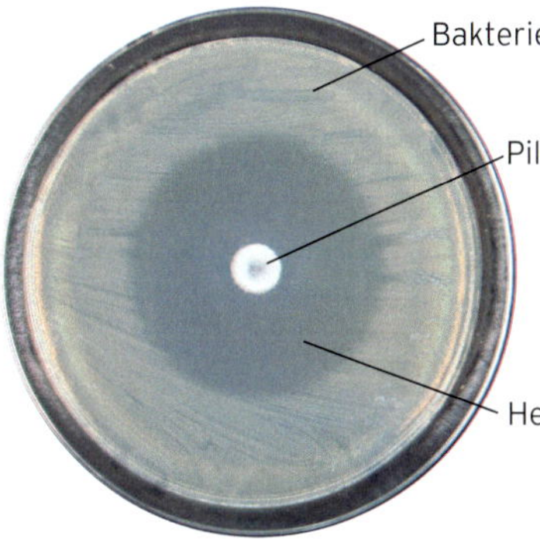

Abb. 2 Hemmhof um ein Pilz-Myzel auf einer Bakterienkultur

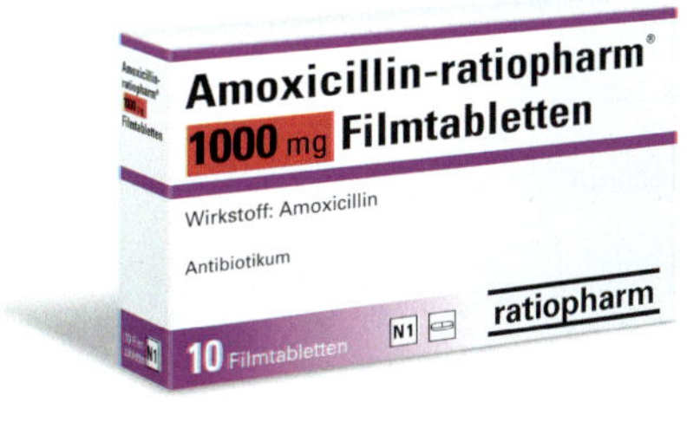

Abb. 3 Antibiotikum Amoxicillin

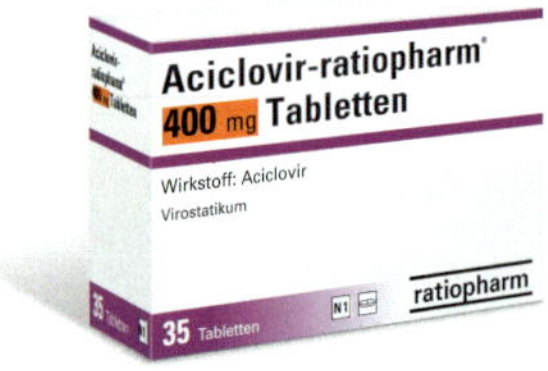

Abb. 1 Virostatikum

5.3 Virostatika

Antivirale Medikamente stehen nur gegen wenige Viren zur Verfügung, z. B. gegen Influenza-, Herpes-, Hepatitis- und HI-Viren. Vor allem bei HIV gibt es zahlreiche Resistenzen, da die Viren sich stetig verändern und so der Arzneimittelwirkung entgehen. Ebenso wie Antibiotika müssen Virostatika daher mit Bedacht eingesetzt werden. Wegen der Resistenzen und Nebenwirkungen sollten Schutzimpfungen, z. B. gegen Influenza, genutzt werden, anstatt sich auf die kurzfristige Wirkung von Virostatika zu verlassen.

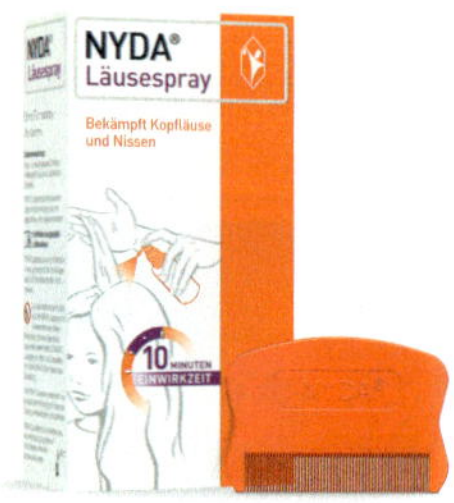

Abb. 2 Kopflausmittel und -kamm

5.4 Antimykotika

Mykosen können örtlich begrenzt auftreten, z. B. bei Fußpilz, oder den ganzen Körper betreffen. Daher können Antimykotika **lokal** (örtlich) oder **systemisch** (im ganzen Körper) angewendet werden. Auch hartnäckige Mykosen wie Nagelpilz oder rezidivierende Vaginalmykosen können eine systemische Therapie, d. h. Medikamenteneinnahme, erfordern. Mögliche Neben- und Wechselwirkungen systemischer Antimykotika erfordern eine gute Therapieüberwachung.

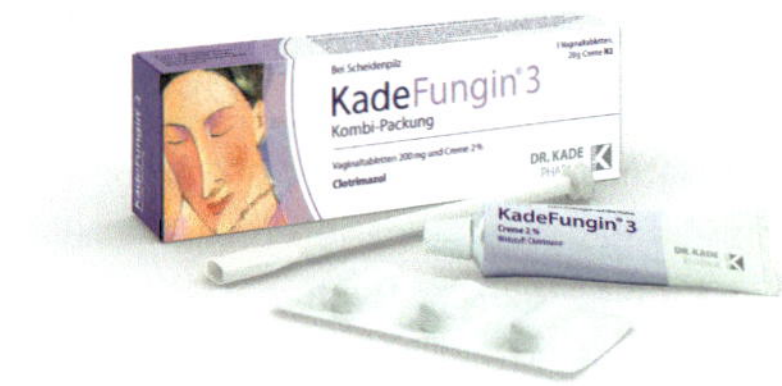

Abb. 3 Antimykotikum zur Lokaltherapie der Scheidenmykose

5.5 Arzneimittel gegen Protozoen und Parasiten

Aufgrund gemeinsamer Merkmale einiger Protozoen und Bakterien wirken gegen manche Protozoen Antibiotika. Da nicht alle Protozoeninfektionen, z. B. Malaria, erfolgreich therapiert werden können, ist die Vorbeugung (im Rahmen der Reisemedizin) entscheidend. Wichtige Parasitenkrankheiten sind – neben Insekten- und Zeckenstichen – der häufige Kopflausbefall und die Skabies (Krätze). Gegen Läuse und Krätzmilben helfen Insekten abtötende Mittel zur lokalen und bei Krätze ggf. zur systemischen Anwendung.

Kopflausbefall → LF 3, S. 85
Skabies → LF 3, S. 85

→ Terminologie: Diagnostik bei Infektionskrankheiten

Antibiogramm	Resistenzprüfung von Bakterien
antibiotisch	Bakterienwachstum hemmend (Arzneimittel)
antimykotisch	Pilzwachstum hemmend (Arzneimittel)
antiviral	Viren hemmend (Arzneimittel)
basophil	(bzgl. Leukozyten) blau angefärbt
BSG (BKS)	**B**lut(**k**örperchen)**s**enkungs**g**eschwindigkeit; Entzündungswert
CRP	**C**-**r**eaktives **P**rotein; im Blut messbarer Entzündungsstoff
Differenzialblutbild	Unterscheidung der Leukozytenarten und Angabe ihrer Zahl in Prozent der Leukozyten; sog. großes Blutbild
Endemie (Adj. **endemisch**)	Ausbreitung eines Erregers in einem bestimmten Gebiet, z. B. einem Land
eosinophil	(bzgl. Leukozyten) rot angefärbt
Epidemie	örtlich begrenzter Krankheitsausbruch

I.E./I.U.	**I**nternationale **E**inheiten = **I**nternational **U**nits (Maßeinheit)
isolieren	absondern; trennen (z. B. ansteckende Kranke von Gesunden)
Kontraindikation (Adj. **kontraindiziert**)	Gegenanzeige; Grund, der die Anwendung eines Arzneimittels oder einer medizinischen Maßnahme verbietet
Leukozytose	Vermehrung der weißen Blutkörperchen; erhöhte Leukozytenzahl
lokal; lokalisiert	örtlich
Mikroliter (μL)	Millionstel Liter (Kubikmillimeter)
multiresistent	mehrfach resistent; gegen mehrere Antibiotika unempfindlich
negativ (Ggt. **positiv**)	Testergebnis: ein Stoff bzw. eine Krankheit wird nicht nachgewiesen, d. h. liegt nicht vor
Nukleinsäure-Test (NAT)	Labortest, der virales Genmaterial nachweist, z. B. mit der PCR-Methode (**N**ucleic-**A**cid-Amplification-**T**est)
Pandemie	weltweiter Krankheitsausbruch (z. B. von Influenza)
Polymerase-Kettenreaktion (PCR)	Nachweismethode für Erbmaterial bestimmter Krankheitserreger
positiv (Ggt. **negativ**)	Testergebnis: ein Stoff bzw. eine Krankheit wird nachgewiesen, d. h. liegt vor
Procalcitonin (PCT)	Laborwert, der (schwere) bakterielle Infektionen anzeigen kann
Quarantäne	Absonderung (möglicherweise) infektiöser Personen
Resistenz (Adj. **resistent**)	(im Antibiogramm) Widerstandskraft gegen ein Antibiotikum; dieses wirkt nicht auf das resistente Bakterium
Rezidiv	Rückfall; erneutes Auftreten einer Krankheit
rezidivierend	wiederkehrend
sensibel	(im Antibiogramm) empfänglich/empfindlich für ein Antibiotikum
Serologie	Blutuntersuchungen zum erregerspezifischen Antikörpernachweis
systemisch	im ganzen Körper (Arzneitherapie oder Erkrankung)
Titer	Verdünnungsstufe, in der noch Antikörper nachweisbar sind; Messwert für Immunität

Erkältung durch Kälte ... Bei niedrigen Temperaturen bleiben Viren länger aktiv, z. B. auf Türklinken und Straßenbahn-Haltegriffen. Trockene, kalte Luft erleichtert die Verbreitung virushaltiger Tröpfchen und begünstigt Infektionen zusätzlich durch verminderte Schleimhautdurchblutung. Auch Unterkühlung schwächt das Immunsystem. Aufenthalt in geschlossenen Räumen und Heizungsluft tragen zur Ansteckung und zur Austrocknung der Schleimhäute bei.

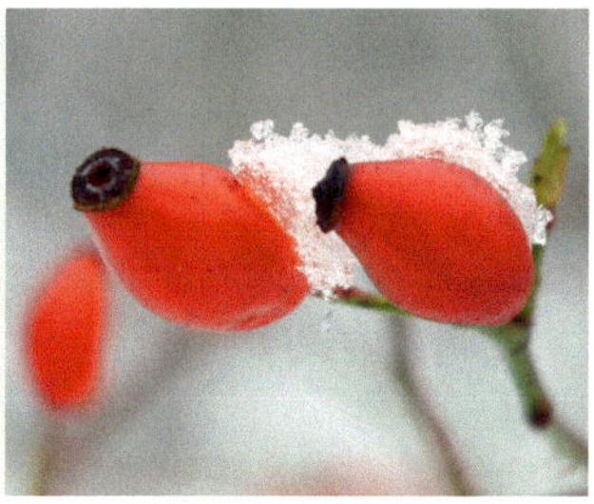

Aufgaben

1 Welche Blutuntersuchungen zeigen unspezifisch Entzündungen an?
2 Was bedeuten die Begriffe resistent und sensibel bzgl. Bakterien?

6 Beispiele von Infektionskrankheiten

6.1 Bakterielle Infektionskrankheiten

6.1.1 Scharlach und Streptokokken-Angina

Interaktive Übungen
→ S. 19, PagePlayer

Ausführliche Informationen unter:
www.rki.de
→ Infektionskrankheiten A–Z

Erreger: Streptokokken der Gruppe A (spezielle Kettenkokken)
Infektionsweg: Tröpfcheninfektion/aerogen
Inkubationszeit: 2–4 Tage
Symptome: Nach Allgemeinsymptomen (Kopf- und Bauchschmerzen, Fieber, Erbrechen) starke Schluckbeschwerden und kloßige Sprache durch **Tonsillitis** (Mandelentzündung). Eitrige Tonsillenbeläge, **Pharyngitis** (Rachenentzündung) mit scharlachrotem, fleckigem Ausschlag, schmerzhafte, vergrößerte Lymphknoten am Kieferwinkel. Zunge zunächst belegt, nach Tagen sog. Himbeerzunge (→ Abb. 1). Bei Scharlach entsteht außerdem Hautausschlag und ggf. anschließend eine starke Hautschuppung.

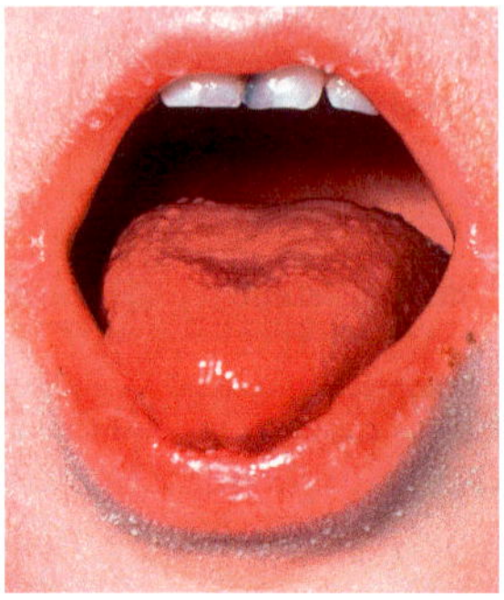

Abb. 1 Himbeerzunge bei Scharlach, die sich aus der zunächst belegten Zunge vom Rand her entwickelt

Diagnose: klinisch; ggf. Streptokokken-Schnelltest (5 min) oder Kultur (24 h)
Komplikationen: Sehr selten tritt einige Wochen nach der akuten Streptokokkenkrankheit eine schwere Gelenkentzündung (rheumatisches Fieber), Herzinnenhautentzündung **(Endokarditis)** oder Nierenkörperchen-Entzündung **(Glomerulonephritis)** auf. Vorhersagen kann man die Folgekrankheiten nicht. Die Antibiotikatherapie soll sie verhindern, führt aber auch zur rascheren Besserung der Angina bzw. des Scharlachs.
Therapie: Penicillin alle 8 h für 5–7 Tage, kürzt die Krankheit ab und soll Komplikationen verhindern; bei Allergie z. B. Clarithromycin
Besonderheiten: Es entsteht keine Immunität, weshalb es auch keine Impfung gibt. Kommt es wiederholt zur Tonsillitis, werden ggf. die Gaumenmandeln operativ entfernt. Verwechslung mit der viralen Mononukleose ist möglich.

Mononukleose
→ LF 3, S. 77

6.1.2 Erkrankungen durch Hämophilus influenzae und Hib

1. Impfung (2 Monate)	
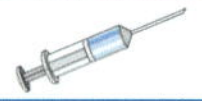	Hib
2. Impfung (4 Monate)	
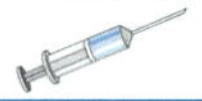	Hib
3. Impfung (11 Monate)	
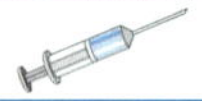	Hib

Erreger: Hämophilus (H.) influenzae/**H**ämophilus **i**nfluenzae Typ **b** (Hib)
Infektionsweg: Tröpfchen/aerogen; bei vielen Menschen besiedelt H. influenzae die Schleimhäute, führt aber nur bei vorhergehenden Viruserkrankungen zur **Superinfektion**; daher der Name H. influenzae = Grippe-Hämophilus. Superinfektion bedeutet, dass viral geschädigte Schleimhäute durch dort vorhandene Bakterien zusätzlich erkranken.
Inkubationszeit: < 7 Tage
Symptome: v. a. Atemwegserkrankungen, z. B. **Bronchitis**, **Otitis media** (Mittelohrentzündung) und **Pneumonie** (Lungenentzündung)
Diagnose: Erregernachweis
Komplikationen: Hib ist hochvirulent und kann bei Kleinkindern unter 4 Jahren zur lebensbedrohlichen Kehldeckel- oder Hirnhautentzündung **(Meningitis)** führen.
Therapie: Antibiotika, ggf. künstliche Beatmung; bei Hib oft erfolglos
Prävention: Impfung aller Säuglinge gegen Hib; indirekt schützt die Grippeimpfung, weil die Grippe v. a. im Alter, bei Grundkrankheiten der Atemwege und bei Immunschwäche bakterielle Superinfektionen begünstigt.

6.1.3 Diphtherie

Erreger: Corynebacterium diphtheriae
Infektionsweg: Tröpfchen/aerogen
Inkubationszeit: 2–5 Tage
Symptome: Allgemeinsymptome wie bei Grippe, dann bellender, sog. Krupp-Husten durch Kehlkopfbefall; Luftnot, Tonsillitis, blutiger Schnupfen, zunehmende Schwäche bei Herzbeteiligung
Diagnose: klinisch, Erregernachweis
Komplikationen: Ersticken durch Kehlkopfschwellung und Schleimhautbeläge, Herztod durch Herzmuskelentzündung **(Myokarditis)**

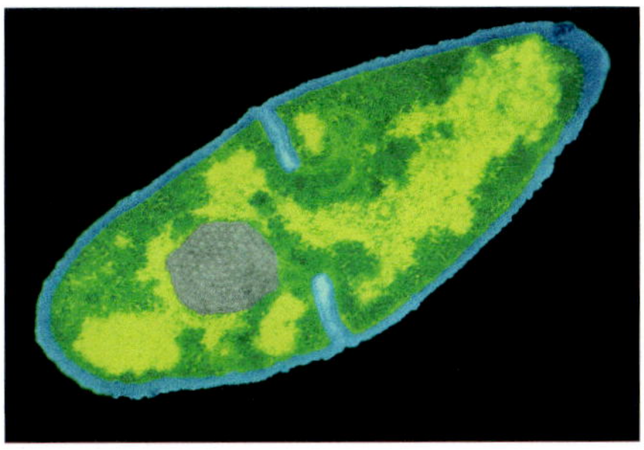

Abb. 1 Corynebacterium diphtheriae

Besonderheiten: Ein Virulenzfaktor der Bakterien ist ihr starkes Toxin (Gift), das nur mit rechtzeitig gespritztem Antikörper-Konzentrat, dem Antiserum, behandelbar ist (nicht mit Antibiotika). Der sog. Pseudo-Krupp (wörtl.: vorgetäuschter Krupp) bei Kleinkindern ist eine virale Kehlkopfentzündung, die weniger gefährlich ist.
Prävention: Impfung bei Säuglingen/Kleinkindern mit **D**-Impfstoff, später mit antigenärmerem **d**-Impfstoff, i. d. R. als Kombinationsimpfung gegen Tetanus, Diphtherie und Pertussis (**Tdap**-Impfung). D-Impfstoff ist bei Säuglingen am besten wirksam. Nach den ersten Lebensjahren ist d-Impfstoff am besten wirksam und verträglich.

1. Impfung (2 Monate)	
	D
2. Impfung (4 Monate)	
	D
3. Impfung (11 Monate)	
	D
1. Auffrischimpfung (5–6 Jahre)	
	TdaP
weitere Auffrischungen (alle 10 Jahre)	
	Td(ap)

6.1.4 Pertussis (Keuchhusten)

Erreger: Bordetella pertussis
Infektionsweg: Tröpfchen/aerogen
Inkubationszeit: 7–14 Tage
Symptome: Die typische Pertussis verläuft in drei Stadien: 1. 2 Wochen unspezifischer Schnupfen und Husten, 2. 2 Wochen Hustenanfälle mit typischem ziehendem Atemgeräusch und anschließendem Erbrechen, 3. nachlassende Anfälle über ca. 3 Monate bis zu 2 Jahre. Bei Erwachsenen weniger typischer, medikamentös nicht beeinflussbarer, sehr langwieriger Husten.

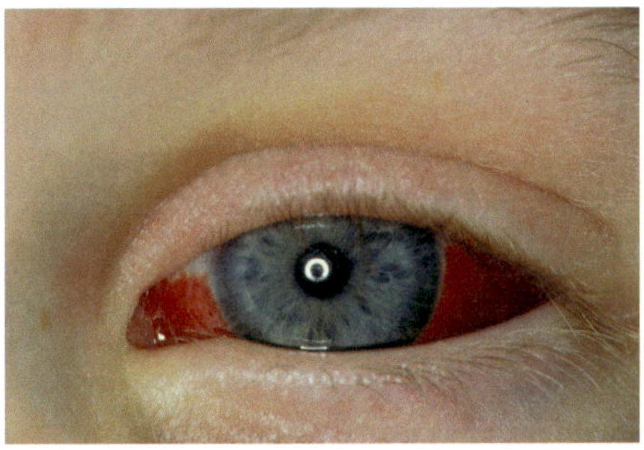

Abb. 2 Bindehautblutung bei Pertussis

Diagnose: Abstrich aus dem Nasenrachen, d. h., man geht mit dem Tupfer durch das Nasenloch bis in den Rachen wie bei Covid-19; PCR; Blutbild, nach Wochen Antikörpernachweis
Komplikationen: Otitis media, Pneumonie, Bindehautblutungen; bei Säuglingen evtl. Atemstillstände und Todesfälle ohne vorhergehende Symptome
Therapie: Antibiotika verhindern in der Inkubationszeit ggf. den Ausbruch und verkürzen die Dauer der Infektiosität. Hustenmittel sind unwirksam. Säuglinge werden in der Klinik überwacht.
Prävention: Impfung aller Säuglinge und **vor deren Geburt** aller Familienmitglieder, Tagesmütter, Freunde der Familie usw. Impfung aller Schwangeren im letzten Drittel der Schwangerschaft. Nur die Schwangerenimpfung sorgt dafür, dass das Neugeborene Antikörper von der Mutter erhält und es vor Pertussis geschützt ist, bis es selbst Impfschutz aufgebaut hat. Die Schwangerenimpfung wird in jeder Schwangerschaft wiederholt. Säuglinge und Kleinkinder erhalten **aP**-Impfstoff, ältere Kinder und Erwachsene **ap**-Impfstoff.
Besonderheiten: Die überstandene Erkrankung schützt ca. 10 Jahre; da (Klein-)Kinder meistens Impfschutz haben, erkranken v. a. Säuglinge und Erwachsene.

1. Impfung (2 Monate)	
	aP
2. Impfung (4 Monate)	
	aP
3. Impfung (11 Monate)	
	aP
1. Auffrischimpfung (5–6 Jahre)	
	TdaP
2. Auffrischimpfung (9–16 Jahre)	
	Tdap
weitere Auffrischungen (alle 10 Jahre)	
	Td(ap)
Schwangere im 3. Trimenon	
	Tdap

6.1.5 Tetanus (Wundstarrkrampf)

1. Impfung (2 Monate)	
	T
2. Impfung (4 Monate)	
	T
3. Impfung (11 Monate)	
	T
1. Auffrischung (5–6 Jahre)	
	(TdaP)
weitere Auffrischungen (alle 10 Jahre)	
	Td(ap)

Erreger: Clostridium tetani; Anaerobier; befindet sich in Erde und auf fast allen Böden, auch in Gebäuden, an Schuhen usw.
Infektionsweg: Wundinfektion
Inkubationszeit: 3–21 Tage
Symptome: Das Tetanus-Toxin führt zu schwersten „starren" Verkrampfungen aller Muskeln: erst der Kiefer-, Rachen- und Speiseröhrenmuskulatur, dann der Skelett- einschließlich der Atemmuskulatur. Die Kranke ist „starr" verkrampft und kann nicht mehr atmen.

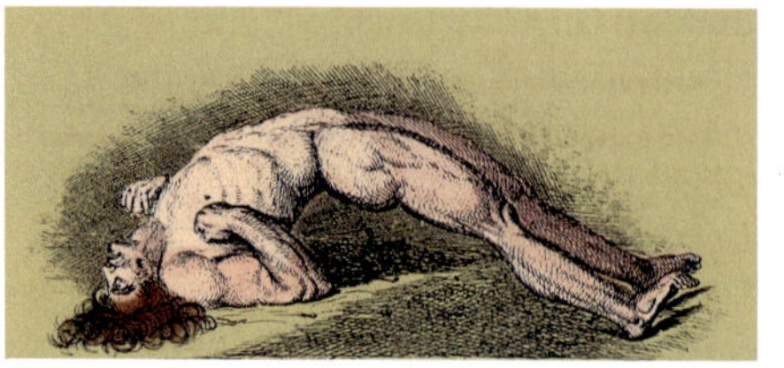

Abb. 1 Antike Darstellung der Muskelverkrampfung bei Tetanus

Diagnose: klinisch
Komplikationen: Erstickungstod bei vollem Bewusstsein
Therapie: intensivmedizinisch (Narkose, Beatmung); oft nicht erfolgreich
Prävention: Impfung ab der Säuglingszeit mit regelmäßiger Auffrischung
Besonderheiten: Tiefe, verschmutzte Wunden sind besonders gefährdet. Je nachdem, wie lange die letzte Impfung her ist und ob die Patientin schon einmal einen vollen Tetanusschutz hatte, werden im Verletzungsfall eine Aktivimpfung mit Tdap-Impfstoff oder eine Simultanimpfung mit Tdap und Antikörpern gegen Tetanus (z. B. Tetagam®) gegeben.

Tetanusimpfung im Verletzungsfall → LF 10, S. 497
Aktivimpfung → LF 3, S. 88
Simultanimpfung → LF 3, S. 89

6.1.6 Tuberkulose (TBC; Tb)

Erreger: Mycobacterium tuberculosis (M. tuberculosis), das von Robert Koch (→ Abb. 2) 1882 entdeckte Tuberkelbakterium
Infektionsweg: bei Lungen-TBC Tröpfchen/aerogen
Inkubationszeit: Wochen bis Jahre
Symptome: bei gutem Allgemeinzustand ggf. keine; unspezifisch: Mattigkeit, Gewichtsverlust (daher „Schwindsucht"), leichtes Fieber; organspezifisch: Husten, ggf. mit Auswurf und Luftnot, da meistens die Lunge befallen wird
Diagnose: Erregernachweis; er gelingt am besten durch Lungenspülung + PCR; Bluttest **IGRA** (**I**nterferon-**G**amma-**R**elease-**A**ssay); er beweist die Reaktion des Immunsystems auf die Erreger; Röntgenaufnahme der Lunge (→ Abb. 3), CT
Therapie: Da sich Tuberkelbakterien sehr langsam vermehren und oft multiresistent sind, müssen 3–4 spezielle Antibiotika über Monate konsequent eingenommen werden.
Komplikationen: Ausbreitung über das Blut mit Befall aller Organe sowie Zerstörung der Lunge; bei Abwehrschwäche (z. B. Aids) oft tödlicher Verlauf
Besonderheiten: Meldepflicht. Extrem resistente Erreger aus Ländern mit häufiger TBC und (wegen Armut) inkonsequenter Therapie sind ein globales Problem. TBC tötet weltweit mehr Menschen als Aids. Nach unbemerkter Infektion können die Bakterien viele Jahre im Körper bleiben, bis sie sich bei Immunschwäche (z. B. im Alter) vermehren und dann die Krankheit ausbricht. Es gibt keine Immunität gegen Tuberkulose. Die Impfung wurde in Deutschland abgeschafft (mangelnde Wirkung, hohe Risiken).

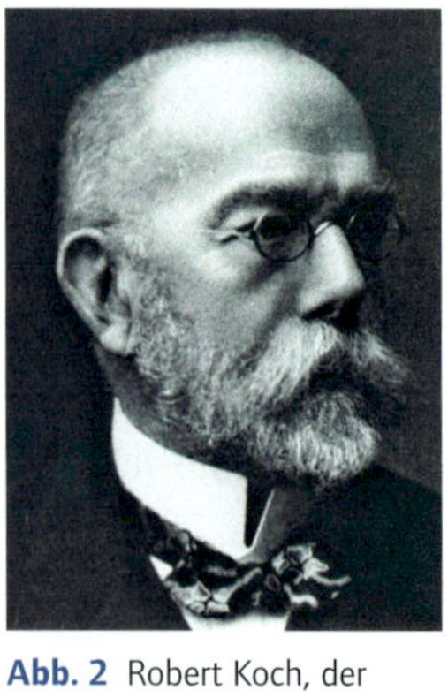

Abb. 2 Robert Koch, der Entdecker des Tuberkelbakteriums

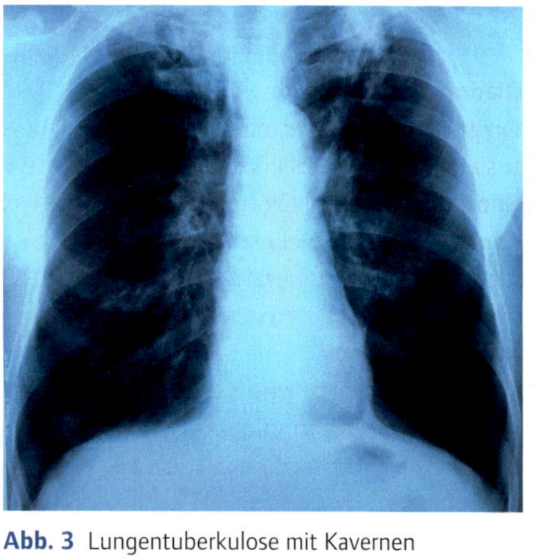

Abb. 3 Lungentuberkulose mit Kavernen (Gewebeschäden) v. a. in den Oberfeldern

6.1.7 Borreliose (Lyme-Borreliose)

Nach der amerikanischen Stadt Lyme (sprich: „Leim“) heißt die Erkrankung Lyme-Borreliose.
Erreger: Borrelia burgdorferi (Spiralbakterium)
Infektionsweg: perkutan durch (ggf. unbemerkten) Zeckenstich
Inkubationszeit: Ein Tag bis Monate; ca. jede 20. Zecke ist infektiös.
Symptome: Es gibt drei typische Befallsmuster, früher Stadien genannt. Am häufigsten ist die nach Tagen auftretende Wanderröte der Haut **(Erythema migrans)**; nach Wochen bis Monaten kann es zur Gelenkentzündung **(Arthritis)** in einem oder mehreren Gelenken kommen. Der Befall des ZNS bei der **Neuroborreliose** erzeugt **neurologische** Symptome (u. a. Kopfschmerzen, Lähmungen, Nervenschmerzen). Haut, Gelenke und ZNS können allein oder nacheinander symptomatisch sein.

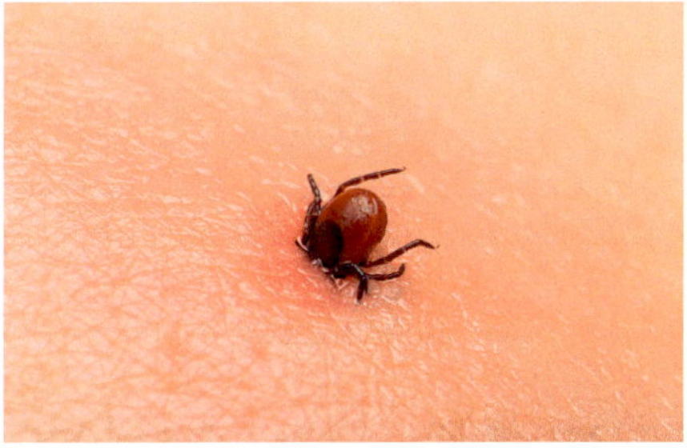

Abb. 1 Zecke

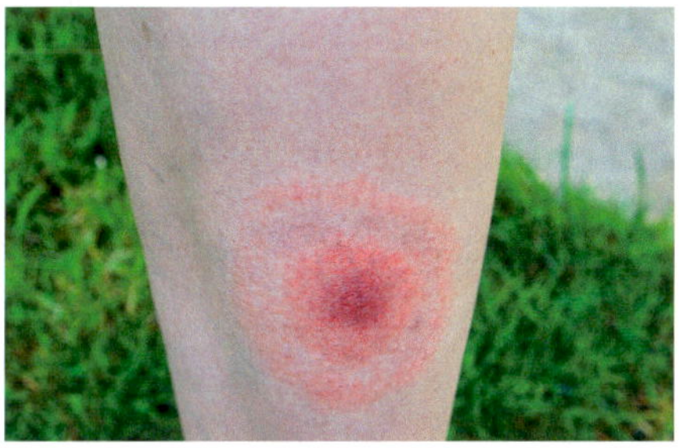

Abb. 2 Erythema migrans

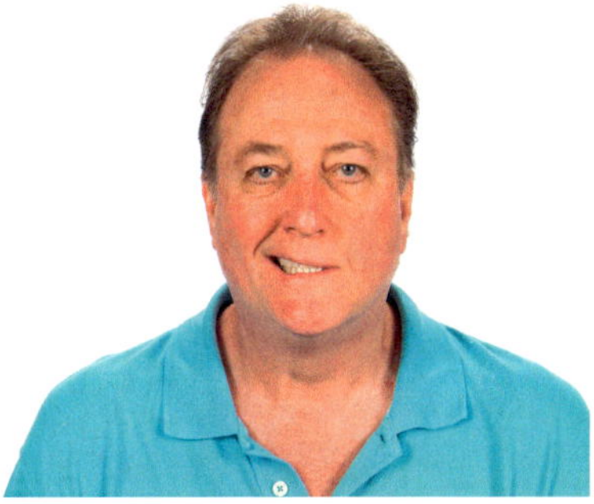

Abb. 3 Eine Facialisparese (Lähmung des Gesichtsnervs) ist u. a. für Borreliose typisch.

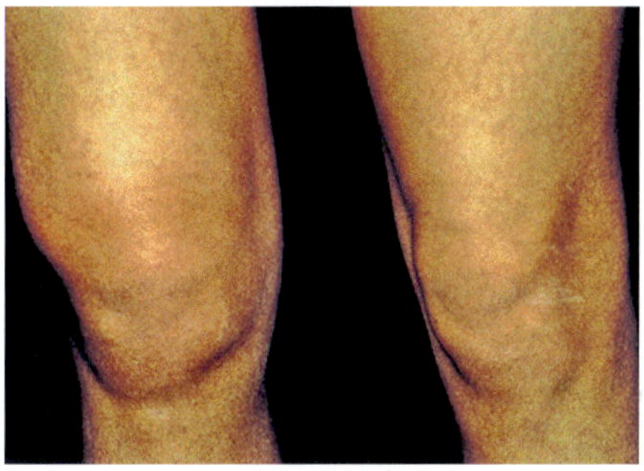

Abb. 4 Arthritis (hier des Knies)

Diagnose: Klinisch und serologisch; in den ersten Wochen nach Zeckenstich ist eine serologische Untersuchung sinnlos, da die Antikörperbildung länger dauert. Die Serologie fällt oft uneindeutig aus und sollte nur bei klinischem Verdacht angefordert werden. Die kostenpflichtige Untersuchung einzelner Zecken auf Borrelien zeigt deren Infektion, aber keine Übertragung an.
Komplikationen: bleibende Hautschäden bei verspäteter Diagnose, Herzbefall mit Rhythmusstörungen bis hin zum Herzstillstand
Therapie: Antibiotika (Doxycyclin, Amoxicillin oder Cephalosporine) über 2–3 Wochen, meistens oral
Prävention: Vermeidung von Zeckenstichen, Hautkontrolle und Zeckenentfernung nach Wanderungen usw., da die Infektionswahrscheinlichkeit mit der Saugdauer der Zecke ansteigt. Keine Impfung möglich. Man kann wiederholt erkranken, da keine Immunität entsteht.

6.1.8 Chlamydieninfektionen

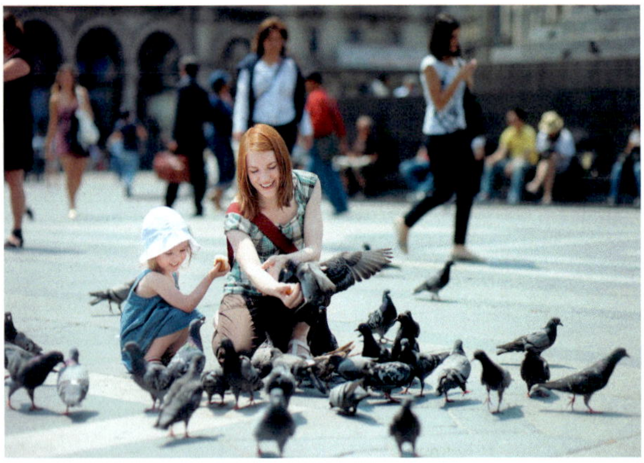

Abb. 1 Taubenfüttern birgt das Risiko einer Atemwegsinfektion durch Chlamydien.

Erreger: Chlamydien (sprich: „Klamüdien"); kleine, in menschlichen Zellen lebende Bakterien

1. Variante: häufige, sexuell übertragene Genitalinfektion; bei >20 % der sexuell aktiven jungen Menschen nachweisbar

Symptome und Komplikationen: Meistens symptomlos; kann zu Eileiterverklebungen und damit zu Eileiterschwangerschaften und zur Unfruchtbarkeit der Frau führen. Beim Mann kommt es ggf. zu Harnwegsinfektionen.

Diagnose: Erregernachweis bei Symptomen sowie vorbeugende Erregersuche bei jungen Frauen und Schwangeren

Therapie: Antibiotika, z. B. Clarithromycin oder ein anderes chlamydienwirksames Antibiotikum; gleichzeitige Partnertherapie

2. Variante: Atemwegsinfektion, die aerogen über Vogelkot, z. B. von Tauben, übertragen wird; führt zur **Pneumonie**.

Diagnose: Röntgenbild der Lunge und Serologie

Therapie: Clarithromycin oder anderes chlamydienwirksames Antibiotikum

Prävention: 1. Verzicht auf häufigen Geschlechtspartnerwechsel; Kondombenutzung und Früherkennung durch Urinuntersuchung bei jungen Frauen; 2. Taubenbekämpfung und Verzicht auf Vogelkontakt bei immunschwachen Personen

Informationen zu MRSA und konkrete Maßnahmen bei Besiedelung bietet das Landeszentrum Gesundheit Nordrhein-Westfalen unter:
www.lzg.nrw.de
→ Infektionsschutz
→ Hygiene in Krankenhäusern und in Gemeinschaftseinrichtungen

6.1.9 Infektionen durch Hospitalkeime/Klinikkeime (MRSA)

Erreger: **M**ulti- bzw. **m**ethicillin**r**esistenter **S**taphylococcus **a**ureus **(MRSA)** und andere Bakterien mit breitem Resistenzspektrum, die Antibiotikamoleküle zerlegen können. Risikogruppen mit Immunschwäche (z. B. durch Diabetes, Nierenversagen, Medikamente, hohes Alter) werden besonders leicht besiedelt und erkranken oft schwer, z. B. an Pneumonie und **Sepsis** (Blutvergiftung).

Infektionsweg: Ansteckung zumeist während eines Klinikaufenthalts, v. a. über die Hände des Personals (Kontaktinfektion)

Inkubationszeit: je nach Resistenz der Patientin und Virulenz der Erreger

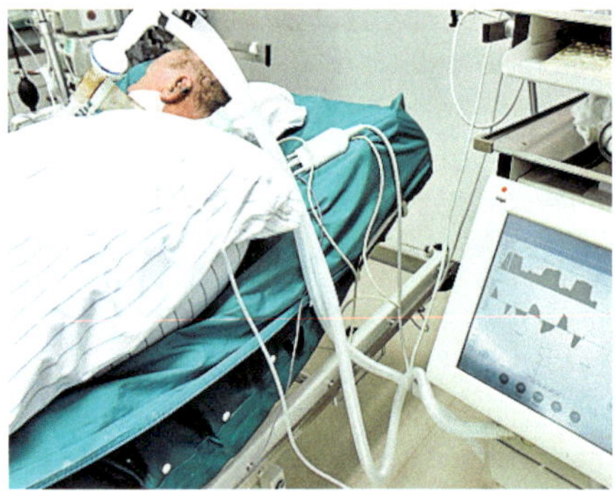

Abb. 2 Intensivstationen können zu Umschlagplätzen für MRSA werden.

Symptome: je nach Organbefall z. B. eitrige Wundinfektion, Fieber, Luftnot, Organversagen

Diagnose: Abstrich und Erregernachweis, stets mit Resistenzprüfung

Komplikationen: Tod bei fehlender Therapiemöglichkeit; Verbreitung

Therapie: Antibiotikatherapie nach Antibiogramm

Prävention: Meldepflicht; **Sanierung** von MRSA-Trägerinnen mit zugelassenen Desinfektionsmitteln; das Wichtigste ist die konsequente Händehygiene.

Besonderheiten: MRSA und andere multiresistente Erreger wurden durch intensive Antibiotikatherapie Schwerkranker „gezüchtet". Risikopatientinnen werden von MRSA besiedelt. Sie kommen oft in Kliniken, sodass diese nie MRSA-frei werden. Die Zunahme großer Operationen (z. B. künstliche Gelenke), Hygienemängel, Zeit- bzw. Personalmangel fördern das MRSA-Problem.

6.1.10 Bakterielle Gastroenteritis (Magen-Darm-Infektion)

Erreger und Pathogenese: Campylobacter, Salmonellen, Yersinien und Shigellen befallen die Schleimhäute des Magen-Darm-Trakts; Staphylokokken erzeugen durch Toxine eine Magenreizung mit heftigem Erbrechen. Auf Reisen sind bestimmte Darmbakterien (**e**ntero**t**oxische **E**. **c**oli, **ETEC**) die Verursacher. Die bakterielle Gastroenteritis ist klinisch oft nicht von der viralen zu unterscheiden.

Infektionsweg: oral/fäkal-oral durch verseuchte Lebensmittel oder Wasser

Inkubationszeit: Stunden bis 2 Tage (Staphylokokken nur 3 h)

Symptome: Erbrechen, (ggf. blutige) Diarrhö (Durchfall), Kreislaufschwäche und Austrocknung **(Exsikkose)** durch Flüssigkeitsverlust. Ist nur der Magen erkrankt, besteht eine **Gastritis**, betrifft die Entzündung den Darm, besteht eine **Enteritis**, sind beide Organe betroffen, handelt es sich um eine **Gastroenteritis**.

Diagnose: Anamnese, klinisch, ggf. Erregernachweis im Stuhl; bei Yersinien Serologie

Therapie: symptomatisch; Flüssigkeitsgabe, bei Erbrechen **Antiemetika**, Schonkost ohne Milch

Komplikationen: ggf. lebensbedrohliche Austrocknung (Exsikkose)

Prävention: Lebensmittelhygiene bei Zubereitung und Verzehr, Händewaschen bzw. -desinfektion

Therapie Gastroenteritis/Enteritis
→ LF 9, S. 423

6.1.11 Bakterielle Pneumonie (Lungenentzündung)

Erreger: z. B. Pneumokokken, Hämophilus influenzae, Chlamydien, Mykoplasmen, Tuberkelbakterien

Infektionsweg: Tröpfchen/aerogen; die Pneumonie zeigt oft eine allgemeine Schwäche des erkrankten Menschen an; er erkrankt dann an im Körper bereits vorhandenen Bakterien wie Pneumokokken, Hämophilus oder Darmbakterien.

Inkubationszeit: Tage, Wochen oder Jahre (Tbc). Pneumonie als Superinfektion entsteht wenige Tage nach einer Virusinfektion, z. B. Grippe.

Symptome und Komplikationen: Husten, Schmerzen im Brustkorb, Fieber über 3 Tage Dauer, Schwäche, beschleunigte Atmung und Herzschlagfolge, ggf. Dyspnoe (Luftnot) und Zyanose (Blaufärbung) von Haut und Schleimhaut. Verbreiten sich die Bakterien mit dem Blut im ganzen Körper (Sepsis = Blutvergiftung), folgen unbehandelt Blutdruckabfall und Tod.

Diagnose: klinisch, Auskultation, Zählung der Atemfrequenz, Röntgenbild der Lunge, Entzündungswerte im Blut: Leukozyten, CRP, PCT

Therapie: Bettruhe, Antibiotikatherapie; ggf. Infusion/Sauerstoffgabe, ggf. maschinelle Beatmung

Prävention: Allen Menschen ab 60 und chronisch Kranken bietet die Pneumokokkenimpfung einen Teilschutz vor Pneumokokkenkrankheiten, v. a. vor der Sepsis. Die Standardimpfung ab 60 Jahren erfolgt mit dem 23-Antigene-Impfstoff. Für Kinder wird der 13-Antigene-Impfstoff verwendet; immungeschwächte Erwachsene erhalten ihn zusätzlich zum 23-Antigene-Impfstoff. Indirekt schützt die jährliche Grippeimpfung.

Besonderheiten: Bei jungen Erkrankten ohne Vorerkrankungen ist die Pneumonie oft ein Zeichen starker Erschöpfung. Ältere Menschen erkranken und sterben oft daran. Vorerkrankungen der Atemwege wie Asthma, COPD und Rauchen begünstigen Pneumonien. Die Erholung von einer Lungenentzündung dauert Wochen.

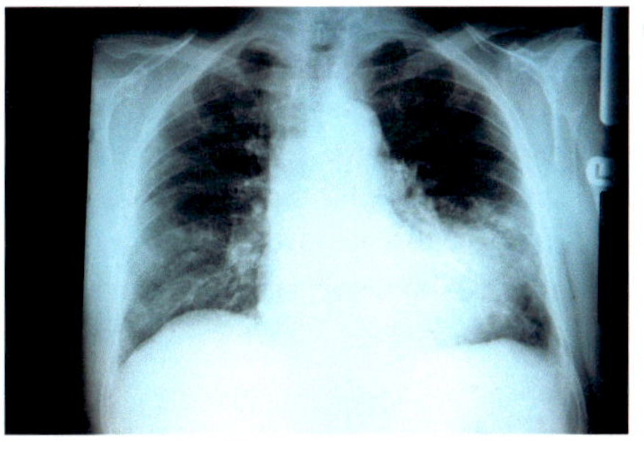

Abb. 1 Röntgenbild bei Pneumonie (links mehr als rechts)

MERKE Rechts und Links werden – z. B. bei der Beschreibung von Röntgenbildern – immer von der Patientin aus gesehen.

1. Kinderimpfung (2 Monate)	
	Pneu
2. Kinderimpfung (4 Monate)	
	Pneu
3. Kinderimpfung (11 Monate)	
	Pneu
1. Erwachsenenimpfung 60 Jahre, chronisch Kranke eher	
	Pneu
ggf. nach 1–6 Jahren erneut impfen	

Video
→ S. 19, PagePlayer

6.1.12 Bakterielle Meningitis (Hirnhautentzündung)

ZNS
→ LF 3, S. 33

Definition: Entzündung der Hirn- und Rückenmarkhäute (Hüllen des ZNS)
Erreger: verschiedene Bakterien, nach Lebensalter und Vorerkrankungen z. B. Meningokokken (Typen A–C, W135 und Y), Pneumokokken, Hämophilus influenzae
Infektionsweg: Tröpfchen/aerogen bei engem Kontakt

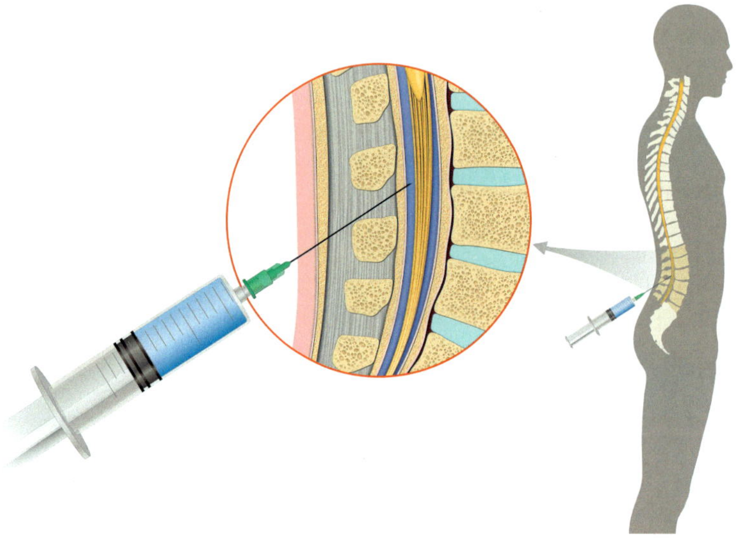

Abb. 1 Prinzip der Lumbalpunktion

Inkubationszeit: Bei Kontakt zu akut Erkrankten wenige Tage; viele Menschen tragen Meningokokken oder Pneumokokken in sich, ohne zu erkranken (symptomlose Träger). Was bei wenigen von ihnen die akute Krankheit auslöst, ist nicht bekannt.
Symptome und Komplikationen: allgemeines Unwohlsein, starke, rasch zunehmende Kopf- und Nackenschmerzen, Nackensteife, Bewusstlosigkeit, unbehandelt Tod innerhalb eines Tages
Diagnose: klinisch, Untersuchung von Liquor (Gehirnwasser) zum Erregernachweis
Therapie: sofortige Antibiotikatherapie per Infusion, ggf. Sauerstoffgabe/Beatmung in Narkose, ggf. Öffnung des Schädelknochens, damit die Schwellung der entzündeten Hirnhäute bzw. des Gehirns nicht zum Tode führt
Prävention: Meldepflicht; Impfung aller Kinder und immungeschwächter Personen gegen Pneumokokken und Meningokokken; Reiseimpfung für bestimmte Ziele, z. B. vor Pilgerreisen nach Mekka; enge Kontaktpersonen von akut Erkrankten erhalten vorbeugend Antibiotika und Impfungen.

Harnwegsinfektionen
→ LF 8, S. 335
Otitis media
→ LF 5, S. 300

Neben den in diesem Kapitel dargestellten bakteriellen Infektionskrankheiten finden Sie im Lernfeld 8 das Thema Harnwegsinfektionen und im Lernfeld 5 das Thema Otitis media (Mittelohrentzündung).

→ Terminologie: Bakterielle Infektionskrankheiten

Angina tonsillaris	Mandelentzündung; Tonsillitis
Antiemetikum	Arzneimittel gegen Übelkeit und Erbrechen
Arthritis	Gelenkentzündung
Borreliose	bakterielle Zeckenstichерkrankung
Bronchitis	Entzündung der Bronchien; erkennbar am Husten
Chlamydien	spezielle kleine, intrazellulär lebende Bakterien

Diphtherie	schwere bakterielle Atemwegserkrankung
E. coli	Escherichia coli (nach T. Escherich); Darmbakterium
Enteritis	Darmentzündung; Durchfallerkrankung
Erythema migrans	Wanderröte; typisches Hautsymptom der Borreliose
ETEC	enterotoxische E. coli; pathogene Darmbakterien; Enteritiserreger
Exsikkose	Austrocknung
Gastritis	Magenschleimhautentzündung
Gastroenteritis	Magen- und Darmentzündung
Meningitis	Hirnhautentzündung
MRSA	**m**ethicillin- bzw. **m**ultiresistenter **S**taphylococcus **a**ureus; Problemkeim
Myokarditis	Herzmuskelentzündung
Neuroborreliose	Borreliose des Nervensystems
neurologisch	1. das Nervensystem, 2. die Nervenheilkunde betreffend
Otitis media	Mittelohrentzündung
Pertussis, die	Keuchhusten
Pharyngitis	Rachenentzündung
Pneumonie	Lungenentzündung
Sanierung	Säuberung im hygienischen Sinne; Erregerentfernung
Scharlach	Streptokokkeninfektion mit typischem Hautausschlag
Sepsis	schweres fieberhaftes Krankheitsbild; sog. Blutvergiftung
Superinfektion	zusätzliche Infektion, z. B. bakterielle Infektion nach Viruskrankheit
Tdap (TDaP)	Impfstoff gegen Tetanus, Diphtherie und Pertussis
Tetanus	Wundstarrkrampf
Tonsillitis	Mandelentzündung; Angina tonsillaris
Tuberkulose	Infektionskrankheit v. a. der Lunge durch Mykobakterien

Aufgaben

1 Erklären Sie den Unterschied zwischen Angina tonsillaris und Scharlach.
2 Was unterscheidet die Impfstoffe D und d?
3 In welchen Fällen ist eine Simultanimpfung gegen Tetanus notwendig?
4 Wie viele Impfungen und welchen Impfstoff benötigt ein 40-Jähriger, der als Kind normal geimpft wurde, aber zuletzt mit 18 Jahren eine Tetanusimpfung (T) erhielt?
5 Geben Sie Risikofaktoren für eine bakterielle Pneumonie an.
6 Welche der in diesem Kapitel genannten bakteriellen Erreger können eine Pneumonie hervorrufen?
7 Wie können Neugeborene wirksam vor Pertussis geschützt werden?

6.2 Virale Infektionskrankheiten

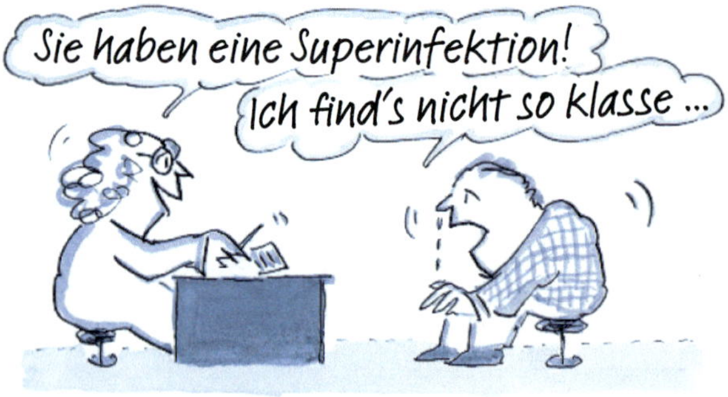

Auch Viruserkrankungen verlaufen mit Allgemeinsymptomen, Organsymptomen und Rekonvaleszenzphase. Nur wenige Viruskrankheiten, wie Lippenherpes, Windpocken und Gürtelrose, sind klinisch eindeutig zu diagnostizieren. Typisch für die häufigen Virusinfekte der Atemwege ist der gleichzeitige Befall aller Schleimhäute, weshalb bei Erkältungen die Nase läuft, der Hals kratzt, Husten und Ohrenschmerzen auftreten und die Augen gerötet sind. Virusinfektionen schaden den Epithelien und begünstigen Superinfektionen, d. h. zusätzliche bakterielle Infektionen erkrankter Schleimhäute. Die behandelnde Ärztin entscheidet nach klinischem Befund und ggf. Blutwerten wie Leukozytenzahl, CRP bzw. Procalcitonin, ob ein Antibiotikum gegen die bakterielle Superinfektion notwendig ist.

virale Leberentzündungen (Hepatitis A bis E)
→ LF 9, S. 443

6.2.1 Grippaler Infekt (Luftwegsinfekt, Erkältung)

Erreger: viele verschiedene Viren, z. B. Rhinoviren (wörtl.: Nasenviren)
Infektionsweg: aerogen/Tröpfchen/Gegenstände/Hände
Inkubationszeit: wenige Stunden bis Tage
Symptome: nach Allgemeinsymptomen (Krankheitsgefühl, Kopf- und Gliederschmerzen) Niesen, wässriger Schnupfen, Halsweh, Husten, ggf. Ohrenschmerzen, seltener Fieber
Diagnose: Klinisch; oft sind mehrere Kontaktpersonen betroffen.
Komplikationen: Superinfektion der viral geschädigten Schleimhäute
Therapie: Unterstützung der Selbstheilung durch Ruhe; ggf. lindernde Therapie (Tee, Lakritz- oder Halspastillen, Schmerz- und ggf. Hustenmittel)
Besonderheiten: Häufigste Infektionskrankheit; Immunität entsteht nur gegen das Virus der aktuell überstandenen Krankheit. Wegen der stetigen Veränderung der Viren sind häufige Neuerkrankungen möglich.

6.2.2 Virusgrippe (Influenza, echte Grippe)

jährliche Impfung im Herbst	
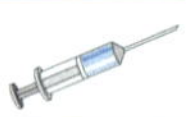	Vierfach-Impfstoff

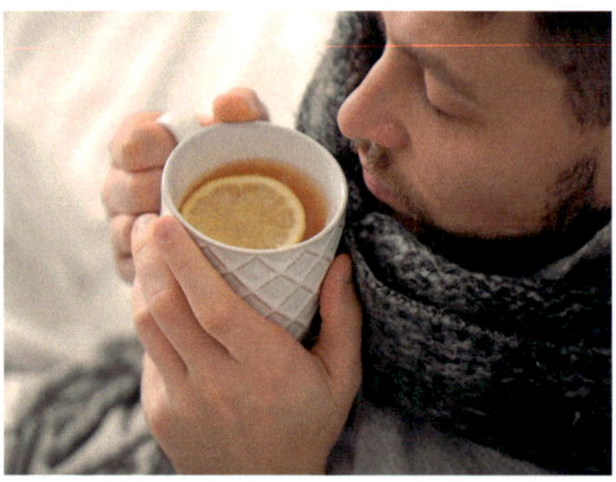

Erreger: Influenza-A-Virus, Influenza-B-Virus; A-Virusvarianten werden mit den Antigen-Abkürzungen H und N sowie Zahlen benannt, z. B. H1N1, H5N1.
Infektionsweg: aerogen/Tröpfchen/Gegenstände/Hände
Inkubationszeit: wenige Stunden bis Tage
Symptome: plötzlicher Beginn; starke Muskel-, Glieder- und Kopfschmerzen, trockener, schmerzhafter Husten, Pharyngitis, Fieber; ggf. wochenlange Abgeschlagenheit
Diagnose: Anamnese und klinisch; nur im Zweifelsfall Abstrich/PCR
Komplikationen: Pneumonie, Superinfektion, Herzinfarkt und Schlaganfall (10-faches Risiko); tödliche Verläufe treffen v. a. Schwangere, chronisch kranke und alte Menschen.
Therapie: Ruhe und ggf. lindernde Therapie; Virostatika direkt bei Erkrankungsbeginn für ungeimpfte Risikopersonen, Antibiotika bei Superinfektion
Prävention: Jährliche Grippeimpfung im Herbst mit saisonalem Impfstoff, hergestellt aus den vier aktuellen Virusstämmen der Welt. Empfohlen für alle Menschen ab 60, Schwangere, chronisch Kranke und ihre Kontaktpersonen sowie im Gesundheitswesen Tätigen. Händehygiene!
Besonderheit: Durch Veränderung der Virusantigene H und N sowie Antigenaustausch zwischen Influenzaviren von Mensch und Tier entstehen immer neue Grippeviren. Eine vollständige Immunität gegen alle möglichen Virustypen entsteht daher weder durch Erkrankung noch durch Impfung.

Video
→ S. 19, PagePlayer

Veränderung der Virusantigene
→ LF 3, S. 46

6.2.3 Covid-19

Erreger: SARS-CoV-2, ein Corona-Virus, das 2019 von China aus eine Pandemie, d. h. einen weltweiten Ausbruch, auslöste. **SARS** bedeutet **S**evere **A**cute **R**espiratory **S**yndrome (schweres akutes Atemwegssyndrom). Der Name Corona (lat. Krone) bezeichnet Viren, die im elektronenmikroskopischen Bild an einen Kranz bzw. an eine Krone erinnern (→ Abb. 1).

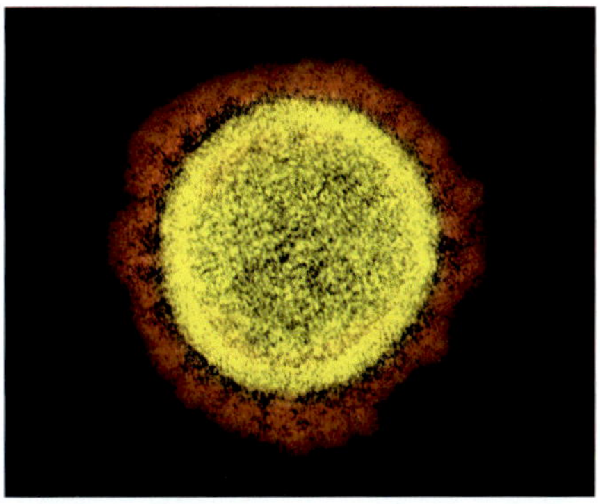

Abb. 1 Corona-Virus

Infektionswege und -risiken: Aerogen über Tröpfchen und Aerosole. Ein Aerosol ist ein Gemisch aus Luft und zerstäubtem Wasser, wie ein Nebel. Tröpfchen sind etwas größer als Aerosolteilchen. Sie sinken rasch aus der Luft auf den Boden, sodass sie v.a. beim Sprechen, Husten und Niesen bei geringem Abstand eingeatmet werden. Aerosol-Teilchen schweben lange in der Raumluft. Wird diese nicht ausgetauscht, werden die virushaltigen Teilchen unweigerlich eingeatmet. Darauf hat Abstandhalten kaum Einfluss. Fast alle der Infektionen entstehen durch Einatmen. Kontaktinfektionen über Hände, Flächen usw. sind sehr selten. In Situationen, in denen heftig geatmet wird, wie beim Singen, Schreien, Sport und körperlich anstrengender Arbeit, ist die Infektionsgefahr hoch. In Räumen ist sie ca. 20mal höher als draußen.

Die Infektiosität beginnt 1–2 Tage vor Symptombeginn und endet ca. 1 Woche danach. Auch symptomfreie Infizierte sind ansteckend. Kinder, Leichtkranke und Geimpfte sind weniger stark und lange ansteckend als ältere, übergewichtige und ungeimpfte Covid-Kranke.

Inkubationszeit: meistens 5–6 Tage, möglich sind 1–14 Tage

Symptome: Einige Infizierte sind symptomlos, v. a. Kinder und junge Menschen ohne Risikofaktoren. Die häufigsten Beschwerden sind Husten, Fieber, Abgeschlagenheit, verstopfte Nase und Schnupfen. Zu Beginn kommen Kopf- und Halsschmerzen und v. a. bei Kindern Übelkeit und Durchfall vor. Typisch und häufig ist ein plötzlich auftretender Geruchs- und Geschmacksverlust durch Befall der Riechnerven. In komplizierten Fällen kommt es zu Atemnot unterschiedlicher Schwere bis hin zum Ersticken. Hautausschläge sind möglich. Da das Entzündungsgeschehen die Blutgerinnung aktiviert, treten Thrombosen und in deren Folge Embolien auf.

Thrombose und Embolie
→ LF 5, S. 274

Diagnose: Am sichersten ist der Nachweis durch PCR aus Rachen- und Nasenabstrich, bei Pneumonie auch aus Bronchialflüssigkeit. Antikörpernachweise im Blut können für ca. 6 Monate nach der Krankheit eine durchgemachte Infektion belegen. Schnelltests, sog. PoC-Tests (Point of Care, also direkt vor Ort), weisen nur Antigen nach (keine RNA) und sind weniger verlässlich als die PCR. Deshalb wird ein positives Schnelltestergebnis oft durch eine PCR bestätigt. Schnelltests fallen gelegentlich falsch positiv aus, PCR-Tests nicht. Falsch negative Testergebnisse entstehen vor allem bei falscher Probennahme. Zu Beginn der Krankheit befinden sich die Viren im Inneren der Schleimhautzellen. Dann kann der Test nur positiv ausfallen, wenn man beim Abstreichen stark über die Schleimhaut reibt. Sog. Lollytests oder Abstriche aus dem Nasenvorhof sind daher vor allem zu Krankheitsbeginn weniger verlässlich als korrekt gewonnene Rachenabstriche.

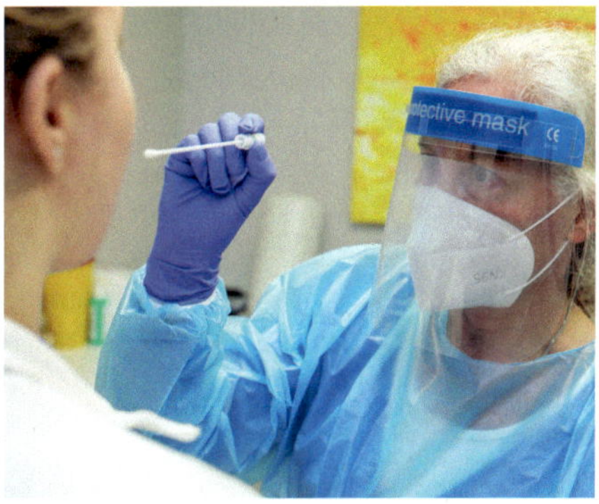

Abb. 2 Die Gewinnung des Rachenabstrichs wird mit persönlicher Schutzausrüstung durchgeführt.

1. Impfung in der Regel mRNA, Dosis altersabhängig, Zulassung 6 Monaten bei Risiko/Grundkrankheit	
	Covid-19
2. Impfung	
	nach 3–4 Wochen
3. Impfung	
	nach 3 Monaten
4. und weitere Impfungen für Risikogruppen: ab 60 J., bei Immunschwäche und Grundkrankheit ab 6 Monaten, medizinisches + pflegerisches Personal	
	jeden Herbst

Komplikationen: Langwieriger Verlauf über ≥ 4 Wochen = Long-Covid-Syndrom, lange anhaltende Schwäche = Post-Covid-Syndrom, Pneumonie, Tod durch Lungen- oder Herzversagen, bleibende Nervenschäden, Lungenfibrose (Ersatz von Lungengewebe durch Bindegewebe), Thrombosen und Lungenembolien. Das Lungenversagen **ARDS** (**A**cute **R**espiratory **D**istress **S**yndrome, akutes Atemnotsyndrom) ist bei Covid-19 besonders häufig. Die Wahrscheinlichkeit eines tödlichen Verlaufs steigt mit dem Alter an. Patienten mit Post-Covid-Syndrom leiden häufig unter Depressionen und Angststörungen. **Risikofaktoren:** Alter ≥ 50 Jahre, Adipositas, schlecht eingestellter Diabetes mellitus, Herz-, Lungen- und weitere schwere Grundkrankheiten, Immunschwäche durch Krankheit oder Medikamente, Schwangerschaft, Alkoholmissbrauch, Rauchen. Männer erkranken oft schwerer als Frauen. Grundkrankheiten, z. B. Asthma, sollten weiter so gut wie möglich behandelt werden.

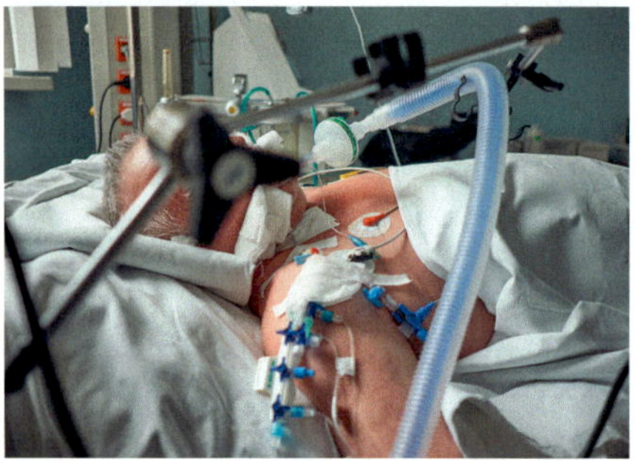

Abb. 1 Maschinell beatmeter Patient

Therapie: Viele Patienten entwickeln Infektasthma und benötigen Budesonid und Salbutamol zur Inhalation. Risikopatienten erhalten Antikörperpräparate und/oder spezielle Virostatika. Komplikationen wie ARDS bei Erwachsenen und spezielle Autoimmunerscheinungen bei Kindern entstehen durch eine Überaktivität des Immunsystems. Daher wurde das Immunsuppressivum Dexamethason vorsichtig dosiert gegeben. Auch hier sind der Anwendungszeitpunkt und die richtige Dosis noch Gegenstand von Studien. Bei Sauerstoffmangel kann eine O_2-Gabe über eine Maske oder auch eine maschinelle Beatmung notwendig sein (→ Abb. 1). Zur Thrombosevorbeugung werden Antikoagulanzien wie Heparin eingesetzt. Eine spezifische Therapie für Post-Covid ist noch nicht bekannt.

Prävention: 1. Impfung

Die gebräuchlichen mRNA-Impfstoffe von Biontech-Pfizer und Moderna schützen mit drei Impfungen vor schwerem Verlauf. In den ersten drei Monaten nach vollständiger Immunisierung ist auch der Ansteckungs- und Verbreitungsschutz durch Schleimhaut-Antikörper recht gut. Nachdem viele Menschen geimpft wurden und/oder erkrankt waren, ist eine gewisse Herdenimmunität entstanden. Diese lässt mit der Zeit nach. Die STIKO empfiehlt daher eine jährliche Impfung für Menschen mit hohem Ansteckungs-, Erkrankungs- und Verbreitungsrisiko: Schwangere, chronisch Kranke, Menschen ab 60, Pflegebedürftige, medizinisches und pflegerisches Personal. Die Zielgruppe entspricht der für die Grippeimpfung.

2. Allgemeinmaßnahmen

Die Verbreitung der Viren kann durch Maskentragen und Abstandsregeln vermindert und verlangsamt werden. Dabei bieten richtig angelegte FFP2-Masken einen guten Eigen- und Fremdschutz.

Ähnlich gefährlich wie SARS-CoV-2 und Influenzaviren sind **RS-Viren (RSV)**. Das respiratoische **S**ynzytial-**V**irus greift die Atemwegsschleimhäute stark an. Es bewirkt unnatürliche Zellverbände in den Epithelien, sog. Synzytien. Daher bestehen oft wochen- bis monatelang Symptome wie starker Husten. Früh- und Neugeborene sowie Säuglinge erkranken oft an lebensbedrohlicher Pneumonie. RSV-Impfstoffe sind in Vorbereitung.

Besonderheiten: Covid-19 ist eine sog. **New Emerging Disease**, also eine neu beim Menschen auftretende Krankheit. Im Tierreich gibt es viele Erreger, die für Menschen pathogen sind. Bekannte Beispiele neuer Krankheiten sind Aids, Ebola, Schweine- und Vogelgrippe. Die Corona-Krise, eine neue und komplizierte weltweite Situation, ist eine große psychische Belastung für die Menschen. Dies macht viele seelisch und wirtschaftlich Überforderte für vereinfachte Welt-Erklärungen wie Verschwörungsmythen anfällig.

Antikoagulanzien
→ LF 4, S. 188
Herdenimmunität
→ LF 3, S. 93

Verlässliche, umfassende und stets auf dem aktuellen Stand befindliche Informationsquellen zu Covid-19 finden Sie unter:
www.rki.de
www.bzga.de

Podcast „Das Corona-Virus-Update" als Audio und Text mit Glossar
www.ndr.de

6.2.4 Mononukleose (Pfeiffersches Drüsenfieber)

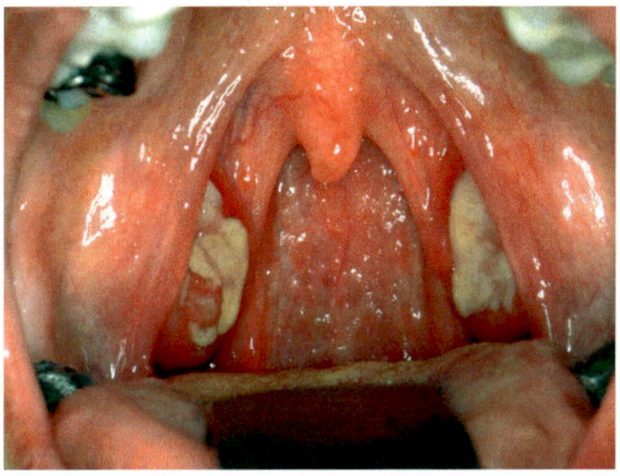

Abb. 1 Angina tonsillaris bei Mononukleose

Erreger: Epstein-Barr-Virus (EBV)
Infektionsweg: Tröpfchen/Speichel, nur bei engem Kontakt
Inkubationszeit: 1–3 Wochen
Symptome: starke Mandelentzündung mit eitrig aussehenden Belägen, große Müdigkeit, Lymphknotenschwellungen an vielen Körperstellen, ggf. Leber- und Milzschwellung
Diagnose: klinisch, EBV-Schnelltest im Labor, ggf. Serologie
Komplikationen: Leberbefall **(Hepatitis)** ist häufig und führt zu extremer Müdigkeit über Wochen bis Monate.
Therapie: Da keine spezifische Therapie existiert, körperliche Schonung bis zur spontanen Besserung, bei Hepatitis bis zur Normalisierung der Leberwerte.
Besonderheiten: Da die Infektion intensiven Kontakt erfordert, wird sie auch Kusskrankheit genannt. Betroffene scheiden monatelang Viren aus, jedoch mit Besserung des Allgemeinzustandes immer weniger. Es entsteht lebenslange Immunität.

Leberwerte
→ LF 9, S. 410

Wegen der eitrig aussehenden Angina wird die Mononukleose oft anfangs mit Antibiotika behandelt. Wenn diese nicht helfen, wird die EBV-Infektion mit Labortests festgestellt. Das Antibiotikum Amoxicillin löst bei 95 % der Mononukleosekranken einen heftigen (nicht allergischen) Hautausschlag aus und sollte daher bei Angina nicht verordnet werden.

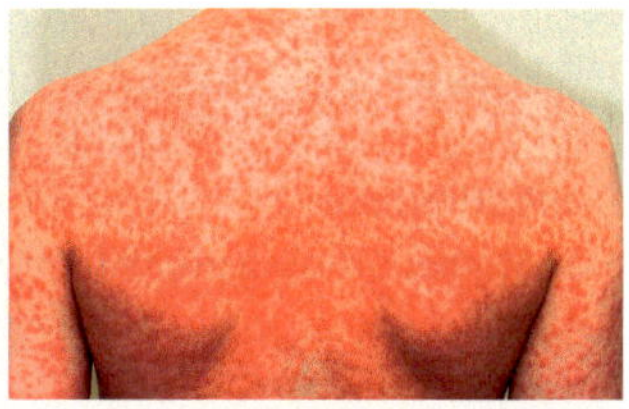

Abb. 2 Masernartiger Hautausschlag

6.2.5 Masern

Erreger: Masernvirus
Infektionsweg: Tröpfchen/aerogen (hochinfektiös)
Inkubationszeit: 8–14 Tage
Symptome: zunächst Fieber, Husten und **Konjunktivitis** (Bindehautentzündung) sowie weißliche, sog. Koplik-Flecken an der Wangenschleimhaut; nach 2 fieberfreien Tagen erneut Temperaturanstieg und **Exanthem** (Hautausschlag), am Kopf beginnend, hellrot, mit „zusammenfließenden" Flecken
Diagnose: klinisch
Komplikationen: Otitis media, Pneumonie; **Enzephalitis** (Gehirnentzündung), die zu schweren Hirnschäden und zum Tode führen kann; sechswöchige Immunschwäche nach überstandenen Masern mit großer Gefahr bakterieller Infektionen
Therapie: symptomatisch, u. a. Bettruhe, ggf. Hustenstiller
Prävention: Meldepflicht. Die zweimalige Lebendimpfung im 2. Lebensjahr (**MMR** = gegen Masern, Mumps und Röteln ggf. kombiniert mit Varizellen-Impfstoff = **MMR+V**) ergibt meist lebenslangen Schutz. Da die Impfviren vermehrungsfähig sind, können nach ca. 1 Woche (wie nach einer Inkubationszeit) Nebenwirkungen wie leichtes Fieber oder Hautausschlag auftreten. Der Impfling wird nicht infektiös. Keine Lebendimpfung in der Schwangerschaft. Seit 2020 ist das Masernschutzgesetz in Kraft. Es schreibt für den medizinischen Bereich und in Gemeinschaftseinrichtungen lebende, betreute und tätige Menschen ab 1 Jahr eine, ab 2 Jahren zwei Masernimpfungen vor. Die Immunität kann auch mit einem Masern-Antikörpertest nachgewiesen werden. Bis 1970 Geborene gelten als immun und müssen keine Impfung nachweisen.

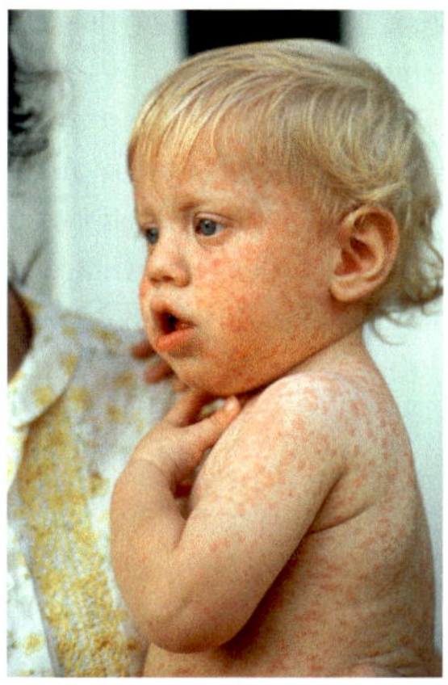

Abb. 3 Kind mit Masern

1. Impfung (12.–15. Monat)	
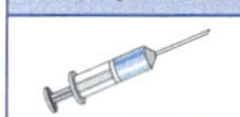	MMR+V
2. Impfung (16.–24. Monat)	
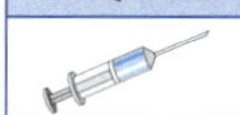	MMRV
einmal, nicht oder fraglich Geimpfte Jahrgang 1971 und jünger erhalten einmalig	
MMR	

Informationen zum Masernschutzgesetz:
www.bundesgesundheitsministerium.de/impfpflicht

1. Impfung (12.–15. Monat)	
	MMR+V
2. Impfung (16.–24. Monat)	
	MMRV
einmal, nicht oder fraglich Geimpfte Jahrgang 1971 und jünger erhalten einmalig	
MMR	

6.2.6 Mumps (Parotitis epidemica)

Erreger: Mumpsvirus
Infektionsweg: Tröpfchen/aerogen
Inkubationszeit: 14–21 Tage
Symptome: Allgemeinsymptome, Ohrspeicheldrüsenschwellung (**Parotitis**)
Diagnose: klinisch
Komplikationen: Meningitis; bei 25 % der erkrankten Jungen **Orchitis** (Hodenentzündung) mit der Folge lebenslanger Unfruchtbarkeit
Therapie: Symptomatisch; es gibt keine spezifische Therapie.
Prävention: MMR(+)V-Impfung; s. Masern; Meldepflicht

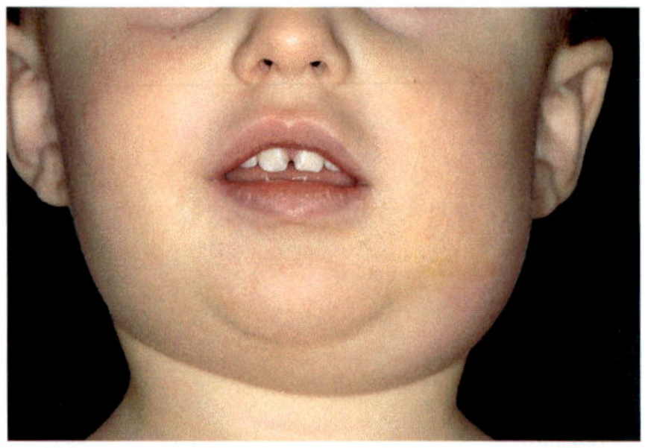

Abb. 1 Schwellung der linken Ohrspeicheldrüse

Besonderheiten: Die erste Impfung erfolgt mit MMR- und Varizellenimpfstoff getrennt, die zweite als kombinierte MMRV-Impfung laut Empfehlung des Robert Koch-Instituts (wegen des Verdachts auf vermehrte Fieberkrämpfe bei Erstgabe als Vierfachimpfung).

1. Impfung (12.–15. Monat)	
	MMR+V
2. Impfung (16.–24. Monat)	
	MMRV
einmal, nicht oder fraglich Geimpfte Jahrgang 1971 und jünger erhalten einmalig	
MMR	

6.2.7 Röteln (Rubella; Rubeola)

Erreger: Rötelnvirus
Infektionsweg: Tröpfchen/aerogen sowie von der Mutter auf das ungeborene Kind
Inkubationszeit: 14–21 Tage
Symptome: oft asymptomatisch; leichtes Fieber; Lymphknotenschwellungen; tastbarer rötlicher Ausschlag
Diagnose: klinisch; Nachweis durchgemachter Krankheit, d. h. Immunität durch Serologie
Komplikationen: Röteln in der Frühschwangerschaft stören die Entwicklung u. a. von Gehirn, Auge und Ohr; dies nennt sich Röteln-**Embryopathie**.
Therapie: nicht möglich

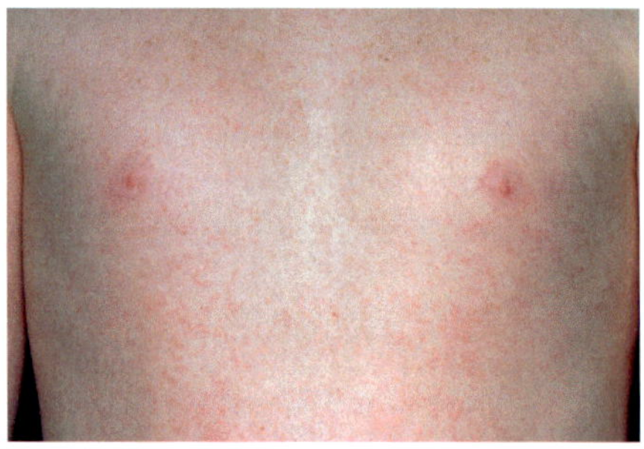

Abb. 2 Exanthem bei Röteln

Besonderheit: Impfung aller Kinder, da asymptomatisch erkrankte Kinder Schwangere anstecken können. Die Immunität bzw. zweimalig erfolgte Impfung sollte bei Kinderwunsch überprüft werden. Nach der Lebendimpfung sollte 1 Monat lang verhütet werden. Eine versehentliche MMR-Impfung bei (unerkannter) Schwangerschaft ist kein Grund zum Abbruch.
Prävention: MMR(+)V-Impfung; s. Masern; Meldepflicht

Ringelröteln ... sind nicht mit Röteln verwandt; es handelt sich um eine eigenständige Viruserkrankung durch das Parvovirus B19, die ebenfalls Ungeborene gefährdet; eine Impfung existiert nicht.

1. Rotavirus-Schluckimpfung (6–8 Wochen)
2. und ggf. 3. Rotavirus-Schluckimpfung (3–4 Monate)

Therapie Gastroenteritis
→ LF 9, S. 423

6.2.8 Virale Gastroenteritis

Erreger: Zahlreiche Viren; am virulentesten sind Noro- und Rotaviren.
Infektionsweg: Lebensmittel/aerogen/Hände
Diagnose: Erregernachweis mit PCR (Stuhlprobe); bei Ausbrüchen klinisch
Symptome, Therapie und Prävention: Siehe bakterielle Gastroenteritis und Diät; gegen Rotaviren gibt es eine zwei- bis dreimalige Lebend-Schluckimpfung für Säuglinge; Meldepflicht für Noro- und Rotaviren.

6.2.9 Varizellen (Windpocken) und Herpes zoster (Gürtelrose)

Erreger: Varicella-Zoster-Virus (VZV)
Infektionsweg: Tröpfchen/aerogen; hochinfektiös
Inkubationszeit: 14–21 Tage
Symptome: bei Varizellen Allgemeinsymptome, dann typischer, vom Kopf ausgehender, stark juckender Bläschenausschlag, der 5 Tage lang zunimmt und nur langsam abheilt; Narbenbildung durch Aufkratzen
Diagnose: klinisch
Komplikationen: Gefahr für das Ungeborene bei Infektion einer Schwangeren; v. a. bei Erwachsenen lebensbedrohliche Pneumonie und Enzephalitis; schwerer Verlauf bei Neurodermitis oder Immunschwäche
Therapie: symptomatisch Juckreiz stillende Medikamente; bei Immunschwäche und Komplikationen Virostatikum (z. B. Aciclovir)

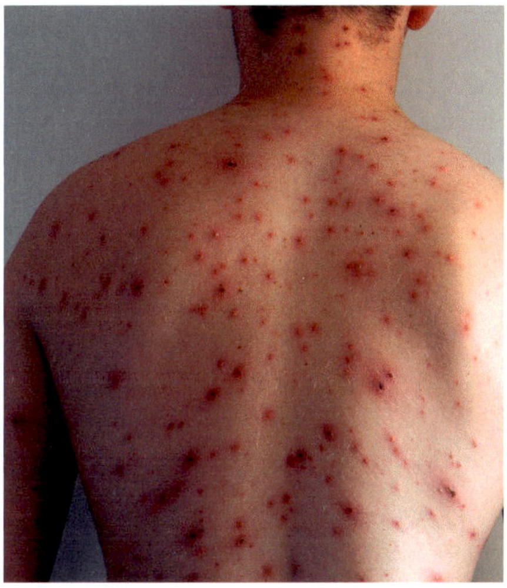

Abb. 1 Windpocken

1. Impfung (12.–15. Monat)	
	MMR+V
2. Impfung (16.–24. Monat)	
	MMRV

1. Impfung (Standard ab 60 Jahren)	
	Herpes zoster
2. Impfung (2–6 Monate später)	
	Herpes zoster

Prävention: Impfung (MMRV bzw. nur V); die Herpes-zoster-Impfung ist Standard ab 60 Jahren, bei Immunschwäche usw. auch für Jüngere zugelassen. Meldepflicht für Varizellen.
Besonderheit: Nach der Erstinfektion mit Varizellen bleibt das VZV lebenslang in einem Nervenknoten nahe dem Rückenmark. Dies nennt sich **latente** (wartende) **Infektion**. Von dort kann es bei Abwehrschwäche (Stress, Krebs, Medikamente, hohes Alter usw.) ausbrechen und entlang des befallenen Nervs einen varizellenähnlichen Ausschlag sowie starke Nervenschmerzen erzeugen. Da sich der Ausschlag entlang eines Rückenmarknervs gürtelförmig ausbreitet, heißt die Krankheit **Gürtelrose**. Alte und immunschwache Menschen erhalten stets Virostatika zum Schutz vor langwierigen Nervenschmerzen, der **Post-Zoster-Neuralgie**.

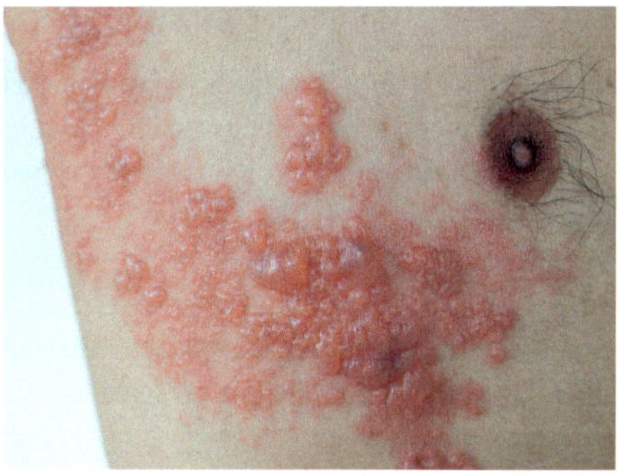

Abb. 2 Gürtelrose am Rumpf

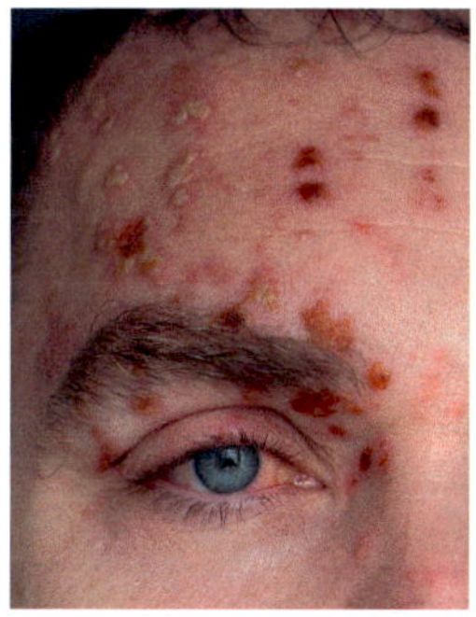

Abb. 3 Gürtelrose (Gesicht)

6.2.10 Herpes simplex

Erreger: Herpes-simplex-Virus (HSV); wörtl.: einfaches Herpesvirus
Infektionsweg: Tröpfchen bei engem Kontakt, Speichel (Küssen), sexuell
Inkubationszeit: wenige Tage bis Jahre
Symptome: Herpes-simplex-Viren können mehrere Krankheiten hervorrufen: 1. bei Erstinfektion einen schweren Befall der Mundschleimhaut (Stomatitis aphthosa = Mundfäule), 2. wiederkehrenden Lippenherpes, 3. wiederkehrenden Genitalherpes mit Bläschen und Schmerzen im Genitalbereich. Herpes führt wie VZV zur latenten Infektion, d. h., die Viren bleiben lebenslang im Körper und erzeugen immer wieder Symptome.
Diagnose: klinisch
Komplikationen: schwerer Befall bei Neurodermitis; Enzephalitis
Therapie: heilungsfördernde Lokaltherapie; bei schweren Symptomen systemisches Virostatikum (Aciclovir)
Prävention: Bei Genitalherpes Verzicht auf häufigen Partnerwechsel. Mit Lippenherpes sind fast 100 % aller Erwachsenen infiziert; nur bei bekanntem Auslöser und schwerer Symptomatik vorbeugende Aciclovireinnahme.

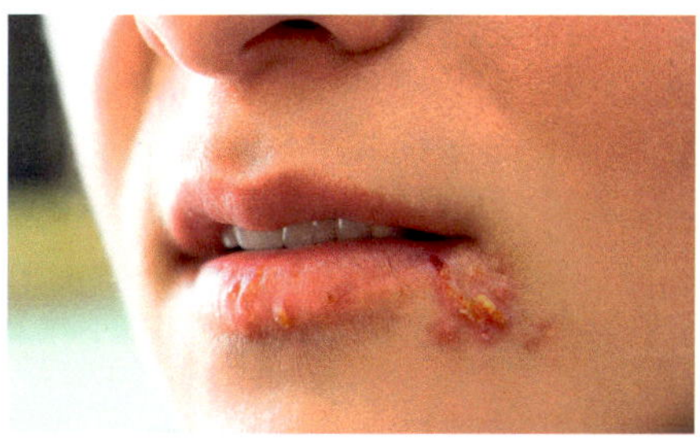

Abb. 4 Lippenherpes

1. Impfung (2 Monate)	
	IPV
2. Impfung (4 Monate)	
	IPV
3. Impfung (11 Monate)	
	IPV
1. Auffrischung (ab 9 Jahren)	
	(Tdap) IPV
weitere Auffrischungen nur vor Reisen in Risikogebiete	
	(Tdap) IPV

6.2.11 Poliomyelitis (Polio; Kinderlähmung)

Erreger: Poliomyelitisviren Typen I, II und III
Infektionsweg: fäkal-oral
Inkubationszeit: 3–6 Tage; Virusausscheidung wochenlang mit dem Stuhl
Symptome: oft symptomlos; meistens nur Allgemeinsymptome und Durchfall; bei ca. jedem 1 000. infizierten Menschen bleibende Lähmung durch Zerstörung **motorischer** Nerven (Nerven, die Bewegungsbefehle des ZNS an Muskeln weiterleiten) im Rückenmark
Diagnose: klinisch; PCR aus Stuhl/Liquor (Gehirnwasser/Nervenwasser)
Komplikationen: bleibende Lähmung; bei Atemmuskelbefall maschinelle Beatmung; lebenslanges Fortschreiten der Krankheit (Post-Polio-Syndrom)
Prävention: Impfung ab dem Säuglingsalter; Meldepflicht

Alle sog. Kinderkrankheiten, auch die „Kinderlähmung", heißen so, weil sie vor der Einführung von Impfstoffen so häufig waren, dass alle außer Kindern schon immun (und ggf. auch gelähmt) waren. Bis 1998 gab es die Schluckimpfung mit abgeschwächten, lebenden Impfviren Typ I, Typ II und Typ III. Da immer wieder Immungeschwächte durch Impfviren erkrankten, wird in Deutschland nur noch die inaktivierte Polio-Vakzine (IPV; Polio-Totimpfstoff) eingesetzt.

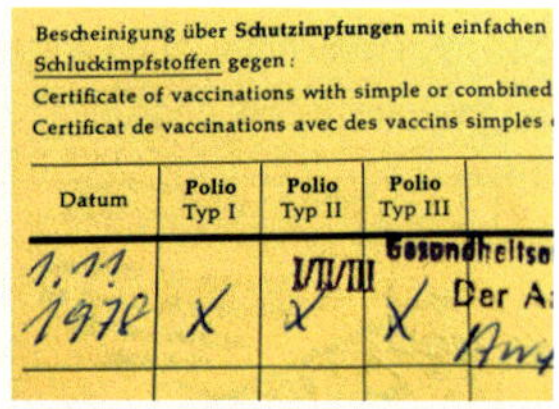

Abb. 1 Impfbucheintrag einer Polio-Schluckimpfung

1. Impfung	
	FSME
2. Impfung (nach 1–3 Monaten)	
	FSME
3. Impfung (nach 6–12 Monaten)	
	FSME
Auffrischungen (nach jeweils 3–5 Jahren)	

6.2.12 Frühsommer-Meningoenzephalitis (FSME)

Erreger: FSME-Virus; das Virus ist weitverbreitet und in Risikogebieten besonders häufig vorhanden.
Infektionsweg: perkutan durch Zeckenstich im Risikogebiet
Inkubationszeit: 7–14 Tage
Symptome: Erst grippale Symptome, nach fieberfreien Tagen erneut Temperaturanstieg und schweres Krankheitsbild mit Enzephalitis. Nur wenige Infizierte erkranken (Risikofaktor: Alter über 60), ein kleiner Anteil davon schwer.
Diagnose: klinisch, Serologie
Komplikationen: Meningoenzephalitis (Entzündung von Gehirn und Hirnhäuten), ggf. bleibende Schäden oder Tod
Therapie: keine spezifische Therapie möglich

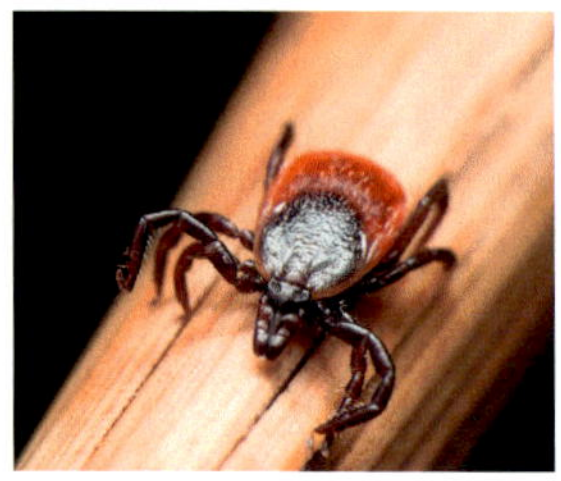

Abb. 2 Zecken können das FSME-Virus beim Stechen übertragen.

Gefahr durch Zecken
Mögliche Erkrankungen nach einem Zeckenbiss

vollgesogene Zecke

	Frühsommer-Meningoenzephalitis (FSME)	Lyme-Borreliose (LB)
Wo	vor allem in Bayern und Baden-Württemberg	deutschlandweit
Erreger	Viren	Bakterien
Impfung	möglich	nicht möglich
mögl. Folgen	grippeähnliche Symptome, Hirnhautentzündung	grippeähnliche Symptome, dauerhafte Schäden wie Arthritis
mögl. Therapie	nicht möglich, nur Behandlung einzelner Beschwerden	Antibiotika
mögl. Vorbeugung*	lange Kleidung tragen, gegebenenfalls Hose in die Socken stecken, hohes Gras meiden und anschließend Körper absuchen	

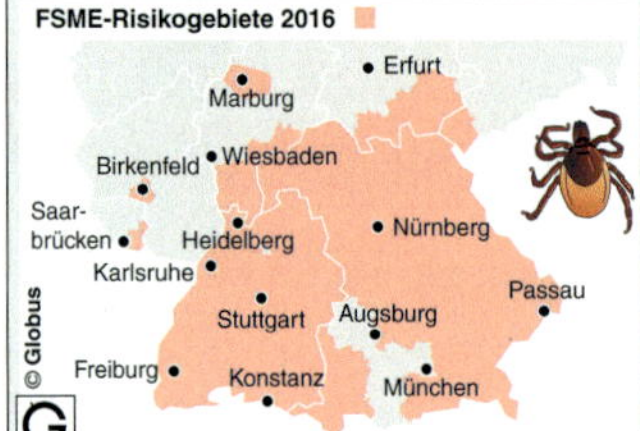

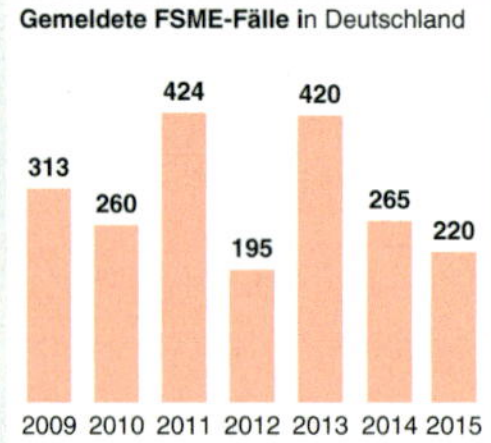

© Globus 11009 *bei Aufenthalt im Grünen, z.B. im Wald oder auf Wiesen Stand Mai 2016 Quelle: Robert Koch-Institut

Prävention: Impfung; Meldepflicht; Schutz vor Zeckenstichen durch Kleidung und Repellents (Zecken abwehrende Kosmetika)
Besonderheiten: Gegen die viel häufigere bakterielle Zeckenstichinfektion Borreliose und gegen Zeckenstiche gibt es keine Impfung. Der Begriff „Zeckenimpfung" ist daher falsch.

6.2.13 HIV-Infektion und Aids (AIDS)

Erreger: **H**umanes **I**mmunschwäche-**V**irus (**HIV**; es gibt mehrere Typen); HIV ist ein Retrovirus, d. h., es baut seine Erbsubstanz in die DNA der befallenen Zellen ein.

Infektionsweg: Sexuell, über Blutprodukte, perkutan (z. B. unsterile Instrumente, etwa bei Tätowierung, Piercing, Friseur, Rasur), vertikal (von der Mutter zum Kind bei der Geburt) oder durch Stillen. Küssen, Mückenstiche, Händedruck usw. gelten als sicher.

Inkubationszeit: Nach 2–6 Wochen ggf. akute HIV-Krankheit; Ausbruch der Immunschwäche Aids je nach Gesundheitszustand, Infektionen und Therapie nach Monaten bis Jahrzehnten. HIV befällt das Immunsystem und führt zum Verlust von T-Helferzellen.

Symptome: akute HIV-Krankheit mit mononukleoseähnlichen Symptomen; später an vielen Stellen Lymphknotenschwellungen, dann opportunistische Infektionen, d. h. **Aids-Related Complex**, fortschreitende Immunschwäche bis zum Vollbild **Aids** (**A**cquired **I**mmuno**d**eficiency **S**yndrome): Zusammenbruch der Immunabwehr, Gewichtsverlust und Tod

Diagnose: Der HIV-Test weist Antikörper und das p24-Antigen des HI-Virus nach und fällt frühestens 6–12 Wochen nach einer Infektion positiv aus. Dann ist die Infektion bewiesen. Jedes positive Ergebnis wird im Labor mit Bestätigungstests genau geprüft. Früher als der Antikörpertest (der übliche HIV-Test) kann der Nachweis von Virus-Genmaterial durch PCR positiv sein; ggf. schon vier Wochen nach der Infektion. Die Stadien der Lymphknotenschwellungen, ARC und Aids werden klinisch und nach der T-Helferzellzahl diagnostiziert.

Komplikationen: Therapieversagen durch Resistenz der Viren, opportunistische Infektionen, die schwer therapiebar sind und zum Tode führen können

Therapie: spezielle Virostatika, die sog. antiretrovirale Therapie (ART); die Therapie muss lebenslang gut überwacht werden (Resistenzen, Nebenwirkungen). Gezielte Therapie weiterer Infektionen.

Prävention: Safer Sex (Kondome usw.), Testung von Blutprodukten (möglichst Verzicht auf Blutprodukte), Betreuung der Infizierten. Die Infektion des Kindes bei der Geburt kann medikamentös verhindert werden. Bei wahrscheinlicher Infektion, z. B. nach Nadelstichunfall, kann eine medikamentöse **Postexpositionsprophylaxe (PEP)** die Erkrankung ggf. verhindern. Die dauerhafte präventive Virostatikaeinnahme **(Präexpositionsprophylaxe, PrEP)** ist v. a. bei riskantem Sexualverhalten möglich.

T-Helferzellen
→ LF 3, S. 38

opportunistische Infektionen
→ LF 3, S. 47

Materialien und Informationen zur Aids-Prävention: www.liebesleben.de
Weitergehende Informationen: www.aidshilfe.de

Klinischer Verlauf nach HIV-Infektion

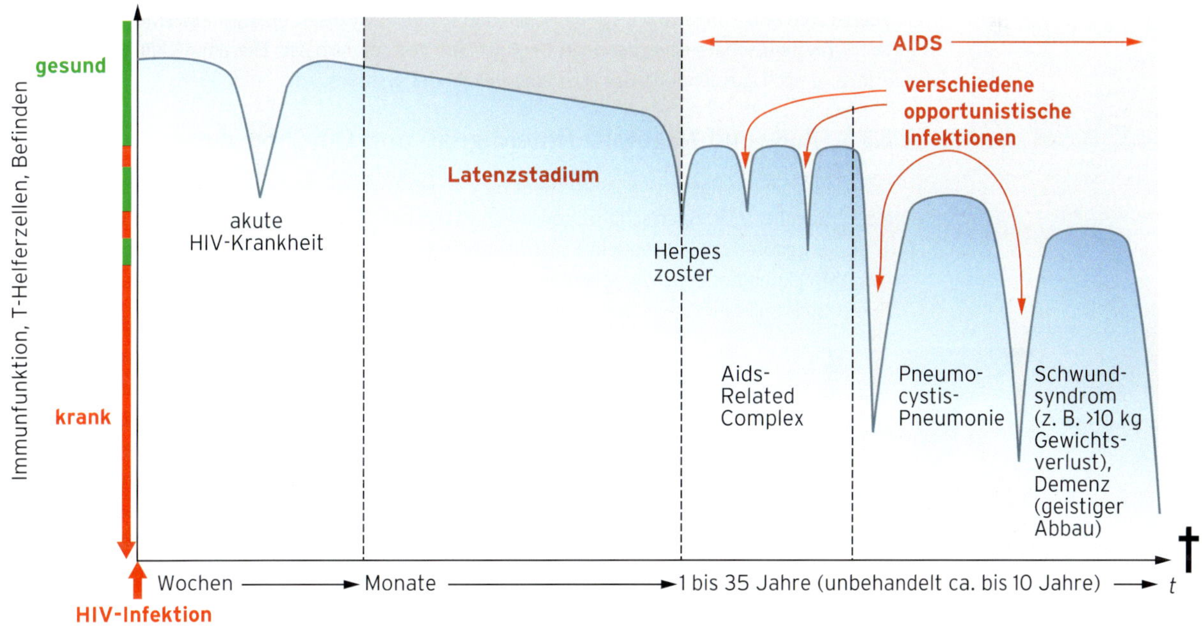

Die ebenfalls viral bedingten Leberentzündungen Hepatitis A bis E finden Sie im Lernfeld 9.

Hepatitis A bis E
→ LF 9, S. 443

6.3 Pilzinfektionen (Mykosen)

Eine Pilzerkrankung (Mykose) liegt vor, wenn pathogene Pilze eine Infektionskrankheit auslösen. Haut und Schleimhäute jedes Menschen sind mit Pilzen besiedelt, was nicht krankhaft ist. Erst bei Symptomen liegt eine Krankheit vor.

6.3.1 Haut- und Schleimhautmykosen

Viele Pilze sind opportunistische Erreger. Sie lieben Wärme und Feuchtigkeit und befallen Stellen, an denen sie diese Bedingungen vorfinden: Zehenzwischenräume, tiefe Hautfalten, Mund und Genitalbereich. Da Pilze Zucker lieben, haben Diabetiker mit ihrem zuckerreichen Gewebe oft Mykosen. Bei Immunschwäche treten Pilzkrankheiten häufiger und ausgedehnter auf.

6.3.2 Soor

Soor (sprich: „So-or") ist ein pelzartiger, weißer Hefepilzbefall auf Schleimhäuten. Er kommt häufig im Mundraum (z. B. auf der Zunge) vor.
Zu den Risikofaktoren gehören:

- Antibiotikatherapien
- (falsch durchgeführte) Cortisoninhalation bei Asthma
- altersbedingte Immunschwäche (bei Säuglingen und im Alter)

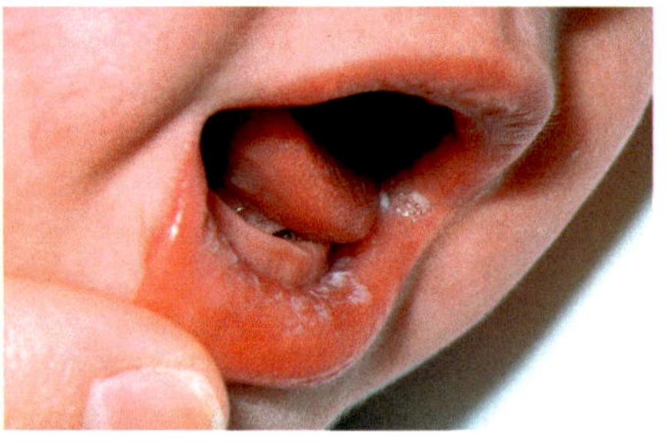

Abb. 1 Mundsoor beim Säugling

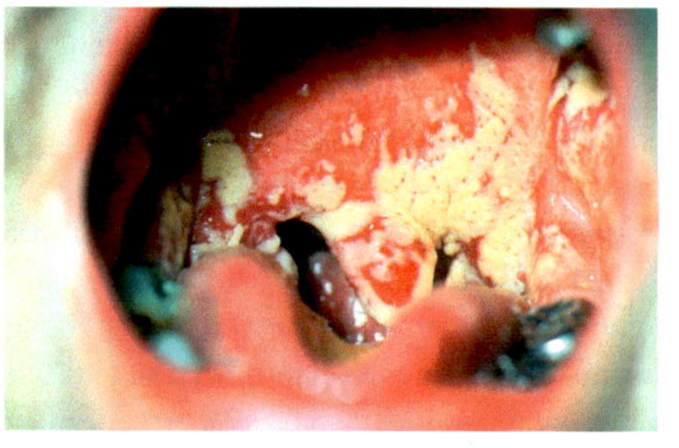

Abb. 2 Mundsoor beim älteren Menschen

Bei Aids, schwerer Krebserkrankung, hochdosierter Cortisontherapie usw. entstehen Mykosen in Speiseröhre und Lunge sowie systemische (Ganzkörper-)Mykosen bis zur Pilzsepsis. Die Hormone der Schwangerschaft bzw. der Pille begünstigen Vaginalmykosen. Die antimykotische Therapie erfolgt je nach Ausdehnung des Pilzbefalls lokal oder systemisch.

6.3.3 Fuß- und Nagelpilz (Interdigital- und Onychomykose)

Fußpilz ist die häufigste Mykose; sie liegt bei ca. jedem dritten erwachsenen Menschen vor. Luftdichte Schuhe, z. B. Sportschuhe, sowie Schwitzen begünstigen Fußmykosen. Zur erfolgreichen Therapie gehören die konsequente Desinfektion und das Trockenhalten der Schuhe und Strümpfe. Das Abtrocknen der Zehenzwischenräume nach dem Duschen, Schwimmen usw. ist die wichtigste Präventionsmaßnahme.

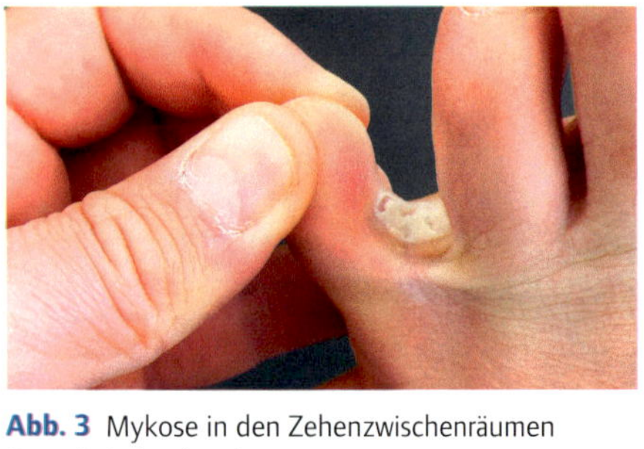

Abb. 3 Mykose in den Zehenzwischenräumen (Interdigitalmykose)

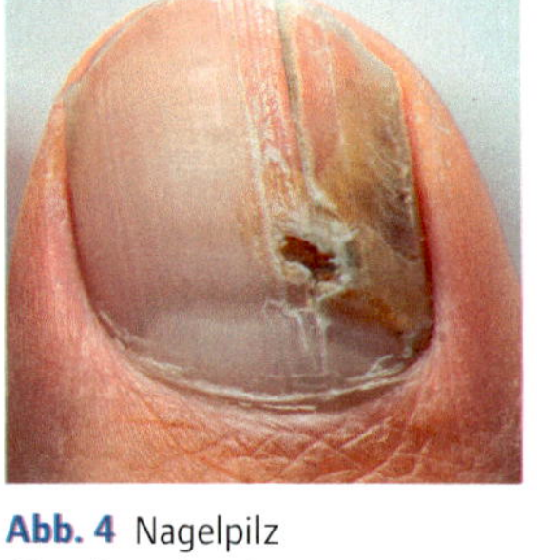

Abb. 4 Nagelpilz (Onychomykose)

Bei Befall der Finger- bzw. Fußnägel ist das Abtragen der befallenen Nagelsubstanz ebenso wichtig wie die konsequente Lokaltherapie über Wochen bis Monate. Bei Befall mehrerer Nägel hat eine systemische Therapie mehr Erfolg. Wiederholte (auch unbemerkte) Verletzungen beim Joggen, Fußball usw. begünstigen Nagelpilz ebenso wie Durchblutungsstörungen durch Rauchen bzw. Gefäßverengung.

6.4 Erkrankungen durch Protozoen

6.4.1 Tropenkrankheiten

Protozoeninfektionen sind überwiegend Tropenkrankheiten, die Menschen von Fernreisen mitbringen. Beispiele hierfür sind Malaria, die durch Mücken übertragen wird, sowie Giardiasis und Amöbenruhr. Bei Letzteren handelt es sich um langwierige Durchfallerkrankungen. Ein hoher Hygienestandard (saubere Nahrung und Trinkwasser) schützt vor vielen Protozoen. Zur Prävention der Malaria dienen Mückenschutz und spezielle Medikamente.

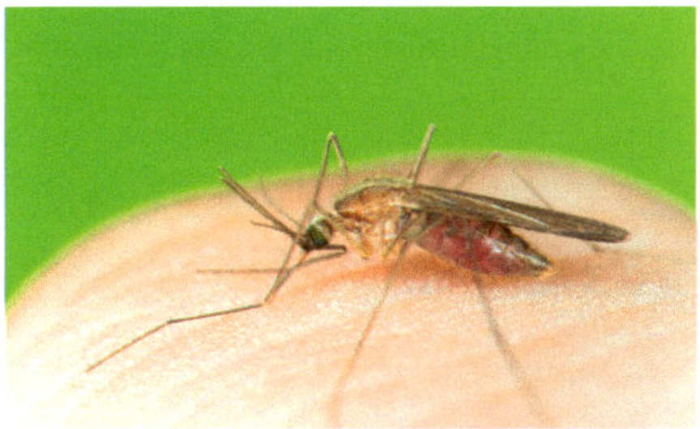

Abb. 1 Mücken können Krankheitserreger übertragen.

Reisemedizinische Informationen finden Sie in der ROTEN LISTE® und auf den Seiten der Deutschen Gesellschaft für Tropenmedizin und Globale Gesundheit: www.dtg.org

6.4.2 Toxoplasmose

Erreger: Toxoplasmen (einzellige Parasiten), die u. a. von Schweinen, Katzen und Mäusen ausgeschieden werden und im Erdboden vorkommen. Die Erreger sind weltweit verbreitet; ca. 50 % der Erwachsenen sind immun.

Infektionsweg: Oral; Verzehr kontaminierter Lebensmittel (rohes bzw. geräuchertes Schweinefleisch, z. B. Räucherschinken, Salami), Kontakt mit Gartenerde und Tierkot (Katzen, Mäuse). Angeboren/vertikal; von der Schwangeren auf das Ungeborene. Immune Schwangere infizieren ihr Kind nicht.

Inkubationszeit: 2–3 Wochen

Symptome: Bei Gesunden zumeist unbemerkt; Lymphknotenschwellungen, Müdigkeit usw.; bei Schwangeren auch nur leichte Symptome, beim Ungeborenen kommen Fehlbildungen und/oder tödliche Verläufe vor.

Diagnose: serologisch

Komplikationen: Im 1. Schwangerschaftsdrittel ggf. Fehlgeburt, bei späterer Infektion sind vielfältige Schäden beim Kind (Gehirn-, Augen- und Herzfehlbildungen) möglich. Bei Aids kann Toxoplasmose das Gehirn befallen.

Therapie: bei Schwangerschaft oder Immunschwäche Antibiotikatherapie

Prävention: Nichtimmune Schwangere sollten nur gegartes Fleisch essen und den Kontakt mit Gartenerde, Sandkästen (Katzenkot) und Katzen meiden.

Schwangere sind immunschwach … daher sind sie selbst z. B. durch Influenza und ihre ungeborenen Kinder durch Toxoplasmose gefährdet. Das Immunsystem ist in der Schwangerschaft weniger aktiv, weil es den genetisch fremden Organismus des Kindes nicht bekämpfen bzw. abstoßen darf. Das nennt sich Immuntoleranz. Daher verlaufen manche Autoimmunkrankheiten während der Schwangerschaft viel leichter. Allerdings kann es nach der Entbindung zu einem Krankheitsschub kommen.

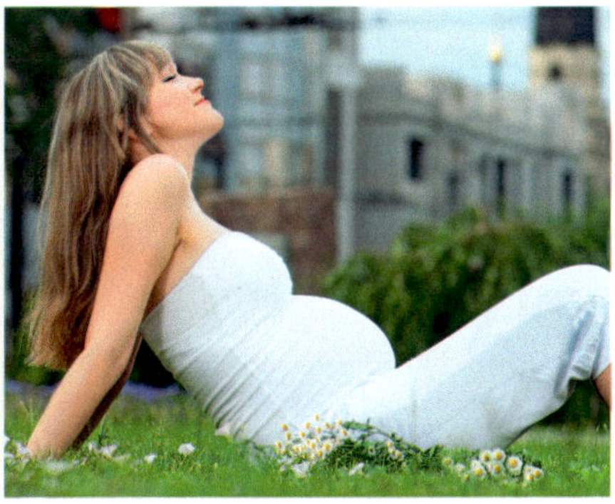

6.5 Prionkrankheiten

Siehe Kapitel 3.2.5, S. 48.

6.6 Erkrankungen durch tierische Parasiten

Zahlreiche, v. a. blutsaugende Tiere nutzen den menschlichen Körper parasitär als Nahrungsquelle und können dabei selbst Krankheiten hervorrufen und/oder Erreger übertragen. Die Abbildung enthält einige Beispiele für tierische Parasiten.

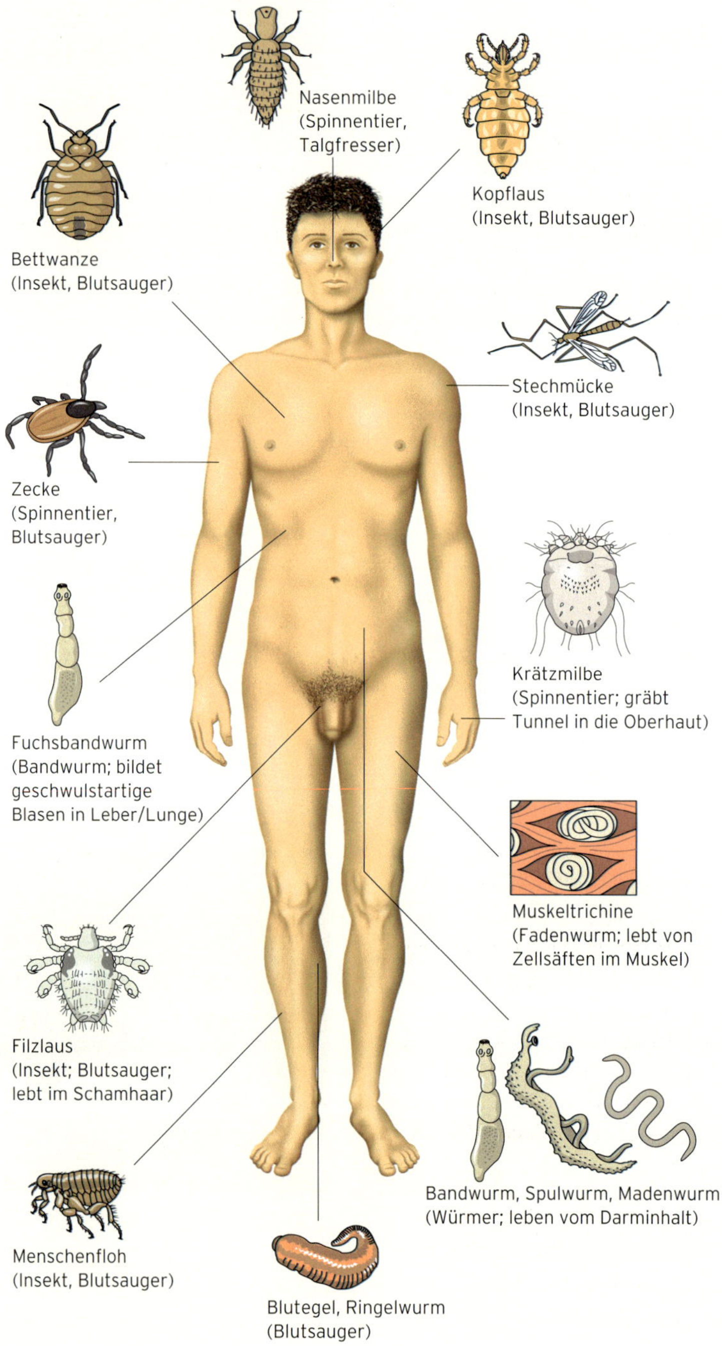

6.6.1 Kopflausbefall (Pedikulose; Pediculosis capitis)

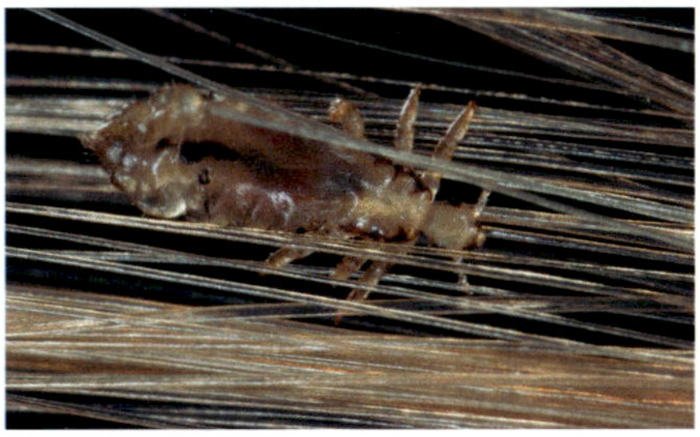

Abb. 1 Pedikulose (Kopflausbefall)

Parasit: Kopflaus (Pediculus capitis); häufigster Parasit des Menschen
Infektionsweg: Die Läuse wandern über die Haare von Kopf zu Kopf; lange Haare und „Köpfe-Zusammenstecken" erleichtern den schnell laufenden Insekten die Verbreitung. Läuse unterscheiden nicht nach Pflegezustand. **Pedikulose** ist daher kein Zeichen von Unsauberkeit.
Symptome: Die Läuse saugen Blut aus der Kopfhaut. Ihr Speichel erzeugt starken Juckreiz. Ihre Eier kleben die Läuse direkt an der Kopfhaut mit den sog. **Nissen** (Eihüllen) an Haare an. Da Haare ca. 1 cm im Monat wachsen, beweist eine 2 cm von der Kopfhaut entfernte Nisse einen seit 2 Monaten bestehenden Befall. Kratzen begünstigt Superinfektionen der Haut.
Diagnose: Klinisch: Läuse und Nissen sind hinter den Ohren am besten zu sehen; v. a. bei blonden und kurzen Haaren. Ggf. hilft Auskämmen.
Therapie: Lokal; es gibt verschiedene Wirkstoffe, welche die Läuse abtöten und bei richtiger Anwendung für Menschen unschädlich sind. Nassauskämmen nach der Behandlung mit einem feinen sog. Läusekamm dient dazu, die toten Läuse und möglichst viele Nissen zu entfernen. Die Lokaltherapie wird am 8., 9. oder 10. Tag nach der Erstbehandlung (=Tag 1) wiederholt, da dann neue Läuse aus nicht abgetöteten Nissen geschlüpft sein könnten. Läuse sterben ohne Blutmahlzeit nach 2–3 Tagen ab.
Prävention: Eine Übertragung über Kleidung und Wäsche gibt es nicht. Umfangreiche Waschaktionen usw. dienen eher der Wiederherstellung des Sauberkeits**gefühls** als der Läusebekämpfung. Wichtig sind das Informieren aller Kontaktpersonen, die konsequente Therapie und die Nachkontrolle.
Besonderheit: Filzläuse sind spezielle Läuse, die besonders in der Schambehaarung Erwachsener vorkommen und v. a. sexuell übertragen werden. Diagnose und Therapie sind ähnlich wie bei Kopfläusen.

Unabhängige Informationen zur Kopflausbekämpfung inkl. mehrsprachiger Merkblätter:
www.rki.de
www.kindergesundheit-info.de
www.pediculosis-gesellschaft.de

6.6.2 Skabies (Scabies; Krätze)

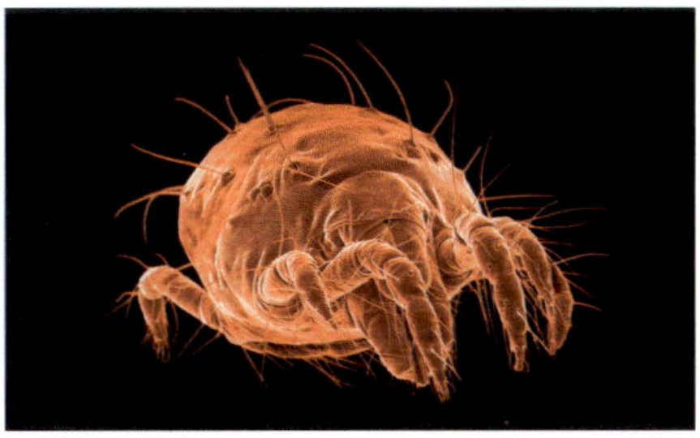

Abb. 2 Krätzmilbe

Parasit: Krätzmilbe (Sarcoptes scabiei)
Infektionsweg: enger Körperkontakt
Inkubationszeit: Zirka 4 Wochen; die Milben graben Gänge in die Haut und legen dort Eier und Kot ab. Innerhalb von 2 Wochen entsteht eine Allergie auf den Milbenkot. Diese erzeugt starken Juckreiz.
Symptome: Stärkster Juckreiz, v. a. nachts und an den Händen, in den Achselhöhlen, an den Brustwarzen und im Genitalbereich; häufig entsteht eine bakterielle Superinfektion zerkratzter Haut.
Diagnose: klinisch; Milbennachweis mit der Lupe
Therapie: Milben tötende Mittel lokal oder (bei schwerem Befall) systemisch mit Ivermectin-Tabletten
Prävention: konsequente Therapie, Wäschewechsel und Untersuchung bzw. zeitgleiche Therapie aller Kontaktpersonen

→ Terminologie: Viruskrankheiten, Mykosen und Parasitenbefall	
Aids (AIDS)	**A**cquired **I**mmuno**d**eficiency **S**yndrome; durch HIV-Infektion erworbenes Immunschwäche-Syndrom des Menschen
Covid-19	Atemwegserkrankung durch das neue Virus SARS-CoV-2
Embryopathie	Krankheit durch Schädigung des Ungeborenen im ersten Schwangerschaftsdrittel (der Embryonalzeit)
Enzephalitis	Gehirnentzündung
Exanthem	Hautausschlag
Hepatitis	Leberentzündung
Herpes zoster	Gürtelrose (Varizellen-Folgekrankheit)
HIV	humanes (menschliches) Immunschwäche-Virus
Infekt	Kurzwort für (leichte) Infektionskrankheit
Influenza	Virusgrippe; echte Grippe
Konjunktivitis	Bindehautentzündung (Entzündung der Augenbindehaut)
latente Infektion	Infektion, die nur bei Immunschwäche ausbricht (reaktiviert wird)
Meningoenzephalitis	Entzündung von Gehirn und Hirnhäuten
MMR	Masern-Mumps-Röteln-Impfung (Lebendvirus-Impfung)
MMRV	Masern-Mumps-Röteln-Varizellen-Impfung (Lebendvirus-Impfung)
motorisch	Bewegungs-…; die Bewegung betreffend
Nisse; (Mz. **Nissen**)	Eihülle der Kopflaus
Orchitis	Hodenentzündung
Parotitis	Ohrspeicheldrüsenentzündung
Pedikulose	Kopflausbefall
PEP	Postexpositionsprophylaxe; Maßnahmen zur Verhinderung einer Erkrankung nach wahrscheinlicher Infektion bzw. Erregeraufnahme
Poliomyelitis	Viruserkrankung des Rückenmarks; sog. Kinderlähmung
SARS	schweres akutes Atemwegs-Syndrom
Skabies (Scabies)	Krätze; Hautbefall durch Krätzmilben
Syndrom	typische Symptomkombination durch eine gemeinsame Ursache
Toxoplasmose	Protozoen-Erkrankung, die ungeborene Kinder gefährdet
Varizellen	Windpocken (Ersterkrankung durch Varicella-Zoster-Virus)

Aufgaben

1 Lassen Sie sich im Herbst gegen Virusgrippe impfen? Begründen Sie Ihre Antwort.
2 Welcher Zusammenhang besteht zwischen Varizellen und Herpes zoster?
3 Erklären Sie den Begriff „latente Infektion" im Zusammenhang mit Varicella-Zoster-Virus und Herpes simplex (Lippenherpes).

7 Schutzimpfungen

Schwere und vor allem tödliche Krankheiten forderten die Menschen schon immer heraus, sich vor gefährlichen Erregern zu schützen. Im Jahre 1796 impfte Edward Jenner (→ Abb. 1) in England erstmals Menschen gegen Pocken. Er infizierte sie mit Sekret aus Kuhpocken, weil er beobachtet hatte, dass Melkerinnen, welche die relativ harmlosen Kuhpocken durchgemacht hatten, nicht an den echten, fast immer tödlichen Pocken erkrankten. Nach dem lateinischen Wort „vacca“ für Kuh nannte er seine Methode Vaccination. Noch heute ist dies das Fachwort für Impfung. Sekrete von Kranken werden aber nicht mehr zum Impfen verwendet.

Bei einer Impfung führt man dem Immunsystem Antigene gefährlicher Erreger zu, damit es – ohne eine möglicherweise tödliche Krankheit – Immunität aufbaut. Daher ist **Immunisierung** ein anderes Wort für Impfung. Allerdings reagiert unser Immunsystem nicht auf jedes Antigen, z. B. nicht auf tote Erreger. Daher ist es schwierig, wirksame und zugleich nebenwirkungsarme Impfstoffe herzustellen. Sie sollen das Immunsystem gezielt zum Lernen anregen, ohne selbst pathogen zu sein. Mikroorganismen, die ihre Antigene oft ändern, erfordern häufig neue Impfstoffe (z. B. bei Influenza) oder machen die Impfstoffherstellung nahezu unmöglich (z. B. bei HIV).

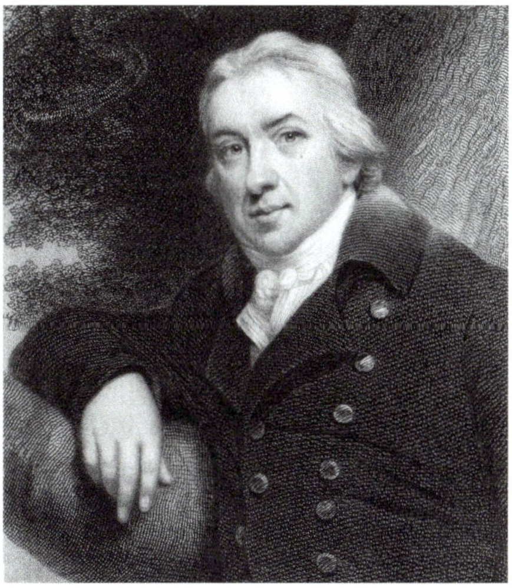

Abb. 1 Edward Jenner (1749–1823)

Man unterscheidet Aktiv- und Passivimpfungen und entsprechend Aktiv- und Passivimpfstoffe.

7.1 Aktive Impfung (Antigengabe)

Bei der **Aktivimpfung** werden Antigene zugeführt: Dadurch wird das Immunsystem selbst aktiv und bildet Antikörper, T- und B-Lymphozyten zur spezifischen Erregerbekämpfung.

Immunität durch aktive Impfung

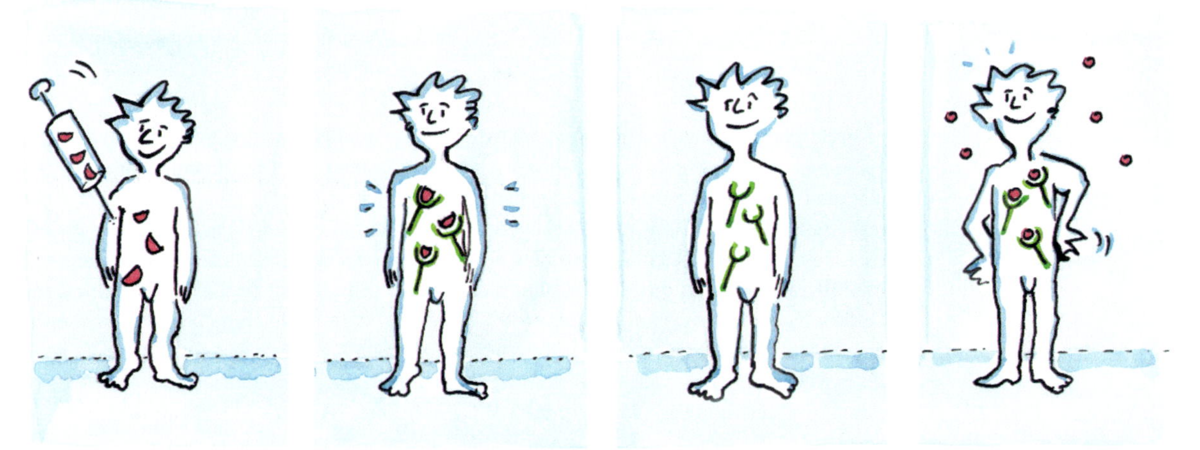

Impfung eines gesunden Menschen mit ungefährlichen Antigenen, ggf. mit Wiederholung(en)

Aktive Bildung eigener Antikörper und Abwehrzellen mit wenigen oder ganz ohne Symptome

Die aktiv gebildete Immunität beginnt nach ca. 2 Wochen; sie hält lange, ggf. lebenslang an

Dringt der echte Erreger in den Körper ein, wird er im Antigen-Antikörper-Komplex gebunden und so rasch unschädlich gemacht

Interaktive Übungen
→ S. 19, PagePlayer

Video
→ S. 479, PagePlayer

Für die Aktivimpfung gibt es Lebendimpfstoffe, Vektorimpfstoffe, Totimpfstoffe und Toxoidimpfstoffe. Alle Aktivimpfstoffe müssen stark **immunogen** sein, d. h., sie müssen das Immunsystem wirksam anregen. **Lebendimpfstoffe** enthalten lebende, aber kaum virulente Erreger. Nach ihrer Vermehrung im Körper des Impflings kann eine leichte „Impfkrankheit" auftreten, z. B. mit Fieber. Viele Lebendimpfstoffe bewirken einen lebenslangen Schutz. **Vektorimpfstoffe** nutzen harmlose Viren, um Antigene in Zellen einzuschleusen. **Totimpfstoffe** enthalten unterschiedliche Erregerbestandteile. Sie benötigen ggf. Hilfsstoffe, die das Immunsystem anregen, gegen das Impf-Antigen aktiv zu werden. Hilfsstoffe können auch die spürbare Impfreaktion verstärken. **Toxoidimpfstoffe** sind eine Variante der Totimpfstoffe. Sie enthalten ein Toxoid, einen dem Toxin (Gift) des Erregers ähnlichen, aber unschädlichen Stoff, damit das Immunsystem Abwehrstoffe gegen das echte Toxin bildet.

Art des Aktivimpfstoffs	Beispiele von Krankheiten	Vor- und Nachteile
Lebendimpfstoff lebende, kaum virulente, aber vermehrungsfähige Erreger	**Viruskrankheiten:** Masern, Mumps, Röteln, Varizellen, Rotavirus-Enteritis, Gelbfieber **Bakterielle Krankheiten:** Typhus (Schluckimpfstoff)	**V:** hochimmunogen, ggf. lebenslange Immunität **N:** leichte, nicht ansteckende „Impfkrankheit", Risiko für Immungeschwächte und Schwangere
Vektorimpfstoff lebende, aber nicht vermehrungsfähige Viren schleusen das Antigen oder dessen Bauplan in die Zelle ein	**Viruskrankheiten:** Covid-19 (Impfstoffe von AstraZeneca und Johnson & Johnson), Ebola	**V:** kostengünstig, unkomplizierte Lagerung **N:** Antikörperbildung gegen das Vektorvirus macht eine Zweitimpfung schwierig, daher entweder nur einmalige Impfung oder mehrmonatiger Abstand
Totimpfstoff abgetötete Erreger, Teile davon (Toxoide) oder reine, gentechnisch hergestellte Erregerantigene oder Erreger-RNA, die den Bauplan für Erreger-Antigene enthält	**Viruskrankheiten:** Hepatitis A und B, FSME, HPV, Tollwut, Herpes zoster, mRNA: Covid-19 **bakterielle Krankheiten/Erreger:** Pertussis, Hib, Pneumokokken, Meningokokken, Typhus, Tetanus, Diphtherie	**V:** weniger Nebenwirkungen als bei Lebendimpfstoff, ungefährlich bei Immunschwäche und Schwangerschaft **N:** gering immunogen, mehrfache Impfung nötig
Toxoidimpfstoff unschädliche Variante des Erregergifts (Toxins)	**bakterielle Krankheiten:** Tetanus und Diphtherie	**V:** schützt vor wichtigem Virulenzfaktor, dem Toxin **N:** gering immunogen, mehrfache Impfungen nötig

Je nach ihrer Immunogenität müssen Impfstoffe mehr oder weniger oft verabreicht werden, um einen ausreichenden Schutz und Langzeitschutz zu bewirken. Die **Grundimmunisierung** besteht aus allen Impfungen, die für das Erreichen der Immunität erforderlich sind. Sie umfasst zumeist mehrere Impfungen. Die vorgeschriebenen Zeitabstände zwischen den Impfstoffgaben stellen sicher, dass mit der kleinstmöglichen Zahl an Impfungen der größtmögliche Schutz entsteht. **Die Impfabstände dürfen ggf. länger, aber nicht kürzer sein.** Da mit der Zeit das immunologische Gedächtnis nachlässt, muss „der Lernstoff wiederholt", d. h. die Impfung als **Auffrischimpfung** erneut durchgeführt werden. Die Auffrischimpfung heißt auf Englisch **Booster** (sprich „Buhster"). Auffrischimpfungen werden in größeren Abständen, z. B. alle zehn Jahre, verabreicht, da sie quasi nur die Erinnerung des Immunsystems wieder wachrufen.

„Ich glaube, ich habe mich heute angesteckt …" Ausreden, um geplante Impfungen zu verschieben, sind zahlreich. Echte Kontraindikationen sind: akute therapiebedürftige Krankheit, Fieber ≥38,5 °C, geplante Operation innerhalb der nächsten drei Tage (Totimpfstoff) bzw. 14 Tage (Lebendimpfstoff) und Allergien gegen Inhaltsstoffe. Schwangere und Immunschwache erhalten grundsätzlich keine Lebendimpfungen. Chronische Krankheiten sind gerade Gründe, zu impfen, da Infektionen den kranken Organismus besonders gefährden. Kleinkinder haben oft harmlose Infekte, die aber keine Kontraindikationen sind.

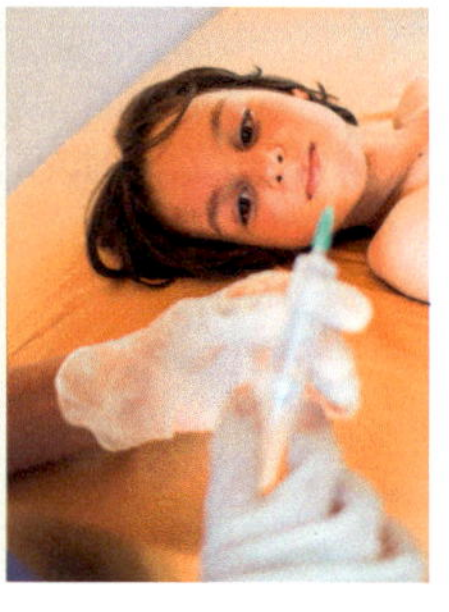

7.2 Passive Impfung (Antikörpergabe)

Bei der **Passivimpfung** bleibt das Immunsystem untätig (passiv): Der Impfstoff enthält fertige **Antikörper (Immunglobuline)** aus dem gespendeten Blut bzw. Plasma immuner Menschen. Die Immunglobuline werden gespritzt, wenn wahrscheinlich eine Ansteckung mit einem gefährlichen Erreger erfolgt ist. Hat sich z. B. eine ungeimpfte MFA an einer mit Hepatitis-B-Virus (HBV) kontaminierten Kanüle gestochen, kann eine Hepatitis-B-Infektion durch eine Passivimpfung verhindert werden. Dafür gibt es konzentriertes Immunglobulin gegen HBV.

Video
→ S. 479, PagePlayer

Sofortschutz im Notfall

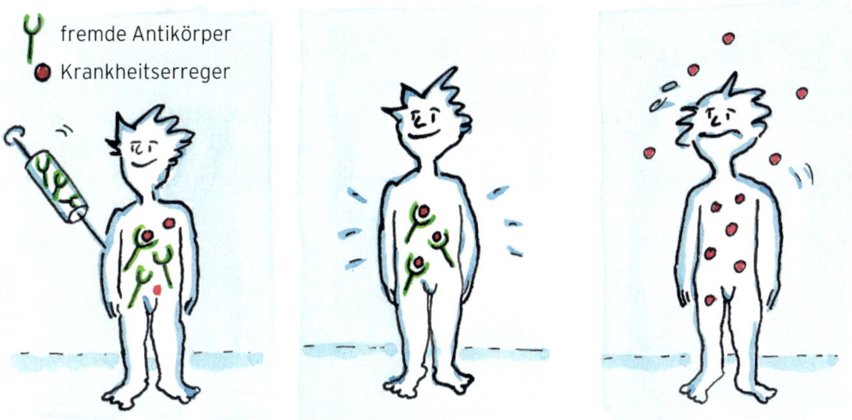

Antikörpergabe nach wahrscheinlicher Infektion

Sofortschutz, der anhält, bis die Antikörper abgebaut sind

Späterer Erregerkontakt führt zur Infektionskrankheit

7.3 Simultanimpfung (kombinierte Aktiv- und Passivimpfung)

Simultan heißt gleichzeitig: Bei der **Simultanimpfung** werden **Aktiv- und Passivimpfstoff** kurz nacheinander verabreicht. Damit sich die Antikörper des Passivimpfstoffs nicht sogleich an die Antigene des Aktivimpfstoffs binden und so den Aktivimpfstoff unwirksam machen, werden die beiden Injektionen getrennt an verschiedene Körperstellen gespritzt, z. B. in den rechten und linken Oberarm. Sie dienen dem Sofortschutz bei wahrscheinlicher Infektion (Passivimpfung) und gleichzeitig dem Langzeitschutz (Aktivimpfung), wenn anzunehmen ist, dass die Patientin wieder mit dem Erreger Kontakt haben wird. Dies trifft z. B. auf die Tetanus-Simultanimpfung im Verletzungsfall zu.

Sofort- und Langzeitschutz: Simultanimpfung aktiv + passiv

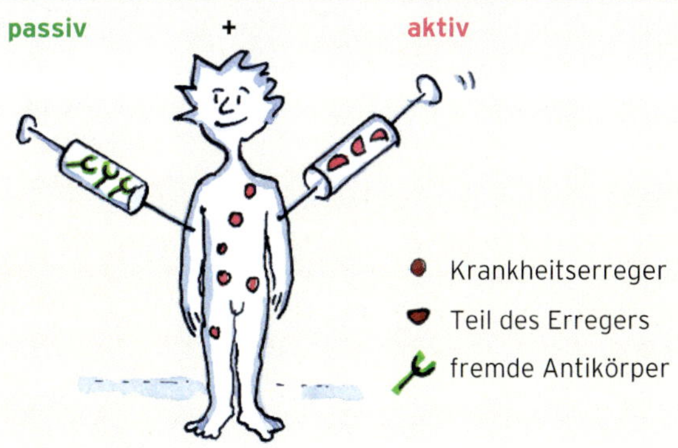

Passivimpfung:
Sofortschutz durch Antikörper

Aktivimpfung:
Langzeitschutz durch Antigene

7.4 Bewertung der verschiedenen Impfungsarten

Die Aktivimpfung bietet langfristig Schutz – auch in unvorhergesehenen Situationen und bei unbemerkter Infektion. Die Passivimpfung ist nur im Notfall sinnvoll, da sie lediglich kurze Zeit wirkt (ca. vier Wochen) und aus Fremdblut gewonnen wird. Blutprodukte bergen grundsätzlich ein geringes Infektionsrisiko. Außerdem sind Immunglobuline teuer. Ein Hepatitis-B-Passivimpfstoff kostet ca. 200 €. Er schützt aber nur einen Monat lang. Für den gleichen Preis kann man drei Aktivimpfungen geben, die jahrelang, ggf. sogar lebenslang, vor Hepatitis B schützen.

7.5 Nebenwirkungen von Schutzimpfungen

Nach jeder Aktivimpfung arbeitet das Immunsystem. Das ist nach der Impfung eventuell zu spüren. Lokale Nebenwirkungen an der Impfstelle entstehen, weil die hohe Antigenkonzentration dort eine starke Immunreaktion hervorruft. Schmerzen, Rötung, Schwellung, Juckreiz und Hitzegefühl an der Impfstelle sind nicht ungewöhnlich und halten ca. einen Tag lang an. Seltener kommt es nach Aktivimpfungen zu Allgemeinsymptomen wie Krankheitsgefühl, Muskelschmerzen und leichtem Fieber von ca. einem Tag Dauer. Anstrengung kann Impfnebenwirkungen verstärken, weshalb z. B. am Tage einer Tetanusimpfung auf Sport verzichtet werden sollte. Passivimpfungen haben bis auf leichte Schmerzen an der Impfstelle nur selten Nebenwirkungen. Gefährliche allergische Reaktionen können nach jeder Impfung vorkommen; sie sind selten, erfordern aber sofort entsprechende Notfallmaßnahmen. Kollapszustände beruhen meistens auf Spritzenangst; ängstliche Menschen werden daher im Liegen geimpft.

„Nach der Grippespritze hatte ich so schlimm Grippe!“ ... Der Zusammenhang ist anders: 1. Grippeimpfstoff kann – wie jeder Totimpfstoff – keine Infektion hervorrufen, da er keine lebenden Erreger enthält. 2. Die Impfung schützt recht zuverlässig vor echter Grippe. 3. Grippale Infekte werden oft mit Grippe verwechselt. Da man sich in der Erkältungssaison z. B. im Wartezimmer anstecken und so am Tag nach der Impfung an einem grippalen Infekt erkranken kann, wird oft die Impfung dafür verantwortlich gemacht. Anfällige Personen sollte die (geimpfte!) Ärztin beim Hausbesuch oder am Rande der Sprechstunde impfen. Der beste Zeitpunkt für die Grippeimpfung liegt im September, da dann kaum Menschen mit Infekten in den Praxen sind. Die schlimmsten „Virusschleudern“ sind Kleinkinder, da sie z. B. Grippeviren sieben Tage lang ausscheiden (Erwachsene ca. drei Tage lang).

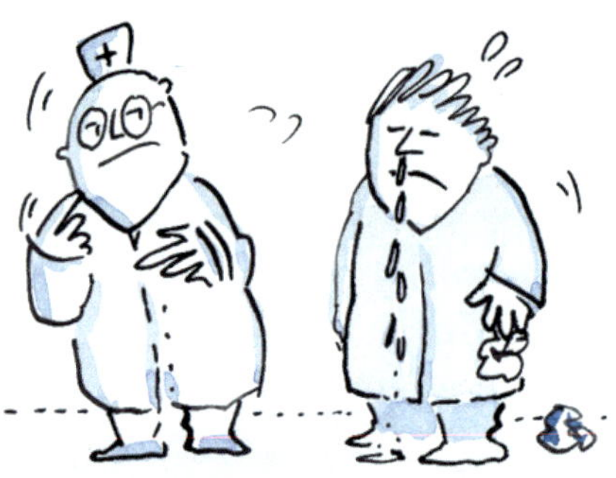

7.6 Grundsätze der Impftechnik

Injektionstechnik
→ LF 4, S. 197

Eine optimale Injektionstechnik führt zu weniger lokalen Nebenwirkungen. Man impft Rechtshänder in den linken Oberarm und umgekehrt. Die Muskeln des Impfarms sollen locker sein. Beim Einstich in die entspannte Muskulatur werden weniger Muskelfasern verletzt. Oft hilft Ablenkung, damit Ängstliche nicht anspannen. Die Impfkanüle muss trocken sein, d. h., sie darf keinen Impfstoff enthalten. Daher werden verschiedene Kanülen zum Aufziehen des Impfstoffs und zum Impfen verwendet. Luft wird vorsichtig aus der Spritze gedrückt, damit kein Impfstoff austritt. Kleine Luftmengen sind harmlos und machen im Gewebe weniger Probleme als Impfstoff, den die Kanüle beim Einstich in die Haut abgibt. Dies erzeugt verstärkte lokale Nebenwirkungen. Je dünner die Impfkanüle, desto geringer ist der Schmerz beim Einstich. Dünne Impfkanülen sind auch bei Antikoagulanzientherapie (Blut verdünnenden Medikamenten) von Vorteil. Fertigspritzen mit Kanüle sind praktisch, es gibt aber einzeln dünnere Kanülen als bei Fertigspritzen.

7.7 Überprüfen des Impfschutzes

Der Impferfolg bzw. die Schutzwirkung ist nur bei wenigen Impfungen serologisch sicher bestimmbar; dazu gehören Röteln und Hepatitis B. Unter anderem bei Tetanus ist es besser und sicherer, die empfohlenen Auffrischimpfungen durchzuführen, als den Antikörpertiter zu bestimmen. Daher dient vor allem die Kontrolle des Impfpasses der Feststellung, ob der Impfschutz ausreicht oder Immunisierungen **indiziert**, d. h. notwendig, sind.

7.8 Aufklärung und Dokumentation bei Impfungen

Ob eine Patientin eine Impfung benötigt, kann die MFA anhand des Impfpasses feststellen. Allerdings muss vor jeder Impfung eine Ärztin die Patientin befragen und festlegen, ob die (ggf. schon geplante) Impfung bei ihr indiziert ist. Die Patientin muss zu Verlauf und Behandlung der Krankheit, gegen die geimpft wird, sowie zu Risiken und Nebenwirkungen der Impfung durch die Ärztin informiert werden. Die Ärztin befragt die Patientin auch nach früheren allergischen Reaktionen auf Impfstoffe bzw. Impfstoffbestandteile und informiert sie über die Schutzwirkung.

Hat die Ärztin die **Indikation** gestellt, kann eine geschulte MFA impfen. Die Durchführung einer Impfsprechstunde durch die MFA allein ist nicht erlaubt.

Injektionstechnik
→ LF 4, S. 197

MERKE

In den Impfpass eingetragen werden
- das Impfdatum,
- die Krankheit, gegen die geimpft wurde,
- Handelsname und Charge des Impfstoffs (dafür enthält die Impfstoffpackung Aufkleber) sowie
- Stempel und Unterschrift der Ärztin.

7.9 Empfohlene Impfungen (STIKO-Impfplan)

Der Staat hat Interesse an der Gesundheit seiner Bürgerinnen. Impfungen gegen Erkrankungen, die durch Immunisierung vermeidbar sind, werden daher öffentlich empfohlen. Die **Ständige Impfkommission** am Robert Koch-Institut (**STIKO**) empfiehlt eine Vielzahl an Impfungen ab dem Säuglingsalter und aktualisiert mindestens einmal jährlich den Impfplan.

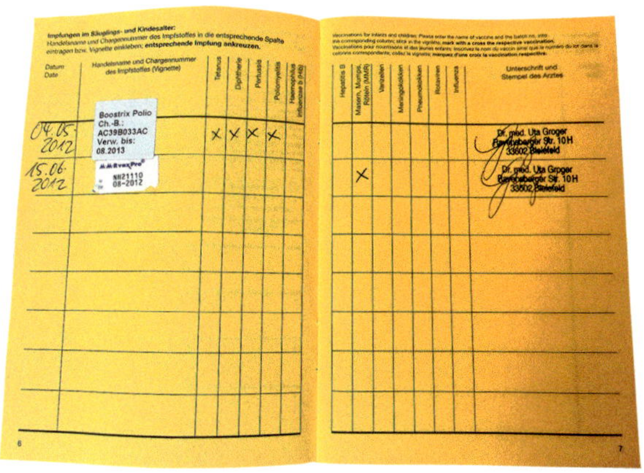

Abb. 1 Impfbucheintrag

Alle im STIKO-Impfplan empfohlenen **Standard**- und **Indikationsimpfungen** werden von den Krankenkassen bezahlt. Standardimpfungen sind für jeden Menschen wichtig, Indikationsimpfungen nur für besonders Gefährdete, z. B. chronisch Kranke. Wegen beruflicher Risiken erforderliche Impfungen bezahlen die arbeitgebenden Betriebe. Reiseimpfungen bezahlen die Reisenden selbst. Nachholimpfungen, d. h. versäumte Impfungen, sind innerhalb bestimmter Altersgrenzen auf Kassenkosten möglich.

Außergewöhnliche Impfreaktionen sind meldepflichtig. Wer durch eine STIKO-Impfung einen Gesundheitsschaden erleidet, hat Anspruch auf öffentliche Hilfen.

Impfungen, die vom STIKO-Impfplan abweichen, z. B. verspätet durchgeführte Kinderimpfungen oder häufigere Auffrischungen gegen Covid-19, sind ärztliche Einzelfallentscheidungen. Diese muss der anwendende Arzt medizinisch begründen und den Impfling bzw. seine Eltern besonders gründlich aufklären.

Impfungen A–Z, Impfthemen A–Z, rechtliche Fragen (z. B. Delegierbarkeit), Videos zum Thema Impfungen usw.: **www.rki.de**
Informationen zu Impfstoffen bietet: **www.pei.de**

STIKO-Impfplan (Stand Mai 2023; aktuelle Änderungen: www.rki.de, www.pei.de)		
Frühestes empfohlenes Impfalter	**Von der STIKO öffentlich empfohlene Impfung gegen**	**Abkürzung im Impfpass/ Bemerkung**
2 Monate	**1. Impfung:** Diphtherie-Tetanus-Pertussis, Haemophilus influenzae b, Hepatitis B (→ LF 9, S. 445), Polio (6fach-Impfung), Pneumokokken (Kinderimpfstoff)	DTaP Hib, HB IPV = inaktivierte Poliovakzine (keine Schluckimpfung!) Pneumokokken (Pneu)
6–16 Wochen	2–3 Impfungen gegen Rotaviren	Schluckimpfungen
4 Monate	**2. Impfung:** Diphtherie-Tetanus-Pertussis, Haemophilus influenzae b, Hepatitis B, Polio (6fach-Impfung), Pneumokokken (Kinderimpfstoff)	DTaP Hib IPV Pneu
Frühgeborene	6fach-Impfung und Pneumokokken	zusätzliche Impfung mit 3 Monaten
11–14 Monate	**3. Impfung:** Diphtherie-Tetanus-Pertussis, Haemophilus influenzae b, Hepatitis B, Polio (6fach-Impfung), Pneumokokken (Kinderimpfstoff) **1. Impfung:** Masern-Mumps-Röteln + Varizellen	DTaP Hib HB IPV Pneu MMR+V } Grundimmunisierung abgeschlossen
12–24 Monate	Meningokokken C	einmalige Impfung, die bis zum 18. Lebensjahr nachgeholt werden kann
15–23 Monate	**2. Impfung:** Masern-Mumps-Röteln-Varizellen	MMRV
ab Geburtsjahr 1971	einmalig MMR	für nicht oder nur einmal gegen MMR Geimpfte
5–6 Jahre	**1. Auffrischimpfung:** Diphtherie-Tetanus-Pertussis	TdaP; ab 5 Jahren d-Impfstoff statt D gegen Diphtherie; enthält weniger Antigen, ist daher nebenwirkungsärmer; entsprechend ab 10 Jahren ap- statt aP-Impfstoff gegen Pertussis
9–14 (17) Jahre	HPV-Impfung 2x im Monat 0 und 6, bei Impfung nach dem 13. (14.) Lebensjahr 3x (0, 2, 6)	alle Mädchen und Jungen; schützt vor Gebärmutterhalskrebs und Genitalwarzen durch HP-Viren
9–17 Jahre	**2. Auffrischimpfung:** Diphtherie-Tetanus-Pertussis **1. Auffrischimpfung:** Polio	Tdap IPV falls Impfungen fehlen, diese nachholen
ab 18 Jahre	Diphtherie-Tetanus-Pertussis	alle 10 Jahre Auffrischung; auch nach längeren Abständen nur eine Impfdosis geben, sofern Grundimmunisierung (4-malige Impfung) erfolgte
Schwangere	Diphtherie-Tetanus-Pertussis	im letzten Drittel jeder Schwangerschaft
ab 60 Jahre	Pneumokokkenimpfung mit Erwachsenenimpfstoff	ab 60 Jahren 1x als Standardimpfung, bei Risikogruppen früher und ggf. wiederholt, z. B. alle 6 Jahre impfen
ab 60 Jahre	Grippe (Influenza)	jährlich mit aktuellem Totimpfstoff; auch medizinisches Personal, chronisch Kranke, Schwangere; für Kinder gibt es Lebendimpfstoff-Nasenspray
ab 60 Jahre	Covid-19	Auffrischung jeden Herbst; auch Schwangere, medizinisches und pflegerisches Personal, bei Grunderkrankung ab 6 Monaten
weitere Indikationen und beruflich erforderliche Impfungen	MMRV, Grippe, Hepatitis A und B, FSME, Varizellen, Tollwut, Rotaviren, Meningokokken (B, C und andere)	sofern eine besondere Gefährdung bzw. Anfälligkeit besteht; bei beruflicher Gefährdung muss der Arbeitgeber die Kosten tragen; Ausnahmen: MMR und Varizellen

Jeder Praxisbesuch sollte zur Überprüfung des Impfschutzes und zum Nachholen fehlender Impfungen genutzt werden. Bei Verletzungen ohne Tetanusschutz sollte nicht nur Tetanus-Impfstoff, sondern Tdap-Impfstoff verwendet werden.

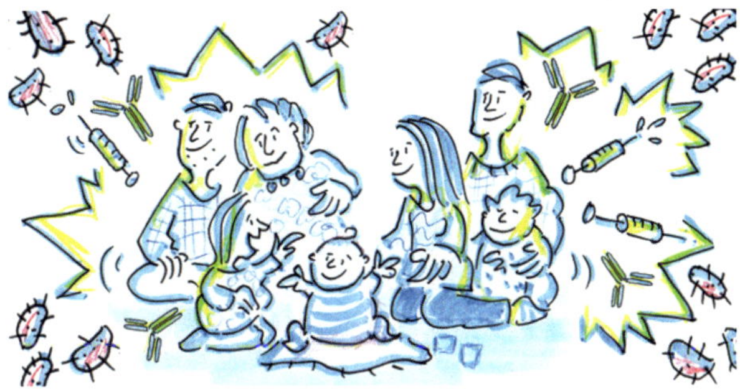

Seit 2020 gibt es eine Impfpflicht gegen Masern. Kinder ab einem Jahr müssen den Impfschutz vor Aufnahme in eine Gemeinschaftseinrichtung nachweisen. Beschäftigte im medizinischen und sozialen Bereich, die nach 1971 geboren sind, sind ebenfalls zum Nachweis der Impfungen oder der Immunität verpflichtet.

Jeder geimpfte Mensch schützt durch seine Immunität weitere Menschen, da er selbst nicht infektiös werden und damit auch keine Erreger verbreiten kann. Das nennt man **Herdenschutz** oder **Herdenimmunität**. Sind z. B. alle Menschen, die Kontakt zu einem Säugling haben, immun gegen Pertussis, können sie das Baby nicht mit Keuchhustenbakterien anstecken. So wird es geschützt, bevor seine eigene Grundimmunisierung abgeschlossen und voll wirksam ist.

Sind alle Ärztinnen und MFAs gegen Grippe geimpft, schützen sie damit auch ihre Patientinnen. Das gilt besonders für Menschen mit einer körperlichen Behinderung, chronisch Kranke, alte Menschen und Immunschwache.

→ Terminologie: Schutzimpfungen

Aktivimpfung	Immunisierung durch Zufuhr erregerspezifischer Antigene
Auffrischimpfung	Impfung zur Erhaltung des Langzeit-Impfschutzes
Grundimmunisierung	Impfungen, die zum Aufbau einer Immunität erforderlich sind
Herdenimmunität	Schutz ungeimpfter Personen durch einen hohen Anteil geimpfter Personen im Umfeld
Immunisierung	Impfung; Aufbau von Immunität ohne Krankheit
immunogen (Subst. **Immunogenität**)	Impfstoffeigenschaft; regt das Immunsystem zu einer Reaktion an
Indikation (Ggt. **Kontraindikation**)	Heilanzeige; Grund zur Anwendung z. B. eines Arzneimittels
Indikationsimpfung	Impfung für besonders gefährdete Personengruppen
indiziert	medizinisch sinnvoll bzw. notwendig
Kollaps	Zusammensinken als Ausdruck einer Kreislaufstörung
Kontraindikation	Gegenanzeige; Umstand, der eine medizinische Maßnahme verbietet
kontraindiziert	aus medizinischem Grund nicht erlaubt
Passivimpfung	Immunisierung durch Zufuhr erregerspezifischer Antikörper
Simultanimpfung	Aktiv- und Passivimpfung nach Erregerkontakt
Standardimpfung	Impfung, die für jeden Menschen empfohlen wird
STIKO	Ständige Impfkommission am Robert Koch-Institut

Aufgabe

1 Beschreiben Sie das Prinzip der Aktiv-, der Passiv- und der Simultanimpfung.

8 Hygiene

Interaktive Übungen
→ S. 19, PagePlayer

Der Begriff **Hygiene** umfasst alle Maßnahmen zur Erhaltung der Gesundheit. Vor allem bedeutet Hygiene die Vorbeugung (**Prävention** bzw. **Prophylaxe**) von Infektionskrankheiten. Die Gesundheitswissenschaft zählt dazu als Teilbegriffe der Hygiene auch die

- Psychohygiene (Gesunderhaltung der Seele),
- Sozialhygiene (Gesunderhaltung des Menschen als Teil der Gesellschaft) und
- Umwelthygiene (Gesunderhaltung der Umwelt als Lebensraum des Menschen).

8.1 Infektionsquellen und -wege in der Arztpraxis

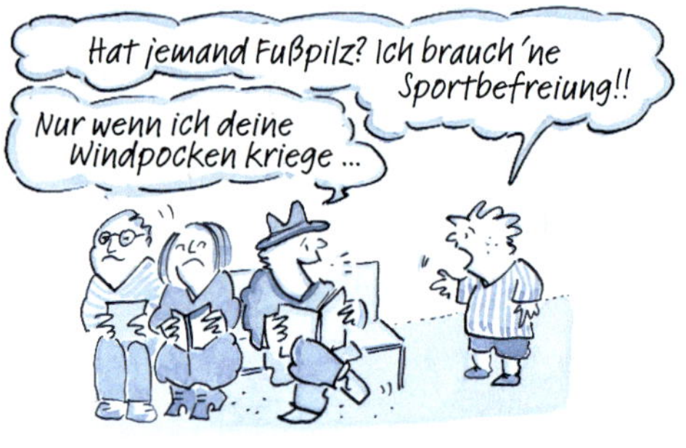
Hat jemand Fußpilz? Ich brauch 'ne Sportbefreiung!!
Nur wenn ich deine Windpocken kriege ...

Jeder Mensch kann – in der Inkubationszeit auch ohne es zu wissen – **infektiös**, d. h. ansteckend, sein. Der Kontakt mit anderen Menschen und mit Gegenständen, die von vielen benutzt werden, birgt immer ein Infektionsrisiko. In Arztpraxen befinden sich oft infektiöse Menschen, da sie die Praxis gerade wegen einer Infektionskrankheit aufsuchen. In den frühen Krankheitsstadien, die mit starken Beschwerden und Arbeitsunfähigkeit einhergehen, ist die **Infektiosität** (Ansteckungsfähigkeit) am höchsten. In Haus- und Kinderarztpraxen ist die Infektionsgefahr höher als z. B. in orthopädischen oder psychiatrischen Praxen.

Infektionswege
→ LF 3, S. 50

Fast alle Infektionswege finden sich auch in Arztpraxen. Besonders häufig sind die Hände mit Erregern kontaminiert (verschmutzt) und übertragen sie bei jeder Berührung und Tätigkeit auf andere Hände, auf Gegenstände usw.

8.2 Infektionsvermeidung in der Arztpraxis

Sinn der Praxishygiene ist die Prävention vermeidbarer Infektionen. Infektionsschutz dient allen Patientinnen, was bei chronisch kranken, geschwächten Menschen besonders wichtig ist, aber auch dem gesamten Praxispersonal und dessen Familien. Bei aller gebotenen Vorsicht dürfen infektiöse Menschen nicht diskriminiert werden.

Infektionsquellen (Beispiele)	Geeignete Hygienemaßnahmen zur Infektionsvermeidung
Hände	Händedesinfektion, Schutzhandschuhe, Händewaschen
Flächen (Tische, Untersuchungsliegen, PCs, Türklinken, Toilettensitze)	hygienegerechte Oberflächen, Einmalunterlagen, waschbare Bezüge, Schutzhüllen, Flächendesinfektion
Untersuchungsmaterialien und Sekrete (Blut, Urin, Abstriche, Stuhl)	alle menschlichen Sekrete, Gewebe und Untersuchungsmaterialien als kontaminiert betrachten und hygienebewusst arbeiten
Kanülen, Glasampullen und andere verletzungsträchtige Einmalmaterialien	richtige Auswahl und Anwendung inkl. Lagerung, Entnahme, Benutzung und Entsorgung; Abwurf in vorschriftsmäßige Sammelbehälter
wiederverwendbare chirurgische Instrumente, Endoskope	nach Gebrauch in Desinfektionslösung einlegen, fachgerecht wiederaufbereiten, ggf. sterilisieren
Raumluft	Um Tröpfchen und Aerosole zu entfernen, ist regelmäßiges Querlüften, d. h. Lüften mit vollständigem Luftaustausch, sinnvoll. Besonders in Laboren kann UV-Licht zur Entkeimung von Luft und Oberflächen genutzt werden. Luftfilter können die Virus- bzw. Erregerbelastung in Räumen reduzieren.
Menschen mit Atemwegsinfekten	Abstand und Masken tragen zum Schutz vor Tröpfchen und Aerosolen bei; bei wahrscheinlich infektiösen Patientinnen ist eine volle Schutzausrüstung (PSA) zu tragen

Nicht jede Infektion ist vermeidbar; einige Maßnahmen können jedoch das Übertragungsrisiko in der Arztpraxis minimieren:
- gute Terminplanung vermeidet volle Wartezimmer mit Virenaustausch
- bei der telefonischen Terminvereinbarung auf Angaben der Patientinnen achten, die auf Infektionskrankheiten hindeuten; ggf. gezielt nachfragen
- wahrscheinlich oder sicher infektiöse Kranke einzeln in abgetrennte Räume, z. B. ein Infektions-Wartezimmer, setzen (ggf. spezielle Klingel und getrennten Eingang benutzen)
- notwendige Desinfektionsmaßnahmen unverzüglich und fachgerecht durchführen, Zimmer gründlich lüften
- infektionsgefährdete Menschen zu den Randzeiten der Sprechstunde bestellen oder per Hausbesuch behandeln
- als Praxispersonal nicht im kranken, d. h. möglicherweise infektiösen Zustand arbeiten und STIKO-Impfungen, z. B. jährlich gegen Grippe und Covid-19, nutzen

Hygieneregeln, v. a. die wichtige TRBA 250 (Technische Regel zum Umgang mit biologischen Arbeitsstoffen) der Berufsgenossenschaft für Gesundheitsdienst und Wohlfahrtspflege (BGW): www.bgw-online.de

Keimträger Handy ... Mobiltelefone beherbergen Mikroorganismen, die sie von den tippenden Fingern erhalten und immer wieder an diese zurückgeben. Schutzmaßnahmen sind: Privathandys nicht bei der Arbeit benutzen, häufige Händedesinfektion und ggf. vorsichtige Desinfektion der Geräte mit **Inventarwischtüchern**.

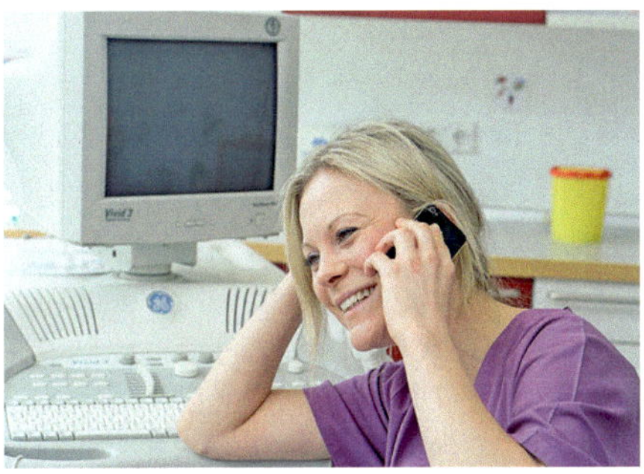

Abb. 1 MFA mit Handy bei der Arbeit

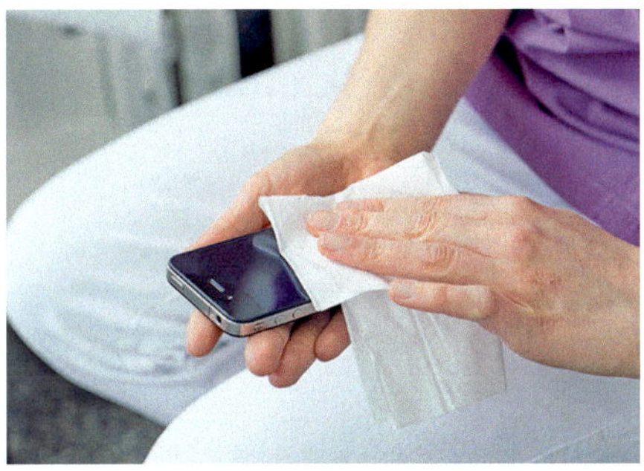

Abb. 2 MFA reinigt Handy mit Desinfektionstuch

8.3 Persönliche Hygiene

Zur persönlichen Hygiene im medizinischen Bereich gehören:
- ausreichend häufige, hautfreundliche Reinigung von Körper und Haaren sowie frische, saubere Wäsche bzw. Kleidung
- Zusammenbinden bzw. Hochstecken langer Haare
- Ablegen von Schmuck an Händen und Unterarmen (auch Armbanduhren und Eheringe); erlaubt sind körpernahe Halsketten und Ohrstecker
- Fingernägel kurz und rund schneiden; auf Nagellack und Nagelschmuck verzichten, da sie nicht desinfizierbar sind; die Berufsgenossenschaft verbietet sie
- Verletzungen der Haut bzw. Hände auch in der Freizeit vermeiden, um keine Eintrittspforten für Keime zu bieten; keine Nagelbürsten verwenden
- entzündungsfreie Gesichtspiercings und abgeheilte Tätowierungen sind seitens der BGW nicht verboten, entsprechen aber nicht dem in den meisten Praxen gewünschten Erscheinungsbild des medizinischen Personals

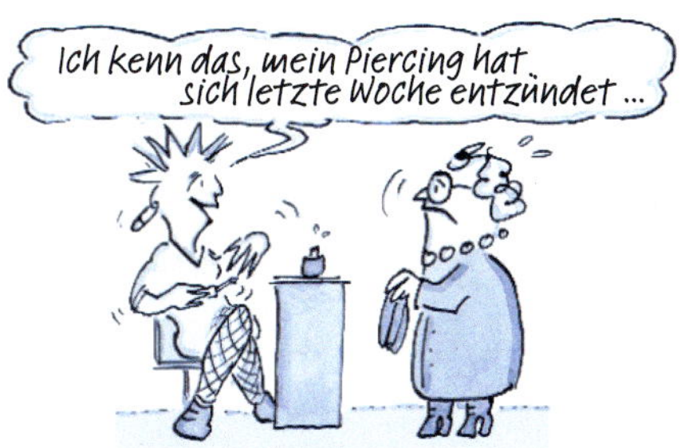
Ich kenn das, mein Piercing hat sich letzte Woche entzündet ...

8.4 Arbeitskleidung

Arbeitskleidung (Berufskleidung) wird von den meisten MFAs anstatt persönlicher Kleidung getragen. So wird eine Abnutzung und Kontamination der persönlichen Kleidung verhindert. Einheitliche Arbeitskleidung des Teams betont die Corporate Identity (professionelle Gemeinsamkeit). Auch bildet die Arbeitskleidung eine psychologische und tatsächliche Grenze zur Patientin.

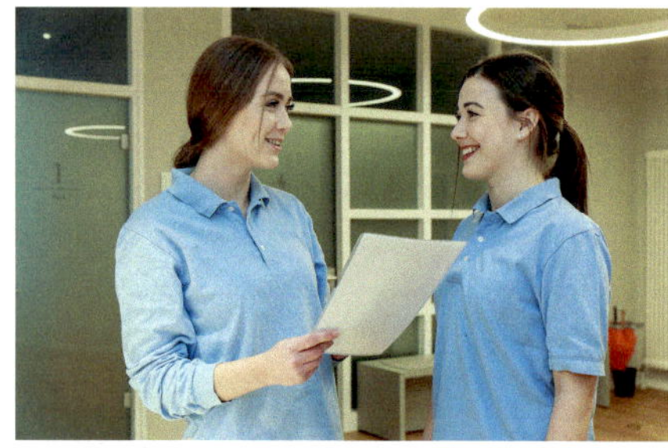

Abb. 1 MFAs in Arbeitskleidung

Arbeitskleidung für MFAs und Ärztinnen ist hell, um Verschmutzungen erkennbar zu machen, sowie heiß waschbar, um Kontaminationen sicher zu entfernen. Aus Hygienegründen ist es besser, Arbeitskleidung in der Praxis bzw. Wäscherei zu waschen, um nicht persönliche Wäsche durch Praxiskeime zu kontaminieren. Zur Arbeitskleidung gehören passende Arbeitsschuhe, die gut und trittsicher sitzen, sauber, luftig, rutschfest und leicht zu reinigen sind. Arbeitskleidung muss der Betrieb nicht komplett bereitstellen. Laut Tarifvertrag stehen der MFA jedoch zwei Kittel bzw. Kasacks/Oberteile im Jahr zu. Kurzärmelige Arbeitskleidung ist hygienischer als langärmelige.

8.5 Bereichskleidung

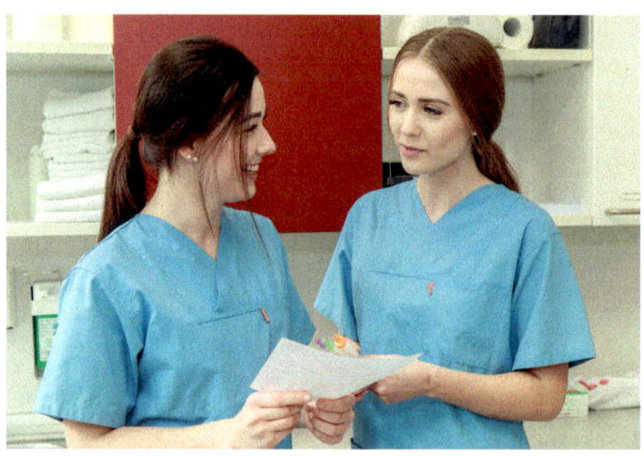

Abb. 2 MFAs in Bereichskleidung

In Arbeitsbereichen mit erhöhten Hygieneanforderungen, z. B. Endoskopie- und Operationsräumen, wird Bereichskleidung getragen. Die zumeist blauen oder grünen Kleidungsstücke sind weit geschnitten, damit sie keine Verschlüsse brauchen, die verkeimen könnten. Bereichskleidung darf nur in bestimmten Räumen getragen werden. Sie wird täglich sowie bei Bedarf gewechselt und ggf. mit desinfizierenden Waschmitteln gereinigt. Hygienegerechte, desinfizierbare Schuhe sind Teil der Bereichskleidung. Der Arbeitgeber stellt Bereichskleidung mit Schuhen bereit und sorgt für die Reinigung.

8.6 Schutzkleidung und Schutzhandschuhe

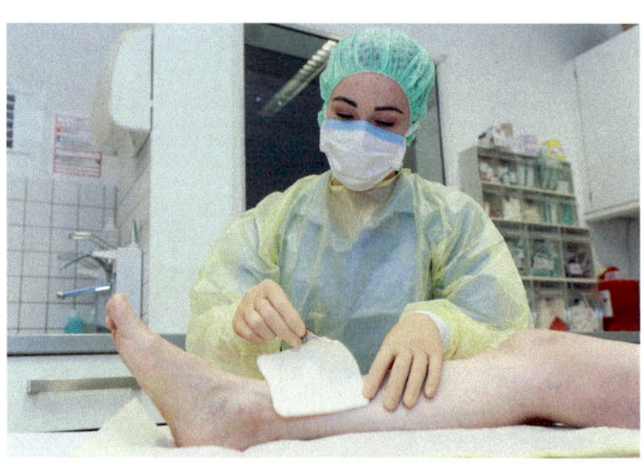

Abb. 3 Schutzkleidung

Bei Arbeiten mit Kontaminationsgefahr für die Arbeitskleidung wird Schutzkleidung getragen. Sie bedeckt Teile des Körpers (z. B. Kittel und Handschuhe) und soll bei Bedarf auch Schleimhäute schützen (Brille, Mund-Nasen-Schutz, Visier). Auch OP-Kittel, OP-Hauben und -Schuhe sowie Einmalschürzen und -overalls gehören zur Schutzkleidung bzw. **PSA** (**p**ersönlichen **S**chutz**a**usrüstung). Bei Tätigkeiten mit Infektionsgefahr oder mit Chemikalien ist Schutzkleidung vorgeschrieben. Der Arbeitgeber muss sie in ausreichender Menge, geeigneter Qualität und passender Größe zur Verfügung stellen.

Schutzmasken sind je nach Infektionsrisiko bereitzustellen und zu tragen. Einfache Einmal-OP-Masken dienen v. a. dem Fremdschutz, d. h. dem Schutz der Patientin vor Tröpfchen. FFP2- und FFP3-Masken dienen dem Eigen- und Fremdschutz vor Tröpfchen und Aerosolen. FFP3-Masken sind dichter als FFP2-Masken. FFP bedeutet Filtering Face Piece, d. h. Atemschutz-Gesichtsmaske. Keine Maske bietet 100%igen Schutz. Das korrekte Tragen ist für die Schutzwirkung wichtig. Da Feuchtigkeit diese verringert, sind Masken regelmäßig auszutauschen.

Schutzhandschuhe sind Teil der notwendigen und vorgeschriebenen Schutzkleidung. Näheres regelt die Unfallverhütungsvorschrift A1 (BGV A1 und BGR A1) der BGW. **Unsterile** (nicht keimfreie) Schutzhandschuhe dienen v. a. dem Schutz der Anwenderin. **Sterile** (keim- bzw. erregerfreie) Handschuhe, die z. B. bei Operationen verwendet werden, dienen vorwiegend dem Schutz der Patientin. Einmalhandschuhe sind für den einmaligen und kurzzeitigen Gebrauch bestimmt. Sie sind nicht zu desinfizieren, z. B. mit Händedesinfektionsmitteln. Je länger Handschuhe getragen werden, desto mehr Feuchtigkeit sammelt sich darunter und desto mehr Keime vermehren sich dort. Eine zu lange Tragezeit ist daher zu vermeiden. Bei Wärme können dünne Baumwollhandschuhe darunter getragen werden. Vor und nach dem Tragen der Einmalhandschuhe werden die Hände desinfiziert. Vor dem Anlegen der Handschuhe müssen die Hände jedoch vollständig getrocknet sein.

Nähere Informationen beim Verbund für Angewandte Hygiene e. V. und bei der BGW:
www.vah-online.de
www.bgw-online.de

Schutzhandschuhe
B = Beschreibung, V = Vorteile, N = Nachteile, A = typische Anwendungsbereiche

Nitrilhandschuhe 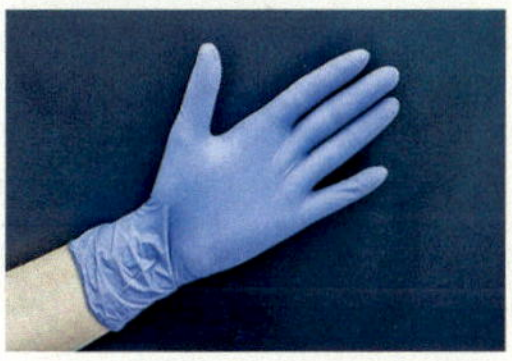	**B:** dünnwandig, ungepudert, meist gefärbt, eng anliegend, Einmalgebrauch, unsteril und steril lieferbar, verschiedene Schaftlängen erhältlich **V:** gute Tasteigenschaften; besserer Infektionsschutz, bessere Öl- und Chemikalienbeständigkeit als Latexhandschuhe; keine Allergiegefahr, daher Latexhandschuhen vorzuziehen; Schutzwirkung: z. B. bei einer Kanülenstichverletzung dringen nur etwa 50 % der Keime ein (Schutzhandschuhe bieten keinen 100%igen Infektionsschutz) **A:** alle Tätigkeiten mit Infektionsgefahr wie Blutentnahmen, Verbandwechsel, Tastuntersuchungen und andere diagnostische bzw. therapeutische Maßnahmen, außerdem Chemikalienkontakt inkl. Ölen usw.
Latexhandschuhe	Eigenschaften wie Nitrilhandschuhe, aber Auslöser von Latex-Allergien (gilt v. a. für gepuderte Latexhandschuhe); daher kaum noch verwendet; nicht ölfest
Vinylhandschuhe 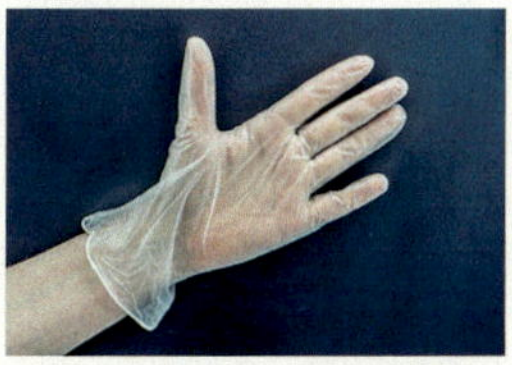	**B:** farblos, meist gepudert, locker sitzend, Einmalgebrauch, unsteril **V:** Material dicker und z. T. chemikalienbeständiger als Nitril und Latex **N:** schlechte Tasteigenschaften, ggf. Flüssigkeitseintritt am abstehenden Rand **A:** kurz dauernde Tätigkeiten mit geringer Anforderung an das Tastvermögen und ohne Kontakt mit infektiösem Material, z. B. Reinigungsarbeiten
Dickwandige Schutzhandschuhe 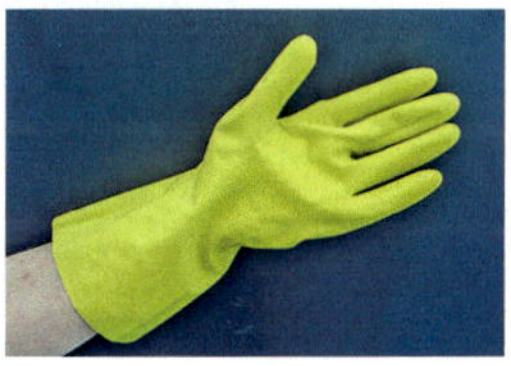	**B:** lang, dickwandig, mit langem Schaft bzw. umschlagbarem Schaft (Unterarmstulpen) versehen, für Chemikalien undurchlässig, Mehrfachverwendung, unsteril **V:** Sicherheit vor aggressiven Stoffen (sofern intakt und zugelassen) **N:** schlechte Tasteigenschaften, fördern Schwitzen, müssen gereinigt und getrocknet werden **A:** für Arbeiten mit bestimmten Gefahrstoffen vorgeschrieben

Für jedes gefahrstoffhaltige Produkt gibt es ein Sicherheitsdatenblatt, das über Schutzmaßnahmen informiert.

8.7 Asepsis, Antisepsis, Sterilisation und Desinfektion

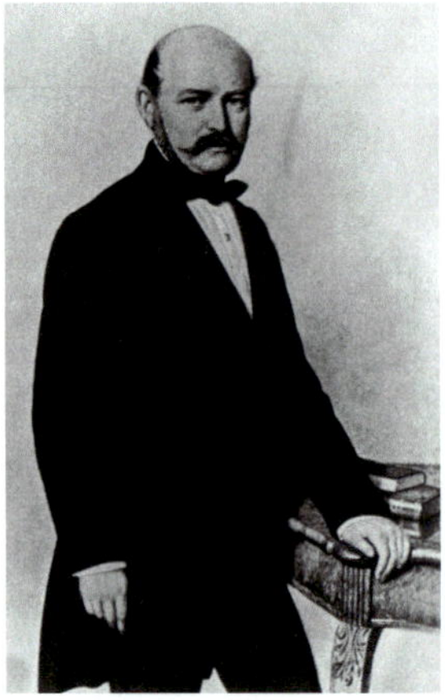

Abb. 1 Der ungarische Arzt Ignaz Semmelweis (1818–1865) führte die Händedesinfektion (sog. Schüsselmethode mit Einlegen der Hände in eine Waschschüssel) ein.

Eine **Sepsis** (Blutvergiftung) ist eine schwere fieberhafte Krankheit durch Überschwemmung des Körpers mit Krankheitserregern (meistens Bakterien). Eine Sepsis führt unbehandelt zum Tode. Sie ist die Folge hoher Erregermengen und/oder schlechter Resistenz.

Der Budapester Arzt Ignaz Semmelweis fand um 1850 die Ursache der hohen Sterblichkeit junger Frauen in den Wiener Gebäranstalten: Ärzte, die zuvor – ohne Handschuhe – Leichen untersucht hatten, um deren Todesursachen zu studieren, infizierten mit ihren Händen die Frauen, denen sie Geburtshilfe leisteten. Die Gebärmutter bietet nach der Entbindung beste Vermehrungsbedingungen für pathogene Keime. Anstrengung und Blutverlust während der Geburt schwächen zusätzlich die Abwehr der Wöchnerinnen. Viele Frauen starben daher an Sepsis.

Semmelweis führte die verpflichtende Händedesinfektion in Chlorkalklösung ein. Sepsis verhütende Maßnahmen nannte er **Antisepsis**. Bakterien waren noch unbekannt; man sprach daher von „Leichengift" und von „Fäulniserregern". Seit Semmelweis wurden die Hygienemaßnahmen stetig weiterentwickelt. Dennoch besteht heute in Krankenhäusern wieder eine Infektionsgefahr (MRSA), da sich Bakterien an Antibiotika angepasst haben und der Anteil Schwerstkranker bzw. immunschwacher Kranker stark gestiegen ist.

MRSA
→ LF 3, S. 70

Antisepsis wird durch **Desinfektion** erreicht, d. h. durch Abtöten, Entfernen oder **Inaktivieren** pathogener Mikroorganismen. Ein Beispiel ist die hygienische Händedesinfektion. Hände bzw. der menschliche Körper können nicht **steril**, d. h. vollkommen keimfrei, werden, da die Haut stets (v. a. apathogene und fakultativ pathogene) Keime beherbergt. Eine Übertragung pathogener Keime, d. h. eine Infektion, wird durch fachgerechte Desinfektion aber sehr unwahrscheinlich.

Während Operationen besteht eine hohe Infektionsgefahr für die Patientin, da ihre Körperoberfläche verletzt und ihr Körperinneres eröffnet wird. Im Operationssaal wird daher **aseptisch** gearbeitet. **Asepsis** bedeutet, dass alle verwendeten Instrumente, Tücher usw. steril, d. h. keimfrei, sind. **Sterilität** (Keimfreiheit) bedeutet, dass alle Mikroorganismen einschließlich ihrer Dauerformen (wie Bakteriensporen) abgetötet und/oder entfernt wurden. Asepsis bzw. Sterilität wird durch **Sterilisation** (vollständige Entkeimung) erreicht. Vor jeder Operation führt das gesamte ärztliche und nichtärztliche OP-Personal die besonders gründliche chirurgische Händedesinfektion durch und zieht dann sterile Handschuhe an.

chirurgische Händedesinfektion
→ LF 3, S. 103
Anziehen steriler Handschuhe
→ LF 10, S. 502

Völlige Keimfreiheit kann in einem Raum, in dem sich Menschen befinden, nicht erreicht werden. Haut und Atemluft enthalten stets Mikroorganismen. Korrektes antiseptisches bzw. aseptisches Arbeiten verringert aber die Infektionsgefahr für Behandelte und Mitarbeitende entscheidend.

Übersicht wichtiger Hygienebegriffe

Sepsis	Blutvergiftung; Überschwemmung des Körpers mit Krankheitserregern
Asepsis	Infektionsverhütung durch Keimfreiheit = Sterilisation/Sterilität
Antisepsis	Infektionsverhütung durch Keimarmut = Desinfektion
Desinfektion	Entfernen/Abtöten aller pathogenen Mikroorganismen
Sterilisation	Entfernen/Abtöten aller Mikroorganismen einschließlich Bakteriensporen

8.8 Gesetze und Vorschriften über Hygienestandards

Die Einhaltung der Hygienemaßnahmen ist gesetzlich geregelt. Die Vorschriften sind verbindlich, d. h., sie müssen zwingend erfüllt werden. Sie dienen dem Schutz von behandelten, behandelnden und dritten Personen wie z. B. Familienangehörigen. Hygiene, Arbeits- und Umweltschutz gehören zusammen. Für die Arztpraxis gelten insbesondere:

- die Unfallverhütungsvorschrift (UVV) BGV/BGR A1
- die BGR TRBA 250 (Technische Regel für biologische Arbeitsstoffe 250)
- das Infektionsschutzgesetz (IfSG)
- das Medizinproduktegesetz (MPG) mit der Medizinprodukte-Betreiberverordnung (MPBetreibV)
- die Empfehlung „Anforderungen an die Hygiene für die Wiederaufbereitung von Medizinprodukten"

Letztere wurde durch das Robert Koch-Institut (RKI) und das Bundesinstitut für Arzneimittel und Medizinprodukte (BfArM) erarbeitet und enthält konkrete Vorgaben zum Umgang mit Medizinprodukten und medizinischen Geräten.

Informationen, Broschüren und Schulungsmaterialien zu allgemeinen und speziellen Hygieneproblemen in Arztpraxen sind bei der BGW, dem RKI und den kassenärztlichen Vereinigungen (KVen) erhältlich. Auch die Hersteller von Hygieneprodukten bieten Hilfen und Informationen zu vorgeschriebenen Maßnahmen, z. B. zur Erstellung von Hygieneplänen, zur Haut- und Materialverträglichkeit sowie zur praktischen Anwendung verschiedener Produkte.

Angestellte des Gesundheitsamtes können Arztpraxen zur Hygienekontrolle begehen. Routineprüfungen betreffen v. a. große Praxen, in denen chirurgische Eingriffe und/oder Endoskopien stattfinden. Anlassbezogene Praxisbegehungen können z. B. aufgrund von Infektionsausbrüchen oder Patientenbeschwerden stattfinden.

Alle Hygienemaßnahmen in Arztpraxen müssen im Sinne des Qualitätsmanagements (QM) klar und verbindlich vorgegeben und dokumentiert werden.

Da alle Arbeitsmittel sowohl ihren Zweck (die Infektionsverhütung) als auch die gesetzlichen Vorgaben erfüllen müssen, dürfen nur gründlich geprüfte und für die jeweilige Verwendung zugelassene Produkte eingesetzt werden. Der Verbund für Angewandte Hygiene (VAH) hat eine umfangreiche Liste anerkannter Produkte erarbeitet. Die Präparate aller namhaften Hersteller sind in der VAH-Liste enthalten.

Umfangreiche Informationen zu Fragen der Hygiene bieten u. a. Ihre regionale KV bzw.:
www.bgw-online.de
www.rki.de
www.kvwl.de

Außerdem:
Verbund für Angewandte Hygiene e. V.
www.vah-online.de

Deutsche Gesellschaft für Hygiene und Mikrobiologie
www.dghm.org

8.9 Hygieneplan

Jede Arztpraxis braucht einen passenden Hygieneplan. Er schreibt Maßnahmen zur Reinigung, Desinfektion und ggf. Sterilisation sowie zur Ver- und Entsorgung vor. Der Hygieneplan muss für alle Beschäftigten (auch Reinigungspersonal) zugänglich und verständlich sein und stellt eine verbindliche Dienstanweisung dar. Alle Teammitglieder bestätigen mit ihrer Unterschrift, dass sie die Inhalte des Plans verstanden haben, kennen und anwenden.

MERKE Die „6 W" müssen im Hygieneplan enthalten sein: was, wann, wo, womit, wie und durch wen Hygienemaßnahmen durchzuführen sind.

Hygieneplan einer Hausarztpraxis
(Beispiel mit zufällig ausgewählten Präparaten; EWZ = Einwirkzeit)

	Was/Wo	Wann	Womit	Wie	Wer
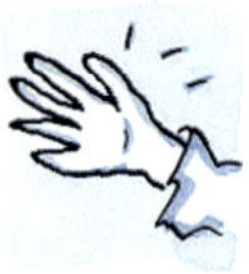	**hygienische Händedesinfektion**	nach (wahrscheinlicher) Kontamination, vor und nach Patientenkontakt, nach Labortätigkeit, vor Anlegen und nach Ablegen der Handschuhe	Sterillium®, desderman® pure, Softa-Man® ViscoRub – 3–5 mL – 30 s	Spender drücken, Hände und Handgelenke vollständig benetzen, verreiben und feucht halten bis Ende der EWZ	
	Handpflege	bei Bedarf, nach Händewaschen	Trixo®-lind Handcreme	Hände dünn eincremen	
	Händewaschen	vor Arbeitsbeginn, nach Arbeitsende, bei Verunreinigung	Lifosan® soft Waschlotion	aus Wandspender entnehmen, 1 min waschen	alle Ärztinnen und MFAs
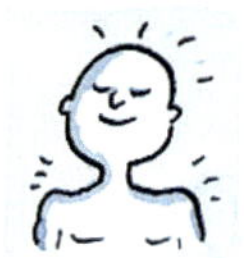	**Hautdesinfektion**	vor **invasiven** Maßnahmen: **Injektionen**, **Punktionen** usw.	Softasept® N – 15 s einwirken lassen	aufsprühen **oder** mit Tupfer satt auftragen	
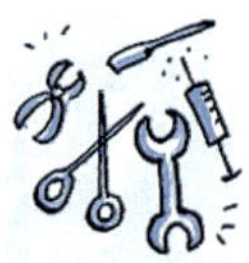	**Instrumentendesinfektion**	nach Benutzung	Helipur® – 1,5 % – 15 min EWZ – Standzeit 1 Arbeitstag	Instrumente ganz einlegen, nach EWZ spülen, trocknen, ggf. pflegen, ggf. sterilisieren	
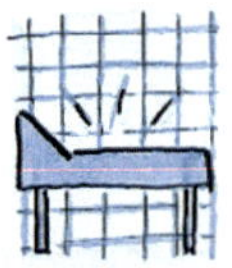	**Oberflächen: Arbeitsflächen, Liegen, Tastaturen, Fußboden in Labor/OP, Spritzentabletts, Türklinken usw.**	**Routinedesinfektion** am Ende jedes Arbeitstages, **Bedarfs-** bzw. **Zwischendesinfektion** bei sichtbarer oder wahrscheinlicher Kontamination	Melsept® SF, täglich frische 0,5%-Lösung (EWZ 1 h) gezielte Schnelldesinfektion mit – Bacillol® AF-getränktem Einwegtuch – oder Inventarwischtuch, z. B. mikrozid® sensitive wipes	sichtbare Verschmutzung mit getränktem Einwegtuch aufnehmen; Wischdesinfektion mit getränktem Tuch/Mopp; Wiederbenutzung der Fläche nach der Trocknung	
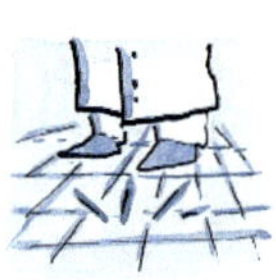	**Fußböden, Wände, Gegenstände usw.**	bei Kontamination mit evtl. infektiösem Material, z. B. Blut			MFAs bzw. Reinigungskräfte
	sonstige Fußböden/WC	nach jedem Arbeitstag	handelsübliche Reiniger	Feuchtreinigung	
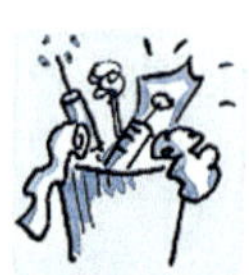	**med. Abfall (nicht kontaminierte Tupfer, Spritzen usw.)**	nach Gebrauch	Abfalleimer mit Müllbeutel	verschlossenen Beutel in den Restmüll	
	spitze, scharfe, zerbrechliche Gegenstände, ggf. mit meldepflichtigen Erregern kontaminiert	nach Gebrauch	bruch- und durchstichsicherer, sicher verschließbarer Spezialbehälter für biologische Gefahrstoffe	Entsorgung durch Spezialunternehmen (Kategorie 180103)	

8.10 Händehygiene

Hände sind die am meisten benutzten „medizinischen Instrumente" – und die häufigsten Überträger pathogener Keime. Die Händehygiene muss daher sorgfältig und gewissenhaft betrieben werden. Sie besteht aus hygienischer und chirurgischer Händedesinfektion sowie Händewaschen. Gründliche Hautpflege ergänzt die Hygienemaßnahmen, da eine gesunde, gepflegte Haut weniger anfällig für Kontaminationen und Verletzungen ist und damit für Infektionen, Entzündungen und Allergien.

8.10.1 Händewaschen

Gründliches Händewaschen reinigt gut und entfernt Keime, aber es entfettet auch die Haut und greift sie an. Häufiges Waschen schädigt die Haut und fördert Reizungen und Entzündungen. Risse und offene Stellen dienen Mikroorganismen als Eintrittspforten in den Körper. Außerdem führen sie zur Unverträglichkeit alkoholischer Desinfektionsmittel: Alkohol „brennt" in kranker, verletzter Haut.
Im medizinischen Bereich werden die Hände deshalb nur gewaschen:

- bei Arbeitsantritt und nach Arbeitsende
- nach dem Toilettengang (Stuhlgang/Tampon- bzw. Vorlagenwechsel)
- vor und nach dem Essen
- nach sichtbarer oder wahrscheinlicher Verschmutzung

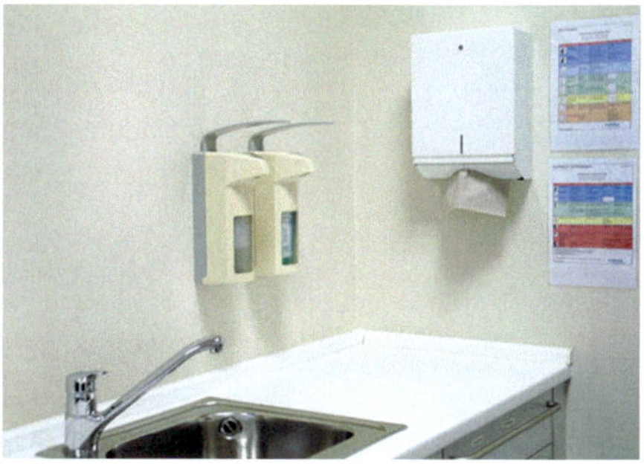

Abb. 1 Handwaschplatz mit vorschriftsmäßigen Spendern, Handpflege- und Hygieneplan

Mit Verschmutzung ist hier Schmutz wie z. B. Staub oder Fett gemeint. Vorschriftsmäßige Handwaschplätze nach BG-Vorschrift A1 bieten fließendes kaltes und warmes Wasser, Wandspender mit hautfreundlichem Flüssigwaschmittel, Händedesinfektionsmittel, Einmalhandtücher (aus Papier oder Stoff) sowie Handcreme in Tube oder Spender. Seifenstücke, Cremedosen und mehrfach verwendete Handtücher sind unzulässig.

Leere Behälter für die Handwaschmittel- und Händedesinfektionsmittelspender werden durch neue Einwegbehälter ersetzt. Jeder neue Behälter wird mit dem Öffnungsdatum beschriftet. Ist ein Nachfüllen gewünscht, muss der Behälter vollständig entleert, ausgewaschen, desinfiziert und getrocknet werden, bevor er neu gefüllt und mit dem Auffülldatum versehen wird. Dies können nur z. B. Klinikapotheken.

8.10.2 Hygienische Händedesinfektion

Die hygienische Händedesinfektion ist die wichtigste und häufigste Hygienemaßnahme in der Arztpraxis. Händedesinfektionsmittel enthalten neben dem Wirkstoff Alkohol rückfettende Stoffe, damit sie so oft wie nötig angewendet werden können, ohne der Haut zu schaden. Unverträglichkeiten sind bei gepflegter, gesunder Haut sehr selten. Die hygienische Händedesinfektion wird nach jeder sicher oder wahrscheinlich erfolgten Kontamination durchgeführt, z. B.:

- **nach** Patientenkontakt (Berühren, Händedruck), Arbeiten mit (möglicherweise) infektiösem Material, wie Laborarbeiten, Toilettengang (Wasserlassen), Niesen und Naseputzen, Ablegen von Handschuhen
- **vor** Patientenkontakt bei infektionsgefährdeten (sehr jungen, alten, immunschwachen usw.) Erkrankten
- **vor** dem Betreten bestimmter Bereiche wie OP- und Endoskopieräumen, der Zubereitung von Injektionen und Infusionen und dem Umgang mit Sterilgut
- **vor und nach** Blutentnahmen und anderen Punktionen, Verbandwechseln, Kontakt mit Wunden, Arbeitspausen

Bei intensiver Kontamination der Hände (z. B. mit Blut oder Stuhl) wird zunächst ein Einwegtuch mit Händedesinfektionsmittel getränkt, die Verschmutzung damit vorsichtig entfernt und anschließend die hygienische Händedesinfektion durchgeführt. Abspülen über dem Handwaschbecken sollte wegen der Spritzgefahr höchstens bei starker Verschmutzung stattfinden; danach folgt die übliche Händedesinfektion.

Die hygienische Händedesinfektion erfolgt nach DIN EN 1500 in sechs Schritten. Dabei werden 3–5 mL des Händedesinfektionsmittels (möglichst aus einem Wandspender) in die sauberen, trockenen Hände gegeben und so verrieben, dass die gesamten Hände einschließlich Nägeln, Nagelfalzen, Fingerzwischenräumen sowie Daumen gründlich benetzt werden und während mindestens 30 Sekunden (bzw. nach Herstellerangabe) feucht bleiben. Evtl. wird nachdosiert. Jeder der sechs Schritte wird fünfmal wiederholt (Schritt 1 : 5-mal, Schritt 2 : 5-mal, Schritt 3 : 5-mal usw.). Die sechs Schritte sind nur eine Empfehlung. Entscheidend ist, dass beide Hände mit Handgelenken, Daumen, Fingerzwischenräumen und Nagelfalzen 30 Sekunden lang mit dem Desinfektionsmittel feucht gehalten werden.

Händedesinfektion in sechs Schritten nach DIN EN 1500

1. Handfläche auf Handfläche und Handgelenke

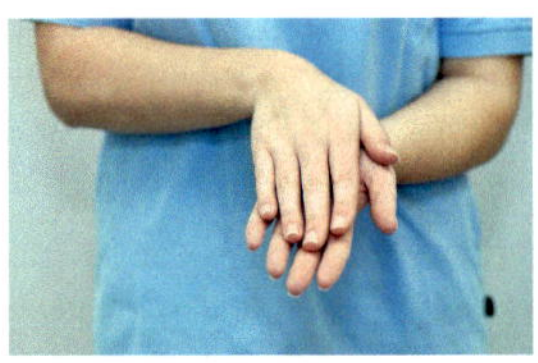

2. Handfläche auf Handrücken

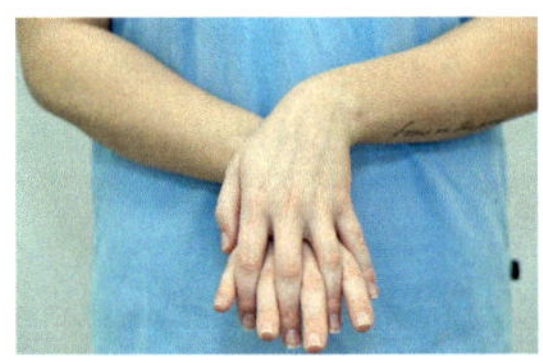

3. Handflächen aufeinander mit verschränkten Fingern

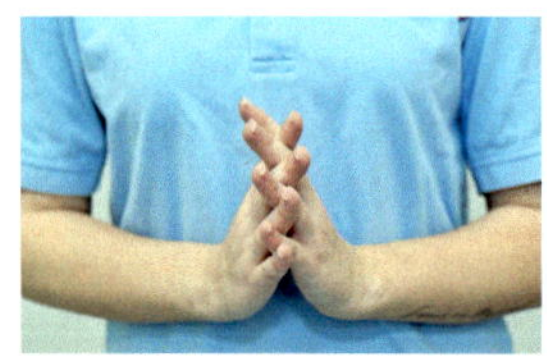

4. Fingeraußenseiten auf die andere Handfläche

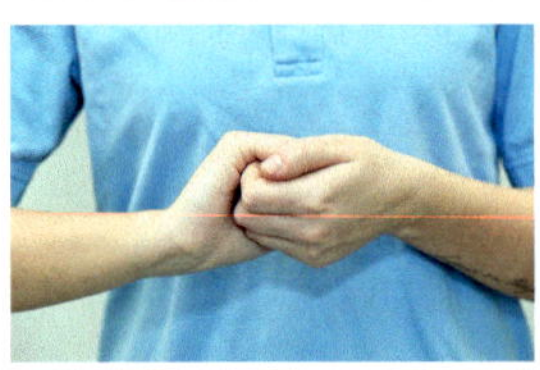

5. Daumen mit der Handfläche umfassen

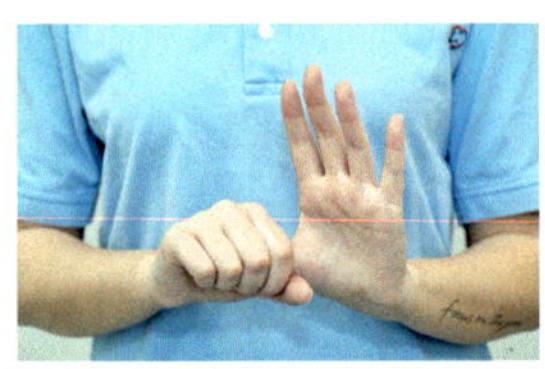

6. Fingerkuppen in der Handfläche reiben

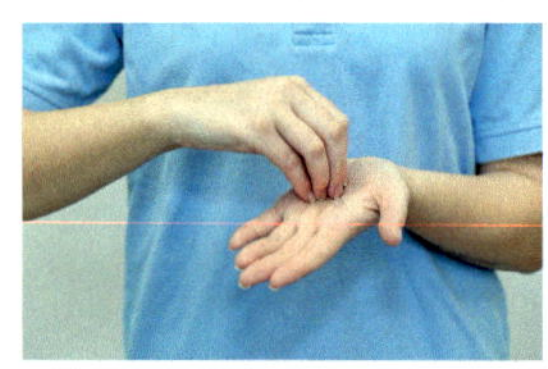

Gegen bestimmte Erreger, z. B. Noroviren, sind spezielle Händedesinfektionsmittel (z. B. Skinman® Complete pure oder Softa-Man® acute) und/oder eine längere Einwirkzeit (z. B. 60 statt 30 s) notwendig. Gegen Mykobakterien, z. B. Tuberkelbakterien, wird die Händedesinfektion zweimal nacheinander durchgeführt. Herstellerangaben sind zu beachten.

Für eine fachgerechte Händedesinfektion sollte der Anwender darauf achten, die oft vernachlässigten Bereiche zu desinfizieren. An diesen Bereichen, die unzureichend mit Desinfektionsmittel benetzt sind, bleiben zahlreiche Mikroorganismen zurück (→ Abb. 1, S. 103). Vorgetränkte Tücher sind zur Händedesinfektion ungeeignet.

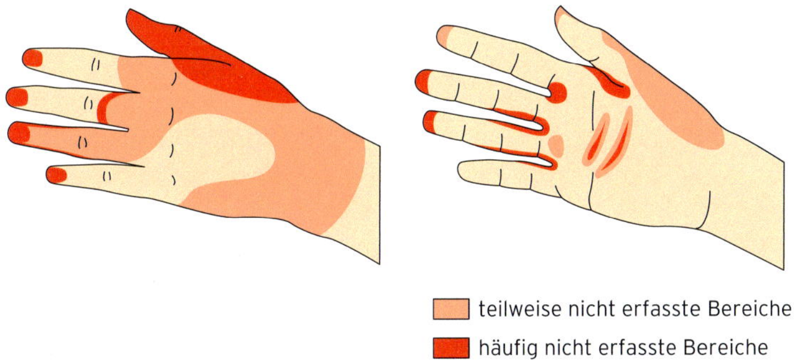

Abb. 1 Auf der Handoberfläche sind viele verschiedene Bakterien vorhanden. Bei einer unzureichenden Händedesinfektion werden nicht alle Bereich erfasst (mit Desinfektionsmittel benetzt).

8.10.3 Chirurgische Händedesinfektion

Vor der chirurgischen Händedesinfektion werden die Hände bis zum Ellenbogen gewaschen. Nagelbürsten und ähnliche, zu Hautverletzungen führende Instrumente werden nicht benutzt. Verletzte Haut ist nicht desinfizierbar. Dann werden Hände und Unterarme mit einem keimarmen Einmalhandtuch getrocknet.

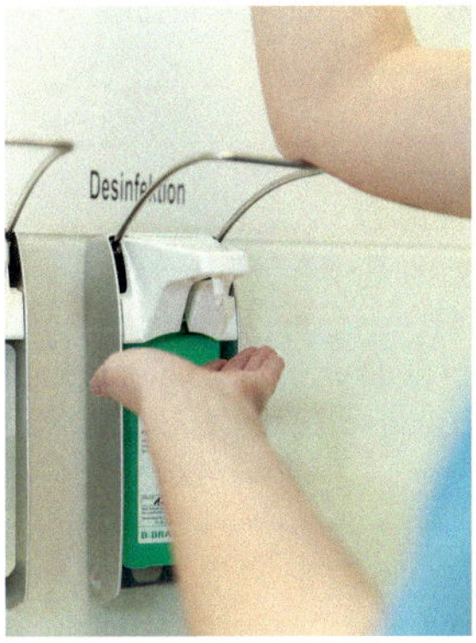

Abb. 2 Entnahme des Desinfektionsmittels aus dem Wandspender

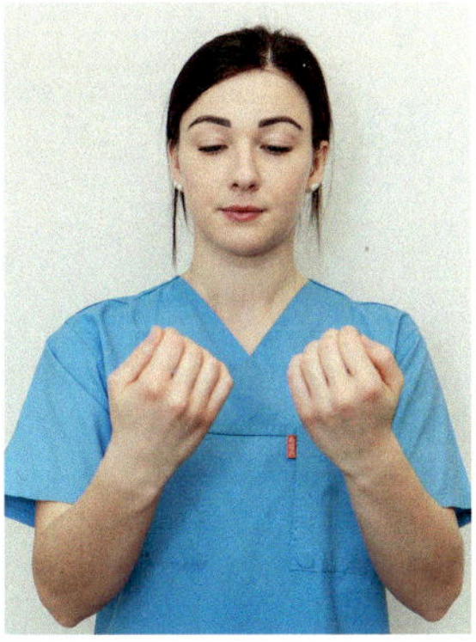

Abb. 3 Trocknen der Haut an der Luft nach chirurgischer Händedesinfektion

Der Händedesinfektionsmittelspender wird mit dem Ellenbogen betätigt und das Mittel in die trockenen Hände gegeben. Zunächst werden Hände und Unterarme bis zu den Ellenbogen (nicht einschließlich der Ellenbogen) gründlich eingerieben. Abschließend erfolgt die Händedesinfektion, z. B. nach DIN EN 1500. Die Gesamtdauer der beschriebenen Maßnahmen beträgt (je nach Herstellerangabe) z. B. 90 Sekunden (1,5 min). Während und nach der chirurgischen Händedesinfektion werden die Hände über Ellenbogenhöhe gehalten. Nach dem Trocknen des Desinfektionsmittels werden sterile Handschuhe angezogen.

Anlegen steriler Handschuhe
→ LF 10, S. 502

8.10.4 Handpflege

Rissige, raue Haut kann nicht wirksam desinfiziert werden. Handcreme sollte daher bei Bedarf, v. a. aber vor längeren Arbeitspausen und am Ende des Arbeitstages angewendet werden. So können die Pflegemittel gut einwirken. Pflegecreme wird aus Tuben oder Spendern entnommen, da sich in Cremedosen Mikroorganismen vermehren können. Handcreme beeinträchtigt die Wirksamkeit der Händedesinfektionsmittel nicht. In Bereichen mit hoher Beanspruchung der Hände, z. B. durch Nassarbeit, ständiges Handschuhtragen und häufiges Händewaschen, gibt ein Hautschutzplan die einzelnen Schutz- bzw. Pflegemaßnahmen und die jeweiligen Präparate an.

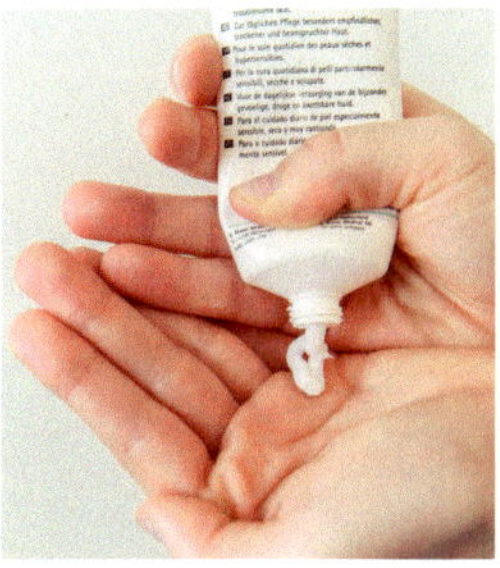

Abb. 4 Entnahme der Handpflegecreme

8.11 Grundsätze der Desinfektion in der Arztpraxis

Desinfektion soll Antisepsis erzeugen. Desinfektionsmaßnahmen töten, inaktiveren oder entfernen Mikroorganismen. Es erfolgt eine so starke Keimreduktion, dass von den desinfizierten Gegenständen keine Infektion mehr ausgehen kann. Desinfektion vermindert die Keimzahl um bis zu 99,999 %. Das heißt: Von 100 000 Mikroorganismen bleibt nur einer übrig – und dieser darf nicht pathogen sein.

Jede Desinfektionsmaßnahme muss zum jeweiligen Gegenstand bzw. Körperteil passen; sie muss Keime schädigen, nicht aber Materialien, Haut und Gesundheit.

Das **Wirkspektrum** von Desinfektionsmitteln wird mit speziellen Begriffen bezeichnet: **Bakterizid**, **viruzid** und **fungizid** heißt, dass Bakterien, Viren und Pilze abgetötet werden. Die Endung -zid bedeutet „tötend". Werden die Erreger nur inaktiviert, also ihre Vermehrung gehemmt, bezeichnet man die Wirkung als **bakteriostatisch**, **virostatisch** und **fungistatisch**. Auf den Desinfektionsmittel-Verpackungen werden diese Eigenschaften angegeben, ebenso die Einwirkzeit für normale und spezielle Situationen sowie für Problemkeime wie Noro- und Hepatitis-B-Viren (HBV).

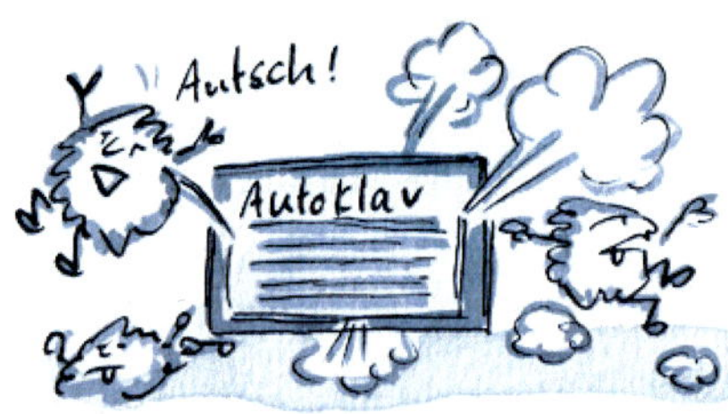

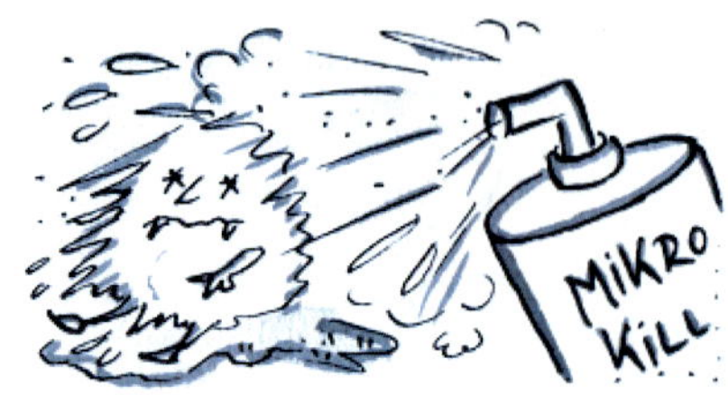

MERKE Der Erfolg aller Desinfektionsmaßnahmen hängt davon ab, dass
- das richtige Mittel gewählt wird (Wirkspektrum, Materialeignung).
- Menge und Konzentration stimmen (weder zu hoch noch zu niedrig).
- das Mittel bzw. die angefertigte Lösung frisch und einwandfrei ist (die Standzeit muss festgelegt und erkennbar sein).
- die Einwirkzeit eingehalten, d. h., weder unter- noch überschritten wird.
- die vorgeschriebene Temperatur herrscht.
- geeignete, rost- und korrosionsfreie Gefäße verwendet werden.
- keine Verschmutzungen, Sekrete usw., keine Luft, keine mechanischen und sonstigen Hindernisse das Einwirken des Mittels verhindern.

Hautdesinfektionsmittel sind nicht für die Hände … und Händedesinfektionsmittel nicht zur Hautdesinfektion geeignet. Die Anwendung des falschen Mittels birgt nicht nur das Risiko mangelnder Wirkung, sondern kann zusätzlich eine Reizung und Austrocknung der Haut bewirken. Entsprechend sind auch Tücher und Mittel für die Flächendesinfektion nicht für die Haut geeignet.

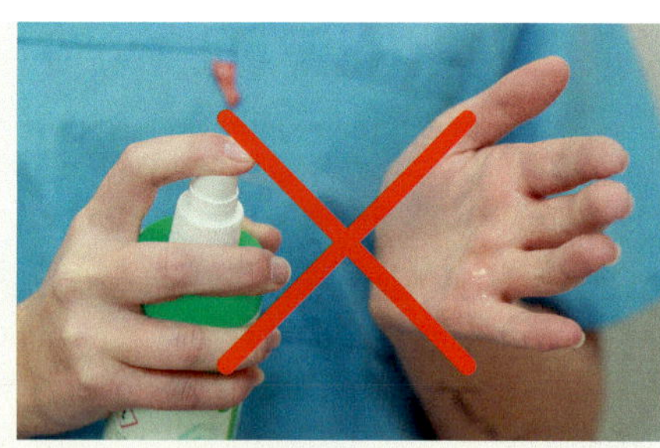

Abb. 1 Hautdesinfektionsmittel sind nicht zur Händedesinfektion geeignet.

Entscheidend für die Wirkung und Sicherheit von Desinfektionsmitteln sind die korrekte Zubereitung und Anwendung nach Herstellerangabe. Dosiertabellen zur Herstellung von Gebrauchslösungen aus Wasser und Konzentraten sind auf den Packungen aufgedruckt.

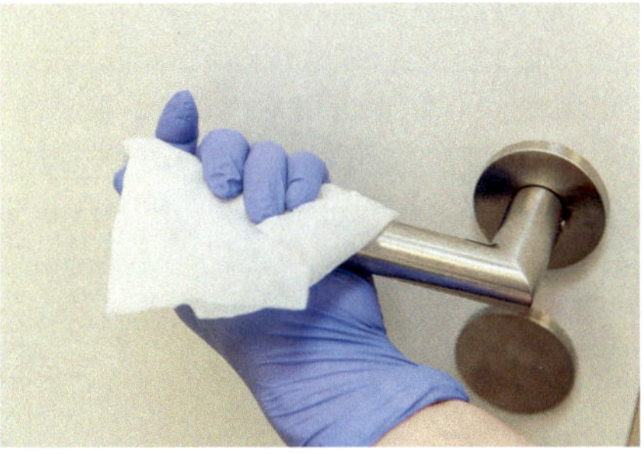

Abb. 1 Desinfektion mit einem vorgetränkten Inventarwischtuch

Viel hilft nicht viel; Überdosierungen verringern die Wirkung, kosten unnötig Geld, schädigen die Umwelt, die Materialien und die Haut bzw. Atemwege des Anwenders. Die **Standzeit**, d. h. die Zeitspanne seit dem Anmischen und Einfüllen einer Desinfektionslösung bzw. dem Anbruch einer Fertiglösung, ist begrenzt. Die meisten Gebrauchslösungen, d. h. angemischten Desinfektionslösungen, die in Arztpraxen verwendet werden, halten sich einen Tag lang. Bei erkennbarer Verschmutzung wird die Lösung vorzeitig erneuert. Das Einfüll- bzw. Anbruchdatum wird auf dem Gefäß (der Wanne, dem Spender usw.) vermerkt. Beim Anmischen der Gebrauchslösungen werden dafür zugelassene Handschuhe mit Stulpen und eine Schutzbrille getragen. Zuerst wird das Wasser, dann das Konzentrat eingefüllt; so verhindert man Spritzer und Schaumbildung. Es wird stets kaltes Leitungswasser verwendet, da heißes Wasser die Bildung giftiger Dämpfe (und deren Einatmen) fördert.

Die Sprühdesinfektion wird nur bei schlecht zugänglichen Gegenständen, z. B. kontaminierten Türscharnieren, angewandt. Das Versprühen birgt die Gefahr des Einatmens schädlicher Stoffe durch den Anwender. Für Flächen sind daher mit Desinfektionsmittel vorgetränkte Inventarwischtücher (→ Abb. 1) besser geeignet.

Dosiertabelle für je 1 Liter gebrauchsfertige Lösung

Gewünschte Konzentration der fertigen Lösung	Desinfektionsmittel-konzentrat	Leitungswasser (zuerst einfüllen)
1,0%	10 mL	990 mL
1,5%	15 mL	985 mL
2,0%	20 mL	980 mL
3,0%	30 mL	970 mL
5,0%	50 mL	950 mL

Außer der chemischen Desinfektion gibt es die Desinfektion mit physikalischen (thermischen) und chemothermischen, d. h. kombinierten Methoden.

Medizinische Desinfektionsverfahren

Verfahren	Wirkprinzip, Beispiele	Typisches Anwendungsgebiet
chemische Desinfektion	Lösungen mit Alkoholen, Aldehyden, Halogenen (z. B. Chlor, Jod)	Hände-, Haut-, Wund-, Wäsche-, Flächendesinfektion
physikalische Desinfektion	**thermische** Desinfektion (Hitze, heißes Wasser, Dampf), Bestrahlung mit UV- oder Gammastrahlen	Glasinstrumente, Gummi, Metallinstrumente, Schläuche, Kunststoffe, Räume/Arbeitsbereiche
chemothermische Desinfektion	Kombination chemischer und thermischer Verfahren im Reinigungs- und Desinfektionsgerät **(RDG)**	Aufbereitung von Hohlinstrumenten wie Endoskopen in RDGs

8.12 Medizinprodukte und Medizinproduktegesetz

Anforderungen an die Hygiene bei der Aufbereitung von Medizinprodukten: www.rki.de

Medizinprodukte (MP) sind alle Gegenstände, Apparate, Instrumente und Stoffe, die laut Hersteller medizinisch verwendet werden. Medizinprodukte werden mit dem menschlichen Körper in Berührung gebracht oder in diesen eingebracht und sind keine Arzneimittel. Zu den MP zählen z. B. Skalpelle (Operationsmesser), Pflaster, Spritzen und Kanülen, künstliche Gelenke, Herzschrittmacher, Mundspatel, Endoskope, EKG- und Blutdruckmessgeräte. Für alle MP gilt die Europäische Medizinprodukte-Verordnung (MDR, früher Medizinproduktegesetz = MPG). Sie regelt u. a. Verschreibung, Handel und Umgang mit MP einschließlich der hygienischen Aufbereitung wiederverwendbarer MP.

Alle elektrisch betriebenen, sog. **aktiven MP** (Untersuchungs- und Therapiegeräte wie EKG-, Lungenfunktions- und Ultraschallgeräte) werden laut Medizinprodukte-Betreiberverordnung (MPBetreibV) im Medizingerätebuch erfasst, regelmäßig kontrolliert und nur durch sachkundige, eingewiesene Fachkräfte nach QM-Kriterien betätigt. Das Medizingerätebuch, das u. a. die Gebrauchsanleitungen enthält, ist beim Gerät aufzubewahren. Für Röntgengeräte gelten besondere Anforderungen.

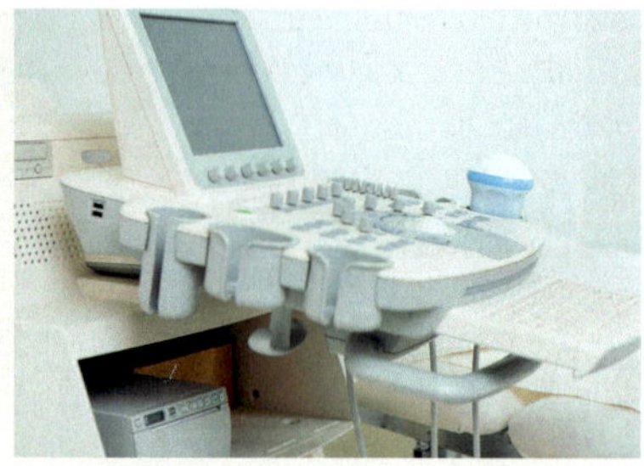
Abb. 1 Aktives MP

8.12.1 Risikoeinstufung von Medizinprodukten nach dem MPG

Von MP, die der Anwendung am und im Körper dienen, gehen unterschiedlich große Gesundheits- bzw. Infektionsrisiken aus. Daher werden sie wie folgt eingestuft:

- nach Art der Anwendung in **unkritische**, **semikritische** (d. h. halbkritische) und **kritische MP**
- innerhalb dieser Stufen hinsichtlich der Anforderungen an die Aufbereitung: ohne (**A**), mit besonderen (**B**) oder mit besonders hohen Anforderungen (**C**); hohe Hygieneanforderungen gelten z. B. für Geräte mit Hohlräumen oder schwer zugänglichen Scharnieren, weil sich darin leichter Mikroorganismen ansammeln, vermehren und vor Hygienemaßnahmen geschützt halten können
- innerhalb der Stufe „kritische MP" nach ihrer **Thermostabilität** (Hitzebeständigkeit), d. h. danach, ob sie im **Autoklav** (Dampfsterilisator) bei 134 °C sterilisiert werden dürfen; **thermolabile** Materialien sind nicht dampfsterilisierbar und daher als schwierig aufzubereiten zu betrachten (Gruppe C)

Einstufung		Medizinprodukt	Vorgeschriebene Aufbereitung
unkritisch Kontakt mit intakter Haut		Blutdruckmessgerät, Stethoskopmembran, EKG-Elektrode	Reinigung, ggf. Desinfektion arbeitstäglich
semikritisch Kontakt mit Schleimhaut oder erkrankter Haut	A	Spekula, Otoskoptrichter, HNO-Spiegel	Reinigung und Desinfektion, ggf. Sterilisation
	B	Endoskope	Reinigung und Desinfektion im RDG, ggf. Sterilisation
kritisch direkter Kontakt mit Blut, Gewebe bzw. Wunden und/oder Durchdringung von Haut bzw. Schleimhaut	A	Wundhaken, Skalpelle, chirurgische Scheren	Reinigung und Desinfektion im RDG, Sterilisation
	B	Instrumente für die minimalinvasive Chirurgie, Biopsiezangen	Reinigung und Desinfektion im RDG, Sterilisation durch Fachkraft für Medizinprodukteaufbereitung
	C	Herzkatheter	Aufbereitung inkl. Sterilisation in Spezialbetrieb

Hinweis: Kontakt unkritischer oder semikritischer MP mit Sekreten usw. macht diese zu kritischen MP. Im Zweifelsfall gilt die höhere Einstufung und strengere Aufbereitung. Beispiel: Werden EKG-Elektroden auf frisch rasierter und damit verletzter Haut angewandt, sind sie kritische Medizinprodukte. Einmalprodukte dürfen nicht aufbereitet, sondern müssen entsorgt werden.

8.12.2 Aufbereitung wiederverwendbarer Medizinprodukte

Die Aufbereitung von MP ist eine verantwortungsvolle Aufgabe. Für jedes verwendete MP muss das Verfahren im Praxis-QM-System festgelegt sein. Die Aufbereitung muss nach definierten (klar festgelegten) sowie **validierten** (auf ihre Wirksamkeit hin überprüften) Methoden durchgeführt werden. Alle Verfahren, Räume und Geräte müssen den geltenden Normen entsprechen. Für die Aufbereitung ab der Risikostufe „kritisch B" ist eine Ausbildung erforderlich. Informationen zu Aus- und Weiterbildungen bietet die DGSV®.

Deutsche Gesellschaft für Sterilgutversorgung e. V.: **www.dgsv-ev.de**

8.12.3 Instrumentenreinigung und -desinfektion

Gebrauchte Instrumente wie Skalpelle, Scheren usw. bergen eine Verletzungs- und Infektionsgefahr. Daher werden sie vorsichtig und systematisch aufbereitet. Die MFA trägt dabei dickwandige Handschuhe, bei Spritzgefahr auch eine Schutzbrille. Die Instrumente werden sofort nach der Benutzung aufbereitet oder so gelagert und transportiert, dass Verschmutzungen nicht antrocknen. Zunächst werden Einmalteile wie Skalpellklingen und Kanülen in durchstichsichere Behälter, Spritzen und Tupfer in den Abfalleimer gegeben. Soweit wie möglich werden die Instrumente zerlegt bzw. geöffnet (Scheren, Klemmen), damit die Lösung auch an kritische Stellen wie Scharniere gelangt.

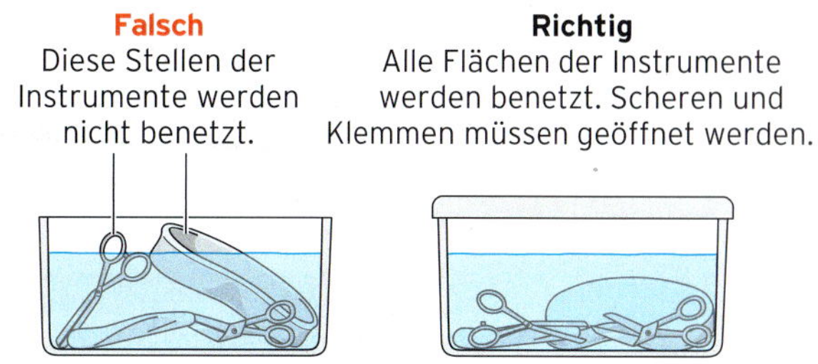

Abb. 1 Instrumentendesinfektion nach dem Einlegeverfahren

Dann werden die Instrumente vollständig in die Desinfektionslösung eingelegt (gelegt, nicht „geworfen"). Hohlinstrumente werden blasenfrei mit Lösung gefüllt. Man reinigt Instrumente prinzipiell nicht vor dem Einlegen, um Verletzungen mit kontaminierten Instrumenten zu vermeiden. Die Desinfektionslösungen reinigen und desinfizieren zugleich. Nur starke Verschmutzungen erfordern eine Vorreinigung: Sie werden mit einem Einmaltuch, das mit Desinfektionslösung getränkt wurde, grob entfernt. Die Vorreinigung darf nicht mit anderen, z. B. alkoholischen Mitteln geschehen, da diese fixierend wirken, d. h. Kontaminationen fest mit der Unterlage verbinden. Die Desinfektion durch Einlegen in eine Lösung heißt manuelles oder Einlegeverfahren (Tauchbad) im Gegensatz zur maschinellen Aufbereitung im Reinigungs- und Desinfektionsgerät (RDG).

Reinigungs- und Desinfektionsgerät (RDG)
→ LF 3, S. 108

Instrumentenaufbereitung bei Verwendung des manuellen Einlageverfahrens (Tauchbad)

1. Sammeln, Zerlegen, ggf. Vorreinigung
2. Reinigung/Desinfektion
3. Spülen
4. Trocknen
5. Pflege/Instandsetzung
6. Funktionsprüfung, ggf. Aussortieren
7. Verpacken, Kennzeichnen
8. Sterilisation
9. Freigabe durch Fachkraft für Medizinprodukteaufbereitung
10. Lagerung

Die Instrumentenwanne wird nach dem Einlegen abgedeckt. Nach der Einwirkzeit werden die Instrumente vorsichtig entnommen, abgespült und getrocknet. Bei erkennbarer Verschmutzung legt man sie erneut in die Lösung ein. Zum Spülen ist am besten **VE-Wasser** (**v**oll **e**ntmineralisiertes und damit kalkfreies Wasser) geeignet. Nach dem Trocknen werden die Instrumente auf Vollständigkeit, Korrosionszeichen (Rost) usw. geprüft. Scharniere werden mit Öl gepflegt und anschließend wird ihre Funktion geprüft. Rostige und schadhafte Instrumente werden aussortiert. Nun kann ggf. eine Sterilisation vorbereitet werden.

Nur für die Mehrfachverwendung zugelassene Instrumente dürfen aufbereitet werden. Ist die Aufbereitung zu aufwendig bzw. zu teuer, werden Einmalartikel verwendet. Aufgrund der hohen apparativen und personellen Anforderungen an die Wiederaufbereitung wird diese oft an Spezialbetriebe delegiert.

8.12.4 Reinigungs- und Desinfektionsgerät (RDG)

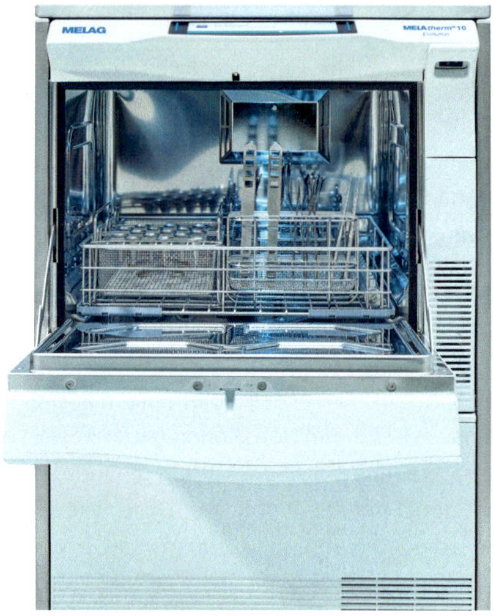

Abb. 1 Reinigungs- und Desinfektionsgerät (RDG)

RDGs kombinieren Reinigung und Desinfektion, indem sie entweder **thermisch** (z. B. mit 93 °C heißem Wasser) oder **chemothermisch** (z. B. mit einer 60 °C heißen Reinigungs- und Desinfektionslösung) arbeiten. Thermisch bedeutet durch Hitzewirkung bzw. mit heißem Wasser. Chemothermisch bedeutet, dass das Gerät mit heißem Wasser plus chemischen Desinfektions- bzw. Reinigungsmitteln arbeitet. Die Geräte führen Reinigung und Desinfektion mit anschließender Spülung und Trocknung aus. Sie sind quasi fortentwickelte Spülmaschinen. Hohlinstrumente werden im RDG auf Düsen aufgesetzt, damit sie effektiv durchspült werden. Kleinteile werden durch Drahtkörbe und Netze gesichert. Die Behandlung im RDG ist standardisiert und validiert. Sie ist besonders für Instrumente mit Hohlräumen besser und sicherer als die Reinigung und Desinfektion von Hand. Das Protokoll jedes RDG-Arbeitszyklus wird ausgedruckt und dient der Dokumentation. Die Geräte geben bei gestörtem Arbeitsablauf Warnsignale ab. Ist eine Vorreinigung erforderlich, kann sie im Ultraschallbad durchgeführt werden. Das Ultraschallbad ähnelt einer Desinfektionswanne, erzielt aber durch die Schallwellen eine intensivere Wirkung als die Lösung allein. Hohlinstrumente wie Schläuche und Endoskope werden vor der Behandlung im RDG ggf. mittels einer sog. Reinigungspistole mit Wasser durchspült und mit Druckluft getrocknet.

8.13 Sterilisation

Bestimmte pathogene Bakterien (MRSA) können viele Monate, Tuberkelbakterien sogar jahrelang auf trockenen und „sauberen" Instrumenten überleben. Auch Pilze, Viren und Prionen sind z. T. sehr widerstands- und haftfähig. Semikritische MP sollten, kritische MP müssen daher sterilisiert werden, um Infektionen zu vermeiden.

Sterilisation erzielt eine vollständige Abtötung bzw. Entfernung aller Mikroorganismen und ihrer Dauerformen, im Idealfall auch von Prionen. **Das** Sterilisationsverfahren gibt es nicht. Die jeweilige Methode muss dem zu sterilisierenden Material (dem **Sterilisiergut**) angepasst sein. Jedes Verfahren zur Instrumentenwiederaufbereitung endet mit der Freigabe der sterilisierten **Charge** (Beladung) zur Benutzung.

Sterilisationsverfahren	Prinzip	Sterilisiergut (Beispiele)
Dampfsterilisation im Dampfsterilisator (**Autoklav**) durch gespannten Dampf	feuchte Hitze, d. h. heißer, unter Druck stehender Wasserdampf, dringt in alle Mikroorganismen ein und zerstört sie	thermostabile Instrumente und Materialien aus Metall, Porzellan, Textilien (OP-Tücher, Tupfer), Gummi, Watte, Zellstoff, Nährmedien

Heißluftsterilisation mit trockener Hitze bei 180–200 °C wird wegen Problemen mit der **Validierung** im medizinischen Bereich nicht mehr angewendet. Autoklaven sind zu bevorzugen.

Gassterilisation z. B. mit Ethylenoxid	Gas zerstört alle Mikroorganismen und Sporen	thermolabile Materialien: Spritzen, Kanülen, Schläuche
Sterilfiltration	Spezialfilter entfernen alle Mikroorganismen und Sporen	Flüssigkeiten: Injektions- und Infusionslösungen
Verbrennung	führt zur Vernichtung des Sterilguts einschließlich aller Mikroorganismen	Materialien von Menschen mit Prionkrankheiten

Bei Autoklaven gibt es verschiedene Größen und Leistungsklassen. In allen Autoklaven wird die Luft im Innenraum durch gespannten (unter Druck stehenden) Dampf ersetzt. Die fünf Arbeitsphasen des Autoklavs bilden zusammen die **Chargenzeit**.

Funktionsweise und Arbeitsphasen des Autoklavs

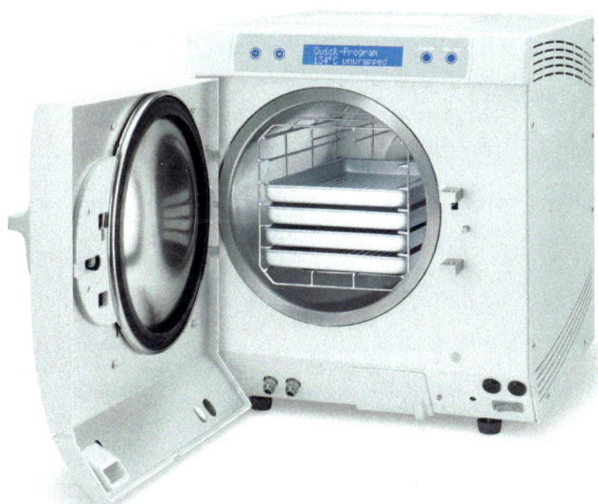

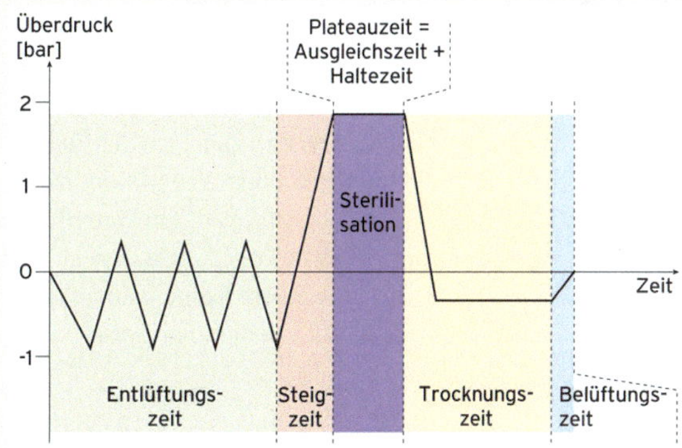

1. Entlüftungszeit	Zeitspanne, in der der Autoklav entlüftet wird, d. h., in der das Vakuum entsteht
2. Steigzeit	Zeit vom Beginn der Wärmezufuhr bis zum Erreichen der Betriebstemperatur
3. Plateau- oder Sterilisationszeit	besteht aus der **Ausgleichszeit** (Zeit bis zum Erreichen der Betriebstemperatur an allen Stellen des Sterilisierguts, von Art und Menge der Beladung abhängig) und **Haltezeit**, d. h. der eigentlichen **Sterilisations- oder Abtötungszeit**; Dauer je nach Temperatur, Keimzahl, Keimart und Materialien, Verpackung; Richtwerte sind: – **15 min** bei **121 °C** und zweifachem Luftdruck (2 bar) – **3 min** bei **134 °C** und dreifachem Luftdruck (3 bar) es gelten die Angaben des jeweiligen Herstellers und Validierungsprotokolls
4. Trocknungszeit	Trocknung und Abkühlen des Sterilguts; längste Phase der Chargenzeit
5. Belüftungszeit	Wiederbelüftung des Autoklav-Innenraums

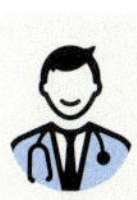

Was du nicht willst, das man dir tu, das füg auch keinem andern zu … Die wichtigste Hygieneregel ist die einfache Frage, ob Sie selbst mit einem so aufbereiteten MP untersucht bzw. behandelt werden möchten. Lautet Ihre Antwort „Nein", dann war die Aufbereitung hygienisch auf keinen Fall ausreichend.

8.13.1 Überprüfung der Sterilisation

Jeder Autoklav wird vor Inbetriebnahme durch den Techniker validiert. **Validierung** heißt, dass getestet und bestätigt wird, dass das Gerät eine typische Beladung tatsächlich sterilisiert. Die Validierung wird jährlich wiederholt.

Das Validierungsprotokoll legt fest, welche Werte (z. B. Temperatur und Druck) Voraussetzung für die **Freigabe des Verfahrens** sind. Die Freigabe ist die Bestätigung der Fachkraft, dass der Autoklav korrekt arbeitet. Da sich die Funktion des Geräts unbemerkt ändern kann, sind regelmäßig zusätzliche Tests vorgeschrieben.

Da das **Sterilgut** selbst nicht getestet werden kann (es wäre dann sofort unsteril), dienen indirekte Verfahren dazu, die Wirksamkeit des heißen Dampfs zu beweisen.

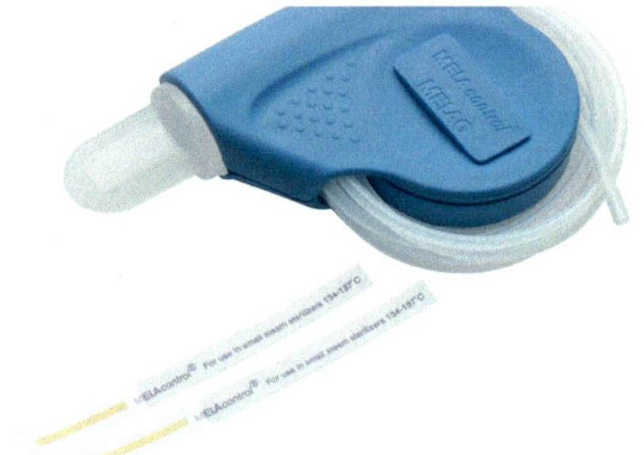

Abb. 1 Helixtest

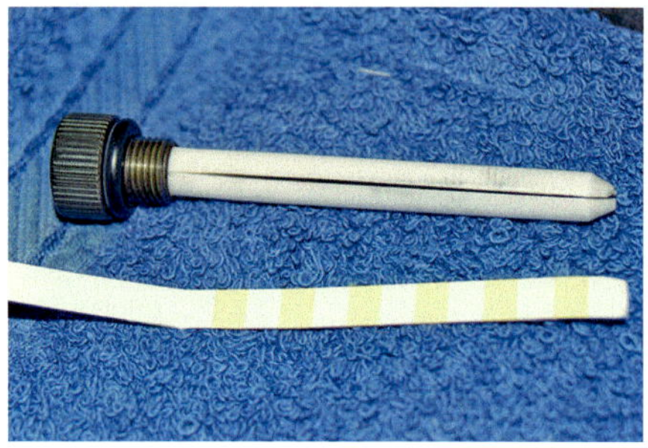

Abb. 2 Helix-Farbteststreifen

Helixtest und **Bowie-Dick-Test** sind so aufgebaut, dass Dampf die Prüfkörper nur schwer durchdingen kann. An der für den Dampf am schwersten erreichbaren Stelle befindet sich ein **Indikator** (Farbteststreifen), der die Farbe ändert, wenn er vollständig von Dampf durchdrungen ist. Daher spricht man von **Dampfdurchdringungstests**. Zeigt der Indikator die typische Farbveränderung, kann der Autoklav auch schwer durchdringbares Sterilisiergut wirksam entkeimen. In Abständen wird ein Bioindikator mit Bakteriensporen mit autoklaviert und dann im Labor untersucht. Wachsen auf dem Bioindikator Bakterien, d. h., haben Sporen überlebt, hat die Sterilisation nicht funktioniert.

Die zuständige Fachkraft dokumentiert alle Testungen mit Datum, Testart, Chargennummern, Ergebnissen und ggf. den Indikatorstreifen. Bei Nichtbestehen eines Tests werden die eingeleiteten Maßnahmen eingetragen. Die Dokumente werden 30 Jahre lang aufbewahrt. Das Validierungsprotokoll jedes Geräts legt die erforderlichen Tests (z. B. Helix- oder Bowie-Dick-Test) und ihre Häufigkeit (z. B. täglich vor Inbetriebnahme oder bei jeder Charge) fest. Alle Geräte müssen Fehlermeldungen geben können, z. B. „Dampfdruck zu gering", und sind gegen Dampf- oder Druckverlust sowie vorzeitiges Öffnen gesichert.

MERKE Vakuum- und Dampfdurchdringungstests sowie Bioindikatoren dienen der **Maschinenkontrolle**. Indikator-Teststreifen und Chargenprotokoll dienen der **Chargenkontrolle** (Kontrolle jeder Beladung). Die Verfärbung des Klebestreifens auf dem Folienschlauch dient der **Behandlungskontrolle** der einzelnen Sterilgutpackung. Die verantwortliche Fachkraft gibt das Gerät bzw. Verfahren, die Charge und das einzelne Sterilgutpaket bei einwandfreiem Ergebnis bzw. Zustand frei.

Kontrollen der Dampfsterilisation im Autoklav	
Testart	**Testprinzip und Durchführungsintervall**
Vakuumtest	Geräte mit sog. Vorvakuum durchlaufen morgens vor der Inbetriebnahme einen Selbsttest, der das Absaugen der Luft, d. h. das Vakuum, prüft. Display und Ausdruck bestätigen oder widerlegen die Effektivität.
Dampfdurchdringungstests	
Helixtest	1,5 m langer, 2 mm dicker, zur Spirale (Helix) aufgewickelter Schlauch, an dessen Ende sich in einem verschraubten Röhrchen ein Einmal-Indikatorstreifen befindet. Dieser zeigt nach Dampfeinwirkung einen Farbumschlag. Durchführung z. B. 1-mal täglich.
Bowie-Dick-Test	Ursprünglich ein mit 7 kg beladenes, schwer durchdringbares Textilpaket. Handelsübliche alternative Testpakte sind kleiner und leichter bei gleicher Aussagekraft. Farbumschlag des innen liegenden Indikators erfolgt durch ausreichende Dampfeinwirkung.
Chargenkontrollen (Ladungskontrollen)	
Chargenprotokoll (Grafik und Protokoll)	Das automatisch erstellte Protokoll des Autoklavs wird nach Ende des Arbeitsgangs ausgedruckt oder gespeichert. Die verantwortliche Fachkraft prüft es laut Validierungsprotokoll und gibt das Sterilgut bei einwandfreien Werten und intakter Verpackung mit ihrer Unterschrift frei (Chargenfreigabe). Freigabe heißt, dass das Sterilgut verwendet werden darf.
Chemoindikator, Thermoindikator	Chargenkontroll-Teststreifen, der zwischen die Beladung gelegt wird und dessen Farbumschlag anzeigt, dass der Sterilisationsvorgang der Charge erfolgreich war. Es können nur die Temperatur (Thermoindikator) oder mehrere Messwerte, z. B. Temperatur und Dampfeinwirkung, gemessen werden. Durchführung bei jeder Charge mit ggf. mehreren Einmalteststreifen an verschiedenen Stellen im Autoklav.
Behandlungskontrolle	
Indikator-Klebeband	Das Klebeband bzw. die Indikatorzone des Folienschlauchs, die sich bei Dampfeinwirkung dunkel verfärbt, dient nur der optischen Kontrolle, ob ein Instrumentenpäckchen schon sterilisiert wurde. Es sagt nicht aus, dass der Inhalt wirklich steril und die Packung unversehrt ist.

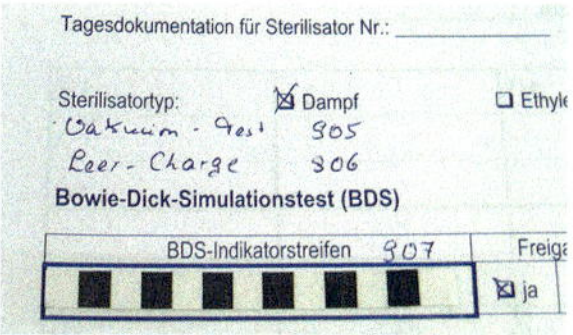

Abb. 1 Dokumentation des bestandenen Bowie-Dick-Tests

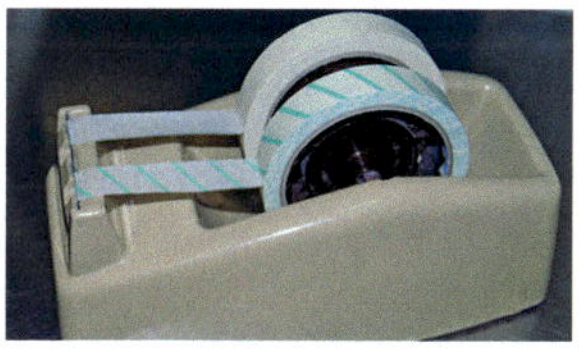

Abb. 2 Indikator-Klebeband

Wegen des hohen Aufwandes bei der Wiederaufbereitung steriler Instrumente werden immer häufiger sterile Einmalinstrumente verwendet. Sie sind nicht für eine Sterilisation zugelassen. Damit sie nicht irrtümlich in den Autoklav gegeben werden, sind sie mit einem farbigen Kunststoffstreifen gekennzeichnet. Kunststoff würde im Autoklav schmelzen.

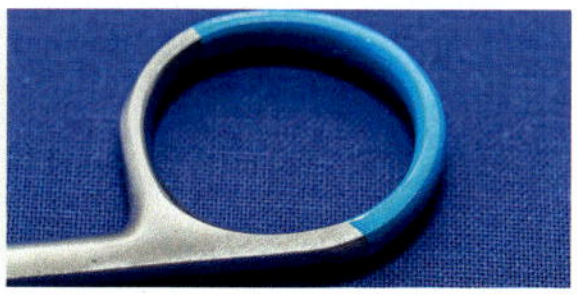

8.13.2 Vorbereitung des Sterilisiergutes

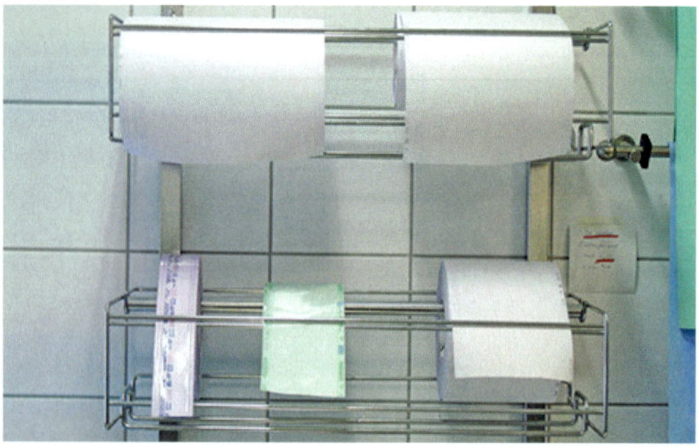

Abb. 1 Wandhalter für Folienschläuche

Vor dem Autoklavieren muss das Sterilisiergut völlig sauber und desinfiziert sein, da die Sterilisation sonst sehr lange dauern oder sogar scheitern würde. Richtig vorbereitetes, trockenes Sterilisiergut wird zur Sterilisation in thermostabile, d. h. hitzeverträgliche und dampfdurchlässige, Folienschläuche locker eingepackt und die Folie wird fest verschweißt und/oder mit Indikator-Klebeband zugeklebt.

Für bestimmte Operationen können Instrumente als Sets vorsortiert zusammengepackt werden. Größere Sets werden in Metallkassetten gepackt, deren Deckel deutlich sichtbare Indikatoren enthalten. Jede Packung bzw. Kassette wird mit einem Aufkleber gekennzeichnet. Er gibt Sterilisationsdatum, Chargennummer und Lagerfrist („verwendbar bis") an. Um die Sterilität der Instrumente bei Lagerung, Transport und Handhabung im OP zu gewährleisten, können Folienschläuche bzw. Kassetten vor der Autoklavierung noch mit einer Schutzverpackung umhüllt werden.

8.13.3 Lagerung, Haltbarkeit und Handhabung von Sterilgut

Sterilgut wird in gut verschließbaren, regelmäßig desinfizierten Schrankfächern (ggf. einem Spezialschrank) trocken, dunkel, kühl und staubfrei gelagert. Regale sind ungeeignet. Die Lagerung erfolgt nicht zu dicht, damit keine Packung beschädigt oder eingeklemmt wird. Die Verwendbarkeit fachgerecht sterilisierter Materialien ist auf der Packung bzw. Kassette anzugeben und beträgt – abhängig von Material, Verpackung und Lagerung – z. B. sechs Monate bei optimalen Bedingungen. Die Handhabung verpackten Sterilguts erfolgt nur mit desinfizierten Händen. Zeigt sich vor der Benutzung eine Beschädigung des Folienschlauchs oder Feuchtigkeit in der Packung, gilt der Inhalt als unsteril und wird nicht verwendet.

Wenn Sterilgut unbenutzt aus dem OP zurückgegeben wird, die Packung beschädigt oder die Lagerfrist abgelaufen ist, wird es wieder zu Sterilisiergut. Es wird ausgepackt, geprüft, neu verpackt und erneut sterilisiert. Reinigung und Desinfektion entfallen, sofern keine erkennbare Kontamination stattgefunden hat. Erst nach erneuter Sterilisation und Freigabe darf es wieder als Sterilgut angesehen werden. Offen, d. h. in Regalen, in Körben oder auf Tabletts in unbeschädigter Verpackung, gelagertes Sterilgut (Spritzen, Kanülen, Scheren usw.) ist nur 48 Stunden lang haltbar.

Richtiger Umgang mit Sterilgut		
First-in-first-out-Prinzip	Die am längsten gelagerte Packung wird zuerst verwendet (sofern noch haltbar).	
Peel-back-Technik (engl. „peel back" = schäle zurück)	Instrumente werden nicht durch die Packung gedrückt, sondern die Packungsenden werden „aufgeschält". **Abb. 2** Vorschriftsmäßiges Öffnen einer sterilen Verpackung	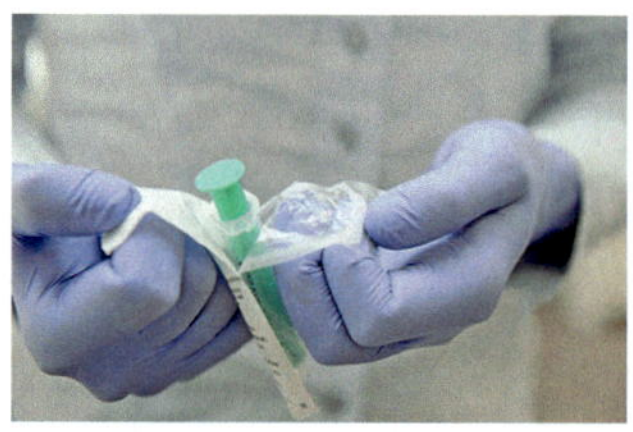
Non-touch-Technik (engl. „non-touch-technique" = Nicht-Berührungs-Technik)	Bei der Sterilgutentnahme wird das Instrument nicht bzw. nur an der dafür vorgesehenen Stelle berührt. **Abb. 3** Vorschriftsmäßiges Anreichen von Sterilgut	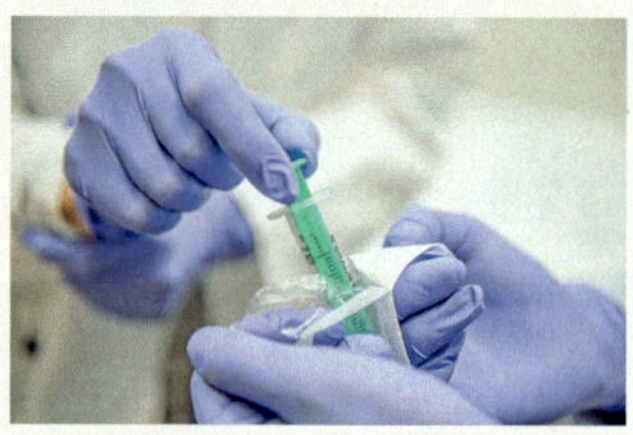

9 Umwelt- und Arbeitsschutz in der Praxis

Im Berufsalltag können wir täglich die Umwelt schützen. Wichtig sind der verantwortungsvolle Umgang mit Energie und Rohstoffen sowie die sinnvolle Verwendung von Chemikalien. Die genaue Dosierung von Putz-, Reinigungs- und Desinfektionsmitteln ermöglicht eine optimale Wirkung bei minimalem Verbrauch.

Interaktive Übungen
→ S. 19, PagePlayer

Hochwertige, haltbare Materialien belasten die Umwelt weniger als schlechte oder Einwegmaterialien. Letztere werden nur eingesetzt, wenn es aus Hygienegründen unvermeidbar ist. Umsichtiges Arbeiten mit Müllvermeidung, korrekter Mülltrennung und Entsorgung dienen der Umwelt und der Sicherheit aller Beteiligten.

9.1 Gefahrstoffe und ihre Kennzeichnung

In jeder Arztpraxis befinden sich Gefahrstoffe, d. h. gesundheitsgefährdende Stoffe. Beispiele sind Chemikalien zur Herstellung von Desinfektionslösungen sowie einige Medikamente. Gefahrstoffe werden nach dem **GHS** (**G**lobally **H**armonized **S**ystem of Classification and Labelling of Chemicals) weltweit einheitlich gekennzeichnet. Die leicht verständlichen Symbolbilder zeigen auf einen Blick die Gefährdung an.

GHS-Zeichen	Aussage/Gesundheitsrisiko	Beim Umgang zu beachten (Beispiele)
	**Achtung** reizt Haut und Schleimhäute, Allergiegefahr, akute Vergiftung möglich	– Vorsicht und Ruhe beim Umgang mit dem Stoff – ausreichend lange Handschuhe anlegen – ggf. Schutzbrille tragen – Kontakt des unverdünnten Stoffes mit Metallgegenständen vermeiden
	**ätzend, korrosiv** enthält z. B. Säure oder Lauge, kann Haut, Schleimhaut und Materialien schädigen	
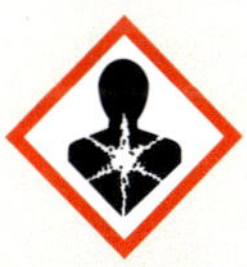	**Gefahr** für Menschen akut oder chronisch schädlich, z. B. krebserregend (C = K = kanzerogen), erbgutschädigend (M = mutagen), für Ungeborene schädlich (R = reproduktionstoxisch)	– Haut-, Augenkontakt und Einatmen meiden – von Kindern und Schwangeren fernhalten – Schutzkleidung erforderlich – als Sondermüll entsorgen
	**leicht entzündlich**	– nicht in der Nähe von Wärmequellen lagern – nicht in der Nähe rauchen – brandfördernd
	**oxidierend** schädigt Materialien und Gewebe, fördert Rostbildung, oxidierend	– von Metallen fernhalten

Weitere GHS-Gefahrstoff-Kennzeichen				
 **Sehr giftig**	akute Gefahr beim Einatmen, Verschlucken, Haut- oder Schleimhautkontakt	 **umweltschädlich**	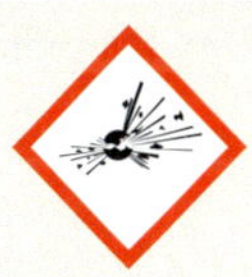 **explosiv**	 **verdichtetes Gas**

Informationen und Downloads zu Praxis-Entsorgungsfragen finden Sie unter:
www.rki.de
www.abfallmanager-medizin.de

9.2 Abfallentsorgung in der Arztpraxis

Mülltrennung und Wertstoffsammlung sind in Deutschland selbstverständlich. Auch in Arztpraxen werden Papier, Glas und Verpackungen mit dem grünen Punkt, Batterien und Restmüll getrennt gesammelt und entsorgt bzw. der Wiederverwertung zugeführt. Bestimmte Praxisabfälle unterscheiden sich jedoch von Haushaltsabfall.

Abfallkategorie	Beschreibung der Kategorie (Beispiele)	Besonderheiten bei der Entsorgung
18010**1**	spitze und scharfe Gegenstände (Kanülen, offene Ampullen usw.), sofern diese nicht am Menschen benutzt wurden!	in vorschriftsmäßigem, durchstichsicherem Behälter mit Abstreifvorrichtung sammeln; der verschlossene Behälter gehört dann zur Kategorie 18010**4** = Restmüll
18010**2**	optisch ungewohnte Abfälle aus Chirurgie und Pathologie (Organabfälle, Blutbeutel), sog. Ethikmüll	Sammlung in undurchsichtigem Spezialbehälter, Abholung/Verbrennung durch Fachunternehmen
18010**3**	Abfälle, die mit meldepflichtigen Erregern nach § 17 IfSG kontaminiert sind (infektiöse Blutproben) sowie Kulturen anderer Erreger (bewachsene Nährböden); hierzu gehören jetzt auch alle spitzen und scharfen Gegenstände nach Benutzung am Menschen, da eine Kontamination mit meldepflichtigen Erregern nicht ausgeschlossen werden kann. 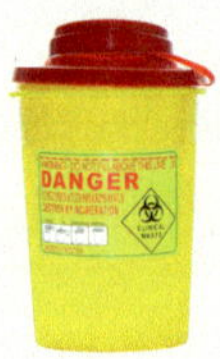 **Abb. 1** Sammelbehälter für (möglicherweise) kontaminierte scharfe Gegenstände	Entsorgung in für Mikroorganismen undurchlässigen Spezialbehältern, bei spitzen und scharfen Gegenständen Sammlung in dickwandigem, durchstichsicherem Spezialbehälter mit Abstreifvorrichtung für kontaminierte Materialien; Entsorgung durch Fachunternehmen (oder Autoklavierung und anschließende Entsorgung über die Kategorie 180104 = Restmüll) Die für die Hygieneregeln verantwortliche Person der Praxis entscheidet, wie die Sammelbehälter entsorgt werden (Restmüll/Fachunternehmen).
18010**4**	gemischte, nicht infektiöse Abfälle ohne besondere Infektionsgefahren (Einmalhandschuhe, Spritzen- und Kanülenverpackungen, nicht kontaminierte Verbände, Pflaster, Tupfer, Infusionsschläuche und Windeln, Speisereste, Verpackungen, Altmedikamente außer Gefahrstoffen wie Zytostatika)	im verschlossenen, reißfesten und flüssigkeitsdichten Abfallbeutel in den Restmüllbehälter geben, nicht nachsortieren, nicht zusammendrücken; Tonne abschließen (Missbrauch durch Drogensüchtige, Gefahr für Kinder und Tiere); Medikamente mit Blister-Verpackung einwerfen und mit anderem Müll vermischen; möglichst kurz vor der Abholung in die Tonne geben
	Altmedikamente einschließlich Resten nicht radioaktiver Kontrastmittel müssen **nicht** von Apotheken angenommen werden. In kleinen Mengen werden sie – vor dem Zugriff Unbefugter geschützt – in die abschließbare Tonne für den Restmüll gegeben; große, nicht haushaltsübliche Mengen müssen dem Sondermüll/Wertstoffhof zugeführt werden.	
18010**6**	Chemikalien (Säuren, Laugen, Laborchemikalien)	Sondermüllsammlung der Gemeinde; Radiologie-Chemikalien usw. werden von Fachunternehmen abgeholt
18010**8**	Zellgifte (Zytostatika und andere Medikamente bzw. Gefahrstoffe)	sicher sammeln und lagern, Abholung des Sondermülls durch Fachunternehmen
Papierabfälle und Datenträger mit Patientendaten müssen vor dem Zugriff Unbefugter geschützt entsorgt werden; für die Entsorgung bzw. Vernichtung gelten die Datenschutzrichtlinien.		

Angesichts der Vielzahl vorgeschriebener Hygienemaßnahmen scheint es erstaunlich, dass es so viele Krankenhausinfektionen gibt. Dies hat mehrere Gründe. Unsere Gesellschaft wird immer älter und kränker. Viele Krankheiten sind heute behandelbar und führen nicht mehr zum Tode. Alte und multimorbide Menschen sowie Frühgeborene, die z. T. monatelang auf Intensivstationen leben, sind immunschwach und „optimale Wirte" für opportunistische und multiresistente Erreger. Der Personalmangel in Pflege und Medizin, aber auch die persönliche Vernachlässigung von Hygieneregeln begünstigen und verbreiten Klinikkeime.

Die große Lücke ... im Entsorgungssystem ist, dass täglich unzählige Tonnen Medikamente eingenommen werden – und die Wirkstoffe, nachdem sie Leber und Nieren passiert haben, über Stuhl und Urin ins Abwasser gelangen. Die Auswirkungen sind z. B., dass es mehr weibliche als männliche Exemplare mancher Fische gibt. Ursache dafür sind Hormone aus der Antibabypille, die im Abwasser und damit in der Umwelt landen. Diclofenac, das in Kläranlagen nicht abgebaut wird, gelangt in Gewässer und schädigt die Nieren von Fischen.

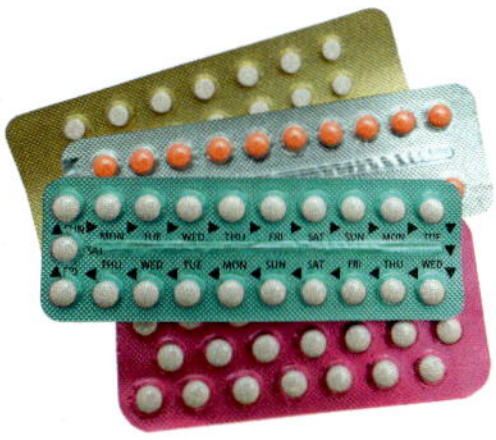

Abb. 1 Antibabypille

→ Terminologie: Hygiene

Antisepsis	Infektionsverhütung durch Entfernung/Abtötung pathogener Keime
Asepsis	Infektionsverhütung durch völlige Keimfreiheit (Sterilität)
Autoklav	Dampfsterilisator
Autoklavier-Zyklus	Arbeitsgang des Autoklavs mit allen Arbeitsphasen
bakteriostatisch	Bakterien (an der Vermehrung) hemmend, inaktivierend
bakterizid	Bakterien abtötend
Bedarfsdesinfektion	außerhalb der Routine durchgeführte Desinfektionsmaßnahmen bei Kontamination
BGW	Berufsgenossenschaft für Gesundheitsdienst und Wohlfahrtspflege
Bowie-Dick-Test	Prozessindikator für den Autoklav (Dampfdurchdringungstest)
Charge	(bzgl. Autoklav) Beladung
Chargenzeit	Zeitspanne, die der Autoklav zur Sterilisation einer Charge braucht
Chemoindikator	Test, der durch Farbänderung einer Chemikalie einen Messwert anzeigt
chemothermisch	(Desinfektion) durch Chemikalien und Hitze
Desinfektion	Abtötung, Inaktivierung oder Entfernung pathogener Mikroorganismen
Endoskop	schlauchförmiges Untersuchungsgerät, z. B. zur Magenspiegelung
fixieren	befestigen, z. B. festkleben
Freigabe	Bestätigung der Korrektheit a) des Sterilisationsverfahrens, b) der sterilisierten Charge, c) des Sterilguts zur Benutzung
fungistatisch	Pilze (an der Vermehrung) hemmend, inaktivierend
fungizid	Pilze abtötend

Helixtest	Dampfdurchdringungstest aus Spiralschlauch und Farbtest
Hygiene	Maßnahmen zur Gesunderhaltung und Infektionsvorbeugung
inaktivieren	Krankheitserreger so behandeln, dass sie sich nicht vermehren
Indikator	Anzeiger z. B. für einen erfolgreichen Arbeitsgang
infektiös	ansteckend; eine Infektion hervorrufend
Infektiosität	Ansteckungsfähigkeit 1. einer Patientin, 2. eines Erregers
Injektion	Einspritzung; Kurzwort „Spritze"
invasiv	eingreifend; die Körperoberfläche verletzend
Inventarwischtuch	getränktes Einmaltuch zur Desinfektion z. B. von Gegenständen und Flächen
Kanüle	spitze Hohlnadel
manuell	von Hand
Prozessindikator	Test(gerät) zur Überprüfung von Arbeitsabläufen im Autoklav
Punktion	Einstich
RDG	Reinigungs- und Desinfektionsgerät
Routinedesinfektion	regelmäßig durchgeführte Unterhaltsdesinfektion
Sepsis	Blutvergiftung; schweres fieberhaftes Krankheitsbild
Standzeit	Zeitspanne, während der eine Desinfektionslösung wirksam ist
steril (Ggs. **unsteril**)	keimfrei; frei von vermehrungsfähigen Mikroorganismen
Sterilgut	sterilisierte Materialien und Instrumente
Sterilisation	Abtötung aller Mikroorganismen und ihrer Dauerformen
Sterilisiergut	Materialien und Instrumente, die sterilisiert werden sollen
Sterilität	Keimfreiheit
thermisch	(Desinfektion) durch Hitze
thermolabil	nicht hitzebeständig bzw. nicht autoklavierbar
thermostabil	hitzebeständig bzw. autoklavierbar
Vakuum	luftleerer Raum
Validierung	Prüfung, die Wirksamkeit und Gültigkeit eines Verfahrens bestätigt
virostatisch	Viren hemmend, inaktivierend
viruzid	Viren abtötend
Wirkspektrum	Mikroorganismen, gegen die z. B. ein Desinfektionsmittel wirkt
Zwischendesinfektion	bedarfsweise, gezielt durchgeführte Desinfektionsmaßnahme

Aufgaben

1 Haben Sie sich schon einmal in der Praxis mit Krankheitserregern angesteckt und, wenn ja, wie hätten Sie diese Infektion vermeiden können?

2 Nennen Sie zehn Gegenstände oder Materialien, die in Ihrer Ausbildungspraxis typischerweise kontaminiert werden.

3 Begründen Sie, warum Arbeitskleidung nicht im Privathaushalt gewaschen werden sollte.

4 Welche Art Schutzhandschuhe benötigen Sie jeweils für
   a einen Verbandwechsel,
   b das Anmischen einer Desinfektionsmittel-Gebrauchslösung,
   c eine Blutentnahme,
   d die Vorbereitung einer Kochsalz-Infusion,
   e das Auswischen des Medikamentenschranks und
   f die Durchführung einer Impfung?

5 Definieren Sie die Begriffe Desinfektion und Sterilisation.

6 Welche Informationen muss ein Hygieneplan enthalten?

7 Beschreiben Sie die richtige Durchführung der hygienische Händedesinfektion nach DIN EN 1500.

8 Beschreiben Sie das Funktionsprinzip und den Arbeitszyklus des Autoklavs.

Ich kann …

… erklären, aus welchen kleineren und kleinsten Teilen der menschliche Organismus aufgebaut ist.

… jeweils drei verschiedene Muskel- und Bindegewebsarten aufzählen und ihre besonderen Eigenschaften und Aufgaben beschreiben.

… drei unterschiedliche Plattenepithelien und ihre speziellen Funktionen erklären.

… die beiden wichtigsten Drüsenarten erklären und Beispiele dafür nennen.

… den Aufbau eines Röhrenknochens schematisch zeichnen.

… Resistenz und Immunität als Teile der Immunabwehr unterscheiden.

… fünf verschiedene Resistenzmechanismen des menschlichen Körpers aufzählen.

… erklären, was ein Antigen ist, und drei Beispiele für Antigene nennen.

… definieren, was ein Antikörper ist und welche Funktion er hat.

… beschreiben, wie Makrophagen arbeiten.

… den Ablauf einer Immunreaktion auf ein Antigen mit Beteiligung von Makrophagen, T- und B-Lymphozyten sowie Gedächtniszellen beschreiben.

… erklären, was Pathogenität von Mikroorganismen bedeutet und welche Abstufungen es davon gibt.

… aufzählen, welche Virulenzmechanismen Mikroorganismen nutzen, um sich vor der menschlichen Immunabwehr zu schützen.

… drei verschiedene Bakterienformen unterscheiden und zeichnen.

… die fortlaufenden Veränderungen von Grippeviren erklären und daraus Schlussfolgerungen für die Grippeimpfung ziehen.

… einschätzen, welche Krankheiten und Zustände die Immunabwehr eines Menschen so schwächen können, dass er für Pilzkrankheiten anfällig wird.

… drei häufige Infektionswege aufzeigen und mit Beispielen für Erreger und Krankheiten versehen.

… den Ablauf einer Infektionskrankheit am Beispiel des grippalen Infekts beschreiben und dabei auf mögliche Verläufe eingehen.

… fachgerecht die Körpertemperatur einer Patientin messen und das Ergebnis richtig interpretieren.

… den Vorgang „Entzündung" beschreiben und die „Zielsetzung" von Entzündungen im menschlichen Körper erklären.

… begründen, warum bei Patientinnen mit Infektionskrankheiten oft ein Differenzialblutbild angefertigt wird.

… unspezifische sowie erregerspezifische Entzündungsdiagnostik erklären und jeweils zwei Beispiele für entsprechende Untersuchungen angeben.

… die Fachbegriffe für Arzneimittel gegen bakterielle, mykotische und virale Infektionskrankheiten nennen.

… die Infektionskrankheiten Tetanus, Diphtherie und Pertussis ausführlich beschreiben.

… erläutern, welche Patientinnen durch MRSA besonders gefährdet sind.

… einen grippalen Infekt von einer Virusgrippe abgrenzen und dafür mehrere Unterscheidungsmerkmale nennen.

… den Zusammenhang zwischen einer Varizellenerkrankung und Herpes zoster darstellen.

… einer Schwangeren mehrere Nahrungsmittel nennen, die sie meiden sollte, um keine Toxoplasmose zu bekommen.

Ich kann …

… Eltern, deren Kind von Kopfläusen befallen ist, Tipps geben, wo sie weitere Informationen zu Hygienemaßnahmen usw. erhalten können.

… die Erkrankung Skabies erläutern.

… beschreiben, wie eine aktive Impfung im Gegensatz zu einer passiven Impfung wirkt.

… typische Situationen nennen, bei denen eine Simultanimpfung indiziert ist.

… die STIKO-Standardimpfungen in Lebend- und Totimpfungen einteilen.

… eine Patientin über typische Nebenwirkungen einer Aktivimpfung aufklären und ihr Tipps für das Verhalten nach einer Aktivimpfung geben.

… einer 69-jährigen Diabetikerin erklären, warum für sie die Grippeschutzimpfung besonders wichtig ist.

… begründen, warum ich mich als MFA gegen Grippe impfen lassen sollte.

… aufzählen, welche Eintragungen im Impfpass nach jeder Impfung vorgeschrieben sind und welche davon die MFA übernehmen darf.

… den Impfschutz einer erwachsenen Patientin mithilfe ihres Impfpasses und des STIKO-Impfplans überprüfen.

… einer Praktikantin, die den MFA-Beruf kennenlernen möchte, die persönlichen Hygienemaßnahmen beschreiben.

… die hygienische Händedesinfektion richtig durchführen und auf die Hautstellen hinweisen, die dabei besondere Sorgfalt erfordern.

… die richtigen Schutzhandschuhe für unterschiedliche Tätigkeiten des Praxisalltags auswählen und die Handschuharten erläutern.

… die Bezugsquelle der TRBA 250 nennen.

… zwischen Sterilisation und Desinfektion unterscheiden und beide Begriffe erklären.

… den Sinn, Aufbau und Inhalt eines Hygieneplans mithilfe der „5 W“ erläutern.

… begründen, warum Händewaschen nicht zu oft stattfinden sollte und wann es doch sinnvoll ist.

… drei Unterschiede zwischen Haut- und Händedesinfektionsmittel nennen.

… zwei Liter einer dreiprozentigen Desinfektionslösung ansetzen und dafür angeben, wie viel Konzentrat und wie viel Wasser benötigt werden.

… drei verschiedene Desinfektionsverfahren aufzählen und erklären.

… unkritische, semikritische und kritische Medizinprodukte unterscheiden und für jede der drei Gruppen Beispiele nennen.

… die bei einer Wundversorgung mit Naht benötigten Instrumente richtig ablegen, entsorgen und aufbereiten.

… die Arbeitsphasen des Autoklavs in der richtigen Reihenfolge angeben.

… erklären, wie Sterilisationsverfahren überprüft werden können.

… Sterilgut richtig lagern und die Grundsätze bei Lagerung und Entnahme erklären.

… die Peel-back- und die Non-touch-Technik korrekt durchführen.

… drei verschiedene Abfallarten meiner Ausbildungspraxis charakterisieren.

… verhindern, dass Medikamente, Spritzen und Kanülen aus dem Praxisabfall in falsche Hände geraten oder Tiere gefährden.

… die Bedeutung der GHS-Gefahrstoffkennzeichen angeben.

LF 4 Bei Diagnostik und Therapie von Erkrankungen des Bewegungsapparates assistieren

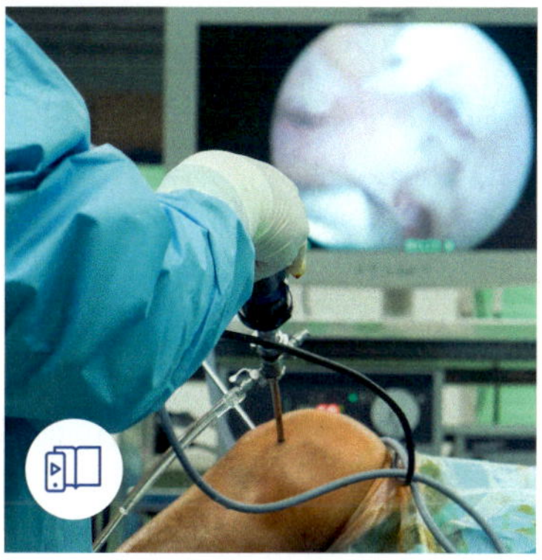

Über die Cornelsen PagePlayer-App können Sie **Videos** und **interaktive Übungen** zu diesem Lernfeld aufrufen, indem Sie diese Seite mit dem Smartphone scannen.

Die kostenfreien **Lösungen zu den Aufgaben aus dem Schülerbuch** finden Sie unter der ISBN 978-3-06-451769-1 auf www.cornelsen.de.

Starke Knochen...

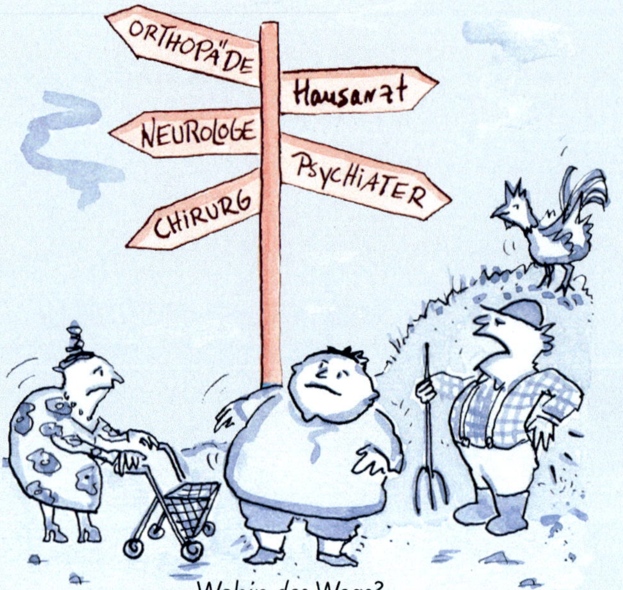

Wohin des Wegs?

Das kennen Sie bestimmt ...

Nach einem langen Tag in der Praxis ist Ihr Rücken verspannt und schmerzt.
Damit sind Sie nicht allein! Erkrankungen des Bewegungsapparates betreffen fast jeden Menschen ein- oder mehrmals im Leben. Chronische Rückenleiden zählen zu den häufigsten Berufskrankheiten in Deutschland; die Folgen sind viel Leid und enorme volkswirtschaftliche Kosten.
Auch Knochenschwund (Osteoporose) ist heute eine Volkskrankheit, die die meisten alten Menschen, ganz besonders Frauen, betrifft – oft kommt es dadurch zu Knochenbrüchen. Eine Million Menschen in Deutschland leiden unter Erkrankungen des „rheumatischen Formenkreises" – Gelenkschmerzen, Medikamente und vielfältige Einschränkungen bestimmen ihren Alltag. Egal in welcher Fachpraxis Sie arbeiten, Sie begegnen täglich Patienten mit Erkrankungen des Bewegungsapparates.

Wo liegt das Problem?

Bis ca. 1900 arbeiteten die meisten Menschen körperlich. Auch lange Strecken ging man zu Fuß. Bewegungsmangel, Übergewicht und Wohlstandskrankheiten waren früher selten und betrafen hauptsächlich die wenigen Reichen. Heute leben die meisten von uns wie die Könige früherer Jahrhunderte: Wir bewegen uns kaum noch und kämpfen gegen Übergewicht und Rückenbeschwerden. Um uns zu bewegen, fahren wir nun mit dem Auto zum Sportstudio! Auch haben wir heutigen Menschen eine viel höhere Lebenserwartung als unsere Vorfahren – der Preis, den wir dafür zahlen, sind Altersbeschwerden.

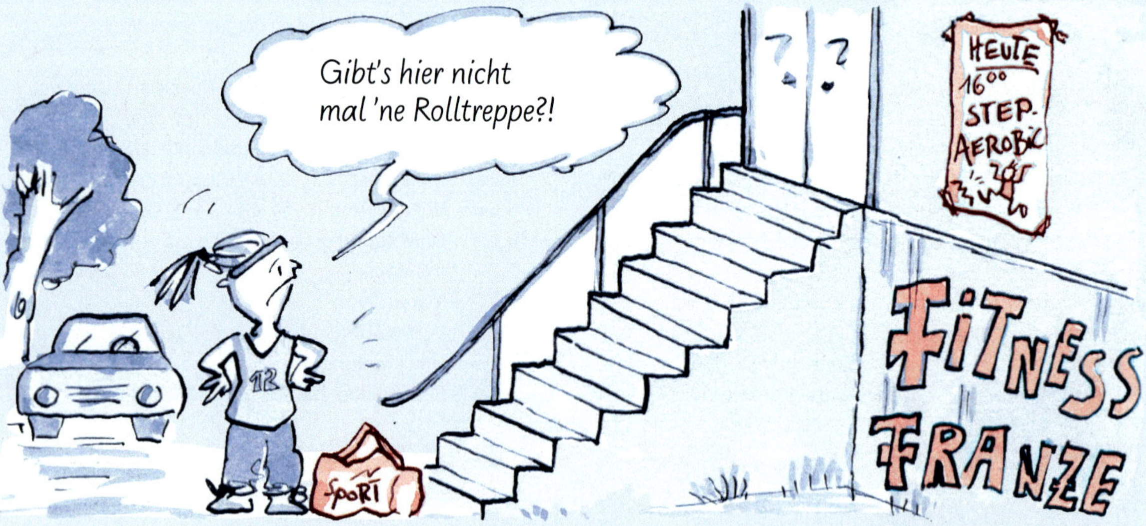

... ein Leben lang!

Therapeutisch ...

werden heute so viele Möglichkeiten wie nie zuvor angeboten.
Trotz großer Fortschritte in Medizin und Pharmazie gibt es aber gegen viele Erkrankungen auch heute noch keine Arzneimittel, die zugleich gut wirksam und nebenwirkungsarm sind. Sparmaßnahmen im Gesundheitswesen setzen der Therapiefreiheit zusätzlich immer engere Grenzen.

Daher ist eine frühe und konsequente Prophylaxe wichtig.
Um stark zu bleiben, brauchen unsere Knochen täglich optimale Bedingungen.
In der Praxis können Sie Patienten für eine gesunde Lebensweise motivieren.

Stellen Sie Kontakt zu Sportvereinen und Selbsthilfegruppen her. Legen Sie aktuelle Materialien für wohnortnahe Angebote von Krankenkassen und Sportvereinen aus. Sprechen Sie chronisch Kranke auf ihre Alltagsbewältigung an. Vielleicht können Sie auch selbst in der Praxis Patienten schulen, Ernährungsberatungen durchführen und Gruppenabende anbieten. Finden Sie eigene Möglichkeiten.

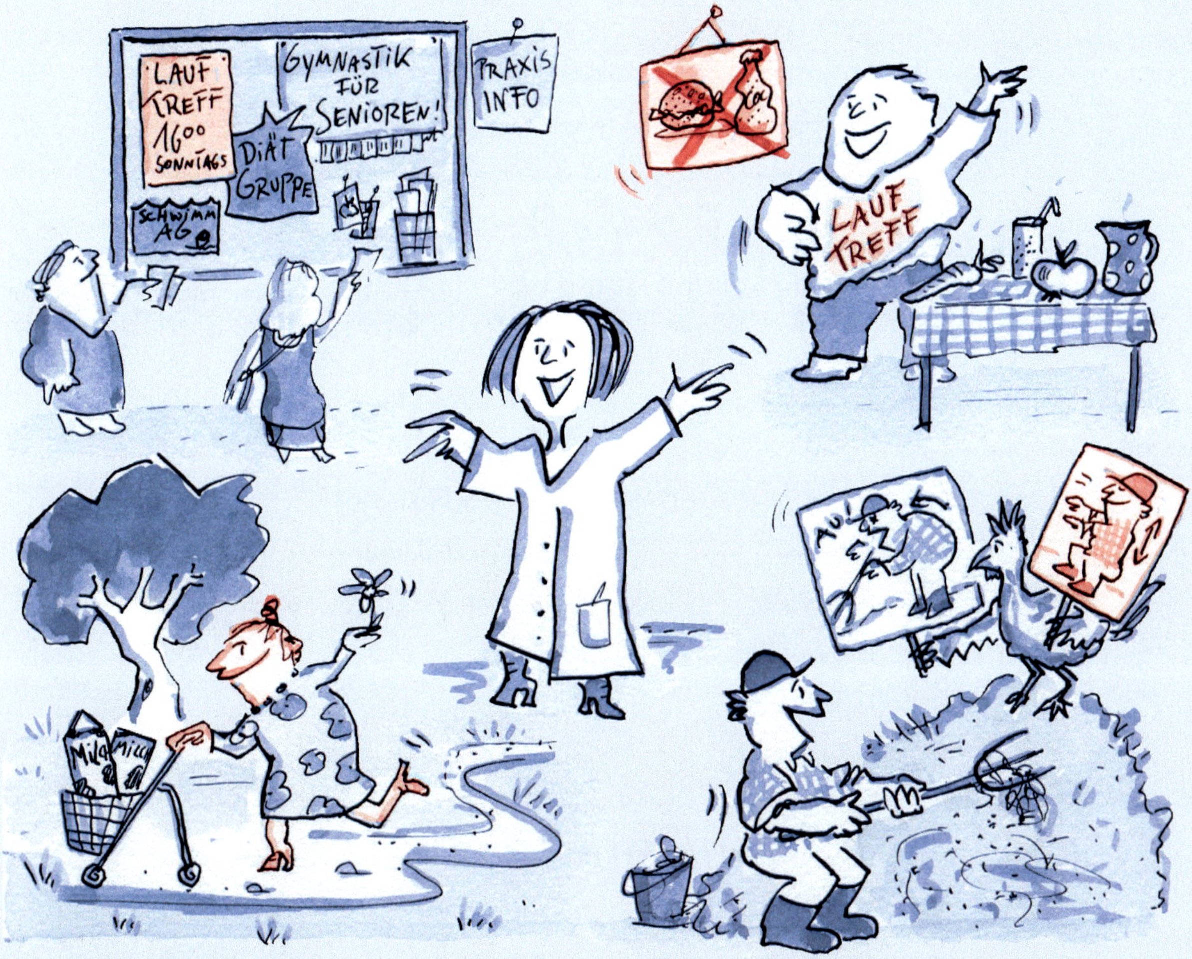

1 Der Halte- und Bewegungsapparat

1.1 Anatomische Grundbegriffe

Interaktive Übungen
→ S. 121, PagePlayer

Die Anatomie erforscht und beschreibt den Aufbau des Körpers. Um ihn zu verstehen, muss man Regionen, Körperteile, Organe und Bewegungsrichtungen kennen. Zur Beschreibung der Beweglichkeit in der Orthopädie und von Röntgen- oder Kernspinbildern in der Radiologie werden Achsen und Ebenen benannt. Für anatomische Begriffe werden traditionell lateinische Wörter verwendet, für pathologische Begriffe griechische. Neu entdeckte bzw. benannte Erkrankungen und Verfahren werden meistens englisch bezeichnet, z. B. Aids, COPD.

→ Terminologie: Grundbegriffe der Anatomie

Anatomie	Lehre vom Aufbau des Körpers
anatomisch	den Aufbau des Körpers betreffend
	Regionen und Körperteile
Facies	Gesicht
Cervix (Zervix) (Adj. **cervikal/zervikal**)	1. Hals, 2. Gebärmutterhals
Thorax (Adj. **thorakal**)	Brustkorb
Dorsum	Rücken
Abdomen	Bauchraum
Extremitäten	Gliedmaßen (Arme und Beine)

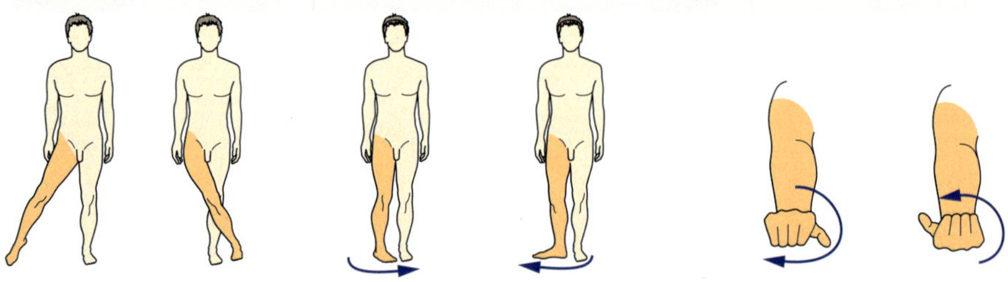

Abb. 1 Bewegungsrichtungen

	Bewegungsrichtungen
Abduktion	Abspreizen einer Extremität
Adduktion	Heranziehen; Anlegen einer Extremität an den Rumpf
Rotation	Drehung
Innenrotation	Drehbewegung nach innen
Außenrotation	Drehbewegung nach außen
Pronation	Drehung der Handfläche oder Fußsohle nach unten
Supination	Drehung der Handfläche oder Fußsohle nach oben

Eselsbrücke: Bei der **Sup**ination bildet die Handfläche einen **Sup**penlöffel, in der **Pro**nation schneidet man **Bro**t.

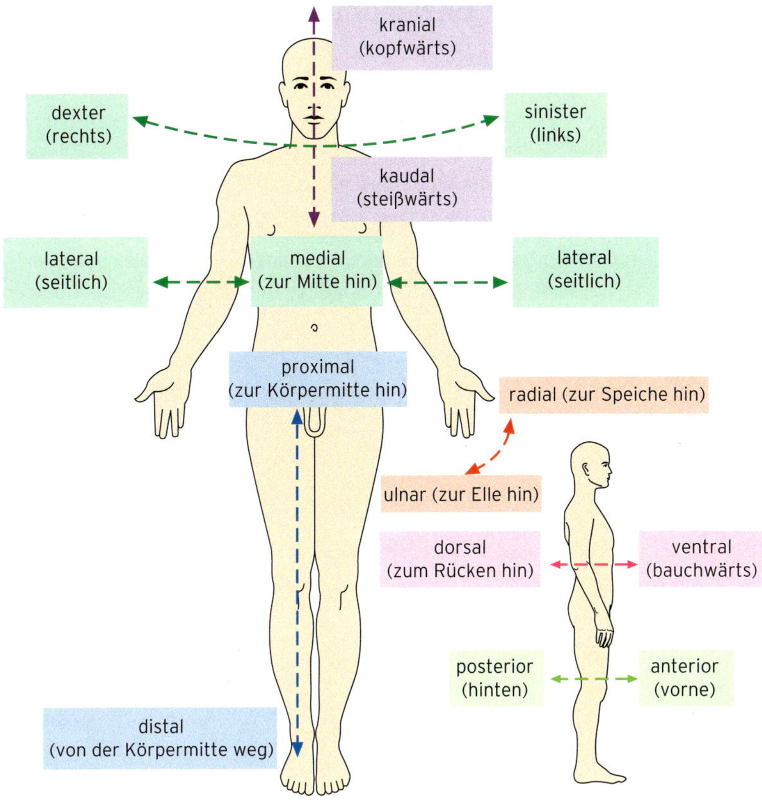

Abb. 1 Lage- und Richtungsbezeichnungen

dexter	rechts; der rechte
sinister	links; der linke
kranial	nach oben; schädelwärts
kaudal	nach unten; steißwärts
posterior	hinten; der hintere
anterior	vorne; der vordere
dorsal	nach hinten; zum Rücken hin
ventral	nach vorne; zum Bauch hin
medial	zur Mitte hin; der mittlere
lateral	zur Seite; seitlich
proximal	zur Körpermitte hin; rumpfwärts
distal	von der Körpermitte weg; vom Rumpf entfernt
radial	zur Speiche (Unterarmknochen) hin; daumenwärts
ulnar	zur Elle (Unterarmknochen) hin; kleinfingerwärts
superior	oben; der obere
inferior	unten; der untere

1.2 Aktiver und passiver Bewegungsapparat

Der Bewegungsapparat des Menschen besteht aus zwei großen Teilen: dem **aktiven** und dem **passiven Anteil**. Den aktiven Anteil bildet die **Skelettmuskulatur**. Sie bewegt sich selbst, d. h. aktiv. Den passiven Anteil bildet das **Skelett**, das Knochengerüst. Es besteht aus Knochen, Gelenken, Sehnen und Bändern. Das Skelett wird bewegt, d. h. es bleibt passiv. Das Skelett gibt dem Körper die Größe, die Muskulatur bestimmt Statur und Haltung.

Das ZNS (das Zentralnervensystem, bestehend aus Gehirn und Rückenmark) steuert die Bewegungen. Die Skelettmuskulatur können wir bewusst steuern. Wir können losgehen oder anhalten, wann wir wollen. Aber nicht nur der Wille, auch unbewusste Gefühle und Stimmungen beeinflussen die Muskelfunktion, d. h. verändern Haltung und Bewegung. So kommt es, dass man sich „geknickt" fühlt, „kein Rückgrat hat" oder sich der Nacken verspannt, weil man eine seelische Last trägt.

Unsere Mimik haben wir nicht ganz unter Kontrolle, obwohl wir die Gesichtsmuskeln willkürlich bewegen können. Gefühle spiegeln sich im Gesichtsausdruck wider. Sobald ein Gefühl aufkommt, wir z. B. jemanden ansehen, reagiert unsere mimische Muskulatur für eine Fünftelsekunde – ob wir wollen oder nicht – und zeigt unser „wahres Gesicht". Erst nach diesen 200 Millisekunden haben wir wieder Einfluss auf den Gesichtsausdruck. Personen, die geübt im Lesen von Gefühlen und Gesichtern sind, haben Menschenkenntnis. Sie nehmen die sog. Mikroemotionen wahr, auch wenn diese nur flüchtig über ein Gesicht huschen.

1.2.1 Knochenfugen

Die Knochen des Skeletts müssen sinnvoll miteinander verbunden werden. Dazu dienen starre und bewegliche Knochenverbindungen. Feste Knochenverbindungen ohne Spalt heißen Knochenfugen oder Synarthrosen. Sie werden auch unechte Gelenke genannt, weil sie keinen Gelenkspalt haben. Eine Synarthrose kann aus Knochensubstanz, Knorpel oder Bindegewebe bestehen.

Typische knöcherne Synarthrosen bilden die zum Kreuzbein zusammengewachsenen Kreuzbeinwirbel. Knorpelige Synarthrosen bilden die Wirbelkörper mit den zwischen ihnen liegenden Bandscheiben. Bindegewebige Synarthrosen stellen die kindlichen Schädelnähte dar. Sie wachsen verzahnt aufeinander zu und verknöchern mit der Zeit. Zwischen den beiden Unterschenkelknochen Tibia und Fibula (Schien- und Wadenbein) befindet sich ebenfalls Bindegewebe. Auch die Mittelhand- und Mittelfußknochen sind durch bindegewebige Synarthrosen verbunden.

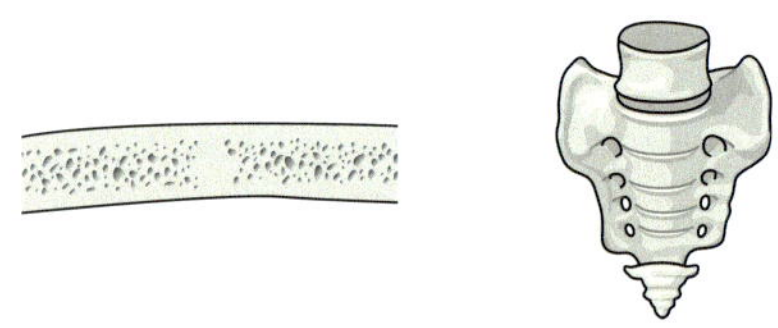

Verbindung von zwei Skelettteilen durch Knochen (z. B. Kreuzbein, Steißbein)

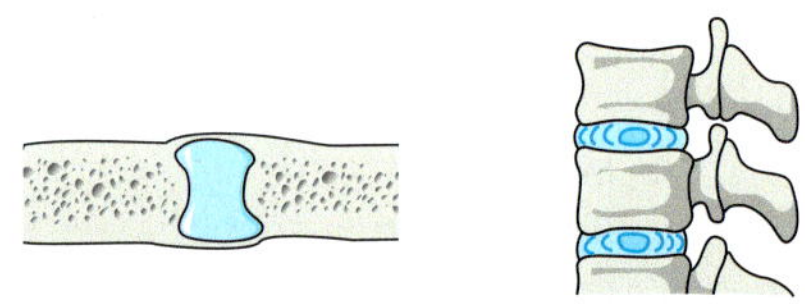

Verbindung von zwei Skelettteilen durch Knorpel = Knorpelfuge (z. B. Schambeinfuge, Bandscheiben)

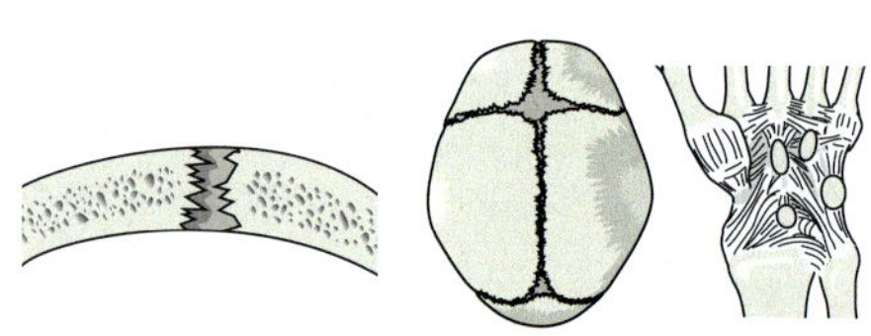

Verbindung von zwei Skelettteilen durch Bindegewebe (z. B. Schädelnähte beim Kind, Hand- und Fußwurzelknochen)

Abb. 1 Synarthrosen

1.2.2 Gelenke

Eine bewegliche Knochenverbindung mit Spalt heißt Gelenk bzw. echtes Gelenk. Gelenke haben einen gemeinsamen Grundaufbau (→ Abb. 1). Die Form der beteiligten Knochen sowie die Art und Menge der Bänder, die das Gelenk umfassen, bestimmen seine Beweglichkeit und Stabilität.

Der knöcherne Gelenkkopf liegt in der knöchernen Gelenkpfanne. Diese beiden Gelenkpartner, d. h. die Knochen, die das Gelenk bilden, können unterschiedlich geformt sein, müssen aber genau zueinander passen. Die aufeinandertreffenden Gelenkflächen sind mit hyalinem (glasartig aussehendem) Knorpel überzogen. Dieser hat eine sehr glatte Oberfläche, federt Stöße ab und schützt den Knochen vor Abnutzung. Der Gelenkknorpel wird von der Gelenkflüssigkeit **Synovia**, der sog. Gelenkschmiere, ernährt. Die Synovia überzieht ständig die Knorpeloberfläche. Sie wirkt wie „Flüssigknorpel": Sie glättet raue Stellen und füllt kleine Oberflächenschäden auf.

Knorpelarten
→ LF 3, S. 28

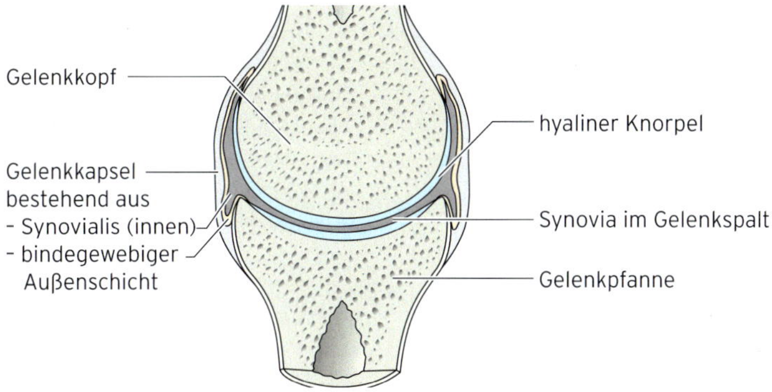

Abb. 1 Aufbau eines Gelenks

MERKE Jedes Gelenk besteht aus den gleichen Bestandteilen: Gelenkkopf und -pfanne, Knorpel, Kapsel, Gelenkspalt, Gelenkschmiere und Bändern.

Die Synovia wirkt außerdem als Schmierstoff, der die Gelenkflächen fast reibungslos gleiten lässt. Sie wird von der **Synovialis**, der inneren Schicht der Gelenkkapsel, gebildet. Die Synovia wird ständig erneuert und frisch gehalten. Die äußere Schicht der Gelenkkapsel besteht aus Bindegewebe. Sie umschließt und schützt das Gelenk. Die Gelenkkapsel und ihr Bandapparat machen die Gelenke stabil und schützen vor Verrenkungen. Durch ihre festigende Wirkung sind die Gelenke nur in bestimmte Richtungen und in einem gewissen Umfang beweglich. Man kann z. B. das Kniegelenk nicht seitwärts bewegen.

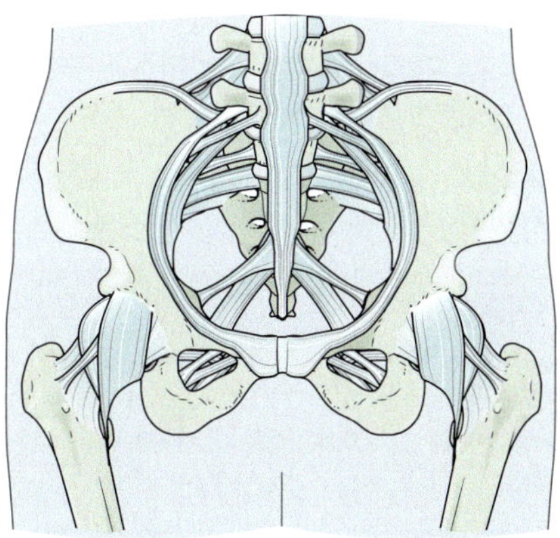

Abb. 2 Starke Bänder umgeben Gelenke und Synarthrosen.

Die hohe Beweglichkeit, die man als Kind hat, kann man durch ständiges Training bzw. Dehnung der gelenknahen Bänder erhalten, wie es Tänzer und Artisten tun. Angeborene Unterschiede und Training führen dazu, dass manche Menschen sehr gelenkig sind und andere eher steif wirken. Werden Gelenke längere Zeit nicht bewegt, z. B. bei längerer Bettlägerigkeit oder im Gipsverband, verkürzen sich die Bänder. Es kommt zu **Kontrakturen** (Schrumpfungen von Muskeln, Gelenkbändern bzw. -kapseln), die mit schmerzhaften Bewegungseinschränkungen einhergehen.

Gelenke haben den gleichen Grundaufbau, kommen aber in verschiedenen Varianten vor, je nach anatomischer Lage und den mechanischen Erfordernissen.

Gelenkarten und Beispiele	Besonderheiten
Gelenke mit drei Bewegungsachsen	
Kugelgelenk: Schulter- und Hüftgelenk 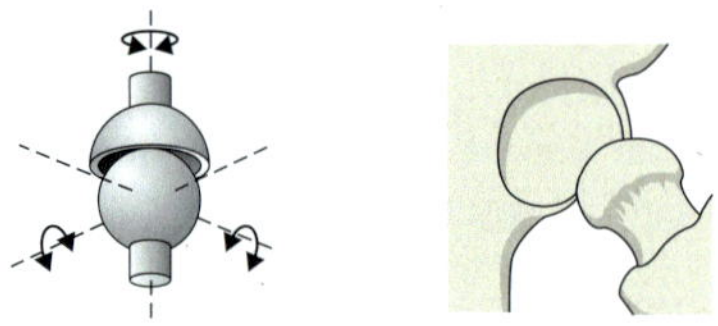	Der kugelförmige Gelenkkopf liegt in der passenden Gelenkpfanne. Bewegungen sind um drei Achsen möglich. Das Hüftgelenk ist ein Sonderfall des Kugelgelenks, da die Pfanne den Kopf um mehr als die Hälfte umschließt.
Gelenke mit zwei Bewegungsachsen	
Eigelenk: Handgelenk 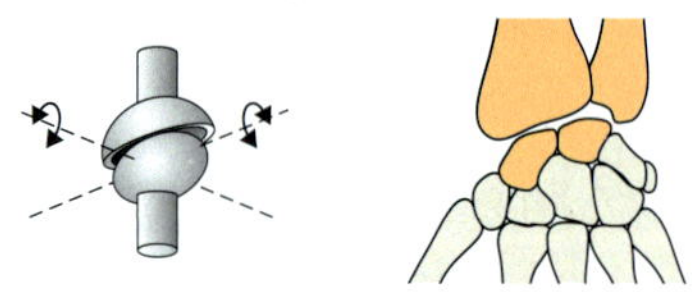	Die Form des Gelenkkopfs, bestehend aus den proximalen Handwurzelknochen, erinnert an ein (längs halbiertes) Ei. Die distalen Gelenkenden von Elle und Speiche bilden die Gelenkpfanne, die entsprechend an eine halbe Eierschale erinnert.
Sattelgelenk: Daumensattelgelenk 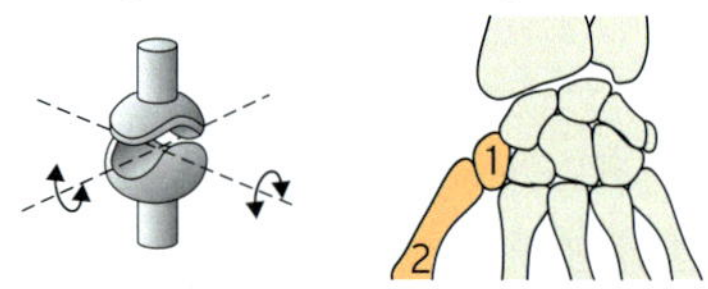	Gelenk zwischen dem Trapezknochen der Handwurzel (1) und dem Mittelhandknochen des Daumens (2). Zwei gleich geformte sattelartige Gelenkflächen greifen ineinander und ermöglichen es, den Daumen der Handfläche gegenüberzustellen.
Gelenke mit einer Bewegungsachse	
Scharniergelenk: z. B. Ellenbogen-, Fingergelenke 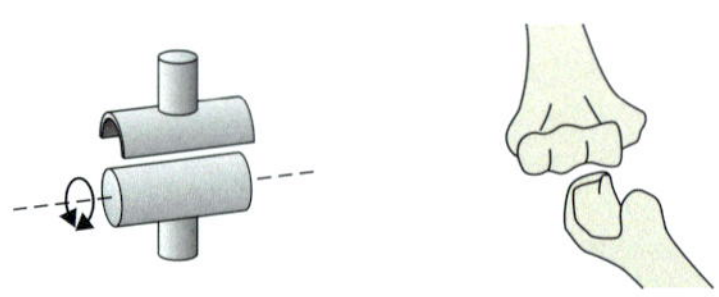	Der walzenförmige Gelenkkopf liegt in der rinnenförmigen Pfanne, die das proximale Ende der Elle bildet. Der Arm kann gebeugt und gestreckt werden.
Radgelenk: zwischen Elle und Speiche 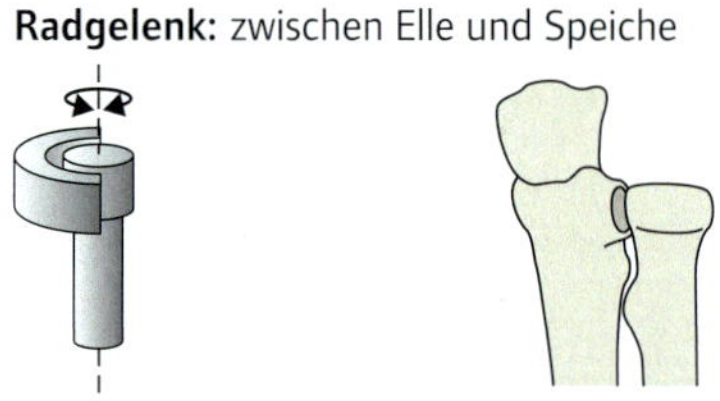	Die von der Elle gebildete Gelenkpfanne umfasst den zapfenförmigen Gelenkkopf der Speiche. Das Gelenk ermöglicht die Drehung der Handfläche nach oben (Supination) und nach unten (Pronation).

→ Terminologie: Grundaufbau des Bewegungsapparats	
Kontraktur	Gelenkversteifung durch mangelnde Bewegung
Synarthrose	Knochenfuge; feste Knochenverbindung ohne Spalt
Synovia	Gelenkflüssigkeit; Gelenkschmiere
Synovialis	Gelenkinnenhaut, die die Synovia bildet

1.2.3 Skelettmuskulatur

Von den drei Muskelarten des Menschen befindet sich die einzige willkürlich steuerbare im Bewegungsapparat: die quergestreifte Skelettmuskulatur. Kontrahiert sich ein Muskel, verkürzt er sich und übt eine Kraft aus. Die Muskulatur verbraucht viel Energie und erzeugt reichlich Wärme.

Muskelarten (Histologie)
→ LF 3, S. 32

Alle Muskeln haben eine Grundspannung, den **Tonus**. Im Schlaf, in Narkose sowie bei einigen Muskel- und Nervenkrankheiten ist der Muskeltonus vermindert bzw. aufgehoben; die Muskulatur ist schlaff. Ein angespannter, d. h. kontrahierter Muskel hat einen hohen Tonus. Bei Verspannungen ist der Muskeltonus pathologisch erhöht.

Muskeln beeinflussen maßgeblich die Körperhaltung. Dabei ermöglichen Gegenspieler **(Antagonisten)**, d. h. Muskeln, die in entgegengesetzte Richtungen ziehen, dass wir aufrecht stehen und gehen können. Auch das Beugen und Strecken z. B. des Arms geschehen durch Antagonisten (→ Abb. 1). Muskeln und Muskelgruppen können auch gleichsinnig arbeiten, d. h. gemeinsam in eine Richtung ziehen. Sie heißen **Agonisten**. So sind z. B. alle Muskeln, die den Rumpf beugen, Agonisten.

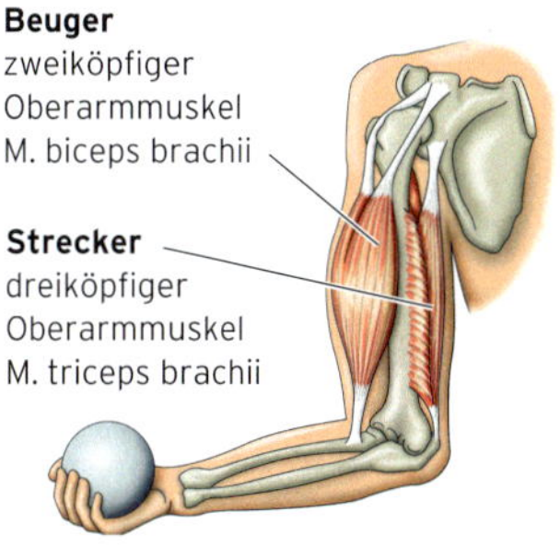

Abb. 1 Armbeuger und Armstrecker

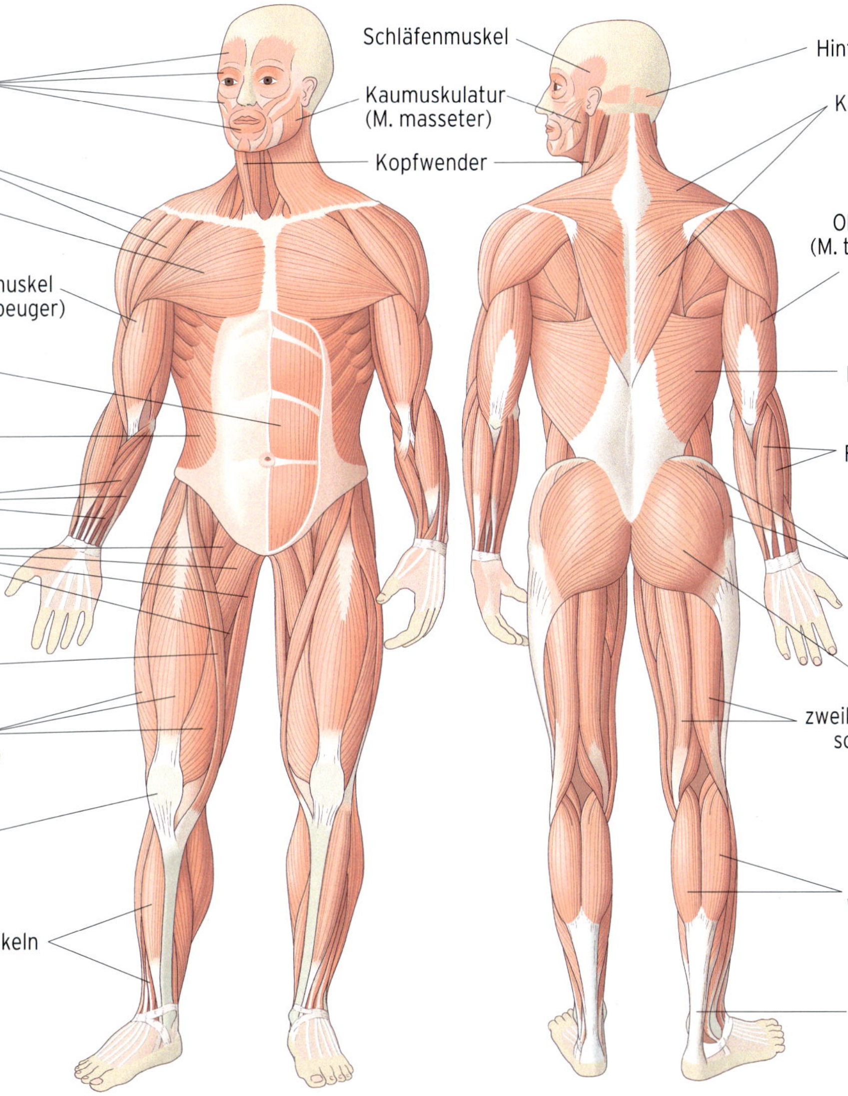

Abb. 2 Die oberflächennahe Muskulatur des Menschen

1.2.4 Skelett

Das menschliche Skelett besteht aus über 200 Knochen. Leichte Unterschiede in der Knochenanzahl entstehen durch Varianten wie zusätzliche Rippen. Hinzu kommt eine unterschiedliche Anzahl sog. Sesambeine; dies sind zumeist kleine, in Sehnen eingebettete Knochen. Sie verhindern, dass Sehnen über Knochen reiben und dabei verletzt werden. Ein Beispiel für ein Sesambein ist die Kniescheibe.

Das Skelettgewicht entspricht beim Erwachsenen ca. 15 % des Körpergewichts. Bei 60 kg Körpergewicht trägt ein Mensch ca. 9 kg Knochen mit sich. Bei krankhaftem Mangel an Knochensubstanz (Osteoporose) kann das Skelett auch leichter sein. Das Skelett ist durch den Spongiosaknochen besonders materialsparend aufgebaut. Wären alle Knochen massiv, d. h. bestünden sie nur aus Kompakta, wäre das Skelett etwa zehnmal schwerer.

Beim Baby besteht das Skelett überwiegend aus Knorpel, der im Laufe der Kindheit durch Knochen ersetzt wird. Knochenreifung und Längenwachstum sind bei Mädchen mit ca. 16, bei Jungen mit ca. 18 Jahren abgeschlossen. Etwa bis zum 25. Lebensjahr wird Knochensubstanz aufgebaut. Im späteren Leben überwiegt der Verlust an Knochenmasse. Da lebenslang ein Ab- und -aufbau der Knochensubstanz stattfindet, ist es wichtig, sich regelmäßig zu bewegen und für eine gute Ernährung mit viel Calcium und Vitamin D zu sorgen.

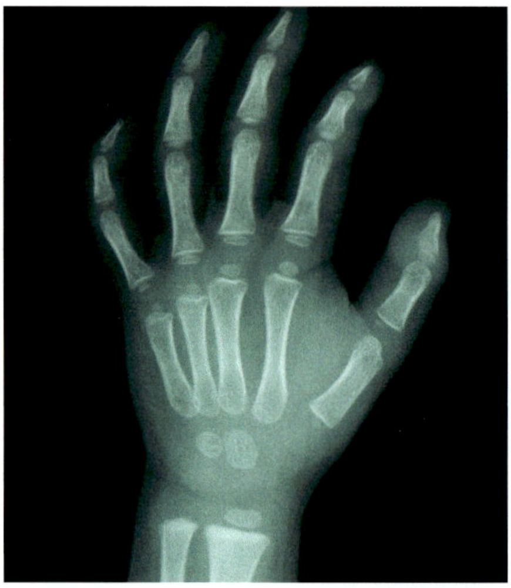

← **Abb. 1** Röntgenbild der linken Hand eines Kindes: Die Handwurzelknochen sind noch nicht alle zu sehen, da sie noch nicht verknöchert, sondern aus Knorpel vorgebildet sind. Die Mittelhandknochen haben noch einen kugelförmigen Epiphysenkern.

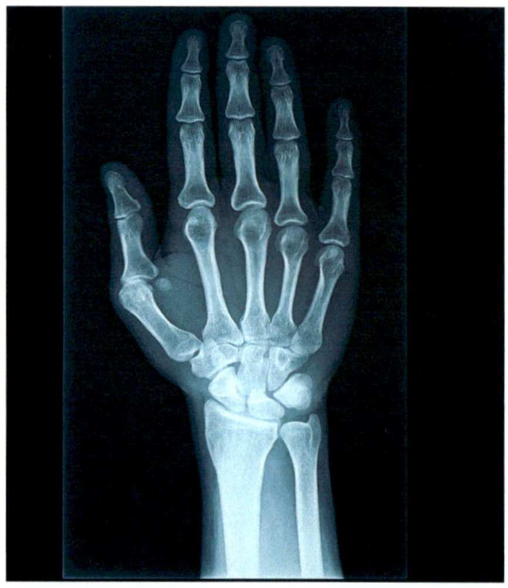

Abb. 2 Röntgenbild der rechten Hand eines Erwachsenen: Alle Knochen der Handwurzel, der Mittelhand und der Endglieder sind vollständig ausgebildet und verknöchert. Elle und Speiche sind ausgewachsen. →

Das Skelett gliedert sich in Schädel, Rumpfskelett, Schulter- und Beckengürtel sowie die vier **Extremitäten** (Gliedmaßen).
Das Rumpfskelett setzt sich zusammen aus der Wirbelsäule **(Columna vertebralis)**, quasi der Längsachse des Skeletts, und dem **Thorax** (Brustkorb). Der knöcherne Thorax besteht aus den zwölf Rippenpaaren (Rippe = **Costa**), den Brustwirbeln und dem Brustbein **(Sternum)**.
Am Rumpfskelett ist der Schultergürtel gelenkig befestigt. Er besteht ventral aus den beiden Schlüsselbeinen (Ez. **Clavicula**) und dorsal aus den Schulterblättern (Ez. **Scapula**).
Am Schultergürtel setzen die oberen Extremitäten, d. h. die Arme, an.
Auch der Beckengürtel ist gelenkig mit der Wirbelsäule verbunden. Er besteht aus zwei Hüftbeinen (Ez. **Os coxae**) und dem Kreuzbein **(Os sacrum)**.
Die unteren Extremitäten, die Beine, setzen am Beckengürtel gelenkig an. Obere und untere Extremität bestehen jeweils aus einem langen Röhrenknochen (**Humerus** bzw. **Femur**) sowie den beiden Unterarmknochen (**Radius** und **Ulna**) bzw. Unterschenkelknochen (**Tibia** und **Fibula**). Nach distal folgen Hand- und Fußwurzelknochen, Mittelhand- bzw. Mittelfußknochen und Endglieder, die Finger- und Zehenglieder.

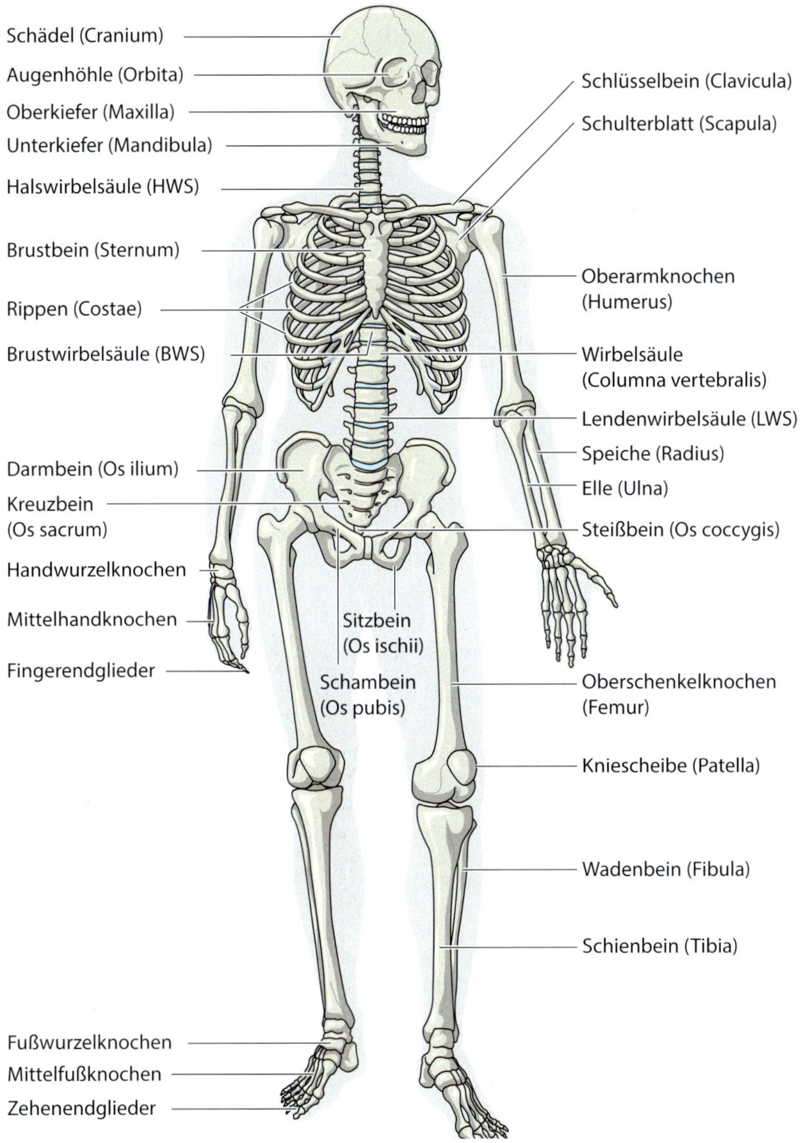

Abb. 1 Das menschliche Skelett

→ Terminologie: Muskulatur und Skelett

Agonisten	gleichsinnig arbeitende Muskeln; z. B. Beuger
Antagonisten	gegensinnig arbeitende Muskeln; z. B. Beuger und Strecker
Skelett	Knochengerüst
Tonus	Spannungszustand der Muskulatur
	Cranium (Schädel)
Mandibula	Unterkiefer
Maxilla	Oberkiefer
Orbita	Augenhöhle

→ Terminologie: Muskulatur und Skelett

	Schultergürtel
Clavicula	Schlüsselbein
Scapula	Schulterblatt
	Rumpf
Columna vertebralis	Wirbelsäule; diese gliedert sich in Halswirbelsäule (HWS), Brustwirbelsäule (BWS), Lendenwirbelsäule (LWS), Kreuzbein (Os sacrum) und Steißbein (Os coccygis)
Costae	Rippen
Sternum	Brustbein
Thorax	1. Brustkorb, 2. Brustraum
	Obere Extremität (Arm)
Humerus	Oberarmknochen
Radius	Speiche (Unterarmknochen, der zum Daumen führt)
Ulna	Elle (Unterarmknochen, der den Ellenbogen bildet)
	Beckengürtel
Os coxae	Hüftbein; beidseits bestehend aus Darmbein (Os ilium), Sitzbein (Os ischii) und Schambein (Os pubis)
Os sacrum	Kreuzbein; bestehend aus mehreren verschmolzenen Einzelwirbeln
	Untere Extremität (Bein)
Femur	Oberschenkelknochen
Fibula	Wadenbein (Unterschenkelknochen)
Patella	Kniescheibe
Tibia	Schienbein (Unterschenkelknochen)

Aufgaben

1 Erklären Sie Gemeinsamkeiten und Unterschiede zwischen Gelenk und Synarthrose.
2 Welche Aufgaben hat die Synovia und wo wird sie gebildet?
3 Nennen Sie je zwei Beispiele für Kugel- und Scharniergelenke.
4 Was versteht man unter dem Muskeltonus?
5 Erklären Sie die Begriffe Antagonisten und Agonisten im Zusammenhang mit der Muskulatur.
6 Welche Abschnitte hat die Wirbelsäule?
7 Welche Knochen bilden die obere und welche die untere Extremität?
8 Nennen Sie die Fachbegriffe für Schädel, Brustkorb/-raum, Elle, Wadenbein und Rippe.
9 Nennen Sie die Fachbegriffe für Schulterblatt, Darmbein, Schlüsselbein und Kreuzbein.

1.2.5 Knöcherner Schädel

Der knöcherne Schädel (das **Cranium**) gliedert sich in Gehirn- und Gesichtsschädel. Der Gehirnschädel umschließt und schützt das Gehirn (→ Abb. 1 und 2). Es wird zusätzlich durch drei Hirnhautschichten umhüllt und durch die Hirn- und Rückenmarksflüssigkeit vor Erschütterungen geschützt.

Der **Hirnschädel** (ohne Gehörknöchelchen) besteht aus sieben Knochen: Stirnbein, zwei Scheitelbeine, zwei Schläfenbeine, Keilbein und Hinterhauptbein. Kaudal, d. h. an der Unterseite des Schädels, befindet sich das große Hinterhauptloch, durch welches das Rückenmark aus dem Schädel austritt. Schwillt das Gehirn z. B. durch eine Hirnblutung an, wird das Gehirn gegen das Hinterhauptloch gedrückt, da sich der Schädel nicht ausdehnen kann. Dieser Druck auf das ZNS kann zum Tode führen.

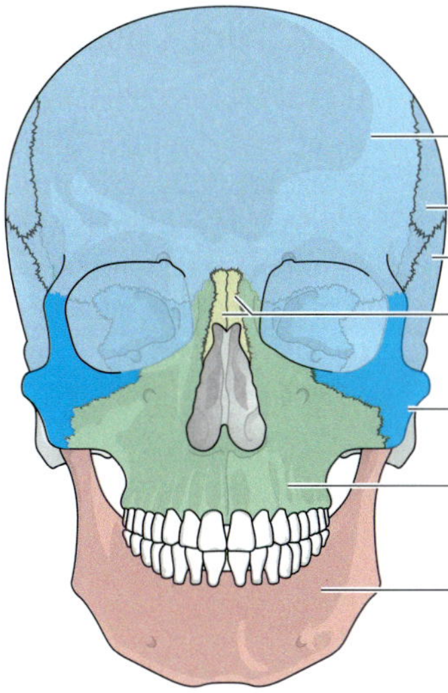

Abb. 1 Hirnschädel und Gesichtsschädel (ventral)

Der **Gesichtsschädel** besteht aus 15 Einzelknochen. Die größten sind von ventral sichtbar: Maxilla (Oberkiefer), Mandibula (Unterkiefer) und Nasenbein. Die Mandibula ist der einzige bewegliche Knochen des Schädels. Kopfbewegungen sind eigentlich Bewegungen der Halswirbelsäule (Heben und Senken des Kopfes) bzw. Drehungen der beiden obersten Halswirbel (Kopfdrehen bzw. -wenden).

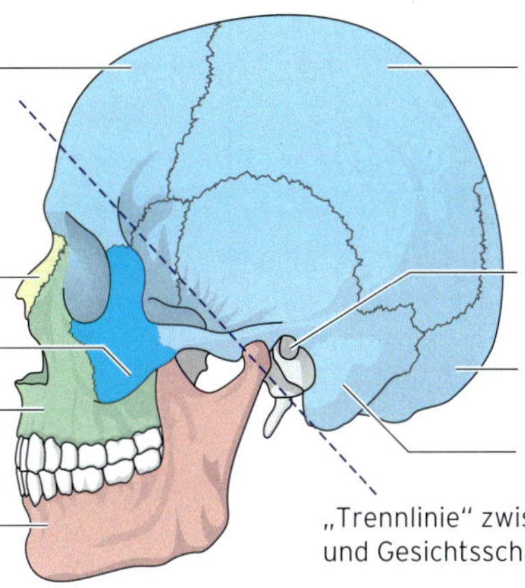

Abb. 2 Hirnschädel und Gesichtsschädel (lateral)

Als „Aufprallschutz“ für das Gehirn hat der Gesichtsschädel die **Nasennebenhöhlen**. Sie machen zudem den Schädel leichter, beeinflussen die Stimme und dienen der Aufbereitung der Atemluft. Die Nebenhöhlen bilden sich im Laufe der Kindheit.

Von den Ohren ist am Schädel nur der Eingang des knöchernen Gehörgangs zu sehen, weil die Ohren und ein Teil des Gehörgangs aus Knorpel und Haut bestehen.

Die Muskulatur des Kopfes setzt sich aus der mimischen Muskulatur, der starken Kaumuskulatur und dorsal den Ausläufern der Nackenmuskulatur zusammen.

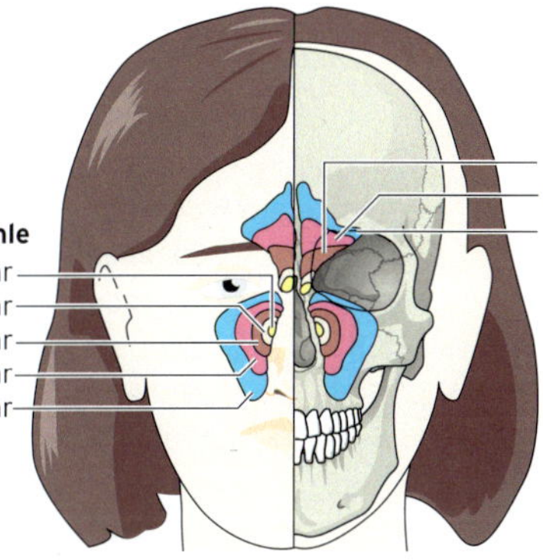

Abb. 3 Wachstum der Nasennebenhöhlen

1.2.6 Wirbelsäule

Die Wirbelsäule **(Columna vertebralis)** heißt Achsenskelett, weil sie die Längsachse des Körpers bildet. Sie besteht aus 24 Einzelwirbeln sowie Kreuz- und Steißbein, die jeweils aus mehreren zusammengewachsenen Wirbeln bestehen. Die Abschnitte Halswirbelsäule **(HWS)**, Brustwirbelsäule **(BWS)** und Lendenwirbelsäule **(LWS)** haben jeweils sieben, zwölf bzw. fünf Wirbel. Die Wirbel (Ez. **Vertebra**) haben einen gemeinsamen Grundaufbau (→ S. 135, Abb. 1). Nur die beiden obersten Wirbel sind anders aufgebaut. Sie tragen den Schädel (**Atlas**, 1. Halswirbel) und ermöglichen Kopfdrehungen (**Axis**, 2. Halswirbel). Zwischen Atlas und Axis befindet sich keine Bandscheibe, was Kopfdrehungen erleichtert. Alle Wirbel sind beweglich miteinander verbunden.

Die Wirbelsäule wird in folgende Abschnitte unterteilt:

Halswirbelsäule (HWS)

7 Wirbelkörper

Brustwirbelsäule (BWS)

12 Wirbelkörper

Lendenwirbelsäule (LWS)

5 Wirbelkörper

Kreuzbein

Steißbein

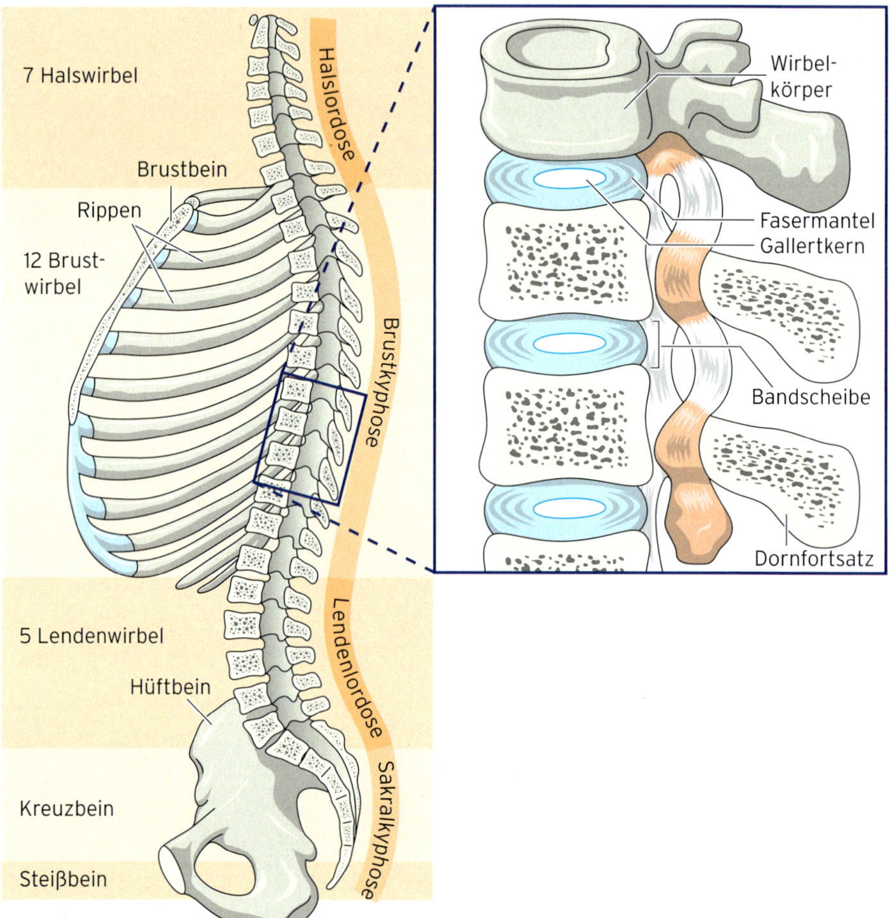

Abb. 1 Wirbelsäule

Zwischen zwei **Wirbelkörpern** befindet sich je eine **Bandscheibe**. Die Bandscheiben ermöglichen Bewegungen der Wirbelsäule und federn Stöße ab. Die festen, dicken, aus robustem Faserknorpel bestehenden Bandscheiben enthalten einen elastischen, wasserreichen Gallertkern. Platzt nach langjähriger Beanspruchung der Faserknorpel auf und tritt der Gallertkern hervor, liegt ein Bandscheibenvorfall vor. Drückt das ausgetretene Material auf einen Nerv, kommt es zu Schmerzen, Gefühlsstörungen und ggf. Lähmungen. Bandscheibenvorfälle betreffen vor allem HWS und LWS, da diese Wirbelsäulenabschnitte sehr stark gebogen werden. Das strapaziert die Bandscheiben. Die gesunde Wirbelsäule hat eine Doppel-S-Form. Die normale Biegung der HWS und LWS nach ventral heißt **Lordose**, die Biegung der BWS und des Kreuzbeins nach dorsal **Kyphose**. Sind die physiologischen Biegungen zu gering oder zu stark ausgeprägt, entstehen eher Wirbelsäulenprobleme.

Bandscheibenvorfall
→ LF 4, S. 153

Aufbau der Wirbel

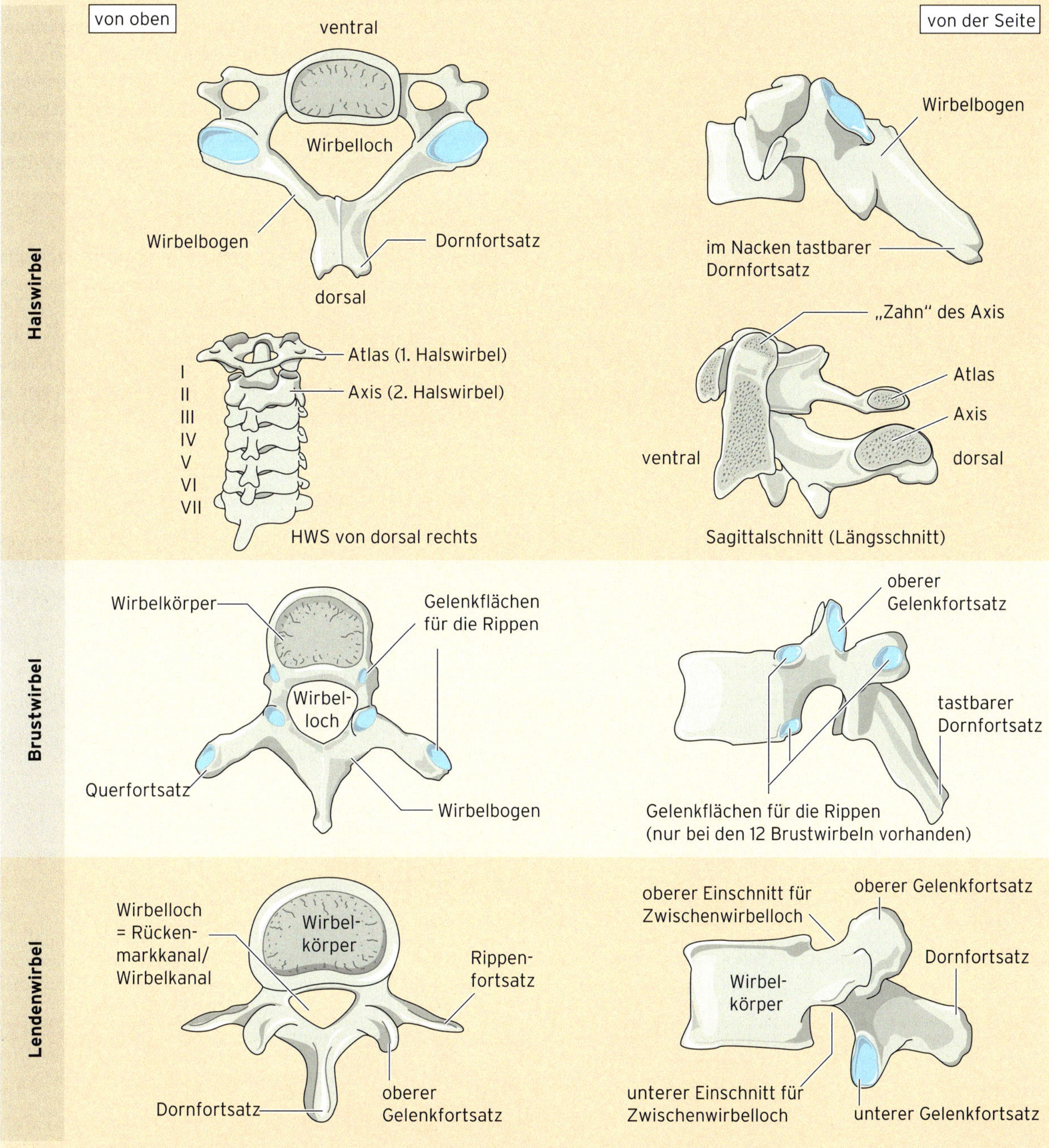

Obere und untere Gelenkfortsätze benachbarter Wirbel bilden die kleinen Wirbelgelenke, die Facettengelenke.

→ Terminologie: Wirbelsäule	
Kyphose	Biegung der Wirbelsäule nach dorsal
Lordose	Biegung der Wirbelsäule nach ventral
Vertebra	Wirbel; Teil der Wirbelsäule (Columna vertebralis)

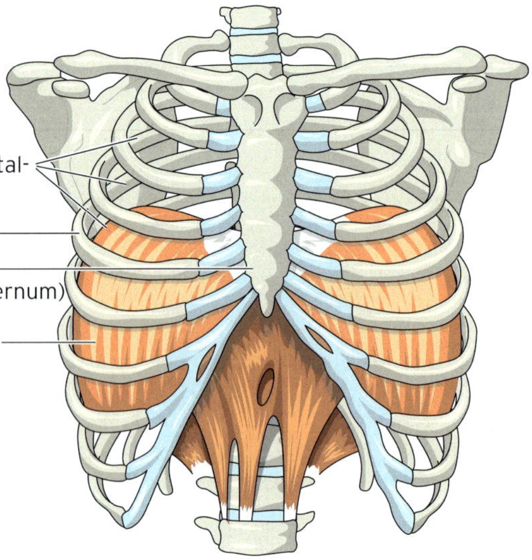

Abb. 1 Thorax (Brustkorb) – Zwerchfell nach Ausatmung

1.2.7 Thorax, Brust- und Bauchwand

Der knöcherne **Thorax** besteht aus den zwölf **Brustwirbeln**, zwölf gelenkig mit ihnen verbundenen **Rippenpaaren** und dem **Sternum**. Die oberen zehn Rippenpaare sind über ihren Knorpelanteil mit dem Sternum verbunden. Die beiden untersten Rippenpaare enden in der Muskulatur, was leicht zu ertasten ist. Durch die Rippengelenke, den Rippenknorpel und die Elastizität der Rippen kann der Thorax starke Kräfte abfedern. Thoraxprellungen sind daher viel häufiger als Rippenbrüche.

Der Zwischenraum zweier Rippen nennt sich **Interkostalraum (ICR)**. Er wird von den Interkostalmuskeln überspannt. Das sind wichtige Atemmuskeln; sie heben den Thorax beim Einatmen. Durch jeden ICR ziehen eine Arterie, eine Vene und ein Nerv. Bei Muskelverspannungen kann es zu stechenden einseitigen Thoraxschmerzen kommen, die sich bei Bewegung und beim Atmen verändern. Diese Schmerzen hat jeder Mensch ab und zu. Gelegentlich müssen sie von Erkrankungen der inneren Thoraxorgane abgegrenzt werden. Der knöcherne Thorax umschließt und schützt u. a. Herz, Lunge, Hauptschlagader und Speiseröhre.

Atmung
→ LF 5, S. 290

Das Zwerchfell, ein kuppelförmiger Muskel, begrenzt den Thorax nach kaudal. Unterhalb des Zwerchfells befindet sich das **Abdomen**, der Bauchraum. Das Abdomen wird durch Weichteile begrenzt. Dadurch haben seine Organe die Möglichkeit, sich stark zu dehnen bzw. zu vergrößern. Das ist bei unterschiedlichem Füllungszustand des Magens und Darms, bei Fettleibigkeit und bei Schwangerschaft wichtig.
Die Bauchwand besteht aus vier Muskelschichten. Von innen nach außen sind das

- die längs verlaufende gerade Bauchmuskulatur, die durch Sehnen in Abschnitte unterteilt ist und so bei gutem Trainingszustand als „Waschbrett" sichtbar ist,
- zwei einander entgegengesetzt verlaufende schräge Schichten und
- eine innere, quer verlaufende Muskelschicht.

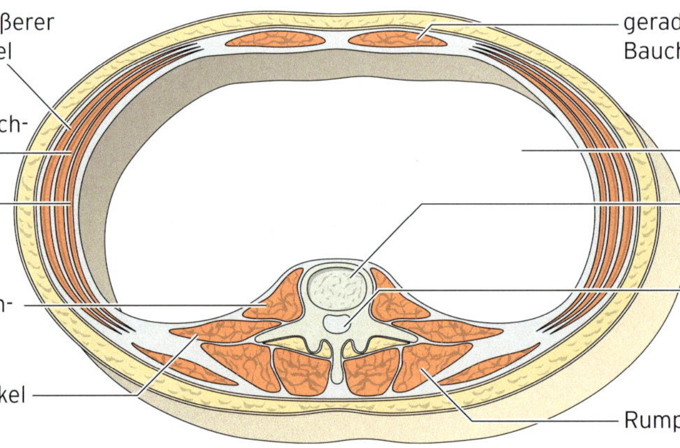

Abb. 2 Querschnitt durch den Rumpf im Lendenbereich mit Bauch- und Rückenmuskulatur

Die in vier Richtungen verlaufenden Muskelschichten sichern das Abdomen wie die Kordel ein fest verschnürtes Paket. Bei Überlastung, Muskel- oder Bindegewebsschwäche können sich z. B. Darmschlingen vorwölben und unter der Haut tastbar werden. Man spricht von einem Bruch (einer **Hernie**, sprich: „Herni-e"), z. B. einer Leistenhernie, da Organe „hervorbrechen". Die Bauchmuskulatur hilft auch beim Atmen, Singen, Lachen und bei der sog. Bauchpresse, die bei der Blasen- oder Darmentleerung und unter der Geburt betätigt wird.

Leistenhernie
→ LF 4, S. 139, Abb. 2

1.2.8 Schultergürtel und obere Extremität

Der **Schultergürtel** verbindet die Arme mit dem Rumpf (→ Abb. 1). Er besteht aus den beiden Schulterblättern und Schlüsselbeinen. Das Schultergelenk wird durch die Gelenkpfanne des Schulterblatts und den runden Gelenkkopf des Humerus gebildet. Das Kugelgelenk ist um drei Achsen beweglich. Da es durch seinen Kapsel-Bandapparat gut gesichert ist, kommt es nur bei starker Gewalteinwirkung zu einer Ausrenkung (Luxation). Dabei verlässt der Gelenkkopf die Gelenkpfanne und muss wieder eingerenkt (reponiert) werden.

Die Muskulatur des Schultergürtels stärkt die Verbindung der oberen Extremität mit dem Rumpf und dem Kopf. Ihr Zusammenspiel ermöglicht eine Vielzahl an Bewegungen. Dabei dient der Deltamuskel dem Heben bzw. Abspreizen des Armes, der Kapuzenmuskel dem Hochziehen der Schultern und der große Brustmuskel der Armbewegung nach vorn (→ Abb. 2). Liegestützen, Klimmzüge und Expanderübungen stärken die Schultermuskulatur.

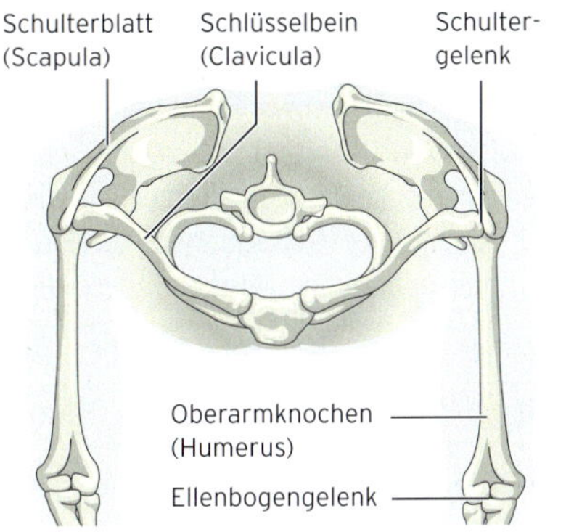

Abb. 1 Schultergürtel und angrenzende Knochen (von kranial betrachtet)

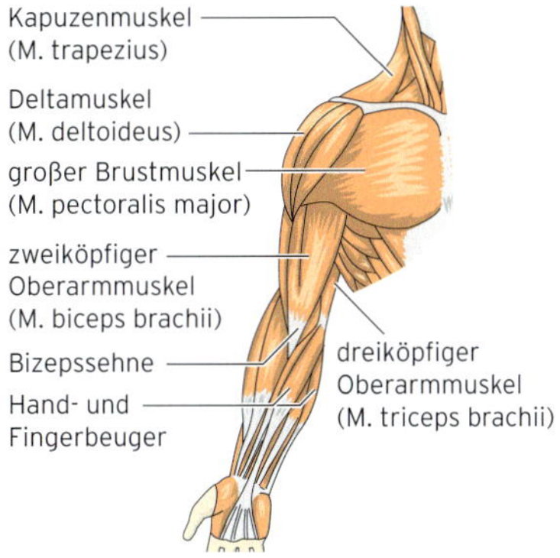

Abb. 2 Armmuskulatur

Das **Ellenbogengelenk** wird aus Humerus, Ulna und Radius gebildet (→ S. 138, Abb. 1). Dabei bilden Humerus, Radius und Ulna ein Scharniergelenk und Radius und Ulna ein Radgelenk; beide Gelenke sind einachsig. Das Radgelenk ermöglicht Supination und Pronation der Hand (→ Abb. 3).

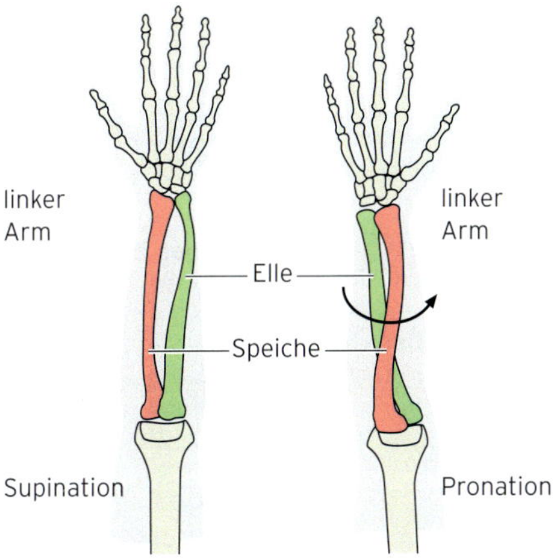

Abb. 3 Supination und Pronation (linker Arm von ventral betrachet)

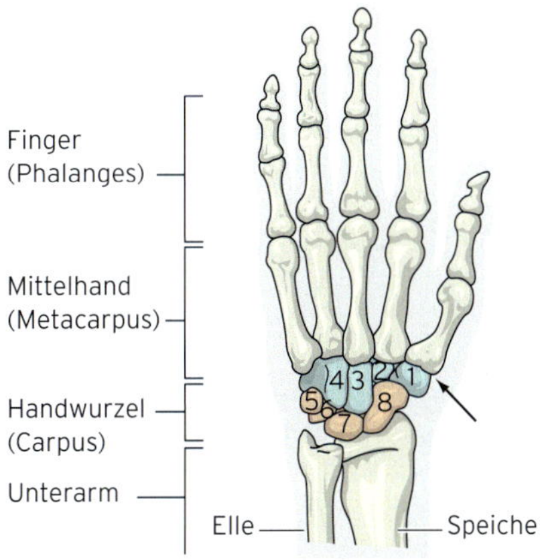

Abb. 4 Handskelett

Radius und Ulna bilden zusammen mit den Handwurzelknochen das zweiachsige **Handgelenk** (→ Abb. 4). Die acht Handwurzelknochen sind durch straffe bindegewebige Synarthrosen verbunden, was beim Greifen und Halten Stabilität gibt.

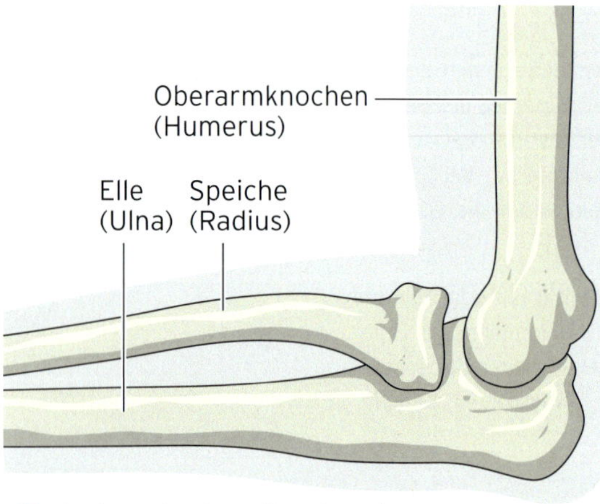

Abb. 1 Oberarmknochen, Elle und Speiche

Die Mittelhandknochen und Fingerendglieder verbinden Scharniergelenke, die das Beugen der Finger und damit das Greifen ermöglichen. Besonders wichtig für die Greiffunktion ist unsere Fähigkeit, den Daumen der Handfläche und den Fingern gegenüberzustellen. Dies ermöglicht das zweiachsige Daumensattelgelenk.

Die Armmuskulatur ist mit der Schulter- und Brustmuskulatur eng verbunden. Der **Armbeuger**, der zweiköpfige Bizeps (M. biceps brachii) und der **Armstrecker** Trizeps (M. triceps brachii; → S. 137, Abb. 1) sind auch bei wenig muskulösen Menschen gut sicht- und tastbar. Die straffe, gut tastbare Bizepssehne kann beim Blutabnehmen in der Ellenbeuge mit einer Vene verwechselt werden. Durch Beklopfen der Bizepssehne mit dem Reflexhammer wird der Bizepssehnenreflex ausgelöst.

Die vielen Unterarmmuskeln dienen Bewegungen der Finger und Hände. Sie ermöglichen das Greifen und Festhalten von Gegenständen sowie Pronation und Supination der Hand. Die langen Sehnen der Unterarmmuskulatur sind von schlauchartigen Sehnenscheiden umhüllt, die sie vor Verletzungen schützen. Die Sehnenscheiden enthalten eine Gleitflüssigkeit, die der Synovia der Gelenke ähnelt. Häufig wiederholte Bewegungen können zur Sehnenscheidenentzündung führen. Die Hand selbst enthält nur wenige Muskeln; diese dienen der Abduktion und Adduktion der Finger.

1.2.9 Beckengürtel und untere Extremität

Beim aufrechten Gang tragen Beckengürtel und untere Extremitäten viel Gewicht. Daher sind sie stärker ausgebildet als Schultergürtel und obere Extremitäten. Der Beckengürtel (→ Abb. 2) ist ringförmig. Er besteht aus dem **Kreuzbein (Os sacrum)** und den **Hüftbeinen**. Zwischen Kreuz- und Hüftbeinen befinden sich die gering beweglichen **Iliosakralgelenke (ISG)**. Jedes Hüftbein **(Os coxae)** besteht aus Darmbein **(Os ilium)**, Sitzbein **(Os ischii)** und Schambein **(Os pubis)** (→ Abb. 1, S. 131). Die einzelnen Knochen der Hüftbeine sind durch knöcherne Synarthrosen fest miteinander verbunden. Die **Symphyse** (Schambeinfuge) ist eine knorpelige Synarthrose, die sich bei Geburten geringfügig dehnt. Das weibliche Becken ist breiter gebaut als das männliche, um Geburten zu ermöglichen (→ Abb. 3).

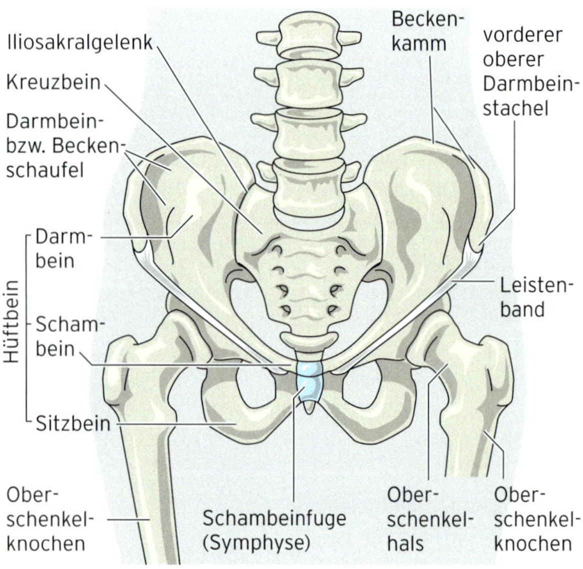

Abb. 2 Beckengürtel mit Hüfte

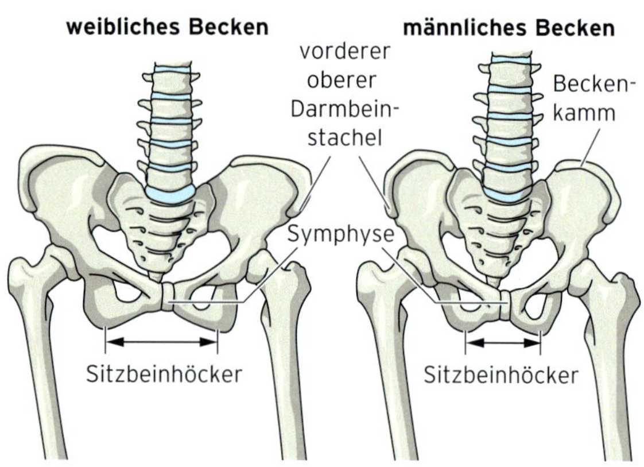

Abb. 3 Weibliches und männliches Becken im Vergleich

Der vordere obere Darmbeinstachel bildet das ventrale Ende des Beckenkamms und ist leicht zu ertasten. Er ist ein wichtiger Orientierungspunkt für das Auffinden des Injektionsortes bei der intramuskulären Injektion in den Gesäßmuskel.

intramuskuläre Injektion
→ LF 5, S. 197

Die Leistenbänder ziehen jeweils vom vorderen oberen Darmbeinstachel zur Symphyse (→ Abb. 1). Kaudal der Leistenbänder liegen die Leisten. Durch sie verlaufen Nerven, Gefäße und beim Mann zusätzlich die Samenstränge. Unterhalb der Leistenbänder ist die Bauchwand recht dünn; dort können sich Darmschlingen vorwölben und so eine Leistenhernie (einen Leistenbruch) bilden (→ Abb. 2).

Die Hüftbeine bilden zusammen mit dem Femurkopf das gut bewegliche Hüftgelenk (→ Abb. 3). Der Femurkopf ist gegenüber dem Femurschaft abgewinkelt. Zwischen beiden liegt der Femurhals (Oberschenkelhals). Er ist besonders bei alten Menschen mit Osteoporose oft von Frakturen (Knochenbrüchen) betroffen. Das **Hüftgelenk** entwickelt häufig eine Arthrose (Gelenkverschleiß) und wird oft durch ein künstliches Gelenk (TEP) ersetzt. Der seitlich tastbare „Hüftknochen" ist der große Rollhügel (Trochanter).

Arthrose
→ LF 4, S. 145
TEP
→ LF 4, S. 146

Die Muskeln von Gesäß, Hüfte und Beinen arbeiten harmonisch zusammen. Sie verbinden das Becken außen und die LWS innen mit den Oberschenkelknochen. Innen verlaufen die nicht sichtbaren Hüft-Lenden-Muskeln, außen die kräftige Gesäß- und Oberschenkelmuskulatur. Das Gehen ist – vereinfacht gesehen – ein abwechselndes Beugen und Strecken der Beine. Dabei sind nicht nur die Hüft- und Oberschenkelmuskulatur beteiligt. Auch die Mitarbeit des Rumpfes und die Mitbewegung der Arme sind für ein sicheres, gut koordiniertes Gehen notwendig. Das Laufen wird im ersten und zweiten Lebensjahr erlernt. Das Laufenlernen erfordert die volle Konzentration. Später erfolgen die erlernten Bewegungsabläufe automatisch, sodass man sich z. B. beim Gehen unterhalten kann.

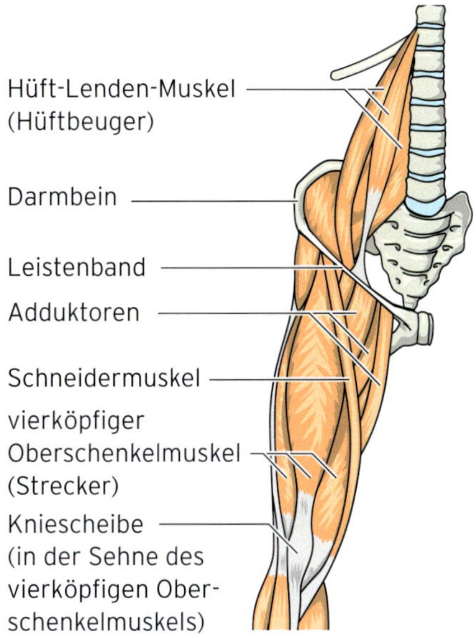

Abb. 1 Ventrale Oberschenkelmuskulatur

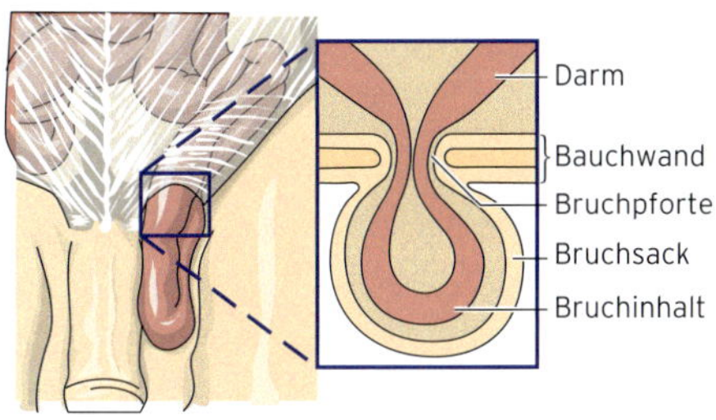

Abb. 2 Leistenhernie

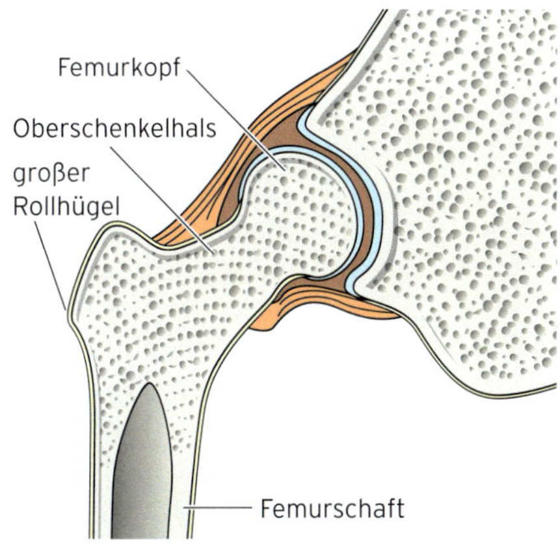

Abb. 3 Hüftgelenk

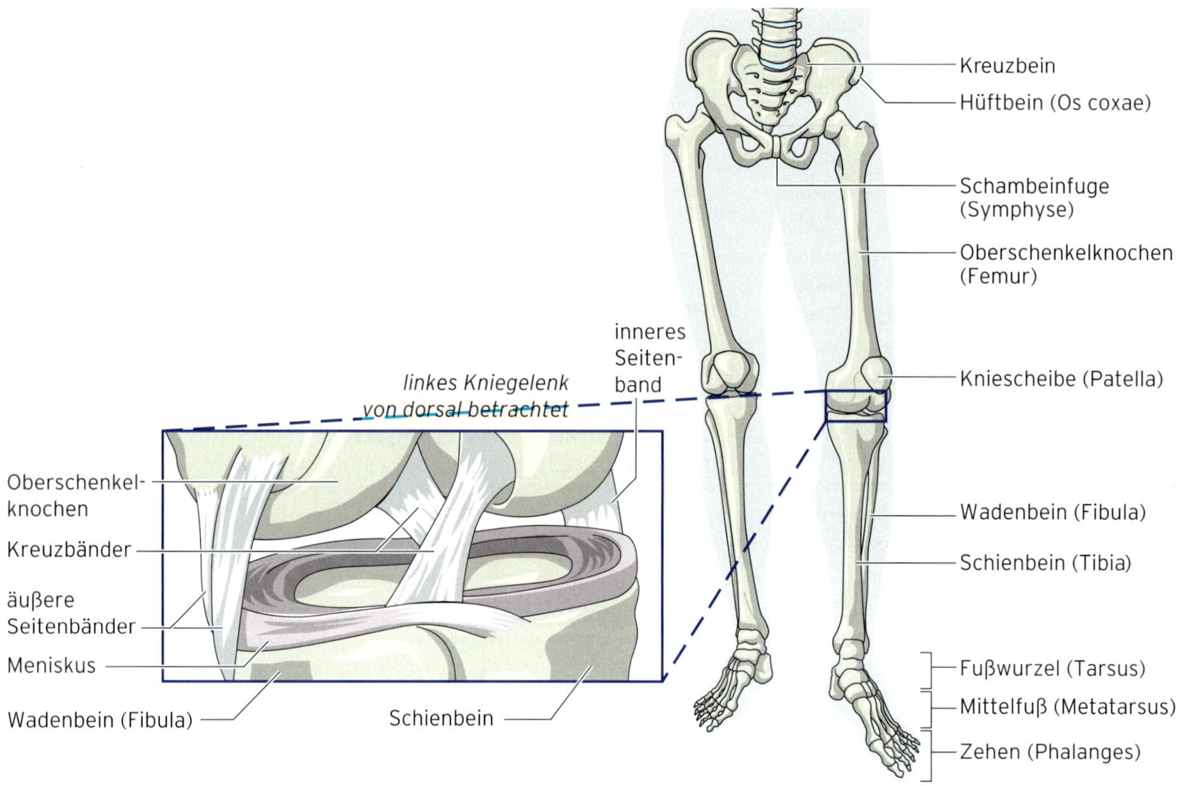

Abb. 1 Untere Extremität

Das **Kniegelenk** wird vor allem von dem vierköpfigen Oberschenkelmuskel (ventral) und dem zweiköpfigen Oberschenkelmuskel (dorsal) bewegt. Die Hüft-Lenden-Muskeln und die Gesäßmuskulatur wirken beim Gehen, Radfahren usw. unterstützend. Das Kniegelenk wird beim Sport (Radfahren, Fußball usw.), aber auch bei Alltagsbewegungen wie Treppensteigen stark beansprucht. Das Kniegelenk besteht aus dem distalen Femurende (Kopf), dem proximalen Tibiaende (Pfanne) und der Innenseite der Kniescheibe (Patella). Die Patella liegt in der Sehne des vierköpfigen Oberschenkelmuskels, der Patellarsehne. Die Patella ist ein Sesambein, das die Patellarsehne vor Verschleiß schützt. Da Kopf und Pfanne des Kniegelenks nicht optimal zusammenpassen, liegen halbmondförmige Faserknorpelscheiben, die **Menisken** (Ez. **Meniskus**), zwischen ihnen (→ Abb. 1). Die kräftigen Seitenbänder und die innen liegenden Kreuzbänder stabilisieren das Kniegelenk.

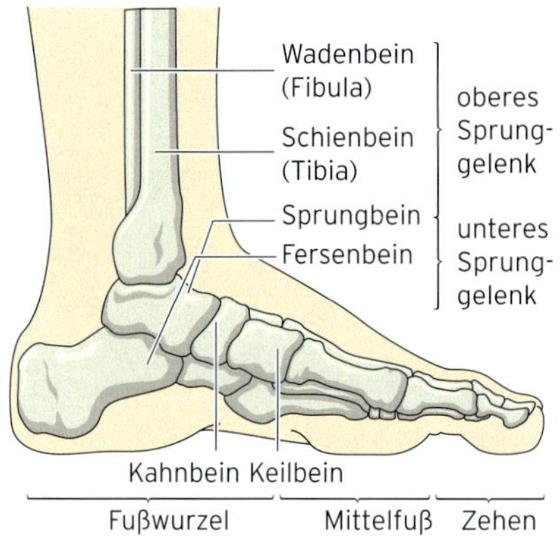

Abb. 2 Fußskelett links von medial

Die beiden Unterschenkelknochen, Tibia und Fibula, bilden mit dem Sprungbein der Fußwurzel das **obere Sprunggelenk** (OSG) (→ Abb. 2). Zwischen Sprungbein und Fersenbein befindet sich das **untere Sprunggelenk**. Das obere Sprunggelenk dient dem Heben und Senken des Fußes, das untere der Pronation und Supination (→ S. 141, Abb. 1). Das Fußskelett und zahlreiche Bänder bilden das Fußgewölbe, durch das der typische Fußabdruck entsteht. Fehlstellungen des Fußes bzw. des Fußgewölbes wie Knick-, Senk-, Spreiz- oder Plattfuß haben Auswirkungen auf das Gehen und alle beteiligten Strukturen, wodurch Beschwerden an Knien, Hüften und Wirbelsäule entstehen können.

Fußwurzel- und Mittelfußknochen sind durch kräftige Bänder miteinander verbunden. Die Außenbänder unterliegen schweren Belastungen beim Springen, Laufen auf unebenen Böden usw. Extreme Supination, das „Umknicken" der Außenknöchel nach lateral, kann zur Außenbandüberdehnung und zum Bänderriss führen.

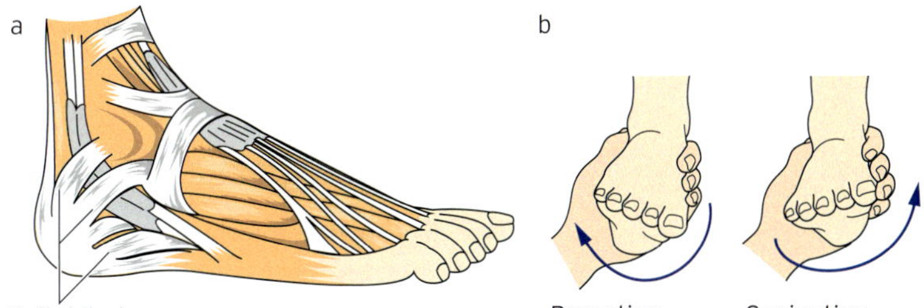

Abb. 1 a Sehnen und Sehnenhaltebänder der am Fuß ansetzenden Muskeln
b Aus- und Einwärtsdrehung des Fußes (Pronation und Supination)

Die Zehenknochen ähneln denen der Finger, sind jedoch kürzer. Wie der Daumen hat auch die Großzehe nur zwei knöcherne Endglieder. Die übrigen Finger und Zehen haben jeweils drei Endglieder. Bewegungen des Fußes ermöglicht die Wadenmuskulatur, deren Sehnen sich bis zu den Zehen erstrecken. Dorsal verläuft die Wadenmuskulatur, die in die kräftige Achillessehne mündet. Ventral und lateral befinden sich die Fußhebermuskeln.

→ Terminologie: Thorax, Brust-, Bauchwand und Extremitäten

Abdomen	Bauchraum
Hernie	Bruch (Hervortreten von Bauchorganen durch eine Gewebelücke), z. B. Leistenhernie
Iliosakralgelenk (ISG)	Kreuz-Darmbein-Gelenk
Interkostalraum (ICR)	Zwischenrippenraum
Meniskus (Mz. **Menisken**)	Faserknorpelscheibe im Kniegelenk
Os coxae	Hüftbein
Os ilium	Darmbein; Teil des Hüftbeins
Os ischii	Sitzbein; Teil des Hüftbeins
Os pubis	Schambein; Teil des Hüftbeins
Os sacrum	Kreuzbein
Symphyse	Schambeinfuge

Aufgaben

1 Welche Aufgabe erfüllen die Interkostalmuskeln?
2 Nennen und beschreiben Sie die Muskelschichten der Bauchwand von außen nach innen.
3 Aus welchen Knochen besteht der Schultergürtel?
4 Welche Knochen sind am Ellenbogen an den beiden Gelenken beteiligt?
5 Nennen Sie die Fachausdrücke für die Armbeuger und -strecker.
6 Aus welchen Knochen bestehen die Hüftbeine?
7 Was versteht man unter dem Oberschenkelhals?
8 Welche Knochen bilden das obere Sprunggelenk?

2 Erkrankungen des Bewegungsapparates

2.1 Pathologische Grundlagen: Degeneration

Interaktive Übungen
→ S. 121, PagePlayer

Die lebenslange Beanspruchung des Bewegungsapparates führt zur Abnutzung bestimmter Gewebe und Strukturen. Allerdings „verschleißen" Gelenke nicht wie technische Werkstoffe. Während ein Autoreifen mit der Zeit abgefahren und immer dünner wird, reagiert der lebende Körper auf Gewebeschäden mit Umbauvorgängen. Das Ausmaß der **Degeneration**, d. h. der Ab- und Umbauvorgänge, die mit einer Verschlechterung der Gewebequalität einhergehen, hängt u. a. von Veranlagung, Ernährung, Arbeit und Bewegung ab.

Osteoporose
→ LF 4, S. 156

Wundheilung
→ LF 10, S. 495

Der Abbau von Zellen bzw. Geweben, der Gewebsschwund, heißt **Atrophie**. Mit zunehmendem Alter ist eine Atrophie aller Gewebe normal. Zum Beispiel wird die Haut immer dünner; sie verliert Haare, Drüsen und Fettgewebe. Knochen- und Muskelmasse nehmen ab dem 30. Lebensjahr um ca. 1 % pro Jahr ab. Neben der unvermeidlichen altersbedingten Degeneration gibt es auch den pathologisch vermehrten Abbau, z. B. bei Osteoporose.

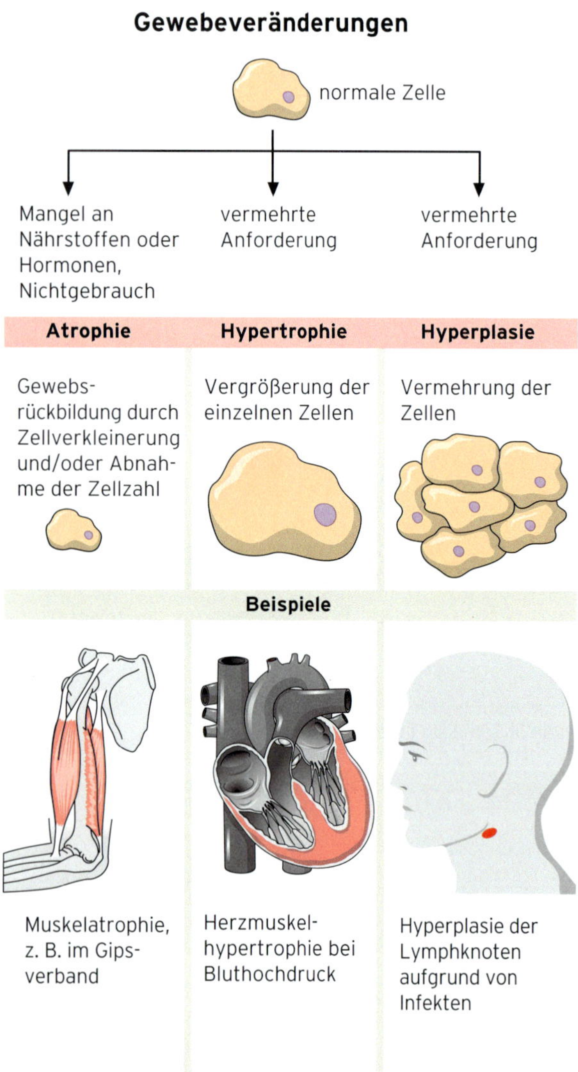

Gewebe können auf verstärkte Beanspruchung auch mit einer Größenzunahme reagieren. Ein stark trainierter Muskel nimmt z. B. durch Vergrößerung seiner Zellen zu. Dies nennt man **Hypertrophie**. Auch eine Vermehrung der Zellen kann ein Gewebe bzw. Organ vergrößern. Dieser Vorgang heißt **Hyperplasie**. Hyperplasie findet z. B. in der Schilddrüse statt, wenn sie unter Jodmangel größer wird. Lymphknoten entwickeln eine Hyperplasie, wenn sie verstärkte Abwehrleistungen erbringen.

Jeder Mensch erleidet im Laufe seines Lebens Verletzungen, die heilen müssen. Heilungsvorgänge bezeichnet man als **Regeneration**. Ziel der Regeneration ist der vollständige Ersatz geschädigter Gewebe bzw. zerstörter Zellen. Oft gelingt dies nicht, da teilungsfähige Zellen verloren gegangen sind. Dann müssen Gewebelücken durch minderwertiges Gewebe, d. h. Narbengewebe, ersetzt werden. So geht der Regenerationsversuch des Körpers mit einer Qualitätsminderung einher; es kommt zur **Degeneration**.

Bei großen bzw. tiefen Verletzungen, etwa bei Verbrennungen oder zerfetzten Wunden, kann es zum lokalen Gewebstod kommen. Totes Gewebe am lebenden Körper nennt man **Nekrose**. Auch beim Liegegeschwür **(Dekubitus)** entstehen Nekrosen, da das Gewicht des unbeweglich liegenden Patienten die Blutgefäße der Haut zusammendrückt. Nicht durchblutetes Gewebe stirbt ab. Ein Geschwür **(Ulkus)** ist ein tiefer Gewebsdefekt, bei dem das gesamte Epithel zerstört ist. Geschwüre heilen stets unter Narbenbildung ab, da keine Zellen des ursprünglichen Gewebes mehr vorhanden sind.

Nekrosen, die auf Durchblutungsmangel beruhen, bezeichnet man als **Gangrän**. Dabei gibt es die Varianten trockene und feuchte (bakteriell infizierte) Gangrän.

Regeneration
Heilung, vollständige Wiederherstellung des Gewebes und seiner Funktion
hier: gut verheilte Narbe am Hals nach Schilddrüsenoperation

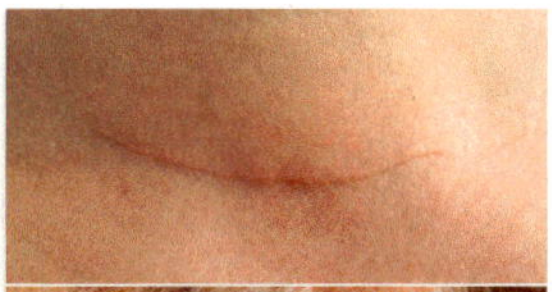

Degeneration
Verschlechterung der Gewebequalität z. B. durch unvollständige Heilung, Umbau oder Abnutzung eines Gewebes
Beispiele: Arthrose (Gelenkdegeneration), Altershaut

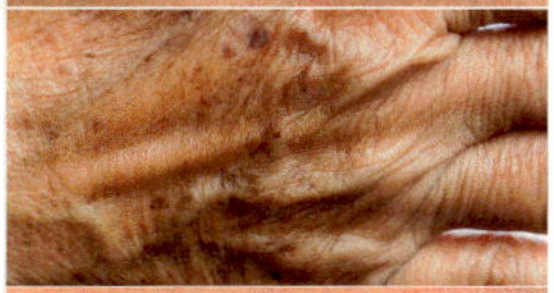

Nekrose
lokaler Gewebstod am lebenden Organismus, z. B. wenn bei größeren Wunden Gewebsteile absterben; am häufigsten ist das Dekubitusgeschwür, Nekrosen sind oft schwarz

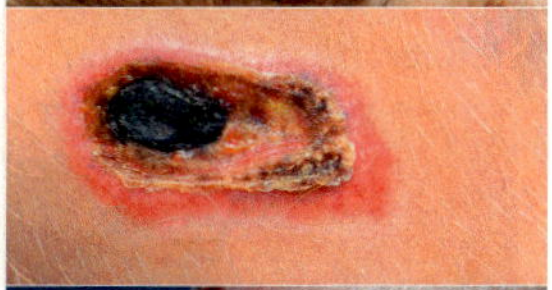

Gangrän
1. trockene Gangrän:
Nekrose mit Eintrocknen und Schrumpfen des abgestorbenen Gewebes, bei Durchblutungsstörungen (z. B. Raucherbein)

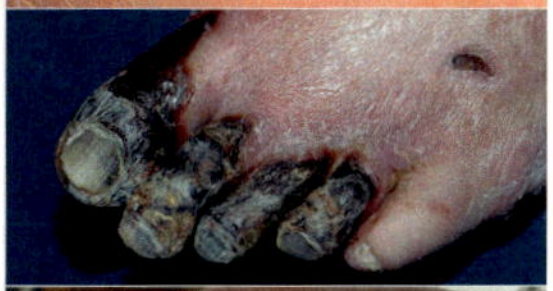

2. feuchte Gangrän:
nicht ausreichend durchblutetes Gewebe wird nekrotisch und dann von Bakterien zersetzt, es fault (z. B. an den Zehen bei Diabetes mellitus mit schweren Gefäßschäden)

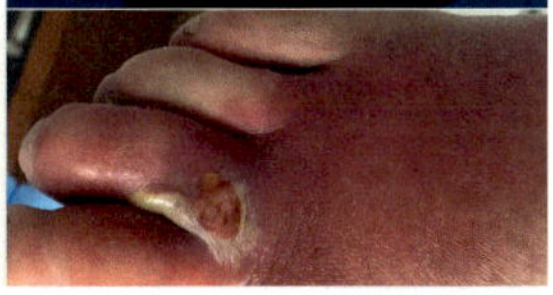

→ Terminologie: Pathologie des Bewegungsapparates

Atrophie	Gewebeschwund
Degeneration (Ggt. **Regeneration**)	Abbauvorgänge von Geweben, die mit einer Verschlechterung bzw. Verlust von Eigenschaften einhergehen
Dekubitus	Liegegeschwür
Gangrän	Nekrose aufgrund mangelnder Durchblutung
Hyperplasie	Gewebe- bzw. Organzunahme durch Vermehrung der Zellen
Hypertrophie	Gewebe- bzw. Organzunahme durch Vergrößerung der Zellen
Nekrose	lokaler Zell- oder Gewebetod am lebenden Körper
Regeneration (Ggt. **Degeneration**)	Heilungsvorgänge mit vollständiger Wiederherstellung der Gewebeeigenschaften
Ulkus (Ulcus)	Geschwür; tiefer Gewebsdefekt mit komplettem Epithelverlust

Aufgaben

1 Was versteht man unter einem Geschwür?
2 Erklären Sie die Begriffe Regeneration und Degeneration.

2.2 Diagnostik bei Erkrankungen des Bewegungsapparates

Reichen Anamnese und klinische Untersuchung nicht aus bzw. muss die Verdachtsdiagnose bestätigt oder eine Operation geplant werden, werden Bilder des Organs bzw. der erkrankten Körperregion hergestellt. Dazu gibt es mehrere Techniken.

Bildgebende bzw. apparative Diagnostikverfahren der Medizin

Methode	Prinzip (P), Vorbereitung (Vor)	Vorteile (V), Nachteile (N)
Sonografie 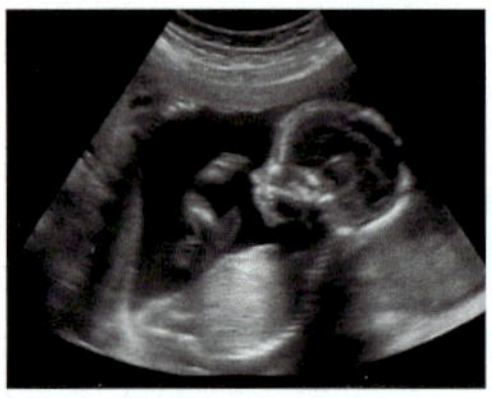 Fetus im Mutterleib	**P:** Ultraschall; vom Menschen nicht hörbarer Schall > 20 kHz wird von Geweben unterschiedlich reflektiert und zu Bildern verarbeitet **Vor:** für Bewegungsapparat, Herz, Genitaltrakt und Nieren ist meist keine Vorbereitung nötig; zur Sonografie des Abdomens sollte der Patient nüchtern sein	**V:** unschädlich (Kinder und Erwachsene) bis risikoarm (Ungeborene); gute Weichteildarstellung, relativ kostengünstig; mit Doppler-Technik ist der Blutfluss darstellbar **N:** keine Knochen- und kaum Gelenkdarstellung; für Hohlorgane wie den Magen ungeeignet; in der Schwangerschaft nur bei medizinischer Indikation erlaubt
Röntgen 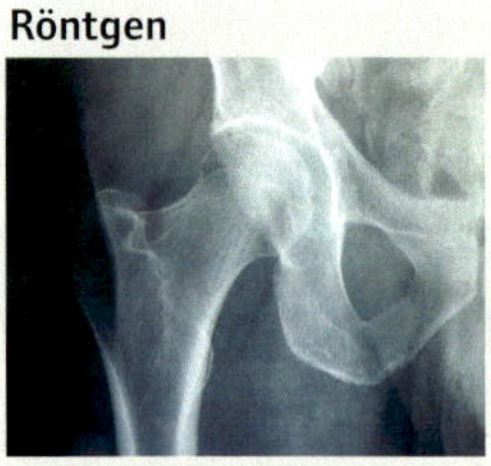 Röntgenbild eines gesunden rechten Hüftgelenks	**P:** Röntgenstrahlen durchdringen Gewebe unterschiedlich stark; so entstehen auf einem Speichermedium unterschiedlich helle schwarz-weiße Bilder **Vor:** Kleidung und Schmuck ablegen, Keimdrüsen (Eierstöcke/Hoden) möglichst mit Bleischutz abdecken	**V:** gute Knochendarstellung, rasches Vorliegen der Ergebnisse **N:** Röntgenstrahlen sind schädliche energiereiche Strahlen, die Mutationen und Krebs begünstigen; daher strenge Indikationsstellung bei Kindern und Jugendlichen; Schwangere werden nur im Notfall geröntgt
Computertomografie (CT) 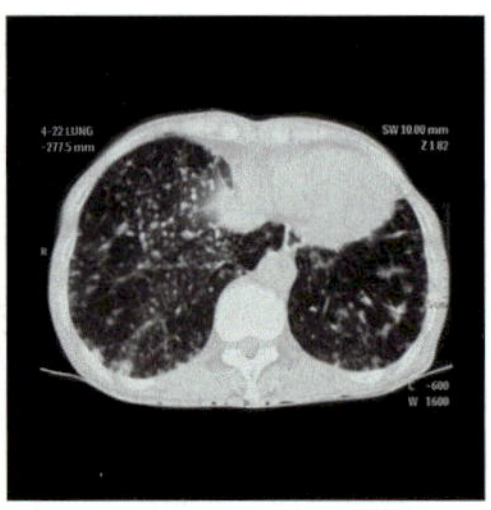 CT des Thorax	**P:** verfeinerte Röntgentechnik; es werden sehr viele dünne Schichtbilder des Körpers erstellt; meistens wird zur Verbesserung der Bilder Kontrastmittel gespritzt **Vor:** wie beim Röntgen	**V:** bessere Darstellung dreidimensionaler Strukturen als mit Röntgen in einer oder zwei Ebenen **N:** höhere Strahlenbelastung als Röntgen; das Kontrastmittel enthält Jod (Gefahr bei Schilddrüsenüberfunktion und Allergie) und belastet die Nieren; bei Niereninsuffizienz kontraindiziert
Magnetresonanztomografie (MRT, Kernspin) 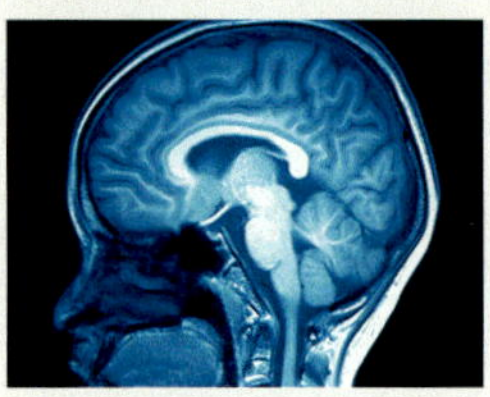 MRT des Kopfes	**P:** ein sehr starker Magnet bringt die Moleküle des Körpers unterschiedlich stark zum Schwingen; daraus werden Schichtbilder erstellt **Vor:** alle Metallteile (Kleidung inkl. BH, Schmuck, Schlüssel usw.) müssen vor dem MRT-Raum abgelegt werden	**V:** gute Weichteildarstellung, z. B. von Rückenmark und Gehirn, gute Gelenkabbildung; jodfreies Kontrastmittel; strahlenfreie Untersuchung **N:** psychische Belastung durch Untersuchung „in der Röhre", Lärmbelastung; der Patient muss ganz ruhig liegen; Kontrastmittel belastet die Nieren; relativ teuer

Endoskopie

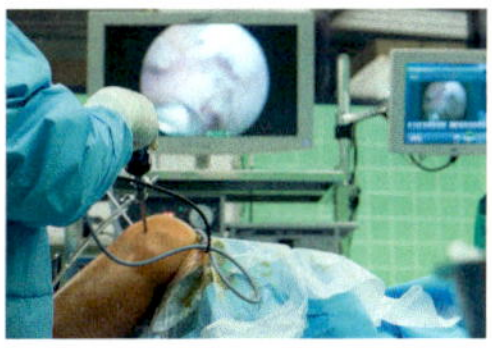

Arthroskopie (Knie)

P: mittels eines Endoskops (Sichtgerät mit Licht und Videokamera) werden Hohlorgane eingesehen; sog. Spiegelung
Vor: je nach Organ Nüchternphase (Magenspiegelung = **Gastroskopie**), Abführmaßnahmen (Darmspiegelung = **Koloskopie**), ggf. Narkose (Lungen-, Magen-, Darmspiegelung)

V: gute Beurteilbarkeit von Hohlorganen; therapeutische Eingriffe und Probennahme **(Biopsie)** möglich; Kombination mit Ultraschalltechnik = **Endosonografie**
N: mögliche Organverletzung; bei **Arthroskopie** (Gelenkspiegelung) Verletzung und Infektion des Gelenks; Narkoserisiken

2.3 Häufige Erkrankungen des Bewegungsapparates

Krankheiten des Bewegungsapparates gehören zu den häufigsten Anlässen für Arztbesuche, Krankmeldungen und Berufsunfähigkeit. Kaum ein Mensch über 40 Jahren hat nicht zumindest gelegentlich Rückenschmerzen, **Arthralgien** (Gelenkschmerzen) oder sonstige orthopädische Beschwerden. Neben Bewegungsmangel, sitzender Lebensweise und falschem Heben und Tragen spielen oft psychosomatische Ursachen eine Rolle.

2.3.1 Gelenkerkrankungen

Arthrose

Definition: Degenerative Gelenkerkrankung durch Missverhältnis von Belastung und Belastbarkeit. Arthrose wird oft vereinfachend als Gelenkverschleiß bezeichnet.

Häufigkeit: Ab 30 Jahren sind bei jedem Menschen Gelenkdegenerationen nachweisbar; ab 70 Jahren besteht regelmäßig eine symptomatische Arthrose:

Pathogenese: Arthrose beginnt mit einer **Knorpelschädigung**. Diese kann u. a. durch Altersatrophie, Über- oder Fehlbelastung bedingt sein. Der schadhafte Knorpel federt nicht mehr genügend Druck ab. Dadurch wirkt mehr Druck auf den Knochen ein. Der gelenknahe Knochen verdickt sich daraufhin. Er bildet außerdem dornartige Knochensporne **(Osteophyten)** am Rand der Gelenkpfanne. Diese spitzen Knochenausläufer stören auf Dauer die Gelenkfunktion. Den schadhaften, rauen Knorpel sehen Leukozyten, die sich in der Synovia befinden, als Fremdkörper an. Um das degenerierte Gewebe abzubauen, verursachen sie eine schmerzhafte Gelenkentzündung **(Arthritis)**. Man nennt die vor allem nach Belastungen auftretende Arthritis **aktivierte Arthrose**, weil sie eine akute Entzündung auf dem Boden der chronischen Gelenkdegeneration ist.

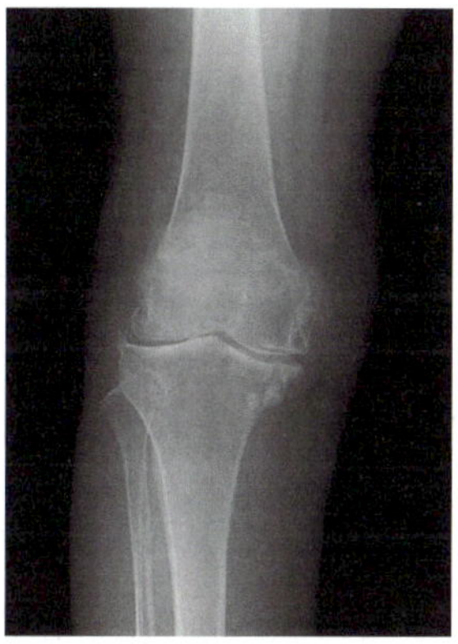

Abb. 1 Gonarthrose

Risikofaktoren für Arthrose sind:

- schlechte Knochensubstanz, erblich oder durch Mangelernährung bedingt
- Gelenkfehlstellungen, die zur punktuellen Überlastung des Knorpels führen
- Übergewicht, weil es die Gelenke unter starken Druck setzt
- Verletzungen mit Schäden an Gelenkknorpel und gelenknahen Knochen
- zu hohe Belastungen durch Schwerstarbeit und Leistungssport
- Gelenkentzündungen durch rheumatische und andere Erkrankungen
- fehlende Beanspruchung, z. B. durch Bettlägerigkeit und Ruhigstellung im Gips

MERKE Die „normale" Altersarthrose heißt primäre Arthrose. Entsteht sie infolge von Verletzungen, Entzündungen oder anderen Erkrankungen, heißt sie sekundäre Arthrose.

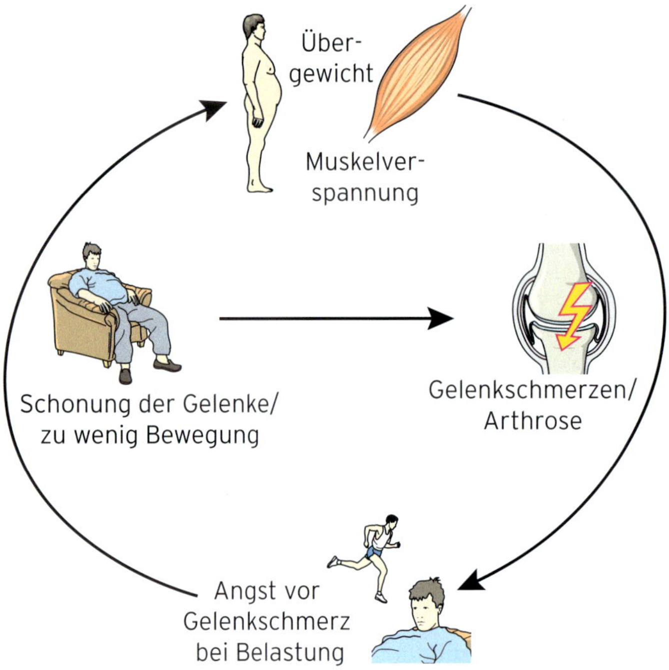

Abb. 1 Übergewicht und Arthrose – ein Teufelskreis

Lokalisation: Besonders häufig sind Kniegelenksarthrose **(Gonarthrose)**, Hüftgelenksarthrose **(Koxarthrose)** und die Arthrose der Wirbelsäule (Osteochondrose und Spondylarthrose). Jedes Gelenk kann eine Arthrose entwickeln.

Symptome: Zuerst treten Schmerzen im arthrotischen Gelenk auf, vor allem bei Belastung, später auch in Ruhe. Steifigkeit, sog. Anlaufschmerzen, beim Aufstehen und entzündliche Gelenkschwellungen lassen den Patienten Bewegung immer mehr vermeiden. Dadurch verstärkt sich die Neigung zu Übergewicht, zu Verkürzungen der Bänder und zu Muskelverspannungen, was wiederum die Arthrose fördert. Ein Teufelskreis beginnt (→ Abb. 1).

Diagnostik: Bei der Untersuchung fallen Gelenkknirschen, Bewegungseinschränkung und Bewegungsschmerzen, Gangstörungen, Schonhaltung und Druckschmerz auf. Für **aktivierte Arthrose** sind ein **Gelenkerguss** typisch, d. h. pathologisch vermehrte Flüssigkeit im Gelenkspalt, sowie alle fünf Entzündungszeichen. Der Arthroseverdacht kann durch Röntgen und ggf. CT oder MRT bestätigt werden. Die Arthroskopie (Gelenkspiegelung) verbindet ggf. Diagnostik und Therapie.

Osteochondrose → LF 4, S. 152
Spondylarthrose → LF 4, S. 152
Entzündungszeichen → LF 3, S. 54
Arthroskopie → LF 4, S. 145

Beispiel: Koxarthrose (Arthrose des Hüftgelenks)

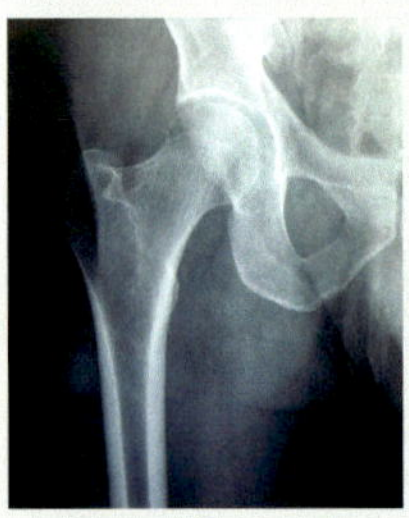

Röntgenbild eines gesunden Hüftgelenks mit glatten Oberflächen von Kopf und Pfanne

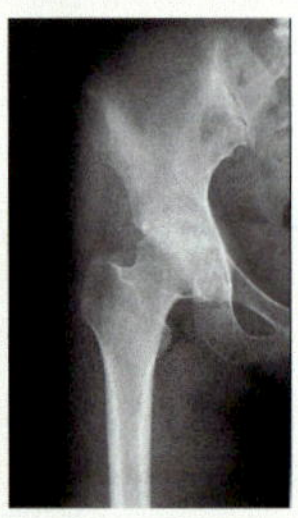

Röntgenbild bei schwerer Koxarthrose rechts; der Gelenkkopf ist verformt und schwer von der Pfanne abgrenzbar; der Gelenkspalt ist nicht mehr erkennbar

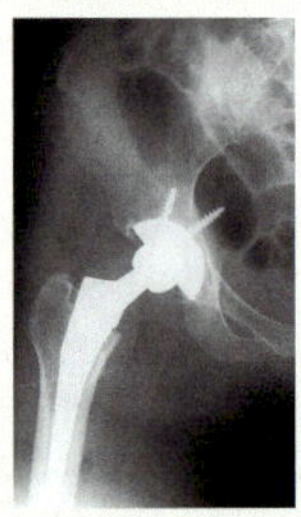

Totalendoprothese (TEP) der rechten Hüfte als Ersatz für das durch Arthrose zerstörte Gelenk

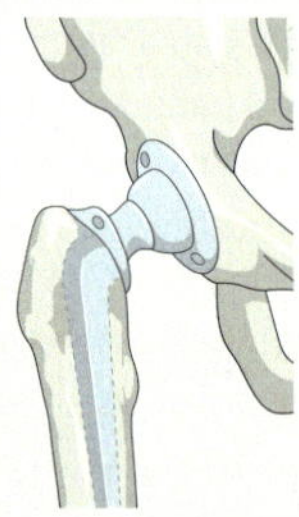

Operationsprinzip: der Hüftkopf wird entfernt, die Pfanne ausgefräst und das Kunstgelenk eingesetzt

Therapie: Bei akuter Entzündung Kühlung, Ruhigstellung und kurzfristig Schmerzmittel. Nicht entzündete Gelenke sollten regelmäßig bewegt werden, da dies die Ernährung des Gelenkknorpels entscheidend verbessert und so die Gelenkfunktion länger erhalten bleibt. Sportarten, die mit viel Bewegung und wenig Belastung einhergehen, wie Schwimmen, Wassergymnastik und Radfahren in niedrigen Gängen, sind besonders gut geeignet. Reicht diese **konservative** Therapie nicht aus, wird ggf. **operativ**, d. h. **chirurgisch**, behandelt. Oft werden arthrotische Hüft- und Kniegelenke durch künstliche Gelenke, sog. **Totalendoprothesen (TEP)**, ersetzt.

Nach der Operation erfolgt **Physiotherapie** mit Anleitung zum selbstständigen Üben, bis wieder ein gesundes Bewegungsbild entstanden ist. Entschließen sich Patienten zur TEP-Operation, besteht oft eine ausgeprägte Schon- bzw. Fehlhaltung mit chronischen Rückenbeschwerden und Muskelatrophie. Die TEP-Operation kann daher nicht auf einmal langjährige Beschwerden wegnehmen, sondern erzeugt zunächst sogar neue. Es handelt sich um eine große Operation mit Verletzung von Knochen, Muskeln, Haut und Bindegewebe. Kunstgelenke halten in der Regel viele Jahre. Sie können sich aber mit der Zeit lockern, sodass ggf. eine erneute Operation nötig wird.

TEP-Operationen gehen mit Blutverlusten einher. Einige Kliniken lassen Patienten, deren Alter und Gesundheitszustand es zulässt, in den Wochen vor der OP **Eigenblut** spenden. Dieses wird fachgerecht gelagert und bei Bedarf dem Spender während des Eingriffs zurückgegeben. Es ist sinnvoll, einige Zeit vor und nach der Operation Eisen- und Vitaminpräparate zur Unterstützung der Blutbildung einzunehmen.

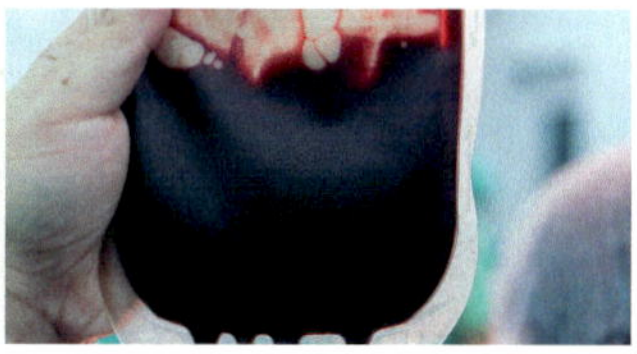

Prävention: Vorbeugend gegen Arthrose wirken eine gute Ernährung, regelmäßige Bewegung ohne Überlastung sowie die rechtzeitige Therapie von Fehlstellungen und anderen gelenkschädigenden Erkrankungen.

→ Terminologie: Arthrose

Arthralgie	Gelenkschmerz
Arthritis	Gelenkentzündung
Arthrose	degenerative Gelenkerkrankung
Arthrose, aktivierte	entzündliche Reaktion in einem arthrotischen Gelenk
chirurgisch	durch eine Operation; operativ
Gonarthrose	Kniegelenksarthrose
konservativ	bzgl. Therapie: ohne Operation, z. B. mit Medikamenten
Koxarthrose	Hüftgelenksarthrose
Operation	chirurgischer Eingriff
Orthopäde	Facharzt für Erkrankungen des Bewegungsapparates
Osteophyt	arthrosetypischer Knochensporn am Gelenkrand
Physiotherapie	Oberbegriff für Therapie mit aktiver und passiver Bewegung, z. B. Krankengymnastik und Massage
TEP	Totalendoprothese; Gelenkersatz; Kunstgelenk

Aufgaben

1 Erklären Sie in wenigen Sätzen, wie Arthrose entsteht.
2 Erläutern Sie den Teufelskreis „Übergewicht – Arthrose".
3 Welche Therapien wirken bei arthrosebedingter Entzündung lindernd?

Arthritis

Arthralgien, d. h. unspezifische Gelenkschmerzen, hat jeder Mensch ab und zu. Oft kommen sie bei fieberhaften Infekten vor; Entzündungsstoffe erzeugen dabei Muskel- und Gelenkschmerzen. Seltener ist die Gelenkentzündung (Arthritis).

Eine Arthritis kann akut, chronisch, aber auch **chronisch-rezidivierend** verlaufen, d. h. über einen langen Zeitraum oft wiederkehrend. Man spricht dann von Entzündungsschüben. Die Arthritis eines Gelenks heißt **Monarthritis**. Sind viele Gelenke betroffen, spricht man von **Polyarthritis**. Es gibt viele Arthritisursachen.

Arthritisart	Ursache bzw. Pathogenese	Lokalisation (Beispiele)
degenerativ	Entzündungsreaktion der veränderten Gelenkflächen bei aktivierter Arthrose	Hüfte, Knie, Hände, Schultern, Füße
infektiös	bei Eingriffen, z. B. Arthroskopien, Injektionen in den Gelenkspalt oder Operationen gelangen Bakterien ins Gelenk	das Gelenk, an dem der Eingriff stattfand
	bei Infektionskrankheiten erreichen Erreger auf dem Blutweg Gelenke, z. B. bei Tbc, Gonorrhö (Tripper) und MRSA-Infektionen	große Gelenke wie Knie-, Hüft- und Sprunggelenke
immunologisch	bei rheumatischen Krankheiten reagiert das Immunsystem irrtümlich auf Gelenkantigene und greift z. B. die Synovialis an	je nach Erkrankung große und/oder kleine Gelenke
	reaktive Arthritis nach Infektionskrankheiten; es kommt zur Monarthritis, ohne dass sich Erreger im Gelenk befinden	meistens ein Kniegelenk
Gichtarthritis	erhöhter Harnsäurespiegel führt zu spitzen Harnsäurekristallen in Gelenken; eine schmerzhafte Entzündung entsteht	v. a. Großzehengrundgelenk

Die Diagnostik umfasst neben der klinischen und bildgebenden Diagnostik auch serologische und ggf. bakteriologische Tests. Die Anamnese umfasst Zeckenstiche, Durchfall, Husten, Haut- und Allgemeinsymptome. Neben schmerz- und entzündungshemmender Therapie wird möglichst auch die Ursache behandelt.

Rheumatoide Arthritis (RA) = chronische Polyarthritis

Rheuma bedeutet „Reißen"; damit ist ein starker Schmerz im Bewegungsapparat gemeint. Es gibt viele entzündliche Krankheiten des Bewegungsapparats. Am häufigsten ist die **rheumatoide Arthritis (RA)**; sie wird auch **chronische Polyarthritis** genannt. Der Volksmund spricht vereinfachend von Rheuma.

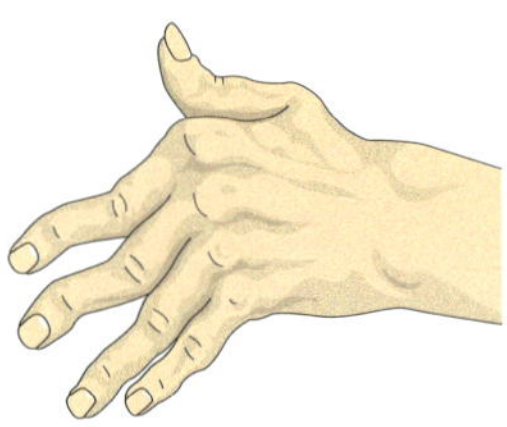

Abb. 1 Gelenkverformung der Hand im Spätstadium der chronischen Polyarthritis

Definition: Entzündliche, chronisch bzw. in Schüben verlaufende **Systemerkrankung**, die bevorzugt Gelenke bzw. die Gelenkinnenhaut (Synovialis) befällt. Sie kann Schäden u. a. an Knochen, Knorpeln, Sehnen hervorrufen und zu schweren Behinderungen führen.

Häufigkeit: Etwa 1,5 % der Bevölkerung leiden an RA. Überwiegend sind Frauen betroffen, die meistens im 4. Lebensjahrzehnt erkranken.

Pathogenese: Veranlagung und ggf. Virusinfekte lassen das Immunsystem irrtümlich körpereigene Gewebe angreifen. Kälte verursacht kein Rheuma.

Symptome: Schmerzhafte Arthritis mit Morgensteifigkeit; die Patienten können betroffene Gelenke morgens ca. eine Stunde lang kaum bewegen. Die Krankheit verläuft chronisch bzw. chronisch-rezidivierend.

Der Verlauf ist individuell unterschiedlich. Die RA kann Gelenke nach und nach verformen und zerstören. Weitere Organe können durch die Entzündung geschädigt werden (z. B. Lunge, Augen, Leber); Abgeschlagenheit und Fieber beeinträchtigen die Lebensqualität.

Diagnostik: Um die Diagnose RA zu sichern, sind Anamnese, klinische, radiologische und serologische Befunde erforderlich. Wichtige Messwerte der Rheumaserologie sind **Autoantikörper** wie der Rheumafaktor und Anti-CCP-Antikörper. Es gibt jedoch keinen Blutwert, der die RA eindeutig beweist oder ausschließt. Oft kann erst der **Rheumatologe** die genaue Diagnose stellen.

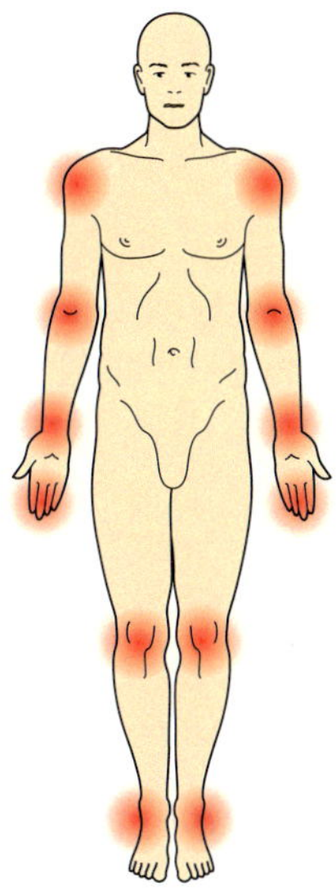

Abb. 1 Typischer Gelenkbefall bei RA

Informationen und Adressen lokaler Selbsthilfegruppen unter:
www.rheuma-liga.de
www.rheuma-online.de

Therapie: Physiotherapie zum Erhalt von Beweglichkeit und Kraft; im akuten Schub ggf. Kälteanwendung. Kurzfristig Schmerzmittel, v. a. NSAR wie Diclofenac oder Ibuprofen sowie das entzündungshemmende Hormon Cortison. Wegen der früher oder später auftretenden Nebenwirkungen werden langfristig verträglichere Medikamente gegeben, welche die Immunaktivität möglichst gezielt vermindern, z. B. Methotrexat oder sog. Biologika. Jedes bei RA wirksame Medikament kann ggf. schwere Nebenwirkungen verursachen. **Das** Rheumamittel gibt es nicht. Die unbehandelte Arthritis kann jedoch ggf. zu schweren Schäden und Behinderungen sowie zur Erwerbsunfähigkeit führen.

NSAR
→ LF 4, S. 188

Prävention: Wegen der genetischen Ursache gibt es keine wirksame Vorbeugung.

Besonderheiten: Zu den rheumatischen Krankheiten zählt auch der **Morbus Bechterew**, die **Spondylitis ankylosans**. Die Krankheit befällt häufiger Männer als Frauen und geht mit starken Schmerzen in Wirbelsäule und Sehnenansätzen einher. Auf Dauer kann die Wirbelsäule steif werden. Die Hautkrankheit Psoriasis (Schuppenflechte) kann – auch ohne Hautveränderungen – eine schwere Polyarthritis hervorrufen. Polyarthritis im Kindesalter heißt juvenile (jugendliche) Polyarthritis.

Psoriasis
→ LF 10, S. 488

→ Terminologie: Arthritis

Autoantikörper	gegen körpereigene Gewebe gerichtete Antikörper
chronisch-rezidivierend	langfristig in Schüben verlaufend
Monarthritis	Arthritis eines Gelenks
Polyarthritis	Arthritis vieler Gelenke
Rheuma	Oberbegriff für entzündliche Erkrankungen des Bewegungsapparates, v. a. die rheumatoide Arthritis
rheumatoide Arthritis (RA)	chronische Entzündung vieler Gelenke u. a. Organe
Rheumatologe	Facharzt für entzündliche Erkrankungen des Bewegungsapparates (Internist, Orthopäde oder Kinderarzt)
Systemerkrankung	Erkrankung mehrerer Organe bzw. Organsysteme

2.3.2 Erkrankungen der Wirbelsäule und der Rückenmuskulatur

Die Wirbelsäule wird von mehreren Hundert kleinen Muskeln umfasst, die sie aufrecht halten und stützen. Die Muskulatur schützt das Rückgrat vor Verletzungen und bei gutem Trainingszustand auch vor Fehlhaltungen, Verspannungen und verfrühter Arthrose. Muskeln, Bänder, Knorpel und Knochen des Achsenskeletts arbeiten zusammen. Störungen eines Teils haben Auswirkungen auf die übrigen Funktionspartner. **Funktionelle**, d. h. die Funktion betreffende Störungen wie Muskelverspannungen verschlechtern die Durchblutung und Ernährung des ganzen anatomisch-funktionellen Bereichs. Daher ist es wichtig, Rückenbeschwerden ernst zu nehmen und zu behandeln, bevor sie chronisch werden und bleibende Schäden erzeugen.

Myalgien und Myogelosen

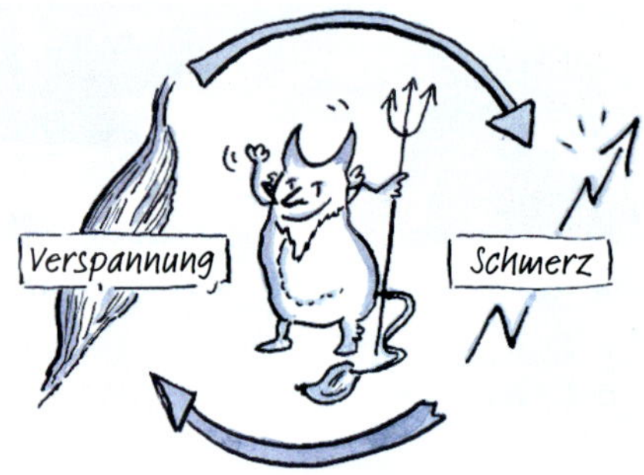

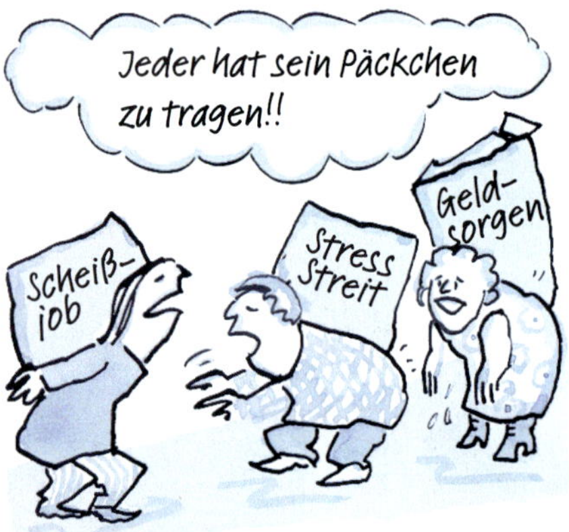

Muskelschmerzen **(Myalgien)** entstehen häufig durch einseitige Haltung. Stundenlanges Sitzen am Bildschirm führt zu Muskelverspannungen im Bereich von Nacken und LWS. Erfolgt kein Ausgleich durch Bewegung und Entspannung, entwickelt sich eine Daueranspannung der betroffenen Muskelpartien. Zu den Nackenschmerzen kommt oft gegen Abend der typische **Spannungskopfschmerz** im Stirn- und Schläfenbereich hinzu. Im LWS-Bereich wird schmerzbedingt oft die physiologische Lordose flacher. Das erhöht das Risiko weiterer Beschwerden.
Bei der klinischen Untersuchung zeigt sich verhärtete, verspannte Muskulatur. Der Muskelhartspann kann flächenhaft, aber auch wulst- oder knotenförmig tastbar sein **(Myogelose)**. Die Muskelpartien erscheinen gerötet und geschwollen, weil das Blut darin nicht optimal fließen kann. Durchblutungsstörungen fördern degenerative Veränderungen, d. h. auf Funktionsstörungen folgen strukturelle Veränderungen. Arbeitsüberlastung, Zeitdruck und seelischer Stress fördern Verspannungen. Der Volksmund spricht treffend von „Hartnäckigkeit" und „Anspannung".

Therapie: Kurzfristig helfen Wärme und ggf. Massage, die Muskulatur zu lockern. Quaddelartig, d. h. als kleine „Beulen" in die Haut gespritzte Lokalanästhetika (Arzneimittel zur örtlichen Betäubung) können den Schmerz-Verspannungs-Kreislauf kurzfristig durchbrechen. Mittel- und langfristig muss der Patient ein Gleichgewicht zwischen Anspannung und Entspannung erreichen. Eine gut trainierte Muskulatur neigt weniger zu Verspannungen, und Ausdauersport senkt die Stressanfälligkeit von Körper und Seele. Schmerzmittel sollten höchstens kurzfristig eingenommen werden, weil sie sowohl eine Chronifizierung des Schmerzes als auch Nebenwirkungen erzeugen können.

Injektionstechnik
→ LF 4, S. 197

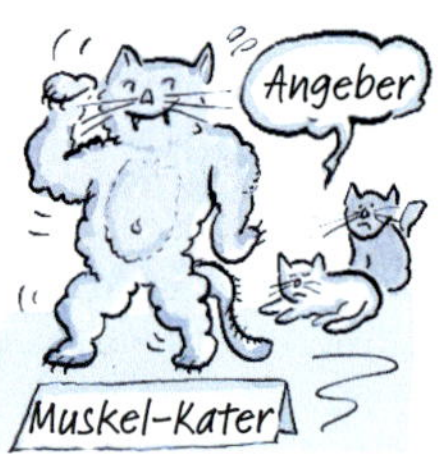

Muskelkater ... entsteht nach Überlastung v. a. untrainierter Muskulatur. Er beruht auf Rissen winziger Muskelfäserchen. Der Körper heilt die Muskelschäden mithilfe einer Entzündung. Schmerzen und Schwellung der betroffenen Muskulatur sind nach ein bis zwei Tagen am stärksten. Hilfreich wirken leichte Bewegung und warme Bäder, da beides die Durchblutung und damit Stoffwechsel und Heilung fördert.

HWS- und LWS-Syndrom

HWS und LWS sind aufgrund ihrer hohen Beweglichkeit besonders oft von Funktionsstörungen betroffen. Da häufig nicht klar ist, welche anatomischen Strukturen genau die Schmerzen verursachen, spricht man vereinfachend vom HWS- oder LWS-„Syndrom". Zugrunde liegen oft eine Schwäche, d. h. eine sog. Dysbalance, der Muskulatur, eine Fehlhaltung und/oder Fehlstellung der Wirbelsäule oder auch sog. Wirbelblockaden: So werden Funktionsstörungen der kleinen Wirbelgelenke (Facettengelenke) genannt. Speziell ausgebildete Physiotherapeuten oder Ärzte können durch manuelle Therapie bzw. Osteopathie die Beweglichkeit verbessern und Schmerzen lindern.

Lumbago, Lumbalgie und Lumboischialgie

Definition: Lumbago nennt man den akuten Kreuzschmerz, **Lumbalgie** den chronischen. Bei der **Lumboischialgie** strahlt der Schmerz bis ins Bein aus, d. h. er folgt dem Verlauf des sog. Ischiasnervs, der von der LWS ins Bein zieht.

Pathogenese: Ein Rückenmarknerv wird in verspannter Muskulatur eingeengt und reagiert auf den Druck mit Schmerz. Dieser löst eine reflexartige Muskelverspannung aus, die den Schmerz verstärkt. Auslöser ist oft eine ruckartige Bewegung.

Symptome: Der Patient nimmt schmerzbedingt eine Fehlhaltung ein. Diese verstärkt die Beschwerden bzw. erzeugt weitere. Daher nehmen der LWS-Schmerz und die Bewegungsstörung über einige Tage zu, bis sie sich langsam wieder zurückbilden.

Diagnostik: Der betroffene Mensch berichtet von einer ungewohnten Belastung, z. B. Gartenarbeit, oder einer plötzlichen „falschen" Bewegung in Kälte oder Zugluft, die den Schmerz ausgelöst hat. Er kommt in der typischen Fehlhaltung zum Arzt und möchte lieber stehen als sitzen. Die Untersuchung wird dadurch erschwert, jedoch muss eine **neurologische Untersuchung** durchgeführt werden. Dabei werden **Motorik**, **Sensibilität** und **Reflexe** geprüft, um die Schädigung eines Rückenmarknervs erkennen zu können. Sind diese Funktionen gestört, besteht z. B. der Verdacht auf einen Bandscheibenvorfall. Röntgen ist bei einfacher Lumbago oder Lumboischialgie nicht sinnvoll; den Schmerz kann man nicht im Bild darstellen.

Therapie: Alles, was Schmerz lindert und Verspannung lockert, beschleunigt die Selbstheilung. Schmerzmittel, Wärmeanwendung, Stufenlagerung (→ Abb. 1) und ggf. Massagen sind hilfreich. Sofern der Schmerz es zulässt, soll der Patient sich weiter bewegen und seiner normalen Tätigkeit nachgehen. Bewegung bessert die Durchblutung und trägt zur Lockerung bei. Nur bei starkem Schmerz ist kurzzeitig Liegen sinnvoll. Intramuskuläre Spritzen mit Schmerzmitteln (z. B. Diclofenac) und Cortison (z. B. Dexamethason) sind riskant und gelten heute als Kunstfehler.

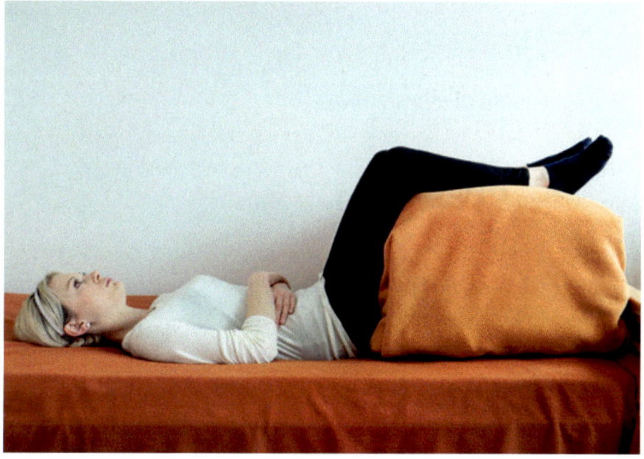

Abb. 1 Stufenlagerung mit einem Schaumstoffblock

intramuskuläre Injektion
→ LF 4, S. 197

Prävention: Eine gut trainierte Rücken- und Bauchmuskulatur stabilisiert und schützt am besten vor Lumbalgien. Vor Anstrengungen wie Heben und Tragen sind einfache Bewegungsübungen zum Aufwärmen gut. Viele Sportvereine bieten eine sog. Rückenschule und Reha-Sport an. In den Kursen lernen die Teilnehmer, wie sie ihren Rücken stärken und vor Fehlbelastung schützen können.

Plötzlich einschießende Rückenschmerzen begleiten die Menschheit schon immer. Den Namen Hexenschuss erhielt die Lumbago im Mittelalter, als sog. weise Frauen, d. h. heilkundige, intelligente Frauen, als Hexen beschimpft und verfolgt wurden. Alles Unerklärliche wurde den Hexen in die Schuhe geschoben.

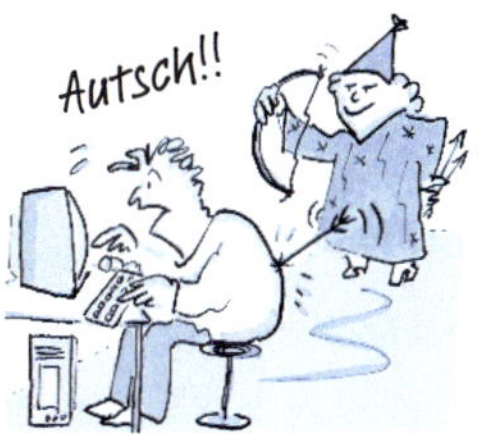

Degenerative Wirbelsäulenerkrankungen

Wie alle Organe degeneriert auch die Wirbelsäule. Die Bandscheiben verlieren Wasser und werden dünner. Ihre Faserringe bekommen Risse. Die Wirbelkörper verändern sich arthrotisch und bilden spitze Osteophyten. Die Arthrose der Wirbel und Bandscheiben nennt sich **Osteochondrose**. Durch flachere Bandscheiben steigt der Druck auf die kleinen Wirbelgelenke. Diese sog. Facettengelenke, mit denen die Wirbel untereinander verbunden sind, degenerieren dann verstärkt. Das nennt man **Spondylarthrose** (Wirbelgelenkarthrose).

Engt die Spondylarthrose die Zwischenwirbellöcher, d. h. die Öffnungen, durch welche die Rückenmarknerven den Wirbelkanal verlassen, ein, kann das die Rückenmarknerven stören und schädigen. Bei fortgeschrittener Wirbelsäulenarthrose engen Osteophyten den Rückenmarkkanal ein **(Spinalkanalstenose)**. Auch dies schädigt Nerven, stört ihre Funktionen und es kommt zu sog. neurologischen Ausfällen: Je nachdem, wie stark ein Nerv beeinträchtigt wird, reagiert er mit Schmerzen, Sensibilitäts-, d. h. Gefühlsstörungen und/oder motorischen Ausfällen (Schwäche bzw. Lähmungen).

Wirbelsäulendegeneration

1. Gesunde Wirbelsäule
Die Bandscheibe ist normal hoch, der Gallertkern liegt in der Mitte des Faserrings. Das Zwischenwirbelloch ist glatt begrenzt und ausreichend weit für die Wurzel des Rückenmarknervs.

2. Beginnende Osteochondrose
Die Bandscheibe ist flacher geworden. Sie wölbt sich nach außen vor und beginnt, das Zwischenwirbelloch einzuengen. Im kleinen Wirbelgelenk beginnt die Spondylarthrose.

3. Bandscheibenvorfall
Der Fasermantel der Bandscheibe ist geplatzt. Ihr Gallertkern hat sich ins Zwischenwirbelloch verlagert. Er drückt auf die Wurzel des Rückenmarknervs und stört dessen Funktion.

4. Fortgeschrittene Osteochondrose
Die abgeflachte Bandscheibe ragt in das Zwischenwirbelloch hinein, was den Nerven ständig reizt. Chronischer Schmerz und neurologische Ausfälle sind die Folge. Auch die Spondylarthrose trägt zu den Störungen bei.

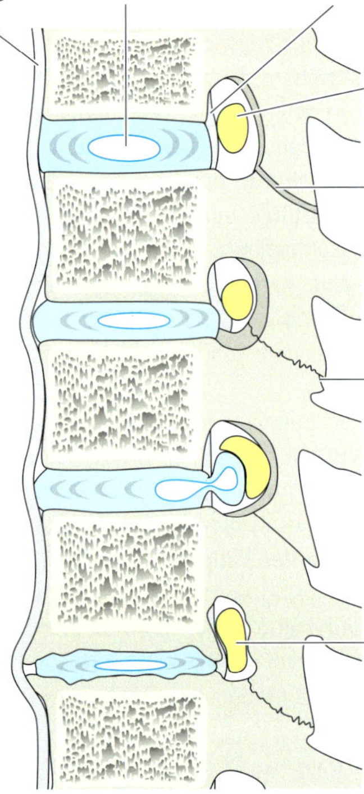

Diagnostik: Bei klinischem Verdacht erfolgt eine Bildgebung mit Röntgen-, CT- und/oder MRT-Technik. Der radiologische Nachweis degenerativer Veränderungen allein ist keine therapiebedürftige Krankheit. Jede Untersuchung muss indiziert sein.

Therapie: Bestehen zum Befund passende Beschwerden, werden diese therapiert. Physiotherapie, ggf. Wärmeanwendung und Schmerzmittel sind die Basis der konservativen Therapie. Ist sie nicht erfolgreich bzw. ausreichend, kann ggf. ein **neurochirurgischer** Eingriff eingeengte Nerven entlasten und die Symptome bessern.

Prävention: Gesunde Ernährung und regelmäßige, maßvolle Bewegung schützen alle Gelenke vor frühzeitiger Degeneration. Veranlagung spielt aber eine Rolle.

Bandscheibenvorfall (BSV)

Definition: Einriss im Faserring und Hervorquellen des Gallertkerns einer Bandscheibe in Richtung des benachbarten Rückenmarknervs. Je nach Ausmaß werden **Protrusion** (Vorwölbung) und **Prolaps** (Vorfall) unterschieden.

Video
→ S. 121, PagePlayer

Pathogenese: Degenerative Veränderungen der Wirbelsäule sind v. a. Alterserscheinungen. Zunächst wird wie bei jeder Arthrose der Knorpel geschädigt. Durch die veränderte Druckeinwirkung folgen Knochen- und Gelenkveränderungen. Platzt der Faserring einer Bandscheibe auf und ihr Gallertkern tritt aus, ist ein **Diskusprolaps** (Bandscheibenvorfall) entstanden. Dieser erzeugt Symptome, wenn das verlagerte Material nach dorsal/lateral auf eine Nervenwurzel drückt. Das vordere und hintere Längsband der Wirbelsäule verhindern Vorfälle nach ventral und dorsal. Jeweils zwischen zwei Wirbelkörpern liegen eine Bandscheibe und ein Paar Rückenmarknerven. Man gibt daher die ober- und unterhalb der Bandscheibe gelegenen Wirbelkörper als Lokalisation des Bandscheibenvorfalls an. Ein Prolaps zwischen den Wirbelkörpern L4 und L5 wird mit **BSV** L4/L5 abgekürzt. Jeder Rückenmarknerv versorgt ein streifenförmiges Gebiet einer Körperhälfte, das **Dermatom** (Hautabschnitt). Beschwerden bzw. Funktionsausfälle in entsprechenden Dermatomen lassen darauf schließen, welche Bandscheibe bzw. welcher Rückenmarknerv betroffen ist. Schmerzen, die auf der Schädigung einer Nervenwurzel beruhen, heißen **radikuläre** Schmerzen. Radikuläre Beschwerden sind oft, aber nicht immer durch einen BSV bedingt.

MERKE
C = Cervikal-, also Halswirbel,
Th = Thorax-, also Brustwirbel,
L = Lumbal-, also Lendenwirbel,
S = Sakral-, also Kreuzbeinwirbel

Lokalisation: Wegen der hohen Beanspruchung von HWS und LWS durch Biegen, Drehen und Beugen kommen Bandscheibenvorfälle am häufigsten bei C5/C6 und C6/C7 im HWS- sowie bei L4/L5 und L5/S1 im LWS-Kreuzbeinbereich vor.

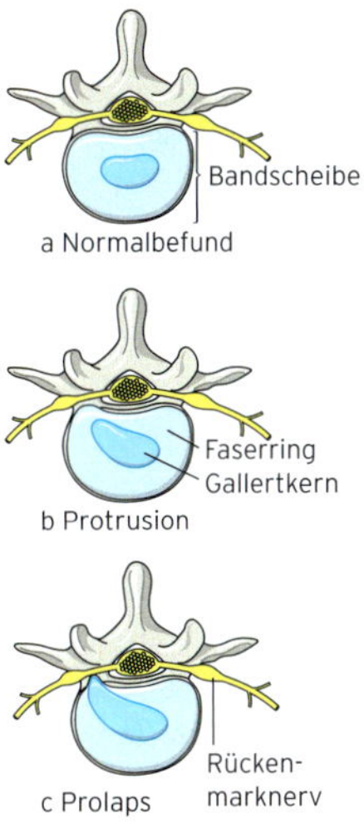

Abb. 1 Stadien des Bandscheibenvorfalls

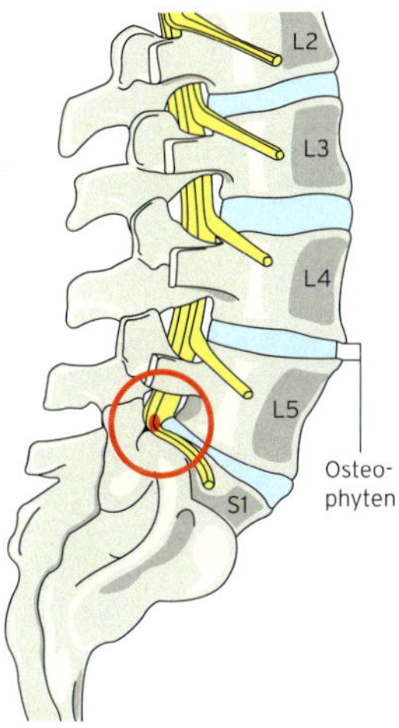

Abb. 2 Arthrose der Wirbelsäule mit Bandscheibenvorfall (L5/S1)

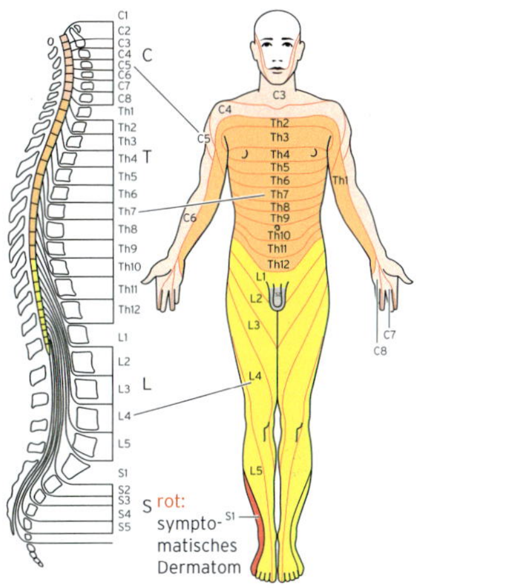

Abb. 3 An jedem Wirbelkörper verlässt das zugehörige Paar Rückenmarknerven den Wirbelkanal.

Symptome: Rücken- bzw. Nackenschmerz auf Höhe des Bandscheibenvorfalls und ausstrahlende Schmerzen entlang des betroffenen Nervs. Bei stärkerer Druckschädigung der Nervenwurzel treten zusätzlich Kribbeln und Taubheitsgefühl auf. Da Muskeln ihre Befehle von Nerven erhalten, kann es zur Schwäche oder Lähmung der Muskeln kommen, die der Nerv normalerweise versorgt. Gegebenenfalls sind Reflexe nicht mehr auslösbar. Sind Kreuzbeinsegmente betroffen, können Störungen der Blasen- und Darmfunktion auftreten. Lähmungen, stärkste Schmerzen, Blasen- und Mastdarmstörungen werden als **Alarmsymptome** bezeichnet und erfordern eine rasche Diagnostik und Therapie.

Diagnostik: Bei ausgeprägten bzw. anhaltenden Beschwerden und/oder neurologischen Ausfällen wird bildgebende Diagnostik (möglichst mit MRT) eingesetzt. Röntgentechnik kann die knorpeligen Bandscheiben nicht abbilden.

Therapie: Viele Bandscheibenvorfälle bessern sich von selbst und heilen aus, indem das ausgetretene Material des Gallertkerns durch Vernarbung schrumpft und dadurch der Druck auf die Nervenwurzel zurückgeht. Das dauert allerdings einige Zeit. Wichtig ist eine konsequente Schmerztherapie. Oft werden mehrere Medikamente kombiniert, um Nebenwirkungen gering zu halten. Auch Physiotherapie zur Lockerung der verspannten Muskulatur ist sinnvoll. Führt die konservative Behandlung nicht zum Erfolg oder liegen Alarmsymptome vor, ist eine Operation indiziert. Dabei wird das verschobene Bandscheibenmaterial entfernt. Ein Metall-Platzhalter kann anstelle der Bandscheibe eingesetzt werden, um den ursprünglichen Wirbelkörperabstand wiederherzustellen. Die Operation ist kein Allheilmittel beim BSV; sie kann zu Vernarbungen und weiteren Problemen führen. Die Nachbehandlung der OP dauert viele Wochen und entspricht der konservativen BSV-Therapie.

Prävention: Lebenslang Sport zu treiben und die Grundsätze des rückengerechten Arbeitens, Hebens und Tragens zu befolgen, ist die beste BSV-Prävention. Veranlagung und altersbedingte Degeneration sind jedoch nicht beeinflussbar.

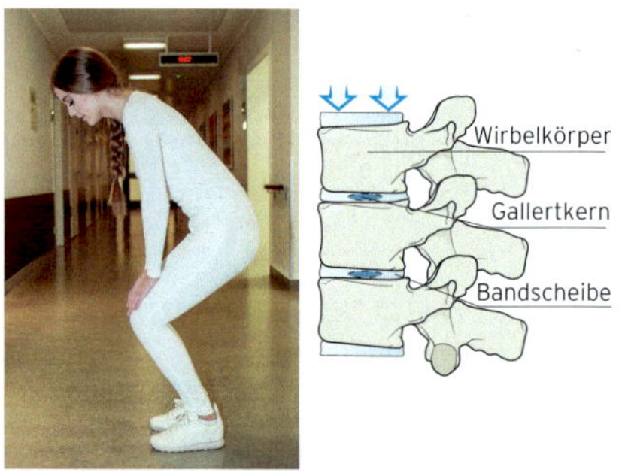

Abb. 1 Richtiges Beugen und Wirkung auf die Zwischenwirbelscheiben

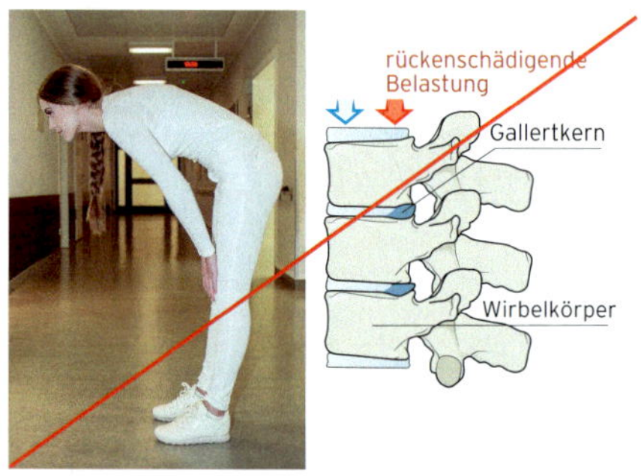

Abb. 2 Falsches Beugen und Wirkung auf die Zwischenwirbelscheiben

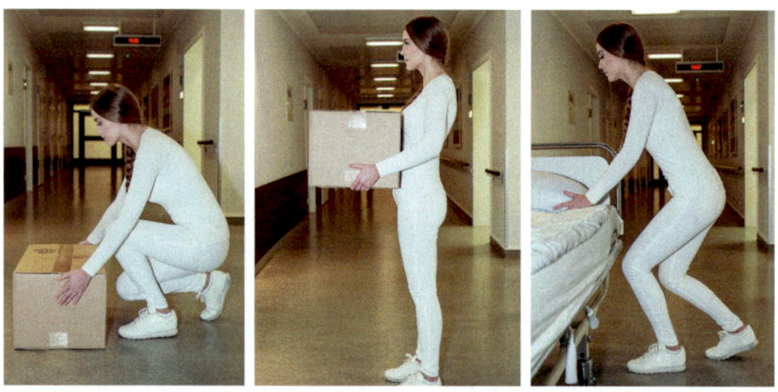

Abb. 3 Richtiges Heben, Tragen, Bett beziehen

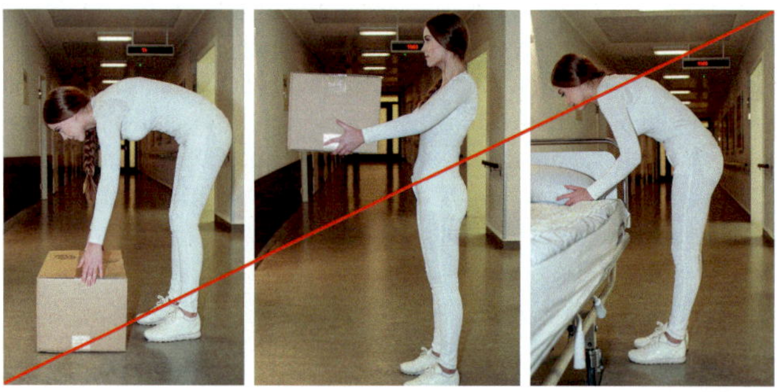

Abb. 4 Falsches Heben, Tragen, Bett beziehen

→ Terminologie: Wirbelsäulenerkrankungen	
Alarmsymptom	Symptom, das auf einen gefährlichen Verlauf hindeutet
BSV	Bandscheibenvorfall
Dermatom	Hautabschnitt, der von einem Rückenmarknerv versorgt wird
Diskusprolaps	Bandscheibenvorfall
funktionell	die Funktion (d. h. nicht die Anatomie) betreffend
Myalgie	Muskelschmerz
Myogelose	umschriebene Muskelverhärtung; Muskelhartspann
Neurochirurgie	Spezialgebiet der Chirurgie für Eingriffe am Nervensystem und angrenzenden Organen (Gehirn-, Bandscheiben-OPs usw.)
neurologische Ausfälle	Störungen der Nervenfunktion, z. B. Lähmung, Taubheitsgefühl
neurologische Basisuntersuchung	klinische Untersuchung der grundlegenden Nervenfunktionen Motorik (Bewegung), Sensibilität (Hautgefühl) und Reflexe
Osteochondrose	Arthrose der Wirbelkörper und Bandscheiben
Prolaps	vollständiger Bandscheibenvorfall
Protrusion	teilweiser Bandscheibenvorfall; Vorwölbung
Spannungskopfschmerz	Kopfschmerz durch u. a. Verspannung der Nackenmuskulatur
Spinalkanalstenose	Einengung des Rückenmarkkanals durch Arthrose
Spondylarthrose	Arthrose der kleinen Wirbelgelenke (Facettengelenke)

Aufgaben

1 Nennen sie die typischen Arthritis-Symptome.
2 Beschreiben Sie typische Symptome der rheumatoiden Arthritis.
3 Wie kommt es zu Verspannungen der Nackenmuskulatur?
4 Wie lauten die Fachbegriffe für verschiedene Arten des Kreuzschmerzes?
5 Viele Patienten möchten gegen Kreuzschmerz lieber eine Spritze als Tabletten bekommen. Nehmen Sie hierzu Stellung.
6 Beschreiben Sie, welche Veränderungen den Begriffen Osteochondrose und Spondylarthrose zugrunde liegen.
7 Was versteht man unter einem Bandscheibenvorfall?
8 Viele Menschen haben Bandscheibenvorfälle, von denen sie nichts wissen und spüren. Bei über 50-Jährigen ist mindestens jeder Zweite betroffen. Sollten Menschen ab 50 Jahren deshalb zur Diagnostik zum Orthopäden bzw. Radiologen gehen? Begründen Sie Ihre Antwort.

2.3.3 Knochenerkrankungen

Osteoporose

Definition: Verminderte Knochenmasse mit erhöhter **Frakturneigung**. Ist die Knochenmasse leicht vermindert, besteht eine **Osteopenie** (Osteoporose-Vorstufe).

Häufigkeit: Osteoporose ist die häufigste Skeletterkrankung. Sie betrifft jede 3. Frau und jeden 5. Mann im Alter. Etwa jeder 3. Betroffene erleidet einen Wirbelbruch, jeder 6. eine Hüftfraktur und jeder 8. eine Radiusfraktur. Osteoporose verursacht daher enorme Kosten.

Pathogenese: Knochensubstanz wird lebenslang auf- und abgebaut. Ab ca. 30 Jahren überwiegt der Knochenabbau. Einige Risikofaktoren beschleunigen ihn:

Antikoagulanzien → LF 4, S. 188
Säureblocker (PPI) → LF 4, S. 189

Risikofaktor	Auswirkung auf die Knochenqualität
hohes Alter	Alle Gewebe unterliegen der altersbedingten Degeneration.
weibliches Geschlecht, frühe Wechseljahre	Frauen haben ab den Wechseljahren bzw. nach der letzten Monatsregel (Menopause) einen niedrigen Geschlechtshormonspiegel. Der Sexualhormonmangel bremst den Knochenaufbau.
Veranlagung	Osteoporose tritt familiär gehäuft auf.
Untergewicht	Untergewicht geht mit geringer Knochenmasse einher. Erkrankungen wie Essstörungen und chronisch-entzündliche Krankheiten (z. B. rheumatische Erkrankungen, COPD) begünstigen Untergewicht und Osteoporose.
Bewegungsmangel	Knochensubstanz wird nur aufgebaut, solange das Skelett belastet wird. Sport wirkt nicht nach, d. h. nur lebenslang ausgeübte Bewegung kann die Knochensubstanz langfristig schützen.
Fehlernährung	Knochensubstanzaufbau erfordert bestimmte Bausteine in ausreichender Menge, v. a. Calcium und die Vitamine D, K und B_{12}.
Medikamente	Cortison, Krebsmedikamente, Immunsuppressiva (die gegen Autoimmunkrankheiten und nach Transplantationen gegeben werden), Antikoagulanzien, Säureblocker (PPI), Antidepressiva und andere Arzneimittel vermindern den Knochenaufbau.
Genussmittel, Alltagsdrogen	Alkohol und Nikotin sowie extreme Koffeinmengen hemmen den Knochenaufbau. Cola bindet Calcium aus der Nahrung.
andere Erkrankungen	Schilddrüsenüberfunktion, Typ-2-Diabetes, Depression, Stress, chronische Magen-Darm-Krankheiten und Infektionen, Nierenschwäche, Krebs und längere Bettruhe fördern den Knochenabbau.

Das höchste Osteoporose- und Frakturrisiko hat …

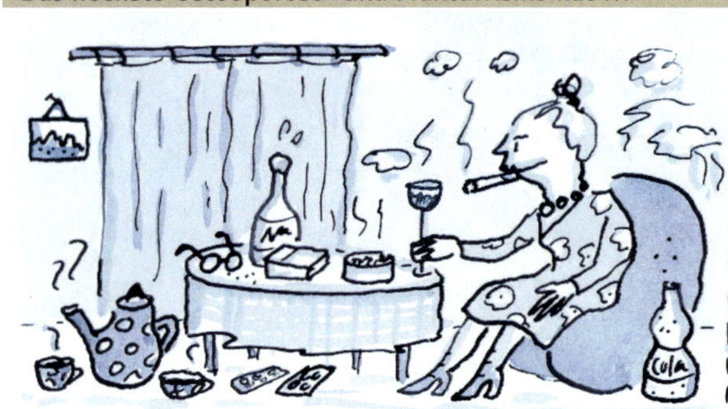

Das niedrigste Osteoporoserisiko hat …

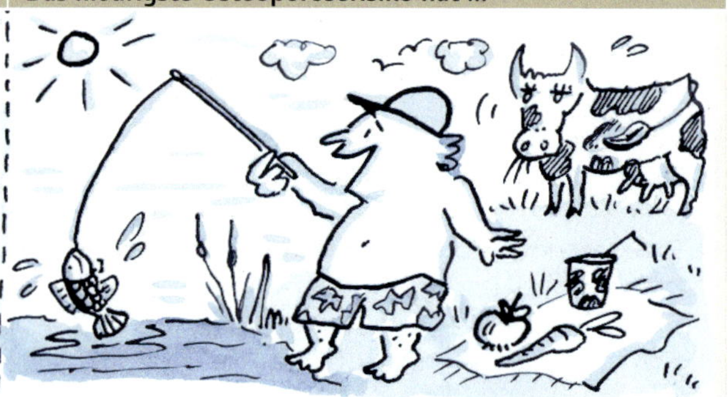

Symptome: Osteoporose erzeugt keine Frühsymptome. Oft ist eine Fraktur das erste Zeichen mangelnder Knochensubstanz. Tritt sogar ohne Unfallereignis ein Knochenbruch auf, spricht man von einer **Spontanfraktur**. Wirbelkörperfrakturen können zu schweren Verformungen der Wirbelsäule führen. Osteoporotische Frakturen treten v. a. an folgenden Knochen auf: Wirbelkörper, Oberschenkelhals, Humerus nahe der Schulter und Radius am Handgelenk.
Die Körpergröße kann durch Höhenverlust der Wirbel um bis zu 20 cm abnehmen. Der Rücken kann sich auch langsam verformen und kürzer werden (→ Abb. 1). Verformte Wirbel engen Rückenmarknerven ein, was zu starken Schmerzen führt.

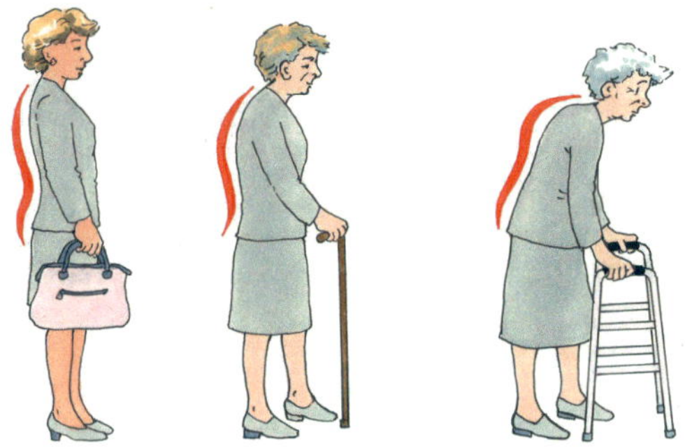

Abb. 1 Zunehmender Rundrücken durch Osteoporose

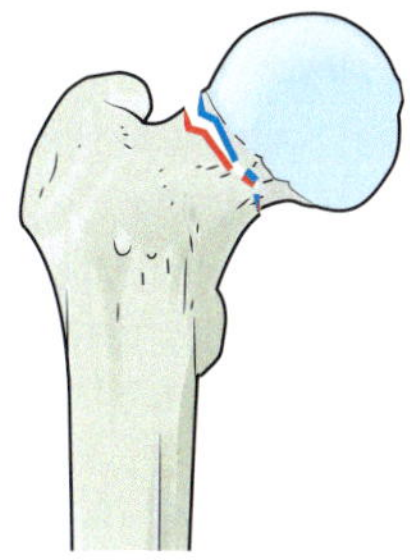

Abb. 2 Oberschenkelhalsfraktur: typische Frakturlinie im Femurhals

Diagnostik: Für Menschen mit Risikofaktoren ist eine frühzeitige Knochendichtemessung sinnvoll. Sie wird nur ausnahmsweise von den Kassen bezahlt und kostet ca. 40 €. Empfehlenswert ist die **DEXA**-Methode, die auf Röntgentechnik beruht, aber mit geringer Strahlenbelastung einhergeht. Dabei werden mehrere Wirbelköper der LWS sowie ein Oberschenkelhals vermessen. Das Ergebnis wird mit dem Altersdurchschnitt verglichen und in Zahlen sowie als Grafik abgebildet.

Bereich	BMD (g/cm²)	Junge Erw. T-Wert	Altersvergl. Z-Wert
L1	0.859	−2.3	−2.3
L2	1.016	−1.5	−1.5
L3	0.989	−1.8	−1.8
L4	1.061	−1.2	−1.2
L1–L4	0.993	−1.6	−1.6

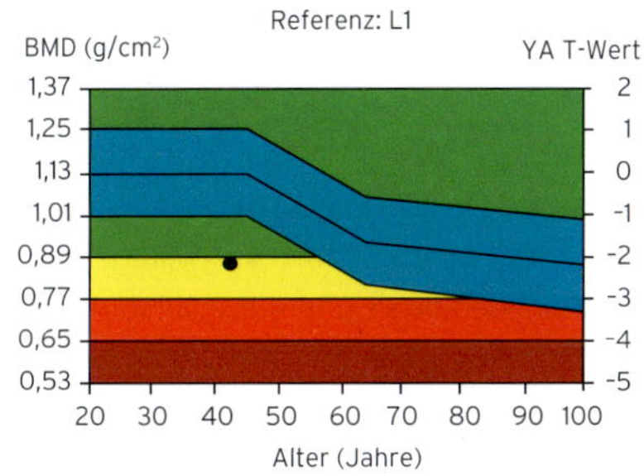

Abb. 3 Osteodensitometrie (DEXA = Dual-Energy X-ray Absorptiometry) einer 42 Jahre alten Frau, Cortisontherapie seit 3 Monaten, 59 kg; Befund: Osteopenie

Therapie: Ist eine andere Erkrankung Ursache der Osteoporose, wird sie nach Möglichkeit therapiert. Die Grundbehandlung umfasst

- ausreichende Calcium- und Vitamin-D-Zufuhr: 1 g Calcium/Tag über Nahrung und Getränke. Die 1 000 I.E. Vitamin D/Tag sind aus der Nahrung kaum zu beziehen. Neben dem Verzehr fettreichen Seefisches sind daher Tabletten à 1 000 I.E. zu empfehlen. Täglicher Aufenthalt im Freien regt die Vitamin-D-Produktion in der Haut an.
- regelmäßige Bewegung: Sie fördert den Knochenaufbau, trainiert Kreislauf, Beweglichkeit und Koordination, was Stürzen und Frakturen vorbeugt. Medikamente, die den Knochenabbau hemmen, sind v. a. die Bisphosphonate (z. B. Alendronat).
- Sturzprophylaxe: Sie erfolgt über Befreiung der Wohnung und des Umfeldes von „Stolperfallen", Verwendung von Gehhilfen, Verbesserung des Sehvermögens bei Fehlsichtigkeit und grauem Star, um Hindernisse zu erkennen; ggf. Hüftschoner (Hüftprotektor).
- ausreichende Schmerztherapie und Verzicht auf müde machende (sedierende) Arzneimittel, damit die Patienten beweglich und aktiv bleiben.

Calcium
→ LF 4, S. 158

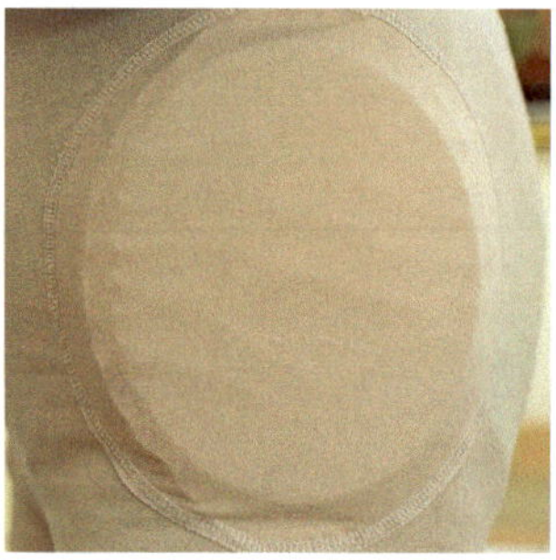

Abb. 1 Hüftprotektorhose

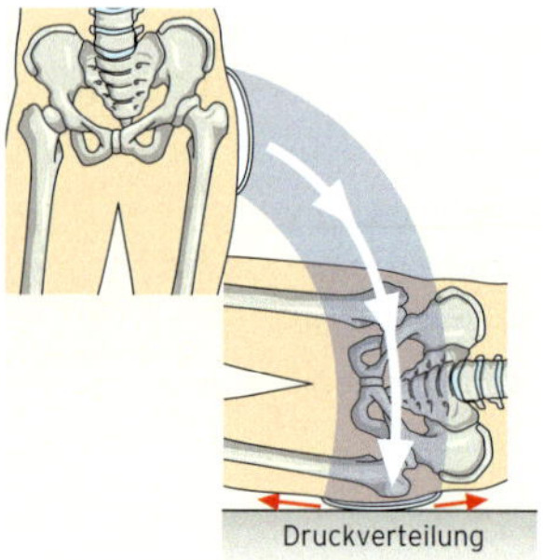

Abb. 2 Wirkung des Hüftprotektors

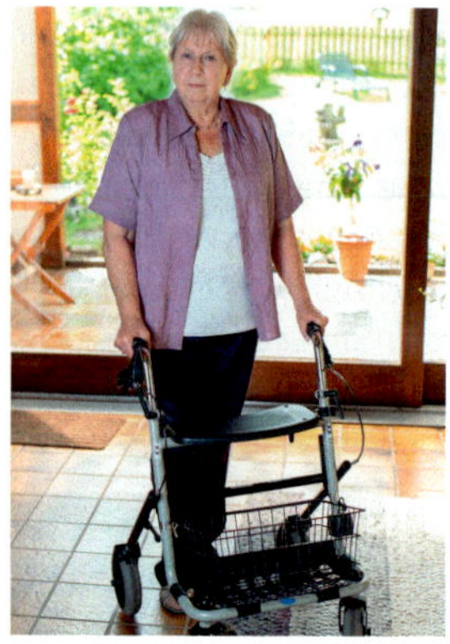

Abb. 3 Bei Gehstörungen und allgemeiner Schwäche können Gehwagen Stürzen vorbeugen.

Prävention: Die Maßnahmen der Osteoporoseprophylaxe entsprechen denen der Therapie mit Ausnahme der Medikamente. Bei Risikofaktoren frühzeitig DEXA.

Einen Selbsttest-Fragebogen zum Osteoporose-Risiko bietet der Dachverband der Osteoporose-Selbsthilfegruppen: **www.osd-ev.org/osteoporose/risikotest**

1 g **Calcium** sind jeweils enthalten in ca.
1 Liter Milch oder Joghurt 3,5 % Fett (650 kcal),
1 Liter Buttermilch (370 kcal),
1,3 kg Quark (ab 900 kcal je nach Fettgehalt),
250 g Fetakäse (580 kcal),
120 g Gouda (480 kcal),
70 g Parmesan (300 kcal),
380 g Grünkohl (120 kcal) und
2 Litern calciumreichem Mineral- oder Leitungswasser (0 kcal).

Vitamin-D-Mangel-Krankheiten: Rachitis und Osteomalazie

Definition: Vitamin-D-Mangel erzeugt beim wachsenden Skelett des Kindes **Rachitis**. Beim erwachsenen Skelett führt der Mangel zur **Osteomalazie** (wörtl.: Knochenerweichung), die der Osteoporose ähnelt und diese verstärkt.

Häufigkeit: Ohne die Vitamin-D-Gabe an Säuglinge wäre Rachitis, die in der Zeit der frühen Industrialisierung sehr verbreitet war, auch heute noch häufig. Lichtmangel und schlechte Ernährung führten damals vor allem bei armen Arbeiterfamilien zu schwerer Rachitis (→ Abb. 4). Mit Lebertran und anderen Vitamin-D-Gaben wurde sie später seltener. Heute haben viele Schulkinder und Erwachsene einen Vitamin-D-Mangel, da sie sich meist in Räumen aufhalten und ungünstig ernähren.

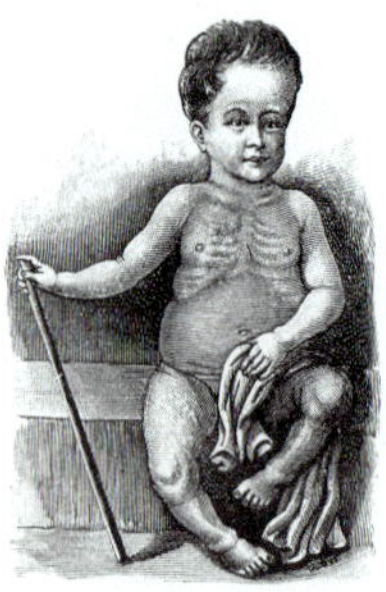

Abb. 4 Rachitisches Kind um 1900

Pathogenese: Der Auf- und Umbau der Knochen erfordert lebenslang ausreichend Vitamin D. Es wird mit der Nahrung aufgenommen und durch Sonnenlicht in der Haut gebildet. Die Nieren wandeln es in seine wirksame Form um. Vitamin-D-Mangel führt zu einer weicheren Knochensubstanz. In der Kindheit führt dies zu Knochenverformungen und mangelnder Knochenmasse. Bei Erwachsenen nehmen Knochenmasse und -qualität ab.

Risikofaktoren: Säuglinge ohne Vitamin-D-Prophylaxe, Menschen, die sich selten im Freien aufhalten wie Altenheimbewohner oder Menschen mit einer schweren Behinderung, Personen mit stets verhüllter Haut sowie Nierenkranke haben meistens einen Vitamin-D-Mangel.

Symptome: Bei Kindern entstehen durch Rachitis eine am Schädel tastbare Knochenerweichung und andere Skelettveränderungen, die ohne Therapie dauerhaft bestehen bleiben (→ Abb. 1). Erwachsene neigen zu Knochenbrüchen; eine Osteoporose schreitet schneller fort. Störungen des Allgemeinbefindens und der Immunabwehr sowie Skelettschmerzen kommen in allen Altersklassen vor.

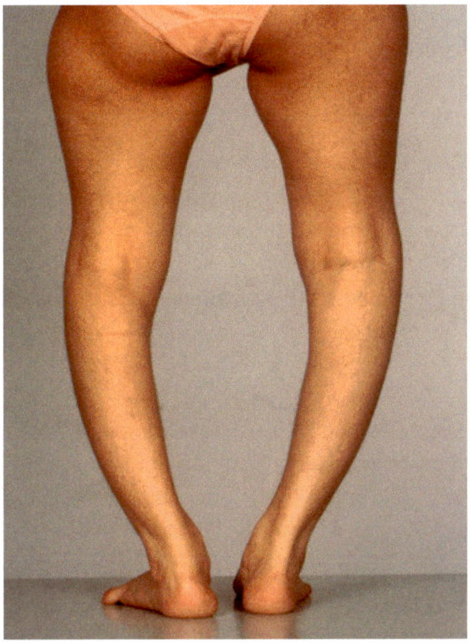

Abb. 1 Schwere Skelettverformungen bei Rachitis

Diagnostik: Messung des Vitamin-D-Spiegels im Blutserum

Therapie: Bei symptomatischem Vitamin-D-Mangel (Rachitis oder Osteomalazie) wird i. d. R. mit 1000 I.E./Tag in Tablettenform behandelt.

Prävention: Tägliche Gabe von Vitamin-D-Tabletten an Säuglinge und Kleinkinder, ggf. kombiniert mit Fluorid zum Schutz der Zähne vor Karies (Zahnfäule). Vitamineinnahme auch für Erwachsene mit Vitamin-D-Mangel und/oder Osteopenie bzw. Osteoporose. Täglicher Aufenthalt im Freien unter Beachtung des Hautschutzes. Sonnenschutzmittel ab Lichtschutzfaktor 8 hemmen die Vitamin-D-Produktion der Haut. Die Ernährung sollte viel fettreichen Fisch wie Hering, Makrele und Lachs enthalten. Fettreiche Milchprodukte und Eier tragen ebenfalls zur Versorgung bei.

2.3.4 Erkrankungen der Sehnen und des Sehnengleitgewebes

Pathogenese: Sehnen sind feste Bindegewebsstränge, die Muskeln mit Knochen verbinden. An den Ansatzstellen werden sie durch Zugkräfte stark strapaziert. An den Unterarmen befinden sich lange Sehnen für die Bewegung der Finger. Sie liegen zum Schutz in Hüllen, den Sehnenscheiden, die ein der Synovia ähnliches Gleitgel enthalten. Sehnenansätze und Sehnenscheiden können sich durch ständig wiederholte, gleichartige Bewegungen entzünden. Die Entzündung stellt den Reparaturversuch des Körpers auf winzige Geweberisse dar. Die Risse selbst werden nicht bemerkt. Erst die nach Tagen spürbare Entzündung führt zu Schmerzen, Schwellung und weiteren Entzündungszeichen. Der Schmerz kommt zu spät, um rechtzeitig vor der Überlastung zu warnen. Wegen der geringen Blutversorgung der Sehnen heilen Verletzungen und Entzündungen der Sehnen und ihrer Gleitgewebe sehr langsam und erfordern eine länger dauernde, konsequente Schonung.

Insertionstendopathie

Definition: Sehnenansatzentzündung durch Überlastung und Degeneration

Symptome: Sehnenansatzschmerzen einen bis mehrere Tage nach Überlastung

Lokalisation: Häufig betroffen sind die Bizepssehne am Oberarm sowie die Achillessehne.

Diagnostik: Anamnese und klinisch (Druckschmerz am betroffenen Sehnenansatz); bei chronischem Verlauf entzündungsbedingte Verkalkungen (Röntgenbild)

Therapie: Schonung, Ruhigstellen, lokales Kühlen; ggf. Schmerzmittel und lokale Cortisoninjektion. Die Injektion von Cortison kann jedoch durch die Schmerzlinderung zur erneuten Überlastung des kranken Gewebes führen; auch stört Cortison die Heilung, was die weitere Degeneration der Sehne fördert. Bei chronischen Beschwerden, starker Verkalkung und Sehnenriss ist ggf. eine Operation nötig.

Epikondylitis

Definition: Insertionstendopathie am radialen oder ulnaren Epikondylus des Oberarmknochens durch wiederholte kleinste Verletzungen. Die beiden Epikondylen sind Fortsätze am knöchernen Gelenkende des Humerus (→ Abb. 1).

Symptome: Schmerzen am radialen oder ulnaren Epikondylus. Beruht die Schädigung des Sehnenansatzes auf wiederholten Anstrengungen mit Beugung, entzündet sich der ulnare Sehnenansatz (**Epicondylitis** humeri ulnaris = sog. Golfarm). Lösen vielfach wiederholte Bewegungen mit Streckung die Entzündung aus, ist der radiale Sehnenansatz betroffen (Epicondylitis humeri radials = sog. Tennisarm). Auch andere Tätigkeiten, z. B. Anstreichen, Sägen, Haus- und Gartenarbeit, können eine Epikondylitis auslösen.

Diagnostik: Anamnese und klinisch; es besteht Druckschmerz am betroffenen Epikondylus.

Therapie: Ruhigstellen. Eine **Bandage** oder **Orthese**, d. h. eine leicht anwendbare Stütz- und Entlastungsschiene, kann die Ruhigstellung erleichtern (→ Abb. 2). Gegebenenfalls können andere Tätigkeiten schmerzfrei ausgeführt werden. Physiotherapie. Bei Chronifizierung bzw. häufigen Rezidiven kann eine Operation indiziert sein.

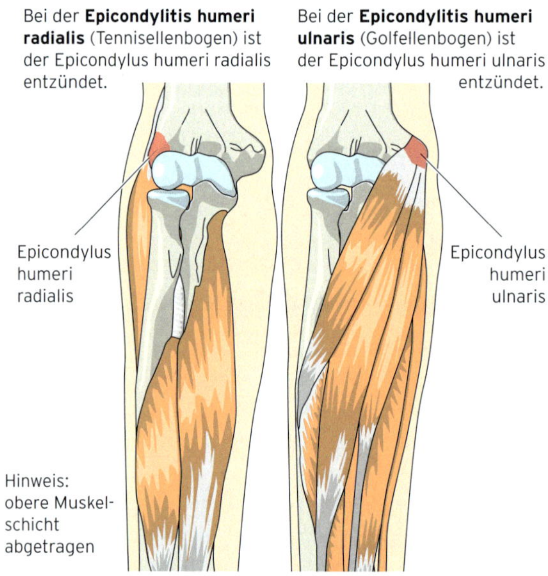

Abb. 1 Rechte Ellenbeuge (von ventral)

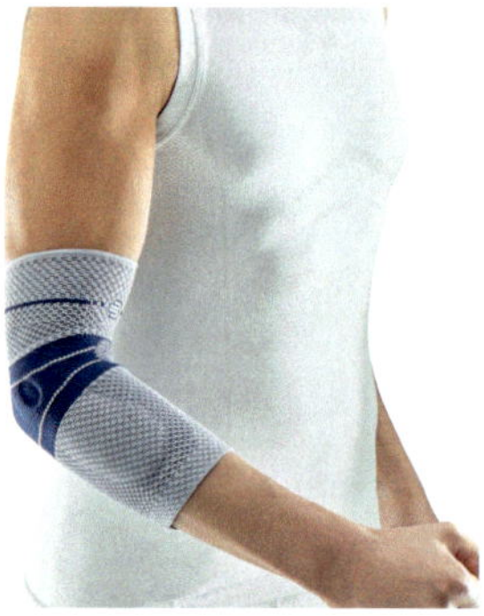

Abb. 2 Bandage zur Schonung des überlasteten Sehnenansatzes

Tendovaginitis

Definition: Sehnenscheidenentzündung; Entzündung des Sehnengleitgewebes

Symptome/Diagnose: Schmerzen, Druckschmerz, strangförmige Rötung und Schwellung im Verlauf der betroffenen Sehne(n), meist am Unterarm bzw. Handgelenk der dominanten Hand. Gegebenenfalls ist über der betroffenen Sehnenscheide ein Reiben bei Bewegung zu tasten.

Therapie: Schonung; teilweise Ruhigstellung, z. B. mit Bandage oder Orthese, Kühlung, ggf. vorübergehend Schmerzmittel

Prävention: Vermeidung ständig wiederholter, einseitiger Tätigkeiten (Betätigung der PC-Maus, Putzen, Kartoffelschälen, Stricken usw.)

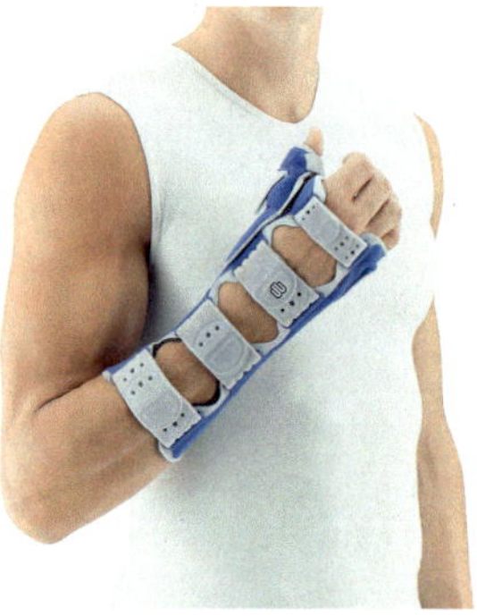

Abb. 3 Handgelenk-Orthese

→ Terminologie: Erkrankungen der Knochen und Sehnen

Bandage	Stütz- oder Schutzverband
DEXA	anerkannte Methode zur Knochendichtemessung
Epicondylitis humeri	Sehnenansatzentzündung am Ellenbogen, z. B. sog. Golf- oder Tennisarm
Fraktur	Knochenbruch
Insertionstendopathie	Sehnenansatzentzündung
Orthese	Apparatur zur Ruhigstellung oder Stützung von Teilen des Bewegungsapparates, z. B. des Handgelenks
Osteomalazie	Vitamin-D-Mangelerkrankung des Skeletts bei Erwachsenen
Osteopenie	verminderte Knochenmasse; Vorstufe der Osteoporose
Osteoporose	stark verminderte Knochenmasse mit hoher Frakturgefahr
Rachitis	Vitamin-D-Mangelerkrankung bei Kindern
Spontanfraktur	Knochenbruch ohne äußere Einwirkung
Tendovaginitis	Sehnenscheidenentzündung

2.3.5 Verletzungen des Bewegungsapparates

Der Bewegungsapparat ist in Beruf, Alltag und Freizeit vielen Gefahren und Belastungen ausgesetzt, die zu Verletzungen führen können. Am häufigsten sind leichte Verletzungen, die in der Hausarztpraxis behandelt werden können.

Prellung

Definition: Eine Prellung **(Kontusion)** ist eine geschlossene Verletzung durch Einwirkung stumpfer Gewalt auf unterschiedliche Gewebe.

Pathogenese: Viele Stürze und Stöße führen zu Prellungen. Das Gewebe, auf das die Kraft eingewirkt hat, wird geschädigt. Aus verletzten Blutgefäßen läuft Blut ins Gewebe. So entsteht ein **Hämatom** (Bluterguss). Gewebsverletzung und Hämatom tragen zur Weichteilschwellung bei.

Symptome: Schmerz, Schwellung und schmerzhafte Bewegungseinschränkung, ggf. Verfärbung durch ein Hämatom

Diagnostik: Bestehen Zweifel daran, dass „nur" eine Prellung vorliegt, ist ggf. ein Röntgenbild erforderlich. So kann z. B. eine Fraktur ausgeschlossen werden.

Therapie: Prellungen heilen von selbst ab. Zur Linderung der Symptome ist es sinnvoll, lokal zu kühlen und z. B. die Extremität hochzulagern. Bei Bedarf können Schmerzmittel gegeben werden. Sogenannte Sportsalben, Schmerzgele usw. können lindern, helfen aber vorwiegend auf psychologischem Wege, da sie nicht tief ins schmerzende Gewebe eindringen können.

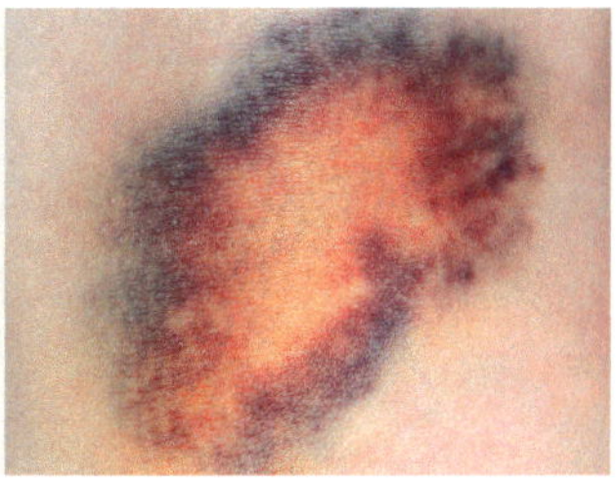

Grün und Blau ... Die Farbe eines Hämatoms ändert sich mit der Zeit. Zunächst ist es dunkelrot, dann blau-lila, sobald das Blut gerinnt. Über ca. zwei Wochen wird das Blut komplett abgebaut. Dabei wird der rote Blutfarbstoff zunächst in grünes Biliverdin, dann in gelbes Bilirubin umgewandelt. Daher geht die Hämatomfarbe von Grün in Gelb über, das allmählich verblasst. Große Hämatome werden fühlbar warm, da der Blutabbau mit einer Entzündungsreaktion einhergeht.

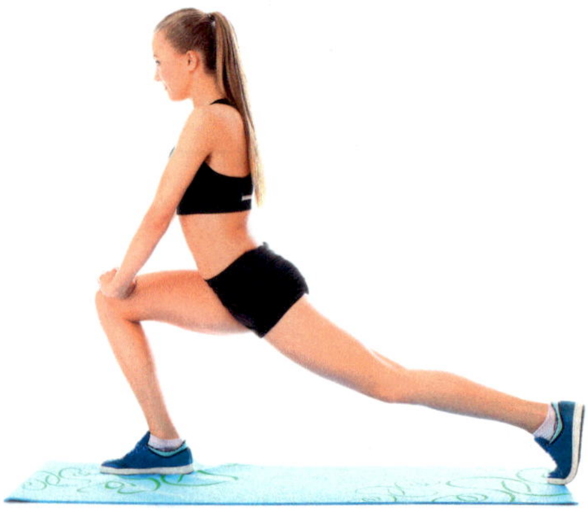

Abb. 1 Dehnübungen wärmen die Muskulatur vor dem Training

Muskelzerrung und Muskelfaserriss

Definition/Pathogenese: Bei akuter oder chronischer Überforderung eines Muskels bzw. bei unzureichendem Aufwärmen kommt es zu Rissen der Muskulatur; diese können mikroskopisch klein sein, einzelne Muskelfäserchen oder auch größere Muskelfaserbündel betreffen. So entstehen je nach Ausmaß des Gewebeschadens **Muskelkater**, **Muskelzerrung** oder **Muskelfaserriss**.

Symptome/Diagnostik: Beim Muskelkater ist die gesamte Muskelpartie schmerzhaft, aber kaum geschwollen. Bei der Muskelzerrung ist der Schmerz ausgeprägter, aber stärker lokalisiert. Beim Muskelfaserriss entsteht an der Stelle des Risses eine tastbare Delle.

Therapie: Bei Zerrung und Faserriss akut Kühlung und Hochlagern; zur Heilungsförderung Wärme (Baden, leichte Bewegung). Präventiv sind gründliches Aufwärmen vor dem Sport und die Vermeidung plötzlicher Überlastungen ohne ausreichendes Training sinnvoll.

Distorsion und Bandruptur

Definition/Pathogenese: Die **Distorsion** (Verstauchung, Verdrehung) ist eine geschlossene Gelenkverletzung durch überstarke Drehung bzw. Biegung eines Gelenks. Dabei werden die Bänder, die das Gelenk stabilisieren, überdehnt und können einreißen (Teilruptur) oder durchreißen (komplette **Bandruptur**).

Lokalisation: Am häufigsten treten Distorsion und Bandruptur lateral am oberen Sprunggelenk (OSG) auf. Der typische Unfall ist das **Supinationstrauma**, das „Umknicken".

Symptome: Sofort auftretender Schmerz, Schwellung und ggf. Hämatom im Bereich des verstauchten Gelenks. Bei Bandrupturen ist ggf. das Reißen als Knall zu hören. Nach schweren und wiederholten Bänderrissen kann das OSG instabil, d. h. „wackelig", werden.

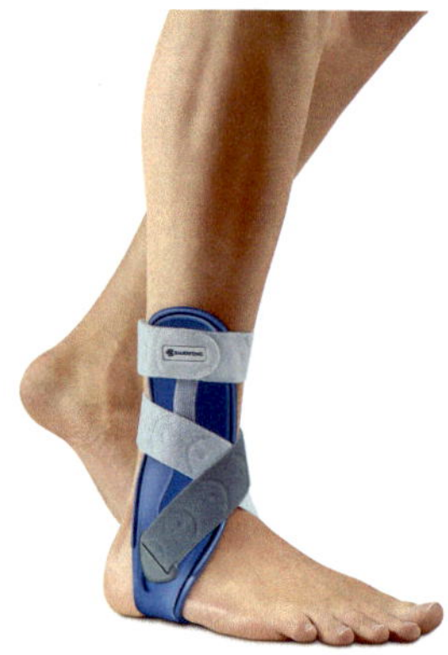

Abb. 2 Sprunggelenk-Orthese

Diagnostik: Anamnese, klinisch; bei V. a. Bandruptur bildgebende Diagnostik

Therapie: Akut kühlen, Hochlagern, Schmerzmittel, Bewegung und Physiotherapie mit einer Orthese. Nur ausnahmsweise wird operiert. Bei Instabilität nach rezidivierenden Rupturen kann eine Orthese das Gelenk bei Belastung unterstützen.

Wichtige Außenbänder des rechten OSG von ventral und lateral	Typischer Unfallmechanismus: Supinationstrauma	Das am häufigsten betroffene Band des rechten OSG von ventral und lateral

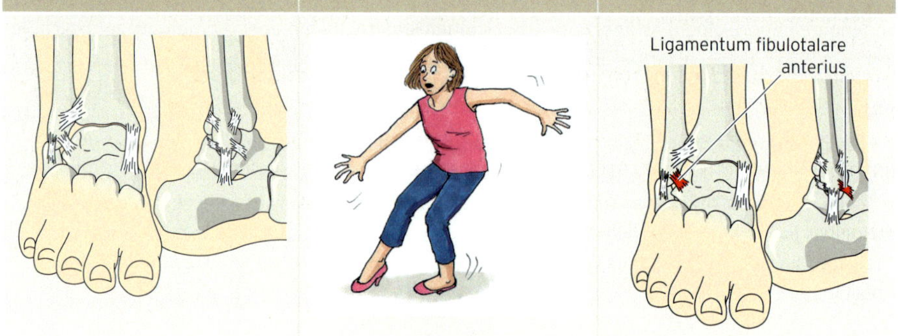

Luxationen/Schulterluxation

Definition/Pathogenese: Verlässt der Gelenkkopf die Gelenkpfanne, kommt es zu einer **Luxation** (Ausrenkung, Verrenkung). Luxationen entstehen meistens **traumatisch**, d. h. durch ein Unfall- bzw. Verletzungsereignis. Am häufigsten ist die Schulterluxation.

Symptome: Nach dem Sturz bzw. Unfall kann der Arm nicht mehr gehoben werden; es bestehen starke Schmerzen und eine Muskelverspannung im Bereich der betroffenen Schulter.

Diagnostik: Klinisch; eine Röntgenaufnahme hilft, eine Fraktur auszuschließen.

Therapie: Der luxierte Gelenkteil wird in Kurznarkose **reponiert**, d. h. zurückverlagert.

Besonderheit: Ein Sonderfall der Luxation ist die angeborene Hüftluxation beim Säugling. Der Hüftkopf liegt dabei nicht in der Pfanne bzw. verlagert sich nach kranial, da die Pfanne nicht richtig angelegt ist. Die angeborene Fehlbildung der Hüfte (**Hüftdysplasie**) kommt familiär gehäuft vor. Sie wird beim Säugling mit Ultraschall diagnostiziert. Oft reicht es aus, eine Zeit lang eine Spreiz-Beuge-Schiene anzulegen. Sie hält den Femur in einer für die Hüftentwicklung günstigen Position.

Traumatische Schulterluxation beim Erwachsenen	Angeborene Hüftluxation (Dysplasie) beim Säugling	Spreiz-Beuge-Schiene bei angeborener Hüftdysplasie
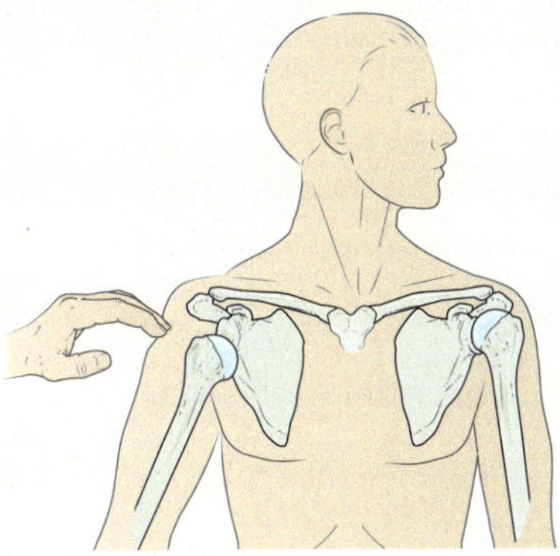	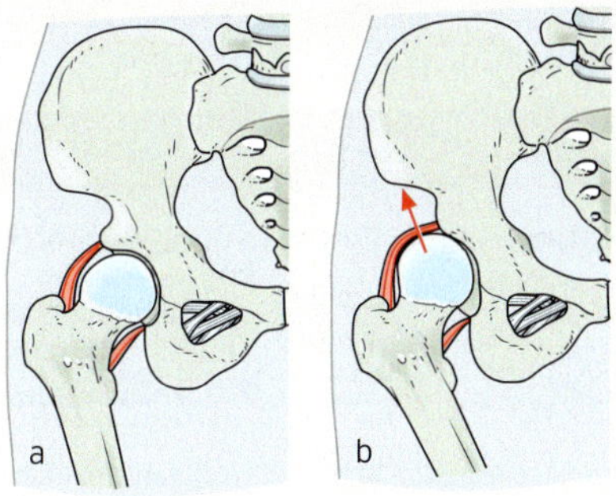	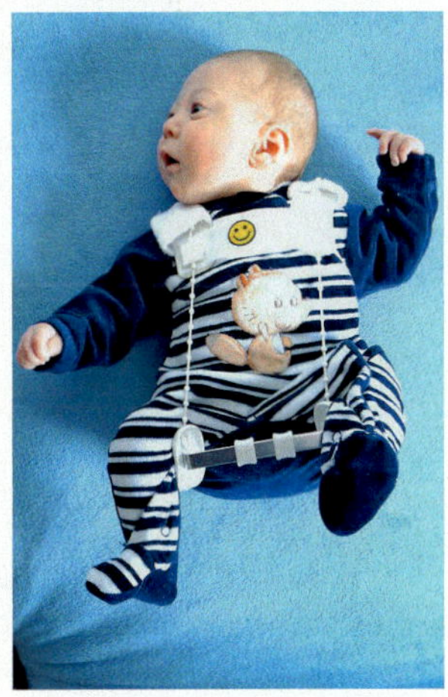
Der Humeruskopf ist aus der Gelenkpfanne herausgetreten, d. h. luxiert.	a Normales Hüftgelenk: Die Gelenkpfanne umschließt den Kopf. b Hüftluxation: Der Kopf gleitet an der Pfanne vorbei nach kranial.	Die Spreiz-Beuge-Schiene hält den Hüftkopf in einer günstigen Position.

Fußdeformitäten

Der **Hallux valgus**, die Ballengroßzehe, ist die häufigste erworbene (d. h. nicht angeborene) Fußverformung. Sie entsteht durch das Tragen spitzer, hoher Schuhe, besonders bei entsprechender Veranlagung. Bei Fehlbelastung weicht der Mittelfußknochen der Großzehe nach medial ab. Dann wirkt erhöhter Druck auf das Großzehengrundgelenk ein und dieses wird dicker. Schmerzen und Verformung nehmen immer mehr zu. Die Therapie erfolgt bei fortgeschrittenem Befund chirurgisch. Dabei wird u. a. der überschüssige Knochen entfernt. Präventiv wirken flache, gesunde Schuhe. Oft geht der Hallux valgus mit der Bildung von Hammerzehen, d. h. über den Fuß nach oben hinausstehenden Zehen, einher (→ Abb. 1).

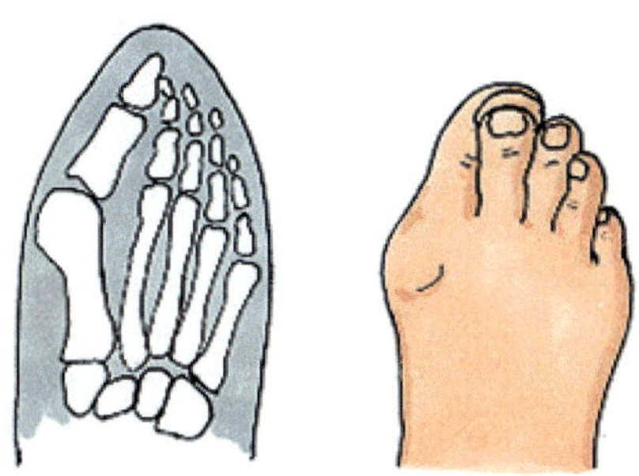

Abb. 1 Hallux valgus (Großzehe) und Hammerzehe (2. Zehe)

Frakturen

Definition: Eine Fraktur ist ein Knochenbruch, d. h. die Unterbrechung eines Knochens mit Bildung von **Fragmenten** (Bruchstücken). Die meisten Frakturen entstehen **traumatisch**, d. h. durch Unfälle bzw. Gewalteinwirkung. Bei pathologischen Frakturen bricht der Knochen ohne äußeren Auslöser. Eine solche **Spontanfraktur** kann z. B. durch Osteoporose oder einen Knochentumor ausgelöst werden.

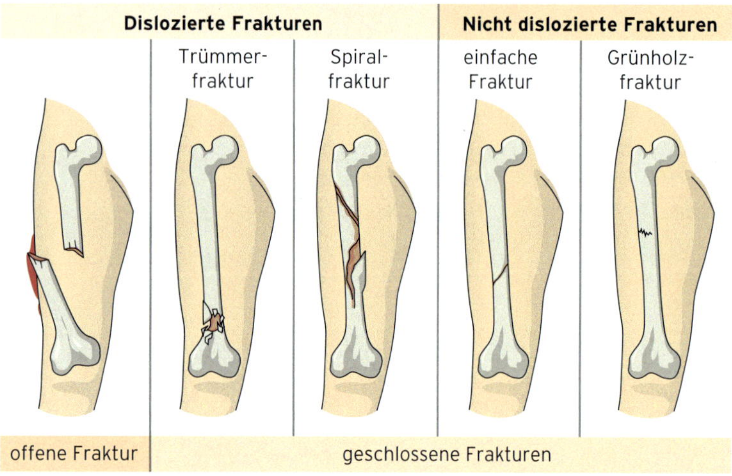

Frakturen werden nach mehreren Merkmalen eingeteilt.

- **Offene** Fraktur: Ein Knochenfragment durchspießt die Haut.
- **Geschlossene** Fraktur: Die Fragmente sind vollständig von Haut bedeckt.
- **Dislozierte** (verschobene) Fraktur: Die Fragmente liegen nicht mehr aneinander.
- **Nicht dislozierte** Fraktur: Die Fragmente liegen regelrecht aneinander.

Symptome: Bei Verdacht auf eine Fraktur untersucht man den Patienten auf Symptome, die für oder gegen einen Knochenbruch sprechen. Es gibt sichere und unsichere Frakturzeichen.

Unsichere Frakturzeichen	Sichere Frakturzeichen
Schmerz	sichtbares, die Haut durchspießendes Knochenstück
Schwellung	abnorme Beweglichkeit
Hämatom	knirschendes Geräusch durch Reiben der Fragmente
Bewegungseinschränkung	Fehlstellung

Diagnostik: Bei klinischem Frakturverdacht wird ein Röntgenbild des betroffenen Körperteils angefertigt. Oft sind Aufnahmen in zwei Ebenen, d. h. von vorn und von der Seite, erforderlich. Die ausreichende Darstellung der Fraktur ist wichtig, um die Lage aller Bruchstücke z. B. bei Trümmerfrakturen zu erkennen. Puls, Blutdruck und der Allgemeinzustand des Patienten werden überwacht, da Frakturen zu schweren, auch lebensbedrohlichen Blutungen ins Gewebe führen können.

Therapie: Dislozierte Frakturen werden in Narkose eingerichtet, d. h. reponiert. Bei offenen Frakturen werden auch Haut und Weichteile operativ verschlossen. Komplizierte Brüche erfordern eine **Osteosynthese**, d. h. eine Operation, bei der die Knochenbruchstücke richtig aneinandergefügt und durch Metallteile zusammengehalten werden. Damit ein verletzter Knochen richtig heilen kann, d. h. der Bruchspalt mit neuer Knochensubstanz haltbar verbunden wird, ist eine mehrwöchige Ruhigstellung notwendig. Sie wird durch einen Gipsverband oder eine vergleichbare, leichtere Orthese sichergestellt. Osteosynthetisch versorgte Brüche können früher als eingegipste Frakturen belastet werden. Das ist günstig, wenn eine längere Bettlägerigkeit den Patienten gefährden könnte. Bei der häufig bei älteren Frauen vorkommenden Oberschenkelhalsfraktur wird aus diesem Grund oft eine TEP eingesetzt. Eine längere Bettlägerigkeit birgt die Gefahr einer Thrombose und einer lebensbedrohlichen Lungenembolie.

TEP
→ LF 4, S. 146
Thrombose
→ LF 5, S. 274
Lungenembolie
→ LF 5, S. 275

Besonderheiten: Wird eine Fraktur nicht richtig reponiert und ruhiggestellt, bildet der Körper als Heilversuch **Kallus**. Kallus ist eine weniger harte Knochenart, die den Frakturspalt so gut wie möglich überbrücken soll. Wenn eine Fraktur nicht richtig versorgt und ruhiggestellt wurde, kann der Frakturspalt sich nicht verschließen. Die Bruchstücke bleiben beweglich und instabil. Man nennt dies ein Falschgelenk (Pseudarthrose).

Offene Frakturen sind stark infektionsgefährdet. Eingedrungene Bakterien können zur Infektion des Knochenmarks führen (Osteomyelitis).

Entsteht eine Fraktur ohne Trauma, also ohne starke, auf den Knochen einwirkende Kräfte, spricht man von einer pathologischen Fraktur. Pathologische Frakturen können spontan z. B. im Sitzen auftreten. Sie kommen bei Osteoporose und bei Knochenmetastasen vor.

Distale Radiusfraktur
mit 25 % die häufigste Fraktur

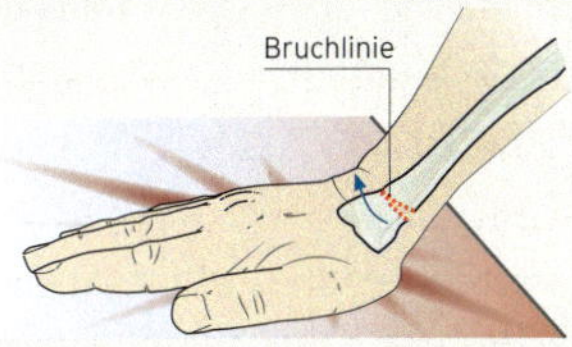

typischer Unfall: Sturz auf die ausgestreckte Hand

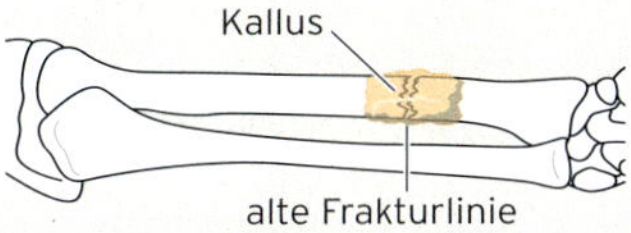

schlecht geheilte Radiusfraktur mit Kallusbildung

Subkapitale Humerusfraktur
häufige osteoporotische Fraktur

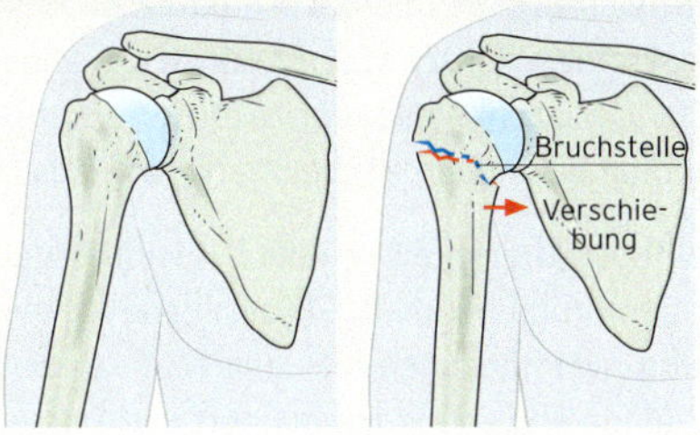

Kopf und Schaft des Humerus können durch die Fraktur ineinandergedrückt werden

→ Terminologie: Verletzungen des Bewegungsapparates

Bandruptur	Bänderriss
disloziert	verschoben
Distorsion	Verstauchung; Verdrehung
Fragment	Knochenbruchstück; Ergebnis einer Fraktur
Hallux valgus	Ballengroßzehe (erworbene Fußverformung)
Hämatom	Bluterguss
Hüftdysplasie	angeborene Fehlbildung der Hüfte, ggf. mit Luxation
Kallus	neu gebildetes Knochengewebe nach einer Fraktur
Kontusion	Prellung
Luxation	Verrenkung; Ausrenkung (Trennung der Gelenkpartner)
Osteosynthese	operatives Zusammenfügen von Knochenfragmenten mit Metallteilen usw.
reponieren	rückverlagern; wiedereinrichten von Knochen nach Luxation oder Fraktur
Supinationstrauma	Sprunggelenksverletzung durch Umknicken des Fußes
traumatisch	durch eine Verletzung, d. h. ein Trauma, entstanden

Aufgaben

1 Erklären Sie den Begriff Supinationstrauma bei der Bandruptur des OSG.
2 Was bedeutet Reponieren? Bei welchen Erkrankungen wird reponiert?
3 Was versteht man unter einer offenen Fraktur?
4 Nennen Sie die Vorteile der chirurgischen Versorgung einer Fraktur.

3 Physikalische Therapie und Physiotherapie

Interaktive Übungen
→ S. 121, PagePlayer

Die Oberbegriffe **physikalische Therapie** und Physiotherapie umfassen vielfältige Behandlungen, die mit physikalischen Einflüssen arbeiten. „Physikalisch" bedeutet wörtlich „die Natur betreffend". Medizinisch genutzt werden z. B. Kälte, Wärme, Elektrizität, Druck und Bewegung. Auch verschiedene elektromagnetische Wellen bzw. Strahlen kommen zur Anwendung: Mikrowellen, Licht einschließlich UV-Licht und Laser. Besonders energiereiche, aggressive Strahlen wie **Röntgenstrahlen** werden v. a. diagnostisch, andere **ionisierende Strahlen** auch therapeutisch eingesetzt. Der Fachbereich der Medizin, der mit ionisierenden, d. h. zellschädigenden Strahlen z. B. Tumoren behandelt, ist die Strahlentherapie.

Die **Physiotherapie** (→ Kap. 3.4) umfasst Behandlungsmethoden, die v. a. auf aktiver und passiver Bewegung beruhen. Physikalische Methoden wie Wärme- und Kältebehandlung werden dabei häufig miteinbezogen bzw. mit Maßnahmen der Physiotherapie kombiniert. Auch Wasser findet vielfältige Anwendungen in Sport und Physiotherapie.

3.1 Physikalische Grundlagen: Wellen und Strahlung

Viele physikalische Erscheinungen, z. B. Licht, und therapeutische Anwendungen, z. B. Kurzwellenbestrahlung, beruhen auf elektromagnetischen Wellen. Diese Energie, die sich wellenförmig ausbreitet, kann man sich wie ein auf einer Wellenlinie fliegendes Energieteilchen vorstellen. Je energiereicher Wellen bzw. Strahlen sind, desto schneller bewegen sich diese „Teilchen" und desto mehr können sie im Gewebe bewirken. Wellen bzw. Strahlen werden mit ihrer Höhe (der Amplitude) und ihrer Häufigkeit (der Frequenz) gemessen. Die Wellenanzahl pro Sekunde, die **Frequenz**, wird in **Hertz (Hz)** gemessen. Je höher ihre Frequenz ist, desto wirksamer, aber auch schädlicher sind elektromagnetische Wellen. Bei ultraviolettem Licht z. B. ist der langwelligste Anteil, das UV-A, relativ wenig schädlich. UV-A hat eine geringe Frequenz und Energie. UV-B hat eine höhere Frequenz und erzeugt schnell einen Sonnenbrand. Beide UV-Licht-Arten sind aber energiereich genug, um Sonnenbrand, Faltenbildung und Hautkrebs hervorzurufen – auch bei therapeutischem Einsatz, z. B. gegen Hautkrankheiten.

Elektromagnetische Wellen (Strahlen)

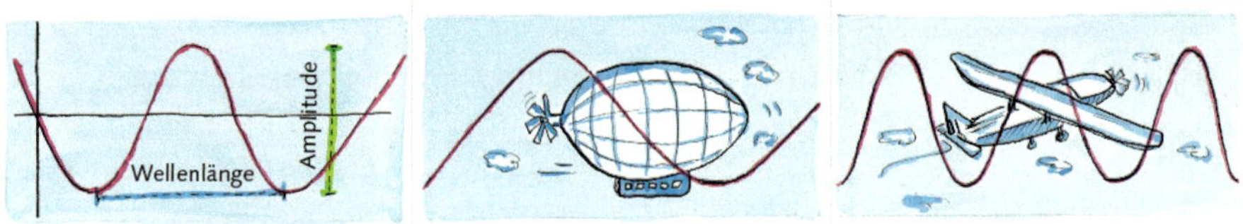

Aufbau einer Welle Frequenz = Anzahl der Wellen pro Sekunde	lange Wellenlänge → niedrige Frequenz → niedrige Energie	kurze Wellenlänge → hohe Frequenz → hohe Energie → starke Wirkung

Die biologische Wirkung elektromagnetischer Wellen beruht darauf, dass sie beim Auftreffen bzw. Eindringen in Gewebe ihre Energie an die Zellen abgeben. Dabei kann eine angenehme Wärme entstehen wie beim ersten Sonnenbad im Frühling oder einer Kurzwellenbehandlung des LWS-Bereichs bei Rückenschmerzen. Energiereiche Wellen wie Röntgenstrahlen oder radioaktive Strahlen können jedoch auch Zellbestandteile schädigen, v. a. die empfindliche DNA. Diese Strahlen sind so stark, dass sie kleine Stücke aus der Erbsubstanz „herausschießen" können. Dadurch wird die DNA verändert: Sie **mutiert**.

DNA
→ LF 3, S. 24

Die meisten kleinen **Mutationen** repariert der Körper wieder. Das geschieht z. B. während eines Sonnenbrandes mithilfe der Entzündung. Durch Mutationen können aber auch gesunde Zellen zu Krebszellen werden. Das kommt wahrscheinlich täglich im menschlichen Körper vor. Das Immunsystem findet aber mutierte Zellen fast immer und tötet sie ab. Oft sterben sie von selbst ab, da sie durch die Erbgutschäden nicht mehr funktionsfähig sind. Dies ist ein Grund, warum die Haut mit zunehmendem Alter immer dünner, d. h. zellärmer, wird. Zur Krebsentstehung tragen viele Faktoren bei: Neben genetischer Veranlagung sind dies Stoffe und Einflüsse, die Mutationen auslösen, sowie die im Alter schwächer werdende Immunabwehr.

Krebsentstehung
→ LF 9, S. 435

3.2 Strahlenschutz

Zum Schutz aller Beteiligten werden energiereiche Strahlen in der Medizin so wenig und so gezielt wie möglich eingesetzt. Laut Strahlenschutzverordnung (StrlSchV) werden Röntgen- und CT-Aufnahmen nur angefertigt, wenn sie medizinisch indiziert und strahlenfreie Methoden wie Ultraschall ungeeignet sind. Die besonders strahlenempfindlichen Keimdrüsen (Eierstöcke und Hoden) werden so weit wie möglich mit strahlenundurchlässigem Bleischutz abgedeckt. Personal, das bei Röntgenaufnahmen anwesend sein muss, schützt sich durch größtmöglichen Abstand, ggf. eine Schutzwand sowie durch Strahlenschutzkleidung wie Bleischürze und Schutzbrille (→ Abb. 2).

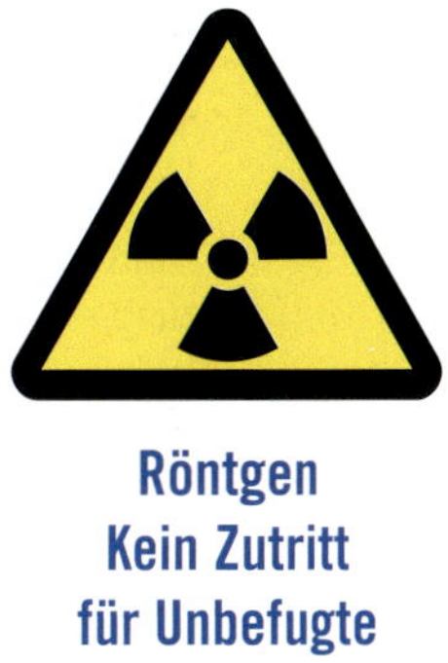

Abb. 1 Sicherheitskennzeichen Röntgen

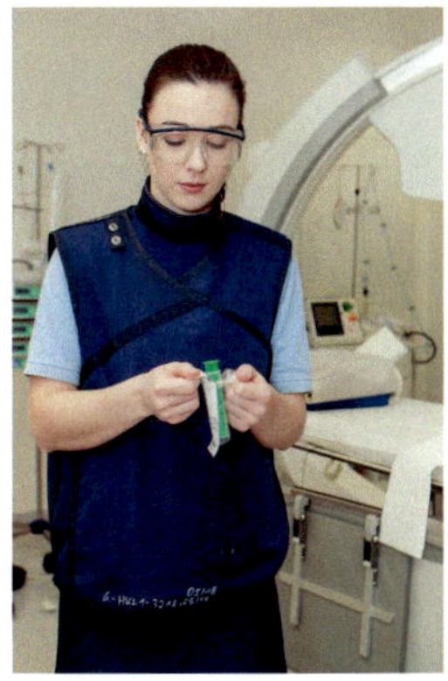

Abb. 2 MFA mit Bleischürze und Schutzbrille

Die DNA von Zellen, die sich gerade teilen, ist besonders mutationsgefährdet. Da bei Kindern im Mutterleib unzählige Zellteilungen stattfinden, dürfen Schwangere nur im Notfall geröntgt werden.

Zunehmende biologische Wirkung bzw. Schädigung durch Strahlen

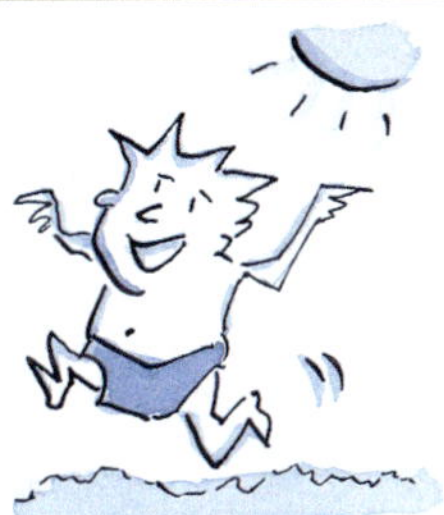

UV-Strahlung hebt die Stimmung und erzeugt Vitamin D.

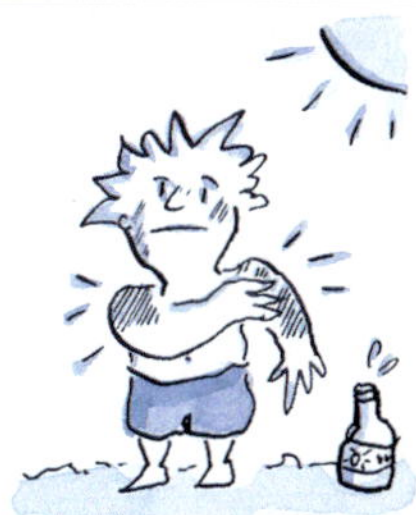

UV-Licht erzeugt DNA-Schäden, z. B. beim Sonnenbrand.

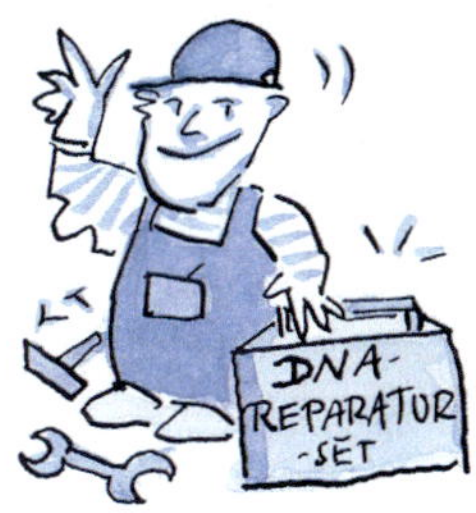

Kleinere DNA-Schäden werden von Reparaturenzymen repariert.

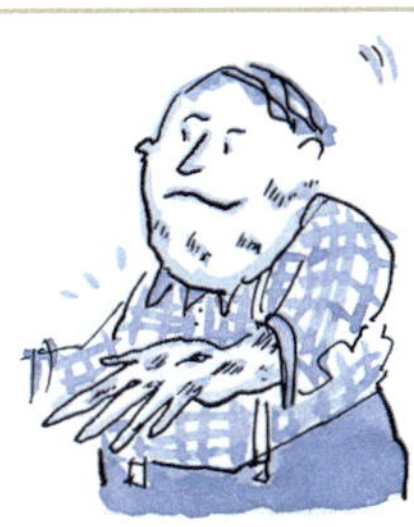

Strahlenschäden können zu Funktionsstörungen führen.

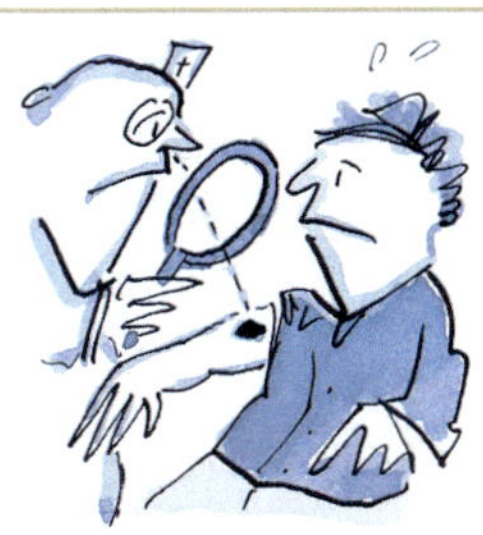

Größere Strahlenschäden können Zellen in Krebszellen umwandeln.

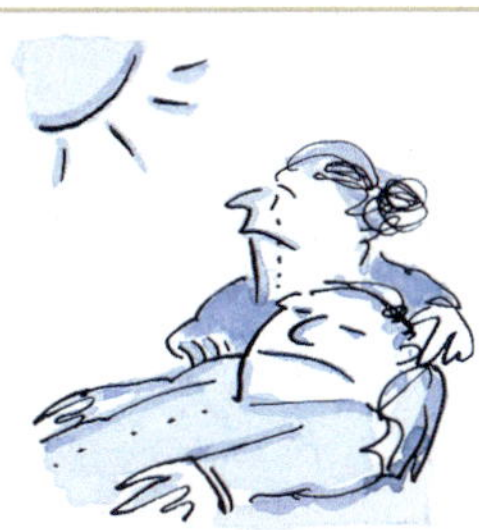

Sehr große Strahlenmengen sind tödlich für Zelle und Organismus.

Die Strahlenschutzverordnung finden Sie unter:
www.gesetze-im-internet.de/strlschv_2018/index.html

Bundesamt für Strahlenschutz:
www.bfs.de

3.3 Beispiele physikalischer Therapien

3.3.1 Wärmetherapie

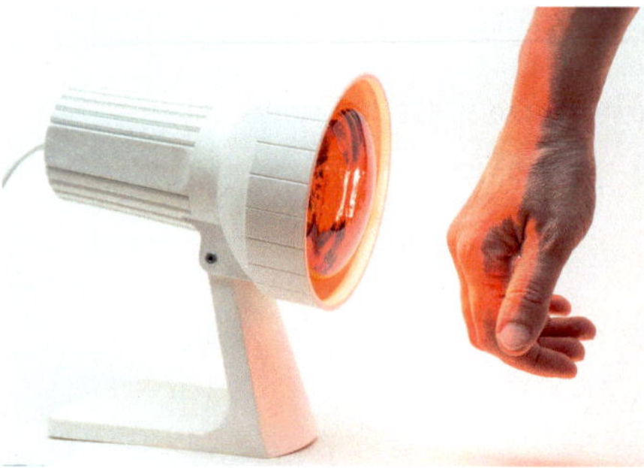

Abb. 1 Rotlichtlampe

Wirkung: Wärme erweitert Blutgefäße, was Durchblutung, Stoffwechsel und Selbstheilung fördert. Sie lockert verspannte Muskulatur. Chronische Entzündungen werden aktiviert, d. h. „akuter" und wirksamer bezüglich der Gewebereparatur.

Art der Anwendung: Wärmflasche, Gelkissen, Körnerkissen, Infrarotlampe, Teil- oder Vollbad, Sauna, durchblutungsfördernde Salbe oder Pflaster

Indikationen: Myogelosen, chronische Entzündungen, Arthrose (außer aktivierte Arthrose)

Kontraindikationen lokal: akute Entzündung, Verletzung, offene Wunde, Blutung, Hauterkrankung, akute Schmerzen; **systemisch** (bei Ganzkörperanwendung): Herzschwäche, chronische Entzündung, Infektionskrankheit, zu niedriger Blutdruck mit Kollapsneigung, Osteosynthesematerial, TEP und Herzschrittmacher (Metallteile erhitzen sich); vorsichtige Anwendung in der Schwangerschaft, um keine Wehen auszulösen

Nebenwirkungen: Schmerz und Entzündung können sich verstärken. Der Blutdruck kann ansteigen oder abfallen. Wärmesalben können Juckreiz und allergische Reaktionen hervorrufen.

Cave: Zu heiße Anwendungen können zu gefährlichen Verbrennungen führen. Das betrifft v. a. Patienten mit Empfindungsstörungen der Haut wie Diabetiker mit Nervenschäden. Säuglinge und Patienten, die sich nicht ausreichend äußern können, sind ebenfalls stark gefährdet.

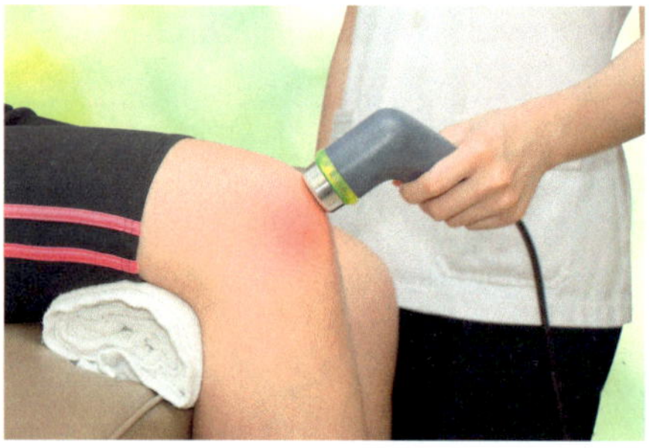

Abb. 2 Ultraschall-Therapie

3.3.2 Hochfrequenztherapie und therapeutischer Ultraschall

Wirkung: Auch die Hochfrequenztherapie, im Alltag oft Kurzwellen-, Mikrowellentherapie oder vereinfacht „Bestrahlung" genannt, erwärmt Gewebe. Sie erreicht ggf. tiefer gelegene Gewebsschichten als die einfache Wärmetherapie mit Körnerkissen und anderen Auflagen. Therapeutischer Ultraschall, der mit Spezialgeräten durchgeführt wird, wirkt über eine Art „tiefe Vibrationsmassage" des Gewebes ebenfalls wärmend.

Cave: Nebenwirkungen und Kontraindikationen entsprechen der Wärmetherapie. Die Wachstumszonen der Knochen bei Kindern werden nicht behandelt.

3.3.3 Kältetherapie

Wirkung: Kälte bewirkt eine Gefäßverengung und damit eine geringere Durchblutung. Das wirkt bei akuter Anwendung Schwellung, Schmerz und Blutungen bzw. einer Hämatombildung entgegen. Juckreiz und Entzündungen werden gemildert.

Art der Anwendung: kalte Auflagen (nasses Tuch oder Gelkissen), Kältespray (sog. Vereisungsspray), Wasser (als Teilbad oder fließend)

Indikationen: Akuttherapie leichter Hautverletzungen und -entzündungen (Sonnenbrand, Insektenstich, Verbrühung, Verbrennung) und des Bewegungsapparates (Prellung, Distorsion)

Kontraindikationen: offene Verletzungen, Säuglinge, Empfindungsstörungen und die Unfähigkeit, sich bei Unwohlsein passend zu äußern (siehe Wärmetherapie)

Nebenwirkungen: Frieren, bei falscher Anwendung Unterkühlung bzw. Erfrierungen. Kühlauflagen aus Sicherheitsgründen nicht im Tiefkühlfach lagern, sondern im Kühlschrank bei mindestens +4 °C. Zwischen Kühlauflage und Haut wird ein trockenes Tuch gelegt.

Kälteanwendung

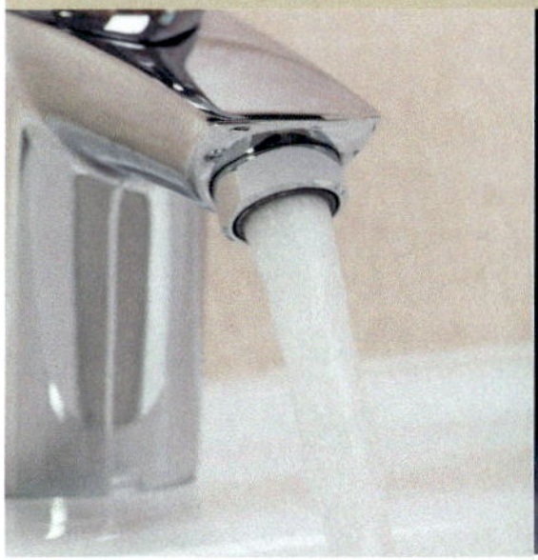

Wasser: zum Kühlen als fließender Strahl oder als Teilbad

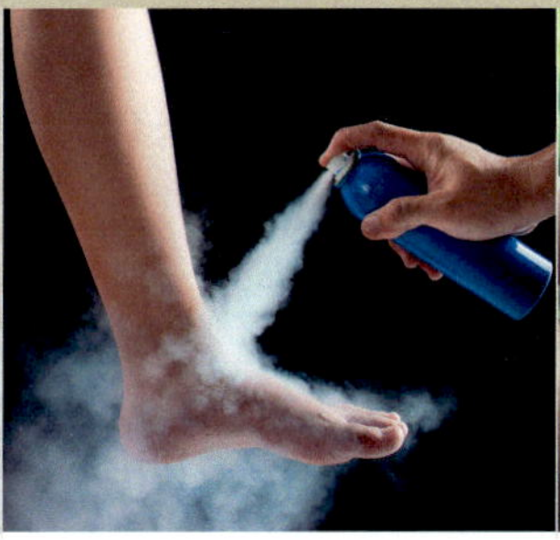

Vereisungsspray: schnelles Kühlen zur Schmerzstillung bei Sportverletzungen

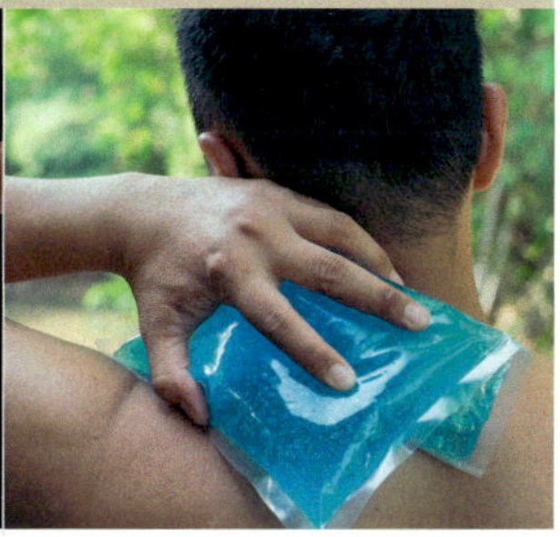

Kühlkompresse: mit Gel gefüllt, für Wärme- und Kältetherapie geeignet; gibt es auch für eine bestimmte Körperregion passend gefertigt

3.3.4 Elektrotherapie: Reizstrom und TENS

Wirkung: Durch verschiedenartige elektrische Ströme kann eine vermehrte Muskelaktivität, aber auch eine Schmerzlinderung erreicht werden.

Art der Anwendung: Reizstromgeräte und **TENS**-Geräte

Indikationen: manche Lähmungen, bei TENS chronische, lokalisierte Schmerzen

Kontraindikationen: Herzschrittmacher, offene Wunden, Hautkrankheiten, Schwangerschaft

Nebenwirkungen: Kribbeln und Taubheitsgefühl, bei falscher Anwendung auch Schmerzen; bei Anwendung im HWS-Bereich Kopfschmerzen und Schwindelgefühl

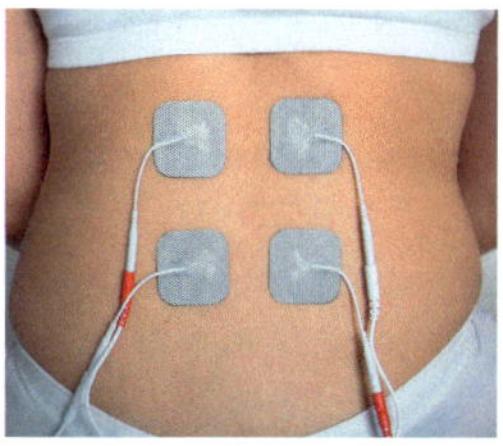

Abb. 1 TENS-Klebeelektroden bei Rückenschmerzen

3.3.5 Licht- und UV-Licht-Bestrahlung (Phototherapie)

Wirkung: Licht und UV-Licht kann die Haut durch verstärkte Durchblutung wärmen. Licht regt die Haut zur Bräunung und Verdickung als natürliche Lichtschutzmaßnahmen an und kann sie weniger entzündungsbereit machen. Die hauteigene Vitamin-D-Bildung wird durch UV-B-Licht-Bestrahlung angeregt.

Art der Anwendung: Meistens wird UV-A-Licht angewendet, das weniger leicht Sonnenbrand auslöst als UV-B-Licht. Die Wirkung auf die Haut kann durch bestimmte Medikamente und durch Baden mit Spezialzusätzen vor der Bestrahlung erhöht werden.

Indikationen: chronische Hautkrankheiten wie Neurodermitis und Psoriasis (Schuppenflechte), zur Sonnengewöhnung auch bei der sog. Sonnenallergie

Kontraindikationen: lichtbedingte Hautschäden, Hautkrebs, auch in der Familie; Immunschwäche, z. B. durch bestimmte Medikamente, weil dann die Abwehr von Krebszellen, auch Hautkrebszellen, geschwächt ist

Nebenwirkungen: Sonnenbrand, Verschlimmerung der Beschwerden bei zu starker Lichtintensität, verstärkte Hautalterung und andere lichtbedingte Hautschäden, Hautkrebs, grauer Star (Linsentrübung) bei fehlendem Augenschutz

Besonderheit: Phototherapie kann mit Bestrahlungsgeräten durchgeführt werden, aber auch am Meer stattfinden. Das Tote Meer wird zur Klima- und Lichttherapie bei Hautkrankheiten empfohlen, da das Sonnenlicht (als fast reines UV-A-Licht) dort besonders gut verträglich ist.

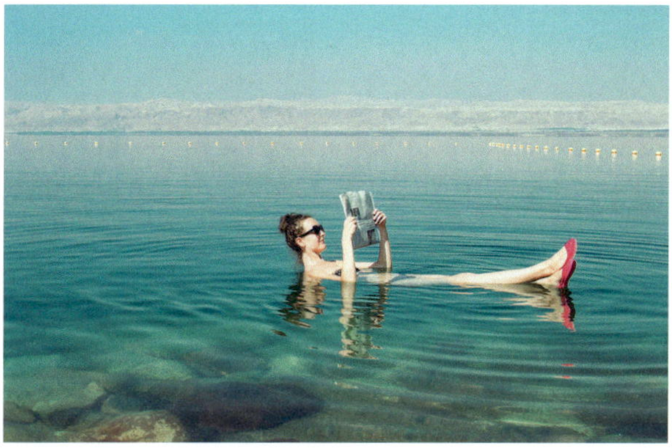

Abb. 2 Phototherapie am Toten Meer

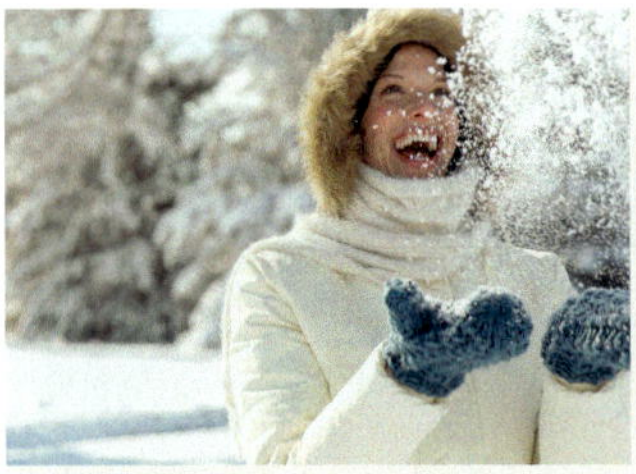

Abb. 1 Bewegung im Freien hebt die Stimmung.

Saisonabhängige Depression bedeutet, dass es vielen Menschen im Winter an Stimmung und Antrieb mangelt. Helles Licht vermehrt bestimmte Überträgerstoffe des Gehirns, die für Wohlfühlen, Initiative und Aktivität wichtig sind. Ein Aufenthalt im Freien ist selbst an trüben Tagen wirksam gegen den Lichtmangel und seine deprimierende Wirkung. Noch besser hilft Licht zusammen mit Bewegung. Speziallampen, die besonders helles Licht ausstrahlen, wirken unterstützend. Wird das Wintertief zur Krankheit, ist eine ärztliche Behandlung ratsam.

3.3.6 Lasertherapie

Abb. 2 Sicherheitswarnzeichen vor Laserstrahl

Wirkung: Der Begriff Laser steht für stark gebündeltes, sehr energiereiches Licht. Die Lasertherapie ist daher eine abgewandelte Form der Lichttherapie. Das verstärkte Licht kann Gewebe gezielt schädigen oder verändern. Je nachdem, wie das Gerät den Laserstrahl erzeugt, heißt der Laserstrahl Argon-Laser, CO_2-Laser usw.

Art der Anwendung: Laser können zu chirurgischen Zwecken ähnlich wie feine Skalpelle (chirurgische Messer) eingesetzt werden. Das Blutungsrisiko ist beim Lasern gering. Pigmente, d. h. körpereigene und -fremde Farbstoffe, sowie Blutgefäße können zerstört werden.

Indikationen: Laser werden therapeutisch und kosmetisch eingesetzt, z. B. am Auge (Netzhautablösung, Diabetes-Schäden, Hornhautchirurgie), an der Haut (Entfernung von Altersflecken, erweiterten Äderchen, Blutschwämmchen, Tumoren, Tätowierungen) oder im Magen-Darm-Trakt (Stillung von Magenblutungen).

Kontraindikationen: Schwangerschaft, Ekzeme, Entzündungen, Neigung zu starker Narbenbildung. Bei unklarer Diagnose gilt: Wird ein „Pigmentfleck" entfernt, indem das Pigment zerstört wird, muss zuvor klar sein, dass kein Hautkrebs vorliegt.

Nebenwirkungen: Narbenbildung, Pigmentveränderungen, Schmerzen

Besonderes: Der Blick in einen Laserstrahl kann die Augen stark schädigen. Werden Tätowierungen gelasert, gelangt der zerkleinerte Farbstoff in die Lymphknoten; er bleibt also lebenslang im Körper, auch bei Unverträglichkeit oder Allergie.

3.4 Physiotherapie

Das große Gebiet der Physiotherapie umfasst vielfältige Behandlungsverfahren und -methoden, die auf aktiver und passiver Bewegung beruhen. Physiotherapie wird im Rahmen der Prävention, der Therapie und der **Rehabilitation** eingesetzt.

3.4.1 Klassische Massage

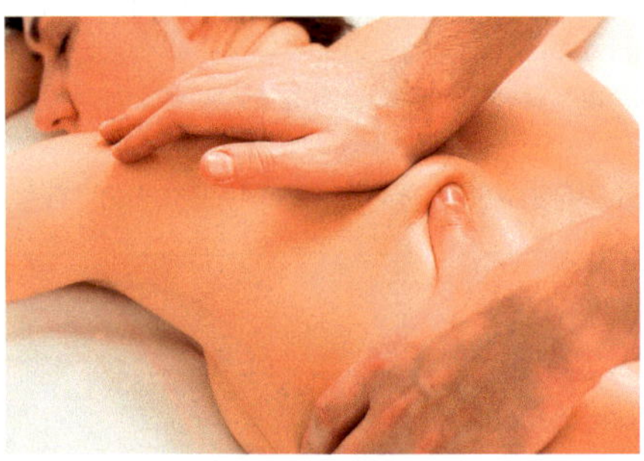

Abb. 3 Durch Massage wird die Muskulatur gelockert.

Bei der klassischen Massage behandelt der Therapeut das Gewebe durch spezielle Handgriffe und Bewegungen. Er reibt, knetet, walkt, zupft oder klopft Körperpartien des Patienten nach speziellen Regeln. Das Behandlungsziel einer Teilmassage ist z. B. die Lockerung verspannter Muskulatur.

Die Beweglichkeit soll wiederhergestellt und Schmerzen sollen gelindert werden. Das Gewebe einschließlich der verhärteten Muskulatur wird gelockert und die gestörte Durchblutung verbessert.

Ein zusätzlicher Effekt von Massagen kann eine allgemeine, körperlich-seelische Entspannung sein. Oft wird Massage als erholsame „Streicheleinheit“ empfunden. Ganzkörpermassagen sind Wellnessmaßnahmen und daher nicht verordnungsfähig.

Die Faszientherapie ist eine Massagetechnik, die auch als Bindegewebsmassage bezeichnet wird. Sie dient der Lockerung verhärteter und verspannter Muskeln und der sie umgebenden Gewebe.

3.4.2 Bewegungstherapie (Krankengymnastik)

Bewegungstherapie, die sog. Krankengymnastik, ist ein großer und wichtiger Teil der Physiotherapie. Um die Belastbarkeit, Kraft und Beweglichkeit des Patienten bzw. erkrankter Körperbereiche zu verbessern, erhält er Anleitung und Hilfe bei entsprechenden Übungen. Er lernt auch, Bewegungsübungen selbstständig durchzuführen, um den Therapieerfolg dauerhaft zu sichern. Art und Intensität der Bewegungstherapie werden dem einzelnen Patienten angepasst. Sie richtet sich nach Allgemeinzustand, Diagnose und Genesungsfortschritt.

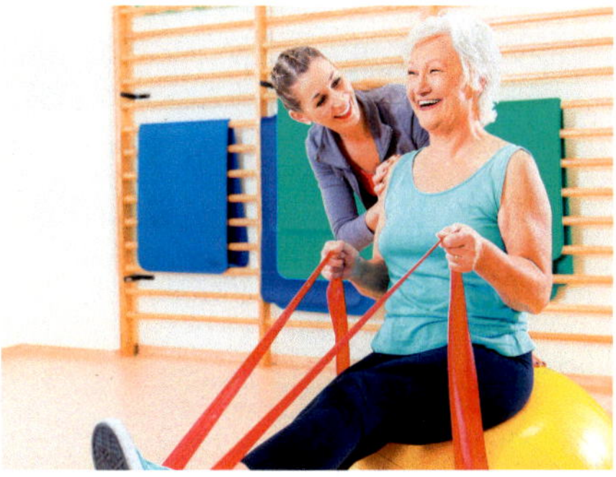

Abb. 1 Bewegungstherapie mit dem Gymnastikband

Der Therapeut bringt seine erlernten Methoden und persönlichen Erfahrungen in die Planung und Durchführung der Therapie ein. Krankengymnastik kann und soll Sport nicht ersetzen, sondern ergänzen und körperliches Training, z. B. nach Verletzungen, wieder ermöglichen. Auf die Krankengymnastik beim Physiotherapeuten sollte „Gesundengymnastik“, z. B. im Fitnessstudio oder Sportverein, folgen.

3.4.3 Manuelle Therapie und Osteopathie

Der Begriff manuelle Therapie bedeutet: Behandlung mit den Händen. Dadurch soll die Beweglichkeit bzw. Funktion von Muskeln und Gelenken verbessert werden. Ziel ist es auch, verspannte, verhärtete und schmerzende Muskulatur zu lockern.

Dabei können Gelenke direkt beeinflusst werden (sog. Einrenken, bei dem ein Knacken hörbar wird); dies wird meistens von Ärzten durchgeführt. Man spricht auch von Chiropraxis (griech. Anwendung der Hände). Oft hierbei wird vom Lösen von Gelenkblockaden gesprochen.

Bei der **manuellen Therapie**, die viele Physiotherapeuten durchführen, werden Muskulatur und Gelenke über die Weichteile beeinflusst.

Die Therapierichtung **Osteopathie** (wörtl. Knochenleiden) ist eine Variante der manuellen Therapie. Dabei sollen über Muskeln und sonstige Weichteile wie Faszien nicht nur der Bewegungsapparat, sondern auch die Funktion innerer Organe verbessert werden. Dabei nutzt man die Tatsache, dass bestimmte Wirbelsäulenbereiche nervlich mit bestimmten inneren Organen „verschaltet“ sind. Mit der Osteopathie verwandt sind craniosacrale und Atlastherapie. All diese Therapieformen dienen der Funktionsverbesserung und Schmerzreduktion.

3.4.4 Lymphdrainage

Lymphgefäße
→ LF 5, S. 240

Lymphgefäße sind dünne Bahnen im Körper, die Flüssigkeit aus dem Gewebe in den Blutkreislauf leiten. Die Lymphdrainage, wörtlich Entwässerung über die Lymphwege, ist eine spezielle Massageform. Sie hat das Ziel, durch Lymphstau bedingte Schwellungen bzw. Ödeme zu bessern. Sie wird z. B. nach Brustamputationen angewendet, da bei Brustkrebs in manchen Fällen Lymphknoten entnommen und Lymphbahnen unterbrochen werden müssen. Der Verlust von Lymphgefäßen führt oft zum Flüssigkeitsstau im Arm der operierten Seite. Die manuelle, d. h. mit den Händen durchführte, Lymphdrainage erleichtert den Abfluss der im Gewebe gestauten Flüssigkeit in Richtung Herz. Sie dient nicht der Therapie anderer Ödem-Arten, z. B. bei Übergewicht. Bei Ödemen aufgrund von Entzündungen oder Varizen (Krampfadern) ist eine kausale Therapie indiziert.

→ Terminologie: Physikalische Therapie und Physiotherapie

Frequenz	Wellen-Häufigkeit pro Sekunde (Einheit Hertz bzw. Hz)
Hz (nach H. Hertz)	Hertz; Maßeinheit für Frequenz (1 Hz = 1 Welle/s)
ionisierende Strahlen	energiereiche Strahlen, die Zellen schädigen können
Laser	energiereicher, stark gebündelter Lichtstrahl
Lymphdrainage	Massagetechnik zur Verbesserung des Lymphabflusses
manuelle Therapie	spezielle Physiotherapie durch Handgriffe des Therapeuten
Mutation (Verb **mutieren**)	Veränderung der Erbsubstanz
Ödem	Flüssigkeitsansammlung im Gewebe
Osteopathie	physiotherapeutische Methode, verwandt mit manueller Therapie
physikalische Therapie	Behandlung mit Nutzung physikalischer Einflüsse
Physiotherapie	Bewegungstherapie und andere Therapien, die auf aktiver und passiver Bewegung beruhen
Rehabilitation	möglichst weitgehende Wiederherstellung der Gesundheit und Arbeitskraft nach Krankheit
Röntgenstrahlen	energiereiche Strahlen zur medizinischen Bildgebung
TENS	**t**ranskutane **e**lektrische **N**erven**s**timulation; Therapiemethode, die mit leichten Dauerströmen Schmerzen lindert

Aufgaben

1 Welche Wirkungen hat Wärme auf Gewebe?
2 Welche Indikationen für lokale Wärmetherapie kennen Sie?
3 Unter welchen Umständen ist Wärmetherapie kontraindiziert?
4 Welche Wirkungen hat Kälte auf Gewebe?
5 Welche Indikationen und Kontraindikationen gelten für die Kältetherapie?
6 Nennen Sie Vorsichtsmaßnahmen bei der Kältetherapie.
7 Erklären Sie das Prinzip der Lymphdrainage.

4 Arzneimittel

„Die Dosis allein macht das Gift."

Diesen Satz zum Thema Arzneimittel sagte Paracelsus, ein berühmter Arzt des Mittelalters. Die Aussage gilt immer noch. Selbst mit harmlos scheinenden Alltagsstoffen wie Zucker und Salz kann man sich vergiften bzw. durch übermäßigen Verzehr schaden. Oft ist von Gift in Nahrung und Umwelt die Rede, gleichzeitig liest man „unterhalb der Grenzwerte" – und hofft, dass so geringe Dosen nicht schaden.

Interaktive Übungen
→ S. 121, PagePlayer

Definition: Arzneimittel sind Stoffe und Zubereitungen von Stoffen, die dazu dienen,

- Krankheiten zu heilen, zu verhüten, zu lindern oder zu erkennen.
- die Beschaffenheit, den Zustand oder die Funktion des Körpers oder der Seele zu erkennen oder zu beeinflussen.
- körpereigene Stoffe zu ersetzen.

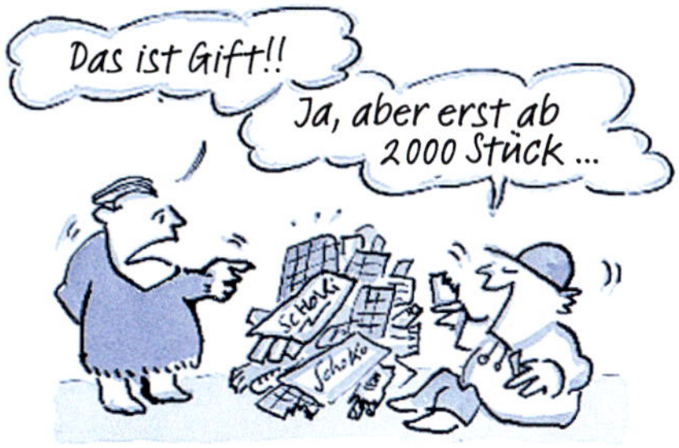

Arzneimittel heißen auch **Medikamente** oder **Pharmaka**. In Deutschland dürfen nur Apotheker Arzneimittel entwickeln, zubereiten, lagern und abgeben. Fast alle Arzneimittel sind heute Fertigarzneimittel. Das sind abgepackte Medikamente, die von der pharmazeutischen Industrie hergestellt werden. Sie werden vom Großhandel an Apotheken geliefert und dort an Patienten abgegeben. Individuelle Salbenmischungen, die z. B. Hautärzte verordnen, werden weiterhin in Apotheken zubereitet.

Für alle Arzneimittel gilt das **Arzneimittelgesetz (AMG)**. Es regelt Herstellung, Prüfung, Zulassung, Registrierung, Verschreibung und Abgabe der in Deutschland erhältlichen Medikamente. Das AMG regelt auch die Gebrauchsinformation, die jedem Medikament beiliegt. Vereinfacht wird sie „Beipackzettel" genannt.

Beispiele für verschiedene Arzneimittelanwendungen	
1. **Heilung, Verhütung, Linderung oder Erkennung von Krankheiten**	– Antibiotika: Therapie bakterieller Infektionen – Cholesterinsenker: Verhütung von Herzinfarkten – Vitamin-D-Gabe an Säuglinge: Schutz vor Rachitis – Schmerzmittel: Linderung von Gelenkbeschwerden – Morphin: Linderung der Atemnot bei Sterbenden – Kontrastmittel: Verbesserung der Darstellung von z. B. Blutgefäßen bei Röntgen- oder MRT-Aufnahmen
2. **Erkennung bzw. Beeinflussung der Beschaffenheit oder Funktion des Körpers oder der Seele**	– radioaktive Stoffe zur Schilddrüsendiagnostik/-therapie – Farbstoffe zur Erkennung von Epithelschäden am Auge – Medikamente zur Pupillenerweiterung für die Diagnostik – verschiedene Psychopharmaka zur Milderung von z. B. Depression, Schlaflosigkeit, Wahnzuständen
3. **Ersatz körpereigener Stoffe**	– Schilddrüsenhormone bei Schilddrüsenunterfunktion – Insulin bei Diabetes mellitus Typ 1 – weibliche Geschlechtshormone bei Wechseljahresbeschwerden – Augentropfen als Tränenersatz bei trockenen Augen – Gerinnungsstoffe für Bluter

Lebensmittel (auch Nahrungsergänzungsmittel und Sportlernahrung), Kosmetika und Medizinprodukte sind keine Arzneimittel. Dies gilt auch, wenn sie die gleichen Inhaltsstoffe wie Medikamente haben. Einige Vitamine und Mineralstoffe gibt es als Nahrungsergänzungsmittel und als Arzneimittel. Bei den Nahrungsergänzungsmitteln fehlt die ausführliche Gebrauchsinformation. Beim Einkauf von Arzneimitteln z. B. im Drogeriemarkt fehlt die Beratung durch den Apotheker.

Bundesinstitut für Arzneimittel und Medizinprodukte (BfArM): **www.bfarm.de**

Das Arzneimittelgesetz ist mit dem **Medizinproduktegesetz (MPG)** eng verbunden. Medizinprodukte (MP) wie Herzschrittmacher und Gelenkprothesen werden zu ähnlichen Zwecken, nämlich zur Heilung oder Linderung von Krankheiten, in den menschlichen Körper eingebracht. Enthält ein MP zusätzlich Arzneistoffe, z. B. ein Intrauterinpessar (eine sog. Spirale) Hormone zur Empfängnisverhütung, gilt für dieses Produkt das Arzneimittelgesetz. Das Bundesinstitut für Arzneimittel und Medizinprodukte (BfArM) als selbstständige Bundesoberbehörde des Bundesministeriums für Gesundheit ist für beide Produktgruppen zuständig.

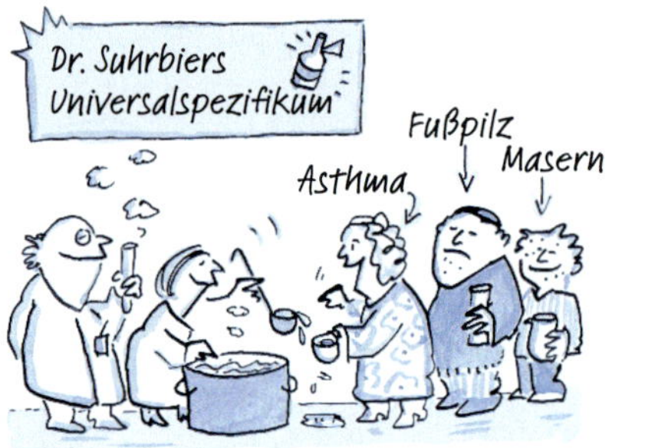

Gesetze regeln auch die Werbung für Medikamente. In Deutschland darf sich Werbung für verschreibungspflichtige Medikamente, z. B. für Antidepressiva oder Cholesterinsenker, nicht an Patienten oder ihre Angehörigen richten. Heilungsversprechen wie „hiermit nehmen Sie sicher ab" und Vergleiche wie „das Beste gegen Heuschnupfen" sind untersagt. Allerdings wird in der Werbung oft eine Wirkung angedeutet im Sinne von „Ich nahm 80 Kilo ab", „Endlich war ich schmerzfrei".

4.1 Zusammensetzung von Arzneimitteln

Arzneimittel bestehen aus Wirkstoff(en) und Hilfsstoff(en). Der **Wirkstoff** ist der Stoff bzw. die Substanz in einem Arzneimittel, welche die Wirkung hervorruft. Wirkstoffe haben einen international verwendeten Namen, den **Generic Name**. Die Generic Names erleichtern die internationale Kommunikation über Medikamente. Beispielsweise ist der Generic Name des bekannten Arzneimittels Aspirin® **Acetylsalicylsäure (ASS)**, auf Englisch Acetylsalicylic Acid. Im Gegensatz zum Markennamen Aspirin® dürfen den Generic Name alle Hersteller verwenden.

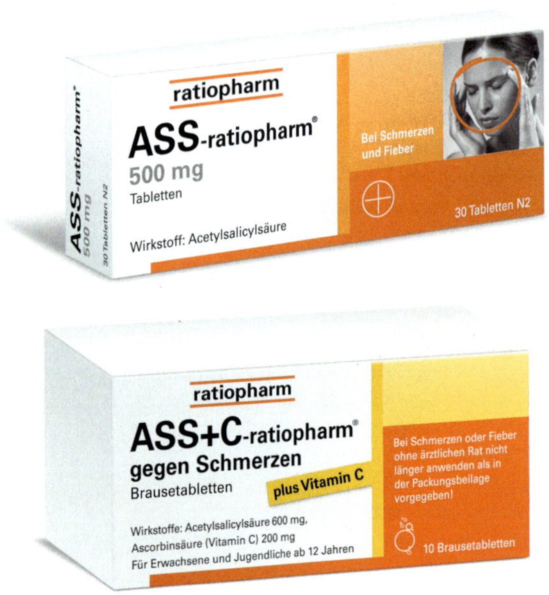

Abb. 1 Mono- und Kombinationspräparat

Fast alle Arzneimittel enthalten außer dem oder den Wirkstoffen auch **Hilfsstoffe**. Sie beeinflussen die Eigenschaften der Medikamente wie Geschmack, Farbe, Löslichkeit und Haltbarkeit. So kann z. B. ein bitterer Wirkstoff mit Zucker überzogen werden, um die Einnahme zu erleichtern. Sogenannte Sprengmittel bewirken, dass sich Brausetabletten schnell und sprudelnd auflösen. Farbstoffe, Konservierungsstoffe und andere Hilfsstoffe geben Medikamenten die gewünschten Eigenschaften. Alle Inhaltsstoffe müssen in den Arzneimittellisten und -datenbanken sowie in der Gebrauchsinformation angegeben werden. Dadurch können Ärzte und Patienten Substanzen, die unverträglich oder unerwünscht sind, meiden. Viele Tabletten enthalten als Füllstoff Laktose (Milchzucker). Die geringen Mengen werden auch bei Laktoseintoleranz (Milchzuckerunverträglichkeit) problemlos vertragen.

Enthält ein Medikament nur einen Wirkstoff, so ist es ein **Monopräparat**, z. B. ASS-ratiopharm® 500 mg. Enthält es zwei oder mehr Wirkstoffe, ist es ein **Kombinationspräparat**, z. B. ASS+C-ratiopharm®. Kombinationspräparate können die Anzahl an Tabletten, die ein Patient einnimmt, senken. Durch die zusätzlichen Inhaltsstoffe können aber auch mehr Neben- und Wechselwirkungen entstehen. Wird nur eine Substanz benötigt, ist ein Monopräparat sinnvoller und sicherer.

4.2 Generika

Die Entwicklung eines neuen Arzneimittels dauert viele Jahre und ist sehr teuer. Die Kosten müssen Pharmaunternehmen durch den Verkauf des neuen Medikaments finanzieren. Darüber hinaus wollen sie Gewinne erzielen. Ein Hersteller, der ein neues Medikament entwickelt hat, bekommt darauf 20 Jahre Patentschutz. Das bedeutet, dass nur der Originalhersteller das Produkt unter dem Markennamen verkaufen darf. Bei Markteinführung sind bereits einige Jahre Patentschutz abgelaufen, sodass schon nach ca. 12 Jahren **Nachahmerpräparate** angeboten werden. Diese nennt man **Generika**, d. h. Medikamente mit demselben Wirkstoff unter anderem Namen. So wurde der Wirkstoff Atorvastatin, ein Cholesterinsenker, zuerst unter dem Markennamen Sortis® verkauft. Heute gibt es zahlreiche Generika, die den Wirkstoffnamen und den Namen der Herstellerfirma tragen, z. B. Atorvastatin-ratiopharm®. Das Originalpräparat ist meistens deutlich teurer als wirkstoffgleiche Generika. Oft enthalten Generika aber andere oder anders dosierte Hilfsstoffe als das Original. Dies kann sich auf Wirkungseintritt, -intensität, -dauer und Verträglichkeit positiv oder negativ auswirken.

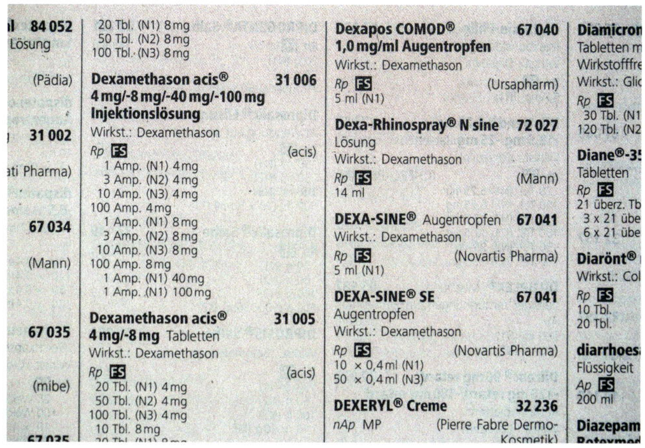
l 84 052
Lösung
(Pädia)
31 002
ati Pharma)
67 034
(Mann)
67 035
(mibe)

20 Tbl. (N1) 8 mg
50 Tbl. (N2) 8 mg
100 Tbl. (N3) 8 mg

Dexamethason acis® 31 006
4 mg/-8 mg/-40 mg/-100 mg Injektionslösung
Wirkst.: Dexamethason
Rp FS (acis)
1 Amp. (N1) 4 mg
3 Amp. (N2) 4 mg
10 Amp. (N3) 4 mg
100 Amp. 4 mg
1 Amp. (N1) 8 mg
3 Amp. (N2) 8 mg
10 Amp. (N3) 8 mg
100 Amp. 8 mg
1 Amp. (N1) 40 mg
1 Amp. (N1) 100 mg

Dexamethason acis® 31 005
4 mg/-8 mg Tabletten
Wirkst.: Dexamethason
Rp FS (acis)
20 Tbl. (N1) 4 mg
50 Tbl. (N2) 4 mg
100 Tbl. (N3) 4 mg
10 Tbl. 8 mg

Dexapos COMOD® 67 040
1,0 mg/ml Augentropfen
Wirkst.: Dexamethason
Rp FS (Ursapharm)
5 ml (N1)

Dexa-Rhinospray® N sine 72 027
Lösung
Wirkst.: Dexamethason
Rp FS (Mann)
14 ml

DEXA-SINE® Augentropfen **67 041**
Wirkst.: Dexamethason
Rp FS (Novartis Pharma)
5 ml (N1)

DEXA-SINE® SE 67 041
Augentropfen
Wirkst.: Dexamethason
Rp FS (Novartis Pharma)
10 × 0,4 ml (N1)
50 × 0,4 ml (N3)

DEXERYL® Creme 32 236
nAp MP (Pierre Fabre Dermo-Kosmetik)

Diamicron
Tabletten m
Wirkstofffre
Wirkst.: Glic
Rp FS
30 Tbl. (N1
120 Tbl. (N2
Diane®-3
Tabletten
Rp FS
21 überz. Tb
3 x 21 übe
6 x 21 übe
Diarönt®
Wirkst.: Col
Rp FS
10 Tbl.
20 Tbl.
diarrhoes
Flüssigkeit
Ap FS
200 ml
Diazepam

Abb. 1 Auszug aus ROTE LISTE® 2020 mit verschiedenen Generika

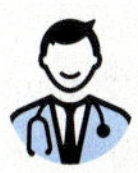

Das Gesetz schreibt Ärzten vor, dass sie gesetzlich Versicherten nur Wirkstoff und Dosierung (z. B. Ramipril 10 mg), Arzneimittelform (z. B. Filmtabletten) sowie die Menge (z. B. 100 Stück) verschreiben dürfen. Das Präparat, das der Patient erhält, muss der Apotheker gemäß den Rabattverträgen auswählen, welche die Krankenkasse des Patienten mit Pharmafirmen geschlossen hat. Der wiederholte Austausch wirkstoffgleicher Arzneimittel birgt jedoch Probleme: Manche Patienten nehmen neue, unbekannte Präparate nicht oder falsch ein. Fremde Namen begünstigen Verwechslungen. Fehler wie Weglassen oder Doppeleinnahme von Wirkstoffen kommen vor – mit z. T. gefährlichen Folgen.

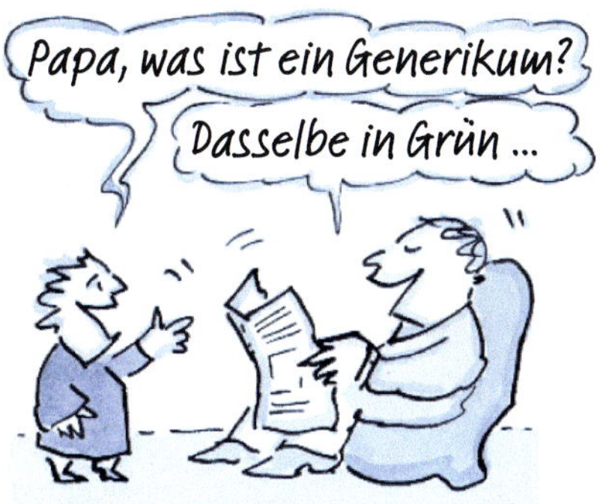

4.3 Arzneimittelformen (Applikationsformen)

Wirkstoffe werden nur ausnahmsweise als Reinstoff, z. B. als Pulver, verabreicht. Müsste der Patient von jedem verordneten Wirkstoff die einzelnen Dosen auf Milligramm oder Mikrogramm genau abwiegen, wären falsche Dosierungen und Vergiftungen häufig. Der schlechte Geschmack vieler Wirkstoffe würde die Einnahme von Pulvern erschweren. Die pharmazeutische Industrie stellt daher Fertigarzneimittel in vielen, zur jeweiligen Anwendungsart passenden und die Einnahme erleichternden Formen her. Die individuelle Herstellung von Arzneimitteln in Apotheken ist in der Regel sehr aufwendig und oft nicht kostendeckend. Deshalb werden Individual-Rezepturen, d. h. speziell für den Patienten hergestellte Arzneimittel, nur ausnahmsweise verordnet.

Es gibt feste, streichfähige, flüssige und gasförmige Arzneimittel:

Feste Arzneimittel

Bezeichnung (Abkürzung)		Beschreibung	Vorteile (V), Nachteile (N)
Tablette (Tbl.) **Filmtablette** **Brausetablette**	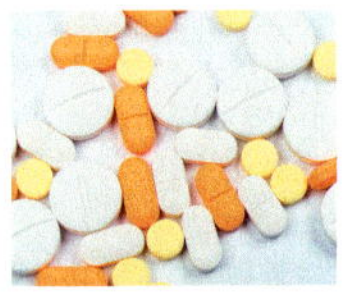	häufigste Arzneimittelform; Wirk- und Hilfsstoff(e) werden zusammengepresst und ggf. überzogen (Filmtabletten) oder mit sog. Sprengmitteln versetzt (Brausetabletten)	**V:** klein, leicht zu schlucken und zu dosieren, ggf. teilbar **N:** problematisch bei Patienten mit Schluckstörungen, Teilung ggf. schwierig
Dragee (Drg.)	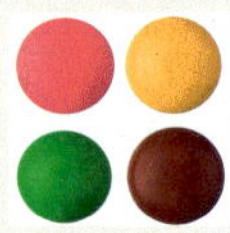	mit einer glatten Zuckerschicht überzogene Tabletten; das Dragieren ist ein Verfahren der Süßwarenindustrie (vgl. Smarties®)	**V:** wie Tabletten; Dragees sind glatter und süß, daher leichter zu schlucken. **N:** siehe Tabletten; nicht auflösbar
Retardtablette (Retardtbl.) **Retardkapsel (Retardkps.)**	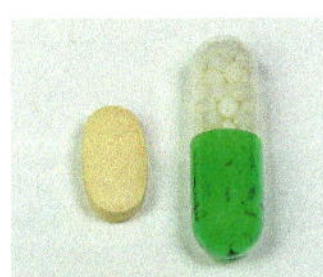	Tablette mit verzögerter **(retardierter)** Wirkstofffreisetzung	**V:** ersetzt mehrere Einzeldosen **N:** zu langsamer Wirkungseintritt bei akuten Beschwerden; nicht teilbar, da sich die Wirkstofffreisetzung sonst verändern kann
Kapsel (Kps.)	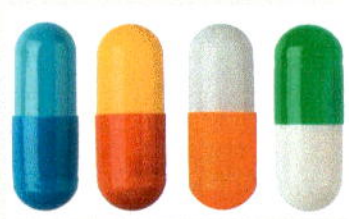	Pulver, Öl, Flüssigkeit oder Wirkstoffkörnchen (Granulat) in einer glatten, verdaulichen Hülle (z. B. aus Gelatine); es gibt Hart- und Weichkapseln	**V:** überdeckt den Geschmack und schützt den Inhalt, z. B. vor Magensäure **N:** viele Zusatzstoffe, groß; Gelatine ist für Muslime und Vegetarier bzw. Veganer nicht akzeptabel
Pulver	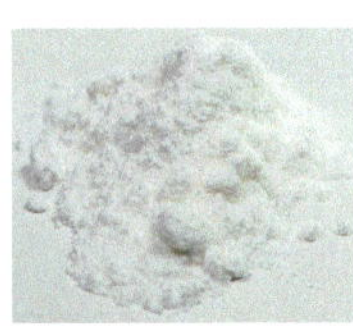	fein zermahlene feste Arzneistoffe oder feine Granulate	**V:** leicht herzustellen (sehr alte Arzneiform) **N:** ggf. schlechter Geschmack, ungenaue Dosierung
Suppositorium (Supp.) = Zäpfchen	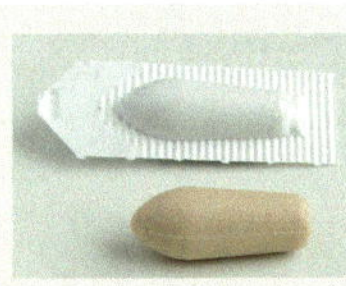	Zubereitung für die rektale Anwendung, d. h. zum Einführen in den After Vaginalsuppositorien zum Einführen in die weibliche Scheide	**V:** kein Schlucken nötig, der Patient kann z. B. vor einer OP nüchtern bleiben **N:** unangenehme Anwendung, muss kühl gelagert werden (fetthaltig)
Arzneimittelpflaster (TTS = transkutanes therapeutisches System)	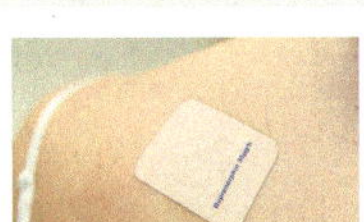	selbstklebendes Pflaster, aus dem der Wirkstoff langsam durch die Haut ins Blut gelangt	**V:** leicht anzuwenden, auch bei Schluckstörungen **N:** Wirkung und Nebenwirkung können nach Entfernung andauern; teuer
Teedrogen	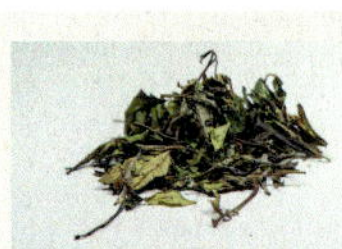	getrocknete Pflanzenteile wie Blätter, Samen, Rinde oder Früchte, aus denen ein Arzneitee zubereitet wird	**V:** natürliches Arzneimittel, leicht zuzubereiten **N:** meist nur gering wirksam, z. T. schlechter Geschmack

Streichfähige Arzneimittel

Sie dienen der äußerlichen Anwendung auf der Haut und haben zwei Effekte:

1. Sie pflegen die Haut.
2. Sie geben Wirkstoffe ab.

Die Wirkstoffe können nur wirken, wenn bei der Auswahl der Hautzustand (nässend, feucht, fettreich, fettarm) beachtet wird.

Bezeichnung (Abkürzung)		Beschreibung	Vorteile (V), Nachteile (N)
Salbe (Slb.) **Fettsalbe**	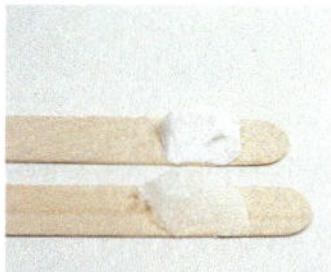	fettreiche Zubereitung mit wenig Wasser (Salbe) oder ganz ohne Wasser (Fettsalbe); Salben und Fettsalben lassen sich schlecht abwaschen	**V:** geeignet für trockene, fettarme Haut; Salben und Fettsalben haften und pflegen intensiv und anhaltend **N:** auf fettiger Haut bilden sich Komedonen („Pickel“)
Creme	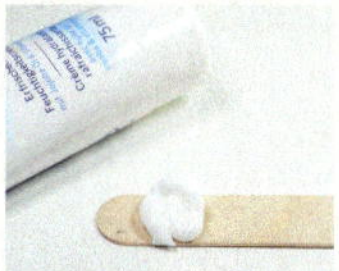	Cremes enthalten mehr Wasser als Salben und sind leichter abzuwaschen; Hinweis: Nicht jede „Creme“ ist eine Creme – Penaten®-Creme z. B. ist eine Paste und NIVEA®-Creme ist eine Salbe	**V:** pflegend und kühlend; gut als Feuchtigkeitscreme für Mischhaut und fettige Haut **N:** geringer, kurz anhaltender Pflegeeffekt
Paste	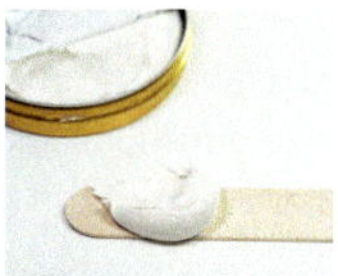	Pasten bestehen aus Salben oder Fettsalben und Puder; sie nehmen Flüssigkeit aus nässender Haut auf und wirken lindernd bei Entzündung	**V:** gute Austrocknungswirkung bei Entzündungen, z. B. im Windelbereich oder in Hautfalten **N:** auffallende weiße Farbe; ggf. zähe Konsistenz, schwieriges Auftragen
Gel	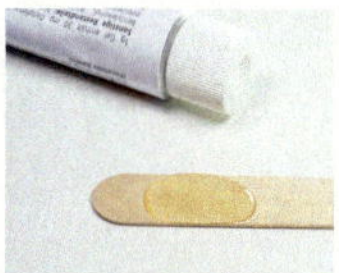	Gele sind fettfrei und wasserreich; sie enthalten ein sog. Gelgerüst, ähnlich einem Geliermittel, dieses bindet Wasser; Gele wirken kühlend	**V:** kühlende Wirkung bei Insektenstichen und Sonnenbrand; dies wird bei Lagerung im Kühlschrank verstärkt **N:** Wirkung hält nur kurz an; Gel trocknet die Haut aus

Flüssige Arzneimittel

Bezeichnung (Abkürzung)		Beschreibung	Vorteile (V), Nachteile (N)
Lösung (Lsg.) **Tinktur**	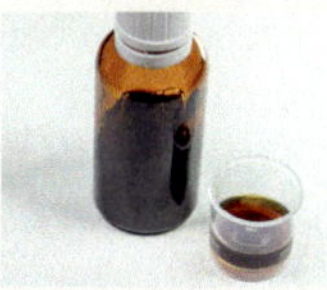	Lösungen bestehen aus Wasser oder einer Wasser-Alkohol-Mischung mit einem oder mehreren Wirkstoffen; Tinkturen bestehen aus Alkohol und z. B. Pflanzenauszügen	**V:** je nach Herstellerangabe innerlich oder äußerlich anwendbar; verteilen sich gut, dringen in Hautritzen ein (Vorteil bei Fußpilztherapie); Tinkturen sind lange haltbar **N:** trocknen die Haut aus
Injektionslösung **Infusionslösung**	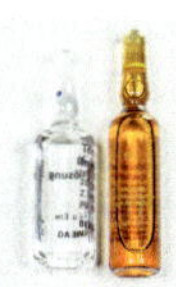	wässrige Lösungen; sie enthalten NaCl 0,9 % mit oder ohne Wirkstoff(e) bzw. Nährstoff(e) oder reines Wasser mit Nähr- oder Wirkstoff(en)	**V:** schneller, sicherer Wirkeintritt durch Einspritzen (Injektion) oder Einleitung, z. B. in eine Vene (Infusion) **N:** großer Aufwand und sterile Bedingungen nötig
Suspension	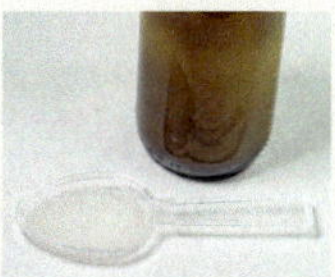	pulverförmige Feststoffe sind in einer Flüssigkeit verteilt, z. B. Zink-Schüttelmixtur Anwendung auf der Haut, Antazida sowie Antibiotikazubereitungen („Säfte“) zum Einnehmen	**V:** die flüssige Form erleichtert die Einnahme bzw. das Auftragen **N:** die einzunehmende Menge ist relativ groß, die Suspension ist nur kurz haltbar; Schütteln vor der Anwendung ist notwendig

Gasförmige Arzneimittel			
Bezeichnung (Abkürzung)		**Beschreibung**	**Vorteile (V), Nachteile (N)**
Gas	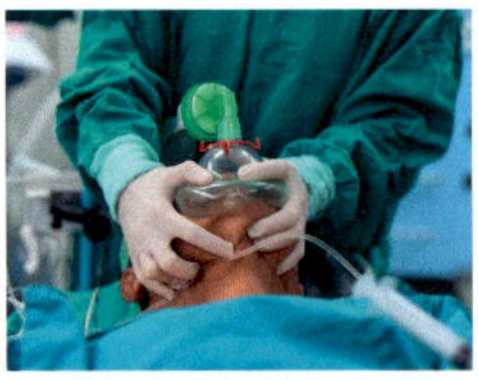	gasförmige Arzneimittel werden in die Atemluft gemischt und vom Patienten eingeatmet; sie dienen v. a. als Narkosegase bei Operationen; Sauerstoff wird vielfältig eingesetzt	**V:** Dosis und Wirkung sind durch den Narkosearzt gut zu steuern **N:** nur mit speziellen Geräten anwendbar; der Übertritt in die Raumluft belastet das Personal
Aerosol	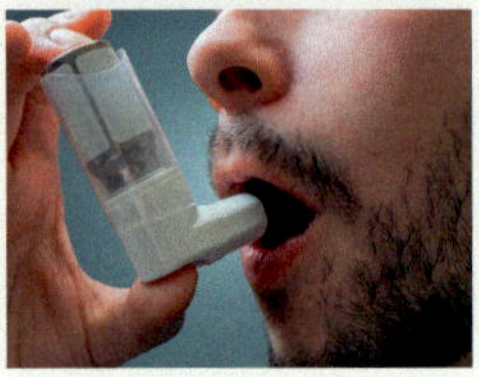	in Gas verteilter flüssiger oder fester Stoff; Anwendung als Dosieraerosol, als Pulverinhalator oder mithilfe eines Inhaliergeräts (Verneblers) v. a. in der Asthma-Therapie	**V:** lokale Therapie der Atemwege **N:** ggf. schwierig anzuwenden; bei falscher Anwendung kann die Wirkung ausbleiben; lokale und systemische Nebenwirkungen sind möglich

4.4 Arzneimittellagerung

Alle Arzneimittel müssen kühl, d. h. nicht über Zimmertemperatur, licht- und staubgeschützt gelagert werden. Sie sind stets für Kinder, aber auch für Unbefugte wie Medikamentenabhängige unzugänglich aufzubewahren. Daher sind nur Schränke zur Medikamentenaufbewahrung geeignet. Die Lagerung muss so erfolgen, dass das Praxispersonal die Mittel leicht und schnell findet.

Medikamente können alphabetisch nach Präparatenamen oder nach Arzneimittelgruppen (z. B. Antibiotika, Asthmamittel, Salben, Schmerzmittel usw.) geordnet werden. Nach dem Prinzip **First-in-first-out** wird jeweils die älteste Packung nach vorn gelegt und zuerst entnommen. Der Arzneimittelschrank wird regelmäßig durchgesehen. Die Verfallsdaten werden kontrolliert und Abgelaufenes fachgerecht entsorgt.

Abfallentsorgung
→ LF 3, S. 114

MERKE Das Verfallsdatum ist kein Mindesthaltbarkeitsdatum wie bei Lebensmitteln. Arzneimittel dürfen nach Ablauf des Verfallsdatums nicht mehr verwendet werden.

Die Lagerungstemperatur weicht bei einigen Medikamenten ab; z. B. müssen Impfstoffe im Kühlschrank lagern (jedoch nicht in der Kühlschranktür oder im Gefrierfach). Jede Medikamentenpackung enthält die passenden Lagerungshinweise. Wurde ein Arzneimittel falsch aufbewahrt, z. B. ein Impfstoff eingefroren oder zu warm gelagert, und/oder ist die Qualität eines Medikaments erkennbar beeinträchtigt, so ist dieses zu entsorgen. Sprechstundenbedarf wird getrennt von Arzneimittelmustern aufbewahrt.

Präparate, die unter das **Betäubungsmittelgesetz (BtMG)** fallen, z. B. starke Schmerzmittel, einige Beruhigungs- und Narkosemittel, werden verschlossen gelagert. Sie dürfen ausschließlich Befugten zugänglich sein. Auch die Lagerung der BtM-Rezepte sowie die Vernichtung und Entsorgung abgelaufener oder nicht mehr benötigter BtM-Arzneimittel sind streng geregelt.

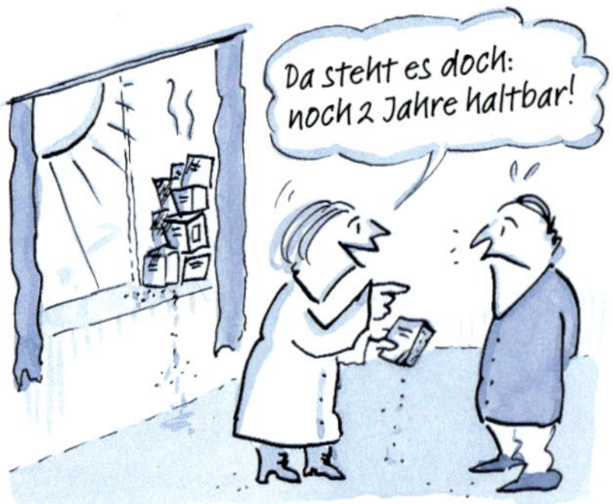

Bringen Patienten neue oder angebrochene Arzneimittelpackungen in die Praxis, so dürfen diese Medikamente nicht weitergegeben werden. Das AMG erlaubt nur Apothekern, Arzneimittel abzugeben. Eine Ausnahme bilden Ärztemuster. Ärzte können diese von Pharmafirmen in geringer Menge erhalten, um sich mit neuen Arzneimitteln vertraut zu machen. Ärztemuster sind als unverkäuflich gekennzeichnet.

4.5 Arzneimittelverpackung und Abgabevorschriften

Die Kartonverpackungen von Medikamenten dienen der übersichtlichen Lagerung, dem Licht- und Staubschutz sowie der Information. Sie enthalten auch die Packungsbeilage. Das Gesetz gibt vor, wie Arzneimittelpackungen zu beschriften sind.

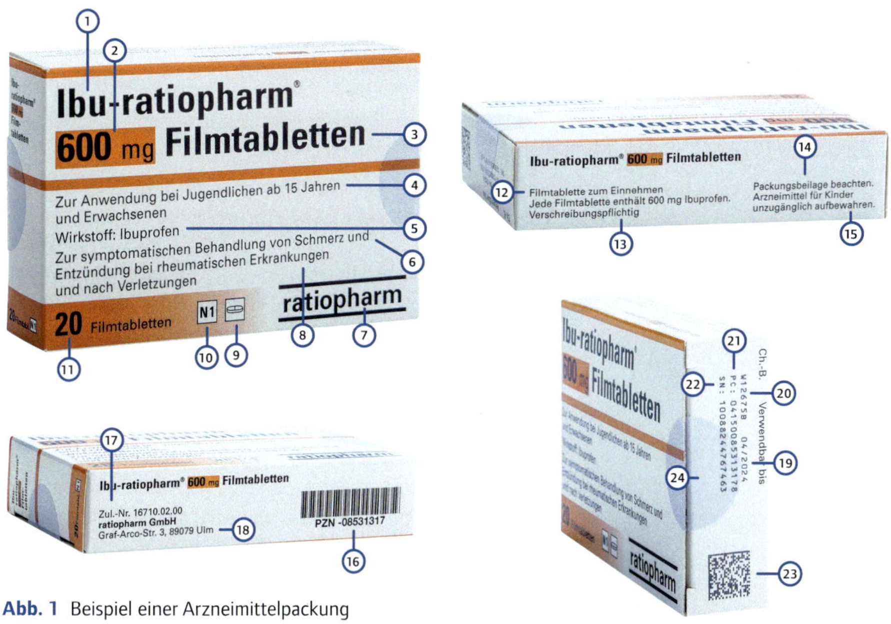

Abb. 1 Beispiel einer Arzneimittelpackung

1. Name des Arzneimittels
2. Wirkstoffgehalt je Einzeldosis
3. Applikationsform
4. Personengruppe, falls nicht für alle Altersklassen geeignet
5. Wirkstoff(e)
6. allgemeinverständliche Hinweise zur Anwendung
7. Name bzw. Logo der Herstellerfirma
8. Information in Blindenschrift
9. Symbol für die Applikationsform und mögliche Teilbarkeit
10. Packungsgröße als N (Normgröße); N1 für kurzfristige, N2 für mittelfristige und N3 für langfristige Behandlung
11. Packungsinhalt als konkrete Menge
12. Applikationsart
13. Abgabevorschrift (Ap, Rp oder BtM)
14. Hinweis auf die Packungsbeilage
15. Kinderschutzhinweis, ggf. auch Lagerungshinweis bezüglich Licht und Temperatur
16. PZN (Pharmazentralnummer) mit Strichcode
17. Zulassungsnummer
18. Herstelleradresse
19. Verfallsdatum, das bei richtiger Lagerung gilt, ggf. auch Haltbarkeit nach dem Öffnen der Packung, z. B. bei Augentropfen und Salben
20. Chargenbezeichnung

Sicherheitsmerkmale der Umverpackung (Pflicht seit 2019):

21. Produktcode
22. SN = Packungsnummer
23. Data Matrix Code
24. Klebesiegel

Ärztemuster werden als „unverkäufliches Ärztemuster" gekennzeichnet.

Abgabevorschriften von Arzneimitteln (Abkürzung)

Apothekenpflichtig (Ap)
Das Arzneimittel kann ohne Rezept, aber nur in Apotheken gekauft werden. Man nennt apothekenpflichtige Arzneimittel auch frei verkäufliche Arzneimittel.

Verschreibungspflichtig (Rp)
Abgabe des Arzneimittels nur gegen ärztliches bzw. zahnärztliches Rezept.

Betäubungsmittel (BtM)
Abgabe des Arzneimittels nur gegen vorschriftsmäßiges BtM-Rezept.

4.6 Packungsbeilage (Gebrauchsinformation)

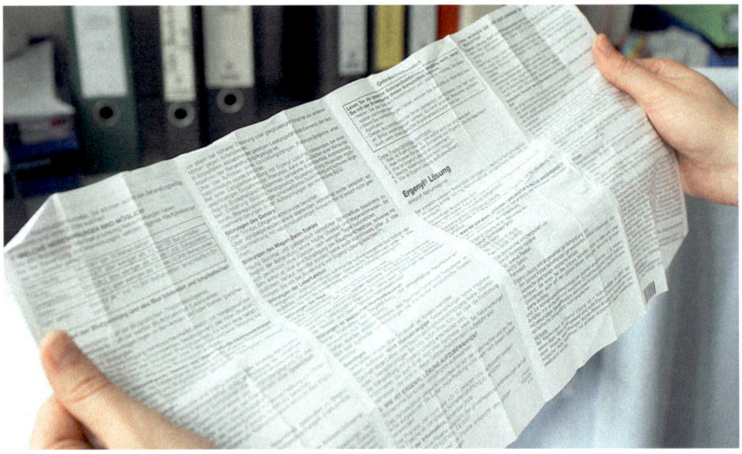

Abb. 1 Gebrauchsinformation eines Arzneimittels

Der Inhalt der Packungsbeilage (Gebrauchsinformation, Beipackzettel) ist im AMG geregelt. Das soll sicherstellen, dass die Anwender sachlich informiert werden und kein Hersteller die Risiken seines Produktes verharmlost. Auf der Verpackung und in der Werbung muss zum Lesen der Packungsbeilage aufgefordert werden. Aus rechtlichen und medizinischen Gründen ist die Packungsbeilage sehr ausführlich. Manchmal ist sie schwer verständlich und oft wirkt sie abschreckend auf den Patienten, der beim Lesen denkt: „So krank bin ich doch nicht, dass ich ein so riskantes Medikament einnehmen muss." Oft hilft es, wenn der Arzt dies schon bei der Verordnung anspricht und dem Patienten erklärt, dass er die Arzneimittelrisiken kennt, aber für ihn persönlich deutlich mehr Vor- als Nachteile sieht. Auch sollte der Arzt bei der Verordnung wichtige Gründe zum Absetzen des Medikaments (z. B. Hautausschlag) und zur Wiedervorstellung in der Praxis nennen.

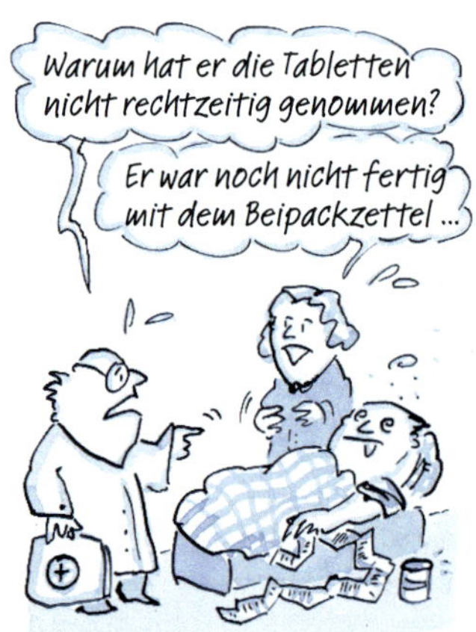
Warum hat er die Tabletten nicht rechtzeitig genommen?
Er war noch nicht fertig mit dem Beipackzettel ...

4.6.1 Indikation(en)

Die **Indikation** ist die Heilanzeige, d. h. der Grund für die Anwendung eines Arzneimittels oder einer medizinischen Maßnahme. Beispielsweise ist bei einer bakteriellen Mandelentzündung ein Antibiotikum indiziert. In der Gebrauchsinformation wird der deutsche Begriff „Anwendungsgebiete" für Indikationen verwendet.

4.6.2 Kontraindikation(en)

Kontraindikationen sind Gegenanzeigen, d. h. Umstände, welche die Anwendung eines Medikaments oder einer medizinischen Maßnahme verbieten. Es gibt **absolute Kontraindikationen** wie eine bekannte Penicillinallergie, welche die Anwendung von Penicillin in jedem Fall verbietet. Der Patient könnte durch das Medikament an einer schweren allergischen Reaktion sterben. Eine **relative Kontraindikation** schränkt die Anwendung ein, verbietet sie aber nicht völlig. Ein Diabetiker sollte kein Cortison erhalten, da das Hormon den Blutzuckerspiegel anhebt. Bei einer lebensbedrohlichen allergischen Reaktion kann Cortison dennoch gegeben werden, weil die Lebensrettung dann wichtiger ist als ein optimaler Blutzuckerspiegel. Cortison ist bei Diabetikern somit relativ, aber nicht absolut kontraindiziert.

4.6.3 Unerwünschte Arzneimittelwirkungen (Nebenwirkungen)

Unerwünschte Arzneimittelwirkungen (UAW) und **Nebenwirkungen (NW)** sind unbeabsichtigte Arzneimitteleffekte. Sie können bei bestimmungsmäßigem Gebrauch auftreten, aber auch bei Missbrauch und Sucht. Auch alltägliche Arzneimittel, die von vielen Menschen kaum noch als Medikamente empfunden werden, können ungünstig und sogar tödlich wirken. Man kann nach einer Ibuprofen-Schmerztablette an einer Magenblutung sterben, von Nasenspray abhängig werden und wegen eines müde machenden Erkältungssaftes einen Unfall verursachen.

Nebenwirkungen sind nicht von der erwünschten Wirkung eines Arzneimittels zu trennen. Manchmal muss sogar ein zweites Medikament gegen die Nebenwirkungen des ersten verordnet werden. Beispiele sind die Magenschleimhaut schützenden Säureblocker zu NSAR-Schmerzmitteln, z. B. Pantoprazol zu Diclofenac oder Ibuprofen. Auch die Einnahme eines zweiten Medikamentes kann Nebenwirkungen nicht sicher verhindern.

NSAR-Schmerzmittel
→ LF 4, S. 188

Die Gebrauchsinformation listet Nebenwirkungen nach ihrer Häufigkeit auf:

	Die Nebenwirkung tritt bei …
sehr häufig tritt mindestens bei jedem 10. Patienten auf	≥ 10 % der Patienten auf.
häufig tritt mindestens bei jedem 100. Patienten auf	≥ 1 % bis ≤ 10 % der Patienten auf.
gelegentlich tritt mindestens bei jedem 1 000. Patienten auf	≥ 0,1 % bis ≤ 1 % der Patienten auf.
selten tritt mindestens bei jedem 10 000. Patienten auf	≥ 0,01 % ≤ 0.1 % der Patienten auf.
sehr selten tritt mindestens bei jedem 100 000. Patienten auf	< 0,01 % der Patienten auf.

Die Zahlen und Informationen beruhen auf Erfahrungen mit dem jeweiligen Medikament. Sie stammen bei neuen Arzneimitteln zumeist aus Studien mit gesunden, freiwilligen Versuchspersonen. Seltene Nebenwirkungen kommen in kleinen Gruppen jedoch nicht vor und werden daher erst nach der Markteinführung erkannt. Eine Nebenwirkung, die bei etwa jedem 10 000. Patienten auftritt, fällt ggf. erst Jahre nach der Zulassung auf. Manche Produkte wurden deshalb vom Markt genommen.

Meldebogen für unerwünschte Arzneimittelnebenwirkungen:
www.akdae.de/Arzneimittelsicherheit/UAW-Meldung

Viele Medikamente werden gegen **Placebo**, d. h. ein wirkstofffreies Scheinmedikament, geprüft. Doch selbst Placebos können – allein durch die Erwartung der Patienten – Wirkungen und Nebenwirkungen hervorrufen. Daher wird immer verglichen, ob ein neues Medikament mehr Wirkungen und Nebenwirkungen als ein Placebo hervorruft. Jeder Arzt ist verpflichtet, ungewöhnliche und schwere Nebenwirkungen zu melden. Auch Patienten sind berechtigt, Nebenwirkungen zu melden.

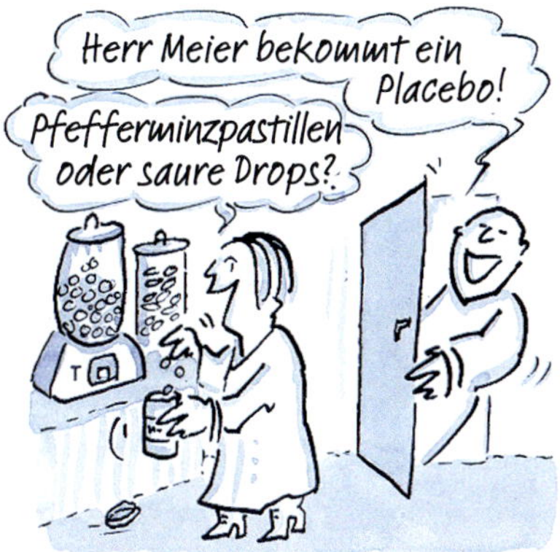

Die häufigsten Nebenwirkungen betreffen den Magen-Darm-Trakt (Übelkeit, Erbrechen, Durchfall, Verstopfung). Auch die Haut ist oft betroffen; Hautausschlag, das sog. **Arzneimittelexanthem**, kommt vor allem bei Allergien gegen Medikamente vor.

Es ist wichtig, Krankheiten zu beachten, die den Abbau oder die Ausscheidung von Wirkstoffen beeinträchtigen. Patienten mit Nierenschwäche kommen ggf. mit Bruchteilen der normalen Dosis aus, da Wirkstoffe bei ihnen viel länger im Körper bleiben als bei Gesunden. Alte, chronisch krankte Menschen mit vielen Medikamenten sind besonders durch Überdosierungen, Neben- und Wechselwirkungen gefährdet.

4.6.4 Arzneimittelinteraktionen (Wechselwirkungen)

Viele Patienten sind **multimorbide**, d. h. sie haben mehrere therapiebedürftige Erkrankungen gleichzeitig. **Multimorbidität** ist oft chronisch und erfordert über lange Zeit eine Therapie mit mehreren Arzneimitteln **(Multimedikation)**. Verschiedene Wirk- und Hilfsstoffe können einander unterschiedlich beeinflussen, d. h. in **Wechselwirkung (Interaktion)** treten, z. B.:

- Arzneimittel verbinden sich im Magen-Darm-Trakt miteinander und wirken dann nicht. Tetrazyklin-Antibiotika verbinden sich fest mit Antazida, Calcium (auch aus Milch) und Eisenpräparaten. Das macht beide Stoffe wirkungslos.
- Arzneimittel können ähnliche Wirkungen und/oder Nebenwirkungen haben und diese verstärken bzw. vervielfachen. Das Risiko für ein Magengeschwür steigt unter dem Schmerzmittel Diclofenac etwa auf das 4-Fache an. Auch Cortison hebt es auf das 4-Fache. Werden beide kombiniert, steigt das Risiko auf das 16-Fache.
- Wirkstoffe werden durch Eiweiße der Blutflüssigkeit, die sog. Plasmaeiweiße, transportiert. Befinden sich mehrere Wirkstoffe im Blut, konkurrieren sie um die Plasmaeiweißbindung. Sie verdrängen einander quasi von den wenigen Plätzen. Phenprocoumon (z. B. Marcumar®) wird u. a. von Diclofenac verdrängt und wirkt dann viel stärker. Damit steigt die Blutungsgefahr an.
- Abbau und Ausscheidung der Wirkstoffe wird verändert. Tuberkulosemittel oder Antiepileptika können die Leber so stark „trainieren“, dass sie die Wirkstoffe der Pille zu schnell abbaut und so die Verhütungswirkung aufhebt.
- Nahrungsmittel können die Medikamentenwirkung verstärken. Grapefruitsaft erhöht die Konzentration vieler Arzneimittel, z. B. Blutdruckmittel, Cholesterinsenker und Immunsuppressiva. Damit nehmen Wirkung und Nebenwirkungen zu.
- Viele Patienten betreiben eine umfangreiche Selbstmedikation, d. h., sie nehmen außer den verordneten Medikamenten noch weitere ein. Zum Beispiel können Johanniskraut, Vitamine und Mineralstoffe mit verschriebenen Medikamenten interagieren. Der Arzt muss nach allen eingenommenen Arzneimitteln fragen.

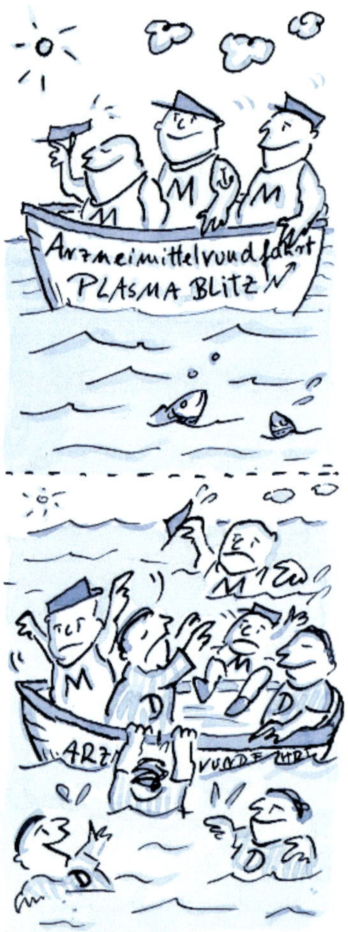

Abb. 1 Diclofenac verdrängt Marcumar® aus der Plasmaeiweißbindung

4.6.5 Arzneimitteleinsatz außerhalb der Zulassung (Off-Label-Use)

Arzneimittel werden für bestimmte Indikationen zugelassen, z. B. das Schmerzmittel Celecoxib für Arthrose, (rheumatoide) Arthritis und Morbus Bechterew. Verordnet ein Arzt das Medikament bei einer anderen Erkrankung, etwa bei Lumbago oder Bandscheibenvorfall, muss er den Patienten über diesen **Off-Label-Use** informieren. Die Krankenkassen übernehmen die Kosten in der Regel nicht. Sie übernehmen sie nur ausnahmsweise auf Antrag, wenn für die entsprechende Erkrankung kein oder kein für den Patienten geeignetes Medikament existiert.

4.6.6 Arzneimittel in Schwangerschaft und Stillzeit

Schwangere leiden ebenso wie Nichtschwangere unter Schmerzen, Infektionskrankheiten und chronischen Erkrankungen wie z. B. Diabetes, Autoimmunkrankheiten oder seelischen Störungen. Sie benötigen dann ggf. Medikamente. Der Organismus des ungeborenen Kindes ist unreif und kann Wirkstoffe nicht ausreichend abbauen. Er reagiert sehr empfindlich und ggf. völlig anders auf Arzneimittel als der Körper der Mutter. Daher muss jede einzelne Medikamentengabe in der Schwangerschaft gut überlegt sein. Ähnliches gilt in der Stillzeit, da viele Arzneistoffe in die Muttermilch übertreten und der Säugling sie zwangsläufig aufnimmt.

In der Schwangerschaft kontraindiziert sind Zytostatika, d. h. die Zellteilung hemmende Mittel, da sie Wachstum und Entwicklung des Kindes hemmen. Auch Tetrazykline, bestimmte Antibiotika, sind kontraindiziert, da sie Knochen und Zähne des Kindes bleibend verändern und verfärben können.

Der tragische Fall des Schlafmittels Contergan® in den 1960er-Jahren hat deutlich gezeigt, dass ein als harmlos geltendes Arzneimittel **teratogen** wirken kann: Es kann schwerste Missbildungen verursachen.

Bei schweren Erkrankungen wie Epilepsie (Krampfleiden) müssen die Erkrankten oft auch in der Schwangerschaft Medikamente einnehmen. Da aber nicht nur die **Antiepileptika** das Kind schädigen können, sondern auch Krampfanfälle der Schwangeren, ist abzuwägen, wie die Therapie der werdenden Mutter weitergeführt wird. Beratungsstellen wie Embryotox und Reprotox können Schwangere und Ärzte kompetent beraten. Diese Informationsstellen sammeln systematisch Daten und Erfahrungen und helfen zeitnah bei schwierigen Therapieentscheidungen.

www.embryotox.de
www.reprotox.de

4.6.7 Arzneimitteldosierung

Dosis bedeutet Gabe. Gemeint ist die verabreichte bzw. eingenommene Menge eines Arzneimittels. Die meisten Wirkstoffe werden in Milligramm (mg) dosiert, z. B. 20 mg Atorvastatin täglich zur Senkung des Cholesterinspiegels. Das Schilddrüsenhormon L-Thyroxin wird in Mikrogramm (µg, 1/1000 mg) dosiert, z. B. 75 µg täglich bei Schilddrüsenunterfunktion. Manche Wirkstoffe werden in Internationalen Einheiten (I.E.) dosiert, z. B. 1000 I.E. (= 25 µg) Vitamin D täglich gegen Osteoporose.

Dosisbegriff	Definition	Beispiele
Einmaldosis	verabreichte Menge bei einmaliger Einnahme	1500 µg Levonorgestrel oder 30 mg Ulipristalacetat als „Pille danach"
Einzeldosis	auf einmal eingenommene Dosis	500 mg Amoxicillin oder 1 Mio. I.E. Penicillin 3 x tgl. bei bakterieller Infektion
Tagesdosis	Summe der Einzeldosen in 24 h	3 Mio. I.E. Penicillin am Tag bei bakterieller Mandelentzündung
Gesamtdosis	im Rahmen einer Behandlung benötigte Menge	bei einer Nierenbeckenentzündung 3 x tgl. 500 mg Amoxicillin über 10 Tage = 1500 mg täglich und 15 g Gesamtdosis
Erhaltungsdosis	für eine gleichmäßige Wirkung regelmäßig notwendige Dosis	eine Tablette à 500 mg Amoxicillin alle 8 h bei einer Nierenbeckenentzündung
toxische Dosis	Dosis, die Vergiftungserscheinungen bewirkt	200 µg L-Thyroxin (zweifache Normaldosis) täglich für eine normalgewichtige Frau
letale Dosis	tödliche Dosis	reicht von 3-facher Einmaldosis bei einigen Wirkstoffen bis zur 1000-fachen Dosis bei wenig toxischen Substanzen
Überdosis	Laien-Bezeichnung für eine toxische oder letale Dosis	

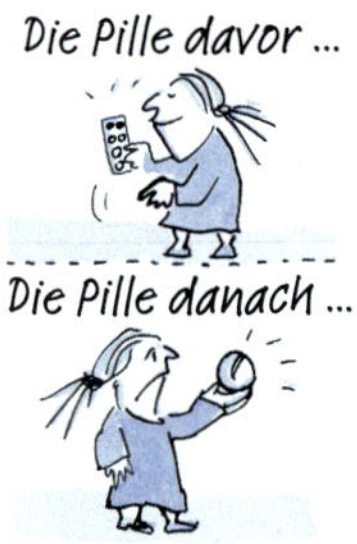

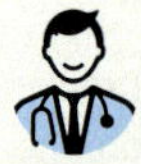

Zur **hormonellen Verhütung** kann eine Frau täglich als **Einzeldosis** 30 µg Levonorgestrel (z. B. 1 Drg. Microlut®) einnehmen. Dies ist sowohl die **Tages-** als auch die **Erhaltungsdosis**. Wird die Einnahme vergessen, kann eine **Einmaldosis** von 1500 µg Levonorgestrel als „Pille danach" (z. B. PiDaNa®) ggf. vor Schwangerschaft schützen. Verhütet eine Frau 30 Jahre lang z. B. mit der Pille Yasmin®, beträgt die **Gesamtdosis** in ihrem Leben 24,6 g Drospirenon und 2,46 g Ethinylestradiol = 8 212 Dragees aus 391 Packungen. Mehrere Dragees Yasmin® auf einmal können eine **toxische Dosis** sein, d. h. Vergiftungssymptome hervorrufen wie Übelkeit und Erbrechen. Die Einnahme einer **letalen Dosis** der Pille ist unwahrscheinlich.

4.6.8 Arzneimittelapplikation (Darreichung)

Arzneimittelformen
→ LF 4, S. 175

Die Anwendung von Arzneimitteln heißt **Applikation** oder Darreichung. Man unterscheidet **lokale** (örtliche) und **systemische** (den gesamten Körper betreffende) Applikationsarten. Im Gegensatz zu den Applikations**arten** sind Applikations**formen** ▮Arzneimittelformen. Bei der Einnahme einer Tablette sind die Applikationsart die orale Einnahme, also das Schlucken, und die Applikationsform die Tablette. Auch lokal applizierte Arzneimittel können systemische Nebenwirkungen erzeugen, v. a. bei häufiger, großflächiger und hochdosierter Anwendung.

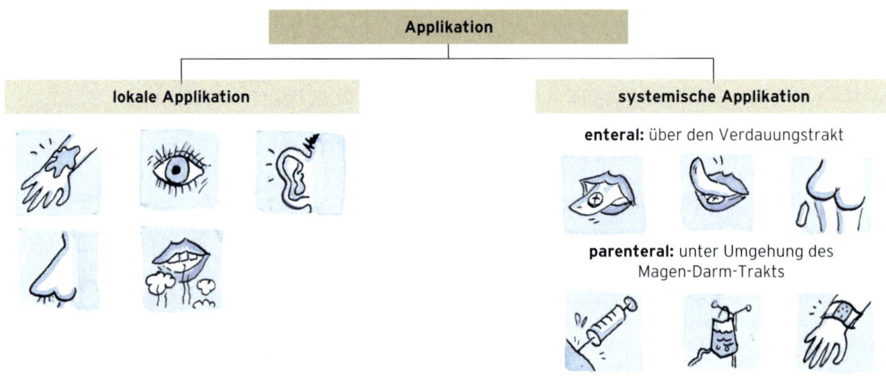

lokale = örtliche Applikation		
Applikationsart		**Besonderheiten**
auf der Haut z. B. Cremes, Salben, Gele	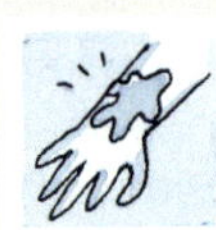	Beim Eincremen von Patienten trägt man Handschuhe, um die eigene Haut nicht mit zu behandeln und zum Schutz vor Allergien.
in den Bindehautsack Augentropfen oder -salbe	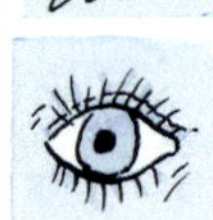	Die Augentropfenflasche darf nicht die Wimpern berühren, um eine bakterielle Kontamination des Inhalts zu vermeiden.
in den äußeren Gehörgang Ohrentropfen oder -salbe	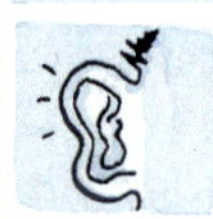	Der Patient liegt beim Einträufeln und kurz danach auf der Seite. Keine Wattestäbchen verwenden, um das Trommelfell nicht zu verletzen.
auf die Nasenschleimhaut Nasentropfen oder -spray	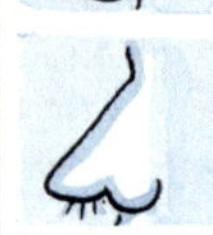	Abschwellende Nasentropfen und -sprays schädigen auf Dauer die Nasenschleimhaut. Bei Säuglingen sind schwere Nebenwirkungen möglich.
inhalativ Aerosole (Gemische aus Luft und Wirkstoffen)	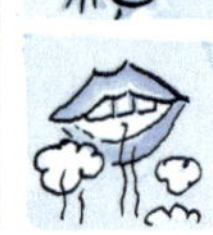	Inhalation dient der Therapie von Atemwegserkrankungen wie Asthma, Bronchitis und COPD. Dosieraerosole usw. erleichtern die Applikation.

systemische = im ganzen Körper wirksame Applikation

Applikationsart | **Besonderheiten**

enteral = Applikation über den Magen-Darm-Trakt
Das Medikament gelangt über die Schleimhaut des Magen-Darm-Trakts ins Blut.

oral
durch den Mund

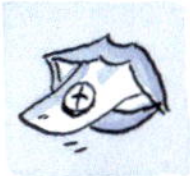

Das Medikament wird geschluckt, löst sich im Magen bzw. Darm auf und wird ins Blut aufgenommen. Häufigste Applikationsart.

sublingual
unter die Zunge gesprüht oder gelegt

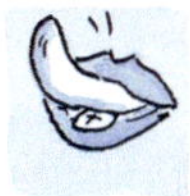

Das Medikament wird von der Mundschleimhaut aufgenommen und wirkt schnell. Auch erlaubt, wenn der Patient nüchtern bleiben soll.

rektal
in den Mastdarm eingeführt

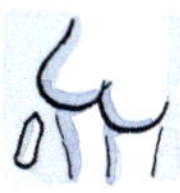

Schneller Wirkungseintritt; bei Übelkeit geeignete Applikationsart. Die aufgenommene Wirkstoffmenge ist ggf. unsicher. Unangenehm.

Nachteile der enteralen Applikation sind Probleme bei Schluckstörungen, evtl. Magenreizung mit Übelkeit und Erbrechen. Manche Wirkstoffe werden in Magen und Darm verdaut bzw. zerstört, z. B. Insulin. Es kann zum Wirkverlust durch Verbindung des Wirkstoffs mit Nahrung kommen. Hat der Patient zuvor gegessen, ist es unklar, wann das Medikament aufgenommen wird und wirkt. Die orale Applikation ist kontraindiziert, wenn ein Patient nüchtern bleiben muss.

parenteral = Applikation unter Umgehung des Magen-Darm-Trakts
Das Medikament gelangt in den Blutkreislauf, ohne den Magen-Darm-Trakt zu passieren. Wird es direkt in die Blutbahn injiziert oder infundiert, wirkt es besonders schnell.

Injektion
(Verb: **injizieren**)
Einspritzen

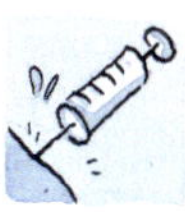

Die Injektion (sog. Spritze) wird durch die Haut
- in eine Vene = **intravenös (i.v.)**,
- in das Unterhautfettgewebe = **subkutan (s.c.)** oder
- in einen Muskel gespritzt = **intramuskulär (i.m.)**

appliziert.

Injektionstechnik
→ LF 4, S. 197

Infusion
(Verb: **infundieren**)
Tropf

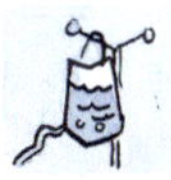

Eine große Flüssigkeitsmenge mit oder ohne Wirkstoffzusatz wird in der Regel in eine Vene eingeleitet (infundiert).

perkutan = transdermal
Aufnahme durch die Haut

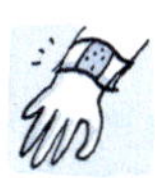

Zum Beispiel Hormone und Schmerzmittel können mit Medikamentenpflastern appliziert werden. Die Wirkung tritt verzögert ein und ist schlecht zu steuern.

Nachteile der parenteralen Applikation sind der technische und personelle Aufwand bei Injektionen und Infusionen. Die Haut wird verletzt, was Infektionen begünstigt.

Richtige Anwendung eines Dosieraerosols

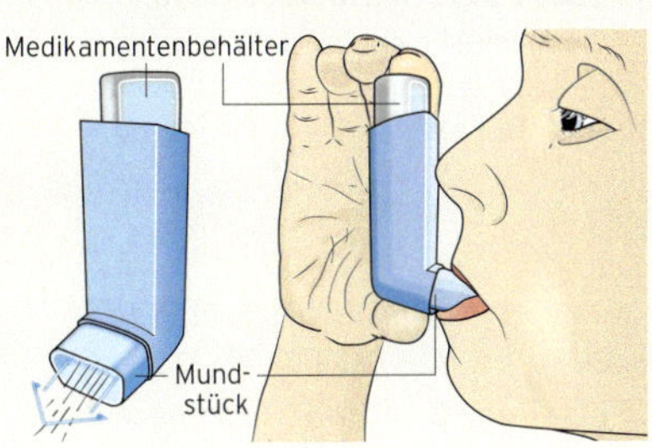

1. Dosieraerosol 5-mal schütteln und Schutzkappe abziehen
2. tief ausatmen und den Kopf leicht zurücklegen
3. Mundstück mit Zähnen und Lippen umschließen
4. gleichzeitig Sprühstoß auslösen und langsam und tief einatmen
5. 5–10 Sekunden lang die Luft anhalten
6. durch die Nase langsam ausatmen
7. falls verordnet, Schritte 1–6 wiederholen

Dosieraerosole wirken nur bei richtiger Anwendung. Für Patienten, für welche die Anwendung zu schwierig ist, gibt es Inhalationshilfen und Inhaliergeräte.

Weitere Beispiele für Geräte zur Inhalation von Atemwegstherapeutika		
Pulverinhalator	Dosieraerosol mit Dosierkammer (Spacer)	Elektrisch betriebenes Inhalationsgerät (Vernebler)
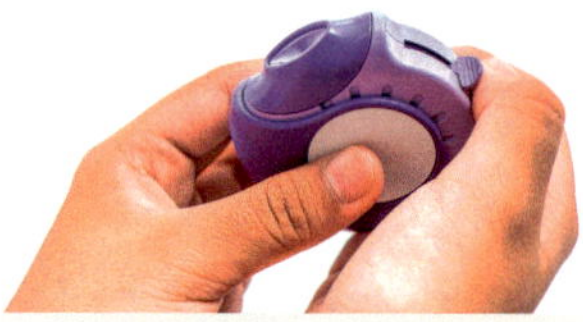	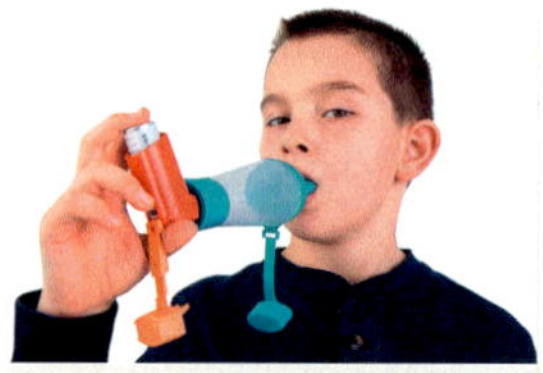	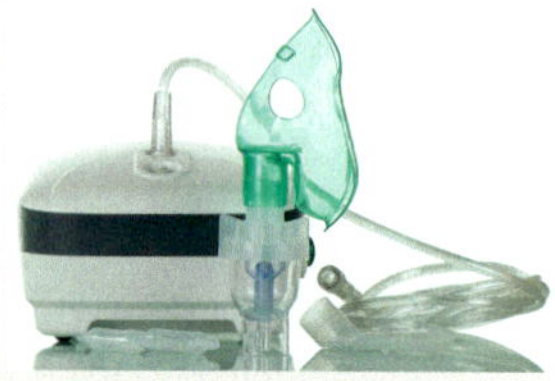
Gibt bei tiefem Atemzug eine bestimmte Menge Wirkstoff frei	Erleichtert die Anwendung des Dosieraerosols bei Ungeübten	Ermöglicht die Inhalation bei Säuglingen und Kleinkindern

4.6.9 Therapietreue (Compliance und Adhärenz)

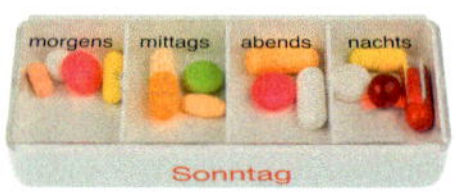

Abb. 1 Tagesspender für Medikamente

Hält sich ein Patient an die ärztliche Verordnung, so spricht man von Therapietreue oder Compliance. Adhärenz bedeutet, dass sich ein Patient an gemeinsam mit dem Arzt gefasste Beschlüsse hält. Angst vor Nebenwirkungen, mangelnde Erklärungen des Arztes, Geldmangel und weitere Einflüsse verschlechtern die Adhärenz. Je mehr Medikamente und Tagesdosen verordnet werden, desto unwahrscheinlicher ist die richtige Einnahme. Hilfreich sind partnerschaftliche Gespräche und verständliche Erklärungen über Sinn und Wirkung der Medikamente. Ein gut lesbarer Einnahmeplan und die Vorbereitung von Tages- bzw. Wochenspendern verbessern die Therapietreue (→ Abb. 1).

4.7 Leitlinien

Nationale Versorgungsleitlinien finden Sie unter: **www.versorgungsleitlinien.de**

Viele medizinische Maßnahmen, auch die Arzneimitteltherapie, werden heute nach nationalen oder internationalen Leitlinien durchgeführt. Das sind Richtlinien, die von medizinischen Fachgesellschaften beschlossen wurden und den aktuellen Kenntnisstand wiedergeben. Beispiele sind die WHO-Leitlinie Schmerztherapie und die nationalen Versorgungsleitlinien Kreuzschmerz, Depression, koronare Herzkrankheit, Asthma und Diabetes. Leitlinien sind für Ärzte keine verbindlichen Vorschriften, aber sinnvolle Handlungsempfehlungen.

Schmerztherapie-Stufenplan der WHO (Weltgesundheitsorganisation)

Schmerzmittel werden angewendet, wenn die Schmerzursache nicht behoben werden kann und nicht-medikamentöse Maßnahmen wie Physiotherapie und Entspannung ausgeschöpft sind. Vor allem bei chronischem Schmerz erfolgt die Einnahme regelmäßig nach der Uhr und nicht erst bei starken Beschwerden. So steigt die Lebensqualität und sinkt der Arzneimittelverbrauch. Die Suchtgefahr ist bei gut behandelten Schmerzen gering.

Stufe 1: leichte Schmerzen
- mehrmals tgl. Einnahme peripher (nicht im ZNS) wirksamer Schmerzmittel wie ASS; Paracetamol, Metamizol, Diclofenac oder Ibuprofen, ggf. in sinnvoller Kombination
- ggf. zusätzlich ein Antidepressivum, das niedrig dosiert Schmerzen lindert, wie Amitriptylin

Stufe 2: mittelstarke bis starke Schmerzen
- im ZNS wirksame Schmerzmittel (Opioide) wie Tilidin, Tramadol oder Codein
- ggf. unterstützend Medikamente der Stufe 1

Stufe 3: starke bis stärkste Schmerzen
- Opioide/Opiate (Morphin und ähnliche Stoffe, z. B. Oxycodon, Buprenorphin, Fentanyl)
- Begleitmedikation gegen die Nebenwirkungen der Opioide, z. B. Abführmittel
- ggf. zusätzlich AM der Stufe 1, nicht aber der Stufe 2 (da sie die Opiat-Wirkung aufheben)

4.8 Arzneimittelgruppen

Arzneimittel (AM) teilt man nach Anwendungsgebieten in Arzneimittelgruppen ein. Wichtige Beispiele nennt die folgende Tabelle. Auch das Arzneimittelverzeichnis ROTE LISTE® ordnet AM nach Indikationen in Arzneimittelgruppen ein. Arzneimitteldatenbanken, die mit der Praxissoftware verbunden sind, ermöglichen die Suche nach Präparatenamen, Wirkstoffen, Herstellern und Indikationen. Auch Hilfsstoffe, Kontraindikationen, Neben- und Wechselwirkungen, Preise sowie Informationen zur Anwendung in Schwangerschaft und Stillzeit sind dort aufgelistet.

MERKE Endet der Fachbegriff in der Einzahl auf -um, z. B. Antibiotikum, so endet er in der Mehrzahl auf -a, z. B. Antibiotika: das Analgetikum, die Analgetika.

Arzneimittelgruppe Erklärung	Ggf. Untergruppen (UG) (Beispiele für Wirkstoffe und ggf. Handelsnamen)	Wichtige Nebenwirkungen (NW) und Besonderheiten
Analgetika Schmerzmittel	– ASS – Ibuprofen – Diclofenac – Paracetamol – Metamizol = Novaminsulfon – Tramadol – Tilidin – Morphin – Fentanyl	– ASS, Diclofenac, Ibuprofen: Magen- und Nierenschäden – Diclofenac: Herzschwäche, Herzschäden – Paracetamol: Leberschäden bei Überdosierung – Metamizol: Knochenmarkschäden, Allergie – Tramadol, Tilidin, Morphin, Fentanyl: Schwindel, Übelkeit, Erbrechen, Verstopfung, Benommenheit, Sucht

Antiallergika
AM gegen Allergien
	1. **Antihistaminika** verhindern die Wirkung des bei Allergien freigesetzten Entzündungsstoffs Histamin
	  – Cetirizin
	  – Loratadin
	2. AM zur spezifischen Immuntherapie (SIT)
		– einige Antihistaminika machen müde und setzen die Reaktionsfähigkeit herab; allerdings macht die allergische Erkrankung selbst auch müde
		– nicht jedes Mittel hilft jedem Allergiker; ggf. müssen mehrere Wirkstoffe ausprobiert werden

Antibiotika AM gegen bakterielle Infektionen	– Penicillin – Amoxicillin – Cefaclor, Cefuroxim, Cefadroxil – Doxycyclin – Ciprofloxacin – Levofloxacin – Cotrimoxazol	– Penicillin, Cefaclor u. a. Cefalosporine, Sulfonamide: schwere Allergien – Gyrasehemmer (z. B. Ciprofloxacin, Levofloxacin): Sehnenrisse – Wechselwirkungen u. a. mit der „Pille“, fördern Pilzinfektionen und Durchfälle, Resistenzen
Antidiabetika AM zur Behandlung des Diabetes mellitus (der Zuckerkrankheit)	1. **orale Antidiabetika** (OAD); AM zum Einnehmen (Metformin, Sitagliptin, Dapagliflozin) 2. **Insulin**, das stets gespritzt werden muss 3. **neue Antidiabetika** (→LF 9, S. 472)	– orale Antidiabetika: Unterzuckerung, Leber- und Nierenschäden, nur bei Typ 2 einsetzbar – Insulin muss individuell, passend zu Nahrung und Aktivität dosiert werden; Patientenschulung ist notwendig
Antiemetika AM gegen Übelkeit und Erbrechen	– Metoclopramid (MCP) – Dimenhydrinat (Vomex A®)	– MCP: unwillkürliche Bewegungsstörungen wie bei M. Parkinson – Dimenhydrinat: Benommenheit
Antihypertensiva **Antihypertonika** AM gegen Bluthochdruck	1. **ACE-Hemmer:** Ramipril 2. **AT_1-Blocker:** Candesartan 3. **Betablocker:** Metoprolol 4. **Calcium-Antagonisten:** Amlodipin	– in der mehrwöchigen Einstellungsphase Müdigkeit – ACE-Hemmer: Husten bei 10 %; AT_1-Blocker: Husten bei 1 %; Betablocker: Bradykardie, Asthma; – Ca-Antagonisten: Ödeme

Arzneimittelgruppe Erklärung	Ggf. Untergruppen (UG) (Beispiele für Wirkstoffe und ggf. Handelsnamen)	Wichtige Nebenwirkungen (NW) und Besonderheiten
Antikoagulanzien AM, welche die Blutgerinnung hemmen bzw. verlangsamen	– zum Schutz vor Schlaganfällen bei Vorhofflimmern, zur Thromboseprophylaxe – Phenprocoumon (Marcumar®) – Heparin (z. B. Fraxiparin®) – **n**eue **o**rale **A**nti**k**oagulanzien = **NOAK:** Dabigatran (Pradaxa®), Edoxaban (Lixiana®), Rivaroxaban (Xarelto®), Apixaban (Eliquis®)	– Phenprocoumon: Blutungen, Anämie, viele Wechselwirkungen, regelmäßige INR-Messungen erforderlich – Heparin: Blutbildschäden, Osteoporose, reversibler, d. h. vorübergehender Haarausfall – NOAK: Blutungen, Anämie, Magen-Darm-Beschwerden
Antimykotika AM gegen Pilzinfektionen	1. **Lokaltherapie:** Clotrimazol 2. **systemische Therapie:** Itraconazol	– lokal: NW selten, Dauertherapie nicht ratsam – systemisch: Leberschäden, Wechselwirkungen
Antiphlogistika, nichtsteroidale Antirheumatika AM gegen Schmerz und Entzündung	**NSAR:** – ASS (Aspirin®) – Ibuprofen – Diclofenac (Voltaren®) – Piroxicam, Naproxen, Indometacin	– Magenschmerzen, Magengeschwür und -blutung, Nierenschäden v. a. bei Langzeiteinnahme – vielfältige Wechselwirkungen – Auslösung von Asthma bronchiale – Auslösung bzw. Verschlimmerung von Hypertonie und Herzinsuffizienz

Antiphlogistika werden auch NSAR genannt, **n**icht**s**teroidale **A**ntiphlogistika. Dies bedeutet, dass sie entzündungshemmende Mittel ohne Verwandtschaft zu dem ebenfalls entzündungshemmenden Steroidhormon Cortison sind. NSAID ist die englische Abkürzung für NSAR.

Arzneimittelgruppe Erklärung	Ggf. Untergruppen (UG) (Beispiele für Wirkstoffe und ggf. Handelsnamen)	Wichtige Nebenwirkungen (NW) und Besonderheiten
Antitussiva AM gegen Husten	1. **Hustenstiller:** – Codein, Clobutinol, Pentoxyverin 2. **Schleimlöser:** – Ambroxol (Mucosolvan®) – Acetylcystein (ACC®) 3. **pflanzliche Hustenmittel**	– Hustenstiller: Benommenheit, ausbleibende Wirkung; Codein: zusätzlich Verstopfung – Schleimlöser und pflanzliche AM: Allergien, nicht spürbare Wirkung

Das Hustenmittel existiert nicht. Behandlungsbedürftiger Husten bedarf einer ärztlichen Untersuchung und Diagnose, da Keuchhusten, Asthma bronchiale und asthmaähnliche Bronchitis auf hustenstillende und schleimlösende Mittel nicht reagieren. Schleimlöser sind nur bei Mukoviszidose, einer schweren erblichen Lungenkrankheit mit extrem zähem Schleim, sinnvoll.

Arzneimittelgruppe Erklärung	Ggf. Untergruppen (UG) (Beispiele für Wirkstoffe und ggf. Handelsnamen)	Wichtige Nebenwirkungen (NW) und Besonderheiten
Bronchospasmolytika, Broncholytika AM zum Lösen von Verkrampfungen der Bronchialmuskulatur	1. **kurz wirksame Broncholytika:** – Salbutamol 2. **lang wirksame Broncholytika:** – Formoterol, Salmeterol 3. Kombinationen aus 2. und Kortikoiden	– Herzrhythmusstörungen, Herzrasen, Händezittern, Schlaflosigkeit, Unruhe, erhöhter Antrieb (daher Dopingmittel im Sport) – die Kombination mit Betablockern macht Bronchospasmolytika ggf. unwirksam
Cortison und **Kortikoide** Cortison und verwandte AM wirken entzündungshemmend und **immunsuppressiv** (unterdrücken die Immunabwehr)	1. **systemische Therapie:** – Prednison, Prednisolon, Methylprednisolon – Dexamethason 2. **Lokaltherapie:** – Hydrocortison und Triamcinolon für die Haut – Budesonid für Schleimhäute	– systemisch bei kurzer Anwendung Anstieg von Blutzucker und Blutdruck, Gesichtsrötung – langfristig Immunschwäche, Nebennierenrindenschwäche, Diabetes, Adipositas, Depression, Osteoporose, grauer Star – lokal Pilzbefall, Epithelatrophie – Kortikoide wirken unterschiedlich stark entzündungshemmend
Dermatika AM zur Behandlung der Haut	1. **Externa** für die äußerliche Therapie 2. AM zur innerlichen = systemischen Therapie	– bei Externa ist die Hautbeschaffenheit zu beachten: auf trockener, fettarmer Haut Salben, auf fettreicher Haut Cremes anwenden
Diuretika harntreibende, entwässernde AM	– Torasemid, Furosemid – Hydrochlorothiazid (HCT) – Indapamid – Spironolacton	– vermehrtes Wasserlassen, Durst, Schwächegefühl, Gicht, Blutzuckeranstieg, Kaliumverlust – harntreibende Wirkung durch hohe Dosen; durch niedrige v. a. Blutdrucksenkung

Arzneimittelgruppe Erklärung	Ggf. Untergruppen (UG) (Beispiele für Wirkstoffe und ggf. Handelsnamen)	Wichtige Nebenwirkungen (NW) und Besonderheiten
Hormone AM, welche die Funktion endokriner Drüsen beeinflussen oder ersetzen	– weibliche Sexualhormone bei Wechseljahresbeschwerden, Verhütung – Schilddrüsenhormon L-Thyroxin bei Unterfunktion	– Sexualhormone: Thrombose, Depression, Schlaganfall – L-Thyroxin bei Überdosierung: Herzrasen, Händezittern, Osteoporose, Haarausfall, Durchfall
Hypnotika Schlafmittel	– Benzodiazepine (Diazepam, Flunitrazepam) und Abkömmlinge (Zopiclon, Zolpidem)	– Benommenheit, mangelnde Reaktionsfähigkeit, Teilnahmslosigkeit, Sturzgefahr, Abhängigkeit
Kardiaka AM zur Behandlung von Herzkrankheiten	1. **Antiarrhythmika** AM gegen Herzrhythmusstörungen: – Bisoprolol – Propafenon – Amiodaron 2. **AM gegen Herzinsuffizienz** (Herzschwäche): – ACE-Hemmer, z. T. Betablocker, Diuretika	– Antiarrhythmika müssen genau dosiert und regelmäßig eingenommen werden, da sie selbst Rhythmusstörungen erzeugen können; nicht plötzlich absetzen! ACE-Hemmer und andere Antihypertonika sowie Diuretika können die Herzleistung verbessern
Kontrazeptiva, hormonelle AM zur Empfängnisverhütung	– Östrogen-Gestagen-Kombinationen – reine Gestagenpräparate (sog. Minipille)	– Thrombosen, v. a. bei familiärer Veranlagung und Raucherinnen, Hypertonie, Schlaganfall, Depression, geringe Wassereinlagerung, vielfältige Wechselwirkungen
Laxanzien (Ez. **Laxans**) Abführmittel	1. **darmreizende AM:** – Natriumpicosulfat, Laxoberal®, Liquidepur® 2. **salzartige Laxanzien:** – Endofalk®, Kleanprep® 3. **Quellstoffe:** – Flohsamen, Macrogol 4. **Lactulose:** – Bifiteral®	– 1. Gruppe: Gewöhnung, Mineralstoffverlust – 2. Gruppe und Macrogol: zur Darmreinigung vor Darmspiegelung geeignet – 3. Gruppe: am besten verträgliche Laxanzien ohne Gewöhnungseffekt; Einnahme mit viel Wasser, nicht gleichzeitig mit anderen Medikamenten – 4. Gruppe: erzeugt Blähungen
Lokalanästhetika AM zur örtlichen Betäubung	– lokale Betäubung vor kleinen operativen Eingriffen, bei Verspannungen u. a.: Lidocain (Xylocain®), Procain	– blockieren die Nervenleitung, was neben Schmerzhemmung auch vorübergehend lähmen kann – Allergien, Benommenheit, reduziertes Reaktionsvermögen
Lipidsenker AM gegen erhöhte Cholesterin- bzw. Fett(Lipid-)spiegel	– Rosuvastatin – Atorvastatin – Ezetimib	– Anstieg der Leber- und Muskelwerte im Blut, daher Blutkontrollen wichtig; Muskelschmerzen; zum Schutz vor Herzinfarkt usw. ist die tägliche Einnahme wichtig
Magen-Darm-Therapeutika (→ Antiemetika)	1. **Protonenpumpenblocker**, sog. PPI, hemmen die Magensäureproduktion: – Omeprazol – Pantoprazol – Esomeprazol 2. **Antazida:** säurebindene Mittel – Maaloxan® – Gaviscon®	– PPI helfen besser als 2. und 3. Gruppe gegen Säurereflux und Gastritis; NW der PPI: Müdigkeit, Verstopfung, Osteoporose, gehäufte Magen-Darm-Infektionen, v. a. bei Omeprazol viele Wechselwirkungen; keine Langzeittherapie! – Antazida binden Medikamente, was zur Abschwächung bzw. zum Verlust der Wirkung führen kann
Ophthalmika AM zur Behandlung von Augenkrankheiten	1. **lokal** am Auge anwendbare AM 2. **systemisch** anwendbare AM, z. B. Tabletten	– auch Augentropfen und -salben, die in den Bindehautsack gegeben werden, können systemische Nebenwirkungen hervorrufen

Arzneimittelgruppe Erklärung	Ggf. Untergruppen (UG) (Beispiele für Wirkstoffe und ggf. Handelsnamen)	Wichtige Nebenwirkungen (NW) und Besonderheiten
Psychopharmaka AM, die auf das seelische Befinden, die Stimmung, den Antrieb, den Schlaf sowie gegen Wahnerleben und Zwänge wirken	1. **Sedativa** und **Tranquillanzien** (Beruhigungsmittel) und **Hypnotika** (Schlafmittel): – Benzodiazepine (Diazepam = Valium®, Lorazepam = Tavor®) und verwandte Substanzen wie Zopiclon und Zolpidem (sog. Z-Drugs) 2. **Antidepressiva:** – Citalopram, Escitalopram – Fluoxetin – Mirtazapin – Venlafaxin – Duloxetin (Antidepressiva: → LF 11, S. 535) 3. **Neuroleptika** = AM gegen Unruhe und Wahn: – Promethazin (Atosil®) – Risperidon (Risperdal®) – Olanzapin (Zyprexa®)	– 1. Gruppe: Abhängigkeit, Teilnahmslosigkeit, nachlassender Antrieb, Sturzneigung – 2. Gruppe: zu Beginn Unruhe, Schlaflosigkeit, sexuelle Funktionsstörungen, Magen-Darm-Störungen; Mirtazapin: Gewichtszunahme; Wirkeintritt erfolgt nach Wochen! – 3. Gruppe: auf Dauer unwillkürliche Bewegungen der Mund- bzw. Gesichtsmuskulatur, Apathie – Cave: Wechselwirkungen mit anderen Medikamenten, Drogen und Alkohol!
Psychopharmakon ist nicht gleich Psychopharmakon. Abhängigkeit entsteht oft bei Benzodiazepinen, aber nicht bei Antidepressiva. Sedierende (beruhigende, sog. dämpfende) Psychopharmaka setzen die Fahrtüchtigkeit herab und verstärken die sedierende Wirkung von Alkohol.		
Sera (Ez. **Serum**) und **Impfstoffe**	1. **Sera:** – Immunglobulin-Mischungen (Beriglobin®) – Hyperimmunglobuline (Tetagam®, Hepatect® CP) für passive Impfungen 2. **Impfstoffe** für aktive Impfungen: – Boostrix® und Covaxis® gegen Tetanus, Diphtherie und Pertussis	– Sera werden aus Serum von Menschen oder Tieren gewonnen; selten Allergie gegen Tiereiweiß; Sera beeinflussen die Wirkung von Aktivimpfungen, daher simultan impfen oder Zeitabstand beachten – Aktivimpfstoffe: lokale NW an der Impfstelle und systemische NW wie leichtes Unwohlsein, selten Allergien
Spasmolytika AM gegen krampfartige Schmerzen	– Butylscopolamin (Buscopan®) bei Krämpfen in Darm, Gallenblase und -wegen, Harnleiter und Uterus – Trospiumchlorid bei überaktiver Blase	– Verstopfung, Hitzegefühl, Unruhe, Herzrasen, Auslösung eines Glaukoms (grüner Star), Mundtrockenheit
Thrombozytenaggregationshemmer (TAH) bzw. **Thrombozytenfunktionshemmer** (TFH) AM, welche die Verklumpung von Blutplättchen hemmen und so die Blutstillung verlangsamen	1. **Acetylsalicylsäure** (ASS) wird als TAH langsam aus der Tablette freigesetzt und wirkt daher nicht schmerzhemmend – ASS TAH – Aspirin® protect 2. **Ticagrelor** (Brilique®); nach Stentimplantation indiziert und ggf. bei ASS-Unverträglichkeit	– TAH sollen nach Schlaganfall und Herzinfarkt einen erneuten Arterienverschluss verhindern; die Thrombozyten werden geglättet und lagern sich nicht mehr so leicht aneinander und an arteriosklerotische Plaques; die Blutstillung dauert mit TAH länger, weshalb sie vor chirurgischen Eingriffen abgesetzt werden; TAH ersetzen keine Antikoagulanzien, da sie nur in Arterien wirken und Thrombosen zumeist im venösen Teil des Gefäßsystems entstehen
Zytostatika die Zellteilung hemmende AM zur Behandlung von Krebs	– Methotrexat (MTX) – Vincristin – Cytarabin – 5-Fluorouracil (5-FU) – Paclitaxel MTX ist auch immunsuppressiv wirksam.	– AM, welche die Zellteilung hemmen, unterdrücken auch Blutbildung, Immunzellbildung und die Regeneration von Haut, Schleimhaut und Haaren – NW: Anämie, Immunschwäche, Haarausfall, Durchfall, Entzündung der Mundschleimhaut

→ Terminologie: Arzneimittellehre

Antiepileptikum	Arzneimittel zur Behandlung von Krampfleiden (Epilepsie)
Ap, Rp, Btm	Abgabehinweise für apothekenpflichtige, verschreibungspflichtige (rezeptpflichtige) Arzneimittel und Arzneimittel nach dem Betäubungsmittelgesetz
Applikation	Arzneimittelanwendung; Arzneimitteldarreichung
Applikationsart	Anwendungsart eines Arzneimittels, z. B. oral oder rektal
Applikationsform	Anwendungsform eines Arzneimittels, z. B. Tablette
Arzneimittelexanthem	Hautausschlag durch Anwendung eines Arzneimittels
ASS	Acetylsalicylsäure; Analgetikum und Thrombozytenaggregationshemmer, z. B. Aspirin®
Dosis	verabreichte Menge eines Arzneimittels
First-in-first-out	Lagerungs- und Entnahmeprinzip für begrenzt haltbare Waren
Generic Name	international gültiger Wirkstoffname
Generikum	Nachahmerpräparat
Hilfsstoff	Inhaltsstoff eines Arzneimittels, der nicht dessen Wirkung erzeugt, aber dessen Eigenschaften beeinflusst
Indikation (Adj. **indiziert**)	Heilanzeige; Grund für die Anwendung eines Arzneimittels oder einer medizinischen Maßnahme
Interaktion	Wechselwirkung, z. B. zwischen Medikamenten
Kombinationspräparat	Arzneimittel mit mehr als einem Wirkstoff
Kontraindikation (Adj. **kontraindiziert**)	Gegenanzeige; Umstand, der die Anwendung eines Arzneimittels oder einer medizinischen Maßnahme verbietet
Medikament	Arzneimittel
Medikation	Medikamenteneinnahme, -verabreichung, -verordnung
Monopräparat	Arzneimittel mit einem Wirkstoff
Multimorbidität	Vorliegen mehrerer Krankheiten bei einem Patienten
N1, N2, N3	Normalpackung für kurzfristige, mittelfristige und langfristige Therapie (z. B. mit 20, 50 oder 100 Tabletten)
NSAR	nichtsteroidale Antirheumatika (z. B. Diclofenac, Ibuprofen)
Pharmaka (Mz.)	Arzneimittel
Placebo, das	wirkstofffreies Scheinmedikament
retardiert	bzgl. Arzneimittel: mit verzögerter Wirkstofffreigabe
teratogen	Missbildungen beim Ungeborenen hervorrufend
Wirkstoff	Inhaltsstoff eines Arzneimittels, der seine Wirkung verursacht

4.9 Missbrauch, Abhängigkeit und Sucht

Missbrauch, Abhängigkeit, Sucht
→ LF 11, S. 523

Einige Arzneimittel wirken im Gehirn – als Haupt- oder Nebenwirkung. Vor allem bei Schmerz- und Beruhigungsmitteln besteht die Gefahr von Missbrauch, Abhängigkeit und Sucht. Je nach Veranlagung, Lebenssituation und Wirkstoff ist eine Abhängigkeit mehr oder weniger wahrscheinlich.

Der Einsatz von Medikamenten zur Leistungssteigerung, zum Doping oder um einen bestimmten Bewusstseinszustand zu erlangen, ist **Missbrauch**. Auch die Einnahme entgegen dem Wissen, dass die Anwendung schädlich ist und ggf. schon Schäden eingetreten sind, ist Missbrauch.

Abhängigkeit bedeutet, dass beim Absetzen körperliche und/oder seelische Entzugserscheinungen auftreten.

Bei der **Sucht** vernachlässigt der Patient außerdem andere Lebensbereiche bzw. Pflichten, um sich das Suchtmittel zu beschaffen und zuzuführen. Typisch für Sucht ist, dass die Dosis gesteigert und sehr viel „vertragen" wird: Die Wirkung lässt nach; dies bezeichnet man als Toleranzentwicklung.

Schon bei der Verordnung ist das Suchtrisiko zu beachten. Wirkstoffe, die leicht zu Abhängigkeit führen, sind zu vermeiden. Es sollten kleine Packungen (N1) verordnet werden. Bei Verdacht auf Missbrauch sollte dies angesprochen und eine therapeutische Lösung gefunden werden, bevor sich Abhängigkeit oder Sucht entwickeln.

4.10 Arzneimittel alternativer Therapierichtungen

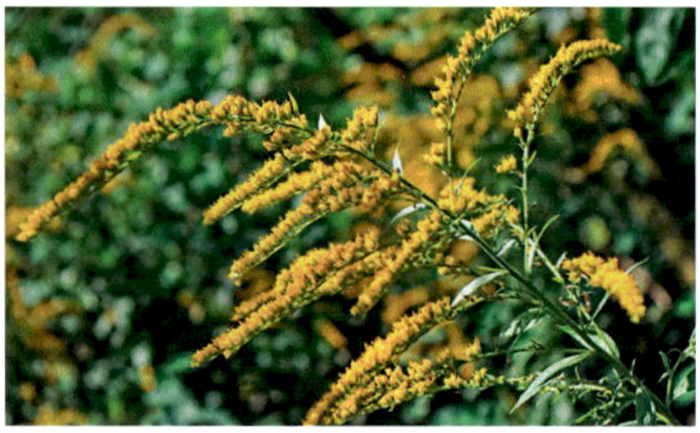

Abb. 1 Goldrute

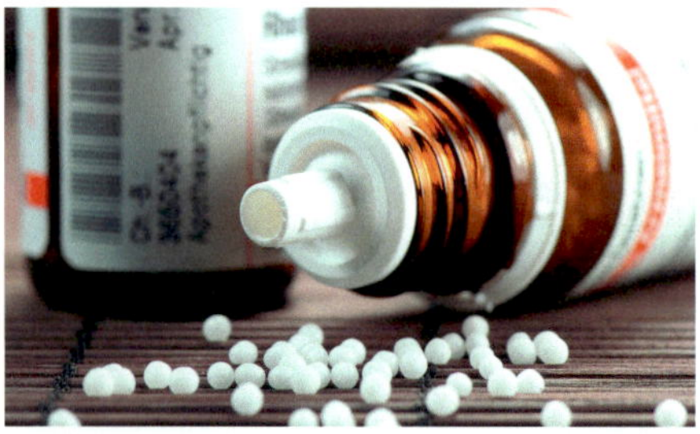

Abb. 2 Globuli

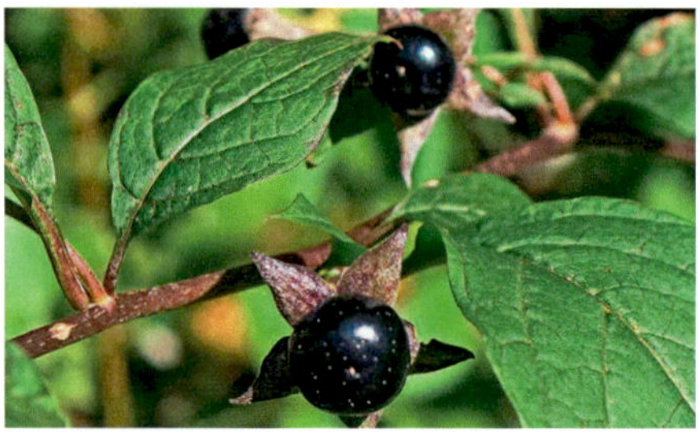

Abb. 3 Tollkirschen

Die meisten heute verordneten Arzneimittel werden in Laboren entwickelt und in Fabriken hergestellt. Manche Patienten haben das Gefühl, dass diese „Chemie" ihnen nicht guttut, und wünschen sich natürliche Mittel. Beliebt sind pflanzliche Arzneimittel, die **Phytopharmaka**. Sie enthalten nicht nur einen Wirkstoff, sondern Pflanzenauszüge, die aus einer Vielzahl an Wirk- und Begleitstoffen bestehen. Bei Befindlichkeitsstörungen, d. h. leichten Einschränkungen des Wohlbefindens, die noch nicht als Krankheit zu sehen sind, werden Phytopharmaka oft eingesetzt. Beispiele sind Blasentees aus Bärentraubenblättern und Goldrute bei Harnwegsinfekten (→ Abb. 1). Auch sog. Bauchweh-Tees für Kinder aus Fenchel und Anis sind bekannte Hausmittel. Beliebt sind Johanniskraut-Präparate gegen leichte Depressionen. Deren Wirkstoff Hypericin wirkt auf die gleiche Weise im Gehirn wie chemische Antidepressiva, z. B. Citalopram. Es muss hoch dosiert werden und hat Wechselwirkungen mit anderen Präparaten, z. B. mit der Pille und Ibuprofen.

Die **Homöopathie** ist eine um 1800 entwickelte Therapierichtung. Unter dem Eindruck, dass Quacksalber mit Quecksilber, Aderlässen usw. mehr Menschen umbrachten als kurierten, entwickelte Samuel Hahnemann seine „sanfte" Methode. In der Homöopathie werden extrem verdünnte, sog. potenzierte Stoffe natürlicher Herkunft z. B. als Kügelchen **(Globuli)** verabreicht (→ Abb. 2). Die Behandlung erfolgt individuell. Für die Auswahl des homöopathischen Mittels sind nicht Diagnosen wichtig, sondern die Symptome des Patienten. Dann wird das Mittel gewählt, das unverdünnt beim Gesunden die gleichen Symptome als Vergiftungserscheinungen hervorrufen würde. Homöopathie heißt wörtlich „gleiches Leiden". Gegen hohes Fieber mit Herzrasen und Wangenröte wird z. B. Tollkirsche (Atropa belladonna; → Abb. 3) hochverdünnt gegeben. Tollkirschengift erzeugt u. a. Fieber, Herzrasen und Gesichtsröte. Das entsprechende Mittel heißt nach der Tollkirsche Belladonna, die Verdünnungsstufe z. B. D6 oder C100.

Bisher wurde die Wirkung der Homöopathie nicht nachgewiesen. Aus der Weiterbildungsordnung für Ärzte wurde die Zusatzbezeichnung Homöopathie gestrichen.

Arzneimittelreste … nie in die Toilette, sondern in den Restmüll geben, rät das Umweltbundesamt. Fast alle Gemeinden in Deutschland betreiben Müllverbrennung. Über die Toilette gelangen die Wirkstoffe mit dem Abwasser ins Grundwasser. Apotheken müssen Arzneimittelreste nicht annehmen.

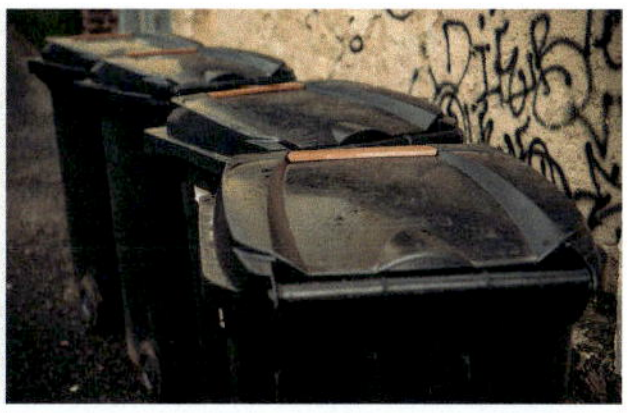

→ Terminologie: Arzneimittel alternativer Therapierichtungen

Abhängigkeit	Substanzgebrauch, dessen Unterbrechung zu Entzugserscheinungen führt
Globuli (Mz.) **Globulus** (Ez.)	homöopathische Arzneikügelchen
Homöopathie	Naturheilverfahren mit hochverdünnten Arzneimitteln
Missbrauch	Substanzgebrauch trotz schädlicher Wirkungen
Phytopharmakon (Ez.)	pflanzliches Arzneimittel
Sucht	Substanzgebrauch mit Abhängigkeit und Vernachlässigung von Alltagspflichten

Auf den Seiten des Umweltbundesamtes finden Sie Informationen zu Umweltwirkungen von Arzneimittelresten:

www.umweltbundesamt.de
→ Themen
→ Chemikalien
→ Arzneimittel

Aufgaben

1 Zu welchen Zwecken werden Arzneimittel eingesetzt?
2 Was versteht man unter einem Generikum?
3 Nennen Sie drei Wirkstoffe, die zu den NSAR gehören.
4 Was ist ein Antihypertensivum und mit welcher Nebenwirkung muss zu Beginn der Einnahme gerechnet werden?
5 Erklären Sie den Begriff Diuretikum und nennen Sie drei Indikationen. Sehen Sie ggf. in der ROTEN LISTE® oder in einer Gebrauchsinformation nach.
6 Welcher Wirkstoff wird sowohl als Thrombozytenaggregationshemmer als auch als Analgetikum eingesetzt und welche Nebenwirkungen sind typisch für diesen Wirkstoff? Nennen Sie drei Effekte.
7 Lesen Sie in der ROTEN LISTE® die Informationen zu einem Diclofenac-Präparat zur oralen Anwendung durch, z. B. Diclac® oder Voltaren®. Alternativ können Sie die Gebrauchsinformation eines solchen Arzneimittels lesen.
  a Nennen Sie wichtige Indikationen, Kontraindikationen und Nebenwirkungen.
  b Würden Sie bei Lumbago das Präparat einnehmen? Begründen Sie Ihre Antwort.
8 Was bewirken die beiden Wirkstoffe Omeprazol und Pantoprazol?
9 Wie lautet der Fachbegriff für ein Arzneimittel gegen krampfartige Schmerzen?
10 Nennen Sie zehn Arzneimittelformen.
11 Welche Lagerungsvorschriften gelten für alle Arzneimittel?
12 Wie müssen Arzneimittel, die unter das BtMG fallen, gelagert und entsorgt werden? Recherchieren Sie dazu ggf. unter www.gesetze-im-internet.de/btmg_1981.
13 Nennen Sie je drei enterale und parenterale Applikationsarten.
14 Erläutern Sie die richtige Anwendung eines Dosieraerosols für die Asthmatherapie.
15 Welche Arten von Wechselwirkungen können auftreten, wenn mehrere Medikamente zugleich eingenommen werden?

5 Injektionen und Injektionstechnik

Interaktive Übungen
→ S. 121, PagePlayer

Für Injektionen werden Injektionslösungen verwendet. Das sind sterile, flüssige Arzneimittel, die in Ampullen geliefert werden. Es gibt verschiedene Ampullenarten:

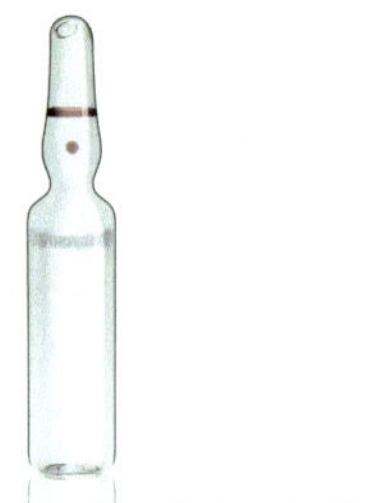
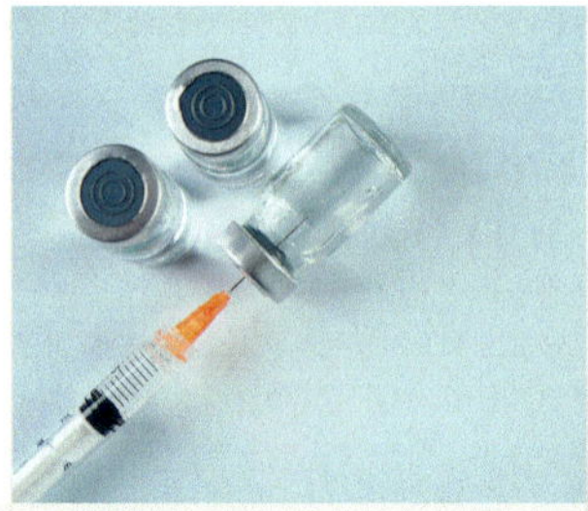
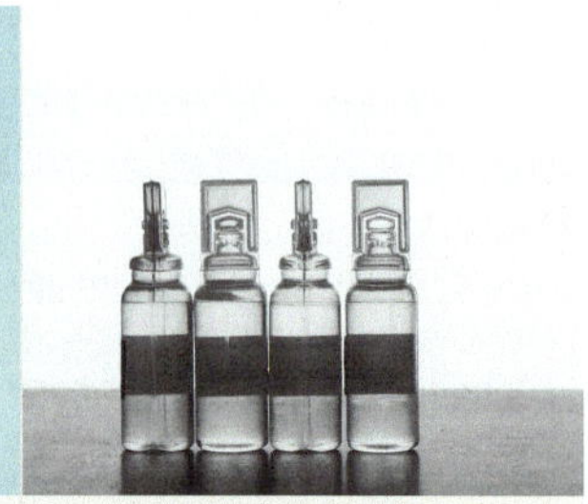

Brechampulle	**Stechampulle**	**Kunststoffampulle**
Gasampulle mit Lackpunkt am Ampullenhals, der die Sollbruchstelle anzeigt	Glasampulle mit Gummiverschluss und Kunststoff-Schutzkappe	weiche Ampulle mit leicht abdrehbarem Hals z. B. für **NaCl 0,9 %**
Handhabung und Besonderheiten		
Der Ampullenkopf wird an der Sollbruchstelle „vom Lackpunkt weg" abgebrochen. Er wird dabei mit einem Wattetupfer umfasst (Verletzungsschutz).	Die Schutzkappe wird unmittelbar vor Gebrauch entfernt. Anschließend wird der Inhalt in eine Spritze aufgezogen.	Die Ampulle wird von Hand aufgedreht und der Inhalt in eine Spritze aufgezogen. Preiswerte Ampullenart für Lösungen, deren Auslaufen unproblematisch ist.

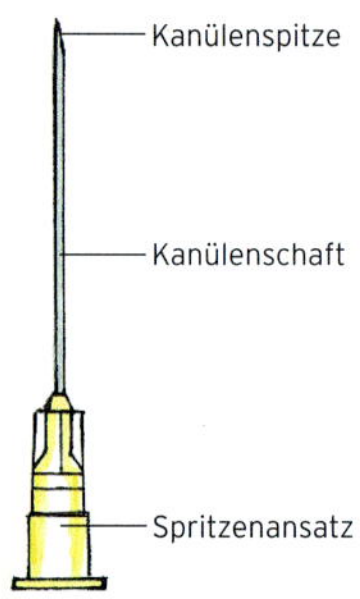

Abb. 2 Kanüle (Hohlnadel)

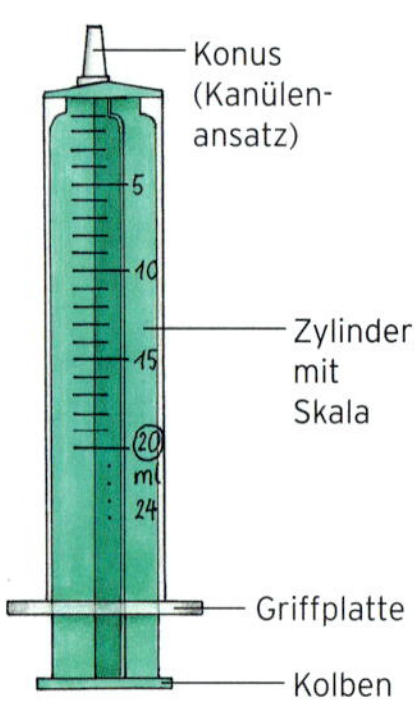

Abb. 3 Einmalspritze aus Kunststoff

5.1 Vorbereitung von Injektionen

Die Vorbereitung von Injektionen und Infusionen muss mit Ruhe und Sorgfalt geschehen, da Kontaminationen den Patienten und Nadelstichverletzungen MFA bzw. Arzt gefährden. Vor dem Zusammenstellen der Materialien führt man eine hygienische Händedesinfektion durch.

5.1.1 Materialien

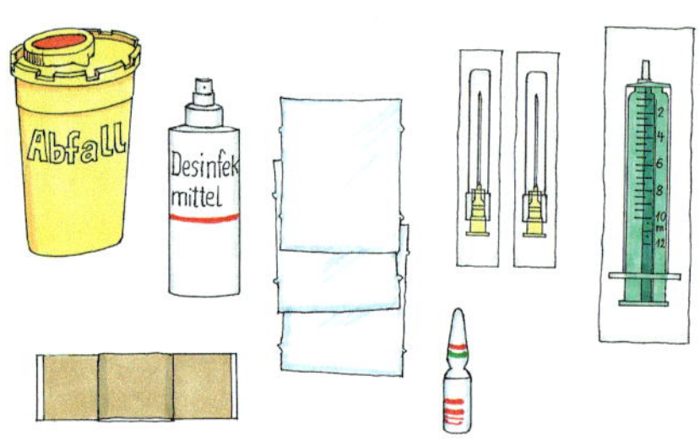

Abb. 1 Materialien für eine Injektion

Um einen Hautkontakt mit Arzneistoffen zu vermeiden, sind dünnwandige Schutzhandschuhe zu tragen. Auf das desinfizierte Spritzentablett legt man folgende Materialien:

- Spritze (für 2 mL, 5 mL, 10 mL oder 20 mL Inhalt)
- 2 Kanülen (Hohlnadeln; eine zum Aufziehen, eine für die Injektion)
- die Medikamentenampulle
- Hautdesinfektionsspray
- 3 Wattetupfer (je einen für die Hautdesinfektion, das Öffnen der Ampulle und für die Einstichstelle)
- Pflaster
- vorschriftsmäßiger Abwurfbehälter

Sterile Einmalkanülen sind genormt und passen genau auf die handelsüblichen Kunststoffspritzen. Der schräge Schliff der Kanülenspitze ermöglicht Einstiche mit minimaler Gewebsverletzung und möglichst geringem Schmerz.

MERKE Bei allen Tätigkeiten, bei denen eine Infektionsgefahr nicht ausgeschlossen werden kann, sind Sicherheitskanülen vorgeschrieben. Diese haben Vorrichtungen, die vor Nadelstichverletzungen schützen sollen.

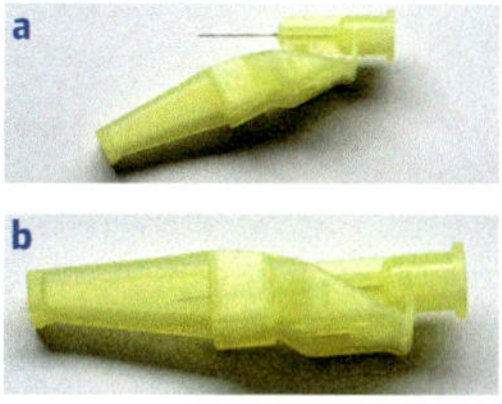

Abb. 1 Sicherheitskanüle für s.c.-Injektionen: offen (a), gesichert (b)

Kanülen unterscheiden sich in Länge und Dicke (Außendurchmesser). Beide Maße sind in mm auf der Verpackung angegeben. Der Außendurchmesser wird außerdem in Gauge (G; sprich: „Gohsch") und die Länge in Zoll (") angegeben. Je höher die Gauge-Zahl ist, desto dünner ist die Kanüle. Um Verwechslungen zu vermeiden, werden Kanülen durch Nummern und verschiedene Farben des Spritzenansatzes gekennzeichnet. Gebräuchliche Kanülen sind:

Kanülenfarbe	Nr.	Gauge, Außendurchmesser	Länge z. B.	Typische Anwendung
gelb	1	20 G = 0,9 mm	40 mm 70 mm	Aufziehen von Spritzen, Blutentnahmen, i.v.-Injektionen, i.m.-Injektionen (bei Übergewichtigen mit 70 mm Länge)
grün	2	21 G = 0,8 mm	40 mm 50–60 mm	i.v.-Injektionen, i.m.-Injektionen i.m.-Injektionen bei Übergewicht
schwarz	12	22 G = 0,7 mm	30 mm	s.c.-Injektionen und i.m.-Injektionen, z. B. Impfungen in den M. deltoideus bei kräftigen Erwachsenen und Jugendlichen
hellgrau	20	27 G = 0,4 mm	20 mm 12 mm	s.c.-Injektionen, 12 mm senkrecht (90°), 20 mm ggf. schräg (45°) einstechen bei Schlanken, Säuglingen und Kindern gut für schmerzarme Impfungen geeignet

5.1.2 Aufziehen einer Spritze

Die Spritzenpackung öffnet man am dafür vorgesehenen Ende durch Auseinanderziehen der beiden Anteile entsprechend der Peel-back-Technik. Man fasst nur den Kolben der Spritze an (Non-touch-Technik). Dann nimmt man die Kanüle zum Aufziehen des Medikaments mit der geöffneten Verpackung in eine Hand und nimmt mit der anderen Hand die Spritze aus der Verpackung. Dann steckt man den Spritzenansatz der Kanüle fest auf den Konus der Spritze. Mit einer Vierteldrehung im Uhrzeigersinn befestigt man die Kanüle sicher auf der Spritze.

Peel-back-Technik → LF 3, S. 112

Non-touch-Technik → LF 3, S. 112

Nun legt man die Spritze mit Kanüle ab und nimmt die Ampulle zur Hand. Befindet sich Flüssigkeit im Ampullenkopf, klopft man mit dem Fingernagel leicht dagegen, sodass die Flüssigkeit in den Ampullenbauch abfließt. Man umfasst den Ampullenkopf mit einem Wattetupfer und bricht den Hals in die dem Punkt entgegengesetzte Richtung ruckartig ab (→ Abb. 2). Der Glaskopf wird sofort in ein Abwurfgefäß entsorgt. Nun wird das Medikament aufgezogen. Dabei hält man die Ampulle schräg und bringt die Kanülenspitze in den untersten Teil des Ampullenbodens, um die Flüssigkeit vollständig aufzuziehen (→ Abb. 3).

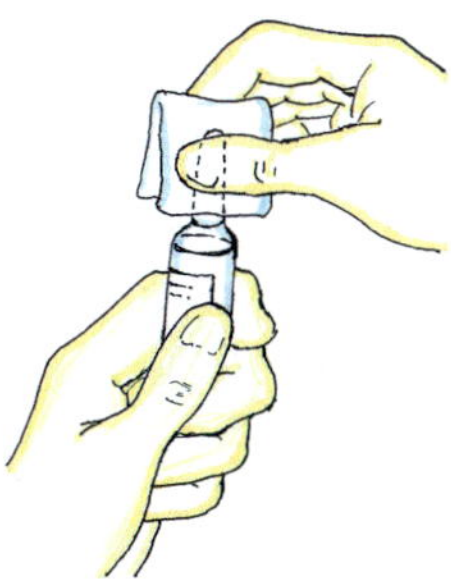

Abb. 2 Öffnen der Brechampulle

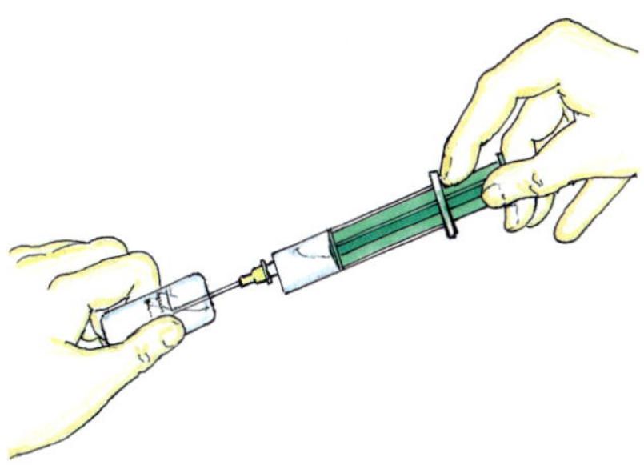

Abb. 3 Aufziehen des Arzneimittels aus der Glasampulle

Nun gibt man die Kanüle in den bereitstehenden Abwurfbehälter.

MERKE Keinesfalls darf die Kappe wieder auf die Kanüle gesteckt werden (sog. **Recapping**). Dieser Fehler führt zu vielen Nadelstichverletzungen.

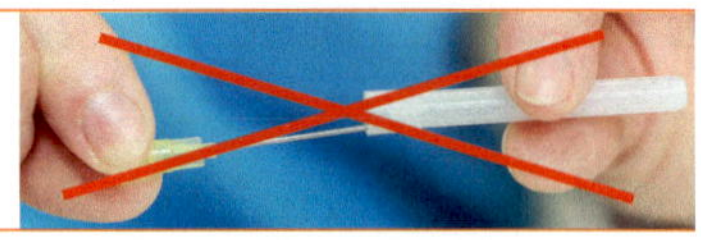

Nun hält man die Spritze senkrecht mit der Spitze nach oben und beklopft sie leicht mit dem Finger, damit Luftblasen nach oben steigen. Jetzt kann man die Luft vorsichtig hinausdrücken. Dabei soll keine Flüssigkeit entleert werden. Anschließend steckt man die zweite Kanüle, die Injektionskanüle, fest auf den Spritzenkonus auf und dreht sie fest. Nun legt man die gefüllte Spritze auf das Tablett. Die Arzneimittelampulle legt man neben die Spritze, damit der Arzt sieht, welches Medikament sich darin befindet. Liegen zwei oder mehr Spritzen auf einem Tablett, beschriftet man sie eindeutig, um Verwechslungen auszuschließen.

Auf Anordnung des Arztes können zwei Ampullen desselben Medikaments in eine Spritze aufgezogen werden. Sogenannte Mischspritzen aus verschiedenen Medikamenten sollten nicht hergestellt werden, da sich viele Medikamente nicht miteinander vertragen. Es kann zu Trübungen und Flockenbildung in der Lösung kommen.

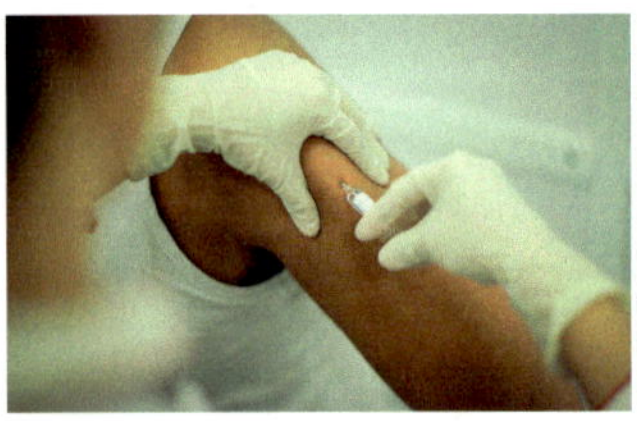

Impfungen sind besser verträglich, wenn die Impfkanüle trocken und frei von Impfstoff ist. Sonst gelangt Impfstoff beim Injizieren in die Haut und das Unterhautfettgewebe, wo er Juckreiz, Schmerzen und Knötchenbildung verursachen kann. Etwas Luft in der Spritze ist kein Problem: Ins Gewebe injizierte Luft wird rasch aufgenommen und ist harmlos.

5.2 Hautdesinfektion

Die Kassenärztliche Bundesvereinigung bietet ein Video zur hygienischen Haarentfernung z. B. vor OPs an:

https://www.kbv.de/html/themen_26426.php

Alle **Punktionen** (Einstiche) und **Injektionen** (Spritzen) sind Körperverletzungen – im medizinischen wie im rechtlichen Sinne. Der Patient muss vor vermeidbaren Keimeinschleppungen ins Körperinnere soweit wie möglich geschützt werden. Das geschieht durch die vorschriftsmäßige Vorbereitung von Injektionen und Punktionen sowie durch die für die jeweilige Situation optimale Hautdesinfektion:

geringes Infektionsrisiko venöse Blutabnahme, i.v.-, s.c.- und i.c.- (intrakutane) Injektionen; Infusionen mit Butterfly-Kanülen, Impfungen	Hautdesinfektionsspray aufsprühen **oder** mit satt getränktem Tupfer auftragen und 15 s bzw. nach Herstellerangabe einwirken lassen; es soll kein „See" auf der Haut stehen, da Alkohol in der Punktionsstelle brennt; daher überschüssiges Desinfektionsmittel mit einem Tupfer aufnehmen, Haut erneut besprühen, Mittel einwirken und trocknen lassen
mittleres Infektionsrisiko Venenverweilkatheter, tiefe i.m.-Injektionen, Abnahme von Venenblut für Blutkulturen	Injektions- bzw. Punktionsstelle mit sterilem, mit Hautdesinfektionsmittel getränktem Tupfer mehrfach abreiben; nach Vorschrift einwirken lassen; nach Ablauf der Einwirkzeit den Vorgang einmal wiederholen
hohes Infektionsrisiko Leberpunktion, Punktion von Körperhöhlen, z. B. Gelenkpunktion, Pleurapunktion	Haut reinigen, behaarte Stellen enthaaren, aber nicht rasieren (Verletzungen sind Eintrittspforten für Keime); zugelassenes, z. B. jodhaltiges Hautdesinfektionsmittel aufsprühen, nach Herstellerangabe z. B. 2,5 min einwirken lassen; den Vorgang einmal wiederholen

Injektionen erfolgen am häufigsten subkutan (s.c.), intramuskulär (i.m.) oder intravenös (i.v.). Seltener werden Medikamente **intrakutan** (i.c.; in die Haut), **intraarteriell** (i.a.; in eine Arterie) und **intraartikulär** (in den Gelenkspalt) gespritzt.

Video
→ S. 479, PagePlayer

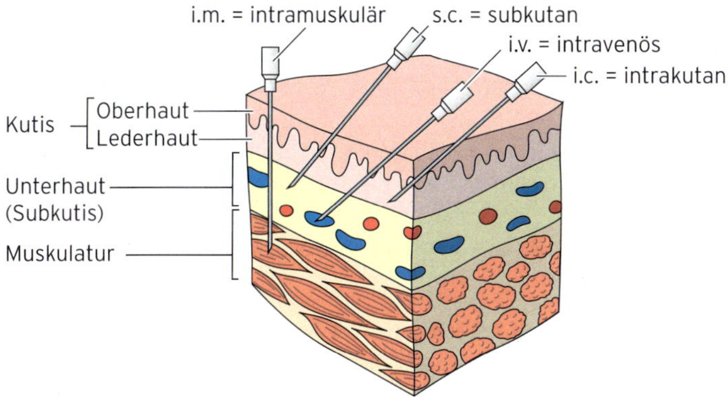

Abb. 1 Injektionsarten: schematische Darstellung eines Ausschnitts der Haut mit Unterhautfettgewebe, Muskulatur und Blutgefäßen

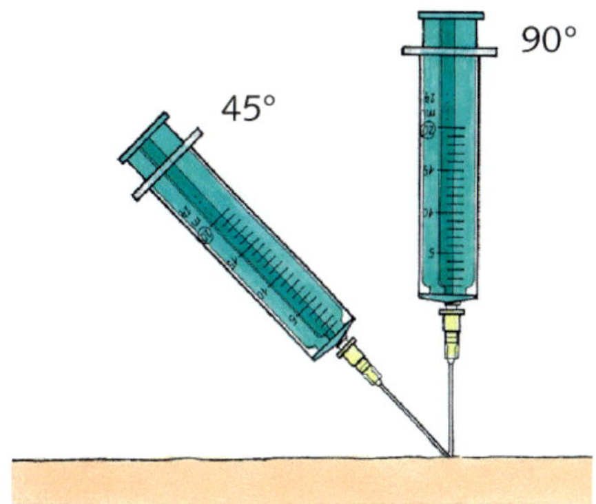

Abb. 2 Verschiedene Einstichwinkel

5.3 Intramuskuläre Injektion (i.m.-Injektion)

5.3.1 Nutzen und Risiken der i.m.-Injektion

Intramuskuläre Injektionen bieten den Vorteil, dass das Arzneimittel sicher und relativ rasch aufgenommen wird. Das Medikament bildet im Muskel ein kleines Depot, aus dem es nach und nach ins Blut übertritt. Es wirkt nicht so schnell wie nach intravenöser, aber schneller als nach subkutaner Injektion. Die Technik der i.m.-Injektion muss perfekt durchgeführt werden. MFAs dürfen nur i.m. spritzen, wenn der Arzt es anordnet und er sich davon überzeugt hat, dass die Injektionstechnik beherrscht wird.

Bei Impfungen ist die i.m.-Injektion am besten wirksam und verträglich. Impfungen werden mit relativ dünnen Kanülen und kleinen Injektionsmengen in den Musculus deltoideus gegeben, sodass sie fast immer gut vertragen werden. Intramuskuläre Injektionen in den Gesäßmuskel hingegen sind relativ riskant. Es kommen Verletzungen von Blutgefäßen vor, die Blutungen bzw. Hämatome (Blutergüsse) zur Folge haben. Auch Nervenverletzungen mit bleibenden Lähmungen sind möglich. **Spritzenabszesse**, d. h. eitrige Entzündungen in der Muskulatur, kommen durch Keimeinschleppungen v. a. nach Cortisonspritzen vor, da Cortison die Immunabwehr am Injektionsort unterdrückt. Die Indikation zur i.m.-Injektion von Medikamenten wird deshalb streng gestellt. Dass ein Patient lieber eine Spritze möchte, als Tabletten einzunehmen, ist keine Indikation für diese risikoreiche Applikationsart.

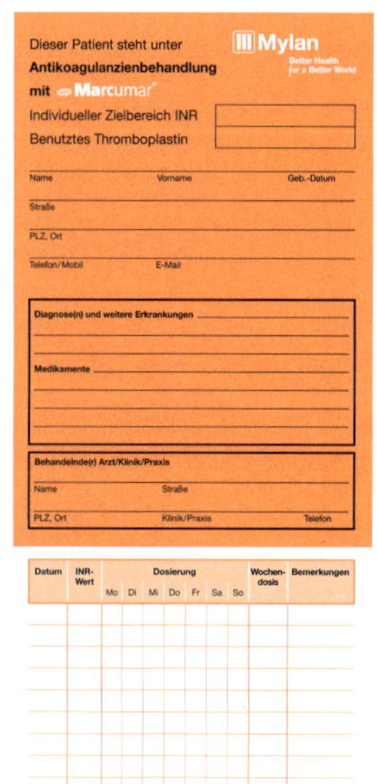

Abb. 3 Antikoagulanzien-therapie-Ausweis (Ausschnitt)

MERKE Patienten, die herkömmliche Antikoagulanzien (sog. Blutverdünner) wie Phenprocoumon (z. B. Marcumar®) oder neue orale Antikoagulanzien (NOAK) wie Xarelto®, Eliquis®, Lixiana® oder Pradaxa® einnehmen, haben ein erhöhtes Blutungsrisiko bei i.m.-Injektionen. Viele Impfstoffe dürfen subkutan injiziert werden. Die i.m.-Impfung mit einer besonders dünnen Kanüle (z. B. Nr. 20) ist bei den übrigen Impfstoffen meistens möglich (ärztliche Entscheidung). Antikoagulanzien-Patienten komprimieren die Einstichstelle mehrere Minuten lang.

5.3.2 Durchführung

Zuerst wird der richtige Injektionsort ausgewählt und aufgesucht.

Umfassende Informationen zum Impfen bietet das Robert Koch-Institut im Epidemiologischen Bulletin 34 jedes Jahres: **www.rki.de**

Injektion in den M. deltoideus (Impfung)

Impfstoffe injiziert man bevorzugt in den Arm, mit dem der Patient nicht schreibt. So wird er im Falle lokaler Nebenwirkungen bei Alltagstätigkeiten nicht gestört. Die Injektionsstelle liegt im Muskelbauch des M. deltoideus ca. 5 cm unterhalb der Schulterhöhe, dem tastbaren lateralen Ausläufer des Schulterblattes (→ Abb. 1). Hier dürfen bis zu 2 mL injiziert werden, sodass alle Impfstoffe hier appliziert werden können. Nur bei Säuglingen und sehr muskelschwachen Personen weicht man auf den M. vastus lateralis des Oberschenkels aus. Der Patient wird gebeten, den Arm locker hängen zu lassen, da ein entspannter Muskel durch den Einstich weniger verletzt wird. Der Einstich erfolgt bei kurzer Kanüle im 90°-Winkel, bei längerer Kanüle bzw. schwacher Muskulatur im 45°-Winkel.

Nach dem Einstich spritzt man den Impfstoff **schnell** in den Muskel, zieht dann die Spritze zügig heraus und komprimiert die Impfstelle mit einem Tupfer. Der Patient übernimmt den Tupfer und komprimiert, bis die Einstichstelle mit einem Pflaster versorgt wird. Wegen des evtl. austretenden Blutstropfens trägt man beim Impfen wie bei allen Injektionen Handschuhe.

Video
→ S. 479, PagePlayer

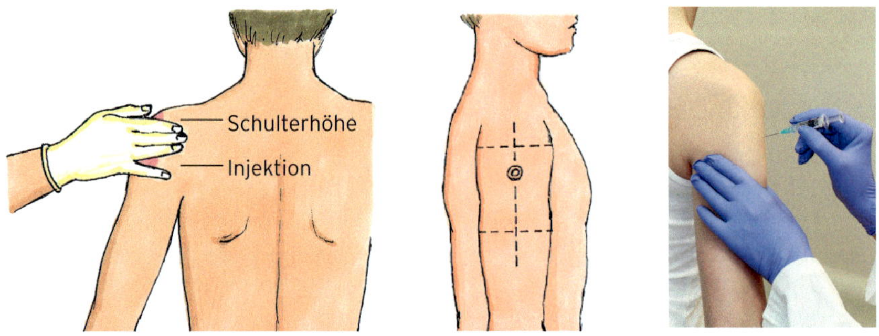

Abb. 1 Injektion in den M. deltoideus. Aufforderungen an den Patienten: „Sind Sie Rechts- oder Linkshänder?" (Den Arm freimachen lassen, Injektionsstelle desinfizieren) „Bitte den Arm ganz locker lassen." (Injektion) „Bitte den Tupfer fest auf diese Stelle drücken." (Pflaster aufkleben)

Injektion in den M. vastus lateralis (Impfung)

Die Injektionsstelle im **M. vastus lateralis** liegt im mittleren Drittel einer gedachten Linie zwischen dem **großen Rollhügel (Trochanter major)**, den im Hüftbereich tastbaren Knochenvorsprung des Femurs, und der Patella (Kniescheibe). An dieser Stelle ist der Muskel am stärksten und eine Nervenverletzung unwahrscheinlich. Man punktiert im 90°-Winkel. Wie bei der Impfung in den M. deltoideus **aspiriert** man nicht. Das heißt, man zieht nicht am Spritzenkolben, um zu testen, ob ein Blutgefäß getroffen wurde. An dieser Stelle befinden sich keine großen Blutgefäße.

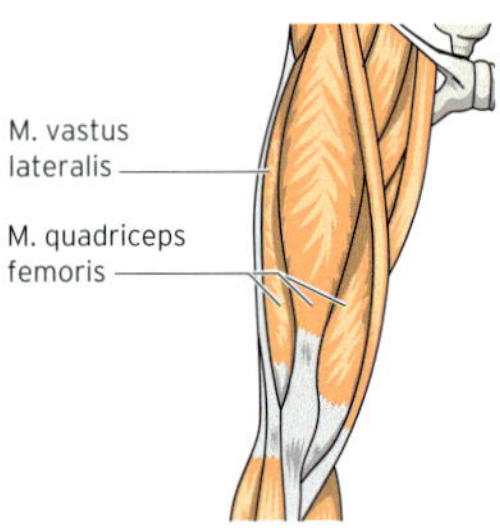

Abb. 2 Oberschenkelmuskeln von ventral

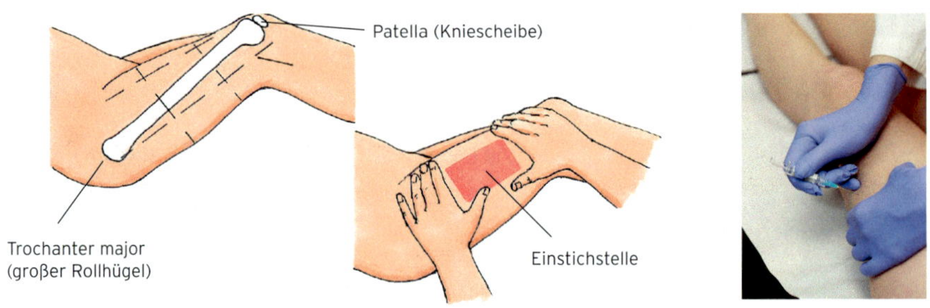

Abb. 3 Injektion in den M. vastus lateralis. Aufforderungen an den Patienten: „Bitte legen Sie sich mit dem Rücken auf die Liege." (Injektionsort aufsuchen und desinfizieren, Injektion durchführen) „Bitte drücken Sie den Tupfer fest auf diese Stelle." (Pflaster aufkleben)

Ventrogluteale Injektion

Arzneimittelmengen über 2 mL, die intramuskulär injiziert werden müssen, spritzt man in die Gesäßmuskulatur nahe dem vorderen oberen Darmbeinstachel. Die **ventrogluteale Injektion** erfolgt somit nicht in das Gesäß, sondern ventral-lateral in die Muskulatur nahe am Beckenkamm. Diese Methode ist beim Erwachsenen die sicherste. Eine Nervenschädigung – mit bleibender Fußheberlähmung – kommt bei korrekter Durchführung nicht vor. Impfungen verabreicht man **nicht** ventrogluteal.

Darmbeinstachel
→ LF 4, S. 138

Zuerst sucht man mit dem Zeigefinger den am vorderen Rand des Beckenkamms gut tastbaren vorderen oberen Darmbeinstachel auf. Dann legt man die gespreizte Hand auf den Beckenkamm (die linke Hand an den rechten Darmbeinstachel des Patienten bzw. die rechte Hand an seine linke Seite). Das untere Ende des „V", das Zeige- und Ringfinder bilden, ist der Injektionsort.

Nach der Hautdesinfektion für mittleres Infektionsrisiko weist man den Patienten an, sich hinzulegen und die Gesäßmuskulatur locker zu lassen. Man sticht die Kanüle rasch ein, bei normalgewichtigen und übergewichtigen Patienten im 90°-Winkel, bei sehr schlanken Personen etwas flacher, mit ca. 45°. Nun aspiriert man, d. h. saugt mit der Spritze an, ohne die Kanüle zu verlagern. Kommt bei der Aspiration kein Blut, hat man kein Blutgefäß getroffen und kann nun das Medikament vollständig in den Muskel injizieren. Nun zieht man die Kanüle ganz heraus und komprimiert sofort die Punktionsstelle mit einem Tupfer. Die Kompression kann ggf. der Patient weiterführen. Schließlich versorgt man die Einstichstelle mit einem Pflaster. Falls sich jedoch Blut aspirieren lässt, zieht man die Spritze heraus und komprimiert den Injektionsort mehrere Minuten lang. Die geplante Injektion erfolgt dann auf der anderen Körperseite.

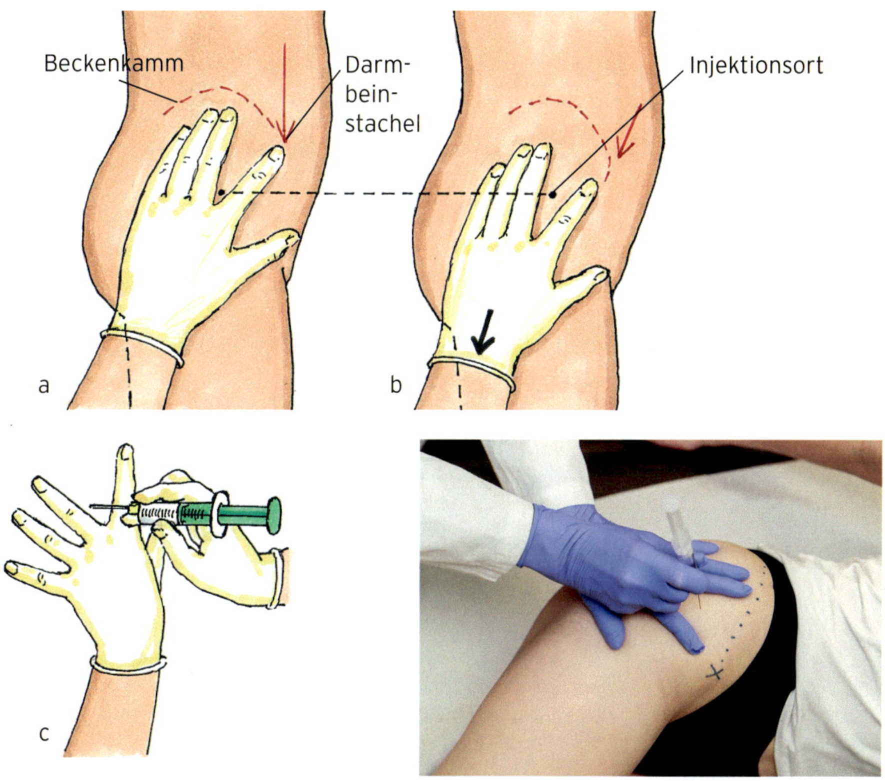

Abb. 1 Injektion in den M. gluteus medius; Aufsuchen des Injektionsortes (a), die tastende Hand wird zu ihrem Schutz vor der Injektion etwas nach kaudal verlagert (b), Injektion (c). Aufforderungen an den Patienten (bei Injektion rechts): „Bitte lassen Sie das Gesäß und das rechte Bein ganz locker." (Injektion) „Bitte drücken Sie den Tupfer fest auf diese Stelle." (Pflaster aufkleben)

5.4 Subkutane Injektion (s.c.-Injektion)

Subkutane Injektionen sind risikoärmer und leichter durchzuführen als i.m.- und i.v.-Injektionen. Viele Patienten spritzen sich Medikamente wie Insulin und Heparin selbst. Bei verstärkter Blutungsneigung, z. B. durch Antikoagulanzien, impft man s.c., wenn der Impfstoff dafür zugelassen ist. Oder man impft mit besonders dünner Kanüle i.m. Die Kompression der Einstichstelle erfolgt bei Antikoagulanzien-Patienten besonders sorgfältig und über mehrere Minuten. Im Einzelfall entscheidet der Arzt.

Einige Hautareale sind besonders für die s.c.-Injektion geeignet, weil dort das subkutane Fettgewebe gut ausgeprägt ist. Erst führt man eine Hautdesinfektion für geringes Infektionsrisiko durch. Dann nimmt man eine Hautfalte des Patienten zwischen Daumen und Zeigefinger und injiziert mit der anderen Hand in die Hautfalte. 12-mm-Kanülen werden im 90°-Winkel, 20-mm-Kanülen im 45°-Winkel eingestochen. Man aspiriert nicht. Das subkutane Fettgewebe enthält an den für s.c.-Injektionen geeigneten Stellen keine großen Blutgefäße und Aspiration schädigt das empfindliche Gewebe. Nach dem Herausziehen der Kanüle komprimiert man den Injektionsort mit einem Tupfer.

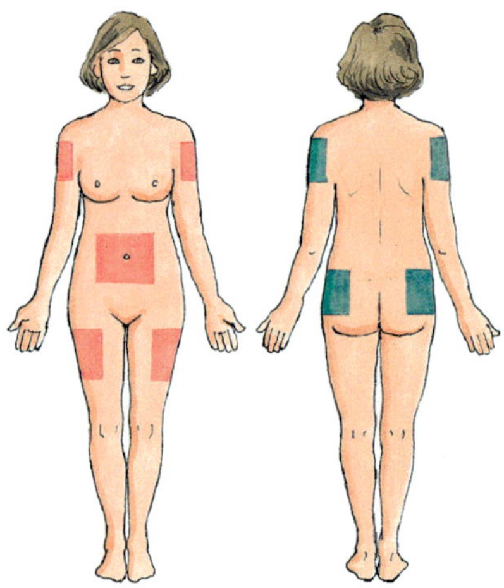

Abb. 1 Geeignete Hautareale für s.c.-Injektionen

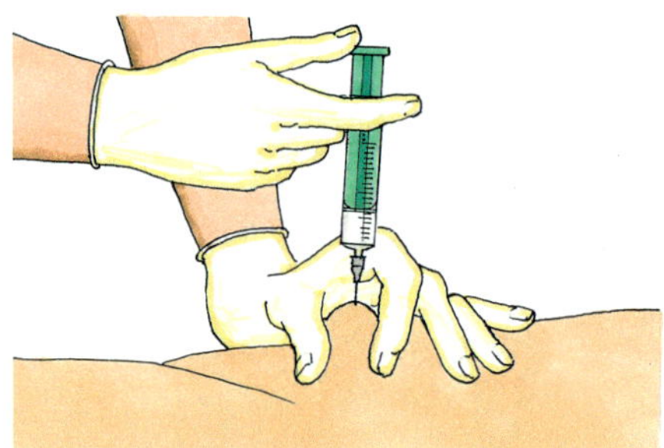

Abb. 2 Technik der s.c.-Injektion

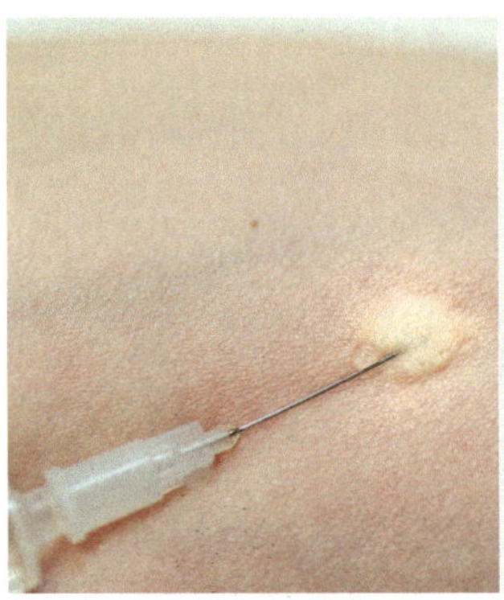

Intrakutane Injektionen (i.c.-Injektionen) ... werden nur selten durchgeführt. Sie dienen z. B. der Testung der Immunreaktion auf Tuberkulin, einem speziellen Tuberkulose-Antigen. Auch für bestimmte Allergietests, die Intrakutan-Tests, wird diese Technik genutzt. Nach der Hautdesinfektion für geringes Risiko wird mit einer 20er-Kanüle sehr flach eingestochen. Es entsteht eine weiße Quaddel an der Injektionsstelle. Bei korrekter Injektionstechnik erscheint kein Blutstropfen nach dem Herausziehen der Kanüle, da sich in der Haut (Dermis; → Abb. 1, S. 197) keine Blutgefäße befinden.

5.5 Intravenöse Injektion (i.v.-Injektion)

Intravenöse Injektionen sind aus medizinischen und rechtlichen Gründen ärztliche Tätigkeiten. Bei intravenöser Gabe gelangt das Arzneimittel direkt in den Blutkreislauf. Die Wirkung tritt sofort ein. Auch Nebenwirkungen können rasch und heftig auftreten.

Der MFA bereitet die i.v.-Gabe von Medikamenten vor. Der Arzt benötigt außer der Spritze eine Staubinde, um die Vene besser ertasten und punktieren zu können. Ein Injektionskissen dient dazu, den Arm des Patienten ruhig und sicher zu lagern. Der Patient sollte liegen, da eine i.v.-Injektion einen Kollaps auslösen kann. Dies ist häufig eine Reaktion auf den kurzen Schmerz beim Einstich, seltener auf das Arzneimittel. Manche Patienten kollabieren aus psychischen Gründen bei Injektionen.

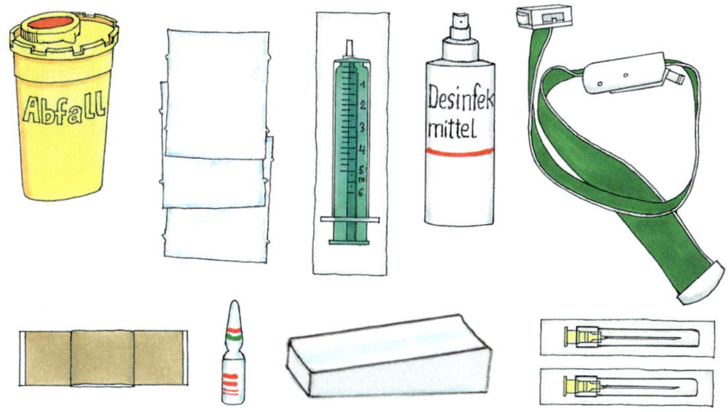

Abb. 1 Vorbereitetes Spritzentablett für eine i.v.-Injektion

Wie bei der venösen Blutentnahme staut der Arzt die Venen. Hat er ein geeignetes Blutgefäß ertastet, löst er die Stauung und desinfiziert die Punktionsstelle. Nach Ablauf der Einwirkzeit punktiert er die Vene, ohne sie erneut zu berühren. Lässt sich Blut aspirieren, liegt die Kanüle richtig in der Vene. Dann wird die Staubinde gelöst und die Injektion je nach Wirkstoff langsam oder schnell durchgeführt. Gleich nach dem Zurückziehen der Kanüle aus der Vene wird die Punktionsstelle mit einem Tupfer komprimiert. Der Patient übernimmt in der Regel die weitere Kompression. Schließlich wird die Punktionsstelle mit einem Pflaster versorgt.

5.6 Venenverweilkatheter und Flügelkanülen

5.6.1 Materialien

Venenverweilkatheter sind kurze, dünne Kunststoffschläuche, die mittels einer Kanüle in eine Vene eingebracht werden und dort eine Zeit lang verbleiben. Sie bieten einen ständigen Zugang zum Blutkreislauf des Patienten. Daher werden sie auch „Venenzugang“ oder kurz „Zugang“ genannt. Häufig werden Verweilkatheter als Venenverweilkanülen bezeichnet. Korrekt ist das nicht, da keine Kanüle (d. h. Hohlnadel) in der Vene verbleibt, sondern nur ein kleiner, dünner Kunststoffschlauch, der **Katheter**. Solange dieser in der Vene liegt, können immer wieder Injektionen und Infusionen verabreicht werden, ohne dass erneut punktiert werden muss. Das ist für den Patienten schonender als mehrere Einstiche. Allerdings sind alle Venenverweilkatheter Eintrittspforten für Bakterien, was ihre Liegedauer auf wenige Stunden begrenzt. Kein Katheter soll länger in der Vene bleiben als unbedingt notwendig.

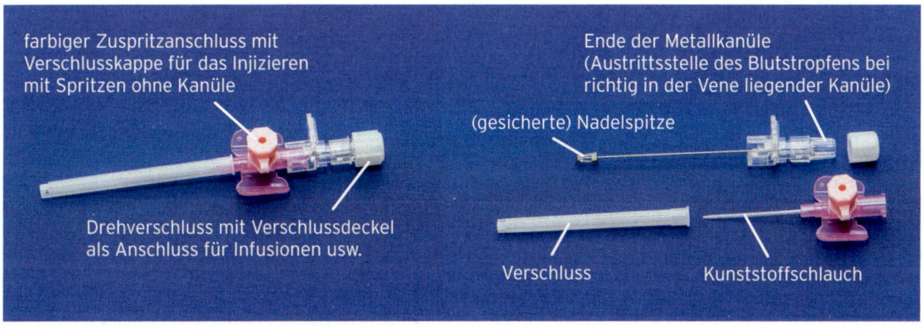

Abb. 2 Aufbau eines Venenverweilkatheters

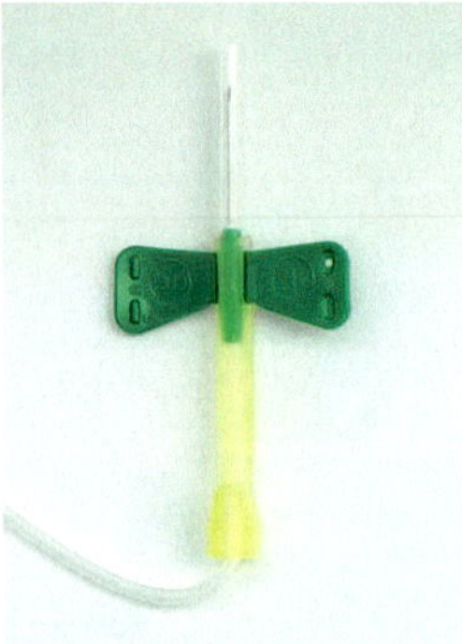

Abb. 1 Butterfly-Sicherheitskanüle

Auch mit der **Flügelkanüle (Butterfly-Kanüle**; Schmetterlings-Kanüle; → Abb. 1) können Injektionen und ggf. Infusionen appliziert werden. Die Butterfly-Kanüle verbleibt dabei in der Vene. Voraussetzung ist, dass der Patient den Arm völlig ruhig hält. Butterfly-Kanülen verletzen Haut und Vene beim Einstich weniger als die meisten Verweilkatheter. Allerdings können sie während der Injektion verrutschen, sodass die Gefahr eines Auslaufens von Flüssigkeit ins Gewebe besteht. Dann muss die Infusion unterbrochen und ein neuer Venenzugang gelegt werden.

5.6.2 Vorbereitung

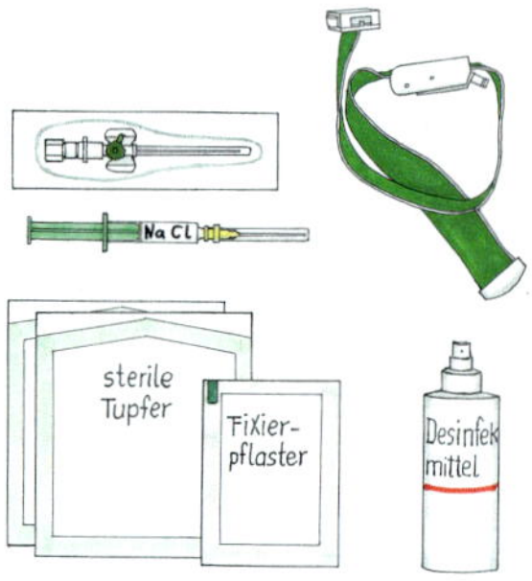

Abb. 2 Vorbereitung für das Legen eines Venenverweilkatheters

Die Materialien für das Legen eines Venenverweilkatheters entsprechen im Wesentlichen denen für die i.v.-Injektion. Statt der Kanüle wird der Verweilkatheter bereitgelegt. Zusätzlich werden benötigt:

- spezielles Fixierpflaster für Venenverweilkatheter
- ggf. eine wasserfeste Unterlage
- Spritze mit NaCl 0,9 % (gewebefreundliche Kochsalzlösung) zum Testen der Durchgängigkeit des Katheters
- eine vorbereitete Infusion

Ein Schraubverschluss zum Verschließen des Katheters liegt diesem bei.

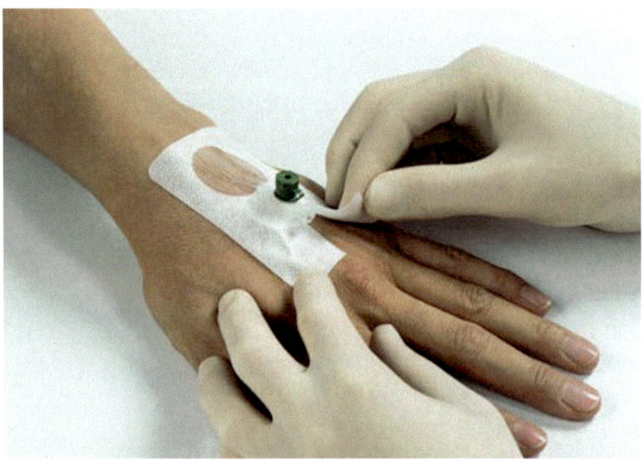

Abb. 3 Fixierpflaster für Venenverweilkatheter

5.6.3 Durchführung

Eine geeignete Vene findet man oft am Unterarm oder Handrücken. Die ideale Kathetervene ist dick genug für den Einstich der Kanüle, die den Katheter trägt, und verläuft gerade. Nach Ertasten der Vene entstaut man, desinfiziert die Haut (für mittleres Infektionsrisiko) und staut erneut. Man sticht im 45°-Winkel ein. Sobald die Kanülenspitze in der Vene liegt, erscheint am Kanülenende ein Blutstropfen. Nun schiebt man gleichzeitig den Katheter in die Vene vor und zieht die Kanüle heraus. Dann durchspült man den Katheter mit NaCl 0,9 % und schließt entweder eine Infusion an oder verschließt den Katheter mit dem Schraubverschluss. Das Fixierpflaster wird aufgeklebt, sobald der Katheter richtig liegt (→ Abb. 3). Zum Schutz kann ein lockerer Mullverband angelegt werden. Bildet sich jedoch nach Einspritzen der NaCl-Lösung eine Schwellung oder hat der Patient Schmerzen, wird der Katheter gezogen und an anderer Stelle ein neuer gelegt.

Im Alltag werden Venenverweilkatheter oft in Anlehnung an Handelsnamen als Braunüle®, Flexüle® oder auch mit dem Kurzwort „Venüle" bezeichnet. In der Praxis sind folgende Größen gebräuchlich:

Farbe des Zuspritzanschlusses	Gauge (G) bzw. mm Außendurchmesser	Typischer Einsatz
rosa	20 G = 1,1 mm	Infusionen bei Kindern und bei Erwachsenen mit zarten Venen
grün	18 g = 1,3 mm	Infusionen und Bluttransfusionen bei Erwachsenen mit normalen Venen
weiß	17 G = 1,5 mm	
orange	14 G = 2,2 mm	schnelle Infusion im Notfall

5.7 Infusionen

5.7.1 Materialien

Infusionen sind (zumeist intravenöse) Einleitungen von Flüssigkeitsmengen über 20 mL. Sie sind für die Flüssigkeits- und/oder Medikamentenzufuhr da. Infusionen werden unmittelbar vor dem Anlegen vorbereitet, da sich in Schlauchsystem und Lösung Bakterien vermehren können. In Praxen werden Infusionen vorwiegend in periphere Venen, d. h. in Arm- oder Handvenen, eingeleitet. In Kliniken und Spezialpraxen zur Behandlung von Krebskranken haben viele Patienten spezielle Zentralvenenkatheter oder Port-Systeme, die Zugang in große, herznahe Venen ermöglichen.

Bei Infusionslösungen und zuzusetzenden Medikamenten sind vor der Verwendung Verfallsdatum und Zustand zu prüfen. Bei Trübungen oder Flocken in der Lösung und/oder Beschädigungen der Flasche bzw. des Verschlusses (→ Abb. 1) wird das Medikament entsorgt und ersetzt. Nicht jede Infusionslösung ist mit jedem Medikament mischbar. Mischinfusionen sind daher genau wie Mischspritzen zu vermeiden.

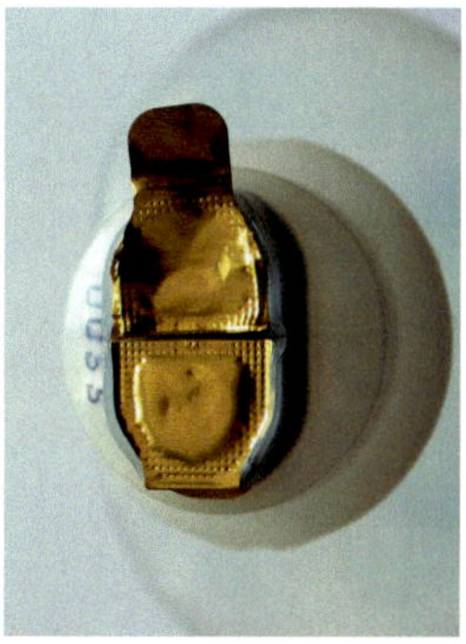

Abb. 1 Beschädigter Verschluss einer Infusionsflasche

5.7.2 Vorbereitung

Sofern der Patient bereits einen Venenzugang hat, stellt der MFA Folgendes bereit:

- einen Infusionsständer
- die Infusionsflasche aus Kunststoff oder Glas
- ggf. eine passende Halterung zum Aufhängen der Flasche
- ein Infusionssystem, auch Infusionsbesteck genannt
- kurzzeitig haftendes Pflaster
- ggf. in einer beschrifteten Spritze aufgezogenes Medikament
- einen wasserfesten Filzstift

5.7.3 Durchführung

Nach hygienischer Händedesinfektion und Anziehen dünnwandiger Schutzhandschuhe entfernt man die Schutzkappe bzw. -folie vom Verschluss der stehenden Infusionsflasche. Fertig aufgezogene Medikamente injiziert man nun durch den Gummistopfen in die Infusionslösung. Hat die Flasche zwei Gummistopfen, so öffnet man zunächst nur einen und injiziert die Lösung dort. Müssen mehr als 5 mL injiziert werden, aspiriert man zwischendurch Luft aus der Flasche. Name und Menge des Medikaments werden mit wasserfestem Stift auf das Etikett der Flasche geschrieben, z. B. + 1 Ampulle Aspirin® i.v. 500 mg. Man beschriftet die Infusion so, dass die Information bei hängender Flasche gut lesbar ist (→ Abb. 2).

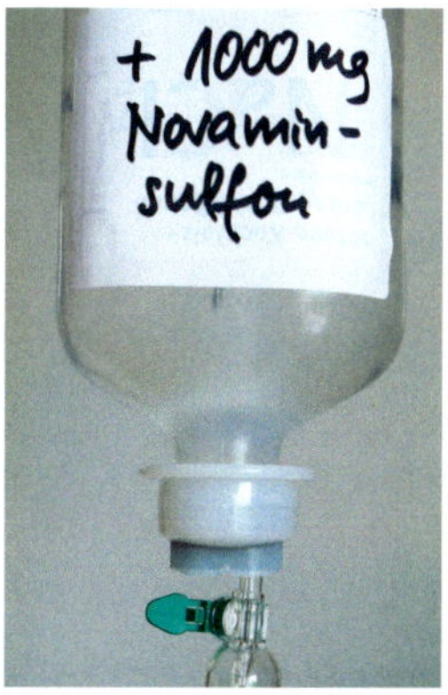

Abb. 2 Infusionsflaschen werden „umgedreht“ beschriftet, damit die Aufschrift bei der hängenden Infusion gut lesbar ist.

Nun öffnet man die Verpackung des sterilen Infusionssystems und nimmt dieses zur Hand. Die Radklemme am Schlauch verschließt man, indem man das Rädchen nach unten dreht.

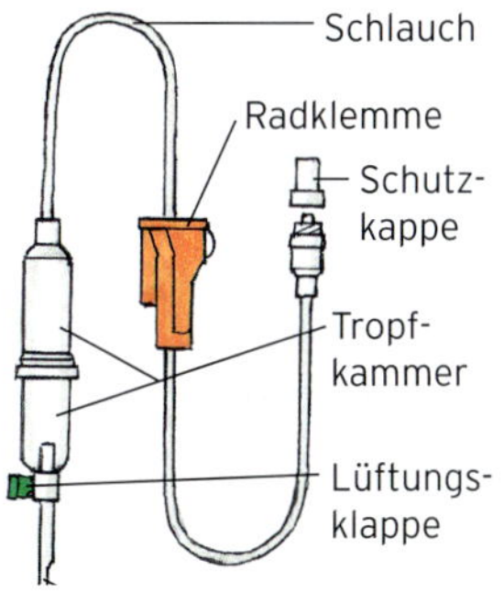

Abb. 3 Infusionssystem

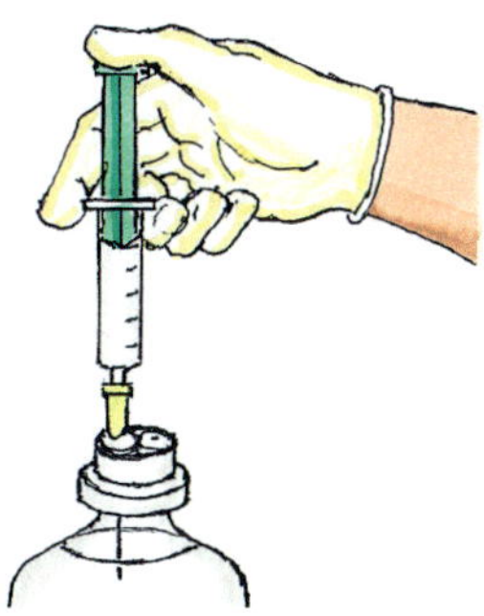

Abb. 4 Einspritzen des Medikaments durch den Gummiverschluss

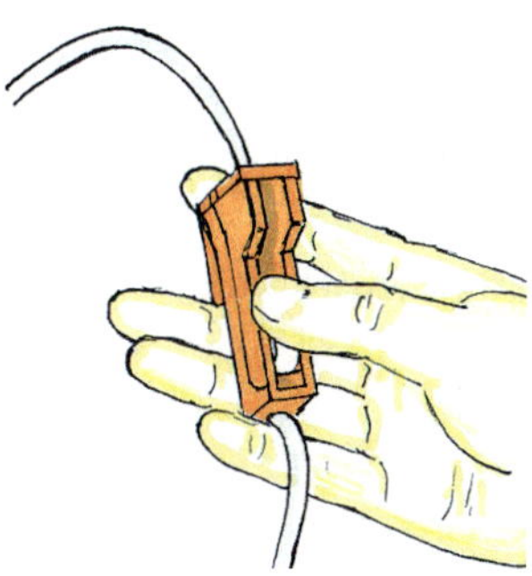

Abb. 5 Verschließen des Schlauchs

Anschließend entfernt man die Plastikkappe vom Dorn des Infusionssystems und sticht diesen kräftig durch den (ggf. zweiten) Gummistopfen der stehenden Flasche. Nun dreht man die Flasche um und hängt sie an den Infusionsständer. Jetzt öffnet man die Lüftungsklappe der Tropfkammer und drückt ein paar Mal auf die Tropfkammer, sodass diese sich zur Hälfte mit Flüssigkeit füllt.

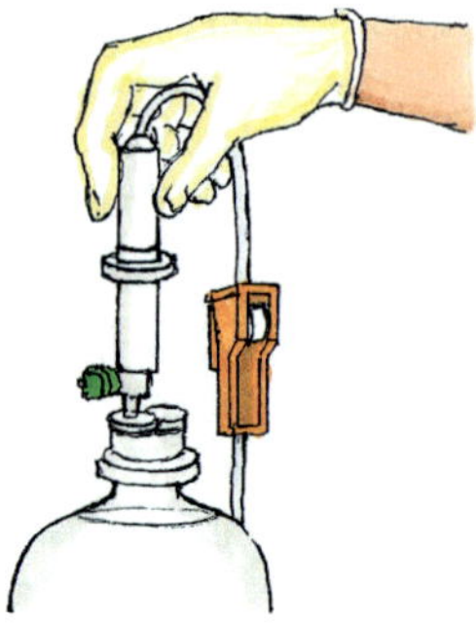

Abb. 1 Einstechen des Infusionssystems

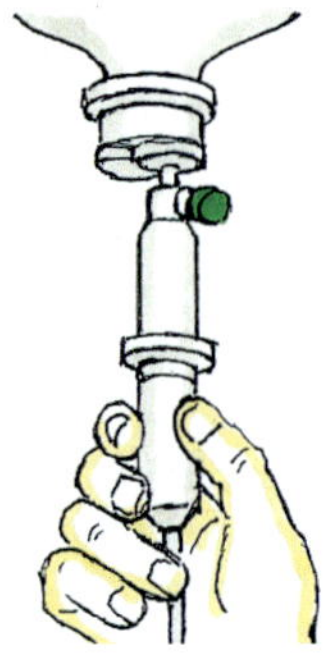

Abb. 2 Drücken der Tropfkammer

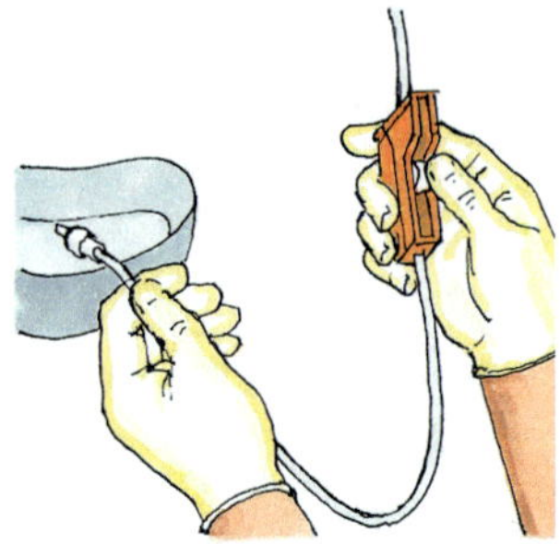

Abb. 3 Entlüften des Schlauchs

Nun wird der Schlauch entlüftet, indem man die Radklemme teilweise aufdreht und die Flüssigkeit langsam in den Schlauch fließen lässt, bis sie die Verschlusskappe erreicht. Man hält das Schlauchende dabei über das Abtropfglas am Infusionsständer, ein Waschbecken oder eine Nierenschale. Jetzt kann der Arzt die Infusion an den Venenverweilkatheter oder eine Butterfly-Kanüle anschließen. Um Zug am Schlauchsystem zu vermeiden, kann man eine Schlinge des Infusionsschlauches z. B. am Unterarm des Patienten mit leicht haftendem Pflaster fixieren.

5.7.4 Patientenbeobachtung bei Infusionen

Der Arzt legt die vorbereitete Infusion an. Der MFA beobachtet den Patienten, während er die Infusion erhält, und achtet darauf, dass sie richtig läuft und es dem Patienten gut geht.

Vor Anlegen der Infusion prüfen Sie:
- den Namen des Patienten
- die Art und die Menge der Infusionslösung und des Medikaments
- den Zustand und die Haltbarkeit der Lösungen
- ob der Patient Gelegenheit hatte, zur Toilette zu gehen
- ob der Patient gut informiert und beruhigt ist

Nach Anlegen der Infusion prüfen Sie:
- ob der Patient unter Beobachtung ist und jederzeit gehört werden kann
- ob die Infusion kontinuierlich und in der richtigen Geschwindigkeit läuft
- ob die Infusion in die Vene und nicht ins Gewebe läuft (Schwellung?)
- ob die Infusion nach dem Durchlaufen zeitnah abgenommen wird

Die Infusion wird durch Schließen der Radklemme gestoppt. Sie wird von der Anschlussstelle des Venenverweilkatheters abgeschraubt. Gegebenenfalls wird der Venenkatheter ebenfalls entfernt. Eine Flügelkanüle wird auf jeden Fall gezogen. Die Punktionsstelle wird mit einem Tupfer bedeckt und komprimiert.

Gelegentlich machen sich Patienten Sorgen, dass nach dem Einlaufen der Infusion Luft aus dem Schlauchsystem in ihren Kreislauf gelangen könnte. Dies kann nicht passieren, da der Venendruck des Körpers ein Eindringen von Luft verhindert.

→ Terminologie: Injektionen, Injektionstechnik und Infusionen	
Ampulle	(Glas-)Behälter zur Lagerung von Arzneimittellösungen
aspirieren	Injektionen betreffend: mit der Spritze ansaugen
fixieren	befestigen, z. B. festkleben
intraarteriell (i.a.)	Injektionen betreffend: in eine Arterie (Schlagader)
intraartikulär	Injektionen betreffend: in ein Gelenk
intramuskulär (i.m.)	Injektionen betreffend: in einen Muskel
intrakutan (i.c.)	Injektionen betreffend: in die Haut (Kutis)
intravenös (i.v.)	Injektionen betreffend: in eine Vene (Blutader)
Kanüle	Hohlnadel
Katheter	schlauchförmiges Instrument zum Einführen in Hohlorgane, z. B. in eine Vene oder die Harnblase
komprimieren	zusammendrücken
NaCl 0,9 %	sprich: „N-A-C-L 0,9 Prozent“; physiologische Kochsalzlösung; Salzlösung, die der natürlichen Salzkonzentration im Körper entspricht
Punktion	Einstich, z. B. zum Zweck einer Blutentnahme oder Injektion
Recapping	verbotenes Wiederaufstecken der Kanülenkappe
Spritzenabszess	eitrige Infektion am Injektionsort z. B. nach i.m.-Injektion
subkutan (s.c.)	Injektionen betreffend: in das Unterhautfettgewebe
ventrogluteale Injektion	i.m.-Injektionstechnik mit Applikation des Arzneimittels in den M. gluteus medius nahe des Beckenkamms

Aufgaben

1. Welche Injektionsstellen eigenen sich am besten für i.m.-Injektionen
   a bei Impfungen?
   b für Arzneimittelinjektionen > 2 mL?
2. Was versteht man unter Aspirieren und wozu dient es z. B. bei Impfungen?
3. Welche Hautareale eignen sich am besten für s.c.-Injektionen?
4. Erklären und demonstrieren Sie Ihrer Kollegin das Auffinden des Injektionsorts für die ventrogluteale i.m.-Injektion.
5. Erklären und demonstrieren Sie Ihrer Kollegin die Vorbereitung einer Infusion mit Zusatz einer Ampulle eines geeigneten Arzneimittels.
6. Worauf achten Sie als MFA, wenn ein Patient eine Infusion erhält?
7. Ein Patient erleidet eine allergische Reaktion auf eine Infusion. Er entwickelt rote Schwellungen der Haut am ganzen Körper. Wie reagieren Sie richtig?
8. Warum ist ein Venenverweilkatheter keine „Venenverweilkanüle“?

Ich kann ...

... jeweils drei Fachbegriffe für Körperregionen, Bewegungsrichtungen sowie Lage- und Richtungsbezeichnungen nennen.

... die Begriffe Synarthrose und Gelenk erklären und ihre Unterschiede benennen.

... drei Gelenkarten und ihre speziellen Eigenschaften unterscheiden.

... jeweils ein Beispiel für die drei genannten Gelenkarten nennen.

... zehn oberflächennahe Muskeln benennen und dabei Fachbegriffe verwenden.

... den Grundaufbau des Skeletts wiedergeben.

... bis auf die Hand- und Fußknochen alle Skelettteile mit Fachbegriffen benennen.

... die Abschnitte der Wirbelsäule mit ihren Charakteristika aufzählen und dabei die Biegungen der Wirbelsäule benennen.

... erklären, warum zwischen erstem und zweitem Wirbel keine Bandscheibe liegt.

... die Bandscheiben mit Aufbau und Funktion erklären.

... den Aufbau und die Funktion des Kniegelenks beschreiben.

... den Begriff Degeneration definieren und zwei Beispiele für degenerative Vorgänge des menschlichen Körpers nennen.

... die bildgebenden Methoden Sonografie, Röntgen/CT, MRT und Endoskopie charakterisieren und jeweils einen Vor- und Nachteil jeder Methode benennen.

... die Krankheiten Arthrose und Arthritis definieren.

... die pathologischen Vorgänge im Gelenk bei Arthrose erklären und zeichnen.

... die wichtigsten Therapieprinzipien der rheumatoiden Arthritis aufzählen.

... begründen, warum fast alle Erwachsenen an Rückenschmerzen leiden.

... die Krankheiten Lumbago, Lumbalgie und Lumboischialgie unterscheiden.

... Alarmsymptome bei Rückenschmerzen nennen, die auf einen Bandscheibenvorfall hinweisen können.

... die Erkrankung Bandscheibenvorfall beschreiben.

... Patienten, die unter Verspannungen der Wirbelsäulenmuskulatur leiden, Tipps zu einer rückengesunden Lebensweise geben.

... aufzählen, was ich selbst für meine Rückengesundheit tue.

... die Krankheit Osteoporose definieren und fünf Risikofaktoren aufzählen.

... Prävention und Therapie der Osteoporose erläutern.

... eine 80-jährige Osteoporose-Patientin zur Sturzprophylaxe in ihrer Wohnung und außerhalb beraten.

... die Unterschiede zwischen Osteoporose, Osteomalazie und Rachitis darstellen.

... erläutern, was eine Sprunggelenksdistorsion ist.

... den Begriff Fraktur erklären; dabei offene und geschlossene, dislozierte und nicht dislozierte Frakturen unterscheiden.

... erklären, warum Röntgenstrahlen gefährlich sind und welche Schäden sie im menschlichen Körper bewirken können.

... erläutern, warum besonders Schwangere und Kinder so selten wie möglich geröntgt werden sollten.

... drei Maßnahmen des Strahlenschutzes für MFAs und Patienten aufzählen.

... drei typische Indikationen für die Anwendung von Kälte und Wärme nennen.

Ich kann …

… einer jungen Kollegin Tipps zur Vermeidung von Verspannungen bei längeren Arbeitsphasen am PC geben und ihr zwei Verfahren der Physiotherapie nennen, welche die Beschwerden bessern können.

… definieren, was ein Arzneimittel ist.

… jeweils zwei Beispiele für Arzneimittel aufzählen, die der Heilung, Verhütung oder Erkennung von Krankheiten dienen.

… zwei Wirkstoffe nennen, die lebenslang als Ersatz für körpereigene Stoffe angewendet werden müssen.

… erklären, was ein Originalpräparat von einem Generikum unterscheidet und je zwei Beispiele nennen.

… einem 65-jährigen Patienten, der in der Apotheke ein ungewohntes Generikum statt seines bisherigen Blutdrucksenkers mit dem Wirkstoff Candesartan bekommen hat, die Rabattvertragsvorgaben nahebringen.

… die Arzneimittelformen Tablette, Filmtablette, Dragee und Kapsel unterscheiden und ihre Vor- und Nachteile bewerten.

… einer Praktikantin die Unterscheidungsmerkmale von Salbe, Creme und Gel erklären und demonstrieren.

… einem 16-jährigen Fußballer die Anwendung eines Salbutamol-Dosieraerosols gegen sein Asthma erklären und vormachen.

… angeben, wie häufig eine im Beipackzettel als „gelegentlich“ gekennzeichnete Nebenwirkung auftritt.

… drei Beispiele für Wechselwirkungen zwischen Arzneiwirkstoffen nennen.

… die Begriffe Einmaldosis, Einzeldosis und Tagesdosis unterscheiden und erklären.

… die Vor- und Nachteile von Lokaltherapie und systemischer Therapie einschätzen.

… Augentropfen, Ohrentropfen und Salben bei einem Patienten korrekt applizieren.

… den Unterschied zwischen oraler und sublingualer Applikation erklären und einen Patienten zur sublingualen Anwendung von Nitro-Spray anleiten.

… Spritzen und weitere Materialien für eine subkutane, intramuskuläre und intravenöse Injektion vorbereiten bzw. bereitlegen.

… einen 39-jährigen Patienten mit Bänderriss auf drei wichtige Nebenwirkungen von Diclofenac hinweisen.

… die folgenden Begriffe definieren und je zwei Wirkstoffe aus den Arzneimittelgruppen nennen: Antibiotika, Analgetika, Diuretika, Laxanzien, Antihypertensiva, Antidepressiva.

… die Fachbegriffe in der Einzahl und Mehrzahl für folgende Arzneimittelgruppen nennen: krampflösende(s) AM, auf das seelische Befinden wirkende(s) AM, zur Empfängnisverhütung verwendete(s) AM, AM zur Hemmung der Blutgerinnung.

… subkutane Injektionen fachgerecht durchführen.

… Impfstoffe s.c. und i.m. korrekt injizieren.

… die gängigen Kanülen für s.c.- und i.m.-Injektionen unterscheiden.

… Kanülen nach dem Aufsetzen auf dem Spritzenkonus fest verankern.

… Brechampullen sicher öffnen und entsorgen.

… beurteilen, ob eine Infusionsflasche verwendbar ist.

… den Aufbau eines Infusionsbestecks und eines Venenverweilkatheters erklären.

… eine Infusion mit Medikamentenzusatz fachgerecht vorbereiten.

… erklären, warum ein Patient während einer Infusion beobachtet werden muss.

… zwei Besonderheiten beim Impfen von Patienten unter Antikoagulation nennen.

LF 5 Zwischenfällen vorbeugen und in Notfallsituationen Hilfe leisten

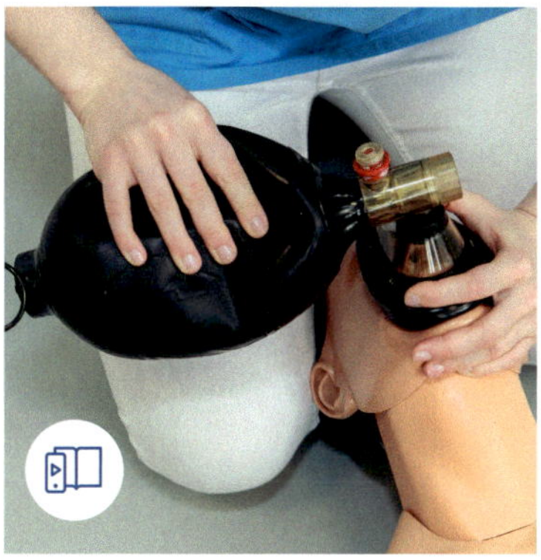

Über die Cornelsen PagePlayer-App können Sie **Videos** und **interaktive Übungen** zu diesem Lernfeld aufrufen, indem Sie diese Seite mit dem Smartphone scannen.

Die kostenfreien **Lösungen zu den Aufgaben aus dem Schülerbuch** finden Sie unter der ISBN 978-3-06-451769-1 auf www.cornelsen.de.

Not**fall**…

Emergency Room, Folge 323:

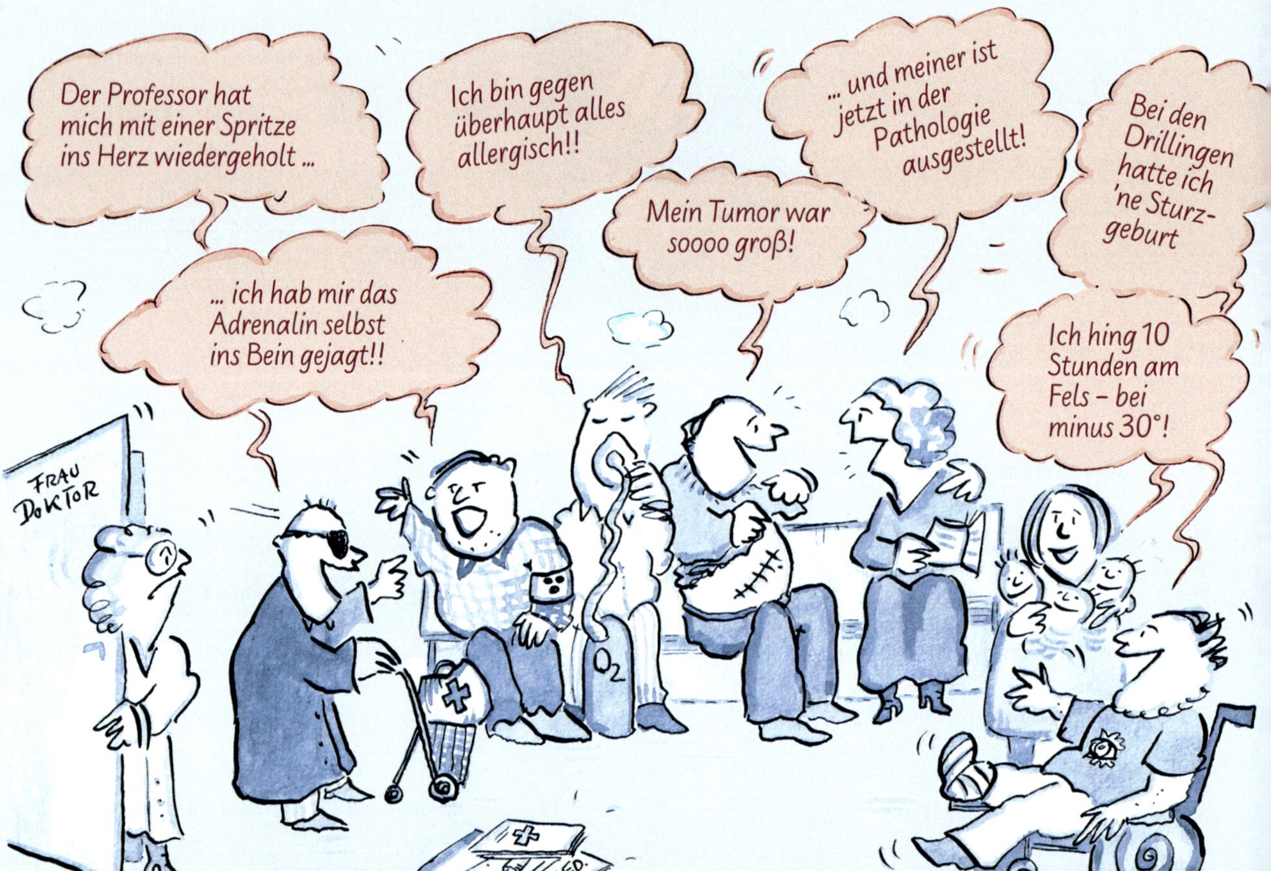

Der Professor hat mich mit einer Spritze ins Herz wiedergeholt …
… ich hab mir das Adrenalin selbst ins Bein gejagt!!
Ich bin gegen überhaupt alles allergisch!!
Mein Tumor war soooo groß!
… und meiner ist jetzt in der Pathologie ausgestellt!
Bei den Drillingen hatte ich 'ne Sturzgeburt
Ich hing 10 Stunden am Fels – bei minus 30°!
FRAU DOKTOR
MED.

Tankstelle explodiert, Schule in Brand, Flugzeug abgestürzt …

Die Notfälle im echten Leben sind nicht so spektakulär wie im Fernsehen und passieren meistens in Ihrem direkten Umfeld und im Alltag.

Dennoch ist jeder Notfall eine Gefahr für Leib und Leben und erfordert sofortiges und professionelles Handeln.

Dabei werden Sie in der Allgemeinpraxis viel häufiger mit Kollapszuständen, Asthmaanfällen, alters- oder infektbedingten Verwirrtheitszuständen oder kleinen Alltagsverletzungen konfrontiert als z. B. mit einem Herzinfarkt.

Dies ist u. a. auf die Zunahme der Lebenserwartung und die gestiegene Häufigkeit vieler chronischer Krankheiten (z. B. Diabetes, Krebs, Nierenschwäche) zurückzuführen. Bei multimorbiden Patienten, d. h. Menschen, die an vielen Krankheiten zugleich leiden, kommen medizinische Notfälle besonders häufig vor.

… ein Wettlauf mit der Zeit

Notfall? Wir sind bereit!

In der Praxis kann es jeden Moment zu einer Notfallsituation kommen. Als Medizinische Fachangestellte gehen Sie mit allen Notfallsituationen professionell um.
Durch besonnenes Handeln und gute Aus- und Fortbildung können Sie manche Notfälle ganz verhindern, andere früh genug erkennen und alle Situationen verantwortungsvoll managen.

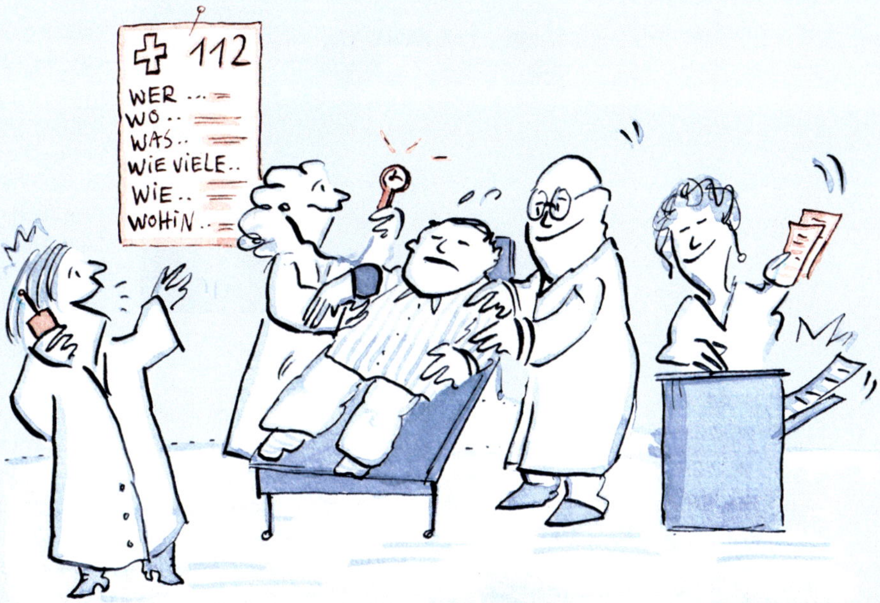

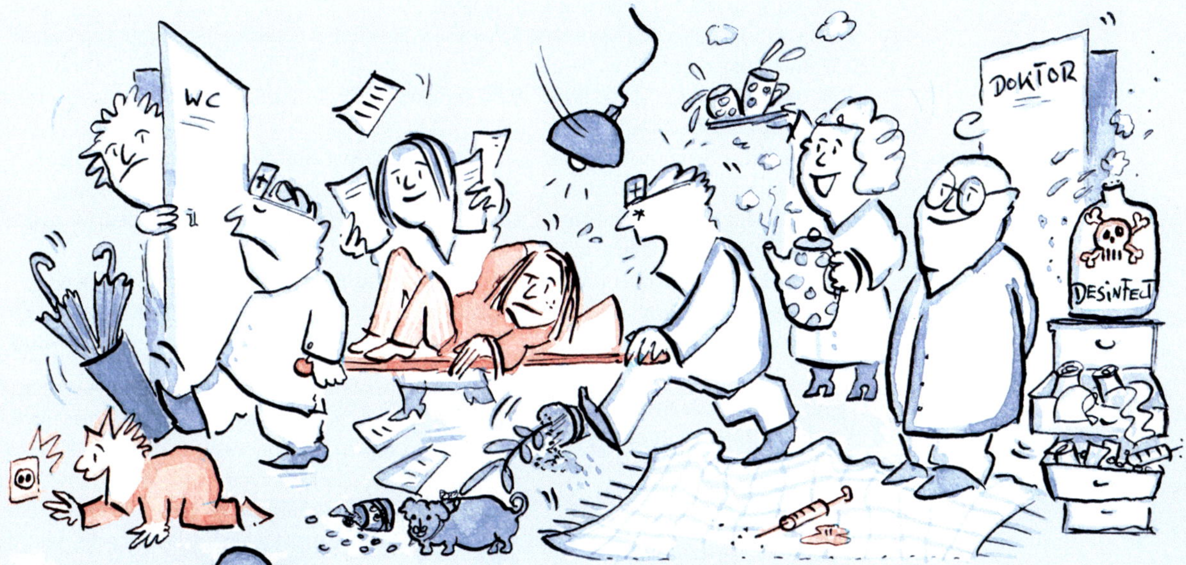

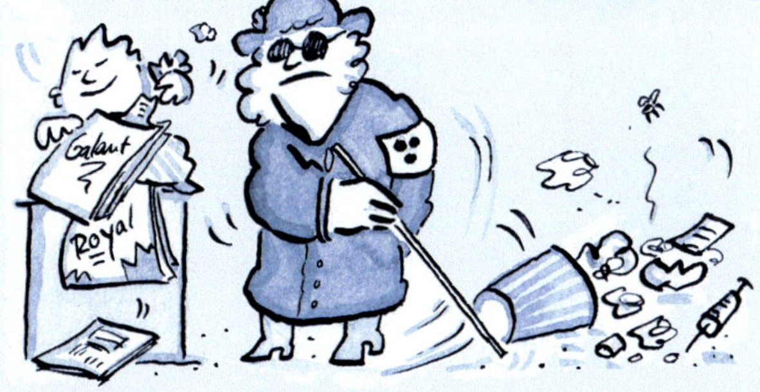

Notfälle sind keine Zufälle …

Zahlreiche Notfälle, z. B. Stürze, lassen sich durch geeignete Einrichtungsmaßnahmen vermeiden.

1 Notfälle und Zwischenfälle

Interaktive Übungen
→ S. 209, PagePlayer

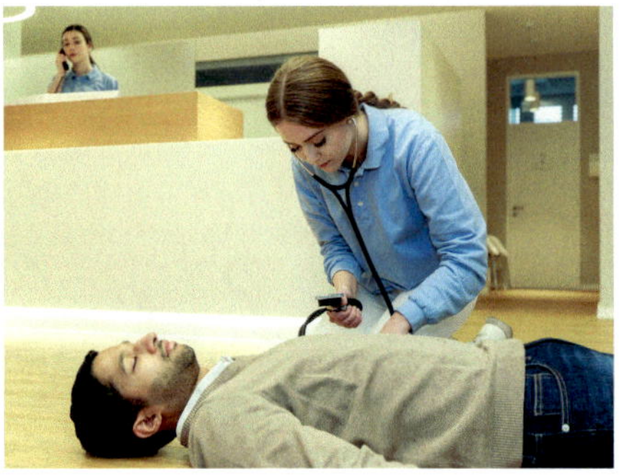
Abb. 1 Notfallsituation Kollaps

In jeder Arztpraxis kommen Notfälle vor.

Viele chronische Krankheiten verlaufen in Schüben. Den Betroffenen geht es zeitweise gut, bis sich ihr Gesundheitszustand mit oder ohne Warnsymptome verschlechtert. Akute Ereignisse wie Herzinfarkte, Knochenbrüche und allergische Reaktionen passieren unverhofft. Zu den Praxisnotfällen zählen auch Zwischenfälle, d. h. Komplikationen bei medizinischen Maßnahmen. Dazu gehören Allergien auf verabreichte Medikamente, **Kollaps**- bzw. Ohnmachtszustände bei Infektionen oder nach Impfungen und Blutentnahmen.

Die MFA sieht alle Menschen, die in die Praxis kommen, als Erste. Deshalb schaut sie jede Patientin aufmerksam an, möglichst schon bevor sie an der Rezeption steht. Der erste Eindruck zeigt:

- Wirkt die Patientin leidend und ist ihr Allgemeinzustand eingeschränkt?
- Kann sie an der Rezeption warten, bis sie aufgerufen wird, oder muss sie sofort in ein Behandlungszimmer gebracht und der Ärztin vorgestellt werden?
- Zeigt sie Anzeichen von **Dyspnoe**, d. h. Luftnot? Schnelle, angestrengte Atmung, in die Hüften gestützte Hände und ggf. pfeifende Atemgeräusche sind Zeichen von Dyspnoe. Sie zeigen einen Sauerstoffmangel an und treten bei Erkrankungen des Herzens und der Atemorgane auf. Auch eine **Zyanose**, eine graublaue bis violette Färbung der Lippen bzw. des Gesichts, spricht für einen Sauerstoffmangel.
- Schwitzt die Patientin? Sichtbarer Schweiß im Gesicht bei normaler Temperatur kann einen Notfall ankündigen.
- Ist die Patientin auffallend blass? Wirkt sie abwesend oder schwankend? Auch dies deutet auf einen drohenden Kollaps hin.
- Ist die Patientin normal ansprechbar und reagiert sie passend auf Ihre Begrüßung? Bei Entgleisungen des Blutzuckers, d. h. Über- oder Unterzuckerung, können Verwirrtheit, Benommenheit und Aggressivität auftreten. Auch seelische Ausnahmezustände bzw. psychische Erkrankungen können sich so äußern.
- Blutet die Patientin oder trägt sie einen Behelfsverband, um eine Blutung zu stoppen?
- Gibt es Anzeichen von Übelkeit und Brechreiz?

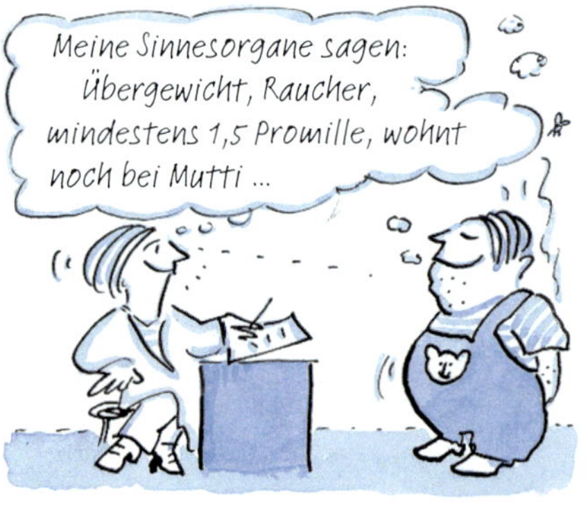
Meine Sinnesorgane sagen: Übergewicht, Raucher, mindestens 1,5 Promille, wohnt noch bei Mutti ...

Diese und andere Symptome können bei (bevorstehenden) Notfällen erkennbar sein. Körperliche und seelische Ausnahmesituationen führen Patientinnen (unangemeldet) zur Ärztin. Die MFA braucht keine Diagnose zu stellen. Ihre Aufgabe ist es, zu erkennen, dass es einer Patientin akut schlecht geht, und dafür zu sorgen, dass sie dringend benötigte ärztliche Hilfe so rasch wie möglich bekommt. Sobald die Patientin in ein Behandlungszimmer gebracht und die Ärztin benachrichtigt wurde, misst die MFA die **Vitalfunktionen**, d. h. die grundlegenden Lebensfunktionen wie Puls und Blutdruck.

2 Blut

2.1 Aufgaben und Zusammensetzung des Blutes

Interaktive Übungen
→ S. 209, PagePlayer

Video
→ S. 209, PagePlayer

Blut gilt als „Lebenssaft": Solange ein Mensch lebt, fließt sein Blut. Das Blut ist die Flüssigkeit, die die Blutgefäße füllt und durch die Pumptätigkeit des Herzens ständig im Fluss bleibt. Das Blut macht etwa 6–8 %, d. h. 1⁄12, unseres Körpergewichts aus. Ein 50 kg schwerer Mensch hat ca. 3–4 Liter Blut, ein 80 kg schwerer Mensch ca. 5–6 Liter. Menschen mit hoher Muskelmasse haben eher 8 %, wenig muskulöse Personen, v. a. Frauen und Kinder, eher 6–7 % Blut. Ein hoher Blutanteil erhöht die Leistungsfähigkeit, weshalb im Profisport sog. Blutdoping vorkommt.

Der Körper nutzt sein Blutwegenetz, das aus dem Herzen, einigen großen und vielen kleinen Blutgefäßen besteht, als Transportweg. Das Blut transportiert

- **Gase:** Sauerstoff (O_2) von der Lunge zu den Zellen und Kohlendioxid (CO_2) von den Zellen zurück zur Lunge.
- **Wasser:** von den Verdauungsorganen zu den Zellen.
- **Nährstoffe, Mineralstoffe, Vitamine und Spurenelemente:** vom Darm zu den Zellen; einige Nährstoffe zunächst zur Leber, die sie filtert bzw. verarbeitet.
- **Hormone:** von den endokrinen Drüsen zu den Organen, an denen sie wirken.
- **Wärme:** Ein gut durchblutetes Organ, z. B. die Haut, ist rosig und warm.
- **Medikamente:** Diese werden nach oraler Einnahme vom Darm aufgenommen und mit dem Blut verteilt.
- **Abfallstoffe:** Sie werden zu den Ausscheidungsorganen Leber und Nieren gebracht.

Weitere lebenswichtige Funktionen des Blutes sind:

- **Immunabwehr** durch Abwehrzellen und Antikörper
- **Blutgerinnung**; verhindert größere Blutverluste nach innen oder außen

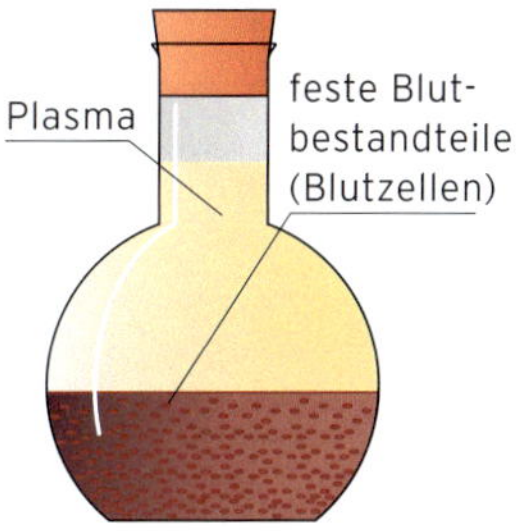

a ungeronnenes Blut
Ungeronnenes Blut (das schon so lange im Gefäß ist, dass die Blutzellen sich abgesetzt haben; frisch ist es gleichmäßig rot) setzt sich zusammen aus
- Plasma (flüssige Blutbestandteile) und
- Blutzellen (feste Blutbestandteile).

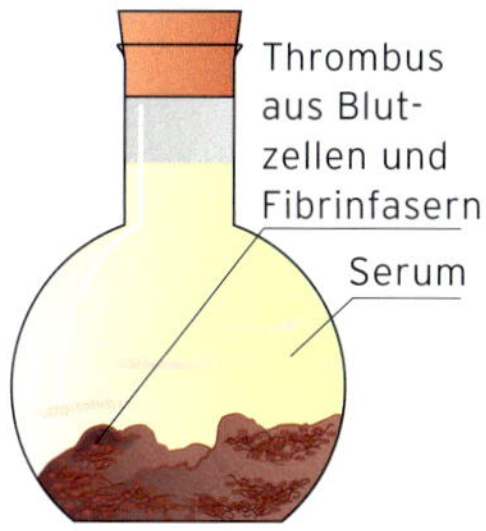

b geronnenes Blut
Im Plasma befindet sich der Gerinnungsstoff Fibrinogen. Bei der Blutgerinnung vernetzt sich das Fibrinogen zu Fibrinfasern und bildet mit den Blutzellen den Thrombus (das Gerinnsel). Die nach der Gerinnung überstehende Flüssigkeit ist das Serum. Serum ist Plasma ohne den Gerinnungsstoff Fibrinogen.

Abb. 1 Flüssige und feste Blutbestandteile

Das Blut muss gute Fließeigenschaften haben, um auch die dünnsten Blutgefäße, die **Kapillaren**, durchströmen zu können. Daher hat es mehr flüssige als feste Bestandteile. Der flüssige Anteil des ungeronnenen Blutes ist das Blutplasma, kurz **Plasma** genannt. Es macht ca. 55 % des Blutvolumens aus. Im Plasma sind die Blutzellen, die festen Blutbestandteile, verteilt. Je höher der flüssige Anteil ist, desto dünnflüssiger ist das Blut. Je höher der Zellanteil ist, desto dickflüssiger ist es. Der **Hämatokrit (Hkt)** gibt den prozentualen Zellanteil am Blutvolumen an. Der Hämatokrit soll nicht deutlich über 50 % liegen. Die Blutzellen können sich sonst nicht mehr frei im Plasma bewegen. Dann kann es zu Durchblutungsstörungen mit Bildung von Blutgerinnseln, d. h. zu Thromben oder Thrombosen, kommen.

MERKE Normwerte des Hämatokrits (Hkt): beim Mann 40–52 %, bei der Frau 37–47 %

2.1.1 Blutzellen

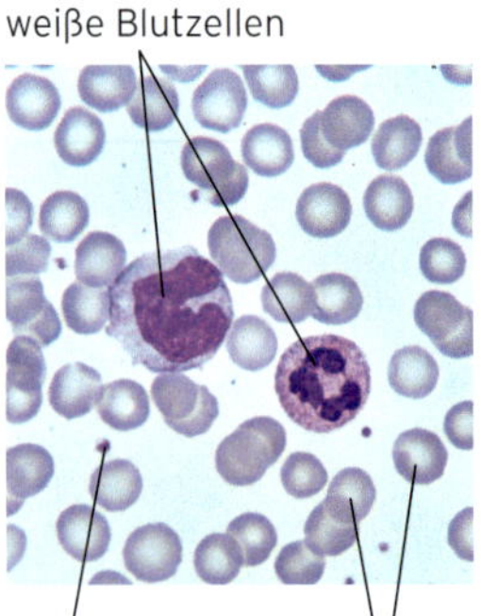

Abb. 1 Angefärbte Blutzellen unter dem Mikroskop

Die folgenden drei Blutzellarten bilden gemeinsam den Hämatokrit:
Erythrozyten (rote Blutzellen bzw. Blutkörperchen) bilden den größten Anteil des Hämatokrits. Sie transportieren Sauerstoff und Kohlendioxid.

MERKE Normwerte der Erythrozyten pro Mikroliter (1 µL = 1/1000 Milliliter):
bei Männern ca. 5,1 Millionen (Mio.)/µL, bei Frauen ca. 4,6 Mio./µL

Leukozyten (weiße Blutzellen bzw. Blutkörperchen) dienen der Immunabwehr.

MERKE Normbereiche der Leukozyten: 4000–10000/µL = 4–8 G/Liter (G = Giga = 10^9)

Thrombozyten (Blutplättchen) haben die Aufgabe der Blutstillung bei Verletzungen.

MERKE Normwerte der Thrombozyten: 150000–400000/µL bzw. 150–400 G/L

Alle Blutzellen werden im Knochenmark aus Stammzellen gebildet. Das Knochenmark stellt die Zellen in großer Menge her und gibt sie nach Bedarf ins Blut ab. Sauerstoffbedarf, Nährstoffversorgung, Alter, Hormone, Entzündungen und Infektionen beeinflussen die Bildung und Abgabe von Blutzellen.

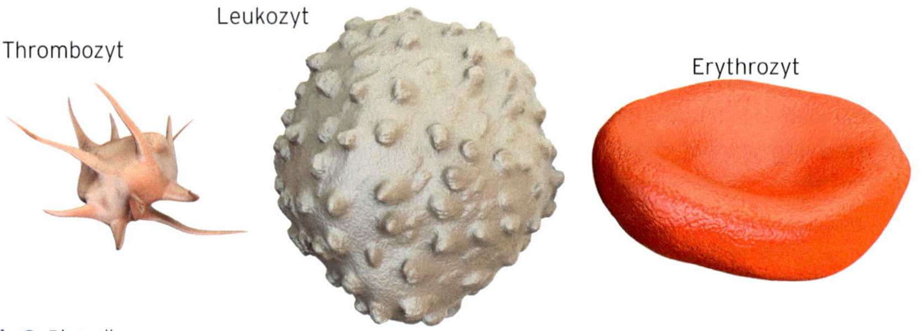

Abb. 2 Blutzellen

2.1.2 Blutplasma

Das Blutplasma besteht zu 90 % aus Wasser, zu 8 % aus Plasmaproteinen (Plasmaeiweißen) und zu 2 % aus gelösten Stoffen. Die Plasmaproteine binden Wasser und halten es wie kleine Schwämme fest. So halten sie das Wasser in der Blutbahn. Bei schwerem Eiweißmangel, z. B. bei Magersucht oder Hungerzuständen, verbraucht der Körper Plasmaproteine zur Energiegewinnung. Dann tritt Wasser aus Blutgefäßen ins Gewebe aus und bildet Ödeme (pathologische Wasseransammlungen).

Plasmaproteine transportieren außerdem nichtwasserlösliche Stoffe, d. h. Fette, Cholesterin und Hormone. Auch Medikamente binden sich an Plasmaproteine und werden so mit dem Blut im Körper verteilt. An Protein gebundene Medikamente und Hormone wirken nicht. Nur der frei im Plasma schwimmende Anteil ist wirksam. Einige Arzneisubstanzen können einander aus der Plasmaeiweißbindung verdrängen. Dadurch wird viel Wirkstoff frei und kann verstärkte Effekte erzeugen. So entstehen z. B. gefährliche Wechselwirkungen zwischen Phenprocoumon (z. B. Marcumar®) und Diclofenac. Die Plasmaproteine regulieren auch den pH-Wert, d. h. den Säuregrad des Blutes, und halten ihn im Bereich um 7,4.

Plasmaeiweißbindung
→ LF 4, S. 182

Die Leber bildet alle Plasmaproteine und Gerinnungsstoffe. Bei schweren Leberkrankheiten kommt es daher zu Blutungsneigung, Wasseransammlungen im Bauchraum und weiteren Störungen.

Die 2 % gelösten Stoffe sind Mineralstoffe bzw. **Elektrolyte** (Salze), Glukose (Traubenzucker) und andere wasserlösliche Substanzen.

2.1.3 Der Blutfarbstoff Hämoglobin

Die Funktion des Blutes, Sauerstoff (O_2) zu transportieren, erfüllen die Erythrozyten. Sie enthalten dafür den roten Blutfarbstoff, das **Hämoglobin (Hb)**, das Sauerstoff bindet. Hämoglobin nimmt Sauerstoff in der Lunge auf und transportiert ihn zu den Körperzellen. Diese entnehmen dem Hämoglobin bedarfsweise O_2 für ihren Stoffwechsel. Der Zellstoffwechsel wandelt den Sauerstoff in Kohlendioxid (CO_2) um, das zur Lunge transportiert und ausgeatmet wird.

Der Körper misst ständig den O_2- und CO_2-Gehalt des Blutes. Bei O_2-Mangel bzw. erhöhtem Bedarf, z. B. beim Sport, werden Herztätigkeit und Atmung schneller. Dadurch wird mehr O_2 aufgenommen und schneller im Körper verteilt. Sinkt der Bedarf wieder, z. B. nach schnellem Laufen, verlangsamen sich Herz- und Atemtätigkeit und passen sich so dem geringeren O_2-Verbrauch an. Ein gesunder Erwachsener besitzt ca. 25 Billionen Erythrozyten und 650 g Hämoglobin.

MERKE Normwerte des Hämoglobins (Hb): Männer 14–18 g/dL (1 dL = 1 Deziliter = 100 mL), Frauen 12–16 g/dL

Hämoglobin enthält Eisen und kann ohne dieses nicht gebildet werden. Daher führt mangelnde Eisenzufuhr zur Anämie (Blutarmut), der Eisenmangelanämie. Erythrozyten müssen elastisch und fit sein, um durch alle Blutgefäße, auch die dünnsten Kapillaren zu passen und ihre Transportfunktion optimal zu erfüllen. Die Milz überprüft die Erythrozyten regelmäßig und sortiert alte, unelastische Zellen aus. Erythrozyten leben ca. 120 Tage. Das Knochenmark ersetzt sie durch neue, junge Zellen. Daher befindet sich stets eine Mischung aus Erythrozyten aller Altersklassen im Blut. Beim Abbau alter Zellen produziert der Körper keinen „Müll". Eisen, Protein und Spurenelemente werden vollständig recycelt. Das Knochenmark baut das Eisen in neues Hb ein. Den Rest des Hämoglobins baut die Leber zu dem gelben Farbstoff Bilirubin ab. Dieser wird über die Galle in den Stuhl ausgeschieden, dem es nach weiterer Umwandlung die braune Farbe gibt.

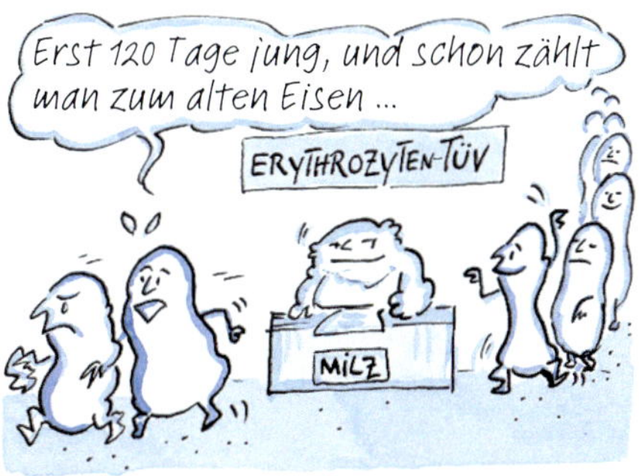
Erst 120 Tage jung, und schon zählt man zum alten Eisen ...
ERYTHROZYTEN-TÜV
MILZ

Anämie
→ LF 5, S. 222

Nach Erythrozytenverlusten, z. B. durch Unfälle oder Blutspenden, fehlen Sauerstoffträger. Zum Ausgleich gibt das Knochenmark alle fertig gebildeten Erythrozyten ins Blut ab. Reicht dies nicht aus, entlässt das Knochenmark auch junge, noch nicht ganz ausgereifte Erythrozyten. Diese **Retikulozyten** haben noch sichtbare Reste des endoplasmatischen Retikulums im Zytoplasma. Man erkennt sie unter dem Mikroskop an ihrer netzartigen Innenstruktur. Die Retikulozytenzahl zeigt auch, ob eine Anämiebehandlung gewirkt hat. In diesem Fall steigt der Retikulozytenanteil an den Erythrozyten deutlich an.

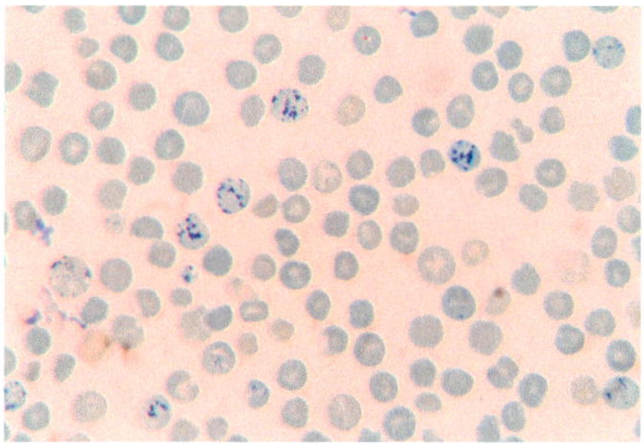

Abb. 1 Retikulozyten (blaue Innenstruktur) und reife Erythrozyten

MERKE Normwert der Retikulozyten: 0,5–2,4 % bzw. 5–24 ‰ (Promille) der Erythrozyten

2.2 Blutbild

Unter dem Blutbild versteht man die aus einer Blutprobe bestimmte Anzahl der Erythrozyten, Leukozyten und Thrombozyten sowie die Messwerte von Hämatokrit und Hämoglobin. Man unterscheidet das kleine und das große Blutbild.

- **Kleines Blutbild** (kl. BB): Zählung der drei Blutzellarten Erythrozyten, Leukozyten und Thrombozyten, Bestimmung von Hämatokrit und Hämoglobin.
- **Großes Blutbild; Differenzialblutbild** (gr. BB bzw. Diff.-BB): Zusätzlich zu den Werten des kleinen Blutbildes werden die einzelnen Leukozytenarten differenziert (unterschieden). Der Anteil der verschiedenen Leukozytenarten wird in Prozent angegeben.

Leukozytenarten → LF 3, S. 58

Die Bezeichnung „Blutbild" kommt daher, dass man, bevor Maschinen die Zellzählung übernahmen, einen Blutstropfen auf einem Objektträger ausstrich und einfärbte, um die Zellen mikroskopisch zu beurteilen (→ Abb. 1 und 2). Diese aufwendige Methode, der Blutausstrich von Hand (manuelles Blutbild), wird nur noch in besonderen Fällen durchgeführt und erfordert viel Zeit und Erfahrung.

Manchmal bitten Patientinnen um ein „großes Blutbild". Sie meinen damit eine gründliche Blutuntersuchung, d. h. die Bestimmung möglichst aller Werte, die Auskunft über ihren Gesundheitszustand geben können. Die Ärztin entscheidet individuell, ob, welche und wie viele Blutwerte bestimmt werden. Sie trägt die Verantwortung für Indikation, Interpretation, Befundmitteilung – und Laborkosten.

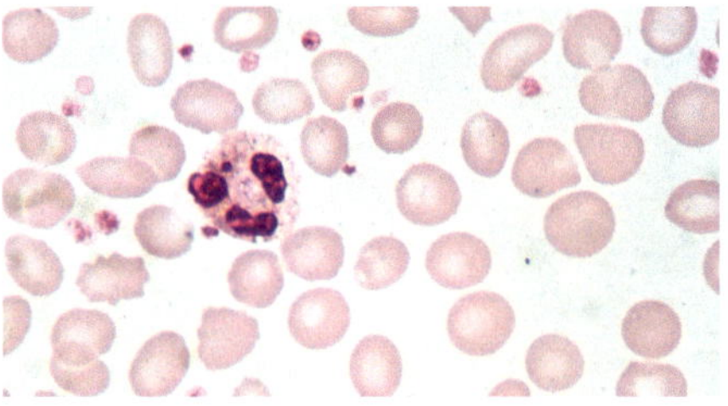

Abb. 1 Normaler Blutausstrich: Man sieht einen segmentkernigen Leukozyten, viele Erythrozyten und einige Thrombozyten.

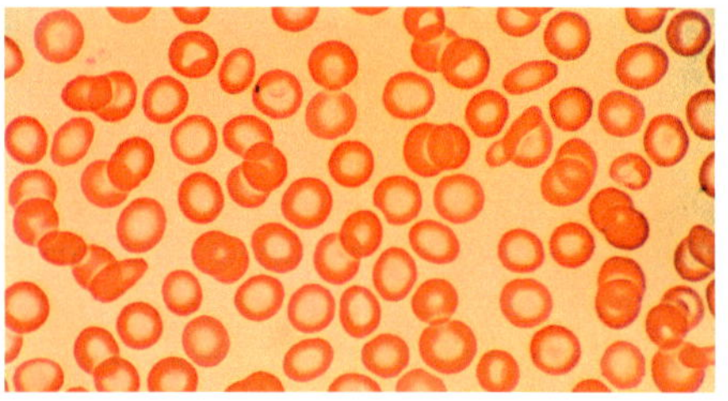

Abb. 2 Eisenmangelanämie: Die Erythrozyten sehen ringförmig aus, weil ihnen Hämoglobin fehlt.

2.2.1 Erythrozyteneigenschaften: MCV, MCH, MCHC

Größe und Hämoglobingehalt der einzelnen Erythrozyten, d. h. MCV und MCH, geben Auskunft über verschiedene Krankheiten. Sie werden aus den Messwerten für Erythrozytenzahl, Hämatokrit und Hämoglobin errechnet. **MCV** bezeichnet das Volumen des einzelnen Erythrozyten (**m**ittleres **k**orpuskuläres **V**olumen). **MCH** gibt den Hb-Gehalt des einzelnen Erythrozyten an (**m**ittleres **k**orpuskuläres **H**ämoglobin). MCHC ist der Hämoglobingehalt in 100 mL Erythrozyten und dient als Kontrollwert (mittlere Hämoglobinkonzentration der Zellen).

Häufige pathologische Blutbild-Befunde mit verändertem MCV und MCH sind

- zu kleine und zu gering gefärbte Erythrozyten bei Eisenmangelanämie (Hb, MCV und MCH erniedrigt).
- zu große Erythrozyten mit viel Farbstoff bei Alkoholmissbrauch oder bei Vitamin-B_{12}- und/oder Folsäuremangel (MCV und MCH erhöht, Hb normal oder erniedrigt). Auch Medikamente können das MCV erhöhen.

Bei allen Laborwerten und -ergebnissen ist zu bedenken, dass sich allein aus Blutbefunden nur wenige Diagnosen sicher stellen lassen. Viele Verfahrensfehler, vor allem bei Probengewinnung, Lagerung und Transport, können Messwerte stark verfälschen. Normbereiche werden mathematisch festgelegt. Normabweichungen bedeuten daher nicht, dass ein Mensch krank ist, und Normalwerte auch nicht, dass ein Mensch sicher gesund ist.

2.2.2 Blutbild – normale und pathologische Werte

Normalwerte des Blutbildes (Erwachsene)		
Zellart/Messwert	**Normbereich**	**Pathologische Befunde** **↑ erhöht bei/durch (Beispiele)** **↓ erniedrigt bei/durch (Beispiele)**
Erythrozyten		↓ Anämie, Blutverlust
Männer	4,6–6,3 Mio./µL	↑ Polyglobulie (Zellvermehrung bei O_2-Mangel)
Frauen	4,2–5,4 Mio./µL	↑ Flüssigkeitsmangel, Blutdoping
Retikulozyten	5–24 ‰ (Promille)	↑ erfolgreicher Anämiebehandlung
Leukozyten	4 000–10 000/µL	↑ Entzündungen (häufig bei Raucherinnen), Infektionen, Wundheilung nach OP/Verletzung, Cortison, Stress
Thrombozyten	150 000–400 000/µL	
Hämoglobin (Hb; roter Blutfarbstoff)		↓ Anämie, Blutverlust
Männer	14–18 g/dL	↑ Sauerstoffmangel, z. B. durch Rauchen, Herz- und Lungenkrankheiten, Blutdoping mit EPO/Eigenblut, Flüssigkeitsmangel
Frauen	12–16 g/dL	
Hämatokrit (Hkt; Zellanteil am Blutvolumen)		
Männer	40–52 %	
Frauen	37–47 %	
Errechnete Erythrozyteneigenschaften		
MCV = mittleres Volumen des einzelnen Erythrozyten	80–96 fL (1 Femtoliter = 10^{-15} Liter)	↑ Alkoholmissbrauch, Mangel an Vitamin B_{12} und/oder Folsäure, einigen Medikamenten (Methotrexat, Azathioprin) ↓ Eisenmangel
MCH = mittlerer Hb-Gehalt des einzelnen Erythrozyten	28–32 pg (1 Pikogramm = 10^{-12} g)	
MCHC = mittlere Hämoglobinkonzentration im Zellanteil des Blutes	32–36 g/L	↑ der seltenen Kugelzellkrankheit ↓ Eisenmangel

Leukozyten-Untergruppen = Differenzialblutbild		
Leukozytenart	**Normwert für Erwachsene**	**↑ erhöht bei/durch (Beispiele)** **↓ erniedrigt bei/durch (Beispiele)**
stabkernige neutrophile Granulozyten	bis 5 %	↑ schweren bakteriellen Infektionen, Verletzungen, Verbrennungen
segmentkernige neutrophile Granulozyten	40–70 %	↑ bakteriellen Infektionen, Entzündungen allgemein ↓ Virusinfektionen, Krebstherapie
eosinophile Granulozyten	bis 4 %	↑ Allergien, Parasitenbefall, Asthma bronchiale
basophile Granulozyten	bis 1 %	↑ Nieren- und Blutkrankheiten, Infektionen
Lymphozyten	25–40 %	↑ Virusinfektionen
Monozyten	bis 7 %	↑ Mononukleose und andere Infektionen

Häufige pathologische Blutbildbefunde		
Bezeichnung/Definition	**Blutbildbefund**	**Typische Ursachen (Beispiele)**
Polyglobulie = Erythrozytose erhöhte Erythrozytenzahl	Erythrozyten, Hämoglobin, Hämatokrit ↑	Sauerstoffmangel, oft durch Rauchen; Aufenthalt im Hochgebirge, Herz- bzw. Lungenkrankheiten
Leukozytose Leukozytenvermehrung	Leukozytenzahl > 10 000/µL	Rauchen, Entzündungen, bakterielle Infektionen, Stress, Cortisontherapie
Leukopenie Leukozytenmangel	Leukozytenzahl < 4 000/µL	Virusinfekte, Autoimmunkrankheiten, Medikamente
Thrombozytose erhöhte Thrombozytenzahl	Thrombozytenzahl > 450 000/µL	Entzündungen, z. B. chronische Raucherbronchitis, Autoimmunkrankheiten, Asthma bronchiale
Thrombopenie Thrombozytenmangel	Thrombozytenzahl < 150 000/µL	Autoimmunkrankheiten, Veranlagung, Zytostatikatherapie, Leukämie

2.3 Blutstillung und Blutgerinnung

Sobald Blut gerinnt, d. h. fest wird, entstehen aus

MERKE Blutzellen + Plasma → BLUTGERINNUNG → Thrombus und Serum.

Dies kann man in einem Probenröhrchen mit frisch abgenommenem Blut beobachten. Dabei verbinden sich die Zellen zum Gerinnsel, dem **Thrombus**, und das **Serum** steht über. Serum ist der flüssige Anteil des geronnenen Blutes. Das **Fibrinogen**, ein Bestandteil des Plasmas, bildet während des Gerinnungsvorgangs ein feines Netz, das **Fibrin**. Dieses umgibt die Blutzellen und hält sie zusammen. Die Fibrinfasern verkürzen sich und pressen die Blutzellen fest aneinander. Dabei tritt Serum, das sich zwischen den Blutzellen befand, aus.

Dieser Gerinnungsvorgang ist schon an einer kleinen Wunde, z. B. einem aufgekratzten Pickel, erkennbar:

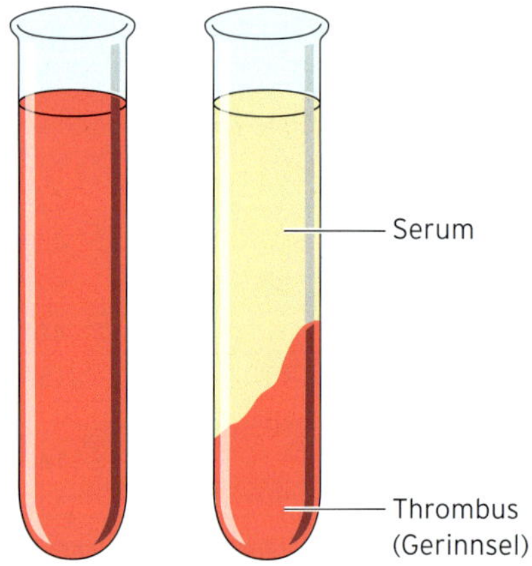

Abb. 1 Frisches, ungeronnenes Blut (bestehend aus Plasma und Blutzellen; links) und im Probengefäß geronnenes Blut, das sich in Thrombus (Gerinnsel) und Serum getrennt hat (rechts)

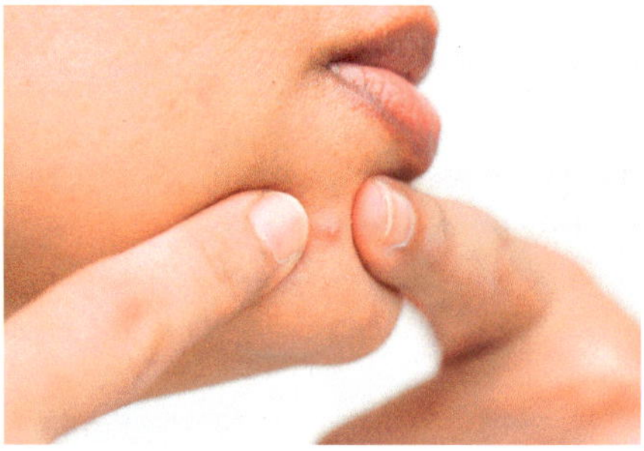

Abb. 2 Ein Pickel wird aufgekratzt. Blut tritt aus. Es gerinnt rasch.

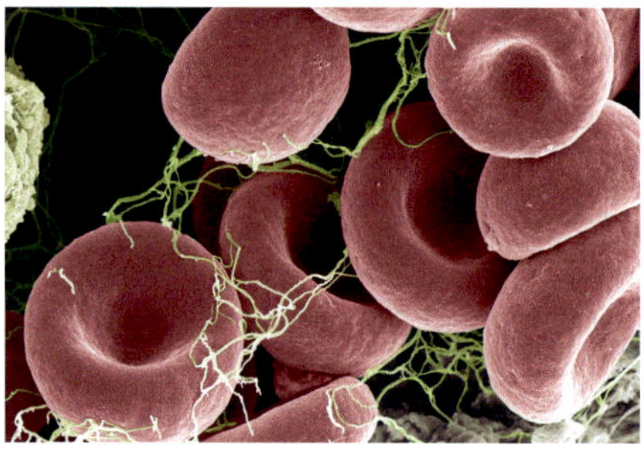

Abb. 3 Es bildet sich ein Netz aus Fibrinfasern, das die Blutzellen umfasst.

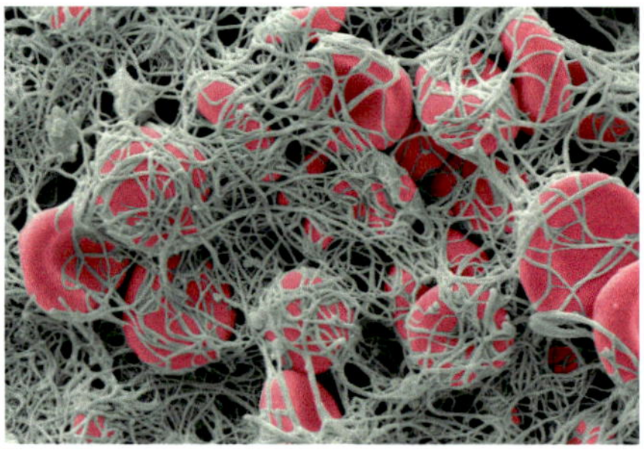

Abb. 4 Das Fibrinnetz hält die Blutzellen fest und verdichtet sie. Serum tritt aus dem Thrombus aus.

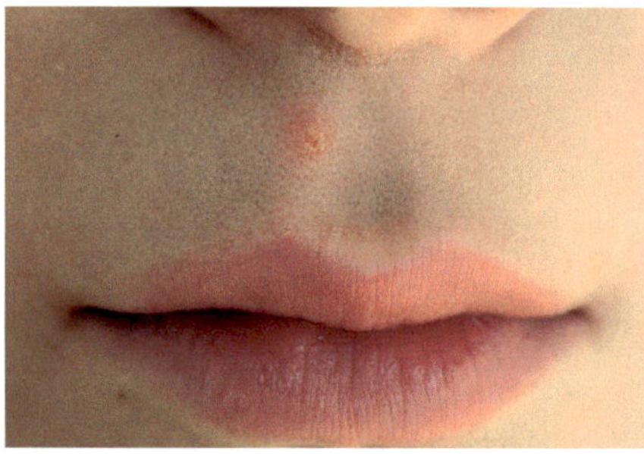

Abb. 5 Der rote Thrombus gibt einen honigfarbigen Serumtropfen ab.

Die Blutgerinnung wird meist durch eine Gefäßverletzung ausgelöst. Sie kann auch im Plasma selbst oder durch Thrombozyten gestartet werden. Blutplättchen können an rauen, cholesterinverklebten Arterienwänden, d. h. bei Arteriosklerose, hängen bleiben und Thromben bilden. Das Zusammenballen der Blutplättchen nennt sich **Thrombozytenaggregation**. Wird so eine Herzkranzarterie verstopft, entsteht ein Herzinfarkt. Hat eine Patientin einen Herzinfarkt überstanden, nimmt sie täglich 100 mg ASS als Thrombozytenaggregationshemmer ein, um einem erneuten Gefäßverschluss bzw. Infarkt vorzubeugen.

Arteriosklerose → LF 5, S. 263
Herzinfarkt → LF 5, S. 268

Ein Thrombozytenthrombus aus dicht aneinanderliegenden Blutplättchen ist noch locker, d. h. instabil, und kann durch den Blutstrom leicht aufgelöst werden. Deshalb ist die Fibrinvernetzung wichtig. Sie festigt den Plättchenthrombus und macht ihn stabil. Die Vernetzung des Fibrinogens zu Fibrin wird durch eine Vielzahl von Stoffen, d. h. Calcium, Prothrombin und die 13 Gerinnungsfaktoren (in römischen Zahlen: I bis XIII), ausgelöst.

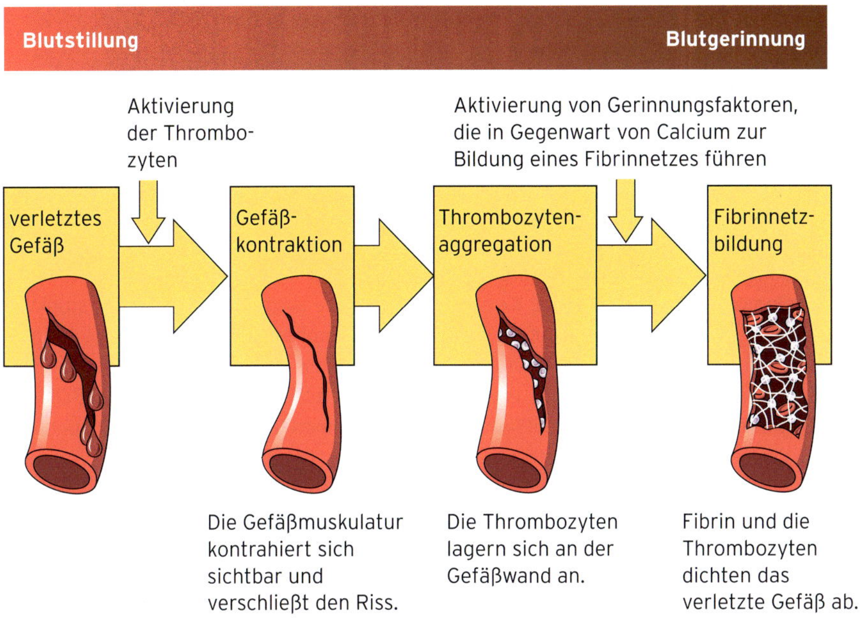

Bei der **Hämophilie** (Bluterkrankheit) fehlt der Faktor VIII (8). Die Betroffenen können unbehandelt an Verletzungen verbluten. Sie benötigen konzentrierte Gerinnungsfaktoren aus Plasmaspenden, die (ggf. täglich) injiziert werden müssen. Bei Hämophiliekranken kommen oft Blutungen in Gelenke vor. Dies zeigt, dass jeder Mensch täglich kleine, innere Blutungen erleidet. Bei normaler Blutgerinnung werden diese schnell gestillt und bleiben unbemerkt.

Es gibt auch die pathologisch verstärkte Gerinnungsneigung, die mit erhöhter Gefahr für Thrombosen und Lungenembolien einhergeht. Betroffene Patientinnen benötigen dauerhaft Antikoagulanzien. Dies gilt besonders während Schwangerschaften. Die Pille ist bei ihnen kontraindiziert, da sie die Thromboseentstehung fördert.

Thrombose
→ LF 5, S. 274
Lungenembolie
→ LF 5, S. 275
Antikoagulanzien
→ LF 4, S. 188

Nach Knochenbrüchen und Operationen ist die Gerinnung stark aktiviert, was die Thrombosegefahr auch bei Gesunden erhöht. Daher müssen sich die Betroffenen eine Zeit lang vorbeugend Heparin spritzen, das einen gewissen Schutz vor Thrombosen bietet.

Wenn im Körper eine notwendige Blutgerinnung stattgefunden hat, muss der Thrombus nach und nach wieder aufgelöst werden. Stoffe, die Thromben langsam auflösen, befinden sich ebenfalls in Blut und Gewebe. Ohne die Fähigkeit zu Thrombusauflösung und Gewebeheilung hätte der Körper im Laufe des Lebens eine umfangreiche „Thrombussammlung".

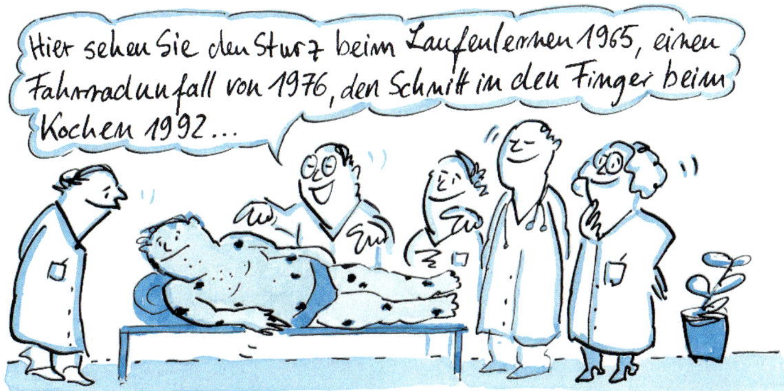
Hier sehen Sie den Sturz beim Laufenlernen 1965, einen Fahrradunfall von 1976, den Schnitt in den Finger beim Kochen 1992...

Bitte nicht schütteln ... Frisch entnommenes Blut gerinnt schnell. Für das Blutbild benötigt man jedoch flüssiges Blut, denn Zellen, die sich zu einem Thrombus verbunden haben, kann man nicht zählen. Dazu müssen die Zellen frei im Plasma schwimmen. Blutbildröhrchen enthalten den chemischen Zusatz EDTA, um die Gerinnung der Blutprobe zu verhindern. Gleich nach der Entnahme schwenkt man das Blutbildröhrchen leicht. Man schüttelt es nicht, da sonst Blutzellen platzen. Der Zerfall von Blutzellen, die **Hämolyse**, verfälscht u. a. die Werte von Erythrozyten, Hb, Hkt, Kalium und Eisen.

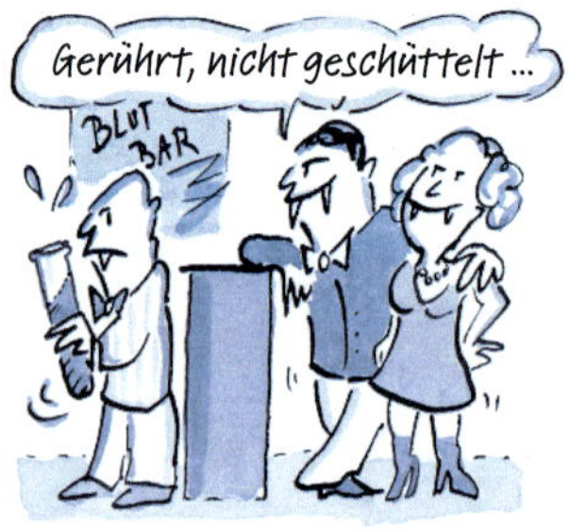

2.4 Blutgerinnungstests

Vor Operationen und Endoskopien wird die Blutgerinnung der Patientin mit Blutproben untersucht. Damit möchte man sichergehen, dass die Patientin eine ausreichende Gerinnungsfunktion hat und keine unbeherrschbaren Blutungen erleidet. Die Blutproben müssen ungeronnen im Labor ankommen; daher enthalten sie gerinnungshemmende Zusätze **(Antikoagulanzien)** wie **EDTA** (Essigsäure) und **Citrat** (Zitronensäure). Im Haushalt entfernt man Kalk, d. h. Calcium, mithilfe von Zitronensäure- oder Essigreinigern. Im Plasma binden EDTA und Citrat das für die Gerinnung notwendige Calcium. Für den Gerinnungstest wird dieses im Labor der Blutprobe zugesetzt. Anschließend wird die Zeit bis zur Thrombusbildung im Röhrchen gestoppt. Die Gerinnungstests erfolgen maschinell. Für korrekte Ergebnisse müssen EDTA- und Citratröhrchen vollständig mit Blut gefüllt sein, damit das Mischungsverhältnis zwischen Blut und Antikoagulans stimmt.

NOAK
→ LF 4, S. 188

Wichtig sind die Gerinnungstests auch bei der Antikoagulanzientherapie. Die Patientinnen haben unter der Therapie mit Phenprocoumon (z. B. Marcumar®) oder neuen oralen Antikoagulanzien (NOAK), die eine pathologische Gerinnselbildung verhindern soll, durchaus eine eigene Blutgerinnung. Diese dauert nur länger als normal. Bei starken Blutungen, z. B. nach Unfällen oder für Notoperationen, können Gegenmittel wie Faktorenkonzentrate aus Plasmaspenden die normale Gerinnbarkeit wiederherstellen.

Wichtige Gerinnungstests

Labortest	Aussage/Bewertung	Normwert/Besonderheiten
INR = **I**nternational **N**ormalized **R**atio, international übliche Messmethode der Thromboplastinzeit	der INR gibt an, wie viel länger das Patientenblut zur Gerinnung braucht, verglichen mit normal gerinnbarem Blut	um 1,0; bei Therapie mit Phenprocoumon liegt der Sollwert des INR z. B. bei 2–3; die Blutgerinnung dauert dann 2- bis 3-mal so lange wie normal
Quick veralteter Test der Thromboplastinzeit	Gerinnungstest zur Überprüfung der Phenprocoumon-Wirkung	70–120 %; der Sollwert unter Phenprocoumon liegt z. B. bei 30–35 %; weniger genau als INR!
PTT (partielle Thromboplastinzeit)	Spezialtest bei V. a. Faktorenmangel	25–38 s
Thrombozytenzahl (Teil des Blutbildes)	wichtig bei Zytostatikatherapie und Leukämie	unter 20 000 Thrombozyten/µL besteht akute Blutungsgefahr
Blutungszeit (direkt an der Patientin gemessen)	tatsächliche Blutungszeit nach kleinem Stich in Finger oder Ohrläppchen	120–300 s je nach Messmethode; zeigt NOAK- und ASS-Wirkung an

Für die NOAK gibt es keinen Routine-Gerinnungstest. Die Dosis richtet sich – anders als bei Phenprocoumon – u. a. nach dem Gewicht und der Nierenfunktion der Patientin. Die NOAK-Funktion ist nur mit Spezialtests messbar. Im Notfall kann Frischplasma bzw. ein spezielles NOAK-Gegenmittel die Gerinnung verbessern.

→ Terminologie: Patientenbeobachtung, Aufbau und Funktion des Blutes

Antikoagulans (Mz. **Antikoagulanzien**)	Blutgerinnungshemmer; 1. als Medikament zur Anwendung im menschlichen Körper, 2. als Blutprobenzusatz
Citrat	Zitronensäure; Antikoagulans in Blutprobenröhrchen
Dyspnoe	Luftnot; Kurzatmigkeit
EDTA	spezielle Essigsäure; Antikoagulans in Blutprobenröhrchen
Elektrolyte	im Plasma gelöste Blutsalze wie Natrium, Kalium und Calcium
Fibrin	fadenförmiges bzw. netzartiges Gerinnungseiweiß
Fibrinogen	Vorstufe des Fibrins im Plasma
Hämophilie	Bluterkrankheit; schwere Blutgerinnungsstörung
Hämolyse	Zerfall roter Blutzellen
Kapillaren (Mz.)	Haargefäße; dünnste Blutgefäße
Kollaps	Zusammensinken durch Kreislaufschwäche
Plasma	flüssiger Anteil des ungeronnenen Blutes
Serum	flüssiger Anteil des geronnenen Blutes
Thrombus	Blutgerinnsel
Thrombose	pathologischer Verschluss eines Blutgefäßes durch einen Thrombus
Thrombozytenaggregation	Zusammenballen von Blutplättchen, das zur Thrombusbildung führt
Vitalfunktionen	grundlegende Lebensfunktionen wie Bewusstsein, Atmung und Kreislauf
Zyanose	bläuliche Färbung der Haut durch Sauerstoffmangel

Aufgaben

1 Welche Aufgaben hat das Blut?
2 Welche Messwerte gehören zum kleinen und großen Blutbild?
3 Wo wird Blut gebildet und wo werden Blutzellen „ausgemustert"?
4 Erklären Sie die Begriffe Blutplasma und Blutserum.
5 Was unterscheidet Fibrinogen von Fibrin?
6 Was versteht man unter einem Antikoagulans?
7 Was bedeuten die Begriffe Leukozytose und Leukopenie?
8 Nennen Sie drei Ursachen für einen erhöhten Hämatokrit.

3 Blutkrankheiten

Interaktive Übungen
→ S. 209, PagePlayer

3.1 Anämie (Blutarmut)

Definition: Die häufigste Blutkrankheit ist die Anämie (Blutarmut).

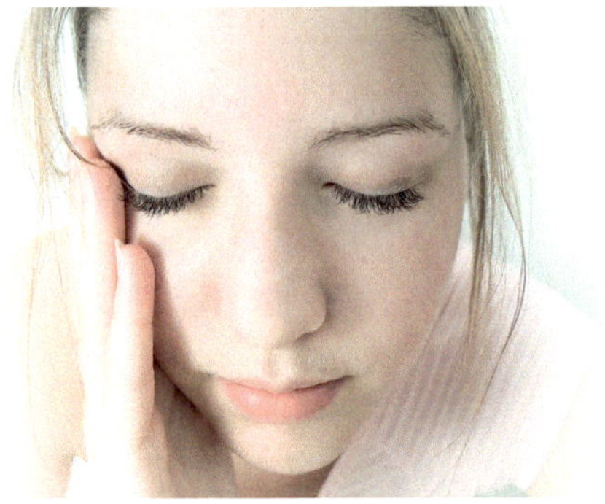

Abb. 1 Blässe und Müdigkeit können Zeichen einer Anämie sein.

MERKE Anämie ist definiert durch einen zu niedrigen Hämoglobinwert: bei Frauen <12 g/dL, bei Männern <14 g/dL und/oder eine verminderte Erythrozytenzahl und/oder einen verminderten Hämatokritwert.

Symptome: Typisch sind Müdigkeit, Schwäche, Antriebsmangel und Infektanfälligkeit. Herz- und Lungenkrankheiten verschlechtern sich bei Anämie. Blässe ist ein unsicheres Symptom, da eine dunkle Hautfarbe diese überdecken kann und manche Menschen auch ohne Anämie blass sind.

Diagnostik: Das kleine Blutbild ist der wichtigste Test bei Anämieverdacht. Es kann eine Anämie anzeigen bzw. beweisen. Größe und Hb-Gehalt der Erythrozyten (MCH und MCV) geben Hinweise auf die Ursache, die aber nur mit weiteren Tests gefunden werden kann. Wichtig ist die **Ferritin**-Bestimmung im Serum. Ferritin gibt Auskunft über die Eisenspeicher des Körpers. Ein erniedrigter Wert zeigt einen Eisenmangel an; dieser ist die häufigste Anämieursache.

Die folgende Tabelle zeigt die wichtigsten Anämieformen bzw. -ursachen.

Anämieart, typischer Blutbefund	Ursachen (Beispiele)	Therapie
Eisenmangelanämie Hb, Hkt, MCH, MCV, Ferritin ↓ Erythrozytenzahl ↑	Blutverluste, fleischfreie und milchreiche Nahrung, hoher Bedarf durch Wachstum, Menstruation, Schwangerschaft, Operationen, Blutspenden	eisenreiche Ernährung, Eisentabletten oder Injektionen bzw. Infusionen; Vitamin C verbessert die Eisenaufnahme
Anämie bei chronischer Erkrankung = sekundäre Anämie Hb, Hkt, Erythrozytenzahl ↓ MCV, MCH normal, Ferritin ↑	chronische Infektionen, Tumorerkrankungen und ihre Therapie, Nierenkrankheiten, Autoimmunkrankheiten, Testosteronmangel bei Männern	Therapie der Grundkrankheit; bei Nierenschwäche ggf. Gabe des Blutbildungshormons Erythropoetin (EPO)
Vitamin-B_{12}-Mangel-Anämie Hb, Hkt, Erythrozytenzahl ↓ MCV, MCH ↑ bis ↑↑	vegane Ernährung enthält fast kein Vitamin B_{12}; bei Magen- und Darmkrankheiten wird Vitamin B_{12} nicht oder unzureichend aufgenommen	bei Mangelernährung Zufuhr mit Tabletten, bei Magen-Darm-Krankheiten per Injektion, z. B. monatlich 1 000 µg subkutan
Folsäuremangel-Anämie Hb, Hkt, Erythrozytenzahl ↓ MCV, MCH ↑ bis ↑↑	Fehlernährung ohne grünes Gemüse; Therapie mit Methotrexat (MTX), einem Immunsuppressivum, u. a. bei rheumatischen Krankheiten	Ausgleich des Mangels mit der Nahrung, ggf. mit Tabletten
Blutungsanämie Hkt, Hb, Erythrozytenzahl, MCV, MCH, Ferritin ↓	akute bzw. chronische Blutverluste, z. B. durch Menstruation, Magen- und Darmkrankheiten, Blutspenden, Schwangerschaft bzw. Entbindung	akute schwere Blutung: Transfusion; chronische Blutung: Therapie der Grundkrankheit, ggf. Vitamin B_{12}, Folsäure und Eisen

Je nach Blutbildbefund können auch Untersuchungen der Herz-, Leber- und Nierenfunktion sowie die Serumspiegel von Vitamin B_{12} und Folsäure indiziert sein. Seltene Anämieformen diagnostizieren **Hämatologinnen**, Fachärztinnen für Blutkrankheiten.

Therapie: Je nach Ursache, z. B. Optimierung der Ernährung und/oder Zufuhr des fehlenden Nährstoffs mit Nahrungsergänzungsmitteln. Bei Grundkrankheiten wie Infektionen, Entzündungen, Tumoren, Nieren- und Leberkrankheiten gezielte bzw. kausale Therapie.

Besonderheit: Eisenmangel und Eisenmangelanämie sind bei jungen Frauen häufig. Gründe sind das Wachstum bis ins 18. Lebensjahr, die Menstruation mit einem Verlust von ca. 900 mL Blut/Jahr und fleischarme, milchreiche Ernährung. Die Therapie erfolgt durch eine mehrmonatige Eiseneinnahme. Eisenpräparate sollen auf leeren Magen (mindestens 20 min vor oder 2 h nach einer Mahlzeit) geschluckt werden. Vitamin C verbessert die Eisenaufnahme; daher soll das Präparat z. B. mit einem Glas Orangensaft eingenommen werden. Bei mangelnder Wirkung oder Unverträglichkeit sollten Eisenpräparate i.v. injiziert oder infundiert werden.

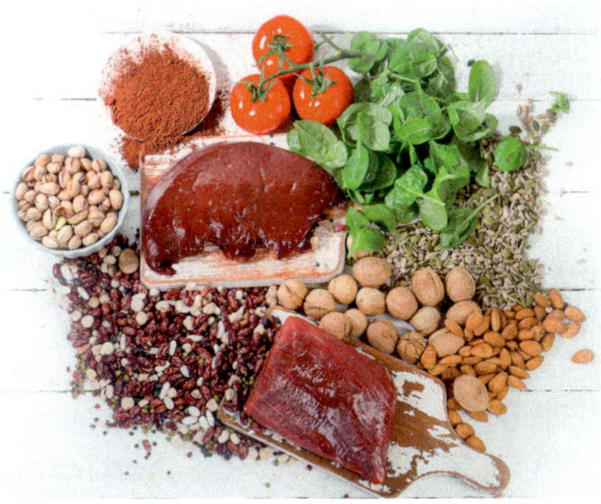

Abb. 1 Eisenreiche Nahrungsmittel sind Fleisch und Hülsenfrüchte.

Prävention: Die Vorbeugung besteht in einer ausgewogenen Ernährung. Bei sehr starker oder häufiger Menstruation ist ggf. eine gynäkologische Hormontherapie indiziert. Bei Neigung zu Eisenmangel sollten weder Blut noch Plasma gespendet werden.

3.2 Leukämie

Definition: Maligne (bösartige) Erkrankung des Knochenmarks, vereinfacht als Blutkrebs bezeichnet. Die massenhaft im Blut auftretenden Leukämiezellen lassen Blutproben hell aussehen; Leukämie gr. = Weißblütigkeit.

Pathogenese: Die extreme Vermehrung kranker Knochenmarkzellen verdrängt das blutbildende Knochenmark. Es kommt zum Mangel an Erythrozyten, gesunden Leukozyten und Thrombozyten. So entstehen eine Anämie, eine Immunschwäche und eine Blutungsneigung. Es gibt viele Leukämieformen, die sich nach Verlauf (akut/chronisch) und der Zellart unterscheiden.

Symptome: Müdigkeit, Immunschwäche mit Fieber und schweren, auch opportunistischen Infektionen, Blässe, ggf. Haut- und Schleimhautblutungen

opportunistische Infektionen
→ LF 3, S. 47

Diagnose: Blutbild und Knochenmarkuntersuchung; eine Knochenmarkprobe wird unter Kurznarkose mit einer Hohlnadel aus dem Beckenkamm entnommen.

Therapie: Zytostatika und andere Substanzen, die die Vermehrung der malignen Zellen so gezielt wie möglich bremsen; ggf. Stammzelltransplantation

Besonderheiten: Die Transplantation von Stammzellen bzw. Knochenmark eines passenden Spenders kann das kranke Knochenmark der Patientin im Idealfall ersetzen. Da das eigene Knochenmark (und damit das Immunsystem) der Leukämiekranken nicht ganz zerstört werden kann, sind Abstoßungsreaktionen möglich.

Informationen zur Knochenmark- bzw. Stammzellspende: **www.dkms.de**

4 Blutgruppen und Rhesusfaktor

Interaktive Übungen
→ S. 209, PagePlayer

Schon vor langer Zeit versuchten Menschen, Verletzten nach schweren Blutverlusten Blut zu **transfundieren** (übertragen), um deren Leben zu retten. Die Bluttransfusionen wurden entweder gut vertragen und retteten den Verletzten oder sie endeten tödlich. Karl Landsteiner fand den Grund hierfür und erhielt für die Entdeckung des **AB0-Blutgruppensystems** (sprich: „AB-Null") 1930 den Nobelpreis. Das AB0-System ist das wichtigste Blutgruppensystem für **Transfusionen**.

4.1 AB0-Blutgruppen und Blutgruppen-Unverträglichkeit

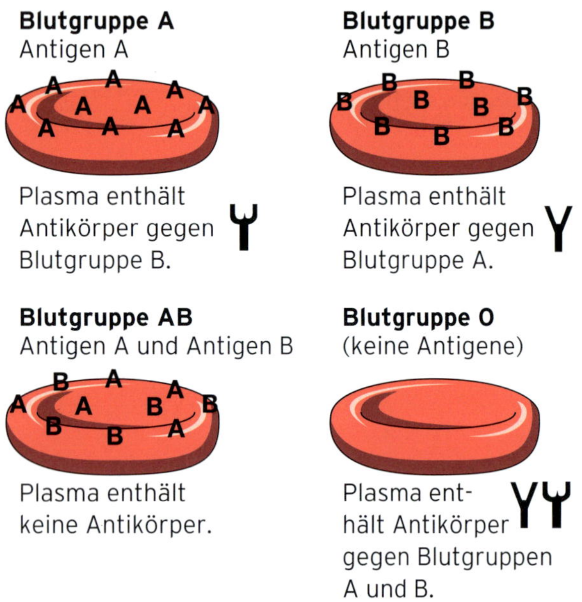

A und B, die Blutgruppenantigene des AB0-Systems, sind Eiweißstrukturen auf der Erythrozytenoberfläche. Jeder Mensch hat entweder **Antigen A**, **Antigen B**, **Antigen A und B** oder **kein Antigen** auf seinen Erythrozyten. Nach den vorhandenen Antigenen heißt die Blutgruppe **A, B, AB** oder **0** (**Null**, d. h. ohne Antigene). Von Geburt an hat jeder Mensch gegen das jeweils andere Blutgruppenantigen Antikörper, d. h. im Plasma vorhandene Abwehrstoffe gegen fremde Erythrozyten. Erhält ein Mensch Blut der eigenen Blutgruppe, so verträgt er es, da er keine Antikörper gegen die eigenen Antigene besitzt.

Wird jedoch eine Transfusion der falschen Blutgruppe gegeben, verbinden sich die Antikörper sofort mit den fremden Erythrozyten, „packen" und verklumpen sie. Durch die Verklumpung der Erythrozyten durch Antigen-Antikörper-Reaktion entsteht eine ggf. tödliche **Unverträglichkeitsreaktion** mit u. a. Hämolyse, d. h. Zerfall der fremden Blutkörperchen, sowie Nierenversagen. Um solchen Transfusionszwischenfällen vorzubeugen, wird fast immer Blut derselben Blutgruppe transfundiert. Spender- und Empfängerblut werden gründlich getestet und direkt vor der Transfusion noch einmal auf Verträglichkeit geprüft. Während und nach einer Blutübertragung bleibt die Patientin lückenlos unter Beobachtung.

Blutgruppeneinteilung nach dem AB0-System				
Blutgruppe	A	B	AB	0
Antigen der Erythrozyten	A	B	AB	keines
Antikörper im Plasma	Anti-B	Anti-A	keine	Anti-A und Anti-B

Die Begriffe „Universalspender" für Blutgruppe 0 und „Universalempfänger" für Blutgruppe AB gelten nur im größten Notfall: Dann werden Erythrozyten der Blutgruppe Null-Rhesus negativ („Universalspender") ohne vorherige Testung der Empfängerin gegeben. Die antigenfreien Erythrozyten können nicht mit evtl. vorhandenen Antikörpern verklumpen. Theoretisch können Menschen mit Blutgruppe AB Erythrozyten jeder AB0-Blutgruppe erhalten, da sie keine Antikörper haben.

Bei der Prüfung auf Verträglichkeit wird die Blutgruppe bestimmt, indem drei Blutstropfen auf ein Testkärtchen aufgetropft werden. Auf den drei Testfeldern befinden sich jeweils **Anti-A** (Antikörper gegen Antigen A), **Anti-B** (Antikörper gegen Antigen B) oder **Anti-A und Anti-B**. Verklumpt das Blut mit Anti-A, hat es Blutgruppe A, verklumpt es mit Anti-B, hat es Blutgruppe B, verklumpt es mit beiden, hat es Blutgruppe AB. Verklumpt es mit keinem der Antikörper, hat es die Blutgruppe 0.

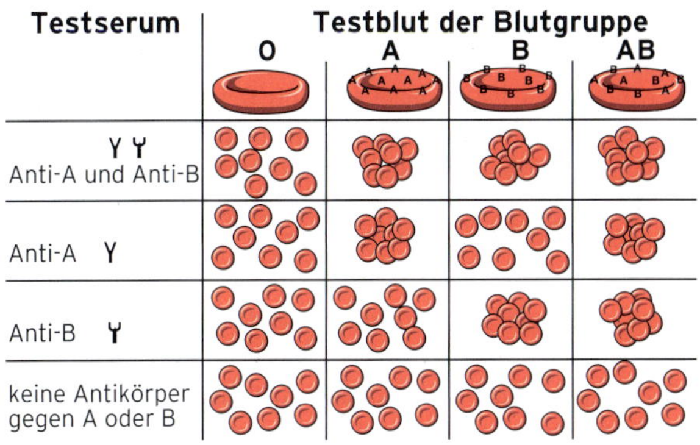

Abb. 1 Testkarte zum AB0-System

Das Testblut verklumpt (agglutiniert) mit den passenden Antikörpern, die sich im Testfeld befinden.

1. Spalte: Blut der Gruppe 0 verklumpt mit keinem der Testseren.
2. Spalte: Blut der Gruppe A verklumpt mit Anti-A sowie einer Mischung aus Anti-A und Anti-B.
3. Spalte: Blut der Gruppe B verklumpt mit Anti-B sowie einer Mischung aus Anti-A und Anti-B.
4. Spalte: Blut der Gruppe AB verklumpt mit allen drei Testseren.

4.2 Blutspenden und Transfusionen

Gewinnung, Testung und Lagerung der Blutspenden sind aufwendig und teuer. Nach der Spende werden Blutzellen und Plasma für die weitere Verwendung getrennt. **Erythrozytenkonzentrate** (Blutkonserven) werden bei Anämie bzw. akutem Blutverlust transfundiert. Aus Plasma werden Gerinnungsfaktoren und Immunglobuline gewonnen.
Man versucht stets, Transfusionen zu vermeiden, da mit der Verwendung von Blutprodukten hohe Kosten und trotz sorgfältiger Testung ein gewisses Infektions- und Unverträglichkeitsrisiko verbunden sind. Durch Eigenblutspenden vor geplanten TEP-Operationen, durch die „Erythrozytenwäsche" und durch die Re-Infusion, d. h. Rückgabe aufbereiteten Blutes, das die Patientin während der Operation verloren hat, sowie durch spezielle Infusionslösungen wird Fremdblut eingespart.

Künstliche Erythrozyten gibt es nicht – für die natürlichen Sauerstoffträger gibt es keinen Ersatz. Am häufigsten werden Blutkonserven bei großen chirurgischen Eingriffen wie Bypass-, Transplantations- und TEP-Operationen gegeben. Auch Krebspatientinnen, deren Blutbildung durch Zytostatika gehemmt ist, benötigen häufig Erythrozytenkonzentrate. Unfallopfer erhalten nur etwa 3 % der Spenden.

4.3 Rhesusfaktor

Der **Rhesusfaktor (Rh)** ist ein weiteres Antigen der Erythrozytenoberfläche. Es muss bei Bluttransfusionen berücksichtigt werden und ist in der Schwangerschaft wichtig. Landsteiner, der Entdecker des AB0-Systems, und Wiener fanden im Blut von Rhesusaffen ein weiteres Antigen. Von diesem Rhesusantigen, das auch der Mensch besitzt, gibt es in drei Arten, die **Rhesusantigene C**, **D** und **E**. Das Rhesusantigen D ist das wichtigste. Etwa 85 % der Europäer tragen Antigen D auf ihren Erythrozyten; ihr Blut ist **Rhesus-positiv (Rh+)**. Ist D nicht vorhanden, ist das Blut **Rhesus-negativ (Rh-)**. Rh- wird auch als **ccddee** bezeichnet. Dies bedeutet, dass weder C noch D noch E auf den Erythrozyten vorhanden sind.

Bei Bluttransfusionen dürfen nur Rh-positive Empfänger Rh-positives Blut bekommen. Erhält ein Rh-negativer Empfänger Rh-positives Blut, bildet er Antikörper gegen Antigen D; diese Antikörper nennt man **Anti-D**. Bei einmaliger Transfusion passiert nichts, da noch kein Anti-D vorliegt. Bei einer erneuten Transfusion Rh-positiven Blutes kommt es zur Verklumpung und Zerstörung der Rh-positiven Spendererythrozyten, d. h. zu einer schweren, ggf. tödlichen Komplikation.

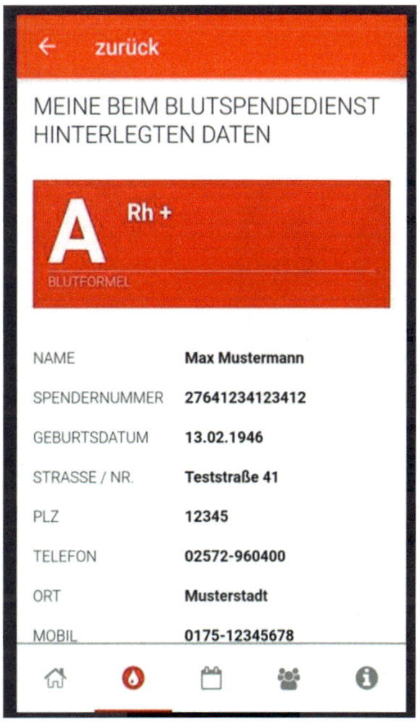

Abb. 2 Screenshot einer Blutspende-App

4.4 Rhesus-Unverträglichkeit in der Schwangerschaft

Die meisten Menschen haben Rh-positives Blut und bilden daher kein Anti-D. Ein Problem tritt auf, wenn eine **Schwangere Rh-negativ** ist und der **Vater des Kindes Rh-positiv**. Trägt mindestens ein Elternteil das Rhesusantigen D, wird das Kind in der Regel auch Rh-positiv. Während der Schwangerschaft und bei der Geburt gelangen einige Erythrozyten des Kindes in den Kreislauf der Mutter. Auch bei Fehlgeburten und Schwangerschaftsabbrüchen passiert dies. Das Immunsystem der Rh-negativen Mutter bildet nach dem Kontakt mit Rhesusantigen D die Antikörper Anti-D. Bei der ersten Schwangerschaft ist dies meist problemlos, da sich noch kein Anti-D im mütterlichen Blut befindet. Bei jeder weiteren Schwangerschaft mit Rh-positivem Kind zerstört aber mütterliches Anti-D kindliche Erythrozyten. Das Kind entwickelt eine schwere Anämie und stirbt im Mutterleib. Man spricht von einer **Rhesus-Unverträglichkeit**, wenn das mütterliche Immunsystem das kindliche Blut bekämpft.

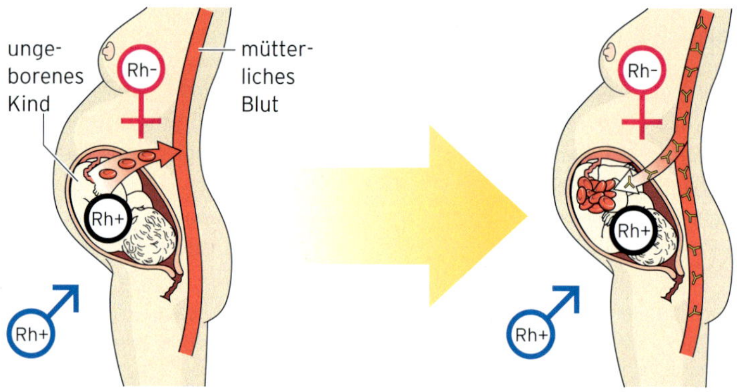

1. Schwangerschaft

Mann Rh+, Frau Rh-

Der Übertritt kindlicher Rh+-Erythrozyten (mit Antigen D) nach Entbindung, Fehlgeburt oder Schwangerschaftsabbruch führt zur Antikörperbildung durch das mütterliche Immunsystem.

2. Schwangerschaft

Mann Rh+, Frau Rh-

Antikörper aus dem mütterlichen Blut binden an kindliche Erythrozyten und verklumpen diese; das Kind kann sterben.

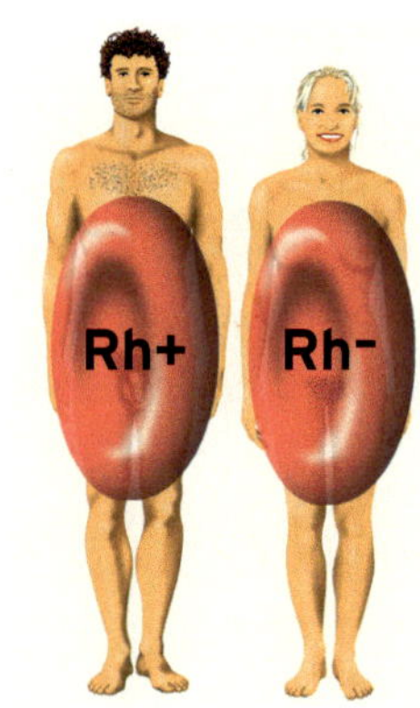

Abb. 1 Die problematische Konstellation: Vater Rh+, Mutter Rh-

Frau (Mutter)	Mann (Vater)	Kind	Rhesus-Unverträglichkeit	Anti-D-Prophylaxe
Rh-	Rh-	Rh-	Nein	Nein
Rh+	Rh+	Rh+	Nein	Nein
Rh+	Rh-	Rh+	Nein	Nein
Rh-	Rh+	Rh+	Ja	Ja

Um die Anti-D-Bildung bei Rh-negativen Schwangeren zu verhindern, wird ihnen während der Schwangerschaft (ca. 28. SSW) und innerhalb von 72 Stunden nach der Entbindung Anti-D aus Spenderblut injiziert. Auch nach Abbrüchen, Amniozentesen und Fehlgeburten erhalten Rh-negative Frauen diese **Anti-D-Prophylaxe**. Die injizierten Antikörper binden die wenigen ins mütterliche Blut gelangten Rh-positiven Erythrozyten des Kindes. Dadurch wird eine Anti-D-Bildung durch das mütterliche Immunsystem verhindert. In jeder weiteren Schwangerschaft mit einem Rh-positiven Kind erfolgt wieder die Anti-D-Prophylaxe. Neue Testverfahren können mithilfe einer Blutprobe der Schwangeren den Rhesusfaktor des Kindes bestimmen, damit nur Frauen Anti-D-Injektionen erhalten, die sie benötigen.

Blutdoping im Sport … findet statt, weil eine erhöhte Anzahl Erythrozyten mehr Sauerstoff transportiert und die Leistungsfähigkeit deutlich steigert. Manche Sportler und Sportlerinnen dopen direkt mit Blut, indem sie Eigenblut einlagern und sich vor dem Wettkampf wieder zurückinfundieren lassen. Andere Dopende spritzen sich Erythropoetin (EPO). Dieses Hormon der Nieren regt die Erythrozytenbildung stark an. Es wird für Menschen mit Nierenversagen gentechnisch hergestellt. Jede Form des Blutdopings erhöht den Hämatokrit und damit die Gefahr ggf. tödlicher Thrombosen. Verschiedene Formen des Blutdopings sind laborchemisch nachweisbar. Doping im Wettkampfsport ist strafbar.

→ Terminologie: Blutkrankheiten, Blutgruppen, Rhesusfaktor

AB0-System	Blutgruppensystem nach Landsteiner; A, B und 0 (Null) bezeichnen die Erythrozytenantigene
Anämie	Blutarmut
Anti-A, Anti-B	Antikörper gegen die Erythrozytenantigene A und B
Anti-D	Antikörper gegen das Rhesus-Antigen D
Anti-D-Prophylaxe	Injektion von Anti-D vor und nach der Entbindung bei Rhesus-Unverträglichkeit (Mutter Rh-negativ, Kind Rh-positiv)
Antigen A, Antigen B	Erythrozytenantigene A und B
Erythropoetin (EPO)	Blutbildungshormon, das in den Nieren gebildet wird
Erythrozytenkonzentrat	plasmafreie Erythrozyten aus Spenderblut zur Transfusion
Ferritin	Eisenspeicherprotein; erniedrigt bei Eisenmangel
Hämatologin	Internistin mit dem Schwerpunkt Blutkrankheiten
Leukämie	maligne Erkrankung des Knochenmarks; sog. Blutkrebs
Rhesusfaktor	Rhesusantigen; Erythrozytenantigen D (Rh)
Rhesus-negativ	Erythrozyten ohne das Rhesusantigen D
Rhesus-Unverträglichkeit	immunologische Abwehrreaktion der Rh-negativen Schwangeren gegen Erythrozyten des Rh-positiven Kindes
transfundieren	Blut bzw. Blutbestandteile übertragen
Transfusion	Blutübertragung

Aufgaben

1 Welche Bedeutung haben die Blutgruppen des AB0-Systems?
2 Welche Bedeutung hat der Rhesusfaktor in der Schwangerschaft?
3 Was ist zu tun, wenn die Mutter Rh– und das Kind Rh+ ist?
4 Lassen Sie sich von Kolleginnen berichten, die schon Blut oder Plasma gespendet haben. Was spricht für und was gegen das Spenden von Blut und Plasma?

5 Blutentnahmen

Interaktive Übungen
→ S. 209, PagePlayer

Für viele diagnostische Zwecke wird Blut benötigt. Es gibt drei Methoden der Blutentnahme:
- **venös**
- **kapillär**
- **arteriell**

MERKE Blutentnahmen erfordern Ruhe und Sorgfalt. Schlechte Probenqualität, Verwechslungen von Patientinnen, Probenröhrchen, angeforderten Werten und Laborüberweisungen sowie Nadelstichverletzungen werden so vermieden. **Cave:** Blut ist oft infektiös.

5.1 Venöse Blutentnahme

Venen, die sog. Blutadern, führen Blut zum Herzen hin. Venenblut steht im Gegensatz zum Arterienblut nicht unter hohem (Blut-)Druck und es pulsiert nicht. Es gibt tief liegende und oberflächennahe Venen. Letztere eignen sich gut zur Blutentnahme, weshalb die meisten Blutproben aus Venen abgenommen werden.

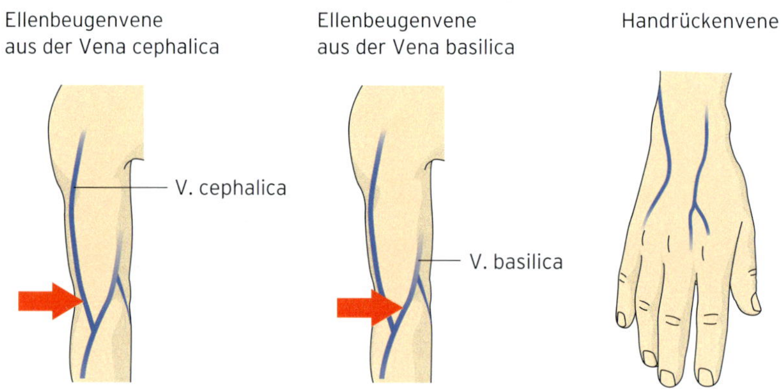

Abb. 1 Typische Entnahmestellen für Venenblut

Indikation: alle Bluttests außer Blutgasanalyse und Blutzuckerschnelltests
Vorteile: Venenblut ist für fast alle Blutuntersuchungen der Allgemeinpraxis geeignet und relativ leicht in ausreichender Menge zu gewinnen.
Nachteile: Da die oberflächennahen Venen im Unterhautfettgewebe liegen, kann es v. a. bei Kleinkindern und adipösen Menschen schwierig sein, eine geeignete Vene zu ertasten. Bei Flüssigkeitsmangel, z. B. bei nüchternen Patientinnen, sowie in kalten Räumen sind die Venen oft schlecht gefüllt und schwer zu tasten und zu punktieren. Viele Menschen haben Angst vor dem Einstich und manche neigen bei Blutentnahmen zum Kollaps.
Untersuchungen aus Venenblut: Blutbild, Gerinnungstests, Elektrolyte (Blutsalze, z. B. Natrium, Kalium, Calcium), Leber-, Nieren-, Muskel- und Bauchspeicheldrüsenwerte, Entzündungswerte und Antikörper, Fette und Cholesterin, Vitamine, Mineralstoffe, Blutgruppen, Medikamenten-, Drogen-, Hormon**spiegel** usw.
Voraussetzungen: Die meisten Normwerte gelten für die morgendliche Blutentnahme bei der seit 12 h nüchternen Patientin. Die Patientin kann normal zu Abend essen und kommt ohne zu frühstücken in die Praxis. Flüssigkeit darf sie zu sich nehmen, sofern diese kein Fett, Zucker oder Alkohol enthält. Notwendige Tabletten können vor der Blutentnahme mit Wasser eingenommen werden.

Ungeplante Blutentnahmen, vor denen die Patientin gegessen hat, führen zu Abweichungen bei Blutzucker- und Fettwerten. Sofern es nicht um diese Messwerte geht, muss die Patientin nicht unbedingt nüchtern sein. Einige Hormonspiegel (TSH, Cortisol) verändern sich im Tagesverlauf. Deshalb sind morgendliche Blutentnahmen am besten.

Materialien: dünnwandige Einmalhandschuhe, Tablett, Staubinde, ggf. Keilkissen zur Lagerung des Unterarms, Probenröhrchen (mit Vor- und Nachnamen sowie Geburtsdatum der Patientin beschriftet und/oder mit Strichcode beklebt und in der richtigen Reihenfolge bereitgelegt), Kanüle(n), **Adapter** (Verbindungsstück zwischen Kanüle und Probenröhrchen), Ständer zum aufrechten Lagern der Röhrchen, Abwurfgefäß für Kanülen, zwei Tupfer, Hautdesinfektionsspray, Pflaster

Blutentnahmesysteme: Für eine hygienische Blutgewinnung sind verschiedene Systeme auf dem Markt. Häufig werden BD Vacutainer® Blutentnahmeröhrchen oder S-Monovetten® verwendet. Die Probenröhrchen sind auf die Messapparate des Labors abgestimmt. Alle Systeme werden mit Sicherheitskanülen verwendet, um Nadelstiche und Kontakt mit Patientenblut zu vermeiden.

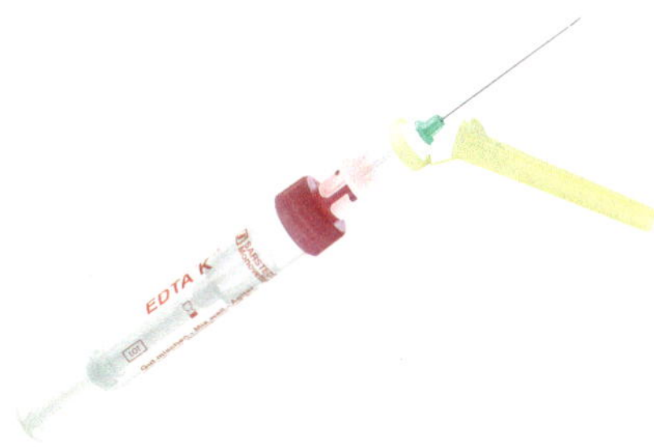

Abb. 1 S-Monovette®-System zur Blutentnahme; nach dem Befüllen der S-Monovette® bricht man deren Stiel an der Ansatzstelle ab. Nur das volle Röhrchen wird ins Labor geschickt.

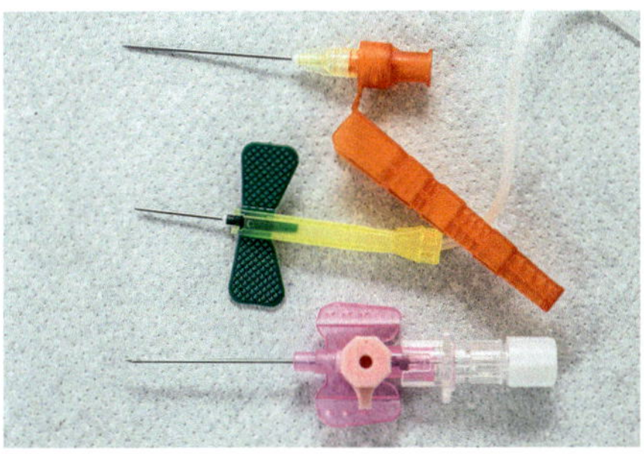

Abb. 2 Sicherheitskanülen, geöffnet

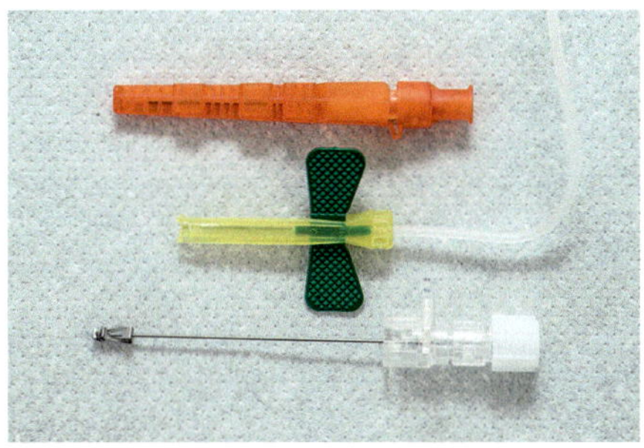

Abb. 3 Sicherheitskanülen, geschlossen

Informationen zu Sicherheitskanülen bietet u. a. die Broschüre M612 „Risiko Nadelstich" der BGW: www.bgw-online.de

Zusätze in Probenröhrchen: Für verschiedene Untersuchungen darf das Blut nicht gerinnen und wird deshalb mit Antikoagulanzien vermischt. **Citrat** (für Gerinnungstests) oder **EDTA** (für Blutbild und HbA_{1c}) binden Calcium und verhindern so die Blutgerinnung. Im Gegensatz dazu beschleunigen Kügelchen oder andere Zusätze in Serumröhrchen die Gerinnung. Serum wird für Lagerung und Transport möglichst vom Thrombus getrennt. Dies geschieht in einer **Zentrifuge** (Trennschleuder) und wird durch ein Trenngel, das sich in Serumröhrchen befindet, erleichtert. Das Gel liegt nach dem Zentrifugieren zwischen Serum und Thrombus.

Antikoagulanzien
→ LF 5, S. 188
Citrat
→ LF 5, S. 220
EDTA
→ LF 5, S. 220

Reihenfolge der Probenröhrchen: Um korrekte Werte zu erhalten, werden die Probenröhrchen in einer festgelegten Reihenfolge gefüllt:

1. **Serum**röhrchen, denn beim Einstich werden Gerinnungsstoffe frei, die in das erste Probenröhrchen gelangen; Gerinnungstests würden sie stören
2. **Citrat**röhrchen, da es keine Gerinnungsstoffe aus der Haut enthalten soll
3. **EDTA**-Röhrchen
4. **Fluorid**röhrchen, wenn ein genauer Blutzuckertest gebraucht wird; Fluorid verhindert, dass die Erythrozyten Glukose aus der Probe verbrauchen und so den Blutzuckerwert senken

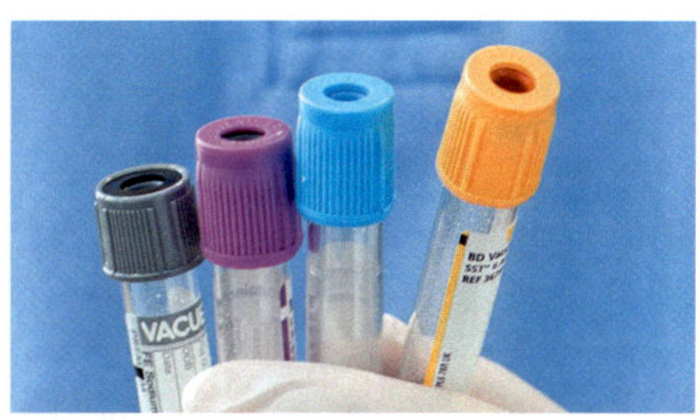

Abb. 4 BD Vacutainer® Blutentnahmeröhrchen in der Reihenfolge der Blutentnahme (von rechts): Serum, Citrat, EDTA, Fluorid

MERKE Die richtige Reihenfolge der gebräuchlichsten Probenröhrchen ist **Serum-Citrat-EDTA**. Es ergibt sich die Eselsbrücke: **S**aures **C**itronen-**E**is. Werden zusätzlich Heparin- und Fluoridröhrchen gefüllt, ergibt sich die Reihenfolge **S**erum-**C**itrat-**He**parin-**E**DTA-**F**luorid und die Eselsbrücke **SCHEF**.

Durchführung der Venenblutentnahme: Die Patientin kann sitzen oder liegen. Ein Lagerungskissen für den Arm ist von Vorteil. Dann geht die MFA wie folgt vor:

- Staubinde am Oberarm der Patientin anlegen und geeignete Vene ertasten (→ Abb. 1)
- entstauen, d. h. Staubinde lösen
- desinfizieren, d. h. Hautdesinfektionsmittel aufsprühen **oder** mit satt getränktem Tupfer auftragen und nach Herstellerangabe, z. B. 15 s, einwirken und trocknen lassen
- nicht nachtasten, da sonst die Desinfektion wiederholt werden muss
- erneut stauen
- Kanülenspitze nach unten halten und Vene punktieren, d. h. ca. 2–3 mm tief einstechen (→ Abb. 2)
- kommt nicht sofort Blut, die Kanüle ganz leicht zurückziehen
- sobald Blut fließt, leicht entstauen; das Blut soll nicht „schießen", sondern „fließen", um eine Hämolyse zu vermeiden
- Röhrchen ausreichend bzw. bis zur Markierung füllen; beim BD Vacutainer® Blutentnahmeröhrchen hört der Sog auf, wenn die Probenmenge ausreicht
- gefüllte Serumröhrchen stehend lagern (z. B. in einer Styroporpalette, in der die Röhrchen geliefert werden)
- Röhrchen mit Antikoagulanzien zum Vermischen mehrmals **leicht** schwenken, dann abstellen
- spätestens jetzt, da alle Röhrchen gefüllt sind, komplett entstauen
- Kanüle herausziehen und sofort einen Tupfer auf die Punktionsstelle drücken
- die Patientin weiter komprimieren lassen
- die Kanüle sichern und in ein vorschriftsmäßiges Abwurfgefäß entsorgen (→ Abb. 3)

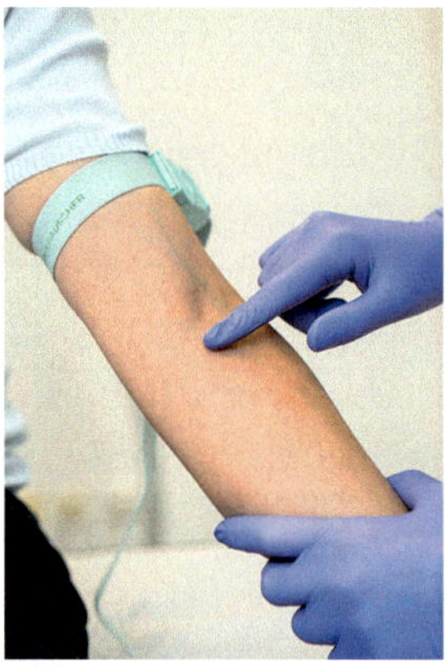

Abb. 1 Palpation der Ellenbeugenvene

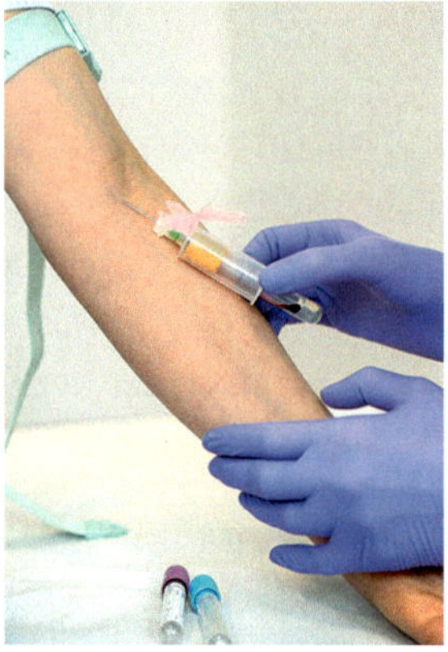

Abb. 2 Probengewinnung nach erfolgreicher Punktion

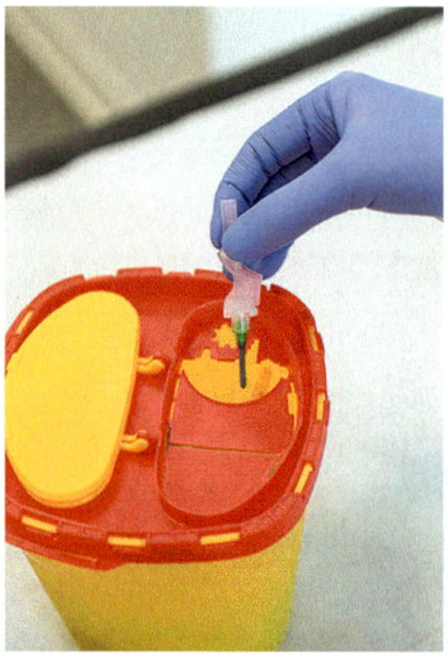

Abb. 3 Entsorgen der gesicherten Kanüle

Folgende **Fehler und Probleme** sind zu vermeiden:

- Die Patientin nicht mit der Hand „pumpen" lassen und keine Faust machen lassen. Beides erzeugt Hämolyse und falsche Werte.
- In Ruhe tasten, bis eine Vene gefunden wird. Auf gut Glück zu stechen, führt nie zum Erfolg. Ob Venen sichtbar sind, ist unwichtig; der Tastbefund entscheidet.
- Einstich in die Bizepssehne vermeiden (nach Entstauen bleibt diese tastbar).
- Patientinnen nicht wegen „schlechter Venen" kritisieren; niemand hat Einfluss auf seine Anatomie. Vorheriges Trinken, ein Armbad in warmem Wasser oder Hantelübungen mit der ROTEN LISTE® o. Ä. locken oft tastbare Venen hervor.
- Wird man nervös, weil die Blutentnahme nicht gelingt, sollte ggf. eine Kollegin sie durchführen. Nicht zu oft „probieren".

MERKE Als **Präanalytik** bezeichnet man alles, was vor der Untersuchung im Labor mit einer Probe passiert. Präanalytische Fehler verfälschen die Laborergebnisse stärker als Abweichungen des Messvorgangs selbst. Daher sollte man so kurz wie möglich stauen, die Röhrchenreihenfolge beachten, die Röhrchen ggf. schwenken, sie aufrecht, bei der richtigen Temperatur und nur kurzzeitig lagern.

5.2 Kapilläre Blutentnahme (Kapillarblutentnahme)

Kapillaren sind die dünnsten Blutgefäße des Körpers. Daher heißen sie auch Haargefäße. Sie befinden sich **zwischen** den kleinsten **Arterien und Venen** und dienen dem Stoff- und Gasaustausch zwischen Blut und Gewebe. Kapillaren sind so dünn, dass einzelne Erythrozyten hindurchpassen.
Indikationen: Bluttests, bei denen das Ergebnis sofort gebraucht wird, v. a. Blutzuckertests. Viele weitere Messwerte können mit entsprechenden Teststreifen und -geräten bestimmt werden.
Vorteile: Einfachere Punktionstechnik als bei Venenblutgewinnung, zeitnahes Vorliegen der Ergebnisse. Kann von der Patientin selbst durchgeführt werden (Blutzucker, INR). Mit Stechhilfen ist die Blutentnahme einfach und kaum schmerzhaft.
Nachteile: Bei fehlerhafter Durchführung Verfälschung der Messwerte. Es sind Schnelltestgeräte bzw. Testkits erforderlich, was die Messungen verteuert.
Materialien: 2 Tupfer, Hautdesinfektionsmittel, Stechhilfe oder **Lanzette**, Einmalkapillare (dünnes Spezialröhrchen) oder Teststreifen, Abwurfbox für scharfkantigen Abfall, Pflaster, dünnwandige Einmalhandschuhe
Durchführung:
- Punktionsstelle desinfizieren und trocknen lassen
- mit einer Einmal-Stechhilfe oder Lanzette **seitlich** an der Fingerbeere des Ring- oder Mittelfingers bzw. seitlich am Ohrläppchen einstechen
- für die Blutzucker- oder INR-Messung den ersten austretenden Blutstropfen verwenden; bei manchen Tests den ersten Tropfen abwischen und den zweiten verwenden; entscheidend ist die Herstellerangabe der verwendeten Testmaterialien
- den Tropfen auf den Teststreifen oder in die Probenkapillare aufnehmen
- Punktionsstelle mit Tupfer komprimieren lassen und ggf. mit Pflaster versorgen

Einstich	**Austretender Blutstropfen**	**Aufnahme des Blutes**

Kapillarblutentnahme für die Blutzuckerbestimmung im Schnelltestgerät

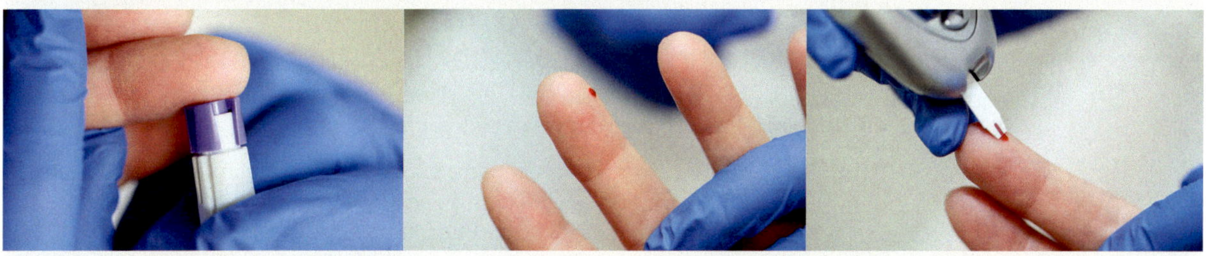

Kapillarblutentnahme aus dem Ohrläppchen in eine Einmalkapillare

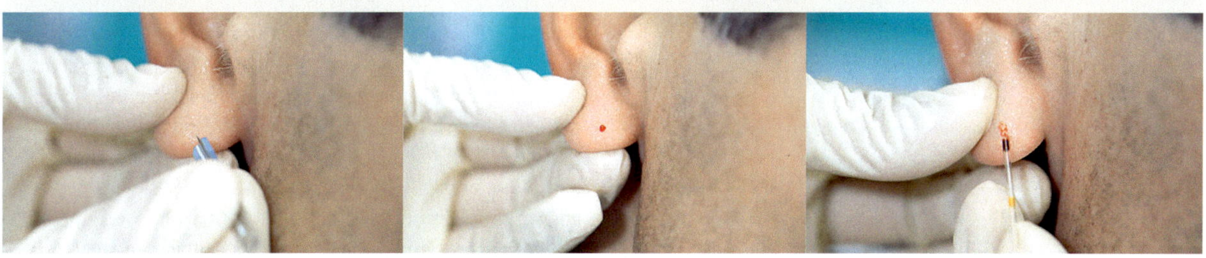

Probleme und Fehlerquellen:
- ungenügender Blutfluss durch zu vorsichtigen Einstich oder kalte Finger
- bei Einstich in der Mitte der Fingerbeere oder am Zeigefinger spürt die Patientin stärkere Schmerzen und fühlt ggf. den ganzen Tag lang die Einstichstelle
- zu niedriges Messergebnis, wenn bei der Blutgewinnung „gequetscht" wurde und mehr Gewebswasser als Blut gewonnen wurde

Für die Blutzucker(selbst)messung müssen die Finger nicht desinfiziert werden, sofern sie frisch gewaschen und trocken sind und vor der Messung nichts Zuckerhaltiges berührt wurde.

5.3 Entnahme arteriellen bzw. arterialisierten Blutes

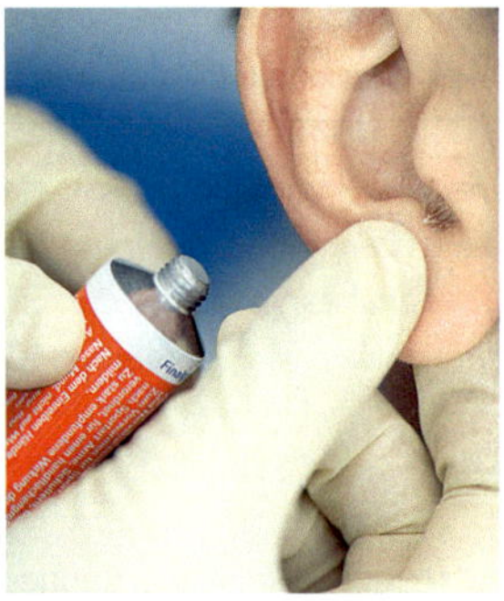

Abb. 1 Anwendung einer Wärmecreme zur Vorbereitung der Entnahme arterialisierten Blutes

Arterienpunktionen werden in der Arztpraxis selten durchgeführt. Für die **Blutgasanalyse**, d. h. die Messung der Blutgase O_2 und CO_2 sowie des pH-Wertes im Blut, wird das Blut **arterialisiert**, d. h. „arteriell gemacht". Dies geschieht durch zehnminütiges Einwirken einer durchblutungsfördernden Salbe am Ohrläppchen. Die Durchführung entspricht der Kapillarblutentnahme. Die Wärmesalbe muss vorsichtig angewandt werden, da sie an Schleimhäuten zu starkem Brennen führt. In vielen Situationen wird der O_2-Gehalt des Blutes orientierend mithilfe der **Pulsoxymetrie** gemessen. Dafür ist ein Messgerät, aber kein Einstich nötig.

5.4 Nadelstichverletzungen

Trotz aller Vorsicht passieren Nadelstichverletzungen. Durchschnittlich verletzt sich jede medizinische Fachkraft einmal im Jahr an einer ggf. infektiösen Kanüle.

MERKE Nadelstichverletzungen sind Arbeitsunfälle. Sie können weitreichende Folgen für Gesundheit und Leben der Verletzten nach sich ziehen und sind stets der BGW zu melden.

Vorgehen nach Nadelstichverletzung, Melde- und Analysenformulare zum Download unter: **www.bgw-online.de** (Broschüre Nr. M612) **www.rki.de**

Vorgehen nach Nadelstich- oder Schnittverletzung:

- Wunde ca. eine Minute lang ausbluten lassen
- Wunddesinfektion mit **PVP-Jod** oder alkoholischem Hautdesinfektionsmittel
- Betriebsärztin kontaktieren; diese beurteilt das Ausmaß der Gefährdung und entscheidet über weitere Schritte
- nach Anweisung der Betriebsärztin Blutproben der Patientin und der Verletzten für Untersuchungen auf HIV, Hepatitis B und ggf. C (mit Einverständnis!) abnehmen
- Arbeitsunfall dokumentieren und melden

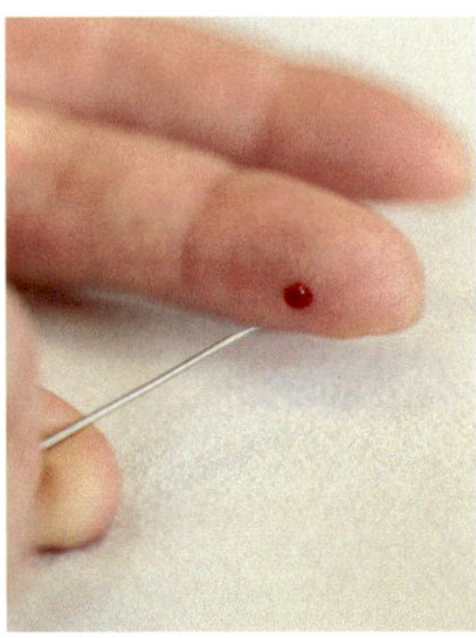

Abb. 2 Nadelstichverletzung

Die durchschnittliche **Infektionswahrscheinlichkeit** nach einem Nadelstich bei einer infektiösen Patientin beträgt bei **HIV 0,3 %**, bei **Hepatitis C 3 %** und bei **Hepatitis B 30 %**.

Die Betriebs- bzw. Durchgangsärztin führt nach drei und sechs Monaten, ggf. auch später noch einmal, Antikörpertests zum Nachweis bzw. Ausschluss einer Infektion durch. Bei HIV-infizierten Nadeln wird ggf. eine **PEP** (Postexpositionsprophylaxe) mit antiviralen Medikamenten durchgeführt. Die PEP sollte innerhalb von 2 h nach der Verletzung begonnen werden. Nicht immune Verletzte erhalten nach einem HBV-haltigen Nadelstich eine Simultanimpfung gegen Hepatitis B. MFAs, die einen Antikörpertiter gegen Hepatitis-B-Viren (Anti-HBs-Titer) unter 100 I.E./mL haben, dürfen keine infektionsgefährdenden Tätigkeiten ausüben, d. h. keine Blutentnahmen durchführen.

Prävention: Die meisten Nadelstichunfälle passieren durch **Eile und Hektik**. Zu wissen, dass eine Patientin infektiös ist, erhöht die Verletzungswahrscheinlichkeit durch Nervosität der MFA. Besser ist es, routinemäßig so zu arbeiten, als sei jede Patientin infektiös. Dann gelingen die Schutzmaßnahmen im „Ernstfall" auch.

→ Terminologie: Blutentnahmen

Adapter	Verbindungstück, z. B. zwischen Kanüle und Probenröhrchen
Analyse	Bestimmung, Untersuchung
arterialisiert	bzgl. Blut: mit hohem O_2-Gehalt wie arterielles Blut
Arterie	Schlagader, Blutgefäß, das Blut vom Herzen wegführt
arteriell	1. eine Arterie betreffend, 2. bzgl. Blut: sauerstoffreich
Blutgasanalyse	Bestimmung des O_2- und CO_2-Gehalts des Blutes
Fluorid	hier: Konservierungsstoff für Blutzucker-Probenröhrchen
Kapillare	1. Haargefäß, 2. dünnes Probenröhrchen
kapillär	eine Kapillare (Haargefäß) betreffend, aus (einer) Kapillare(n)
Lanzette	kleines spitzes Messerchen zur Kapillarblutgewinnung
Parameter	Messwert
PEP	**P**ost**e**xpositions**p**rophylaxe; Maßnahmen zur Verhinderung einer Erkrankung nach wahrscheinlicher Infektion
Präanalytik	Umgang mit Proben vor der Messung, v. a. Probengewinnung
Pulsoxymetrie	Messung des O_2-Gehalts im Blut und am unverletzten Finger
PVP-Jod	Povidon-Jod; Wirkstoff von Haut- und Schleimhautdesinfektionsmitteln, z. B. Betaisodona®
Spiegel	Konzentration eines Stoffes im Blut, z. B. Cholesterinspiegel
Vene	Blutader; Blutgefäß, das Blut zum Herzen hinführt
venös	1. eine Vene betreffend, 2. bzgl. Blut: sauerstoffarm
Zentrifuge	Trennschleuder; spezielles Laborgerät

Aufgaben

1 Aus welchen Venen wird Venenblut am besten gewonnen?
2 In welcher Reihenfolge müssen die Probenröhrchen gefüllt werden? Begründen Sie Ihre Antwort.
3 Welche Antikoagulanzien befinden sich in Blutprobenröhrchen und was bewirken sie?
4 Warum darf man Blutproben nicht schütteln?
5 Beschreiben Sie das Vorgehen bei der Venenblutentnahme.
6 Was ist zu tun, wenn eine Patientin „schlechte Venen“ hat, aber Blut abgenommen werden muss?
7 Warum finden Blutentnahmen meistens morgens statt?
8 Dürfen Patientinnen vor einer Nüchtern-Blutentnahme ihre Dauermedikation einnehmen?
9 Welche Fehler bei der Blutprobengewinnung und -lagerung führen zur Hämolyse?
10 Warum führt man die Kapillarblutentnahme an der Seite der Fingerkuppe durch und warum wählt man den Mittel- oder Ringfinger?

6 Herz und Kreislauf

Interaktive Übungen
→ S. 209, PagePlayer

Video
→ S. 209, PagePlayer

Das Herz (gr. **Kardia,** lat. **Cor**) ist das zentrale Organ des Herz-Kreislauf-Systems. Herz und Blutgefäße bilden zusammen das **kardiovaskuläre System**. Das Herz liegt im Thorax linksseitig oberhalb des Zwerchfells und wird von den beiden Lungenflügeln umschlossen. Rippen und Brustbein schützen es vor Verletzungen. Die notwendige Bewegungsfreiheit bleibt dem Herzen dabei erhalten.

6.1 Großer und kleiner Kreislauf

Das Herz pumpt das Blut durch den Körper, damit alle Organe ausreichend Sauerstoff und Nährstoffe bekommen. Dazu dient der **große Kreislauf**, auch **Körperkreislauf** genannt. Das Herz pumpt sauerstoffreiches Blut in den Körper hinein und nimmt sauerstoffarmes, kohlendioxidreiches Blut aus dem Körper auf. Es pumpt nun das „verbrauchte", d. h. sauerstoffarme Blut in die Lunge, damit die Erythrozyten wieder Sauerstoff aufnehmen. Da die Lunge dem Herzen direkt benachbart liegt, muss das Blut vom Herzen zur Lunge und zurück nur eine kurze Strecke zurücklegen. Dieser kleinere Teil des Blutkreislaufs heißt daher **kleiner Kreislauf** oder **Lungenkreislauf**.

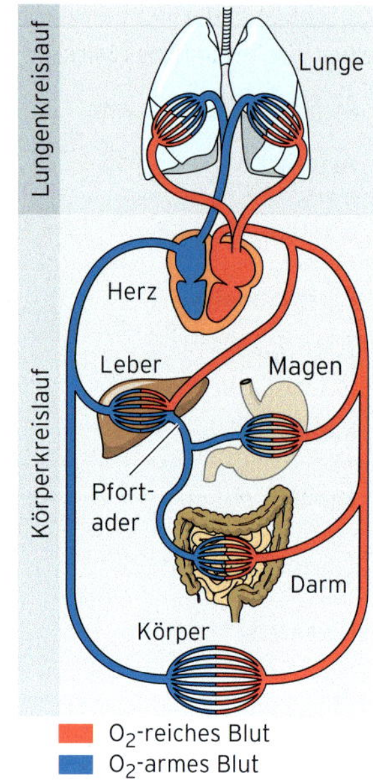

Abb. 1 Kleiner und großer Kreislauf (Schemazeichnung)

6.2 Aufbau des Herzens

Das Herz ist ein Hohlorgan, das vor allem aus Muskulatur, der speziellen Herzmuskulatur, besteht. Die Muskelschicht des Herzens ist das **Myokard**. Die Herzgröße entspricht beim erwachsenen Menschen etwa der Größe seiner Faust.

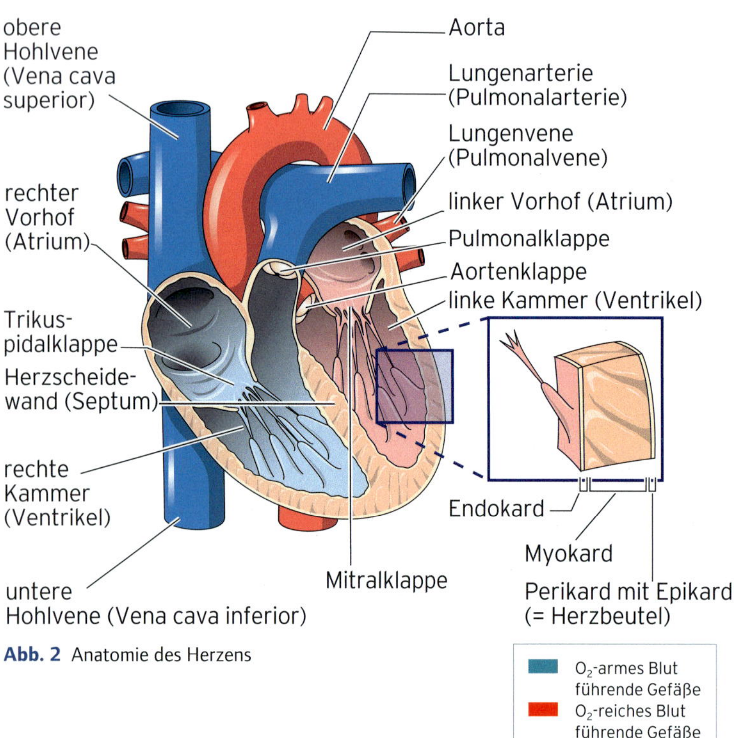

Abb. 2 Anatomie des Herzens

Das Herz besteht aus der rechten und linken Herzhälfte, die vereinfacht **rechtes und linkes Herz** genannt werden. Das **Septum**, die Herzscheidewand, trennt das rechte vom linken Herzen. Das rechte Herz pumpt das Blut in den kleinen Kreislauf. Es hat eine dünnere Muskelschicht als das linke Herz, das den großen Kreislauf versorgt und dafür mehr Kraft braucht. Jede Herzhälfte besteht aus dem **Atrium** (dem **Vorhof**) und dem **Ventrikel** (der Herzkammer, kurz **Kammer** genannt). Atrium und Ventrikel werden jeweils durch eine Herzklappe getrennt. Herzklappen sind ventilartige Gebilde, die sich öffnen und schließen. Sie bestimmen die Richtung des Blutflusses, da sie sich nur in eine Richtung öffnen lassen. Man kann sie sich vorstellen wie Türen, die auch nur in eine Richtung aufgehen. Versucht man, eine Tür zur falschen Seite aufzudrücken, schließt man sie nur noch fester. Die Herzklappen sorgen dafür, dass das Blut nur „vorwärts" fließt, und verhindern einen Rückfluss.

Zwischen Atrium und Ventrikel befindet sich im rechten und linken Herzen jeweils eine **Segelklappe**. Ihr Aussehen erinnert an die Segel eines Schiffes. Im rechten Herzen besitzt die Klappe drei Segel und heißt daher **Trikuspidalklappe (Dreisegelklappe)**. Die entsprechende Klappe des linken Herzens hat zwei Segel und heißt **Mitralklappe (Zweisegelklappe)**. Die Mitralklappe ähnelt einer Bischofsmütze (Mitra).

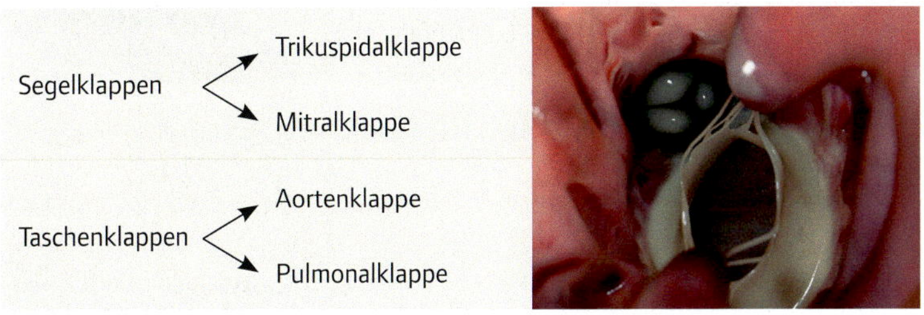

Abb. 1 Normale Taschenklappe (Aortenklappe, links) und Segelklappe (Mitralklappe, rechts), vom linken Ventrikel aus gesehen

Als **Taschenklappen** bezeichnet man die Klappen zwischen den Ventrikeln und den großen Blutgefäßen, in die sie das Blut pumpen. Sie verhindern einen Rückfluss des Blutes in die Ventrikel. Sie bestehen jeweils aus drei gleich großen Taschen, die von oben betrachtet an einen Mercedesstern erinnern (→ Abb. 1).

Zwischen dem linken Ventrikel und der **Aorta** (der Hauptschlagader) liegt die **Aortenklappe**. Zwischen dem rechten Ventrikel und der Lungenschlagader (der **Pulmonalarterie**) liegt die **Pulmonalklappe**.

Die innere Oberfläche des Herzens und die Herzklappen sind mit einer dünnen Gewebeschicht überzogen, dem **Endokard**. Das Endokard entspricht dem Endothel, das die Blutgefäße auskleidet. Es ist ganz glatt und verhindert so, dass sich Thrombozyten an den Herzklappen und -wänden anlagern und Thromben bilden. Die glatte Oberfläche sorgt auch dafür, dass die Erythrozyten beim schnellen Fluss durch die Herzklappen nicht beschädigt werden.

Damit das Herz ungehindert pumpen kann, muss es sich frei bewegen können. Dazu dient seine äußere Hülle, das **Perikard** (der Herzbeutel). Das Perikard besteht aus dem **Epikard**, einer dünnen Gewebeschicht, die dem Myokard außen aufliegt, sowie einer äußeren, festen Bindegewebshülle. Zwischen beiden Perikardschichten befindet sich etwas Gleitflüssigkeit. Das Herz liegt also im glatten, gut „geschmierten" Herzbeutel, umschlossen von Rippen und Brustbein.

6.3 Blutgefäße (Adern)

Blutgefäße sind schlauchartige Organe, durch die das Blut fließt. Sie entspringen dem Herzen und führen das Blut zum Herzen zurück. Dabei bilden sie ein geschlossenes System, das Kreislaufsystem, in dem das Blut quasi im Kreis läuft.

In der Anatomie kürzt man Arterie mit **A.** (sprich: **„Arteria"**) und Venen mit **V.** (sprich: **„Vena"**) ab.

MERKE Blutgefäße, die vom Herzen wegführen, heißen Arterien (Schlagadern). Blutgefäße, die zum Herzen hinführen, heißen Venen (Blutadern).

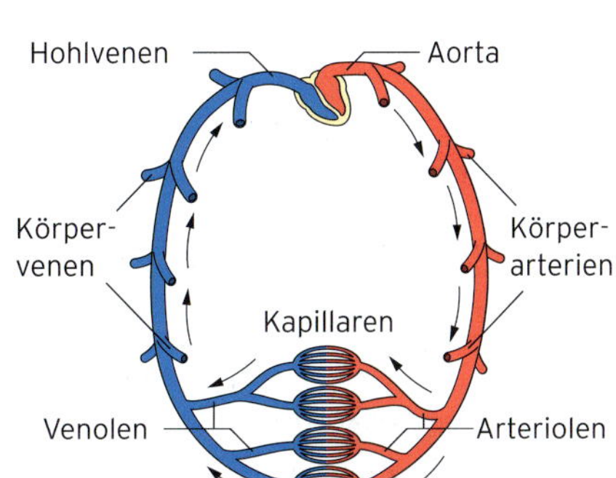

Abb. 2 Geschlossenes System der Blutgefäße (Körperkreislauf)

Video
→ S. 209, PagePlayer

Die Wände der Arterien und Venen haben drei Schichten (→ Abb. 1):
- innen das **Endothel**
- in der Mitte eine **Muskelschicht**
- außen **Bindegewebe**, das die Ader mit dem umgebenden Gewebe verbindet

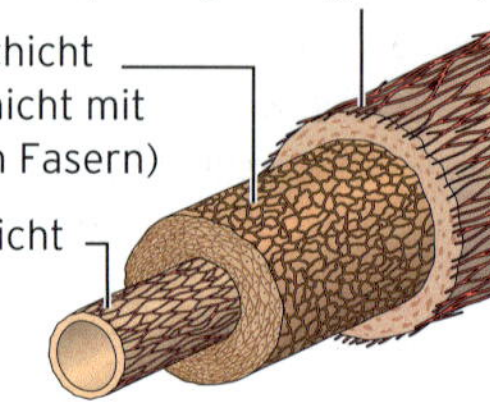

Abb. 1 Grundaufbau von Arterien und Venen

Arterien haben eine dickere Muskelschicht als Venen, da sie dem Blutdruck des Körperkreislaufs standhalten müssen. Die Muskelschicht der Arterien bestimmt den Blutdruck mit; ist die Gefäßmuskulatur angespannt, steigt der Blutdruck. Einige Antihypertensiva lockern deshalb die Muskulatur der Arterien.

Antihypertensiva
→ LF 4, S. 261

Die Druckwelle, die durch die Pumptätigkeit des linken Herzens entsteht, ist an den oberflächennahen Arterien als Puls tastbar. Je dicker eine Arterie ist (und je höher der Blutdruck ist), desto stärker ist ihr Puls zu spüren bzw. zu tasten.
Die Arterien verzweigen sich in immer kleinere Äste. Schließlich gehen sie in die **Arteriolen** über, bevor sie sich in die dünnsten Blutgefäße, die Kapillaren, aufzweigen. Die Arteriolen sind Widerstandsgefäße, d. h. sie regeln den Blutzufluss in das angeschlossene Kapillarsystem.

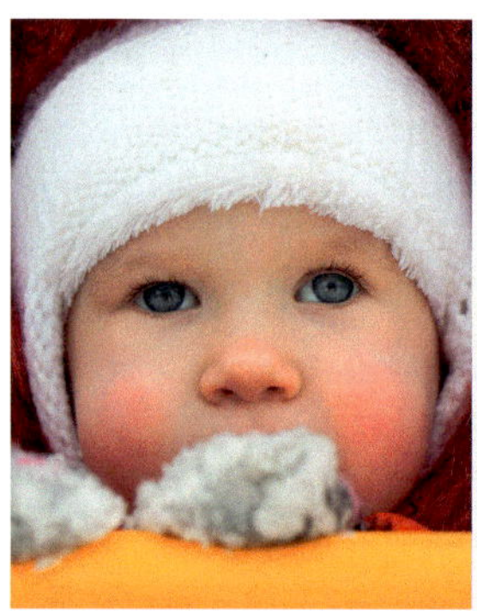

Bei Kälte ziehen sich die Arteriolen zusammen und vermindern so die Kapillardurchblutung, um Wärmeverluste gering zu halten. Kommt man im Winter von draußen in einen warmen Raum, stellen sich die Arteriolen wieder weit. Es kommt zur **Gesichtsrötung**. Entsprechend verstärken Arteriolen beim Erröten den Blutfluss in die Gesichtshaut. Je nach Veranlagung und Situation tritt die unerwünschte Gesichtsrötung mehr oder weniger oft auf. Auch bei der Erektion erweitern sich Arteriolen und lassen Blut in die Penisschwellkörper einströmen. Der Blutabfluss wird zeitweise durch Botenstoffe gestoppt. Arzneimittel wie Viagra® verhindern einen zu frühen Blutabfluss. Typische Nebenwirkung ist die Gesichtsrötung.

In den **Kapillaren** findet der Gas- und Stoffaustausch statt. Durch ihre große Anzahl bilden sie eine

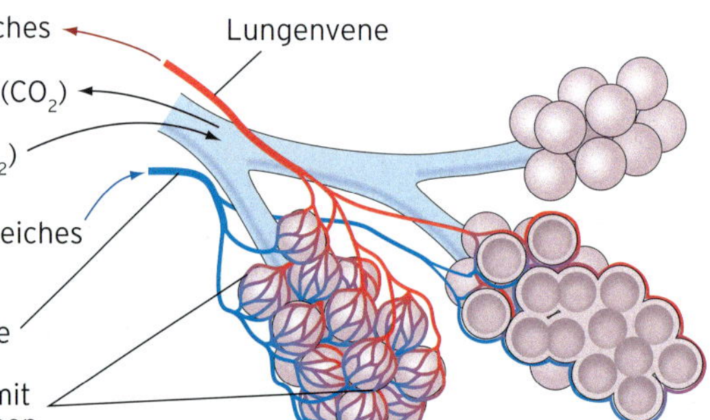

Abb. 2 Lungenkapillaren umschließen die Lungenbläschen (Alveolen).

riesige Oberfläche. In der Lunge umschließen die Kapillaren die Lungenbläschen; sie haben dort direkten Kontakt zur Atemluft. Das Blut nimmt dort Sauerstoff auf und gibt Kohlendioxid ab.

Nachdem das Blut durch Kapillaren geströmt ist, fließt es über **Venolen** in die Venen und so zum Herzen zurück. Die Venen der unteren Körperhälfte münden in die **untere Hohlvene (V. cava inferior)**, die der oberen Körperhälfte in die **obere Hohlvene (V. cava superior)**. Beide Hohlvenen münden in den rechten Vorhof des Herzens.

Venen stehen nicht unter so hohem Druck wie die Arterien. Ihre Wand ist dünner und schlaffer und sie haben einen größeren Durchmesser als Arterien. Venen haben das Problem, dass sie das Blut mit wenig Muskelkraft und gegen die Schwerkraft zum Herzen zurückbefördern müssen. Um das Blut „nach oben" zu fördern, nutzen sie die direkte Nachbarschaft von Arterien. Deren Pulswelle hilft ihnen, das Blut zum Herzen zu transportieren. Damit der Arterienpuls in die richtige Richtung wirkt, haben Venen Klappen. Ähnlich wie die Herzklappen verhindern die ventilartigen Venenklappen einen Rückfluss des Blutes. Zusätzlich helfen die Beinmuskeln durch ihre Kontraktion den Venen, das Blut zum Herzen zurückzubringen. Laufen fördert daher die Beinvenenfunktion, Stehen erschwert sie.

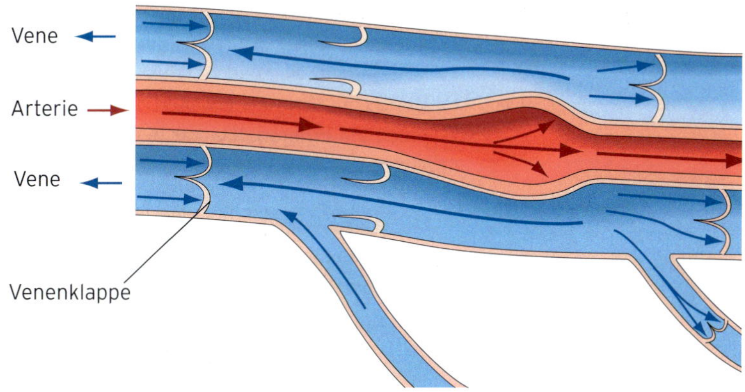

Abb. 1 Mittels ihrer Klappen nutzen Venen den Arterienpuls für einen Blutstrom in Gegenrichtung: zum Herzen hin.

Arterien degenerieren im Laufe des Lebens durch den Blutdruck, dem sie pausenlos ausgesetzt sind. Ihre Struktur verschlechtert sich. Es kommt zur Arteriosklerose, einer Verhärtung der Schlagadern mit Cholesterinablagerungen und weiteren Veränderungen.
Venen können auch degenerieren, indem sie erschlaffen. Erweitern sich die Venen, werden ihre Klappen undicht; es kommt zur Varikose, dem Krampfaderleiden. Venen bekommen aber keine Cholesterinablagerungen.

Arteriosklerose
→ LF 5, S. 263

Varikose
→ LF 5, S. 273

6.4 Blutkreislauf und Herzaktion

Abhängig vom Sauerstoffgehalt des Blutes unterscheidet man **arterielles**, d. h. **sauerstoffreiches**, und **venöses**, d. h. **sauerstoffarmes**, Blut.

MERKE Im Körperkreislauf führen die Arterien arterielles Blut und die Venen venöses Blut.
Im Lungenkreislauf ist es umgekehrt: die Arterien führen venöses Blut und die Venen arterielles Blut.

Betrachtet man Abbildungen des Herz-Kreislauf-Systems, schaut man zuerst danach, was mit Rot und Blau bezeichnet ist: Die Art der Blutgefäße (Arterien und Venen) oder der Sauerstoffgehalt des Blutes (arterielles und venöses Blut).
Den Weg des Blutes durch das Herz beschreibt man vom rechten Atrium aus (→ Abb. 2).

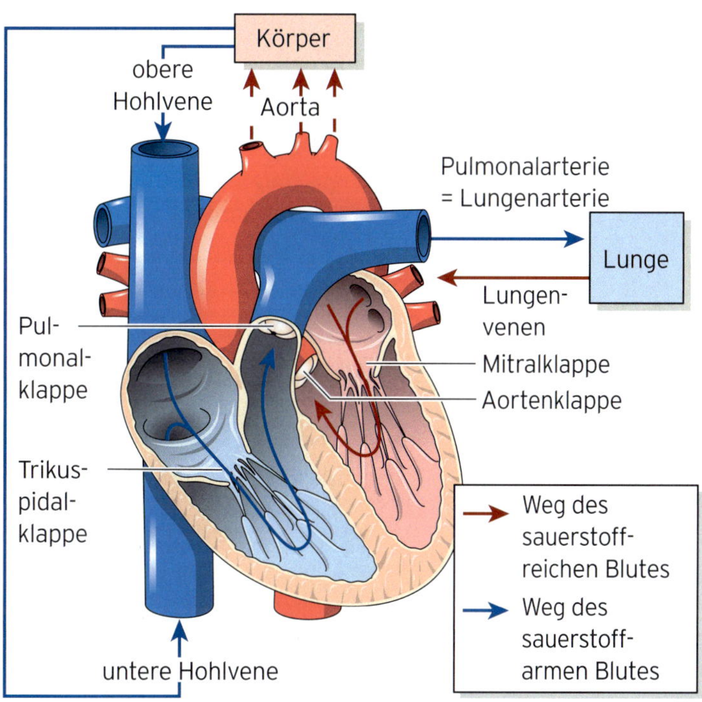

Abb. 2 Der Weg des arteriellen und des venösen Blutes

Video
→ S. 209, PagePlayer

Das Blut fließt aus der oberen und unteren **Hohlvene** ins rechte **Atrium**. Die Vorhofmuskulatur pumpt es durch die **Trikuspidalklappe** in den rechten **Ventrikel**. Durch die Pumpleistung des Vorhofs wird die Kammer schnell und effektiv gefüllt und das Herz spart Kraft.
Der rechte Ventrikel erweitert sich, nimmt das Blut auf, kontrahiert sich dann und befördert es durch die **Pulmonalklappe** in die **Pulmonalarterie**. Diese teilt sich in zwei große Äste für die Lungenflügel. Sie verzweigt sich weiter und geht schließlich in die **Lungenkapillaren** über.
In der Lunge gibt das Blut Kohlendioxid an die Atemluft ab und nimmt Sauerstoff auf. Dies nennt man **Gasaustausch**. Anschließend fließt das nun arterielle Blut durch die vier **Pulmonalvenen** (Lungenvenen) aus den Lungenflügeln ins linke Atrium.
Von dort wird es durch die **Mitralklappe** in den **linken Ventrikel** gepumpt. Dieser befördert das Blut durch die **Aortenklappe** in die **Aorta**, die Hauptschlagader des Körpers. Aus der Aorta entspringen die **Körperarterien**, die sich in **Arteriolen** und schließlich in **Kapillaren** verzweigen.

Gasaustausch
→ LF 5, S. 293

In den Kapillaren des Körperkreislaufs findet wieder ein Gasaustausch statt: Sauerstoff strömt in die Zellen und Kohlendioxid ins Blut. So wird das Blut wieder venös. Es fließt über **Venolen** und **Venen** zum Herzen zurück.

Jede Herzaktion bzw. jeder „Herzschlag" besteht aus zwei Anteilen: der **Systole** (sprich: „Sýstole"), der Austreibungsphase, und der **Diastole** (sprich: „Díastole"), der Füllungsphase. In der Systole kontrahiert sich das Myokard, in der Diastole erschlafft es.

Die **Herzfrequenz**, d. h. die Anzahl der Herzaktionen pro Minute, liegt beim gesunden Erwachsenen in Ruhe zwischen 60 und 80 Schlägen. Herz- und Pulsfrequenz stimmen normalerweise überein, sodass die Herzfrequenz durch Pulszählung messbar ist.

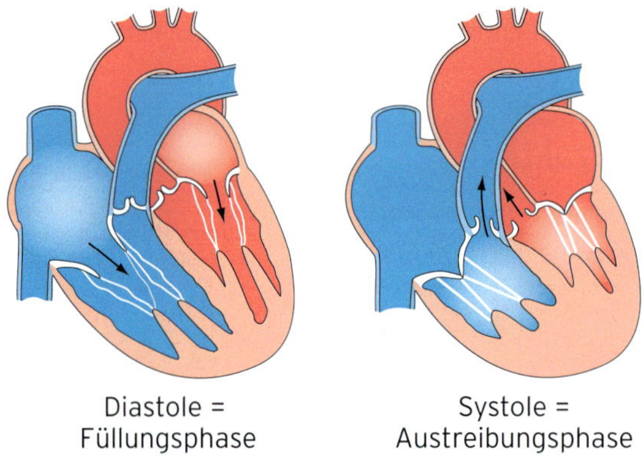

Abb. 1 Arbeitsphasen des Herzens

6.5 Herztöne und Herzgeräusche

Die beiden Phasen der Herzaktion gehen mit typischen Herztönen einher, die mit dem Stethoskop hörbar sind. Die Herztöne (HT) entstehen durch den Klappenschluss: Der **erste Herzton** ist der **Segelklappenschluss** und der **zweite Herzton** der **Taschenklappenschluss**. Daher markiert der erste Herzton den Beginn der Systole und der zweite Herzton den Beginn der Diastole. Der erste Herzton klingt etwas dunkler als der zweite durch die gleichzeitige Kontraktion der Ventrikelmuskulatur. Den ersten Herzton hört man am besten linksseitig über der Herzspitze, da, wo das „Klopfen" des Herzens spürbar ist. Dort liegt der muskelstarke linke Ventrikel. Der zweite Herzton ist am besten rechts neben dem Brustbein zu hören, weil sich dort die Aortenklappe befindet. Rechts und links beziehen sich immer auf den Körper der Patientin.
Tastet man beim Abhören des Herzens den Puls, stellt man fest, dass je zwei Herztöne einer Pulswelle entsprechen. Jede Systole löst einen Pulsschlag aus.
Während Herz**töne** physiologisch sind, können Herz**geräusche** pathologisch sein. Sie können auf Strömungshindernisse, z. B. verengte Herzklappen, oder auf einen Rückfluss von Blut durch eine undichte Herzklappe bedingt sein. Unter anderem bei sehr schlanken Menschen und Kindern treten auch harmlose Strömungsgeräusche auf. Der Auskultationsbefund und ggf. weitere Untersuchungen helfen zu erkennen, ob ein Geräusch pathologisch ist.

6.6 Koronargefäße (Herzkranzgefäße)

Das Herz schlägt durchschnittlich 70-mal pro Minute, 4200-mal pro Stunde, 100000-mal am Tag und in 70 Lebensjahren ca. 2,5 Billionen Mal – ohne Pause. Bei jeder Herzaktion befördert es ca. 160 mL Blut (80 mL pro Ventrikel). Für diese Dauerleistung benötigt das Myokard reichlich Sauerstoff und Nährstoffe. Es verbraucht fast 10% des Sauerstoffs, obwohl es nur 0,5% des Körpergewichts ausmacht.
Das Herz wird durch eigene Blutgefäße versorgt. Da diese das Herz an einigen Stellen kranzähnlich umfassen, nennt man sie **Herzkranzgefäße** oder **Koronargefäße**.
Beide **Koronararterien**, die rechte und die linke, entspringen aus der Aorta kurz oberhalb der Aortenklappe. Dadurch erhält der Herzmuskel das sauerstoffreichste Blut des Körpers, das frisch aus der Lunge kommt. Die Koronararterien verzweigen sich im Myokard in Arteriolen und Kapillaren. Die **Koronarvenen** münden in den rechten Vorhof.
Wie alle Schlagadern werden auch die Koronararterien lebenslang durch den Blutdruck belastet. Ist dieser zu hoch und/oder liegen andere Risikofaktoren vor, entsteht Arteriosklerose. Betrifft diese die Koronararterien, heißt sie **Koronarsklerose**. Führt sie zu einem Koronararterienverschluss und stirbt der nicht durchblutete Myokardanteil ab, liegt ein Herzinfarkt vor.

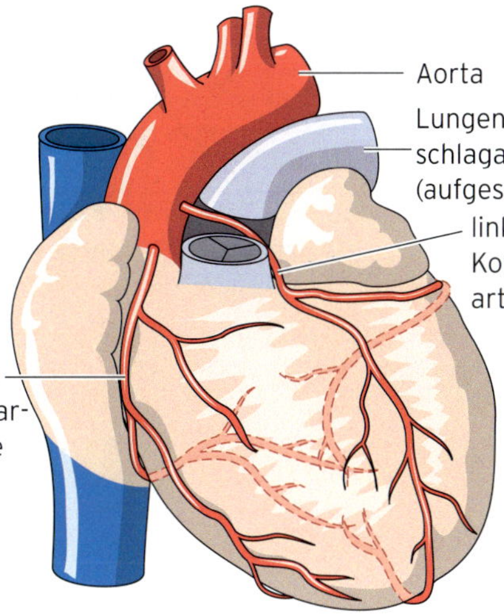

Abb. 1 Herzkranzgefäße

Arteriosklerose
→ LF 5, S. 263

Herzinfarkt
→ LF 5, S. 268

6.7 Reizleitungssystem des Herzens

Für seine Pumptätigkeit benötigt das Herz Befehle bzw. Impulse. Diese erhält es in Form von Stromreizen durch das vegetative Nervensystem. Dieser Teil des Nervensystems arbeitet automatisch und kann nicht willentlich gesteuert werden. Viele Faktoren beeinflussen Herzfrequenz und -kraft: körperliche Aktivität wie Arbeit und Sport, seelisches Befinden, Stress und Schilddrüsenhormone. Auch Medikamente, Koffein und Alkohol sowie Drogen beeinflussen die Herztätigkeit.
Spezialisierte Zellen des Myokards bilden das **Reizleitungssystem** des Herzens. Es bildet elektrische Impulse und leitet diese so weiter, dass alle Zellen des Myokards optimal zusammenarbeiten. So arbeitet das Herz effektiv und sparsam.
Der „Chef" des Reizleitungssystems ist der **Sinusknoten**. Er bildet die Stromreize, gibt so die Herzschlagfolge vor und wird daher als Schrittmacher des Herzens bezeichnet. Der normale Herzrhythmus heißt deshalb **Sinusrhythmus**. **Vorhofleitungsfasern** leiten jeden Impuls des Sinusknotens, der eine Herzaktion auslösen soll, an den **AV-Knoten** weiter. Dieser liegt am Übergang zwischen **A**trium und **V**entrikel und heißt daher eigentlich **Atrioventrikularknoten**. Er bremst den ankommenden Impuls leicht ab. Diese kurze Pause nutzen die Vorhöfe, um die Kammern zu füllen. Vom AV-Knoten gelangt der Stromreiz über das im Septum liegende **His-Bündel** zu den Ventrikeln. Das His-Bündel teilt sich in zwei Stränge auf, den rechten und linken **Tawara-Schenkel**. Die Tawara-Schenkel münden in die feinen **Purkinje-Fasern**, die zu den Zellen des Myokards führen. Bei diesen Zellen löst der Stromreiz schließlich eine Kontraktion aus. (His, Tawara und Purkinje hießen die Entdecker der jeweiligen Strukturen.)

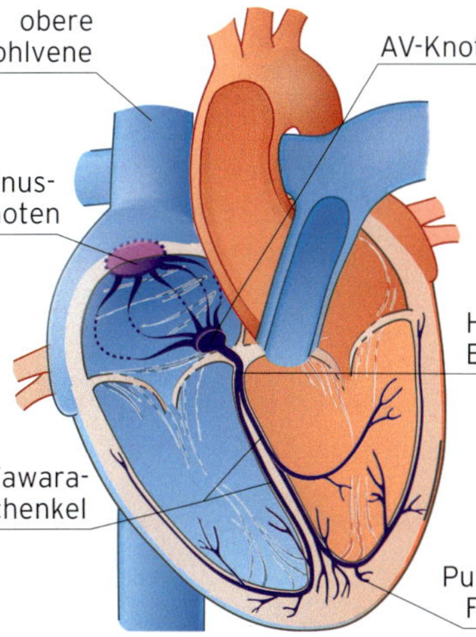

Abb. 2 Reizleitungssystem des Herzens

Video
→ S. 209, PagePlayer

6.8 Lymphgefäße und Lymphsystem

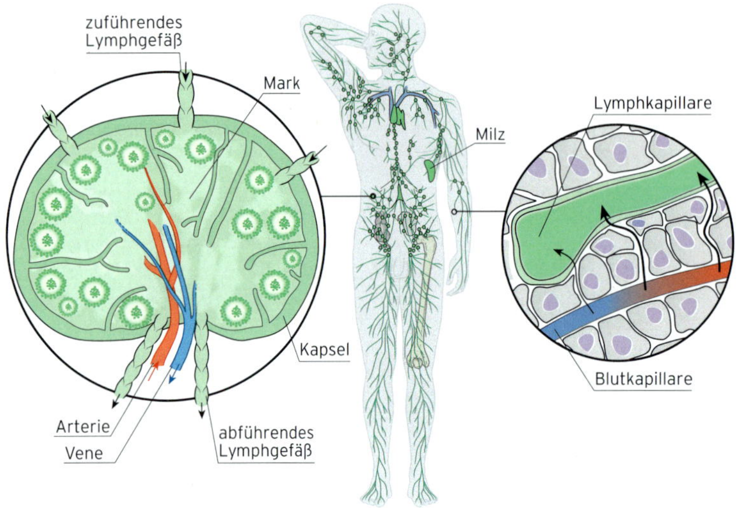

Abb. 1 Lymphsystem mit Aufbau von Lymphknoten und Lymphkapillare

Lymphgefäße sind **Leitungsbahnen**, die den Körper mit einem feinen, dichten Netz durchziehen. Die Lymphgefäße bilden keinen Kreislauf, sondern transportieren die **Lymphe** nur in eine Richtung: Sie sind quasi Einbahnstraßen. Sie leiten die Lymphe aus allen Körperteilen in Richtung Herz. Die Lymphe enthält Wasser, Fremdstoffe und Krankheitserreger aus den Geweben sowie aus dem Darm aufgenommenes Nahrungsfett. Die Lymphgefäße entspringen als feinste Kapillaren im Gewebe.

Die Lymphbahnen vereinigen sich mehrfach zu immer größeren Sammelgefäßen, deren größtes schließlich in eine herznahe Vene einmündet. Es führt die Lymphe in den Blutkreislauf. Auf ihrem langen Weg zum Herzen fließt die Lymphe durch mehrere **Lymphknoten**. Dies sind kleine Abwehrzentren des Körpers, die die Lymphe gründlich filtern. Sie fangen Krankheitserreger, Fremdstoffe und Krebszellen ab und bekämpfen sie mit Abwehrzellen, den Lymphozyten. Jeder Lymphknoten nimmt Lymphe aus einem bestimmten Körpergebiet auf. Bei Krebserkrankungen findet man ggf. vergrößerte **regionale Lymphknoten**, weil sie Krebszellen aus ihrem Sammelgebiet aufgenommen haben. Bei Brustkrebs sind dies oft die Lymphknoten der gleichseitigen Achselhöhle. Das Abfangen der Krebszellen in regionalen Lymphknoten kann das Streuen von Krebszellen in den gesamten Körper verzögern. Bei Operationen entfernt man daher außer dem Tumor oft auch regionale Lymphknoten. Da die Lymphe nach der Lymphknotenentnahme nicht mehr ungehindert abfließt, führt dies zu einem Lymphstau mit Gewebeschwellung, dem **Lymphödem**.

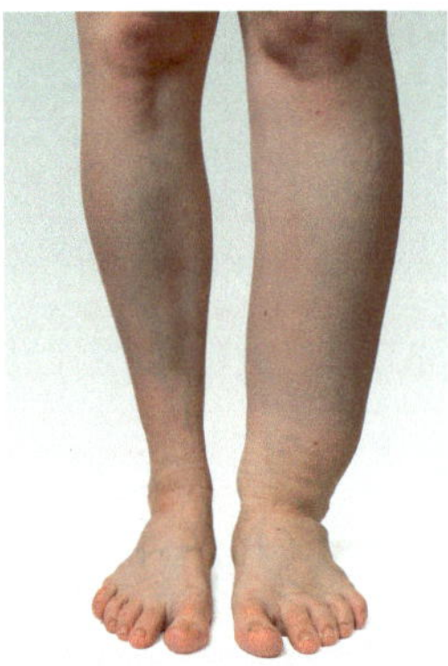

Abb. 2 Lymphödem

Wird ein Lymphknoten durch Krankheitserreger oder Fremdstoffe besonders aktiv, schwillt er zumindest zeitweise an. Dies kann man z. B. unterhalb des Kieferwinkels ertasten (dort, wo der Unterkiefer einen Winkel bildet). Dort liegen die Lymphknoten, die bei Rachen- und Mandelentzündungen vermehrt arbeiten. Am Kieferwinkel und in der Leiste hat fast jeder Mensch tastbare Lymphknoten, weil immer wieder Bakterien, Viren, Fremdstoffe, Insektengift oder auch Tätowierungsfarben ins Gewebe gelangen und in Lymphknoten bearbeitet werden. Oft gelangen Bakterien in kleine Rasurwunden und erzeugen Lymphknotenschwellungen.

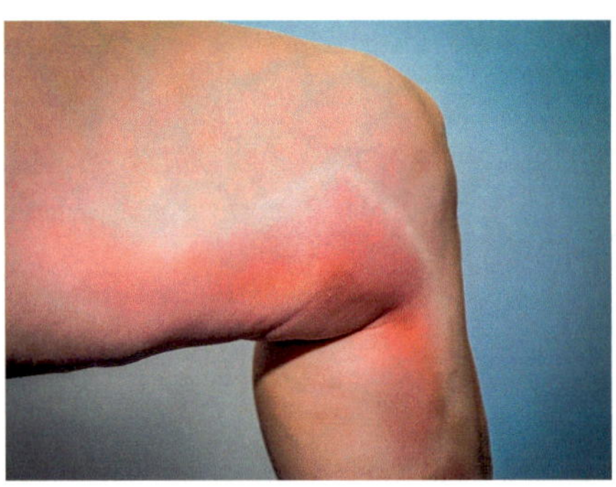

Abb. 3 Lymphangitis

Dringen viele virulente Bakterien in eine Lymphbahn ein und entzündet sich diese, liegt eine **Lymphangitis** vor. Sie ist als schmerzhafter dunkelroter Streifen sicht- und tastbar. Ohne antibiotische Therapie kommt es zum Fortschreiten der Infektion in Richtung Herz und anschließend zur Überschwemmung des Kreislaufs mit den Bakterien, der Sepsis (sog. Blutvergiftung). Auch die **Milz** gehört zum Lymphsystem. Sie sortiert alte Blutzellen aus und ist bei vielen Infektions- und Autoimmunkrankheiten besonders aktiv und ggf. vergrößert.

Sepsis
→ LF 3, S. 70

→ Terminologie: Herz-Kreislauf-System

Aorta	Hauptschlagader
Aortenklappe	Taschenklappe zwischen linkem Ventrikel und Aorta
arteriell	bzgl. Blut: sauerstoffreich
Arteriole	Widerstandsgefäß zwischen Arterien und Kapillaren
Atrium	Vorhof (des Herzens)
AV-Knoten Atrioventrikularknoten	Teil des Reizleitungssystems des Herzens; leitet Impulse des Sinusknotens leicht verzögert weiter
Cor; Kardia	Herz (Hinweis: Kardia heißt auch ein Teil des Magens)
Diastole	Füllungsphase des Herzens
Endokard	Innenschicht der Herzwand (überzieht auch die Herzklappen)
Endothel	innere Schicht der Blutgefäße
Epikard	dünne Gewebeschicht auf der Außenseite des Myokards; innerer Teil des Perikards
Gasaustausch	Abgabe von Kohlendioxid und Aufnahme von Sauerstoff durch die Erythrozyten in den Kapillaren der Lunge (und umgekehrter Austausch in den Körperkapillaren)
Herzfrequenz	Anzahl der Herzaktionen pro Minute
His-Bündel	Teil des Reizleitungssystems des Herzens
kardial	das Herz betreffend
Koronargefäße	Arterien und Venen zur Blutversorgung des Herzmuskels
Koronarsklerose	Arteriosklerose (Verengung, Verhärtung) der Koronararterien
Körperkreislauf	großer Kreislauf; Anteil des Kreislaufsystems, der O_2-reiches Blut in den Körper und O_2-armes Blut zum Herzen zurückbringt
Lungenkreislauf	kleiner Kreislauf; Anteil des Kreislaufsystems, der O_2-armes Blut in die Lunge und O_2-reiches Blut zum Herzen zurückbringt
Lymphangitis	Lymphgefäßentzündung durch bakterielle Infektion
Lymphknoten, regionale	Lymphknoten, die die Lymphe aus einer Körperregion filtern
Lymphödem	Lymphstau im Gewebe mit Schwellung des Körperteils
Lymphsystem	Teil des körpereigenen Abwehrsystems, das aus Lymphgefäßen, Lymphknoten und Lymphozyten besteht
Milz (gr. **Splen**)	großes lymphatisches Organ im linken Oberbauch
Myokard	Herzmuskulatur; mittlere Schicht der Herzwand
Perikard	Herzbeutel; Außenschicht der Herzwand, bestehend aus dem dünnen Epikard und der bindegewebigen Außenschicht

Pulmonalarterie	Lungenschlagader; Lungenarterie
Pulmonalklappe	Taschenklappe zwischen rechtem Ventrikel und Lungenarterie
Pulsfrequenz	Anzahl der Pulswellen pro Minute
Purkinje-Fasern	feinste Fasern des Reizleitungssystems des Herzens
Reizleitungssystem	spezialisierte Myokardanteile, die elektrische Impulse erzeugen und weiterleiten: **Sin**usknoten → **AV**-Knoten → **H**is-Bündel → linker und rechter **Ta**wara-Schenkel → **Pu**rkinje-Fasern

Eselsbrücke: **Sin**gen **am** **V**ormittag **h**asst **Ta**ntchens **Pu**del.

Septum	Herzscheidewand
Sinusknoten	oberster Impulsgeber im Reizleitungssystem des Herzens
Sinusrhythmus	normaler Herzrhythmus, der vom Sinusknoten ausgeht
Systole	Austreibungsphase des Herzens
Tawara-Schenkel	Teile des Reizleitungssystems des Herzens
Vena cava inferior	untere Hohlvene
Vena cava superior	obere Hohlvene
venös	bzgl. Blut: sauerstoffarm
Venolen	Blutgefäße zwischen Kapillaren und Venen
Ventrikel, der	Herzkammer

Aufgaben

1 Beschreiben Sie den Weg des Blutes durch das Herz von der rechten oberen Hohlvene aus (in Stichworten).
2 Welche Funktion haben die Herzklappen?
3 Welche Arten von Herzklappen gibt es und wo befinden sie sich im Herzen?
4 Was versteht man unter arteriell und venös?
5 Was versteht man unter Arterien und Venen?
6 Zählen Sie auf, welche Teile des kardiovaskulären Systems arterielles Blut führen.
7 Zählen Sie auf, welche Teile des kardiovaskulären Systems venöses Blut führen.
8 Aus welchen Schichten besteht die Herzwand? Nennen Sie die Schichten mit Fachbegriffen von innen nach außen.
9 Aus welchen Teilen besteht das Lymphsystem?
10 Welche Aufgaben erfüllt das Lymphsystem?

7 Diagnostik des Herz-Kreislauf-Systems

7.1 Pulsmessung und Pulsstatus

Der **Puls** ist eine Druckwelle, die durch die Pumpleistung des Herzens entsteht. Der Puls lässt sich über Arterien tasten. Jeder Pulsschlag wird durch eine Herzaktion, d. h. die Kontraktion des Myokards in der Systole, ausgelöst. Puls- und Herzfrequenz sind daher in der Regel gleich. Die Messung der Puls- bzw. Herzfrequenz ist ein wichtiges diagnostisches Mittel bei Herzkrankheiten, aber z. B. auch bei Infektionen, Blutungen oder Verletzungen. Der Puls ist an mehreren Körperstellen tastbar. Je näher eine Arterie am Herzen liegt und je größer ihr Durchmesser ist, desto stärker ist ihr Puls. Bei Bluthochdruck fühlt sich der Puls anders an; er erscheint „härter". Palpiert man alle wichtigen Pulse des Patienten und dokumentiert diese, ergibt dies den **Pulsstatus**.

Interaktive Übungen
→ S. 209, PagePlayer

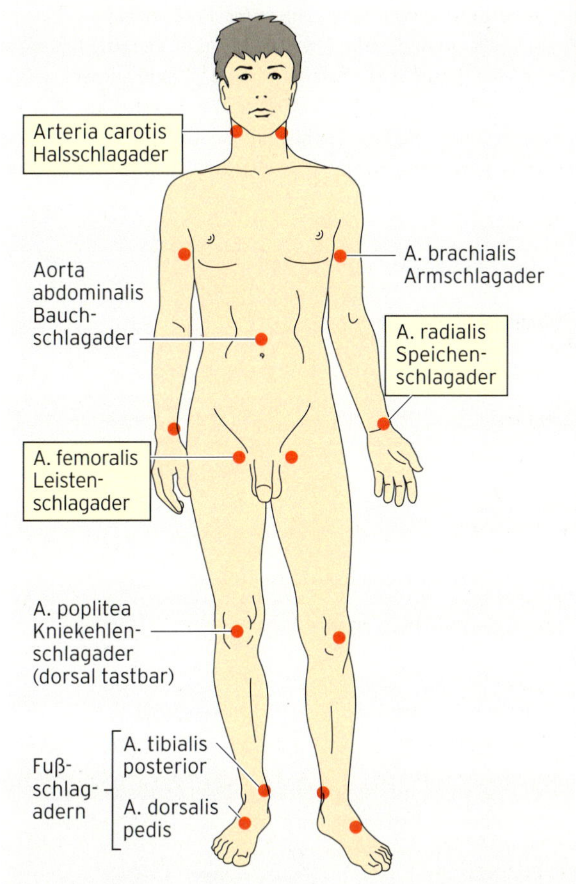

Arterie/Taststelle	Vorteile (V), Nachteile (N)
Speichenschlagader A. radialis sog. Pulsader	**V:** leicht zu finden, beim bekleideten Patienten problemlos und hygienisch tastbar **N:** dünnes Blutgefäß, über dem ein schwacher Puls schlecht tastbar ist
Halsschlagader A. carotis	**V:** starker Puls, leicht zu ertasten, da herznahes, dickes Blutgefäß **N:** man greift dem Patienten an den Hals, was ihm unangenehm sein kann
Leistenschlagader A. femoralis	**V:** stärkerer Puls als bei anderen Beinarterien **N:** der Patient muss die Leisten freimachen; bei Adipositas schwer tastbar; ggf. Handschuhe tragen

Zur **Durchführung** der Pulsmessung legt man drei Fingerkuppen **leicht** auf Haut über der Arterie. Spürt man den Puls nicht gleich, bewegt man die tastenden Finger (Zeige-, Mittel- und Ringfinger) etwas hin und her, bis man den Puls sicher fühlt. Der Daumen ist nicht zum Pulszählen geeignet, da er selbst eine recht große Arterie hat und man versehentlich den eigenen Puls tasten kann. Im Regelfall wird der **Ruhepuls** gezählt; der Patient muss vor der Messung fünf Minuten lang ruhig gesessen haben.

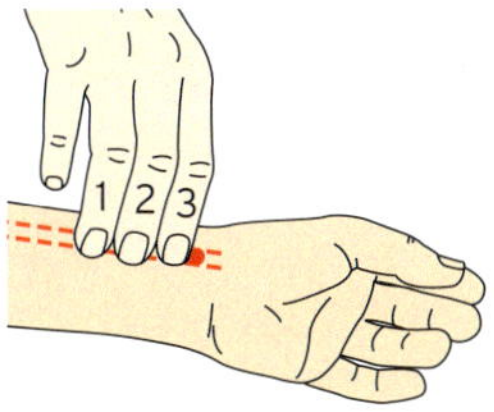

Abb. 1 Pulstasten mit drei Fingern einer Hand

Sobald man den Puls ertastet hat, prüft man, ob er regelmäßig ist. Bei den meisten Menschen ist dies der Fall. Dann genügt es, 15 Sekunden lang zu zählen und das Ergebnis mit 4 zu multiplizieren, um die Pulsfrequenz pro Minute zu erhalten.

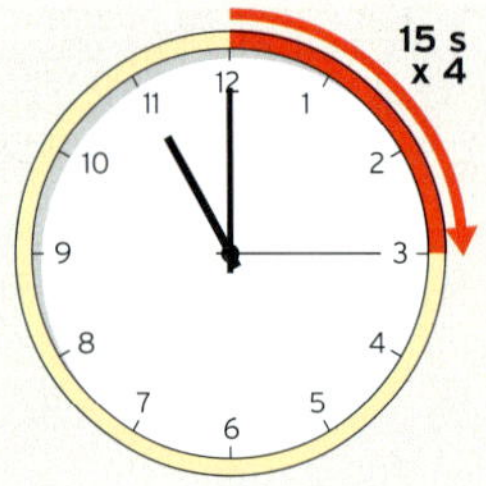

Beispiele für mögliche Ergebnisse:
- 15 gezählte Schläge x 4 = 60
  die Pulsfrequenz beträgt 60 pro Minute
- 18 gezählte Schläge x 4 = 72
  die Pulsfrequenz beträgt 72 pro Minute
- 26 gezählte Schläge x 4 = 104
  die Pulsfrequenz beträgt 104 pro Minute

EKG
→ LF 5, S. 249
Langzeit-EKG
→ LF 5, S. 253

Ist der Puls unregelmäßig, muss man eine volle Minute lang zählen. Ein unregelmäßiger Puls ist **arrhythmisch**, die Pulsunregelmäßigkeit heißt **Arrhythmie**. Arrhythmien, d. h. Herzrhythmusstörungen, sind häufig und vielfältig. Auch jeder gesunde Mensch hat ab und zu eine unregelmäßige Herzschlagfolge. Nicht alle Arrhythmien werden gespürt. Sie können sich z. B. als „Stolpern", als Doppelschlag, als verstärkte oder beschleunigte Herzaktion bemerkbar machen. Es gibt viele Arrhythmie-Ursachen. Eine Vielzahl an Erkrankungen, nicht nur des Herzens, können sie verursachen. Zur Diagnostik dienen EKG und Langzeit-EKG.

Die Normbereiche der Puls- bzw. Herzfrequenz sind altersabhängig

Lebensalter	**Normaler Ruhepuls/min**
Säugling	120
Kleinkind	100
Schulkind	90
Erwachsener	60–80

Abweichungen, bezogen auf den Normbereich Erwachsener in Ruhe

	Mögliche Ursachen (Beispiele)
Bradykardie Pulsverlangsamung auf < 60/min	– guter Trainingszustand – Therapie z. B. mit Betablockern oder Verapamil – Herzkrankheiten
Tachykardie Pulsbeschleunigung auf >100/min	– Aufregung, Angst, Nervosität (z. B. beim Arztbesuch) – Schilddrüsenüberfunktion oder zu hohe L-Thyroxin-Dosis bei Schilddrüsenunterfunktion – Medikamente wie Cortison, Broncholytika, Spasmolytika, Arzneimittel gegen niedrigen Blutdruck – Genussmittel und Drogen wie Koffein, Alkohol, Nikotin, Ecstasy, Amphetamine und Kokain – Herzkrankheiten, Anämie
Arrhythmie unregelmäßige Herzschlagfolge	– Aufregung/Stress – Medikamente wie Broncholytika, Antiarrhythmika (Letztere können Arrhythmien bessern, aber auch erzeugen) – Drogen – Trainingsmangel – Herzkrankheiten

7.2 Blutdruck und Blutdruckmessung

7.2.1 Der Blutdruck

Der Blutdruck ist der Druck, der notwendig ist, um das Blut bis in die Kapillaren zu pumpen. Je weiter der Weg bis zu den Kapillaren ist, desto höher ist der erforderliche Druck. Im Körperkreislauf herrscht ein Blutdruck von ca. 120/80 mmHg (sprich: „120 zu 80 Millimeter H G"). Im Lungenkreislauf ist der Druck niedriger: ca. 22/10 mmHg, da die Lunge direkt neben dem Herzen liegt. Die Einheit **Millimeter Quecksilbersäule (mmHg)** stammt von den ersten Blutdruckmessgeräten, die mit einer Quecksilbersäule maßen. Hg ist das chemische Zeichen für Quecksilber (lat. **H**ydrar**g**yrum). Nach dem Erfinder der Blutdruckmessung, dem italienischen Arzt **Riva-Rocci** (sprich: „Riwa-Rotschi") wird für den Blutdruck die Abkürzung **RR** verwendet (→ Abb. 1 und 2).

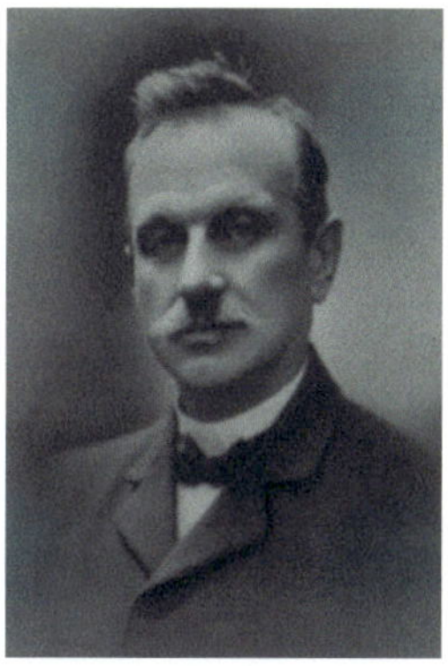

Abb. 1 Prof. Riva-Rocci (1863–1937), ital. Kinderarzt

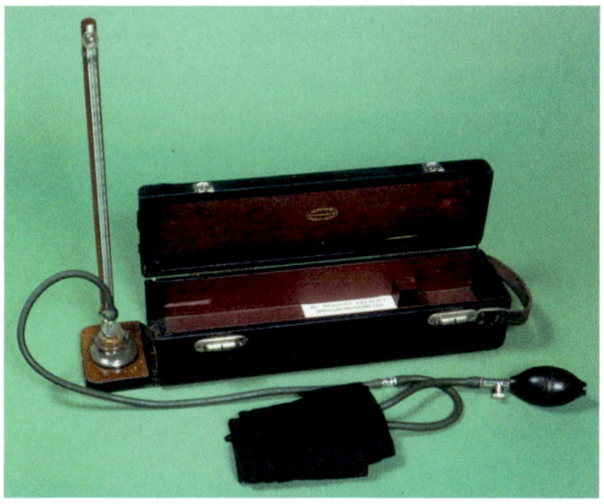

Abb. 2 Blutdruckmessgerät nach Riva-Rocci

Der Blutdruck entsteht durch die Kraft, die das Herz in der Systole aufbringt, und durch den Gefäßwiderstand. In steifen, verhärteten Arterien ist der Blutdruck höher als in gesunden Arterien. Da die Arteriosklerose mit dem Alter zunimmt, haben ältere Menschen oft einen höheren Blutdruck als jüngere mit weichen, elastischen Gefäßen.

Der Messwert besteht aus zwei Anteilen: dem systolischen und dem diastolischen Blutdruck. Der systolische RR entspricht dem Druck, mit dem der linke Ventrikel das Blut in die Arterien pumpt. Die Druckwelle wird in der Wand der herznahen Arterien kurzzeitig gespeichert (→ Abb. 3). Die elastische Arterienwand nimmt den Druck auf und gibt ihn während der Diastole wieder ab. Mit dem gespeicherten Druck pumpt die Arterienwand das Blut während der Diastole weiter. Dadurch fließt das Blut ständig – während der Systole und der Diastole des Ventrikels. Die starke Druckwelle der Systole kann man als Puls tasten.

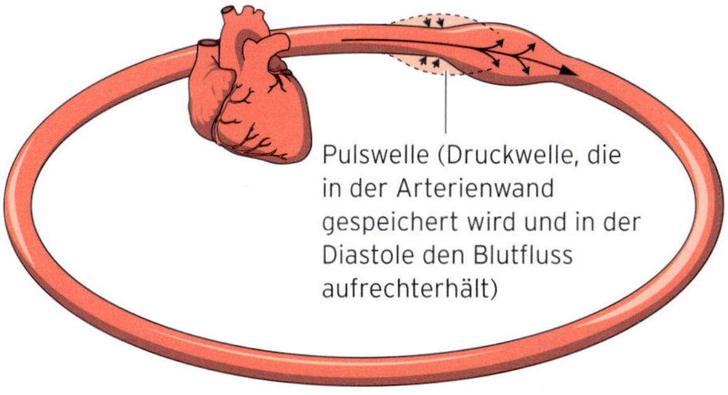

Abb. 3 Druckspeicherung und -abgabe in der Arterienwand

MERKE Der **systolische Blutdruck** ist der Druck, mit dem der Ventrikel in der Systole das Blut in die Arterien presst.
Der **diastolische Blutdruck** ist der Druck, der durch die Druckspeicherung der Arterienwände während der Diastole herrscht.
Der systolische Blutdruck ist der höchste Blutdruck der Herzaktion und der diastolische Blutdruck ist der niedrigste Blutdruck der Herzaktion.

7.2.2 Blutdruckmessung nach Riva-Rocci

Für die Blutdruckmessung nach Riva-Rocci braucht man ein geeichtes RR-Messgerät für den Oberarm und ein Stethoskop. Das Messgerät besteht aus Oberarmmanschette, Schlauch und **Manometer** (Druckmesser; → Abb. 1). Alternativ kann ein elektronisches Gerät verwendet werden (→ Abb. 2).

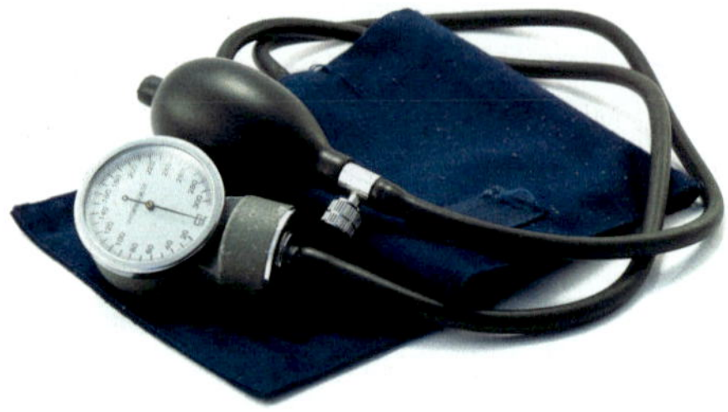

Abb. 1 Blutdruckmessgerät mit Manschette und Manometer

Das **Prinzip der Blutdruckmessung** ist, dass man durch Aufpumpen der Manschette so viel Druck auf die Oberarmarterie ausübt, dass kein Blut mehr durch die Arterie fließen kann. Ist der in der Oberarmarterie herrschende Druck überschritten, ist kein Puls mehr an der A. radialis tastbar. Nun verringert man schrittweise den Manschettendruck. Sobald der Manschettendruck den Blutdruck in der Arterie erreicht bzw. unterschreitet, fließt wieder Blut durch die Arterie. Den Blutfluss kann man mit dem Stethoskop abhören; die entstehenden Pulsgeräusche heißen **Korotkow-Töne**. Nach und nach verringert man den Manschettendruck. Die Korotkow-Töne sind während des Luftablassens so lange hörbar, bis das Blut wieder ganz frei fließt. Der Manometer des Blutdruckmessgeräts zeigt den jeweils herrschenden Manschettendruck an.

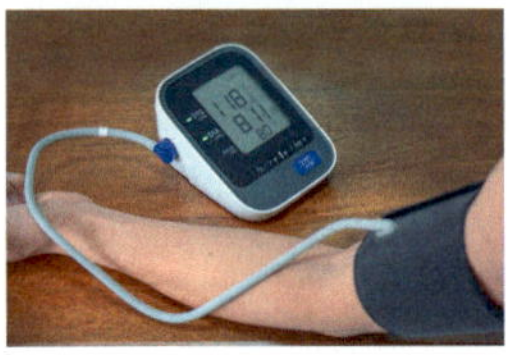

Abb. 2 Blutdruckmessung mit einem elektronischen Blutdruckmessgerät

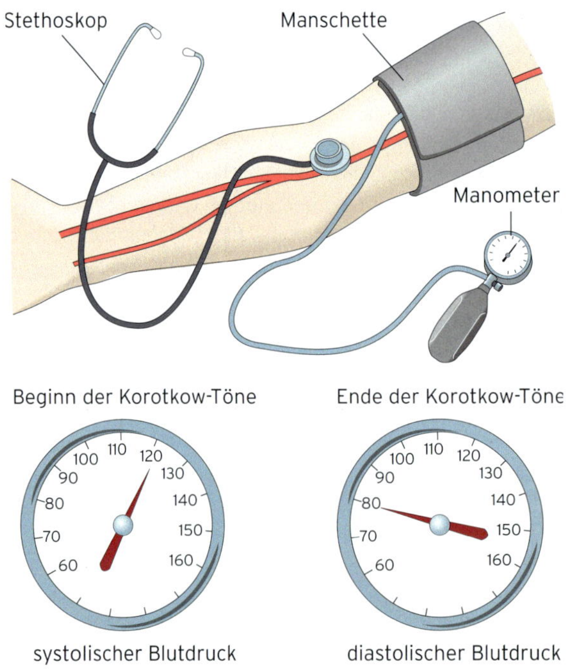

Abb. 3 Prinzip der Blutdruckmessung

MERKE Der **systolische Blutdruck** entspricht dem angezeigten Druck beim ersten hörbaren Korotkow-Ton, der **diastolische** dem Wert beim letzten **deutlich** hörbaren Korotkow-Ton.

Nur eine richtig durchgeführte Messung ergibt korrekte Werte. Falsche Ergebnisse wirken sich auf die Gesundheit der Patientinnen aus: Misst man zu niedrige Werte, bleibt ein Bluthochdruck unbehandelt und erzeugt Folgekrankheiten. Misst man zu hohe Werte, schadet man Patientinnen durch zu intensive Behandlung.

MERKE Die **Oberarmmanschette** muss passend gewählt werden, um richtige Ergebnisse zu erhalten. Bei zu dickem Oberarm bzw. zu kleiner Manschette fällt der Blutdruckwert zu hoch aus, bei zu dünnem Oberarm bzw. zu großer Manschette zu niedrig.

7.2.3 Durchführung der Blutdruckmessung

Voraussetzungen für eine richtige Blutdruckmessung sind: Die Patientin sollte vor der Messung ihre Blase entleert haben, da eine volle Harnblase den Blutdruck erhöhen kann. Die Patientin sollte fünf Minuten lang ruhig gesessen haben. Im Untersuchungsraum muss es ruhig sein. Sie sollte auf einem Stuhl mit Rückenlehne sitzen und die Beine locker nebeneinander stellen. Während der Messung ist zu schweigen, um die Korotkow-Töne hören zu können. Die Messende braucht ein gutes Hörvermögen. Das Vorgehen:

- Bei Rechtshänderinnen misst man am linken Arm, bei Linkshänderinnen am rechten.
- Der Arm ist frei von einengender Kleidung und hängt locker. Der Arm kann auf eine Tischplatte oder Armlehne aufgelegt werden.
- Man legt die passende Manschette an den Oberarm der Patientin an und schließt sie. Dabei befindet sich die Manschette auf Herzhöhe, d. h. der untere Rand liegt ca. 2,5 cm oberhalb der Ellenbeugenarterie. Manche Geräte haben einen Pfeil, der über die Arterie gelegt wird.
- Die Manometerschraube schließen.
- Den Radialispuls tasten. Die Manschette durch wiederholtes Zusammendrücken des Gummiballs mit Luft füllen, bis der Radialispuls nicht mehr tastbar ist. Das heißt: Den Puls während des gesamten Aufpumpens tasten und gleichzeitig den Zeiger des Manometers beobachten.
- 30 mmHg weiter aufpumpen, d. h. ca. 30 mmHg oberhalb des systolischen RR.
- Das Stethoskop-Bruststück in der Ellenbeuge über der Arterie auflegen.
- Den Manschettendruck durch Öffnen der Manometerschraube **langsam,** d. h. 2–3 mm pro Sekunde, ablassen.
- Aufmerksam horchen, bei welchem Wert der erste Korotkow-Ton hörbar ist. Diesen Wert merken.
- Aufmerksam horchen, bei welchem Wert der letzte Korotkow-Ton **deutlich** hörbar ist. Auch diesen Wert merken.
- Luft ganz ablassen und die Manschette abnehmen.
- Beide Messwerte sofort aufschreiben, z. B. 122/78 mmHg links (Messseite immer angeben).

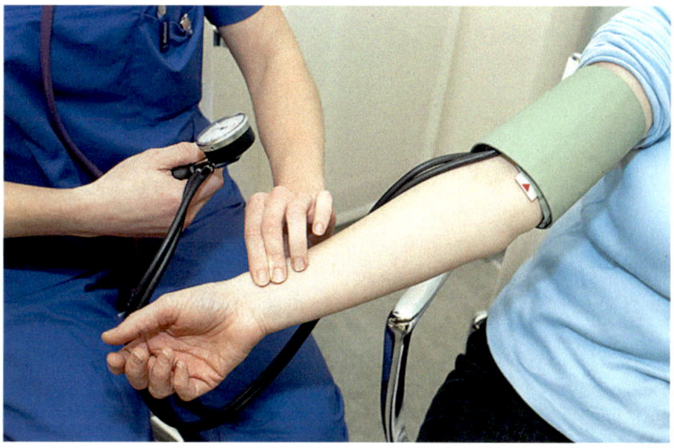

Abb. 1 Tasten des Pulses beim Aufpumpen, Manschette mit korrekt über der Arterie liegendem Pfeil

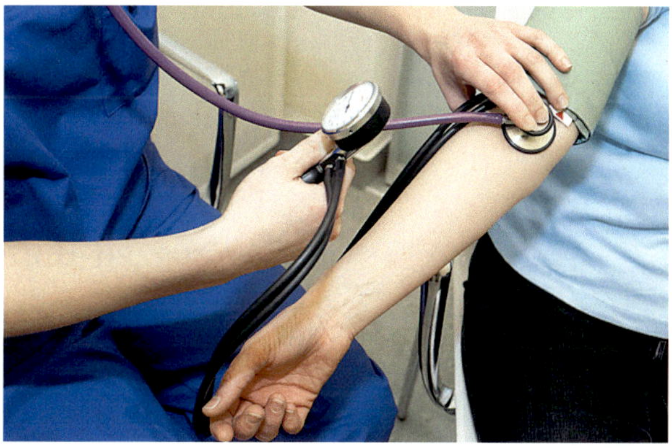

Abb. 2 Anlegen des Stethoskop-Bruststücks

Grundsätzlich ist zu beachten:

- Die genauen Messwerte dokumentieren, nicht auf- oder abrunden, keine „Lieblingswerte" aufschreiben.
- Optimal ist die beidseitige Messung. Zumindest einmal sollte sie bei jeder Patientin durchgeführt werden. Ein geringer Unterschied ist normal; weitere Messungen sollten an dem Arm mit dem höheren Blutdruck erfolgen. Unterschiede von 20 mmHg und mehr kommen bei bestimmten Gefäßkrankheiten vor und werden der Ärztin gemeldet.
- Vor Wiederholungsmessungen alle Luft aus der Manschette ablassen.
- Keine Messung an der OP-Seite nach Brustamputation, bei liegender Infusion oder Verweilkatheter, bei Verletzungen, Wunden, Lähmungen, am Dialysearm oder an anders veränderten oder erkrankten Armen.
- Statt der Pulstastung kann die Manschette auf 220 mmHg aufgepumpt werden, was für die Patientin jedoch unangenehmer ist. Ist die ungefähre Blutdruckhöhe der Patientin bekannt, kann auch auf das Pulstasten verzichtet und ca. 30 mm über den erwarteten systolischen RR aufgepumpt werden.

Informationen zum Bluthochdruck, zur RR-Messung sowie Testergebnisse zu Messgeräten unter: **www.hochdruckliga.de**

7.2.4 Normalbereiche und pathologische Blutdruckwerte

Der Blutdruck ist ein wichtiger medizinischer Messwert. Er gibt u. a. Auskunft über die Herzleistung und die Belastung der Arterien. Bluthochdruck (arterielle Hypertonie) ist ein wichtiger Risikofaktor für Arteriosklerose und somit für Schlaganfall, Herzinfarkt, Nieren- und Augenschäden.

Arterieller Blutdruck: Normalbereiche und pathologische Werte (mmHg)

Normbereiche für Erwachsene		
	Systolisch	**Diastolisch**
Hypotonie (zu niedriger RR)	< 100	< 60
optimal	< 120	< 80
normal	120–129	80–84
hoch normal	130–139	85–89
Hypertonie Grad 1 (leicht)	140–159	90–99
Hypertonie Grad 2 (mittelschwer)	160–179	100–109
Hypertonie Grad 3 (schwer)	≥ 180	≥ 110

Hinweis: Liegen systolischer und diastolischer Messwert in unterschiedlichen Hypertoniebereichen, gilt der höhere Wert für die Einordnung, z. B. 150/100 mmHg = Hypertonie Grad 2.

Normbereiche für Kinder		
Säugling	70	50
Kleinkind (4 Jahre)	95	65
Schulkind (10 Jahre)	105	70

Hinweis: Ein normaler bzw. optimaler Blutdruck wird als **Normotonie** bezeichnet.

7.3 Langzeit-Blutdruckmessung

Ungefähr jede zweite Erwachsene hat Bluthochdruck. Allerdings ist der Blutdruck durch Gelegenheitsmessungen, z. B. bei Arztbesuchen, nicht optimal zu beurteilen. In der Arztpraxis gemessene Werte sind durch die Aufregung der Patientin oft um ca. 10 mmHg höher als im übrigen Tagesverlauf (sog. Weißkittelhochdruck). Die Messwerte werden auch durch die Technik der Messenden sowie deren Hörvermögen und die Gesamtsituation während des Messvorgangs beeinflusst.

Die ambulante Langzeit-Blutdruckmessung erfolgt meist über 24 Stunden. Sie ist die beste Methode, um den Blutdruck – und bei Hypertonie auch den Therapieerfolg – zu beurteilen.

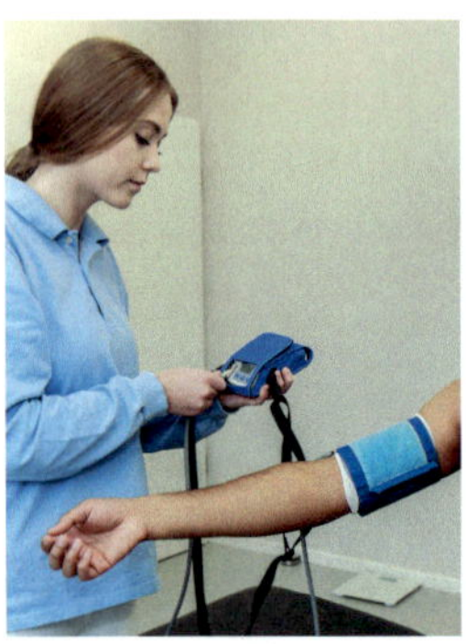

Abb. 1 Anlegen eines Langzeit-Blutdruckmessgeräts

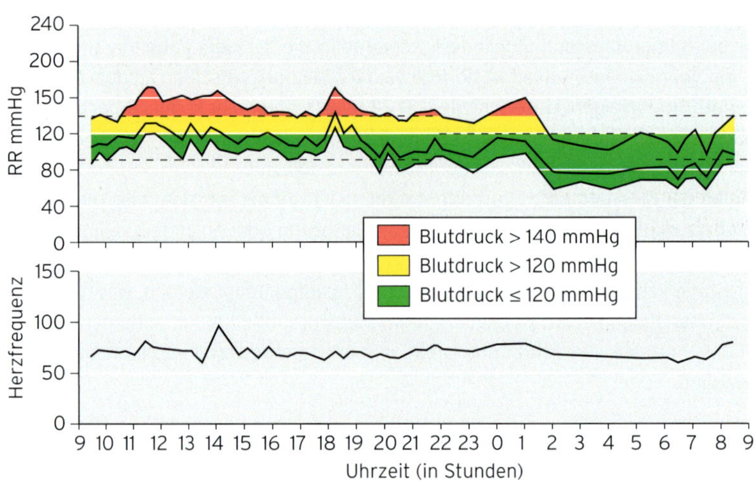

Abb. 2 Grafische Darstellung einer 24-h-RR-Messung bei einem 42-jährigen Hypertoniepatienten, der zwei Antihypertensiva einnimmt (Ramipril und Amlodipin).

Der Patientin wird ein tragbares Gerät angelegt, das z. B. tagsüber alle 20 Minuten und nachts alle 45 Minuten automatisch die Oberarmmanschette aufpumpt, den Blutdruck misst und die Werte speichert. Am besten erfolgt die Messung an einem normalen Arbeitstag, um wirklichkeitsnahe Werte zu erhalten. Die Patientin erhält einen Vordruck, in dem sie stichwortartig ihre Aktivitäts- und Ruhephasen protokolliert, z. B.: 8.15 bis 11.00 PC-Arbeit, 11.30 schwere Akten umgeräumt, 12.00–12.30 Mittagessen, 12.30–13.00 Spaziergang, 13.00–16.00 PC-Arbeit, 16.00–17.00 Einkäufe, 17.00–17.30 Heimfahrt (Bus), 17.30–18.30 Hausarbeit, Kochen, 18.00 Abendessen, 19.00–21.45 Fernsehen (ab 20.15 Krimi), 22.00 Bettruhe (spät eingeschlafen wegen Messgerät), 6.30 Wecken, 7.00 Frühstück, 7.30 Fahrt zur Praxis (überfüllter Bus). Durch das Protokoll kann der Blutdruckverlauf z. B. Anstrengungen zugeordnet werden. Beim Sport kann der Blutdruck auch bei Gesunden vorübergehend systolisch 200 mmHg erreichen.

Beurteilung der Messwerte aus Abb. 2, S. 248: Erhöhte systolische RR-Werte während des gesamten Arbeitstages und am Abend. Der Patient ging gegen 2.00 Uhr zu Bett. Während des Schlafs abgesenktes RR-Niveau, was auf eine gesunde RR-Regulation hinweist. (Nach Hinzufügen eines dritten Antihypertensivums ergab die nächste 24-h-RR-Messung durchgehend normale Werte.)

7.4 Elektrokardiogramm (EKG)

7.4.1 Prinzip des EKGs

Die „Sprache", in der das herzeigene Reizleitungssystem Befehle an die Muskelzellen gibt, ist elektrischer Strom. Die Ströme, die bei jeder Herzaktion fließen, kann man an der Körperoberfläche ableiten und grafisch darstellen. Die entstehende Kurve mit den charakteristischen Zacken und Wellen ist die **Herzstromkurve**, das **Elektrokardiogramm (EKG)**.

Das EKG dient der Diagnostik von Herzrhythmusstörungen (Arrhythmien), des Herzinfarkts und anderer Herzerkrankungen. Beim EKG wird der Patientin kein Strom zugeführt. Die **Elektroden** (Stromfühler) nehmen die herzeigenen Ströme auf und leiten die Information an das Gerät weiter. Dieses stellt die abgeleiteten Ströme als Kurven dar. Die dargestellten Ströme ergeben sich aus unzähligen kleinen Stromreizen, die man sich als Kontraktionsbefehle an alle einzelnen Myokardzellen vorstellen kann.

Das EKG „schaut" mit seinen Elektroden aus verschiedenen Richtungen auf das Herz und schreibt die „gesehenen" Ströme auf Papier oder digitale Medien auf. Durch die vielen Elektroden, d. h. die vielen „Blickwinkel" auf das Herz, kommt ein Gesamtbild zustande, das alle Teile des Herzens abbildet.

Dort, wohin ein Stromreiz gerichtet ist, schlägt die EKG-Kurve nach oben aus. Die entsprechende Elektrode leitet die Information an das EKG-Gerät. Läuft ein Stromreiz in entgegengesetzter Richtung, ergibt sich eine nach unten gerichtete Kurve.

Um das elektrische Geschehen des Herzens dreidimensional abzubilden, werden die Elektroden in zwei Ebenen auf den Körper aufgesetzt. So entstehen die

- **6 Brustwandableitungen** und die
- **6 Extremitätenableitungen**.

Zusammen ergeben diese das **12-Kanal-EKG**.

Ableitungen des 12-Kanal-Ruhe-EKGs	
6 Brustwandableitungen	V_1, V_2, V_3, V_4, V_5, V_6
6 Extremitätenableitungen	I, II, III, aVR, aVL, aVF

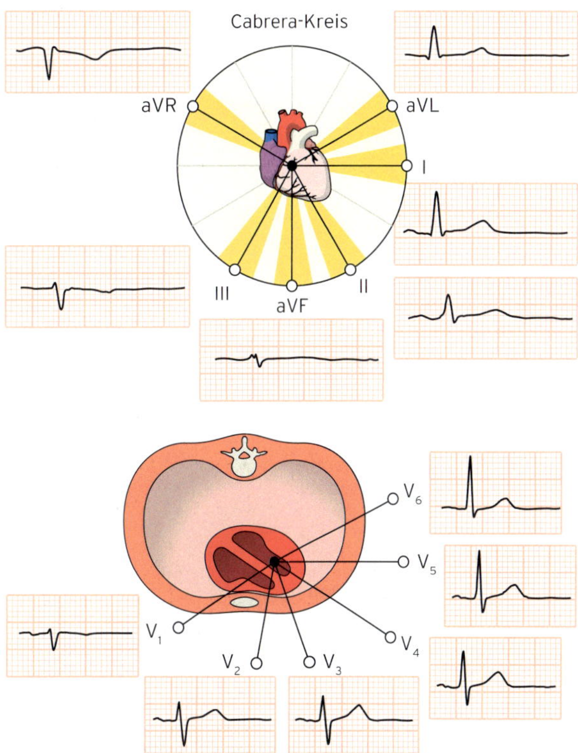

Abb. 1 12-Kanal-EKG (Schemazeichnung): Die Extremitätenableitungen I, II, III, aVR, aVL und aVF ergeben einen „Stern" in der Frontalebene, der auch **Cabrera-Kreis** genannt wird. Die Brustwandableitungen V_1–V_6 „betrachten" die Herzströme in der Transversalebene.

Das 12-Kanal-EKG erlaubt eine „Betrachtung" der Herzströme aus zwölf verschiedenen Richtungen. Dabei ergeben die **Brustwandableitungen**, die am Brustkorb in der **Transversalebene**, also quer zur Längsachse des Herzens, angelegt werden, einen „Blick" auf die Herzströme, als ginge man im Halbkreis um die Patientin herum. Damit ein „plastisches" Bild entsteht, leiten die **Extremitätenableitungen** die Herzströme in der **Frontalebene** ab. So entsteht eine „Sicht" auf die Herzströme, als ginge man um die liegende Patientin herum.

7.4.2 Anfertigen eines 12-Kanal-Ruhe-EKGs

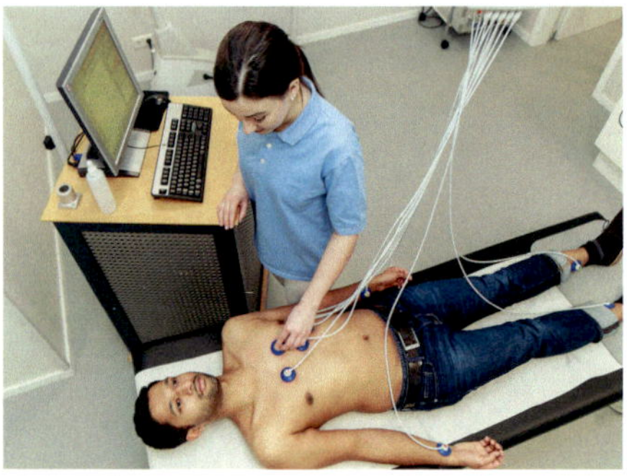

Abb. 1 Ableitung eines Ruhe-EKGs

Das normale EKG, das beim ruhig liegenden Patienten abgleitet wird, nennt man 12-Kanal-Ruhe-EKG oder kurz Ruhe-EKG.

Man benötigt dafür ein EKG-Gerät mit
- 10 Elektrodenkabeln (für 6 Brustwand- und 4 Extremitätenelektroden),
- 4 Elektroden für die Extremitätenableitungen und
- 6 Elektroden für die Brustwandableitungen.

Außerdem
- einen Monitor oder EKG-Papier zur Darstellung der Kurve,
- Elektrodenspray oder -gel, das den elektrischen Kontakt zur Haut verbessert,
- ggf. ein hygienegerechtes Enthaarungsgerät, das keine Hautverletzungen erzeugt. Einmalrasierer dürfen nur mit Einmalelektroden verwendet werden.

Der Raum, in dem das EKG angefertigt wird, muss ruhig sein, damit der Patient nicht abgelenkt wird, und ausreichend warm, damit er nicht friert und zittert. Sprechen, Bewegungen und Muskelzittern erzeugen Ströme, die das EKG-Gerät aufzeichnet; diese verderben die EKG-Aufzeichnung. Die Fußelektroden werden ca. 2 cm oberhalb der Knöchel angelegt.

Die Extremitätenelektroden werden in der Reihenfolge der Ampelfarben angelegt:

Rot: rechtes Handgelenk
Gelb: linkes Handgelenk
Grün: linker Fuß
Schwarz: rechter Fuß

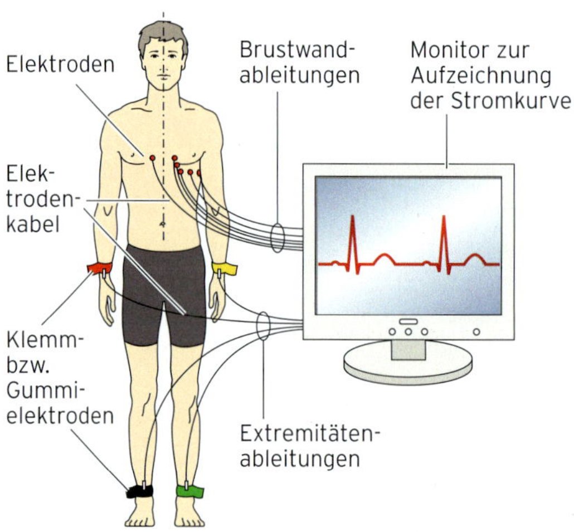

Abb. 2 Lage der Extremitätenelektroden

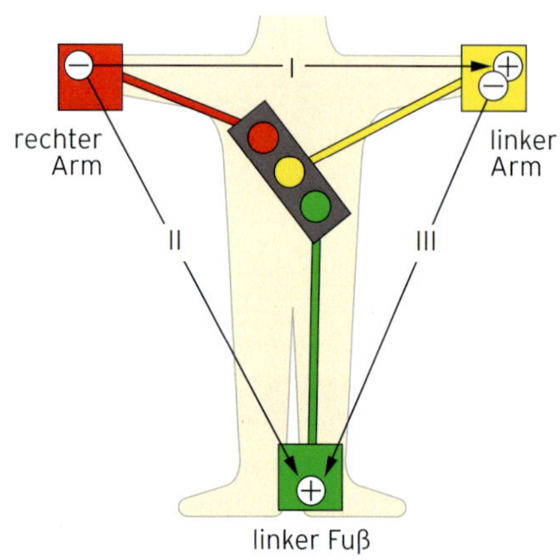

Abb. 3 Verkehrsampel als Merkschema

Die Brustwandelektroden werden an festgelegten Stellen angebracht, um ein auswertbares EKG zu erhalten. Dies gelingt bei Kenntnis der entsprechenden anatomischen Begriffe. Der Fachbegriff für den Zwischenrippenraum ist **Interkostalraum (ICR)**. Zum Auffinden der Interkostalräume legt man einen Zeigefinger an den oberen Rand des Brustbeins.

Man führt den Finger auf das Sternum senkrecht nach kaudal (unten), wo man nach ca. 4 cm eine „Rinne“ und einen „Hügel“ tastet. An der „Rinne“ endet der sog. Handgriff des Sternums und geht nach kaudal in die „Klinge“ über (das Sternum wird in der Anatomie mit einem Dolch verglichen). Führt man den Zeigefinger von der Rinne nach links oder rechts, gelangt er in den 1. Interkostalraum. Von diesem 1. ICR aus zählt man die anderen Interkostalräume ab und platziert die Elektroden nach Plan.

Folgende anatomische Begriffe sind dabei ebenfalls wichtig:

- **parasternal** = neben dem Brustbein
- **Medioklavikularlinie** (MCL) = gedachte Linie, die senkrecht durch die Mitte des Schlüsselbeins verläuft
- **Axillarlinien** = gedachte Linien, die senkrecht durch den vorderen Rand der Achselhöhle verlaufen (vordere Axillarlinie) bzw. durch die Mitte der Achselhöhle (mittlere Axillarlinie)

Brustwandelektrode	Richtige Lage am Thorax
V_1	4. ICR rechts parasternal
V_2	4. ICR links parasternal
V_3	in der Mitte zwischen V_2 und V_4
V_4	5. ICR links in der Medioklavikularlinie
V_5	in der linken vorderen Axillarlinie auf derselben Höhe wie V_4
V_6	in der mittleren Axillarlinie auf derselben Höhe wie V_4

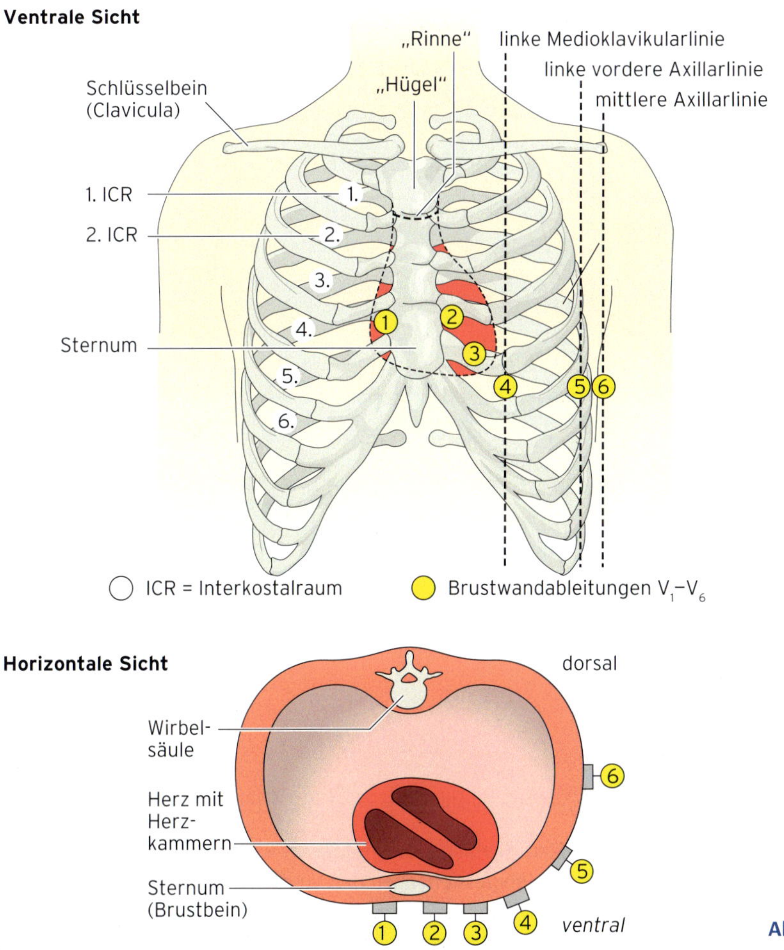

Abb. 1 Brustwandableitungen nach Wilson

Die normale EKG-Kurve einer einzelnen Herzaktion, z. B. der Ableitung II bei einem gesunden Menschen mit normalem Lagetyp, ist in der folgenden schematischen Darstellung abgebildet. Die bezeichneten Zacken bzw. Wellen und Strecken geben den Stromverlauf im Herzen in bestimmten Phasen der Herzaktion wieder (→ Abb. 1).

Schematische Darstellung der einzelnen EKG-Abschnitte	Teil der EKG-Kurve	Entsprechender Vorgang im Herzmuskel
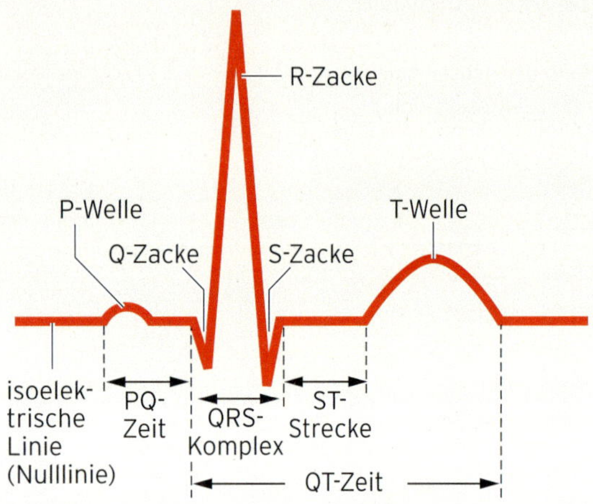	P-Welle	elektrische Erregung und Kontraktion der Vorhöfe
	PQ-Zeit	Kontraktion der Vorhöfe, d. h. Zeit zwischen der Erregung der Vorhöfe und der Ventrikel
	Q-Zacke	Erregung des Kammerseptums (der Herzscheidewand)
	QRS-Komplex	Erregungsfluss in die Kammern, Kammerkontraktion (die Erregung läuft etwa kreisförmig in die Kammermuskulatur, was Zacken in verschiedene Richtungen erzeugt)
	ST-Strecke	komplette Erregung der Kammern, weiterhin Kammerkontraktion
	T-Welle	Rückbildung der Kammererregung

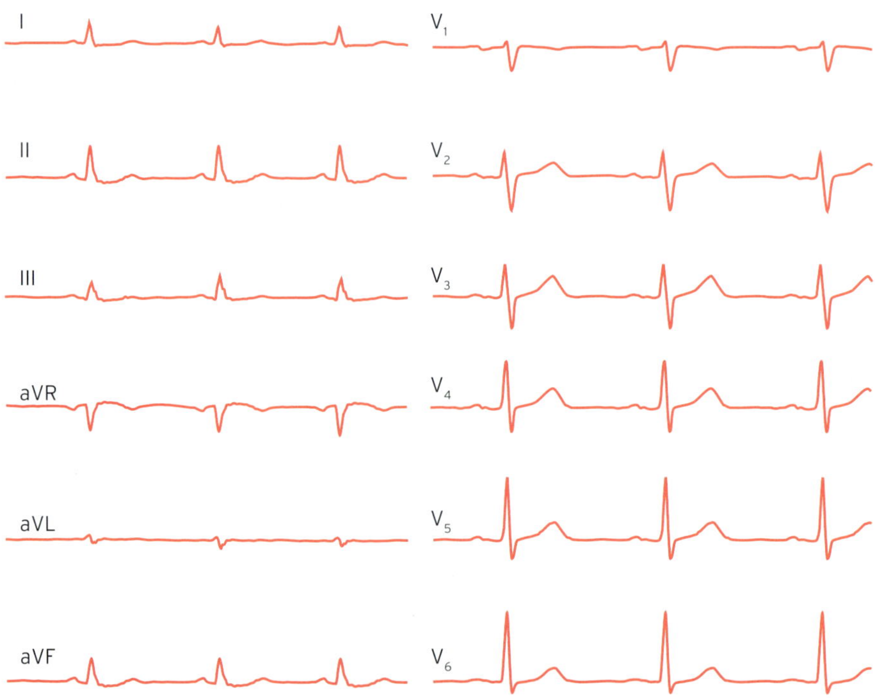

Abb. 1 Extremitätenableitungen (links); Brustwandableitungen nach Wilson (rechts)

Befund des abgebildeten EKGs: Sinusrhythmus, Herzfrequenz 69 pro Minute, Indifferenztyp (= normaler Lagetyp); regelrechte R-Progression über der Vorderwand; keine Erregungsrückbildungsstörungen in Ruhe

7.4.3 Kommunikation beim Anfertigen eines Ruhe-EKGs

Die Kommunikation mit der Patientin sollte in etwa so erfolgen:

- Guten Tag, Frau Müller. Ich schreibe gleich ein EKG bei Ihnen.
- Die Untersuchung ist harmlos und dauert nur ein paar Minuten.
- Bitte machen Sie sich frei. Ziehen Sie bitte auch den BH und die Nylonstrumpfhose aus (Männer sollten sich bis auf die Unterhose freimachen).
- Ich lege Ihnen nun an Armen, Beinen und Brust Elektroden an. Das sind Stromfühler, mit denen das Gerät Ihre Herzströme ableitet (Anlegen der Elektroden).
- Bitte liegen Sie ganz ruhig und sprechen Sie nicht (Schreiben des EKGs nach Herstellerangabe und ärztlicher Anweisung; Kontrolle, ob die Kurve verwertbar ist).
- Danke, Frau Müller, das war schon alles. Ich nehme die Elektroden nun wieder ab (Entfernen der Elektroden und ggf. des Gels). Nun dürfen Sie sich wieder anziehen. Frau Doktor bespricht gleich das Ergebnis mit Ihnen.

7.4.4 Langzeit-EKG und Belastungs-EKG

Ein Ruhe-EKG schreibt die Herzaktionen einiger Sekunden auf. Ab und zu auftretende Herzrhythmusstörungen werden nicht erfasst. Beim **Langzeit-EKG**, das mit einem tragbaren Gerät über z. B. 24 h abgeleitet wird, ist die „diagnostische Ausbeute" höher. Die Patientin schreibt in einem Protokoll Ruhe- und Aktivitätsphasen sowie Beschwerden auf.

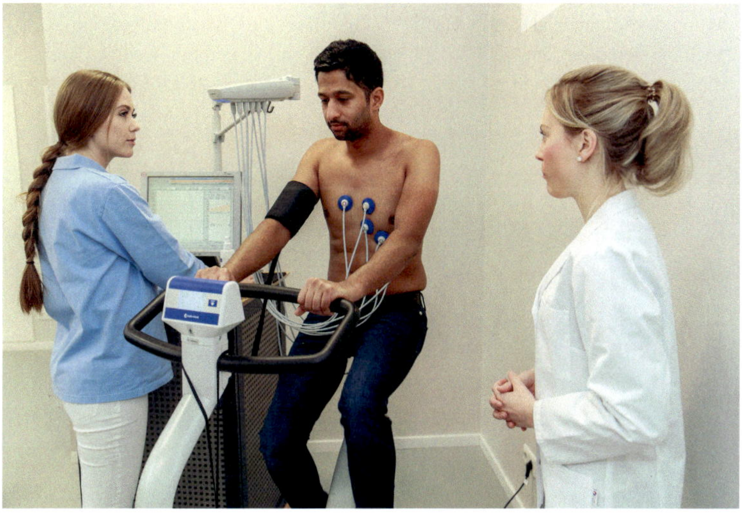

Abb. 1 Belastungs-EKG

Das **Belastungs-EKG** (die **Ergometrie)** dient der Messung der körperlichen Leistungsfähigkeit. Es wird in der Rehabilitation und in der Arbeitsmedizin eingesetzt. Man kann auch z. B. belastungsabhängige Herzrhythmusstörungen damit diagnostizieren. Zur Diagnostik von Durchblutungsstörungen des Herzens dienen andere Methoden mit geringeren Risiken. Bei der **Fahrrad-Ergometrie** beginnt der Patient mit einer niedrigen Leistungsstufe, z. B. 25 **Watt (W)**. Der Pedalenwiderstand wird stufenweise erhöht und dabei das EKG abgeleitet. Am Ende jeder Leistungsstufe wird der Blutdruck gemessen. Die Untersuchung wird fortgeführt, bis die Patientin erschöpft ist, Symptome wie Angina pectoris (Brustengegefühl) oder Herzrhythmusstörungen oder auch EKG-Veränderungen auftreten. Die erreichte Leistungsstufe und der Abbruchgrund werden dokumentiert, z. B. „Abbruch wegen muskulärer Erschöpfung bei 175 Watt"; „Abbruch wegen ST-Strecken-Senkungen bei 100 Watt".

Cave: Bei Koronarsklerose **kann die Ergometrie einen Herzinfarkt auslösen**. Sie wird deshalb nur bei direkter Anwesenheit einer Ärztin durchgeführt und ist bei Brustschmerzen bzw. Infarktverdacht kontraindiziert.

7.4.5 Aussagekraft und Auswertung des EKGs

Mit Wissen und Erfahrung bei der EKG-Auswertung kann man Folgendes darstellen bzw. beurteilen: den Herzrhythmus einschließlich Arrhythmien, Reizleitungsstörungen, fehlende Herzaktionen, verfrühte Herzaktionen (Extrasystolen) und ihren Ursprung, Hinweise auf Entzündungen von Myokard und Perikard sowie auf den Herzinfarkt mit Vorstufen und Folgen (Narben).

Das EKG allein reicht für die Diagnose der meisten Herzkrankheiten aber nicht aus. Auch sind EKG-Veränderungen allein nicht gleichbedeutend mit einer Herzkrankheit. EKG-Geräte mit automatischer Auswertung können das EKG vermessen und einen veränderten Kurvenverlauf anzeigen. Die Verantwortung für die richtige Interpretation des EKGs trägt jedoch stets die Ärztin.

Beispiele häufiger EKG-Befunde

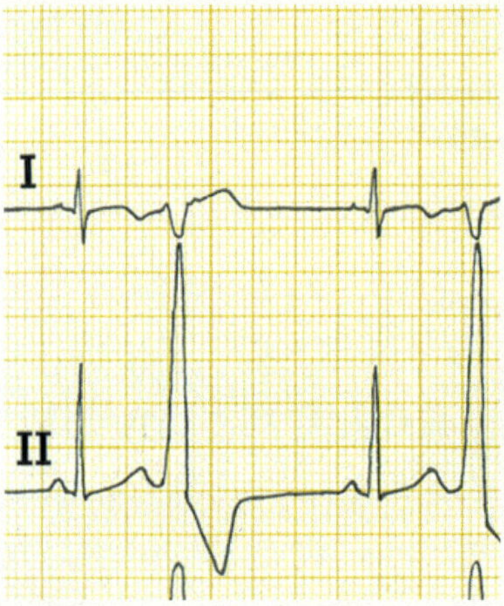

Extrasystole (nicht immer pathologisch)

Ventrikuläre Extrasystole = vorzeitige Herzaktion der Kammermuskulatur. Häufig auch bei Herzgesunden, bei Häufung ggf. therapiebedürftig.

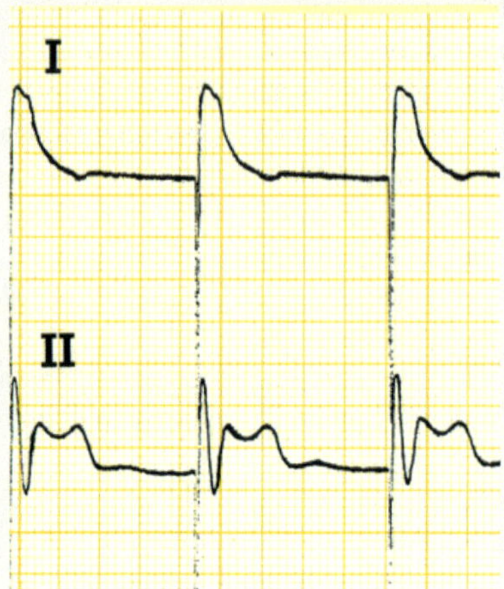

Normales Herzschrittmacher-EKG

Typische strichförmige Schrittmacher-Impulse; die QRS-Komplexe sind anders als normal geformt, weil der Stromreiz an anderer Stelle als im Sinusknoten entsteht.

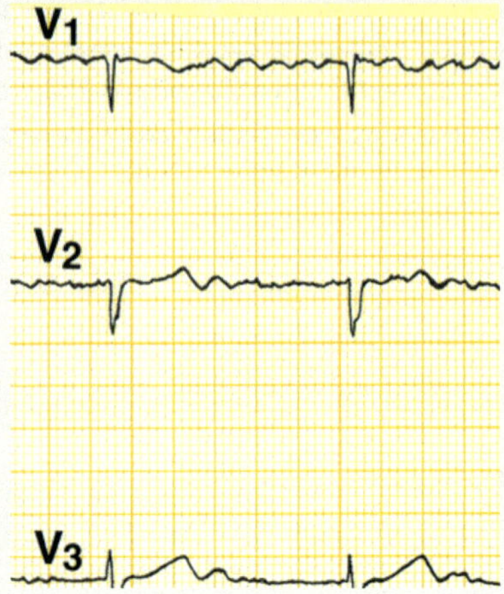

Vorhofflimmern bzw. -flattern (stets pathologisch!)

Die P-Wellen sehen sägezahnartig aus oder sind nicht mehr erkennbar, weil sie 300- bis 600-mal/min entstehen. Die Vorhöfe pumpen nicht, es entstehen ggf. Blutgerinnsel und Embolien bzw. Schlaganfälle.

Beispiele pathologischer EKG-Befunde

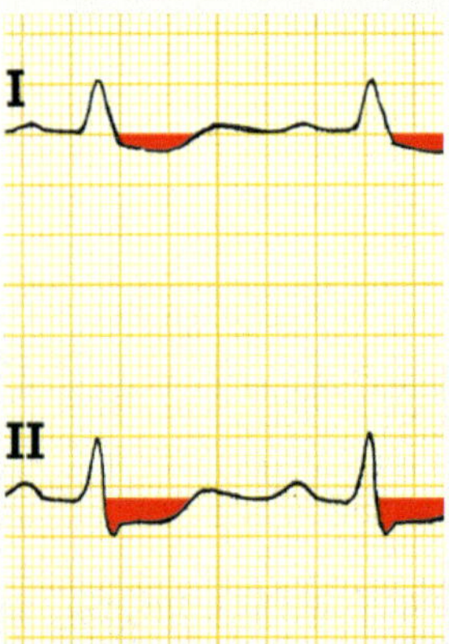

ST-Strecken-Senkung

Wannenförmige statt waagerechte ST-Strecken entsprechen Erregungsrückbildungsstörungen, die z. B. bei KHK vorkommen.

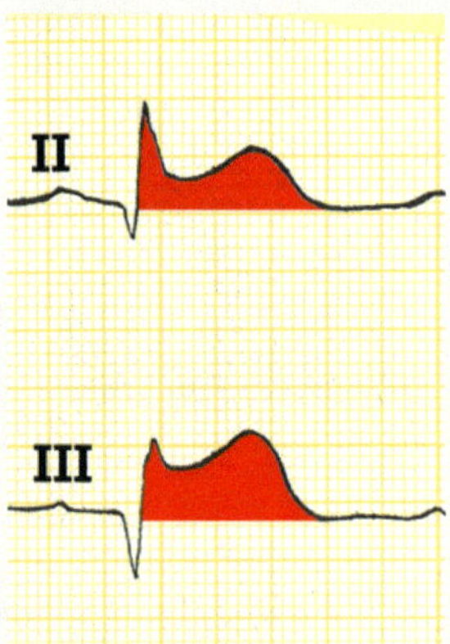

Frischer Herzinfarkt

Typische ST-Strecken-Hebungen beim frischen Herzinfarkt (→ S. 268).

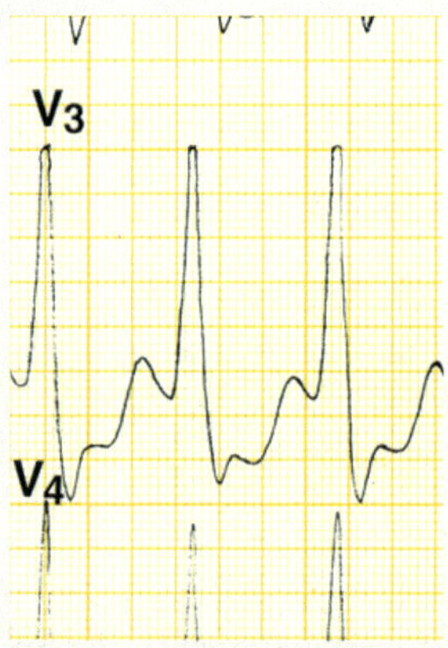

Kammertachykardie

Schnelle Folge breiter, unförmiger QRS-Komplexe; kann in tödliches Kammerflimmern übergehen.

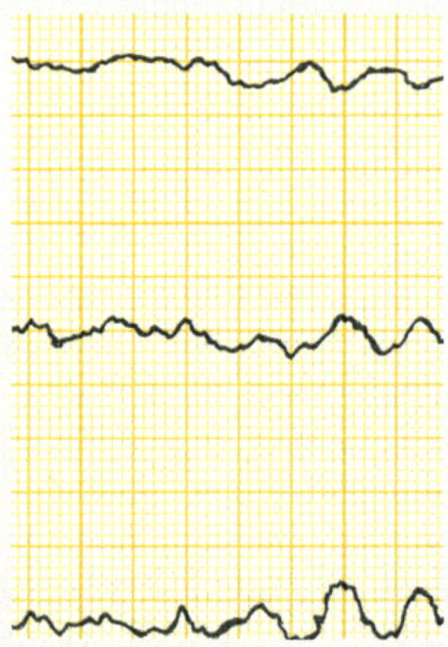

Kammerflimmern

Es sind keine QRS-Komplexe mehr erkennbar; das Herz pumpt nicht mehr und unbehandelt stirbt die Patientin.

Beim Herzinfarkt wird zwischen STEMI und NSTEMI unterschieden: Beim **ST-Hebungs-Infarkt = STEMI** stirbt ein Myokardabschnitt in der gesamten Wanddicke ab (sog. transmuraler Infarkt). Beim **Nicht-ST-Hebungs-Infarkt = NSTEMI** ist nicht die gesamte Wanddicke betroffen (nicht transmuraler Infarkt). NSTEMI heißt Non-ST-Elevation-Myocardial-Infarction.

7.5 Bildgebende Verfahren der Kardiologie

Neben Anamnese, körperlichem Untersuchungsbefund, Blutdruckmessung, Ruhe-EKG und Ergometrie können bei Verdacht auf eine Herzerkrankung verschiedene bildgebende Verfahren indiziert sein. Die fachärztliche Diagnostik erfolgt durch die auf Herzkrankheiten spezialisierte Ärztin für Innere Medizin, die **Kardiologin**. Ein ideales Bildgebungsverfahren des Herzens gibt es jedoch nicht. Die Kardiologin entscheidet für jede Patientin individuell.

7.5.1 Echokardiografie

Ultraschall ist ungefährlich und erlaubt die Beurteilung von Weichteilen und bewegten Organen. Das schlagende Herz kann mithilfe der **Echokardiografie (Ultraschalluntersuchung des Herzens)** untersucht werden. Der Patient liegt dabei mit freiem Oberkörper auf seiner linken Seite und die Ärztin legt den Schallkopf in einen Interkostalraum des Patienten (→ Abb. 1).

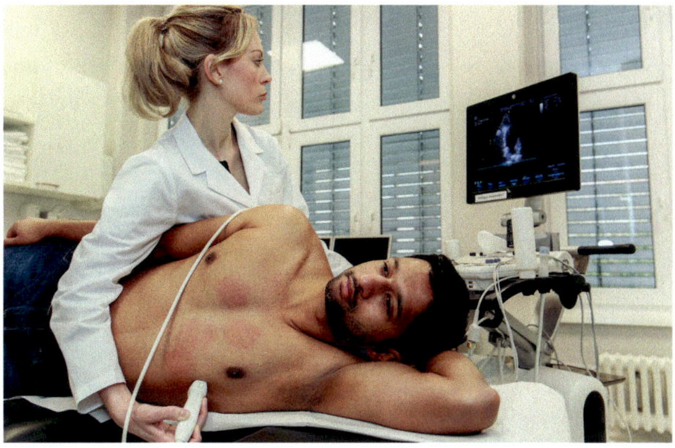

Abb. 1 Echokardiografie

Die Echokardiografie erlaubt die Darstellung und Beurteilung der Herzgröße, der Größe und Wanddicke der Vorhöfe und Ventrikel sowie der Herzklappen und der großen Arterien. Die Pumpleistung und Beweglichkeit der Ventrikel sowie der Blutfluss an den ggf. veränderten Klappen wird gemessen und dargestellt. Der Patient braucht keine Vorbereitung für diese Untersuchung.

Die Echokardiografie kann mit einer Ergometrie oder einer die Herzfrequenz steigernden Medikamentengabe kombiniert werden. Man spricht dann von **Stressechokardiografie** oder kurz **Stressecho**. Sie dient zur Suche nach belastungsabhängigen Durchblutungsstörungen des Herzmuskels. Bei Mangeldurchblutung sieht man die schlechtere Kontraktion des Myokards.

7.5.2 Kardio-CT, MRT und Myokardszintigrafie

Weitere bildgebende Verfahren der Kardiologie bzw. Radiologie sind die Computertomografie, die Kernspinuntersuchung des Herzens sowie die Myokardszintigrafie. Diese Untersuchungen werden bei speziellen Fragestellungen angewandt. Computertomografie und Myokardszintigrafie gehen mit einer Strahlenbelastung der Patientin einher. Das MRT kann Strukturveränderungen des Myokards darstellen. Im Gegensatz zur Koronarangiografie sind bei CT, MRT und Szintigrafie keine therapeutischen Eingriffe an Koronararterien möglich.

Kardio-CT (Computertomografie des Herzens)	Kardio-MRT (Kernspintomografie des Herzens)	Myokardszintigrafie (Myokard-Funktionstest mithilfe radioaktiver Substanzen)
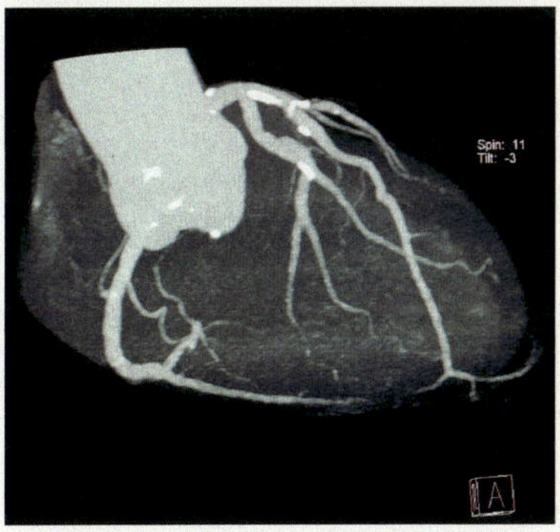	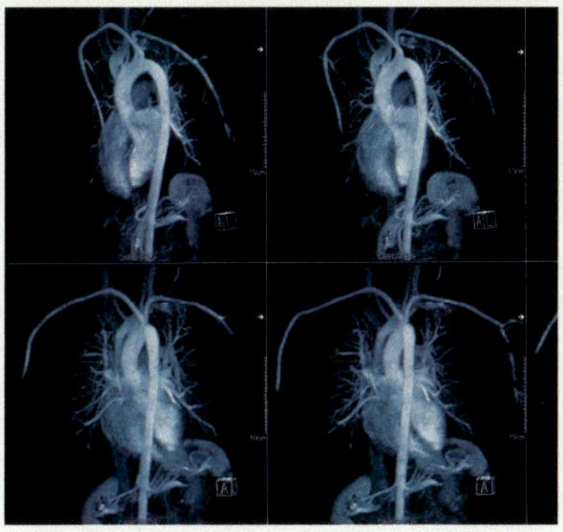	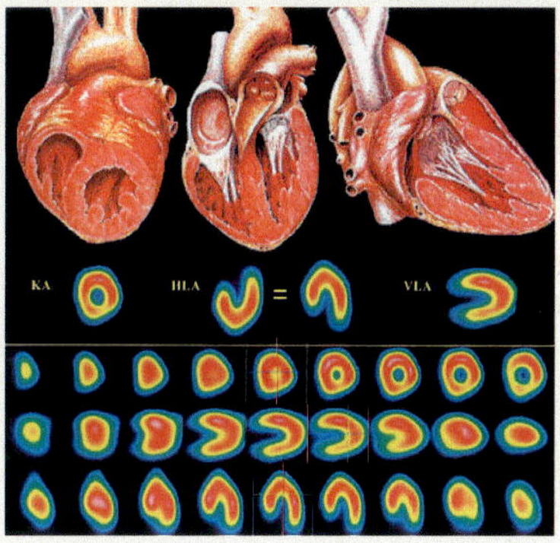

7.5.3 Koronarangiografie

Die **Koronarangiografie (Herzkatheteruntersuchung)** ist eine **invasive**, d. h. in den Körper eingreifende Diagnostikmethode. Sie stellt die Herzkranzgefäße mit Röntgentechnik dar; mit ihrer Hilfe kann die Weite bzw. Enge der Koronararterien beurteilt werden. Auch die Herzklappen und ihre Funktion können untersucht werden. Hat eine Patientin Symptome, die auf eine Verengung der Koronararterien hinweisen, z. B. Herzschmerzen bei Belastung, oder einen pathologischen Ergometrie-Befund, kann eine Koronarangiografie indiziert sein.
Die Kardiologin sticht dabei (unter lokaler Betäubung) in die Leistenarterie ein und schiebt den **Katheter**, einen sterilen, biegsamen Hohldraht, bis in die Aorta vor. Nun füllt sie die beiden Koronararterien nacheinander mit Kontrastmittel und macht gleichzeitig Röntgenaufnahmen. Ohne Kontrastmittel wären Blutgefäße im Röntgenbild nicht sichtbar. Die Patientin hat keine Schmerzen, da sich innerhalb der Arterien keine Nerven befinden.

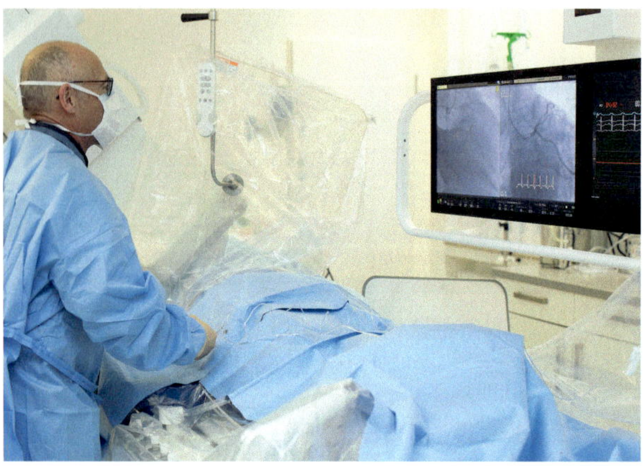

Abb. 1 Koronarangiografie

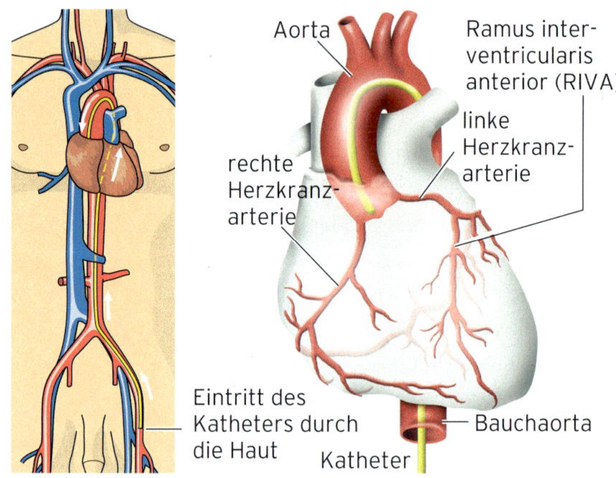

Abb. 2 Prinzip der Koronarangiografie

Bypass-Operation
→ LF 5, S. 267

Finden sich starke Verengungen der Koronararterien, kann eine Bypass-Operation indiziert sein. Dabei wird die verengte Arterie durch ein patienteneigenes Venenstück überbrückt. Manche Engstellen lassen sich auch im Rahmen der Katheteruntersuchung aufweiten oder schienen. Sie werden z. B. mit einem Ballonkatheter, dessen Ballon in die Engstelle geführt und erst dort aufgeblasen wird, geweitet. Therapeutische Eingriffe in den Arterien, die über einen durch die Haut eingeführten Katheter ausgeführt werden, heißen **PCI (perkutane Koronarintervention)**. Aufgedehnte Engstellen können z. B. durch Einlage einer Gefäßstütze **(Stent)** geschient, d. h. offengehalten werden.

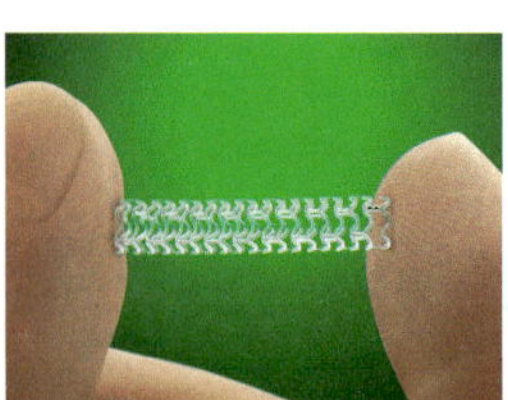

Abb. 3 Stent

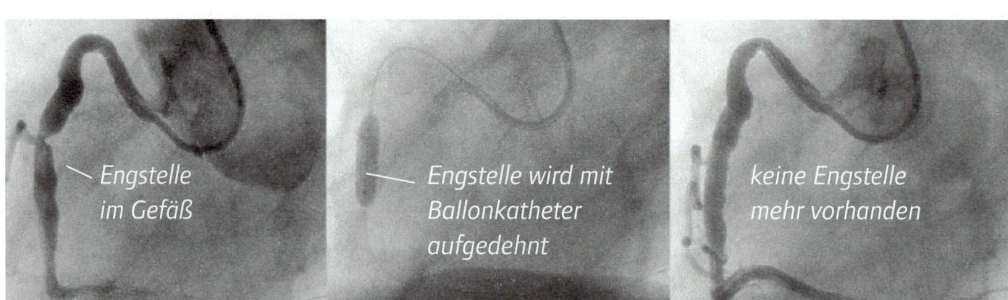

Abb. 4 Erfolgreiche PCI der verengten rechten Koronararterie

Spezialisten können auch akut verschlossene Koronargefäße wiedereröffnen. So wird quasi ein Herzinfarkt rückgängig gemacht und das Absterben des nicht mehr durchbluteten Myokardanteils verhindert. Die PCI muss innerhalb weniger Stunden nach Symptombeginn erfolgen.

Herzkatheteruntersuchungen und PCI bergen Risiken: Rhythmusstörungen bis hin zum Herzstillstand und Schäden an Koronargefäßen kommen vor. Letztere können eine umgehend durchgeführte Herzoperation (Bypass-Operation) erfordern. Koronarangiografien gehen mit einer hohen Strahlenbelastung für die Patientin einher. Das Personal trägt Strahlenschutzkleidung.

→ Terminologie: Diagnostik des Herz-Kreislauf-Systems

I, II, III, aVR, aVL, aVF	Extremitätenableitungen
A. carotis	Halsschlagader; sprich: „Arteria carotis“
A. femoralis	Leistenschlagader; sprich: „Arteria femoralis“
A. radialis	Speichenschlagader; sprich: „Arteria radialis“
Arrhythmie	Unregelmäßigkeit des Pulses bzw. der Herzschlagfolge
Axillarlinie, mittlere	gedachte Linie, die senkrecht in der Mitte der Achselhöhle (Axilla) verläuft
Axillarlinie, vordere	gedachte Linie, die senkrecht am vorderen Rand der Achselhöhle (Axilla) verläuft
Brustwandableitungen	V_1 bis V_6; die Elektroden werden an der Brustwand angelegt und bilden die Herzströme in der Transversalebene ab
Bypass-Operation	Herzoperation, bei der eine verschlossene Koronararterie durch ein Venenstück überbrückt wird
Cabrera-Kreis	grafische Darstellung der sechs Extremitätenableitungen
Echokardiografie	Ultraschalluntersuchung des Herzens
Elektrode	Stromfühler; nimmt herzeigene Ströme für das EKG auf
Elektrokardiogramm (EKG)	Herzstromkurve; grafische Darstellung der herzeigenen Ströme in Form einer fortlaufenden Kurve
Ergometrie	Belastungs-EKG
Extremitätenableitungen	Ableitungen I, II, III sowie aVR, aVL, aVF, die die Herzströme in der Frontalebene abbilden
Frontalebene	gedachte Ebene längs durch den Körper, die wie die Stirn verläuft, d. h. in der Richtung einer Wand, vor der man steht
Hypertonie, arterielle **Hypertonus, arterieller**	Bluthochdruck
Interkostalraum (ICR)	Zwischenrippenraum
invasiv	in den Körper eingreifend
Kardiologie	Lehre von den Herzkrankheiten
Katheter	schlauchförmiges Instrument zum Einführen in Hohlorgane, z. B. Herz- oder Blasenkatheter
Koronarangiografie	Röntgendarstellung der Herzkranzgefäße per Herzkatheter
Korotkow-Töne	Strömungsgeräusche, die bei der RR-Messung gehört werden
Manometer	Druckmessgerät, z. B. Teil des RR-Messgeräts
Medioklavikularlinie (MCL)	gedachte Linie, die senkrecht durch die Mitte des Schlüsselbeins (Clavicula) verläuft
mmHg	Millimeter Quecksilbersäule; Maßeinheit für den Blutdruck

parasternal	neben dem Brustbein (Sternum)
perkutane Koronarintervention (PCI)	im Rahmen einer Koronarangiografie durchgeführte therapeutische Maßnahme an verengten Koronargefäßen
Puls	über Arterien tastbare Druckwelle der Herzaktion
Pulsstatus	Beurteilung aller wichtigen Pulse des Körpers
RR	Blutdruck, gemessen nach Riva-Rocci
Stent	Gefäßstütze zum Offenhalten eines verengten Blutgefäßes
Stressechokardiografie	Unteraschalluntersuchung des Herzens unter Belastung
Transversalebene	gedachte, quer durch den Körper verlaufende Ebene, die wie der Fußboden quer, d. h. transversal, verläuft
V_1–V_6	Brustwandableitungen (V für Stromspannung)
Watt (W)	Maßeinheit für Leistung, z. B. in der Ergometrie

Kardiologische Knutschflecken ... können durch moderne Saugelektroden entstehen. Bei empfindlicher Haut und langer Liegedauer (d. h. Saugdauer) der Elektroden kann der Sog des Geräts Blut aus subkutanen Kapillaren heraussaugen. Die entstehenden fleckig-roten Ringe sind harmlose subkutane Blutungen, die sich innerhalb weniger Tage zurückbilden. Sie sollten vermieden werden, indem Saugelektroden so kurz wie nötig angelegt werden.

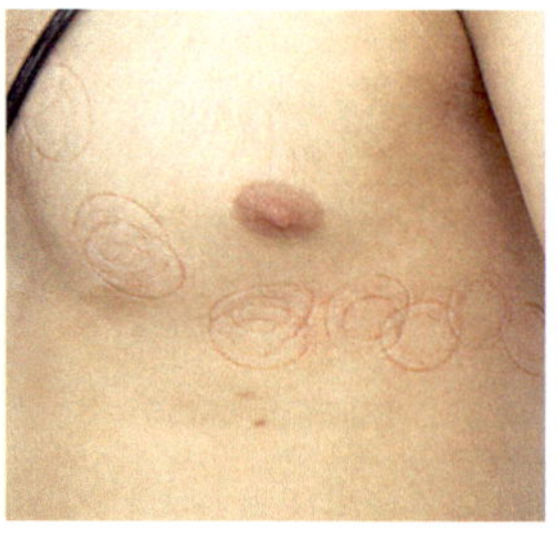

Aufgaben

1 Welche Arterien eignen sich besonders für die Pulsmessung?
2 Beschreiben Sie die Technik der Pulsmessung an der A. radialis.
3 Sie tasten den Radialispuls 15 Sekunden lang und zählen die Schläge. Welche Herzfrequenz liegt jeweils vor, wenn Sie 13, 27, 19, 31, 44 und 38 Pulsschläge zählen?
4 Was ist eine Bradykardie und welche Ursachen kennen Sie?
5 Was ist eine Tachykardie und welche Ursachen kennen Sie?
6 Was ist eine Arrhythmie und welche Ursachen kennen Sie?
7 Finden Sie den Fehler: Am besten tastet man den Puls am Handgelenk an der Ateria radialis. Dies ist weniger aufwendig als die Palpation der Ateria femoralis.
8 Erklären Sie die Begriffe systolischer und diastolischer Blutdruck.
9 Warum schreibt man „RR" für Blutdruck?
10 Wie heißen die Töne, die man bei der RR-Messung abhört?
11 Beschreiben Sie die Durchführung der RR-Messung.
12 Was bedeutet „mmHg" und wie spricht man es richtig aus?
13 Bei welchen RR-Werten besteht eine Hypertonie Grad 1, Grad 2 und Grad 3?
14 Welche Lage am Thorax haben die Elektroden V_1–V_6?
15 Welche Bedingungen müssen in dem Raum, in dem Sie EKGs schreiben, herrschen? Begründen Sie Ihre Antwort.
16 Beschreiben Sie das Prinzip einer Herzkatheteruntersuchung und nennen Sie den Fachbegriff.
17 Was ist eine PCI?

8 Herz-Kreislauf-Erkrankungen

Interaktive Übungen
→ S. 209, PagePlayer

Erkrankungen des kardiovaskulären Systems sind besonders häufige Todesursachen. Dies hat mehrere Gründe:

- Eine krank machende Lebensweise, die Übergewicht, Wohlstandskrankheiten und damit Arteriosklerose fördert, ist stark verbreitet und schon fast „normal".
- Die gestiegene Lebenserwartung macht Herz-Kreislauf-Krankheiten häufiger.
- Infektionskrankheiten und Krebs werden effektiver behandelt und führen nicht mehr so oft wie früher zum Tode. Dies erhöht den Anteil kardiovaskulärer Krankheiten an den Todesursachen.
- Das Gesetz fordert die Angabe einer Erkrankung als Todesursache auch bei sehr alten Menschen. „Altersschwäche" ist als Todesursache „medizinisch unkorrekt". Oft geht dann die Diagnose „Herzversagen" in die Statistik ein.

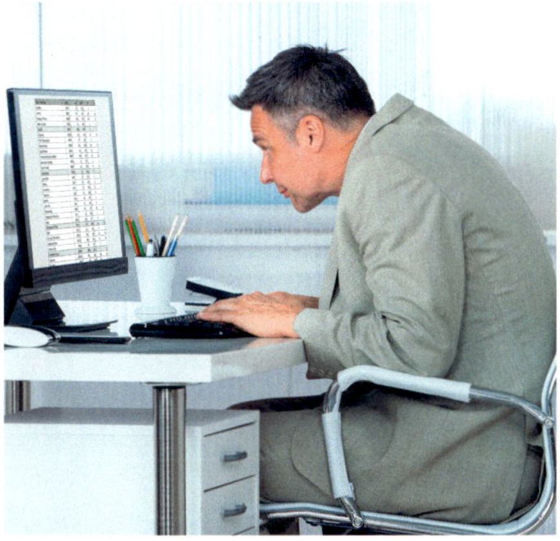

Abb. 1 Eine sitzende Tätigkeit birgt Gesundheitsrisiken.

8.1 Arterielle Hypertonie (Bluthochdruck)

Definition: Arterieller Blutdruck ≥140 mmHg systolisch und/oder 90 mmHg diastolisch. Es gibt drei Schweregrade.

Häufigkeit: Etwa 50 % der Bevölkerung über 40 Jahren und mehr als 75 % aller Übergewichtigen in Deutschland haben Bluthochdruck. Bei vielen Betroffenen ist die Hypertonie unerkannt, nicht oder nicht ausreichend therapiert.

Schweregrade des Bluthochdrucks
→ LF 5, S. 248

Ursachen:

1. **Primäre (essenzielle) Hypertonie;** ca. 90 % aller Hypertoniefälle. Ursachen sind Erbfaktoren, d. h. Veranlagung. Allerdings tritt die primäre Hypertonie selten bei gesunder Lebensweise auf. Die Risikofaktoren Übergewicht, Bewegungsmangel, Alkohol und Rauchen erhöhen die Wahrscheinlichkeit, dass die primäre Hypertonie auftritt. Sie ist eine typische **Zivilisationskrankheit**.
2. **Sekundäre Hypertonie;** ca. 10 % aller Hypertoniefälle. Sekundärer Bluthochdruck tritt infolge einer anderen Krankheit bzw. durch bestimmte Stoffe auf, z. B.:

- **renale** Hypertonie als Folge einer Nierenkrankheit
- **hormonell** bedingt z. B. bei Schwangerschaft, Schilddrüsenüberfunktion und bei Überkonsum von Lakritz, das hormonartige Stoffe enthält
- **medikamentös** ausgelöst durch Cortison, Pille oder NSAR
- durch das **obstruktive Schlafapnoesyndrom**

Pathogenese: Im gesunden Körper wird der Blutdruck ständig durch „Messfühler" in Blutgefäßen kontrolliert und dem Bedarf angepasst. Bei Anstrengung, z. B. während der Ergometrie, kann der systolische Blutdruck beim Gesunden durchaus auf 200 mmHg ansteigen. In Ruhe normalisiert er sich schnell wieder. Steigt der Blutdruck dauerhaft an, funktioniert die körpereigene Regulation nicht mehr. Der Organismus scheint sich an die hypertonen Werte zu gewöhnen. Herz und Arterien nehmen jedoch durch die Druckbelastung Schaden. Es kommt zur Verhärtung und Degeneration der Arterienwände (Arteriosklerose) besonders der Nieren-, Augen- und Hirnarterien.

Symptome: Anfangs ist die Hypertonie symptomlos. Die meisten Patientinnen fühlen sich bei erhöhten Werten sogar besser als bei normalen. Manche Betroffene spüren v. a. stark erhöhten Blutdruck in Form von Kopfdruck, Unruhe, Schwindelgefühl, Kopfrötung, Luftnot und/oder oder Nasenbluten. Der Körper hat somit kein „Frühwarnsystem".

Komplikationen: Das Voranschreiten der Arteriosklerose und ihre Folgekrankheiten, z. B. Schlaganfall, Nierenversagen, Herzinfarkt sowie Demenz, sind typische Hypertoniefolgen. Das Myokard des linken Ventrikels versucht sich anzupassen, um die zusätzliche Kraft zur Erzeugung des hohen Blutdrucks aufzubringen. Die Muskelschicht verdickt sich; es kommt zur **Linksherzhypertrophie**. Mit der Zeit wird das Myokard des linken Ventrikels durch die Überlastung immer schwächer. Es kommt allmählich zur **Linksherzinsuffizienz** (Schwäche des linken Herzens).

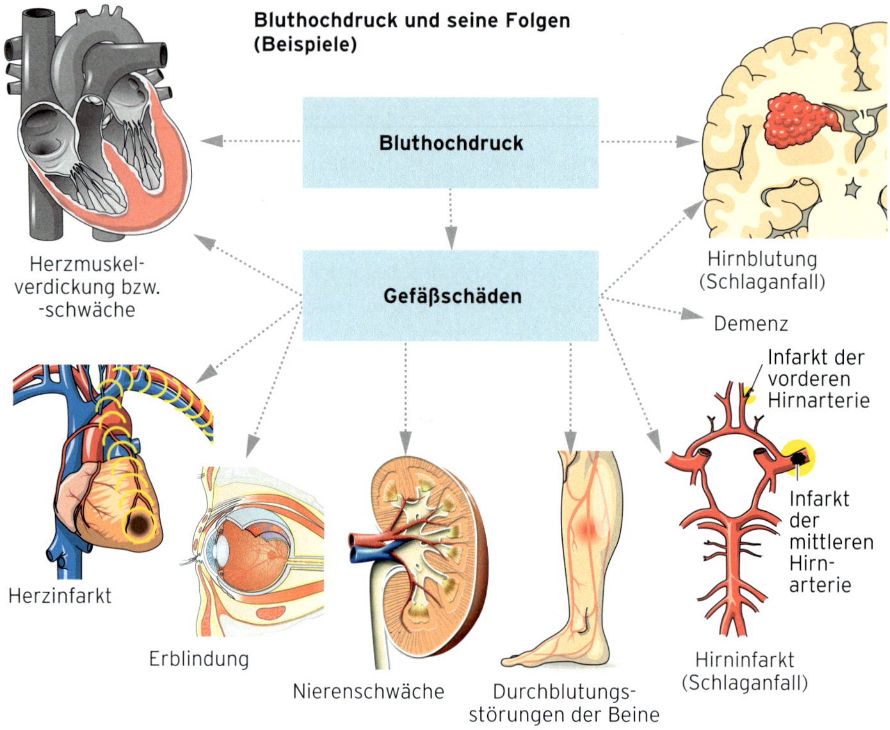

Eine **hypertensive Krise** (hypertensive Entgleisung/Hochdruckkrise) ist ein vorübergehend sehr hoher Blutdruck. Werte von 220/120 mmHg und mehr kommen dabei vor. Typische Symptome sind Kopfschmerzen, Schwindel, Brustenge und Luftnot. Manche Betroffene spüren die Hochdruckkrise nicht. Da akut die Gefahr eines Schlaganfalls, Herzinfarktes und/oder Nierenversagens besteht, senkt man den Blutdruck behutsam. Zunächst beruhigt man die Patientin. Medikamentös kann der Blutdruck mit Wirkstoffen wie Nitrendipin oder Nitro-Spray (z. B. Nitrolingual akut® Spray) gesenkt werden. Die hypertensive Krise kommt vor allem bei nicht bzw. schlecht behandelter Hypertonie vor, auch durch Weglassen der Medikamente. Eine Hochdruckkrise sollte Anlass zur Therapieoptimierung sein.

Diagnostik: Die Diagnose Hypertonie wird durch mehrere Einzelmessungen an verschiedenen Tagen oder durch eine Langzeitmessung gesichert. Zur Erkennung weiterer Risikofaktoren und ggf. der Hypertonieursache dient eine umfassende hausärztliche bzw. internistische Untersuchung einschließlich Bluttests.

Therapie: Bei sekundärer Hypertonie sollte möglichst die Ursache behandelt werden. Bei primärer Hypertonie ist ein gesunder Lebensstil mit Gewichtsnormalisierung, ausreichend Bewegung und Entspannung, viel pflanzlicher Kost und wenig Salz oft ausreichend, um normale Blutdruckwerte zu erreichen. Rauchen und Alkoholkonsum sind einzustellen. Bessert dies den Blutdruck nicht und/oder liegen schon Gefäßschäden vor, sind Antihypertensiva indiziert. Diese müssen mindestens einmal täglich und zumeist lebenslang eingenommen werden. Die antihypertensive Therapie wird regelmäßig auf Verträglichkeit, Wirkung und Dosis überprüft. Oft ist eine Kombinationstherapie mit zwei oder mehr Wirkstoffen notwendig. Diese ermöglicht einen guten Therapieeffekt bei geringen Nebenwirkungen. Wie intensiv die Therapie durchgeführt werden muss, hängt von Art und Anzahl der Risikofaktoren ab. Liegt nur eine Hypertonie vor, kann ein Blutdruck von 140/90 mmHg akzeptiert werden. Nach einem **kardiovaskulären Ereignis**, d. h. einem Gefäßschaden wie Herzinfarkt oder Schlaganfall, sollte der Blutdruck unter 130/90 mmHg gesenkt gesenkt werden. Durch die konsequente Blutdrucksenkung wird ein erneutes Krankheitsereignis weniger wahrscheinlich.

Auswahl der am häufigsten eingesetzten Antihypertensiva		
Substanzklasse, Wirkstoffbeispiele	**Vorteile**	**Beispiele für Kontraindikation (KI) und Nebenwirkungen (NW)**
ACE-Hemmer Ramipril, Enalapril, Lisinopril **AT_1-Blocker** Candesartan, Valsartan	schützen die Nieren vor Diabetesschäden, entlasten das Herz und verbessern die Pumpleistung bei Herzinsuffizienz	**KI:** Schwangerschaft, Nierenschwäche **NW:** Husten bei 10 % der Patientinnen (ACE-Hemmer) bzw. 1 % (AT_1-Blocker); Schwäche- und Schwindelgefühl sind bei allen Antihypertensiva in den ersten Wochen häufig, da der Körper sich an den normalen RR erst wieder gewöhnen muss
Betablocker Metoprolol, Bisoprolol	schützen das Herz vor Stresshormonen und (erneutem) Herzinfarkt	**KI:** Asthma bronchiale, Bradykardie **NW:** Bradykardie, Müdigkeit; Metoprolol kann Migränepatientinnen und -patienten ggf. vor Anfällen schützen
Calcium-Antagonisten Amlodipin	stoffwechselneutral: kein Einfluss auf Blutzucker und -fett	**KI:** Herzinsuffizienz, frischer Herzinfarkt, Schwangerschaft **NW:** Kopfschmerzen; dosisabhängig Beinödeme
Diuretika Torasemid, Hydrochlorothiazid (HCT)	führen zur Ausscheidung von Salz und Wasser	**KI:** unbehandelte Gicht **NW:** Blutzuckeranstieg, Gichtanfall, vermehrtes Wasserlassen, bei HCT erhöhtes Hautkrebsrisiko

Prävention: Ein gesunder Lebensstil mit normalem Körpergewicht ist die beste Hypertonie-Prävention. Bei niedrigem Salzkonsum ist eine Hypertonie seltener und Antihypertensiva wirken besser. Eine frühzeitig begonnene konsequente Arzneitherapie hilft, Spätschäden zu vermeiden bzw. hinauszuzögern.
Besonderheit: Beim sog. Weißkittelhochdruck ist der Blutdruck in der Praxis durch Aufregung erhöht, sonst aber normal. Oft ist dies die Vorstufe einer Hypertonie und sollte Anlass zu regelmäßigen Messungen sein.

8.2 Arterielle Hypotonie (zu niedriger Blutdruck)

Definition: Blutdruck < 100 mmHg systolisch und < 60 mmHg diastolisch.
1. Anlagebedingte Hypotonie
Die Patientinnen sind oft jung, schlank und blass; sie neigen zu kalten Händen und Füßen. Auch Schwangere, untrainierte und sehr gut trainierte Menschen neigen zur Hypotonie.
2. Symptomatische Hypotonie
Bei Herzinsuffizienz kann der schwache Herzmuskel keinen normal hohen RR mehr aufbauen. Auch bei schwerem Salz- und Wasserverlust, d. h. bei Austrocknung, kann der Blutdruck absinken.
Symptome: Die veranlagungsbedingte Hypotonie ist harmlos; sie macht meistens keine Beschwerden. Manche Patientinnen neigen vor allem im Stehen zum Blutdruckabfall mit **Kollaps** bzw. **Synkope**. Bei symptomatischer Hypotonie kann die Leistungsfähigkeit eingeschränkt sein und eine Kollapsneigung bestehen.
Diagnostik: Mehrfache Blutdruckmessung, ggf. 24-h-RR. Die gestörte Blutdruckregulation kann durch mehrfache Messung des Blutdrucks im Liegen (3 min), im Stehen (7 min) und wieder im Liegen (3 min) beurteilt werden. Dieser Kreislauftest nennt sich **Schellong-Test**.
Therapie/Prävention: ausreichend Schlaf, gesunde Ernährung mit ausreichend Flüssigkeit und reichlich Salz; kein plötzliches Aufstehen nach längerem Liegen
Besonderheit: Die anlagebedingte Hypotonie ist harmlos, aber unangenehm. Sie schützt die Arterien vor frühem Verschleiß. Schlaganfall, Demenz und Herzinfarkt treffen Menschen mit Hypotonie seltener.

8.3 Vagovasale Synkope (vagovasaler Kollaps)

Definition/Ursachen: Ohnmacht; plötzliches Zusammensinken mit Bewusstseinsverlust **(Synkope)** oder mit erhaltenem Bewusstsein **(Kollaps)**. Auslöser sind: langes Stehen, Wärme, Schreck, Schmerz, ungewohnter Anblick oder Geruch, psychischer Stress. Auch Infektionskrankheiten, Flüssigkeitsmangel und Müdigkeit können einen Kollaps bzw. eine Synkope auslösen. Alkohol wirkt doppelt kollapsfördernd, da er die Blutgefäße erweitert und zu Flüssigkeitsmangel führt.

Pathogenese: Die Venen der unteren Körperhälfte weiten sich und nehmen so viel Blut auf, dass dieses der oberen Körperhälfte fehlt. Der Blutdruck sinkt und reicht für die Versorgung des Gehirns nicht mehr aus. Durch den Sauerstoffmangel kann das Gehirn den aufrechten Stand bzw. Gang und evtl. auch das Bewusstsein nicht aufrechterhalten.

Symptome: Der Volksmund sagt: „Es vergeht einem Hören und Sehen." Schwarzwerden vor den Augen, Ohrgeräusche, Schwindelgefühl und Tonusverlust, d. h. Zusammensinken mit Bewusstseinstrübung oder Bewusstseinsverlust, kennzeichnen Kollaps bzw. Synkope. Vor dem Kollaps ist die Patientin auffallend blass, weil das Blut aus dem Kopfbereich nach kaudal absinkt. Manchmal kommt es durch den Blutmangel im Gehirn auch z. B. zu Zuckungen der Arme. Sobald die Patientin liegt, fließt wieder so viel Blut zum Gehirn, dass das Bewusstsein wiederkehrt.

Therapie: Die auffallend blasse Patientin hält man und legt sie vorsichtig auf den Boden, damit sie nicht stürzt. Sobald die Patientin liegt, lagert man ihre Beine hoch in die sog. **Schocklagerung**. Dies verstärkt den Blutfluss in Richtung Gehirn und hilft der Patientin, Bewusstsein sowie Steh- bzw. Gehfähigkeit rasch wiederzuerlangen. Sie sollte sich zunächst setzen, dann erst langsam und vorsichtig aufstehen.

Hypotonie → LF 5, S. 261

Prävention: Lebensführung wie bei Hypotonie. Neigt man zum Kollaps und muss länger stehen, stellt man die Beine über Kreuz und spannt die Gesäßmuskulatur wiederholt stark an. Dies erhöht den Blutdruck um ca. 15 mmHg und verhindert das Versacken des Blutes in die Beine. Das Ineinanderverschränken und Auseinanderziehen der Finger unterstützt die Muskelarbeit der Beine.

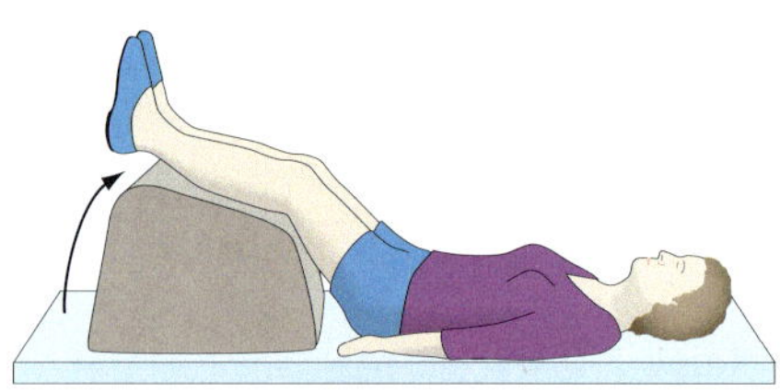

Abb. 1 Erste Hilfe beim Kollaps: Schocklagerung mit Hochlagern der Beine

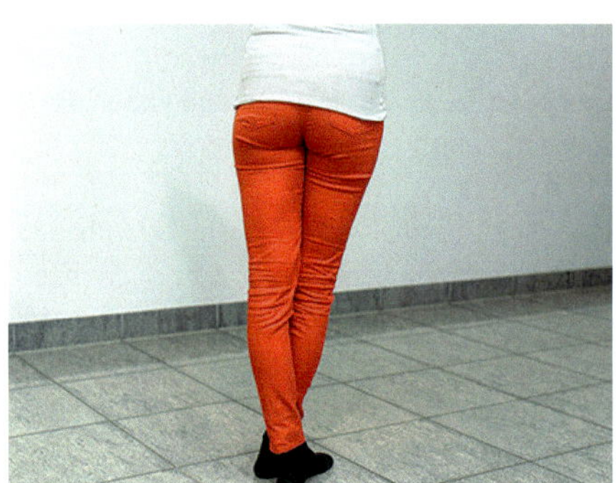

Abb. 2 Anspannen der Bein- und Gesäßmuskeln erhöht den RR

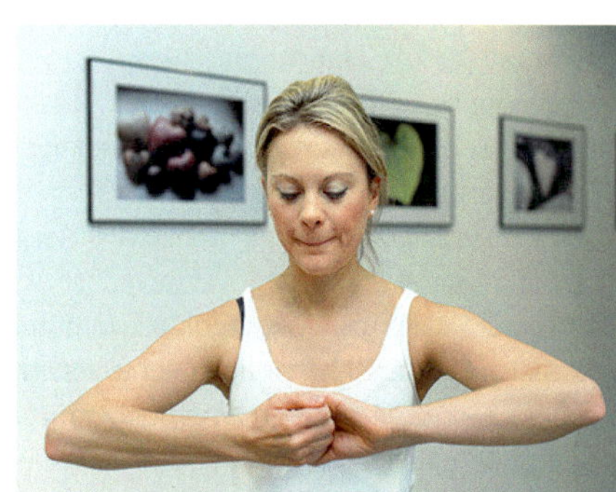

Abb. 3 Das Auseinanderziehen der Arme mit verschränkten Fingern wirkt ebenso.

8.4 Arteriosklerose

Video
→ S. 209, PagePlayer

Definition: degenerative Arterienerkrankung, die zur Verhärtung der Arterienwände und zur Einengung des **Lumens** (des Innenraums) der Schlagadern führt

Ursachen: Arterielle Hypertonie, **Hyperlipidämie** (erhöhte Blutfettwerte), Diabetes mellitus, Nikotin, Stress, Alter und erbliche Veranlagung sind die wichtigsten Risikofaktoren. Alkoholkonsum erhöht das Risiko über die Steigerung des Blutdrucks und der Triglyzeride (Blutfette). Alle Risikofaktoren verstärken einander. In manchen Ländern sind Risikogene so häufig, dass arteriosklerotische Krankheiten vermehrt auftreten (z. B. Polen, Türkei, Ungarn).

Pathogenese: Am Endothel, der Gefäßinnenschicht, lagern sich Fette ab. Dies aktiviert Leukozyten. Diese Entzündungszellen, v. a. Makrophagen, versuchen, die Ablagerungen zu phagozytieren und so zu entfernen. Nach der Phagozytose bleiben sie jedoch in der Ablagerung liegen und machen den pathologischen Belag, die **Plaque**, immer dicker. An den toten Fresszellen bleibt noch mehr Fett haften, das neue Makrophagen anlockt usw. Andere Zellen versuchen, die „Haufen" aus Fett und Makrophagen mit Bindegewebsfasern zu glätten. Das Gefäßlumen wird dadurch noch enger. An rauen Plaques lagern sich Thrombozyten an und können einen akuten Gefäßverschluss bewirken. Plaques können spröde werden und aufbrechen. Auch können sich Plaquestücke lösen und Gefäße verstopfen.

Stadien der Arteriosklerose

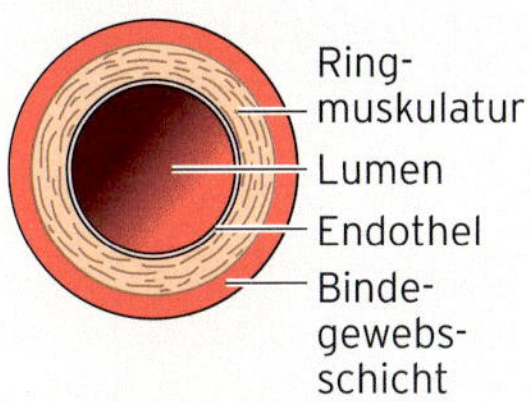

1. Normale Arterie

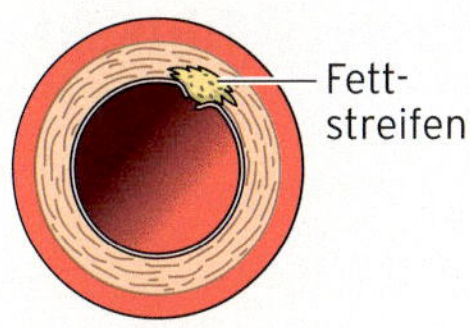

2. Erste Fettplaques bilden sich

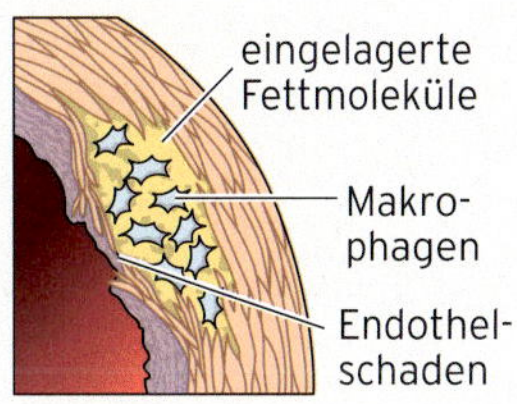

3. Makrophagen und Bindegewebe bildende Zellen machen die Plaque immer dicker

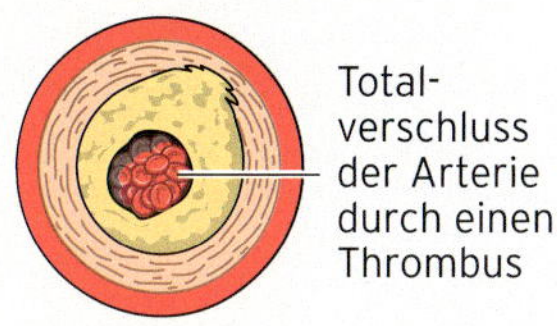

4. Aufgebrochene Plaques und angelagerte Thrombozyten verschließen das Gefäß

Symptome/Komplikationen: Frühe Arteriosklerosestadien sind symptomfrei. Später kommt es zu spürbaren Einschränkungen durch die mangelnde Durchblutung der Gewebe:

- Die Minderdurchblutung des Herzmuskels bei der **koronaren Herzkrankheit (KHK)** kann Brustschmerzen erzeugen, aber auch zum **Herzinfarkt** führen.
- Bei der **peripheren arteriellen Verschlusskrankheit (pAVK)** werden die Beine zu wenig durchblutet. Dies kann zu Kältegefühl, Wundheilungsstörungen, Schmerzen und/oder zur Gangrän führen.
- Blutmangel im Gehirn bewirkt akute und chronische Hirnleistungsstörungen. Gefäßverschlüsse und Blutungen führen zum **zerebralen Insult (Schlaganfall)**.
- In der Aorta kann sich ein **Aneurysma** (eine Gefäßaussackung) bilden. Kommt es zur **Aneurysmaruptur**, d. h. reißt bzw. platzt die erweiterte Schlagader, führt dies zum raschen inneren Verbluten.
- Auch Nierenschwäche, Impotenz, Wundheilungsstörungen, Sehverlust, Demenz usw. können Folgen einer arteriosklerosebedingten Minderdurchblutung sein.

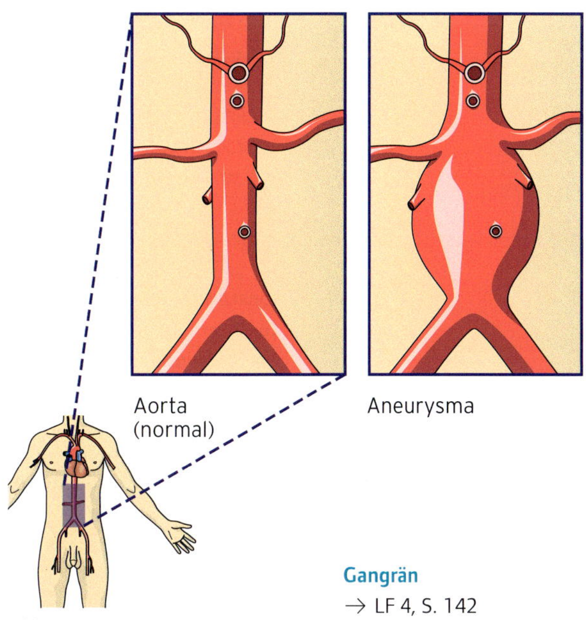

Abb. 1 Aneurysma der Bauchaorta

Gangrän
→ LF 4, S. 142

Diagnostik: Bestimmung der Risikofaktoren, ohne die keine Arteriosklerose entsteht. Die betroffenen Gefäße bzw. die Durchblutung können dargestellt werden: Bei der **Doppler-Sonografie** werden Blutfluss und Plaquedicke gemessen. Bei der **Angiografie** werden Arterien mit Kontrastmittel gefüllt und geröntgt oder mit Kernspintechnik dargestellt (MR-Angiografie).

Therapie: Bei symptomatischer Arteriosklerose können Medikamente Komplikationen, d. h. Gefäßverschlüssen, vorbeugen. ASS als Thrombozytenaggregationshemmer „glättet" Blutplättchen, damit diese sich nicht an Plaques anlagern. Lipidsenker wirken weiterer Plaquebildung entgegen und beugen Einrissen und dem Zerfall dicker Plaques vor. Die medikamentöse Therapie und die Besserung des Lebensstils sind die wichtigsten Maßnahmen. Mit Kathetertechnik und chirurgischen Verfahren können verengte bzw. verschlossene Arterien erweitert, wieder eröffnet oder überbrückt werden.

Thrombozytenaggregationshemmer
→ LF 4, S. 190
Lipidsenker
→ LF 4, S. 189
→ LF 9, S. 453

Prävention: Nikotinverzicht. Bei Diabetes mellitus Blutzuckerwerte optimieren. Erhöhte Fettwerte durch Ernährung und ggf. Lipidsenker normalisieren. Übergewicht und arterielle Hypertonie konsequent behandeln. Richtig ernähren: Obst und Gemüse enthalten Schutzstoffe, die Ablagerungen und Entzündungen in Arterien entgegenwirken. Täglich bewegen: Sport bessert die Arterienfunktion und wirkt Ablagerungen, Diabetes und Hyperlipidämie entgegen. Stress so gut wie möglich vermeiden. Bei der Stressbewältigung helfen Ausdauersport und Entspannungsverfahren. Für Männer ab 65 Jahren bietet die GKV eine einmalige Ultraschalluntersuchung der Bauchaorta zur Früherkennung des Bauchaortenaneurysmas an.

8.5 Periphere arterielle Verschlusskrankheit (pAVK)

Definition: Minderdurchblutung der Beinarterien durch Arteriosklerose; im Volksmund „Raucherbein"

Symptome/Komplikationen: Das typische Symptom verengter Becken- und Beinarterien sind **Schmerzen beim Gehen**. Mit der Zeit wird die schmerzfreie Gehstrecke immer kürzer. Betroffene müssen oft stehen bleiben, damit die Schmerzen durch den Sauerstoffmangel der Muskulatur nachlassen. Das Gangbild wirkt, als wollte die Patientin in jedem Schaufenster etwas anschauen. Man nennt die pAVK daher auch **Schaufensterkrankheit (Claudicatio intermittens)**. Akute und chronische Gefäßverschlüsse können zum Absterben von Gliedmaßen **(Gangrän)** führen und so zur **Amputation** zwingen.

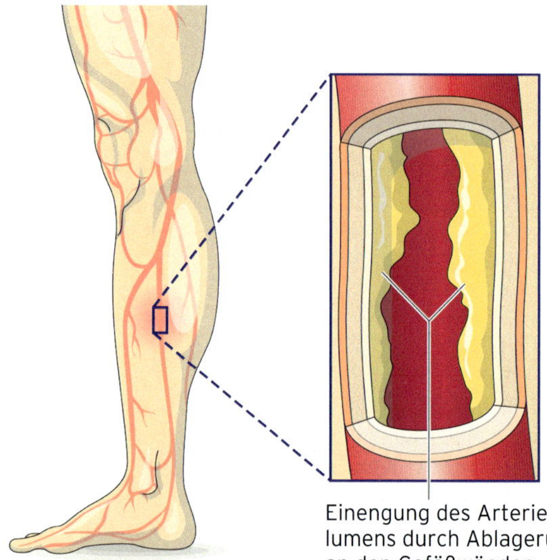

Abb. 1 Periphere arterielle Verschlusskrankheit

Diagnostik: Risikofaktoren, klinische Untersuchung (Pulsstatus), Doppler-Untersuchung, Angiografie

Therapie/Prävention: Senkung der Risikofaktoren, v. a. Nikotinverzicht. Durch regelmäßige Bewegung bilden sich neue, kleine Blutgefäße, die verschlossene Arterien umgehen und Symptome bessern können. In fortgeschrittenen Stadien können Eingriffe innerhalb der Gefäße, z. B. Aufdehnungen, Stents und chirurgisch eingesetzte Gefäßprothesen, verengte Arterien zumindest zeitweise offenhalten, überbrücken bzw. ersetzen.

8.6 Zerebrale Durchblutungsstörungen und Schlaganfall

Definition: Zerebrale (das Gehirn betreffende) Durchblutungsstörungen durch Arteriosklerose der Hirngefäße führen zu akuten und chronischen Hirnfunktionsstörungen. Ein **Schlaganfall (Hirninsult, zerebraler Insult,** veraltet: **Apoplex)** ist ein plötzlich auftretender Ausfall von Hirnfunktionen durch fehlende Durchblutung eines Gehirnteils.

Ursachen/Pathogenese: Die Risikofaktoren entsprechen denen der Arteriosklerose: arterielle Hypertonie, Hyperlipidämie usw.; sie führen zur Arteriosklerose der Hirngefäße, der **Zerebralsklerose**. Liegt diese vor, kann ein akuter Gefäßverschluss oder eine Hirnblutung einen Schlaganfall auslösen. Etwa 70 % der Schlaganfälle entstehen durch Gefäßverschlüsse, 30 % durch Hirnblutungen. In beiden Fällen wird ein mehr oder weniger großer Gehirnteil nicht mehr durchblutet und zeigt Funktionsstörungen oder einen Funktionsverlust. Ein Teil der Gefäßverschlüsse entsteht durch **Embolien** bei Vorhofflimmern. Ein Thrombus oder ein Plaquestück, das mit dem Blutstrom in eine Arterie eingeschwemmt wird und diese verschließt, heißt **Embolus**. Der Verschluss durch den Embolus heißt Embolie. Gelangt ein Embolus in eine Hirnarterie, bewirkt diese Hirnembolie einen Schlaganfall.

Arteriosklerose → LF 5, S. 263

Vorhofflimmern → LF 5, S. 270

Symptome/Komplikationen: Die Zerebralsklerose erzeugt vielfältige akute und chronische Symptome, von nachlassenden Sinnesleistungen über Schwindelgefühl bis zum Schlaganfall. Auch die **Demenz**, der Verlust geistiger Fähigkeiten und der Persönlichkeit, ist oft durch Zerebralsklerose (mit)bedingt.

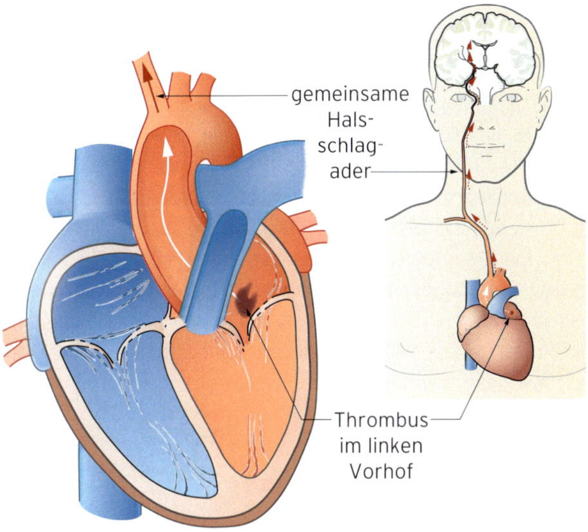

Abb. 1 Ein Thrombus aus dem linken Vorhof führt zum embolischen Hirninsult. Dies ist einen typische Folge des Vorhofflimmerns.

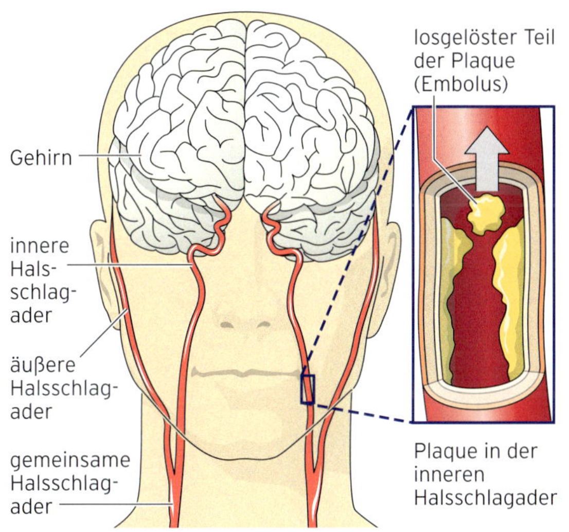

Abb. 2 Arteriosklerose in der Halsschlagader: Aus den Plaques können sich Teile lösen, die mit dem Blutstrom mitgeschwemmt werden und eine Hirnarterie verschließen (Hirnembolie/Hirninfarkt).

Der Schlaganfall erzeugt **bleibende Schäden**. Dies sind v. a. Sprechstörungen, Schluckstörungen und/oder Lähmungen. Lähmungen treten meistens als Halbseitenlähmungen **(Hemiparese)** auf. Es kann nur eine Hand, ein Arm oder eine Gesichtshälfte betroffen sein, aber auch eine gesamte Körperhälfte. Beim Schlaganfall stirbt ein Teil des Hirngewebes ab. Die Leistungen des betroffenen Gehirnteils fehlen dann für immer. Schlaganfälle können kaum merkliche, kleine Veränderungen bewirken, aber auch eine ganze Hirnhälfte betreffen und dann durch Funktionsausfall und Schwellung des betroffenen Gehirnteils zum **Tod** führen. Der Schlaganfall bewirkt durch die Hirnschädigung und die Behinderung oft Depressionen mit Antriebsmangel und Traurigkeit.

Verengungen der hirnversorgenden Arterien können kurz dauernde, **voll rückbildungsfähige Hirnfunktionsstörungen** erzeugen. Dies ist z. B. die **TIA** (sprich: „Tia"; **t**ransitorische **i**schämische **A**ttacke). Die Symptome der TIA bilden sich innerhalb eines Tages zurück. Da jedoch Gewebeschäden im Gehirn bleiben können, spricht man auch bei vorübergehenden Symptomen vom Hirninsult.

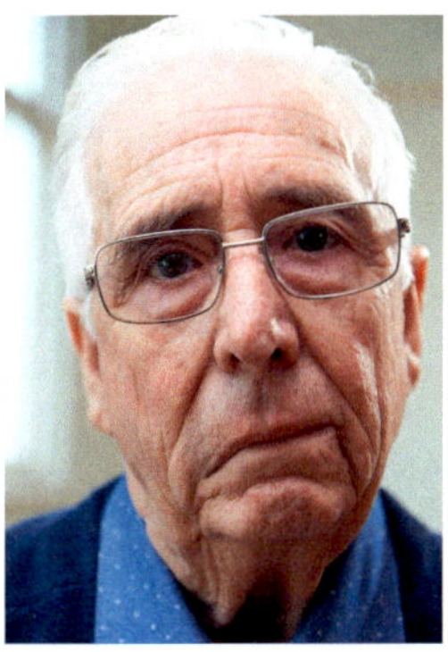

Abb. 3 Halbseitige Gesichtslähmung

Diagnostik: Risikofaktoren ermitteln, Doppler-Untersuchung der Halsgefäße, ggf. Angiografie/MR-Angiografie; der akute Schlaganfall wird klinisch sowie durch CT bzw. MRT des Gehirns diagnostiziert.

Therapie/Prävention: Beim zerebralen Insult Akuttherapie in der Klinik, dann Anschlussheilbehandlung (AHB), d. h. **Rehabilitation**; ggf. langfristig Sprachtherapie (Logopädie), Ergotherapie (Üben alltagsrelevanter Tätigkeiten) und Physiotherapie sowie Hilfsmittel (Gehstock, Rollator, Rollstuhl). Nach einem Schlaganfall werden Thrombozytenaggregationshemmer als Rezidivprophylaxe gegeben, bei Vorhofflimmern stattdessen Phenprocoumon oder NOAK. Bei hochgradiger Halsgefäß-Verengung erfolgt ggf. ein gefäßchirurgischer Eingriff zur Plaqueentfernung. Die konsequente Antikoagulation bei Vorhofflimmern hat das Ziel, dass keine Thromben aus dem Herzen ins Gehirn eingeschwemmt werden und dort wiederholt Gefäßverschlüsse, d. h. Schlaganfälle, erzeugen. Zur Vermeidung und zur Rezidivprophylaxe von Hirninsulten hilft die Senkung der Arterioskleroserisikofaktoren, v. a. die konsequente Behandlung der Hypertonie.

Vorhofflimmern
→ LF 5, S. 270

MERKE **Jeder Schlaganfall ist ein Notfall** und Anlass, die Notärztin zu rufen. Die zeitnahe Therapie des Schlaganfalls, z. B. durch Entfernung eines Embolus aus einer hirnversorgenden Arterie, kann Hirnschäden begrenzen. **Time is Brain:** Schnelles Handeln rettet Gehirnzellen.

8.7 Koronare Herzkrankheit (KHK)

Definition: Mangeldurchblutung des Myokards durch Koronarsklerose (Arteriosklerose der Herzkranzgefäße). KHK ist die häufigste Herzkrankheit.

Ursachen/Pathogenese: Durch die Risikofaktoren der Arteriosklerose kommt es zu **Stenosen** (Verengungen) **der Koronararterien**. Die verengten Gefäße versorgen das Myokard nicht mehr ausreichend mit Sauerstoff.

Symptome/Komplikationen: Durch den Sauerstoffmangel des Myokards entsteht **Angina pectoris**. Dies ist ein Gefühl quälender Brustenge mit ziehenden Schmerzen, die ausstrahlen können (→ Abb. 2). Angina pectoris geht oft mit Dyspnoe (Luftnot) einher. Zunächst tritt sie nur bei Kälte oder Anstrengung auf (**Kälte-** bzw. **Belastungsangina**), später auch in Ruhe **(Ruheangina)**. Etwa 30 % der KHK-Betroffenen erleiden jedoch als erstes „Symptom“ einen plötzlichen Koronararterienverschluss, den **Herzinfarkt**. Der unterversorgte Herzmuskel kann auch eine akute oder chronische **Herzinsuffizienz** (Herzschwäche) entwickeln.

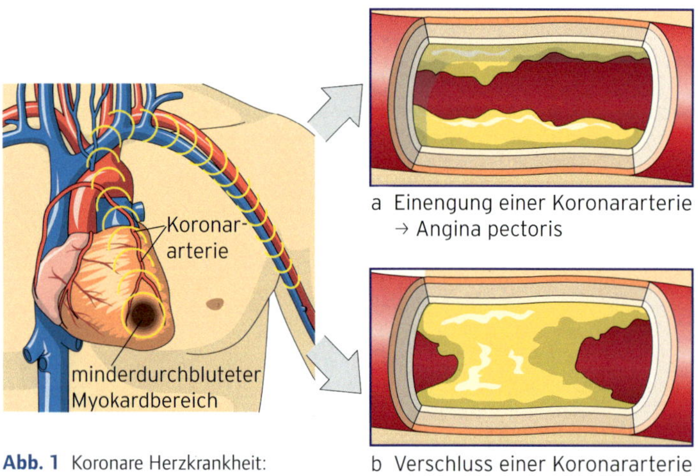

Abb. 1 Koronare Herzkrankheit: Angina pectoris und Herzinfarkt

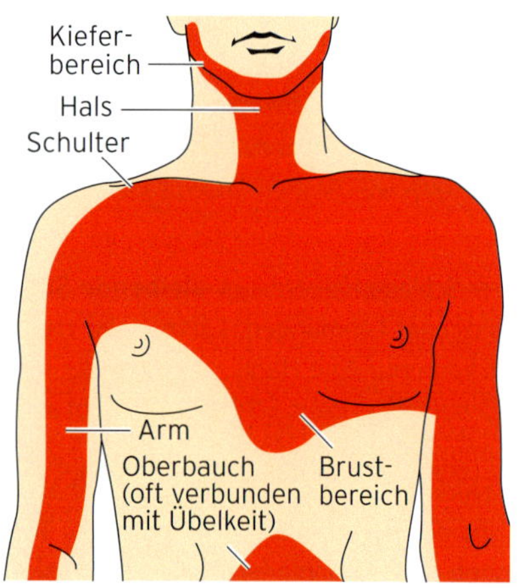

Abb. 2 Schmerzzonen bei Angina pectoris und Herzinfarkt

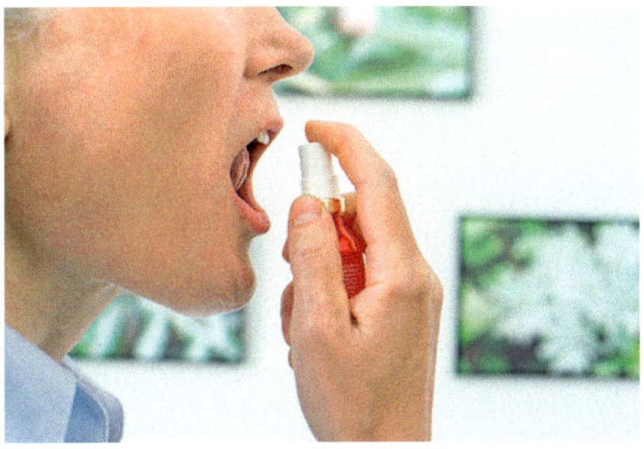

Abb. 1 Sublinguale Applikation von Nitro-Spray

Diagnostik: Anamnese, Ergometrie, Koronarangiografie und Myokardszintigrafie sind die wichtigsten Diagnostikverfahren bei KHK.

Therapie: Zur symptomatischen Therapie der KHK dienen Medikamente, die kurzfristig die Koronardurchblutung verbessern, z. B. Nitroglycerin-Spray. Das sog. Nitro-Spray, z. B. Nitrolingual akut® Spray, wird sublingual angewendet. Nach 1 bis 2 Sprühstößen lässt die Angina pectoris in der Regel nach. Typische Nebenwirkungen sind Kopfschmerzen, da sich durch das Nitroglycerin nicht nur Koronararterien, sondern auch Arterien im Kopf erweitern. Der Blutdruck sinkt und es kann zu Kollaps bzw. Synkope kommen. Deshalb darf das Medikament nicht bei niedrigem Blutdruck angewandt werden. Hilft das Spray bei Angina pectoris nicht, kann ein Herzinfarkt vorliegen.

Brustschmerz heißt nicht Herzschmerz ... Jeder Mensch spürt ab und zu stechende Thoraxschmerzen, die sich beim Atmen und bei Bewegung verändern. Sie entstehen meist durch verspannte Rückenmuskulatur, die durch sie verlaufende Nerven reizt. Auch z. B. Bandscheibenvorfälle, Entzündungen von Magen und Speiseröhre sowie Frakturen können Thoraxschmerzen verursachen. Manche Praxen und Kliniken sind Brustschmerzzentren (Chest Pain Units); sie sind auf die rasche Ursachenklärung und Therapie thorakaler Schmerzen spezialisiert.

Wird eine KHK diagnostiziert, bevor es zu einem Infarkt kommt, kann bei der Koronarangiografie eine **perkutane Koronarintervention (PCI)** durchgeführt werden. Dieses Verfahren zum Öffnen und Offenhalten des Arterienlumens kann helfen, die Koronardurchblutung zu bessern und die Symptome zu mildern. Falls nötig, werden ein oder mehrere **Stents** (Gefäßstützen) eingesetzt. Dies lindert wirksam akute und chronische Symptome. Nach Stenteinlagen werden einige Monate lang zwei Thrombozytenaggregationshemmer gegeben (z. B. ASS und Clopidogrel), damit der Stent – als Fremdkörper im Blutgefäß – keine Thrombusbildung auslöst. Ein Thrombus im Stent würde diesen akut verschließen. Ausgeprägte Stenosen können herzchirurgisch versorgt werden, indem durch einen **Venen-Bypass** das verengte Koronargefäß umgangen wird. Dabei wird ein körpereigenes Beinvenen- oder Arterienstück in den Koronarkreislauf eingesetzt. Eine Bypass-Operation ist ein großer chirurgischer Eingriff mit entsprechenden Risiken. Im Anschluss an die Operation ist ein mehrwöchiger Klinik- und Rehabilitations-Aufenthalt notwendig.

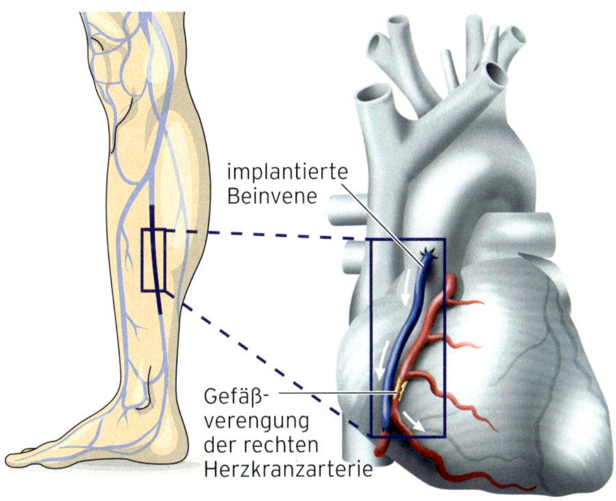

Abb. 2 Prinzip der Bypass-Operation

8.8 Herzinfarkt (Myokardinfarkt)

Definition: Der **Herzinfarkt (Myokardinfarkt)** ist die Nekrose (das Absterben) eines Teils des Herzmuskels durch akuten Verschluss der zuführenden Koronararterie. Das **akute Koronarsyndrom (ACS)** ist der drohende oder tatsächliche Verschluss einer Koronararterie.

Ursachen/Pathogenese: Bei Koronarsklerose kann es durch körperliche oder seelische Belastung, aber auch ohne erkennbaren Auslöser zum Verschluss einer Koronararterie kommen (→ Abb. 1, S. 266). Dieser Verschluss kommt durch Aufbrechen einer Plaque und/oder durch Thrombozytenanlagerung zustande. Der **ischämische** (nicht mehr durchblutete) Myokardbezirk stirbt unbehandelt ab, d. h. er wird **nekrotisch**. Damit liegt ein Herzinfarkt vor. Ein Koronargefäß kann sich plötzlich, aber auch allmählich über Stunden verschließen. Der ischämische Myokardbezirk stirbt dann evtl. nicht sofort ab.

MERKE Alle Zustände, in denen bei KHK ein akuter Gefäßverschluss droht oder schon besteht, einschließlich des Herzinfarktes, bezeichnet man als **akutes Koronarsyndrom**. Dies ist stets ein Notfall, da Lebensgefahr besteht.

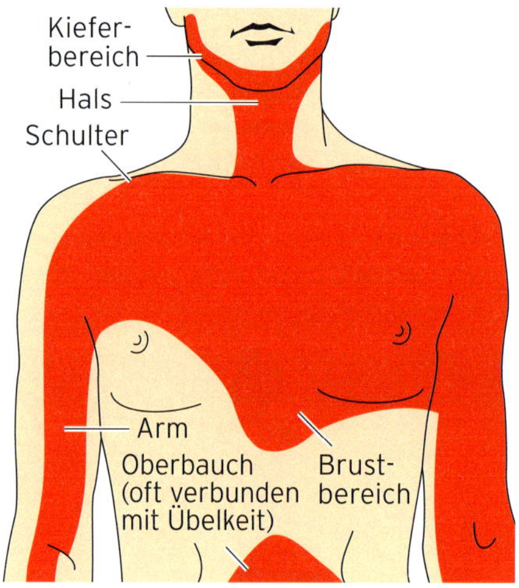

Abb. 1 Schmerzausstrahlung bei Angina pectoris, Koronarsyndrom und Herzinfarkt

Symptome: Typisch für das Koronarsyndrom bzw. den Herzinfarkt ist **Angina pectoris**, ein plötzlich auftretendes, sehr schmerzhaftes Druck- und Engegefühl in der Brust, das z. B. in den Arm ausstrahlt (→ Abb. 1) und mit Luftnot und Todesangst einhergeht. 15 % der Infarkte verlaufen jedoch symptomlos, d. h. „stumm". Dies kommt v. a. bei Diabetikern vor, deren Nerven durch die Zuckerkrankheit geschädigt sind. Auch Oberbauchschmerzen mit Übelkeit können Symptome eines Herzinfarktes sein. Vor allem bei Frauen verursacht der Infarkt oft untypische Beschwerden. Auch generell im Alter über 75 Jahren und bei Diabetes mellitus können untypische Beschwerden auf einen Herzinfarkt hinweisen, z B. Unwohlsein/Übelkeit, Rückenschmerzen und Luftnot. Eine Demenz kann dazu führen, dass die Beschwerden nicht richtig geäußert werden.

Kammerflimmern → LF 5, S. 254

Reanimationsmaßnahmen → LF 5, S. 283

Komplikationen: Die Ischämie verändert die elektrischen Eigenschaften des Myokards. Dies begünstigt Herzrhythmusstörungen bis hin zum unbehandelt tödlichen **Kammerflimmern**. Man spricht vom **Rhythmustod** oder **plötzlichen Herztod**. Die Patientin kann durch Reanimationsmaßnahmen ggf. gerettet werden, wenn diese innerhalb weniger Minuten stattfinden. Da nicht überall so schnell notärztliche Hilfe verfügbar ist, hängt die Überlebenswahrscheinlichkeit u. a. von der Situation, in der der Infarkt passiert, ab. Die infarktbedingte Myokardschädigung kann akut oder auf Dauer zur Herzinsuffizienz (Herzschwäche) führen. Das nekrotische Myokard wird durch funktionsloses Narbengewebe ersetzt.

Hinweis: „Herzattacke" ist ein amerikanischer Begriff, mit dem alle Varianten des akuten Koronarsyndroms von Angina pectoris bis zum Herzinfarkt bezeichnet werden. Der Begriff ist ungenau und sollte im Deutschen nicht verwendet werden.

Diagnostik: Klinische Symptome, EKG, **Troponin-Test** (→ Abb. 1); der Troponin-Test ist ein Blut(schnell)test, der die Myokardschädigung, d. h. das Absterben von Herzmuskelzellen, im Blut nachweist. Die Echokardiografie kann u. a. Wandbewegungsstörungen beim Koronarsyndrom bzw. Infarkt nachweisen. Die Koronarangiografie kann zur Diagnostik und zur Therapie durch PCI dienen. Tritt im EKG eine ST-Strecken-Hebung auf, spricht man vom **STEMI** (sprich: „Stemi"; **ST-Hebungs-Infarkt**). Der STEMI schädigt die Herzwand in ihrer ganzen Dicke. Bleibt die ST-Strecken-Hebung aus (**NSTEMI**, sprich: „N-Stemi", **Nicht-ST-Hebungs-Infarkt**), ist im betroffenen Myokardteil nicht die gesamte Herzwand geschädigt.

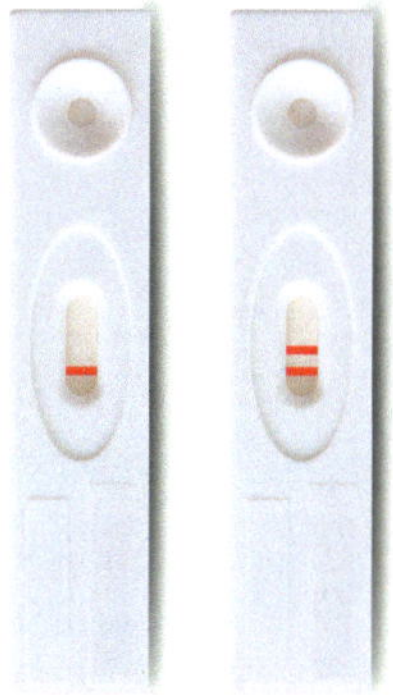

Abb. 1 Troponin-Test: negativ (ein Streifen), positiv (zwei Streifen)

ST-Strecken-Hebung
→ LF 5, S. 254

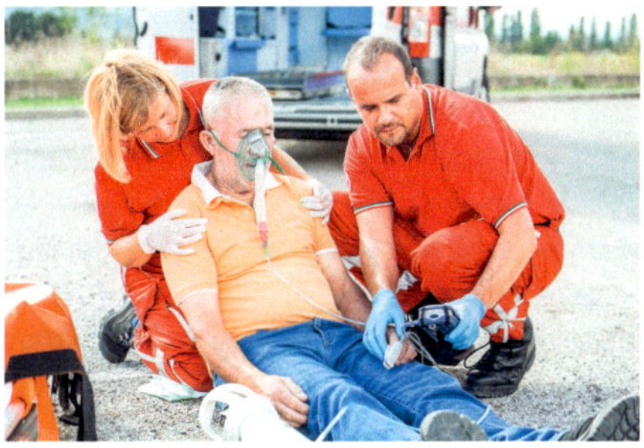

Abb. 2 Jeder Herzinfarkt ist ein Notfall.

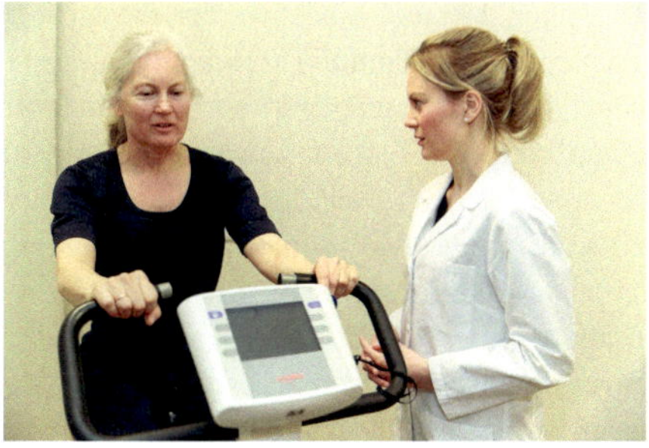

Abb. 3 Rehabilitation

Therapie: Beim akuten Koronarsyndrom werden ein Thrombozytenaggregationshemmer, z. B. ASS oral oder i.v., das gerinnungshemmende Heparin und ggf. weitere Medikamente gegeben. Kann rechtzeitig eine PCI durchgeführt werden, die das verschlossene Gefäß wiedereröffnet, kann der Herzmuskel vor der Nekrose bewahrt werden. Die Patientin wird einige Tage auf der Intensivstation am EKG-Monitor überwacht, da bei akuter Herzmuskelschädigung gefährliche Rhythmusstörungen (ohne sofortige Reanimation) zum Tode führen können. Nach der Akutbehandlung in der Klinik wird eine Anschlussheilbehandlung zur Rehabilitation durchgeführt. Dabei erlernt die Patientin eine gesunde Lebensweise mit regelmäßiger Bewegung, die ihrer Leistungsfähigkeit entspricht. Dies verbessert die Regeneration des geschädigten Herzmuskels. Nach einem Herzinfarkt nimmt die Patientin dauerhaft Thrombozytenaggregationshemmer (z. B. ASS) zur Rezidivprophylaxe ein. Auch Betablocker, Lipidsenker und die herzstärkenden ACE-Hemmer sind in der Regel indiziert.
Prävention: s. Arteriosklerose → S. 263.

8.9 Herzrhythmusstörungen

Herzrhythmusstörungen sind Unregelmäßigkeiten der Herztätigkeit **(Arrhythmien)** einschließlich der verlangsamten und beschleunigten Herzschlagfolge (**Bradykardie** und **Tachykardie**).

8.9.1 Extrasystolen

Eine **Extrasystole** ist eine **vorzeitig**, d. h. vor der nächsten regulären Kontraktion **auftretende Herzaktion**. Extrasystolen können z. B. in Form von Herzstolpern gespürt werden. Sie stammen aus verschiedenen Teilen des Reizleitungssystems und kommen bei jedem Menschen gelegentlich vor. Extrasystolen sind oft harmlos, können aber auch Ausdruck einer Herzerkrankung sein. Bestimmte Abfolgen bzw. Häufungen von Extrasystolen bergen die Gefahr eines Übergangs in das gefährliche Kammerflimmern. Das EKG bzw. Langzeit-EKG dient der Erkennung von Extrasystolen und anderen Arrhythmien. Ist eine Therapie indiziert, richtet sie sich nach der Diagnose und erfolgt z. B. medikamentös, d. h. mit Antiarrhythmika.

8.9.2 Vorhofflimmern (VHF)

Definition: Beim Vorhofflimmern bewegen sich die Vorhöfe mit einer Frequenz zwischen 350 und 600/min. VHF ist die häufigste chronische Arrhythmie.

Ursachen: Hypertonie, Fettleibigkeit, hohes Alter und andere Herzkrankheiten begünstigen VHF.

Pathophysiologie/Komplikationen: Eine so schnelle Folge von Muskelaktionen kann nicht als Schlagen, sondern nur als Flimmern bezeichnet werden. Da die Vorhofwände nur „zittern", schaffen sie es nicht, die Vorhöfe zu füllen und zu entleeren. Darum bleibt das Blut an bestimmten Stellen des linken Vorhofs unbewegt. Da stehendes Blut gerinnt, bilden sich im linken Vorhof Thromben. Hin und wieder werden diese mit dem Blutstrom fortgeschwemmt und gelangen beim Schlaganfall als **Embolie** in Hirngefäße. Man nennt dies **Thromboembolie**. Jede Embolie bewirkt einen mehr oder weniger schweren **Schlaganfall**.

Schlaganfall
→ LF 5, S. 265

Symptome: VHF ist oft symptomlos. Manche Patientinnen spüren die um ca. 25 % geringere Leistungsfähigkeit, weil die Vorhöfe nicht mehr aktiv die Kammern füllen und das Herz weniger effektiv arbeitet. Auch Angina pectoris und Dyspnoe können auf VHF hinweisen. Oft ist ein Schlaganfall das erste „Symptom". VHF verfünffacht das Schlaganfallrisiko.

Diagnose: Der Puls ist bei VHF arrhythmisch und oft tachykard. Man spricht auch von **absoluter Arrhythmie (Arrhythmia absoluta)**. Im EKG fehlt die P-Welle vor dem QRS-Komplex bzw. es zeigt sich die beschleunigte Vorhoftätigkeit.

Therapie: Versuch der Wiederherstellung des normalen Sinusrhythmus durch Antiarrhythmika und/oder einen dosierten Stromstoß mit einem Defibrillator in Kurznarkose. Oft gelingt dies jedoch nicht oder nur kurzzeitig und das VHF bleibt. Zur **Thromboembolie-Prophylaxe** erhalten die Patientinnen dann orale Antikoagulanzien, d. h. Phenprocoumon (Marcumar®) oder NOAK. Die gerinnungshemmende Therapie kann jedoch zu Blutungen führen und erfordert bei Phenprocoumon regelmäßige INR-Kontrollen. Chronisches VHF ist die häufigste Indikation für orale Antikoagulanzien. ASS schützt nicht vor Thromboembolien durch VHF.

Defibrillator
→ LF 5, S. 270

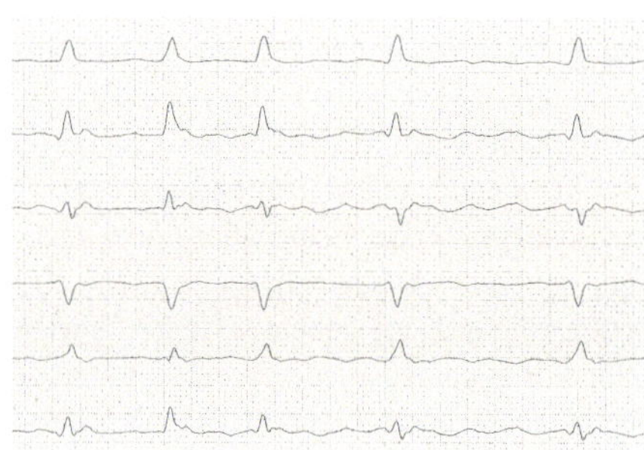

Abb. 1 Vorhofflimmern, Frequenz 118/min

MERKE Phenprocoumon soll den INR-Wert z. B. bei VHF von 1 auf 2–3 anheben. Die Blutgerinnung dauert dann 2- bis 3-mal so lange wie ohne Antikoagulation. Impfstoffe können i.m. oder s.c. injiziert und die Einstichstelle kann etwas länger komprimiert werden. Letzteres gilt auch für Blutentnahmen. Vor geplanten Operationen wird die Einnahme ggf. pausiert. Für Zahnbehandlungen ist dies selten nötig. Jedes Absetzen erhöht die Schlaganfallgefahr. Die Entscheidung treffen die behandelnden Ärztinnen ggf. in Absprache miteinander.

8.10 Herzschrittmacher und implantierbarer Defibrillator (ICD)

Sinusknoten
→ LF 5, S. 239

Der Sinusknoten ist der natürliche Herzschrittmacher. Er gibt durch elektrische Impulse den Rhythmus der Herztätigkeit vor. Fällt der Sinusknoten erkrankungsbedingt aus, schlägt das Herz zu langsam. Bradykarde Herzrhythmusstörungen können zu Schwindel und Schwäche, aber auch zu Bewusstlosigkeit und zum Herztod führen. Ein **künstlicher Herzschrittmacher** kann fehlende Stromimpulse ersetzen. Das batteriebetriebene Gerät wird in einer kleinen Operation kaudal des Schlüsselbeins unter die Haut implantiert. Die Elektroden, die den Strom ans Myokard abgeben, werden z. B. im rechten Vorhof platziert. Der Schrittmacher überwacht ständig die Herzaktion. Fällt ein Sinusknotenimpuls aus oder erfolgt er nicht rechtzeitig, gibt das Gerät einen elektrischen Impuls ab und bewirkt so eine rechtzeitige Herzaktion.

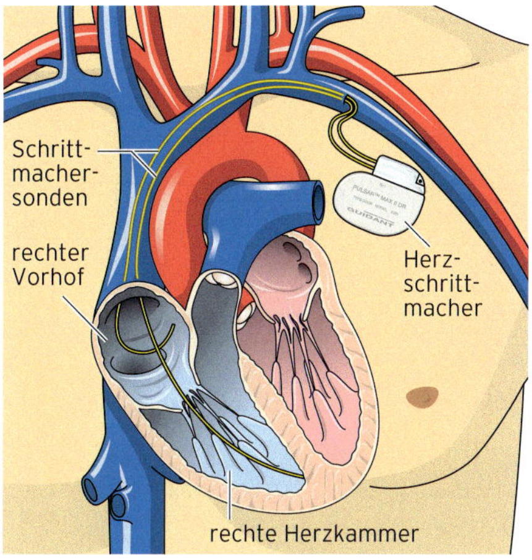

Abb. 1 Implantierter Schrittmacher: Die Sonden werden über die obere Hohlvene in den rechten Vorhof und die rechte Herzkammer eingebracht.

Es gibt viele Schrittmacherarten. Einige können auch bei Herzinsuffizienz die Pumpleistung des schwachen Herzens verbessern.
Andere Geräte ersetzen nicht fehlende Impulse, sondern beenden bestimmte tachykarde Rhythmusstörungen durch starke Stromreize. Der **implantierbare Defibrillator (ICD)** kann so einen Herztod durch Kammerflimmern verhüten. Die elektrische **Defibrillation** (wörtl.: Ent-Flimmerung) kann z. B. bei schwerer Herzinsuffizienz das Leben der Kranken verlängern. Batterien und Funktion von Herzschrittmachern und ICDs werden regelmäßig kontrolliert. Die Patientinnen tragen einen Gerätepass mit sich. Schrittmacher und andere metallhaltige Geräte können bei MRT-Untersuchungen ein Problem darstellen. Das starke Magnetfeld kann die Funktion der Geräte stören. Neuere Spezialmodelle sind teilweise MRT-fähig.

Kammerflimmern
→ LF 5, S. 254

Besonderheit: Schrittmacherträger und ihre Angehörigen machen sich oft Gedanken, ob man mit dem Schrittmacher überhaupt noch sterben kann oder ob das Herz durch das Gerät nie aufhört zu schlagen. Diese Sorge ist unbegründet: Erstens tritt beim Sterben oft Kammerflimmern ein, das nur ein Defibrillator beenden könnte. Zweitens reagiert das Herz eines Sterbenden nicht mehr auf die Stromreize des Geräts. Durch einen ICD kann der Sterbevorgang jedoch stark gestört werden: Bei Kammerflimmern gibt der ICD schmerzhafte Stromstöße ab. Diese werden während des Sterbens zu einem Problem. Patientin, Kardiologin und ggf. weitere Ärztinnen sollten miteinander besprechen, ob der ICD rechtzeitig abgeschaltet werden soll, wenn die Patientin im Sterben liegt, z. B. wegen eines Krebsleidens.

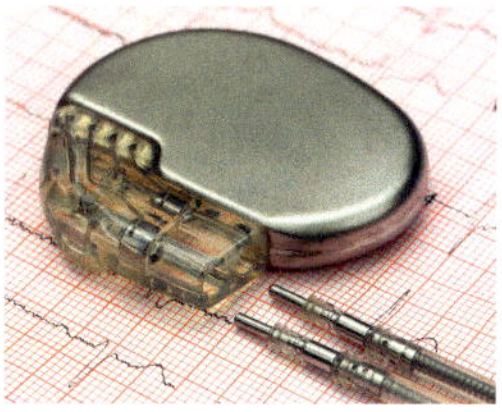

Abb. 2 Herzschrittmacher

8.11 Herzinsuffizienz (Herzschwäche)

Definition: Herzschwäche, bei der der Herzmuskel akut oder chronisch nicht die erforderliche Pumpleistung schafft
Ursachen: KHK und Hypertonie sind die häufigsten Ursachen, da sie das Myokard schwer schädigen. Auch Herzmuskelentzündungen, Herzklappenfehler, Alkoholmissbrauch, Lungenkrankheiten usw. führen zur Herzschwäche.
Pathogenese: Rechtes und linkes Herz kann man sich jeweils als eine Pumpe vorstellen. Ist eine Pumpe schwach, staut sich das Blut vor dieser Pumpe zurück. Aus den prall gefüllten Blutgefäßen tritt Plasma ins Gewebe aus. Dies führt zu Flüssigkeitsansammlungen **(Ödemen)**. Bei **Linksherzinsuffizienz** staut sich Blut in die Lunge zurück. Dies erzeugt Luftnot und im Extremfall ein **Lungenödem**. Lungenkrankheiten belasten das rechte Herz, weil es mehr Kraft erfordert, das Blut durch eine veränderte Lunge zu pumpen. Die durch Lungenleiden entstandene Herzinsuffizienz nennt sich **Cor pulmonale** („Lungenherz"). Bei **Rechtsherzinsuffizienz** staut sich das Blut in den Körpervenen. Es kommt zu **Beinödemen** sowie ggf. **Leber- und Halsvenenstauung**. Sind rechtes und linkes Herz betroffen, besteht eine **Globalinsuffizienz**.

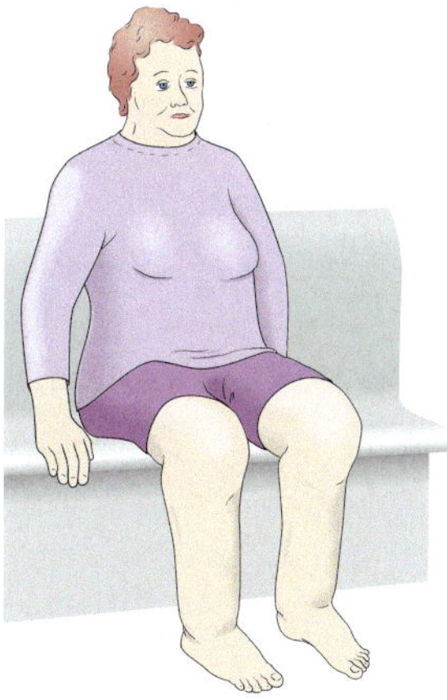

Abb. 3 Patientin mit Beinödemen bei Rechtsherzinsuffizienz

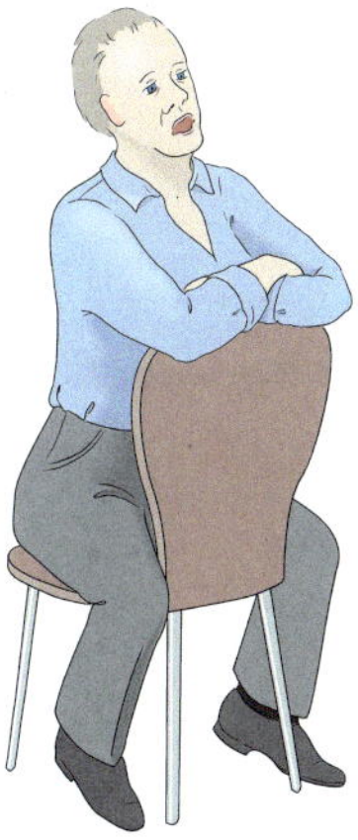

Abb. 4 Luftnot bei Linksherzinsuffizienz

Symptome: Luftnot bei Belastung und nachlassende Leistungsfähigkeit, da das schwache Herz den Körper nicht ausreichend mit Sauerstoff versorgt. Bei Rechtsherzinsuffizienz außerdem Beinödeme, bei Linksherzinsuffizienz Lungenstauung mit Husten, Luftnot und Rasselgeräuschen. Man unterscheidet verschiedene Schweregrade der Herzinsuffizienz, je nachdem, ob die Beschwerden nur bei (starker) Belastung oder bereits in Ruhe auftreten.
Komplikationen: Schwerste Linksherzinsuffizienz führt zum Tod durch Lungenödem. Die Lunge ist mit Wasser angefüllt, sodass keine Sauerstoffaufnahme mehr erfolgt. Auch Rechtsherzinsuffizienz kann zum Tod durch Herzversagen führen.
Diagnostik: Anamnese, klinische Untersuchung mit Auskultation, Echokardiografie, ggf. Röntgenaufnahme des Thorax, Bestimmung des BNP (B-type natriuretic peptide) im Blut. Dieser Stoff wird von überforderten Myokardzellen abgegeben und zeigt eine Herzinsuffizienz an.

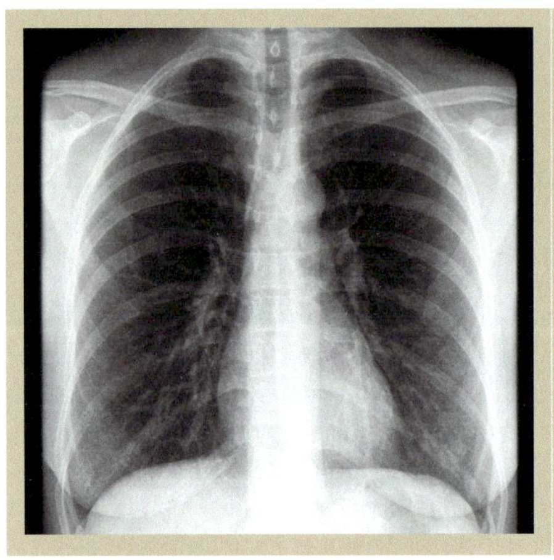

Thorax-Röntgenaufnahme eines Gesunden: Das „schlanke" Herz nimmt ca. ein Drittel der Thoraxbreite ein.

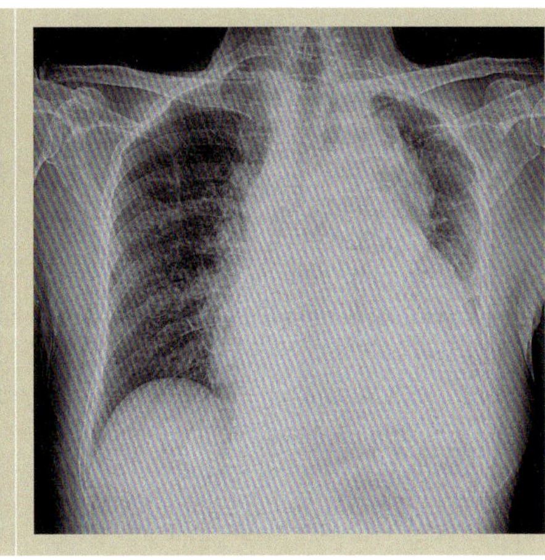

Thorax-Röntgenaufnahme bei schwerer Herzinsuffizienz: Das „ausgeleierte" Herz nimmt fast die ganze Thoraxbreite ein.

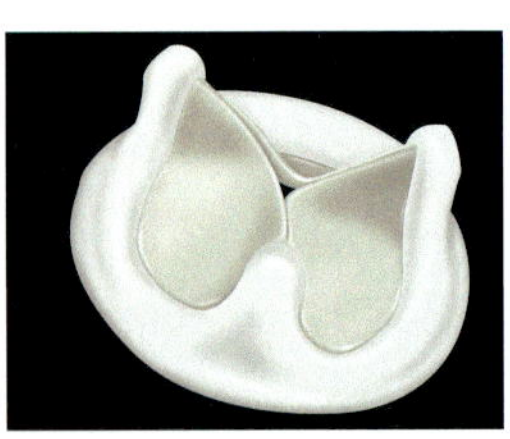

Abb. 1 Herzklappe aus biologischem Material, sog. Bioprothese

Therapie: Wenn möglich, Klärung und Behandlung der Ursache. Zu den Medikamenten, die das Herz unterstützen, gehören ACE-Hemmer bzw. AT_1-Blocker, Diuretika und Betablocker. Das schwache Herz unterstützen auch das Kombinationspräparat Entresto® und bestimmte Diabetesmedikamente wie Dapagliflozin (Forxiga®). Die Kranken sollten nicht mehr als 1,5 Liter am Tag trinken und wenig Salz zu sich nehmen. Regelmäßige, angepasste Bewegung verbessert Befinden und Prognose. Bei schwerster Insuffizienz kommt ggf. eine Herztransplantation infrage.

8.12 Herzklappenerkrankungen

Die Herzklappen werden lebenslang durch den Blutstrom und den Blutdruck beansprucht. Vor allem die Aortenklappe kann sich dadurch degenerativ verändern. Auch Herzklappenentzündungen, z. B. nach Streptokokkeninfektionen, führen zu Schäden. Es kann zur Verengung (Stenose) oder Undichtigkeit **(Insuffizienz)** kommen. Der häufigste erworbene, d. h. nicht angeborene Herzklappenfehler ist die **Aorten(klappen)stenose** (Aortenklappenverengung). Der linke Ventrikel muss mehr Kraft aufbringen, um das Blut durch die immer enger werdende verkalkte und vernarbte Aortenklappe zu pumpen. Die jahrelange Überlastung führt nach und nach zur Linksherzinsuffizienz mit Luftnot und Leistungsschwäche. Die Diagnose erfolgt klinisch (die Auskultation ergibt typische systolische Geräusche), durch Echokardiografie und ggf. Koronarangiografie. Die Therapie erfolgt möglichst durch eine Klappenersatzoperation. Bei sehr alten Patientinnen, die keine Narkose mehr vertragen, werden kranke Klappen ggf. per Katheter ersetzt. Dieser Eingriff nennt sich **TAVI**, d. h. **T**ranskatheter-**A**ortenklappen**i**mplantation (V für engl. **v**alve = Klappe).

Streptokokkeninfektionen → LF 3, S. 66

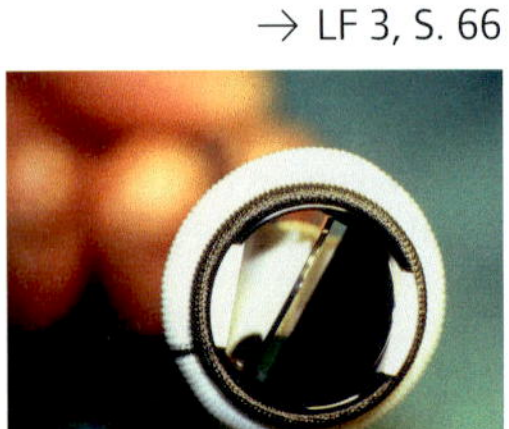

Abb. 2 Künstliche Herzklappe

Kunstklappenträger bekommen eine orale Antikoagulation mit Phenprocoumon, da das Fremdmaterial Thromboembolien fördert. Kunstklappen halten länger als biologische Klappen, die keine Antikoagulation erfordern. Zum Schutz vor **Endokarditis** (Entzündung des Endokards, die zu Herzklappenfehlern führt) erhalten Patientinnen nach Klappenersatz bei Endoskopien (Magen- und Darmspiegelungen) und Zahnbehandlungen vorbeugend Antibiotika. Diese töten Bakterien, die während des Eingriffs in die Blutbahn gelangen, und verhindern, dass sich diese am Endokard festsetzen und die Klappen zerstören

8.13 Varikose (Krampfaderleiden der Beine)

Definition: Erweiterung und Funktionsverlust von Beinvenen

Ursachen/Pathogenese: Veranlagung, stehende Tätigkeit und Schwangerschaft können dazu führen, dass sich Beinvenen so stark erweitern, dass die Venenklappen nicht mehr schließen. Das Blut fließt dann – statt in Richtung Herz – nach kaudal und staut sich in den Unterschenkeln. Blutplasma tritt aus den gestauten Venen aus und erzeugt Ödeme. Bei chronischer Stauung gelangen auch Erythrozyten ins Gewebe. Das enthaltene Eisen führt zu bräunlichen Hautverfärbungen.

Symptome/Komplikationen: Varizen, d. h. erweiterte Venen mit typischer Schlängelung, v. a. an den Unterschenkeln. Im Tagesverlauf zunehmende Ödeme, Spannungsgefühl und ggf. Schmerzen. Später kommt es zu Wundheilungsstörungen bis zum venösen **Ulcus cruris**, dem Unterschenkelgeschwür. Der Volksmund nennt das venöse Ulcus cruris „offenes Bein“.

Diagnostik: Klinische Untersuchung und Doppler-Sonografie.

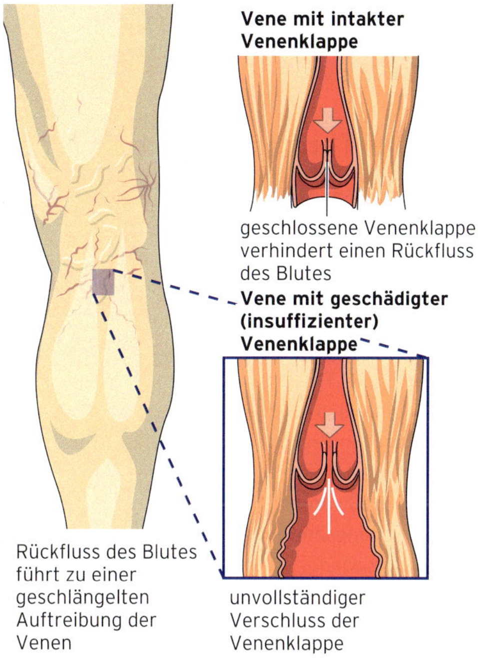

Abb. 1 Insuffizienz der Venenklappen und Ausbildung von Krampfadern (Varizen)

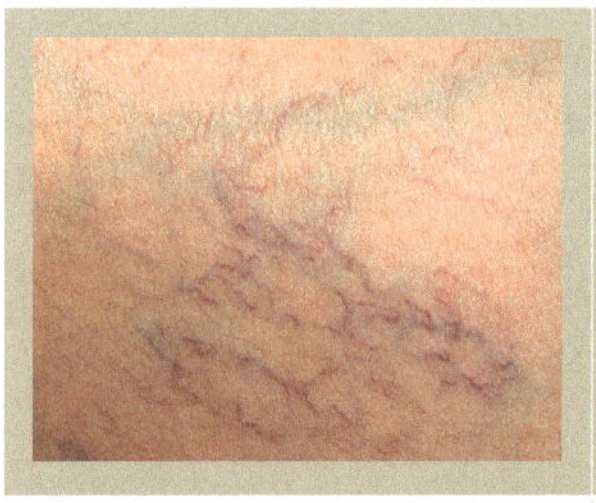

Besenreiser sind eine harmlose Varikose-Form

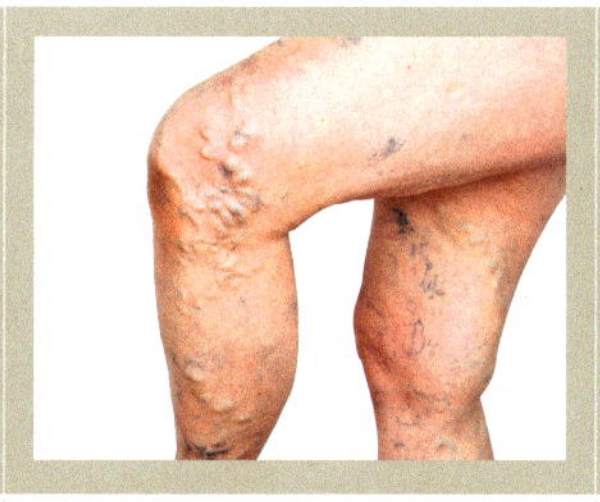

Ausgeprägte Unterschenkel-Varikose

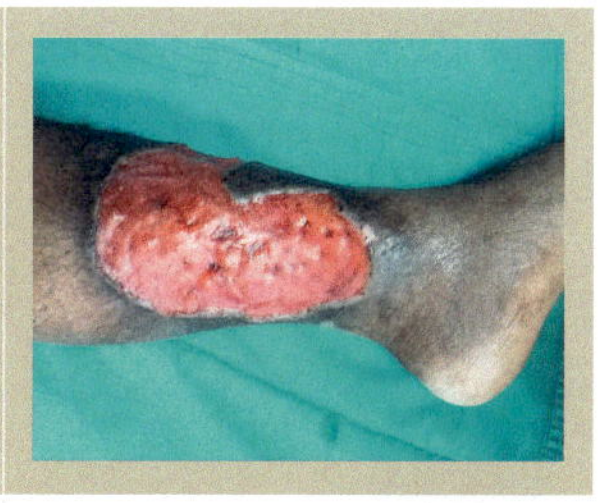

Venöses Ulcus cruris als Spätfolge der Varikose

Therapie: Wichtig ist die **konsequente Kompressionstherapie**. Indem die Varizen durch straff sitzende Strümpfe bzw. Verbände zusammengedrückt werden, schließen die Venenklappen wieder und das Blut fließt in Richtung Herz. Kompressionstrümpfe müssen immer frühmorgens, solange die Beine noch ödemfrei sind, angelegt werden. Anziehhilfen aus Metall sind dabei hilfreich. Die Strümpfe müssen genau passen. Das Maßnehmen erfolgt deshalb morgens vor der Ödembildung. Reicht die Kompressionstherapie nicht aus, kann eine Operation mit Entfernung der funktionslosen Venen indiziert sein. Nach einer Varizen-OP sind noch genug Beinvenen vorhanden, die das Blut zum Herzen führen. Das Ulcus cruris erfordert zusätzlich zur Kompression eine professionelle Wundversorgung.
Varikose-Patientinnen sollten wenig stehen und sitzen, da dies Stauungen fördert. Liegen mit hochgelagerten Beinen wirkt günstig. Gehen ist gut, weil die Beinmuskulatur den venösen Blutfluss unterstützt. All dies dient Therapie und Prävention.
Eine Eselsbrücke lautet: **L**ieber **L**aufen und **L**iegen **s**tatt **S**itzen und **S**tehen.

8.14 Thrombose und Thromboembolie

Video
→ S. 209, PagePlayer

Definition: Eine **Thrombose** ist der weitgehende oder komplette Verschluss eines Blutgefäßes durch einen **Thrombus** (Blutgerinnsel). Normalerweise werden Thromben gebildet, um Verletzungen abzudichten. Bei der Thrombose kommt es ohne Verletzung zur Gerinnselbildung.
Eine **Embolie** ist der Verschluss einer Arterie durch Einschwemmen z. B. eines abgelösten Thrombus bzw. Thrombusteils in eine Arterie. Der Begriff **Thromboembolie** umfasst die Thrombusbildung und die daraus folgende Embolie. Nach dem Ort der Thrombosebildung unterscheidet man **arterielle Thromboembolien**, z. B. einen Schlaganfall bei Vorhofflimmern, und **venöse Thromboembolien**, z. B. eine Lungenembolie bei Beinvenenthrombose.
Ursachen/Pathogenese: Zur Thrombosebildung tragen drei Risikofaktoren bei; je mehr davon vorliegen, desto wahrscheinlicher wird eine Thrombose:

- **Gefäßwandschäden**, z. B. Arteriosklerose-Plaques oder erschlaffte Beinvenen
- **verlangsamter Blutstrom**, z. B. im linken Vorhof bei Vorhofflimmern, in den Beinvenen bei Bettlägerigkeit oder bei langem Sitzen ohne Bewegungspausen
- **verstärkte Blutgerinnbarkeit**, z. B. nach Knie- oder Hüftoperation, durch Rauchen und/oder Einnahme der Pille, in der Schwangerschaft, bei familiärer Thromboseneigung sowie bei einigen Krebserkrankungen

Symptome/Komplikationen: Die Symptome der tiefen Beinvenenthrombose sind oft so gering, dass sie unbemerkt bleiben. **Schwellung und Überwärmung** des betroffenen Beins sowie eine **bläulich-rote Hautfärbung** sind typisch. Jede Beinvenenthrombose kann zur **Lungenembolie** führen. Je nach Größe des Embolus wird eine kleinere oder größere Lungenarterie akut verstopft. Dadurch treten Husten, Luftnot und Thoraxschmerz auf; es kann auch zum sofortigen Tod durch Herzversagen kommen.

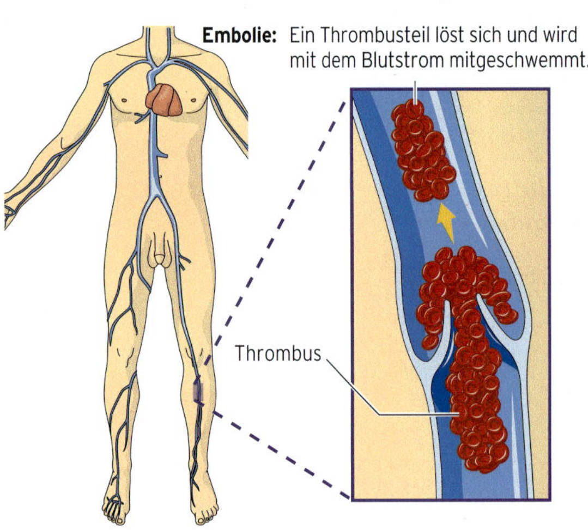

Abb. 1 Entstehung einer Lungenembolie nach Beinvenenthrombose

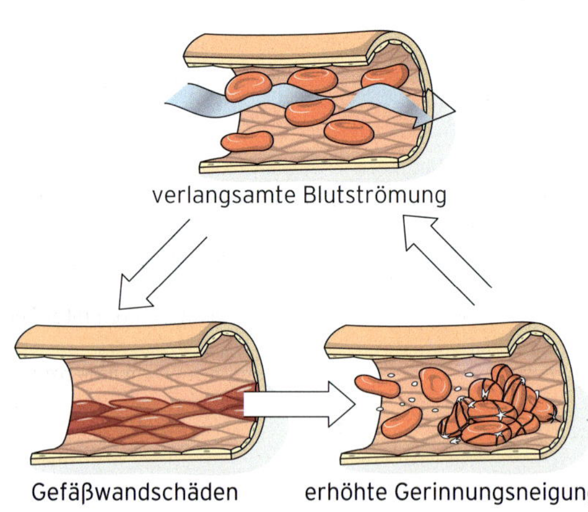

Abb. 2 Bedingungen der Thromboseentstehung

Diagnostik: Beinvenenthrombosen werden klinisch, sonografisch bzw. mit Doppler-Sonografie und durch spezielle Blutwerte **(D-Dimere)** diagnostiziert. Die Lungenembolie wird bei klinischem Verdacht mittels EKG, Echokardiografie, Thorax-CT und ggf. Spezialuntersuchungen nachgewiesen.

Therapie: Die Beinvenenthrombose wird mit einem Antikoagulans (Heparin oder NOAK) behandelt. Die Patientin erhält eine **Kompressionstherapie** mit elastischen Binden oder Strümpfen. Die Therapie soll die Vergrößerung des Thrombus und seine Ablösung zu verhindern. Körpereigene Stoffe lösen den Thrombus allmählich auf.

Antikoagulanzien
→ LF 4, S. 188

Die Lungenembolie ist ein Notfall. Die Patientin wird mit Sauerstoff versorgt und ihr Oberkörper wird hochgelagert. Gegebenenfalls kann der Embolus in der Klinik medikamentös aufgelöst oder mit Kathetertechnik entfernt werden.

Prävention: Bei erhöhtem Thromboserisiko, z. B. nach einer Operation, trägt die Patientin Kompressionsstrümpfe und erhält prophylaktisch subkutan Heparin gespritzt. Dies kann die Patientin sich ggf. selbst injizieren. Sie sollte sich bewegen, sobald ihr Zustand dies wieder zulässt. Nach erlittener Thrombose erfolgt eine orale Antikoagulation mit Phenprocoumon oder NOAK.

→ Terminologie: Herz-Kreislauf-Erkrankungen

absolute Arrhythmie	schwere Herzrhythmusstörung bei Vorhofflimmern
akutes Koronarsyndrom (ACS)	drohender oder Verschluss einer Koronararterie
Amputation	chirurgisches Absetzen (Entfernen) eines Körperteils
Angina pectoris	Brustenge; Herzschmerzen bei koronarer Herzkrankheit
Aneurysma, das	pathologische Gefäßaussackung
Aneurysmaruptur	Einriss bzw. Platzen eines Aneurysmas
Angiografie	Gefäßdarstellung mit Kontrastmittel (Röntgen oder MRT)
Angioplastie	Eingriff innerhalb einer Arterie, z. B. Aufdehnung
Aortenklappenstenose Aortenstenose	Verengung der Aortenklappe
Apoplex	älterer Begriff für Schlaganfall, Hirninsult, zerebraler Insult
Claudicatio intermittens	Beinschmerzen unter Belastung bei pAVK; „Schaufensterkrankheit"
Cor pulmonale	Rechtsherzinsuffizienz durch Lungenkrankheit
D-Dimere	Thrombusbruchstücke, die u. a. bei Thrombosen und Lungenembolien im Blut vermehrt sind
Demenz	Verlust der geistigen Fähigkeiten und der Persönlichkeit
Doppler-Sonografie	Ultraschallverfahren zur Darstellung von Blutfluss und Gefäßen
Embolie	Gefäßverschluss durch Einschwemmung eines Embolus
Embolus (Mz. **Emboli**)	in ein Gefäß eingeschwemmter Thrombus (oder Plaquestück)
Endokarditis	Entzündung des Endokards bzw. der Herzklappen
essenziell (essentiell)	1. bzgl. Hypertonie: aus unbekannter Ursache, 2. bzgl. Fett- und Aminosäuren: lebenswichtig
Extrasystole	vorzeitige Herzaktion; Extraschlag

Hemiparese	Halbseitenlähmung
Heparin	Antikoagulans, z. B. für Thromboseprophylaxe und -therapie
Herzinfarkt (Myokardinfarkt)	Absterben (Nekrose) eines Myokardbereichs durch Verschluss der ihn versorgenden Koronararterie
Herzinsuffizienz (Myokardinsuffizienz)	Herzschwäche; 1. Linksherzinsuffizienz, 2. Rechtsherzinsuffizienz, 3. globale Herzinsuffizienz
Hyperlipidämie	erhöhte Blutfettwerte (Triglyzeride und/oder Cholesterin)
Hypertonie, primäre	Bluthochdruck ohne ursächliche Grunderkrankung
Hypertonie, sekundäre	Bluthochdruck durch eine Grunderkrankung, z. B. der Niere
Hypotonie, arterielle	zu niedriger Blutdruck
Ischämie	Minderdurchblutung, z. B. durch Arteriosklerose
kardiovaskuläres Ereignis	akute Erkrankung durch einen arteriosklerotischen Gefäßschaden, z. B. Herzinfarkt oder Schlaganfall
Kollaps	Zusammensinken mit Bewusstseinstrübung, → Synkope
Kompressionstherapie	Verband oder Strümpfe, die die Beinvenen komprimieren (zusammendrücken), um 1. eine Thrombosebildung zu verhindern und 2. die Venenfunktion bei Varikose zu verbessern
koronare Herzkrankheit (KHK)	arteriosklerotische Verengung der Koronararterien mit Minderdurchblutung des Myokards
Linksherzhypertrophie	Myokardverdickung des linken Ventrikels durch vermehrte Belastung bei Hypertonie und Herzklappenverengung
Lumen	Innendurchmesser eines Hohlorgans, z. B. eines Blutgefäßes
Lungenembolie	akuter Verschluss einer Lungenarterie durch einen Embolus, der meistens aus einer Beinvenenthrombose stammt
Myokardinfarkt	Herzinfarkt; Absterben eines Myokardbezirks durch Ischämie
NSTEMI	Myokardinfarkt ohne ST-Strecken-Hebung im EKG
periphere arterielle Verschlusskrankheit (pAVK)	symptomatische Mangeldurchblutung der Beine durch Arteriosklerose mit Claudicatio intermittens und ggf. Gangrän
Plaque	Ablagerung, z. B. bei Arteriosklerose
Rehabilitation	Maßnahmen zur möglichst vollständigen Wiedereingliederung in das soziale Leben und das Berufsleben
renal	1. die Niere betreffend, 2. durch Nierenkrankheit bedingt
Rezidivprophylaxe	Maßnahmen, die eine erneute Erkrankung verhindern sollen
Risikofaktor	Umstand, der eine Erkrankung wahrscheinlicher macht
Rhythmustod	plötzlicher Herztod beim Herzinfarkt durch schwere Herzrhythmusstörung (v. a. Kammerflimmern)

Schlaganfall (Hirninsult; zerebraler Insult)	Absterben eines Gehirnteils durch Minderdurchblutung, durch Gefäßverschluss oder durch Hirnblutung
Schocklagerung	Hochlagern der Beine bzw. Kopftieflagerung bei Kreislaufschwäche
STEMI	Myokardinfarkt mit ST-Strecken-Hebung im EKG
Stenose	Verengung; Engstelle, z. B. in einer Arterie oder Herzklappe
Synkope	Zusammensinken mit kurzem Bewusstseinsverlust; Ohnmacht
TAVI	Transkatheter-Aortenklappenimplantation; Ersatz der Aortenklappe über eine Arterie
TIA	transitorische ischämische Attacke bzw. Defizit; Hirninsult mit Symptomrückbildung innerhalb eines Tages
Thromboembolie	Verschluss einer Arterie durch Einschwemmen eines Thrombus
Thrombose	Verschluss eines Blutgefäßes durch ein im Gefäß entstandenes Blutgerinnsel
Troponin T/I	Herzmuskelproteine, deren Nachweis für eine Herzmuskelschädigung z. B. durch einen Myokardinfarkt spricht
Ulcus cruris	Unterschenkelgeschwür; 1. venöses Ulcus cruris durch Varikose, 2. arterielles Ulcus cruris bei pAVK, 3. kombiniert
Varikose	Krampfaderleiden
Varizen (Ez. **Varize**)	Krampfadern; krankhaft erweiterte Venen
Vorhofflimmern (VHF)	Herzrhythmusstörung mit einer Vorhoffrequenz über 350/min
zerebraler Insult	Schlaganfall; Hirninsult (veraltet: Apoplex)
Zerebralsklerose	Arteriosklerose der Hirngefäße bzw. hirnversorgenden Arterien
Zivilisationskrankheit	Folgekrankheit ungesunder Lebensweise mit Bewegungsmangel, Fehlernährung und hohem Genussmittelkonsum

Aufgaben

1 Nennen Sie Ursachen der arteriellen Hypertonie.
2 Welche Organe werden besonders oft durch Hypertonie geschädigt?
3 Welche Maßnahmen raten Sie einer Kollegin, der wegen ihres niedrigen Blutdrucks oft schwindlig wird und die zum Kollaps neigt?
4 Nennen Sie typische Auslöser des vasovagalen Kollapses.
5 Welche Nebenwirkungen sind für Antihypertonika typisch?
6 Definieren Sie den Begriff Arteriosklerose und erklären Sie die Pathogenese.
7 Erklären Sie den Begriff Angina pectoris und beschreiben Sie die Symptome.
8 Welches Medikament wird oft bei Angina pectoris verabreicht? Nennen Sie die Wirksubstanz oder einen Handelsnamen sowie typische Nebenwirkungen.
9 Welche Aussage hat ein positiver Troponin-Test bei Angina pectoris?
10 Was versteht man unter akutem Koronarsyndrom und unter Herzinfarkt?
11 Wie kann ein Herzinfarkt diagnostiziert werden?
12 Bei welcher Art der Herzinsuffizienz kommt es zum Lungenödem bzw. zu Beinödemen?
13 Erklären Sie die Begriffe Thrombose und Lungenembolie.
14 Wie können Sie einer Varikose vorbeugen?

9 Notfallmanagement und -therapie

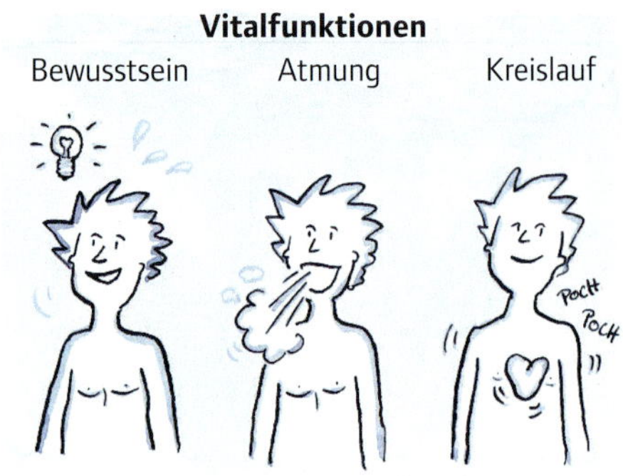

Medizinische Notfälle sind Situationen, in denen Vitalfunktionen eines Menschen bedroht, gestört oder aufgehoben sind. Wichtige Vitalfunktionen (Lebensfunktionen) sind **Bewusstsein, Atmung** und **Kreislauf**.

Auch die Bedrohung anderer Organfunktionen stellt eine Störung der Vitalfunktionen dar. Dies ist z. B. bei starken Schmerzen, Lähmungen, Blutungen, Verletzungen oder Vergiftungen der Fall. Auch psychische Ausnahmesituationen können Notfälle sein.

9.1 Grundlagen

9.1.1 Notfallvermeidung

Interaktive Übungen
→ S. 209, PagePlayer

Die Prävention vermeidbarer Notfälle in der Arztpraxis erfordert die Aufmerksamkeit und das Handeln aller Beteiligten. Die konkreten Maßnahmen sind der Praxis bzw. den Patientinnen und Patienten anzupassen. Überprüft man die Praxis z. B. aus dem Blickwinkel eines kletterfreudigen Kleinkindes oder eines geh- und sehbehinderten alten Menschen, findet man die Gefahrenquellen. Viele Unfälle wie Stürze, Stromunfälle, Verbrühungen und Vergiftungen sind vermeidbar.

Sicherheitsrisiken (Beispiele)	Prävention (Beispiele)
„Stolperfallen" wie Stufen, Papierkörbe, Schirmständer, Pflanzen, Dekoration, Türstopper, Kabel, Glastüren	sichern, entfernen, beleuchten, markieren
Tischkanten und Fensterbretter	Kantenschutz anbringen
Steckdosen, v. a. im Wartebereich und in Fluren	Sicherungen einkleben
elektrische Geräte, Wasserkocher und Kaffeemaschine, heiße Flüssigkeiten, Medikamente und Chemikalien	sicher bzw. unzugänglich aufbewahren

9.1.2 Verhalten und Vorgehen im Notfall

Notrufschema als PDF-Vorlage unter: **www.trainmed.info**

Die wichtigste Notfallregel ist: **Ruhe bewahren**. So lässt sich eine schwierige Situation am besten beherrschen. Nur wenn Notfallmaßnahmen regelmäßig im Team geübt werden, werden sie im akuten und stets unvorhergesehenen Notfall richtig ausgeführt. Die anwesende bzw. verantwortliche Person überprüft die Vitalfunktionen der Patientin und führt situationsgerechte Maßnahmen durch. Ist die Situation so, dass die helfende Person bzw. das Team den Notfall voraussichtlich nicht beherrschen kann, wird ein **Notruf** getätigt. Der Notrufablauf jeder Praxis wird individuell festgelegt.

9.1.3 Notruf

In der Praxis stellt die Ärztin die Indikation für den Notruf und beauftragt die MFA. Beim Anruf in der Leitstelle sagt die MFA z. B.: **„Praxis Dr. … Wir brauchen einen Notarzt auf Anordnung von Frau Dr. …"**. Die MFA informiert die Ärztin sofort über den erfolgten Notruf. Das Personal der Rettungsleitstelle ist im Erfassen von Notfallsituationen geschult. Zur Sicherheit erscheinen die Telefonnummer und weitere Daten des Anrufers auf dem Telefon-Display der Leitstelle. Dies ermöglicht das Auffinden von Patientinnen sowie im Falle des Notrufmissbrauchs die Strafverfolgung. Mobiltelefone können unter Umständen, z. B. bei Selbsttötungsgefahr, geortet werden. Jedes Notrufgespräch wird aufgezeichnet.

MERKE Die Notrufnummer aller Rettungsdienste in Deutschland ist die **112**.

Die 5 W-Fragen des Notrufmeldeschemas	Beispiele
Wo ist der Notfall passiert?	Praxis Dr. Müller, Kirchstr. 6 in Marienfeld
Was ist passiert?	Herzstillstand, allergische Reaktion, Magenblutung, Krampfanfall
Wie viele Personen sind betroffen?	ein Mann, ein Kleinkind, drei Kinder
Welche Art von Verletzung bzw. Einschränkung der Vitalfunktionen liegt vor?	Herzinfarkt, allergischer Schock, offene Fraktur, Bewusstlosigkeit
Warten auf Rückfragen und Sicherstellen der telefonischen Erreichbarkeit	Anfahrtsweg, bisherige Maßnahmen, Ansprechpartner, Vorerkrankungen

9.1.4 Krankenbeförderung und Notarzteinsatz

Die verschiedenen Arten der Krankenbeförderung werden gezielt eingesetzt, um Unter- und Überversorgung zu vermeiden. Der **qualifizierte Krankentransport**, der meistens in einer Akutsituation stattfindet und von medizinisch ausgebildetem Personal durchgeführt wird, unterscheidet sich vom **unqualifizierten Krankentransport** im speziellen Fahrzeug (KTW). Bei der einfacheren **Krankenfahrt** fährt die chronisch kranke Patientin ohne fachliche Betreuung zur ambulanten Behandlung wie Strahlentherapie oder Dialyse, z. B. im Taxi oder Sammeltaxi.

Transportmittel	Personelle Ausstattung	Indikationen (Beispiele)
Krankentransportwagen (KTW) 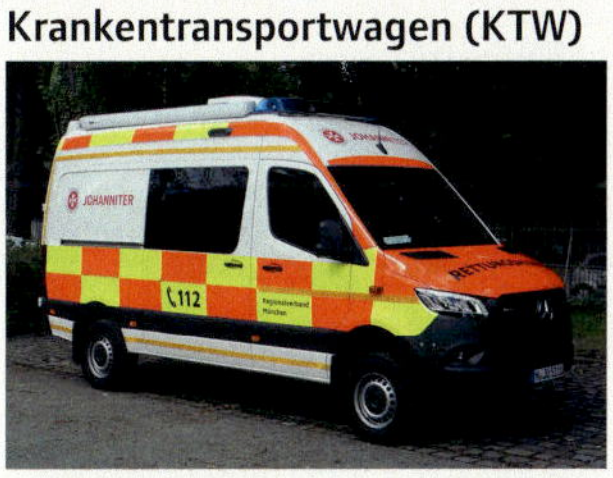	**qualifizierter Krankentransport:** ein **Rettungssanitäter** und ein weiterer Helfer kein Blaulicht, keine Sonderrechte im Straßenverkehr (kein Martinshorn)	**Störung der Vitalfunktionen, Notwendigkeit besonderer Lagerung oder Hygienerisiko:** Patientinnen mit Ruhedyspnoe, nach Knochen-OP, mit Infusion, im Koma, Infektionsgefahr (MRSA, Covid-19 usw.), psychiatrischer Notfall
Rettungswagen = Rettungstransportwagen (RTW) RTW mit Notärztin an Bord = **Notarztwagen (NAW)** 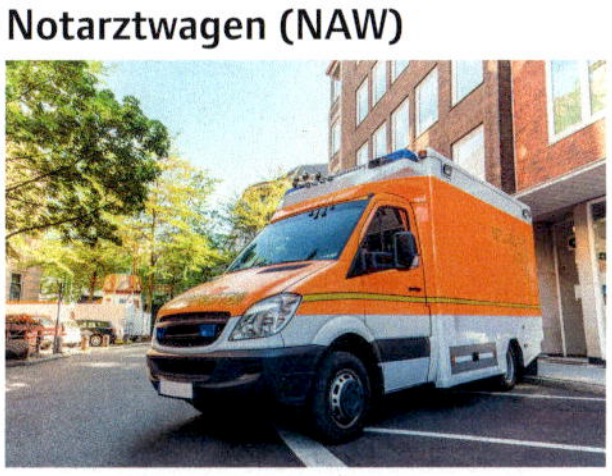	ein **Notfallsanitäter** und ein Rettungssanitäter sind an Bord; die Notärztin kann mit dem NEF zum RTW kommen **(Rendezvous-System)**. Blaulicht + Sonderrechte	**Notfall mit schwerer Störung der Vitalfunktionen:** Patientinnen mit Intoxikation, schwerer Herzinsuffizienz, starken Schmerzen, akuter Fraktur/Lähmung, Blutung, Beatmung bzw. Intensivtherapie
Notarzteinsatzfahrzeug (NEF) bzw. **RTW + NEF** bzw. **Rettungstransporthubschrauber (RTH)** 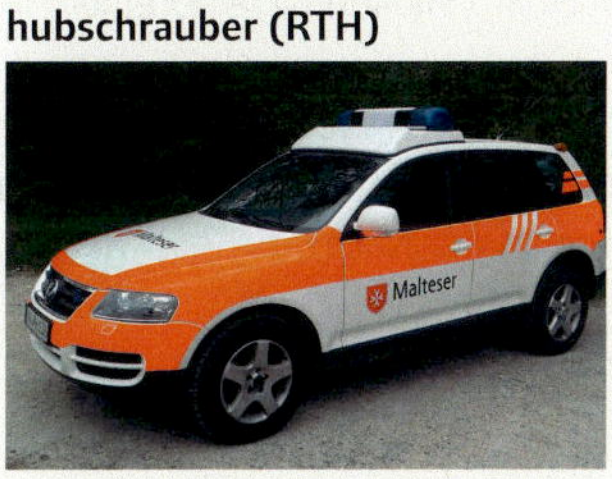	eine **Notärztin** und ein als **Notfallsanitäter** ausgebildeter Fahrer; das NEF transportiert nicht; der Rettungshubschrauber entspricht dem NEF, kann aber auch transportieren und wird bei besonderer Eile genutzt Blaulicht + Sonderrechte	**akut lebensbedrohlicher Notfall:** Bewusstlosigkeit, schwere Verletzung bzw. Mehrfachverletzung z. B. bei Verkehrsunfall, Herz-Kreislauf-Schock, Herzinfarkt, Hirninsult, Ertrinken, Elektrounfall, Geburt, unstillbare Blutung, allergischer Schock

9.2 Erste Hilfe

Alle Erstmaßnahmen in Notfällen werden der jeweiligen Situation angepasst. Nach der Prüfung der Vitalfunktionen führt man spezifische Maßnahmen durch, z. B.:

Notfallsituation/Verletzung	Beispiele für Erstmaßnahme(n) (Medikamente nach ärztlicher Anordnung)
Blutung aus einer Schnittwunde an der Hand, Varizenblutung am Bein	Blutstillung durch Kompression, Hochlagern der Extremität und ggf. Druckverband
Verbrühung/Verbrennung	lauwarme Wasserkühlung, bis der Schmerz nachlässt, sterile Abdeckung mit nicht klebender Brandwundenauflage
Prellung/Distorsion/Bänderriss	kühlen, hochlagern, ggf. Schmerzmittelgabe
offene Fraktur	sterile Wundabdeckung, sichere Lagerung
Krampfanfall (epileptischer Anfall)	Verletzungsschutz durch Entfernen scharfkantiger Gegenstände bzw. durch Abpolstern
allergischer Schock	Adrenalininjektion i.m. in den Oberschenkel
Asthmaanfall	Betamimetika inhalieren lassen, Sauerstoffgabe; bei Dyspnoe immer aufrecht sitzen lassen
Lungenödem, schwere Dyspnoe	aufrecht sitzen lassen, Sauerstoffgabe
Gehirnerschütterung	stabile Seitenlagerung
Hypoglykämie (Unterzuckerung)	Glukose oral bzw. i.v. oder Glukagon i.m. geben
Hyperglykämie (erhöhter Blutzucker)	Infusion mit Flüssigkeit und Insulin
Intoxikation (Vergiftung)	Kontrolle der Vitalfunktionen, ggf. Beatmung, Feststellen der Giftart und -menge, Giftnotruf

9.2.1 Kollaps/Synkope

Kollaps und Synkope
→ LF 5, S. 280

Die wichtigste Maßnahme bei Kollaps und Synkope ist das Hochlagern der Beine bzw. die Kopftieflagerung, die auch Schocklagerung genannt wird.

9.2.2 Bewusstlosigkeit (stabile Seitenlagerung)

Bewusstlosigkeit liegt vor, wenn eine Patientin **nicht auf Ansprechen reagiert** und auch Berührung, wie Rütteln an der Schulter, keine Reaktion hervorruft. So wie Schlaf mehr oder weniger tief sein kann, gibt es auch bei der Bewusstlosigkeit Abstufungen. Diese unterscheiden sich in der Erweckbarkeit und der Reaktion auf Berührungs- bzw. Schmerzreize. Die tiefste Bewusstlosigkeit ist das **Koma**. Typische Auslöser von Bewusstlosigkeit sind **Schädel-Hirn-Traumata** wie die **Commotio cerebri** (Gehirnerschütterung) und **Intoxikationen** (Vergiftungen) mit Alkohol, Drogen und/oder Medikamenten. Stellt man eine Bewusstlosigkeit fest, prüft man die Atmung. Man kann die Atemtätigkeit

- **sehen** (durch Beobachten des Thorax),
- **hören** (Hören oder Auskultieren der Atemgeräusche) und/oder
- **fühlen** (mit den Händen am Thorax oder mit den Fingerkuppen an der Nase).

Atmet ein Mensch, dann funktioniert auch sein Kreislauf, denn die Atmungsorgane arbeiten nur, wenn sie durchblutet werden. Bei Bewusstlosen sind die natürlichen **Schutzreflexe** vermindert. Die Atemwege können z. B. durch Erbrochenes blockiert werden, weil der Hustenreflex fehlt. Die **stabile Seitenlagerung** dient dazu, die Atemwege des Bewusstlosen offen zu halten und einer **Aspiration** (Einatmen von z. B. Mageninhalt) vorzubeugen. Der Kopf wird bei der stabilen Seitenlagerung am tiefsten gelagert, damit Erbrochenes und Sekrete ablaufen können. Die Überstreckung des Kopfes hält die Atemwege offen. Die Lagerung der Extremitäten stabilisiert diese Position.

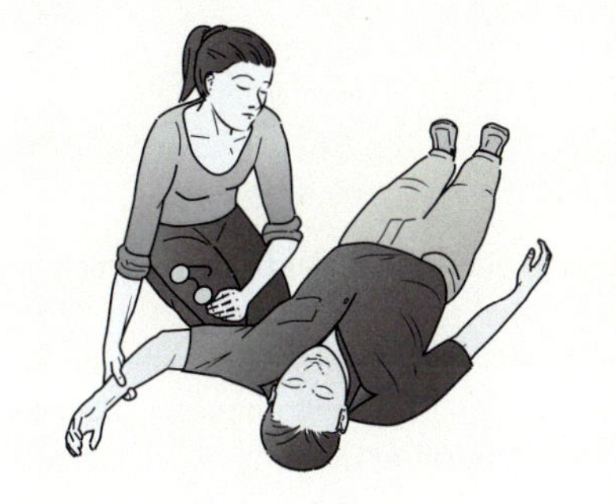

Linken Arm anbeugen, ggf. Brille abnehmen

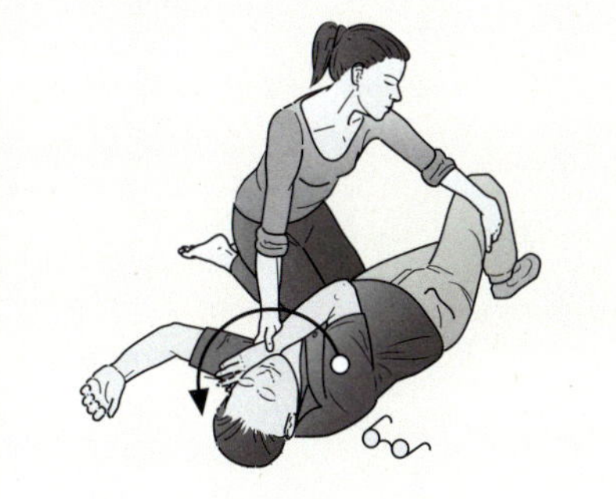

Rechten Arm an die linke Wange legen und dort mit eigener Hand fixieren

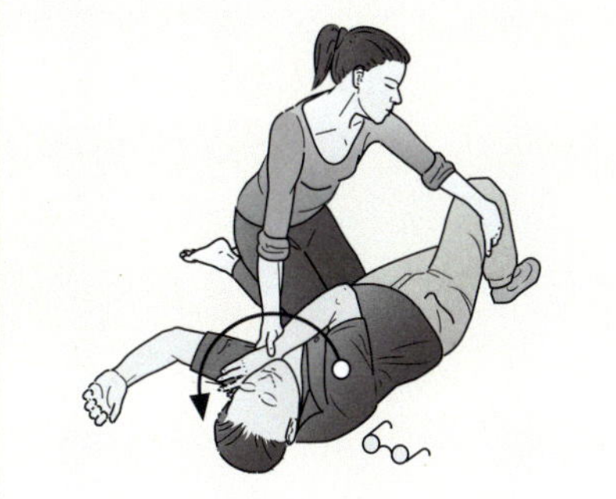

Bein beugen

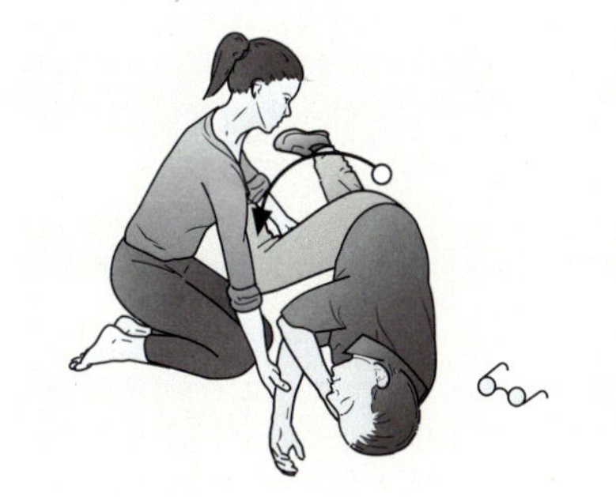

Patienten herüberziehen

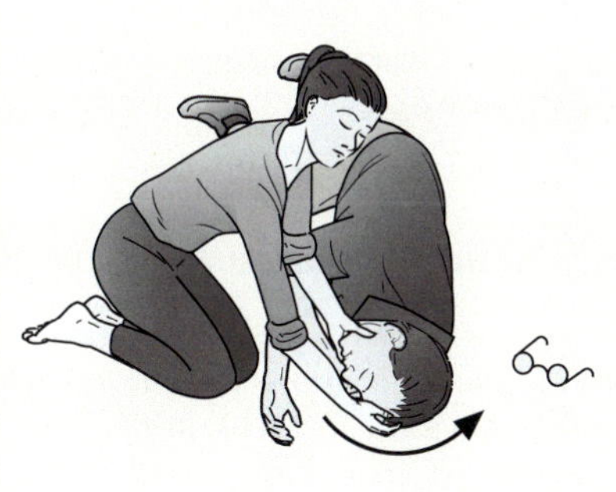

Kopf überstrecken und mit der zweiten Hand in dieser Lage fixieren

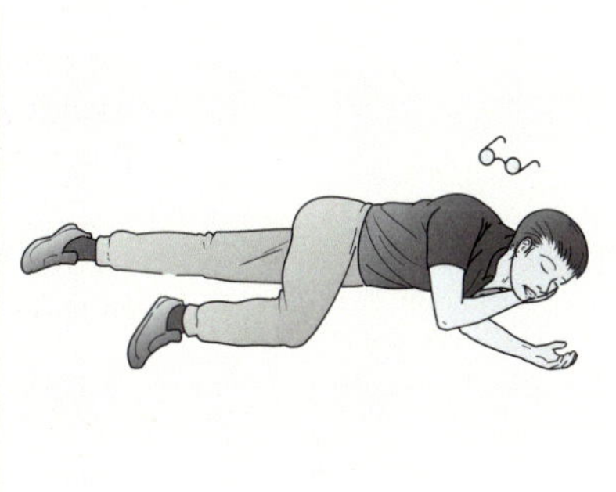

Ggf. vor Kälte schützen (zudecken)

Notfälle sind auch **Notfälle der Seele**. Jeder Mensch fühlt sich bei körperlicher Krankheit, Schwäche und Schmerzen auch seelisch bedroht und hilflos. Daher ist es im Notfall bei aller Eile auch wichtig, der Patientin menschlich beizustehen. Selbst komatöse Patientinnen nehmen wahr, wie mit ihnen umgegangen wird.

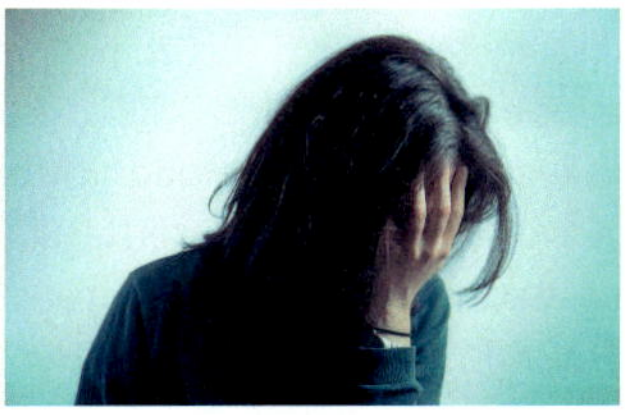

9.2.3 Kreislaufschock

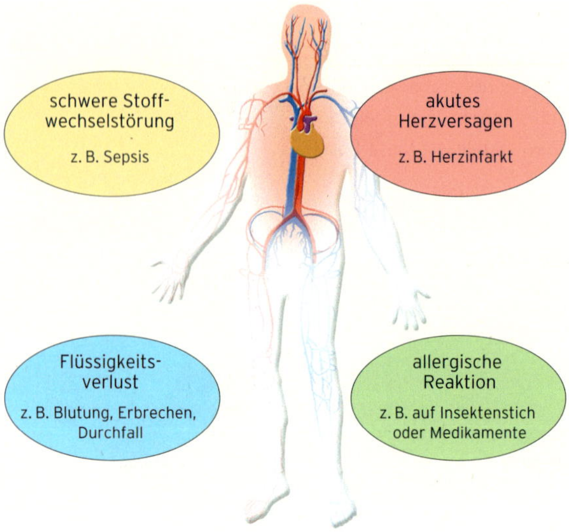

Abb. 1 Ursachen einer Zentralisation

Definition: akut oder **subakut** einsetzendes, fortschreitendes Kreislaufversagen, das zunehmenden Sauerstoffmangel in den Geweben erzeugt und unbehandelt zum Tode führt

Ursachen: Viele verschiedene Auslöser können in einen Schock münden, beispielsweise:

- allergische Reaktion, z. B. auf Insektengift oder Medikamente
- Flüssigkeitsverlust, z. B. durch Blutung, Durchfall, Verbrennung
- akute Herzinsuffizienz, d. h. Herzversagen
- schwere Stoffwechselstörung, z. B. entgleister Diabetes mellitus
- Sepsis, z. B. als Komplikation schwerer Infektionen

Der allergische Schock wird auch **anaphylaktischer Schock** genannt.

Pathogenese: Das auslösende Problem führt zu einer Minderdurchblutung der Kapillaren. Unter Sauerstoffmangel entstehen im Gewebe Säuren und andere Gifte. Diese führen zu Gefäßerweiterung mit Blutdruckabfall. Dies verschlechtert wiederum die Gewebedurchblutung und der Schock verstärkt sich selbst. Es kommt zur **Zentralisation**, d. h., der Kreislauf beschränkt sich auf wenige herznahe Organe. Das Herz schlägt wegen des Sauerstoffmangels der Gewebe immer schneller. Der Blutdruck sinkt dennoch weiter ab. Es kommt zur Bewusstlosigkeit. Gerinnt Blut in den Adern, entwickelt sich der Schock sehr schnell; bleibt er unbehandelt, verstirbt die Patientin.

Diagnostik: fortlaufende Beobachtung, Puls- und Blutdruckmessung

MERKE **Steigt die Herzfrequenz und sinkt der Blutdruck, entsteht ein Schock und die Patientin ist in Gefahr.**

Beispiele: Hat ein gesunder Mensch einen systolischen Blutdruck von 120 mmHg und einen Puls von 60/min, ist sein Kreislauf stabil. Sinkt der Blutdruck auf 100 mmHg und steigt der Puls auf 100/min, droht ein Kreislaufschock. Ist der Puls höher als der systolische Blutdruck, z. B. Puls 140/min und Blutdruck 70 mmHg, liegt ein Schock vor.

Therapie: Die Therapie zielt zum einen auf die Schockursache, z. B. die allergische Reaktion, die Vergiftung oder die Infektion. Außerdem wird der Kreislauf durch Flüssigkeitsinfusionen und Medikamente gestützt. Bis zum Eintreffen der Notärztin heißt dies in der Praxis: i.v.-Zugang legen, Infusion anlegen, Blutzucker messen, ärztliche Anordnungen befolgen.

Prävention: Allergien gut sichtbar in die Krankenakte eintragen, z. B. „Cave: Penicillin" oder „Cave: Kontrastmittelunverträglichkeit". Patientinnen, bei denen eine schwere allergische Reaktion stattgefunden hat, bekommen ein Notfallset zur Soforttherapie verordnet. Allergietests und spezifische Immuntherapie (Hyposensibilisierung), d. h. Spritzenbehandlungen zum „Verlernen" von Allergien, dürfen nur durchgeführt werden, wenn die Ärztin und ihr Team Notfälle sicher beherrschen können.

spezifische Immuntherapie → LF 10, S. 487

9.2.4 Kreislaufstillstand

Definition: Stillstand der Herzaktion und damit des Blutkreislaufs. Der Kreislaufstillstand heißt auch Herzstillstand oder Herz-Kreislauf-Stillstand.

Ursachen/Pathogenese:

- kardial; Rhythmusstörungen oder Pumpversagen, z. B. beim Myokardinfarkt
- Volumenmangel, d. h. zu wenig Flüssigkeit in der Blutbahn, z. B. durch Allergie/Anaphylaxie oder andere Schockauslöser
- Atemstillstand; Verlegung der Atemwege oder Atemlähmung, z. B. bei Drogenintoxikation

Der Kreislaufstillstand kann primär eine kardiale Ursache haben; er kann auch sekundär bedingt sein, d. h. in der Folge einer anderen Ursache auftreten.

Symptome: Plötzliche Bewusstlosigkeit, fehlender Puls, Atemstillstand. Die Hautfarbe wird schnell **zyanotisch**, d. h. graubläulich. Dann weiten sich die Pupillen und werden starr.

Komplikationen: Nach etwa 3 min erleidet das Gehirn **irreversible** (bleibende) Schäden. Wenig später tritt der Tod ein.

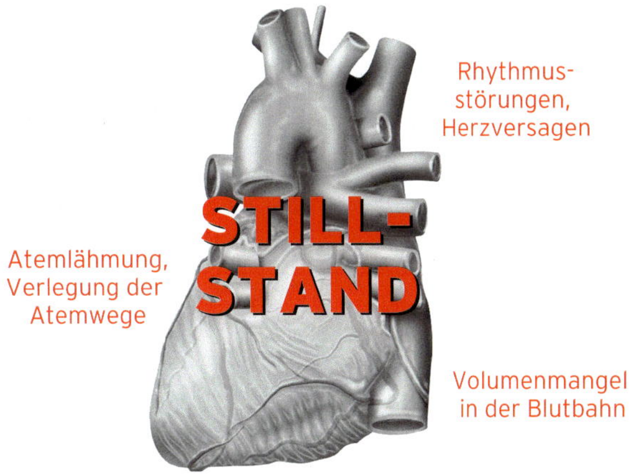

Abb. 1 Ansicht des Herzens von dorsal

MERKE **Time is Brain** (engl. Zeit ist Gehirn). Je eher bei einem Kreislaufstillstand **reanimiert** wird, desto mehr Gehirnzellen bleiben erhalten.

Therapie: Notruf, sofortige kardiopulmonale Reanimation

Prävention: Behandlung der Grundkrankheit; ausreichende Medikamentenversorgung und Schulung von Patientinnen und Angehörigen bei Herzkrankheiten, Allergien und Asthma bronchiale

9.2.5 Kardiopulmonale Reanimation

Reanimation bedeutet **Wiederbelebung**. Zu verstehen sind darunter lebensrettende Maßnahmen, die die Patientin vor dem unbehandelt eintretenden Tod schützen. In der Regel ist die **kardiopulmonale Reanimation (CPR)**, d. h. die **Herz-Lungen-Wiederbelebung**, bei Kreislaufstillstand gemeint.

Bei Bewusstlosen mit Verdacht auf Kreislaufstillstand prüft man den Carotispuls, indem man zwei Finger leicht auf die A. carotis auflegt (→ Abb. 2). Ist kein Puls tastbar, beginnt man sofort mit der Reanimation, um Kreislauffunktion und Atmung aufrechtzuerhalten. **Die Basismaßnahmen sind Herzdruckmassage und Beatmung.** Jede medizinisch ausgebildete Person muss diese grundlegenden Maßnahmen beherrschen. Sie werden durchgeführt, bis der Kranke wieder von selbst atmet, ein Notarztteam die Therapie übernimmt oder ihre Beendigung anordnet. Die Herzdruckmassage ist der wichtigste Teil der Reanimation und leichter auszuführen als die Beatmung. Daher sollten Laien nur die Herzdruckmassage durchführen. Sie muss schnell und stark mit einer Frequenz von mindestens 100/min erfolgen. Zum Üben wird der Bee-Gees-Song „Stayin' Alive" (engl. lebendig bleiben) mit einem Rhythmus von 103/min empfohlen.

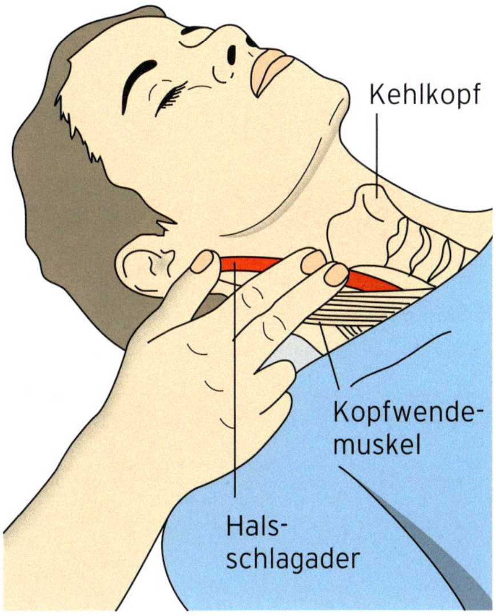

Abb. 2 Ertasten des Pulses der A. carotis (Halsschlagader)

MERKE Die **Basismaßnahmen der Herz-Lungen-Wiederbelebung** Erwachsener folgen dem Schema **C – A – B: C**irculation (Kreislauf = Herzdruckmassage) – **A**temwege freimachen – **B**eatmung.

Für die Herzdruckmassage legt man die Patientin auf eine harte Unterlage, am besten auf den Boden. Denn nur auf einer festen Unterlage kann die Herzdruckmassage wirksam durchgeführt werden. Nun sucht man den Druckpunkt auf. Er liegt in der Mitte des Thorax, auf der unteren Hälfte des Sternums, beim Mann zwischen den Brustwarzen. Auf diese Stelle legt man die aufeinandergelegten Handballen (→ Abb. 2).
Nun führt man eine **30-malige feste Thoraxkompression** durch. Diese sollte die Thoraxwand **5–6 cm tief** eindrücken, damit das Herz wirksam komprimiert wird (→ Abb. 1).

Zwischen den Kompressionen wird der Thorax komplett entlastet, damit sich das Herz mit Blut füllen kann. Die Hände bleiben aber am Druckpunkt. Nach den ersten 30 Kompressionen überprüft man die Atemwege und entfernt ggf. Fremdkörper. Man überstreckt den Kopf der Patientin und hebt ihr Kinn an (→ Abb. 3). Atmet die Patientin auch jetzt nicht, wird sie beatmet. Für die Mund-zu-Nase-Beatmung umschließt man mit dem Mund ihre Nasenöffnung (→ Abb. 4). Dabei hält man den Kopf der Patientin überstreckt und ihr Kinn mit einer Hand fest. So bleibt ihr Mund geschlossen und die eingeblasene Luft entweicht nicht. Man bläst **zwei Atemzüge** ein. Dabei hebt sich der Brustkorb der Patientin sichtbar. Ein Beatmungsbeutel mit Maske erleichtert die Beatmung sehr (→ Abb. 5). An den Beutel kann außerdem eine Sauerstoffflasche angeschlossen werden.

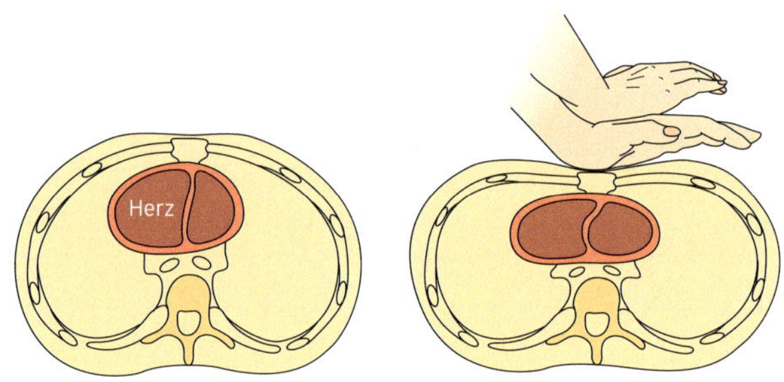

Abb. 1 Verformung von Herz und Brustkorb während der Herzdruckmassage

MERKE Der Rhythmus der Herz-Lungen-Wiederbelebung beim Erwachsenen ist **30:2**, d. h. 30-malige Herzdruckmassage im Wechsel mit 2-maliger Beatmung.

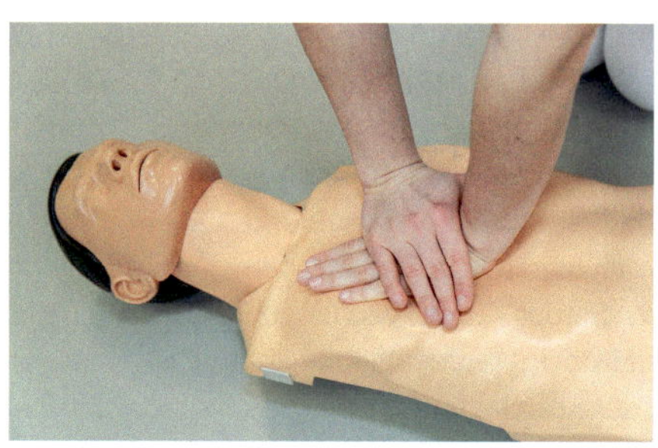
Abb. 2 Thoraxkompression (Ein-Helfer-Methode)

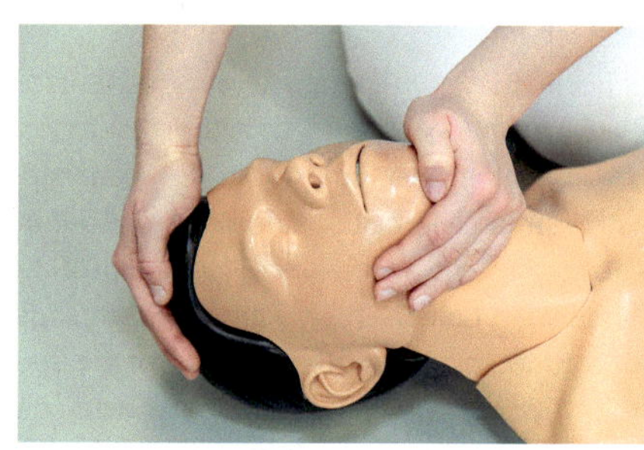
Abb. 3 Überstrecken des Kopfes

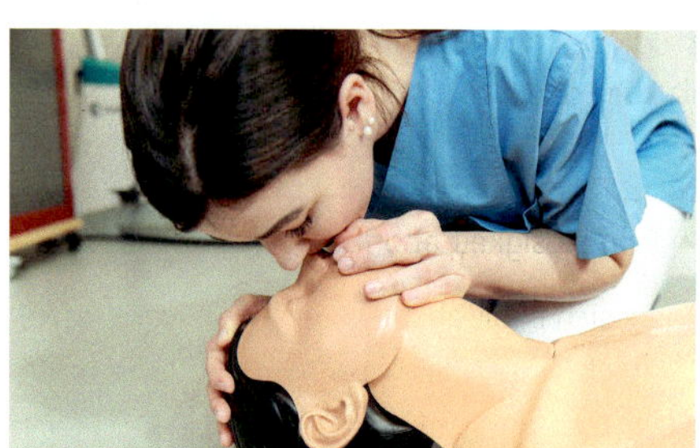
Abb. 4 Mund-zu-Nase-Beatmung

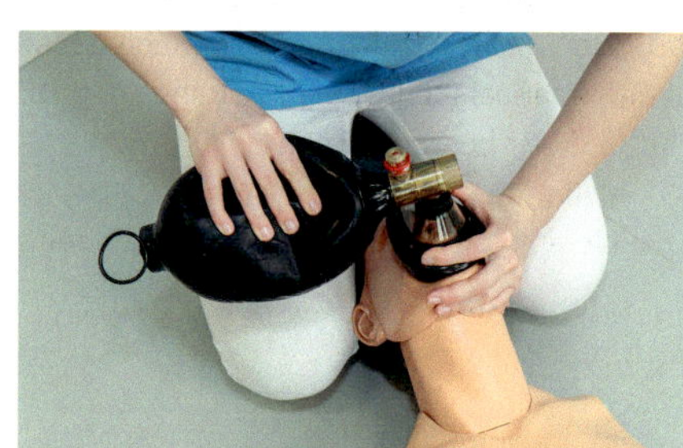
Abb. 5 Beatmungsbeutel mit Maske

Führt ein Helfer die Basismaßnahmen allein durch, wechselt er zwischen Herzmassage und Beatmung die Position. Bei der besseren **Zwei-Helfer-Methode** führt jeder Helfer eine Maßnahme durch. Bei der Herzdruckmassage wird laut von 1 bis 30 gezählt. Bei den Atemzügen zählt der Helfer, der nicht beatmet, mit: „Eins-Zwei". Nach fünf Zyklen wechseln die Helfer in der Regel die Positionen, da die Herzdruckmassage sehr anstrengt.

Beim Eintreffen der Notärztin führt man die Basismaßnahmen fort, bis das Notarztteam die Patientin übernimmt und die **erweiterten Reanimationsmaßnahmen** durchführt. Diese umfassen die **Defibrillation**, einen Stromstoß zur Beendigung des Kammerflimmerns, und Medikamente (engl. **Drugs**). Zur besseren Beatmung wird ggf. ein **Tubus** (Beatmungsschlauch) eingeführt, d. h. die Patientin wird **intubiert**.

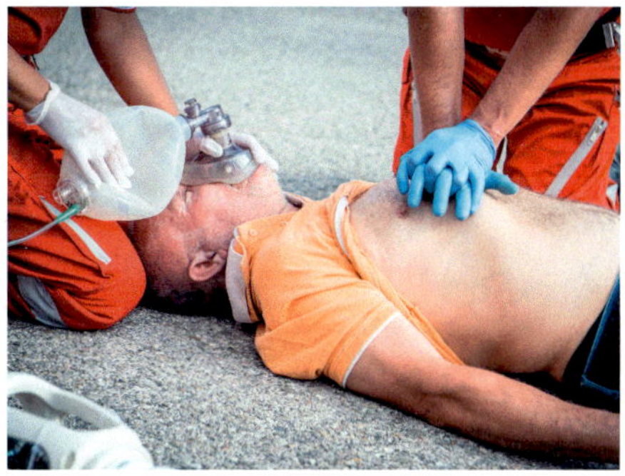

Abb. 1 Zwei-Helfer-Methode

MERKE Die erweiterten Reanimationsmaßnahmen umfassen **A, B, C** und **D** (**D**efibrillation; **D**rugs). Die Reihenfolge ist beim Kreislaufstillstand C–A–B–D.

9.2.6 Defibrillation

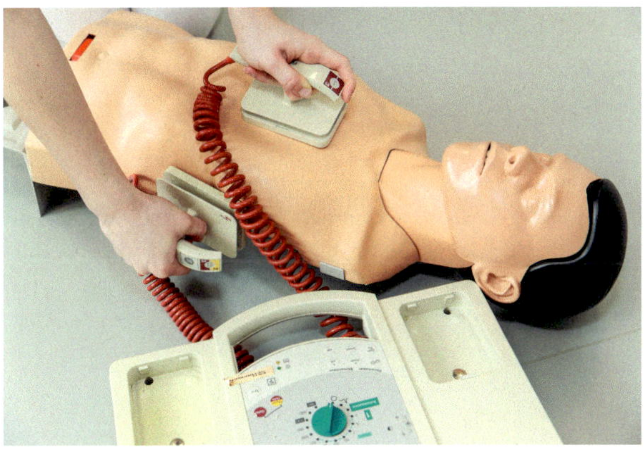

Abb. 2 Defibrillation

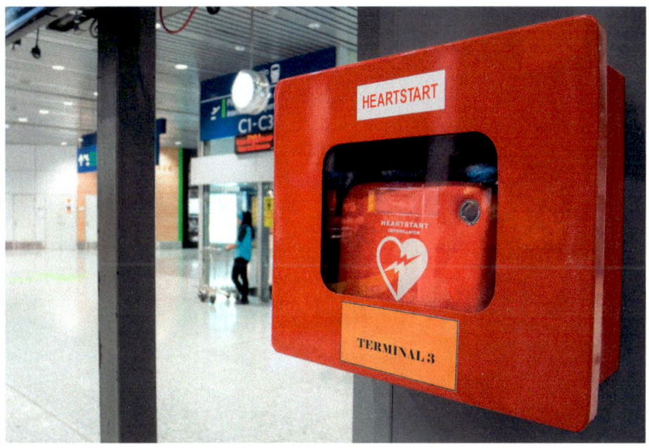

Abb. 3 Automatisierter externer Defibrillator (AED)

Nachdem die 30:2-Basismaßnahmen mindestens fünfmal durchgeführt worden sind, kann eine Defibrillation (wörtl.: Ent-Flimmerung) erfolgen. Es handelt sich um eine **Elektroschocktherapie**, die Herzrhythmusstörungen wie das Kammerflimmern beenden soll. Die **Paddles** (sprich: „Päddels"; Plattenelektroden) des **Defibrillators** leiten auch das EKG ab. Sie dienen daher auch zur **Rhythmusanalyse**, d. h. zur Erkennung des Herzrhythmus. Das EKG erscheint auf dem Monitor des Defibrillators. Für die Defibrillation werden Herzdruckmassage und Beatmung so kurz wie möglich pausiert. Man setzt bzw. klebt die Paddles auf den Thorax der Patientin auf (→ Abb. 2) und lädt die Elektroden auf. Nun fordert die Defibrillierende alle Helfer auf, zurückzutreten, damit niemand die Patientin berührt und ebenfalls den Elektroschock abbekommt. Der Stromstoß von z. B. 200 **Joule** (sprich: „Dschuhl") soll den Sinusrhythmus und die Herzaktion wiederherstellen. Bei Bedarf wird die Defibrillation wiederholt.

Die Basismaßnahmen werden zwischen den Defibrillationen bzw. Rhythmusanalysen stets fortgeführt und erst beendet, wenn

- die Patientin wieder eigene Atmungs- und Kreislauffunktionen hat oder
- die Notärztin die Reanimationsmaßnahmen wegen Erfolglosigkeit abbricht.

Automatisierte elektrische Defibrillatoren (AED), die sich in Flughäfen und an anderen öffentlichen Plätzen befinden, sind einfach zu bedienen und geben dem Helfer automatisch Anweisungen. Sie analysieren den Herzrhythmus und können bei unverzüglicher Anwendung ohne sofortige Notarztbehandlung Leben retten.

Herz-Lungen-Wiederbelebung (HLW/CPR) Erwachsener (Zwei-Helfer-Methode)

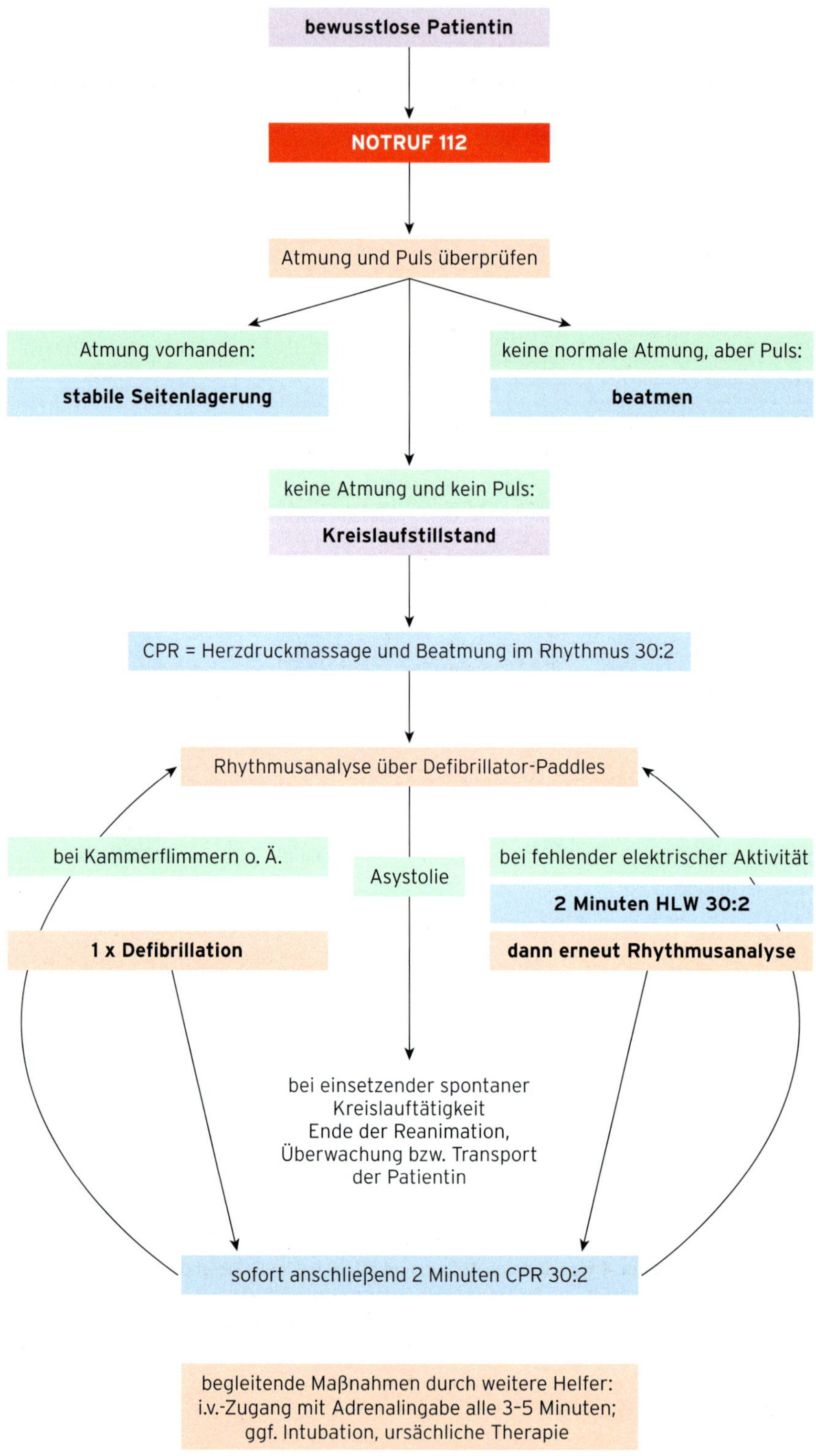

Hinweis: Für Säuglinge und Kinder gelten leicht abweichende Regeln.

Weitere Hinweise zu Reanimationsleitlinien unter: **https://leitlinien.dgk.org**

9.2.7 Notfallausrüstung

Zur Notfallausrüstung einer Arztpraxis gehört ein Notfallkoffer mit Sauerstoffflasche, verschiedenen Instrumenten und Materialien (Beatmungsbeutel, Venenverweilkatheter, Spritzen, Kanülen) und möglichst ein Defibrillator. Die Auswahl der Instrumente und Medikamente hängt von der Fachrichtung der Praxis sowie der Ausbildung und Erfahrung der Ärztin ab. Aufbewahrungsort und Funktion der Notfallausrüstung müssen jedem Teammitglied bekannt sein.

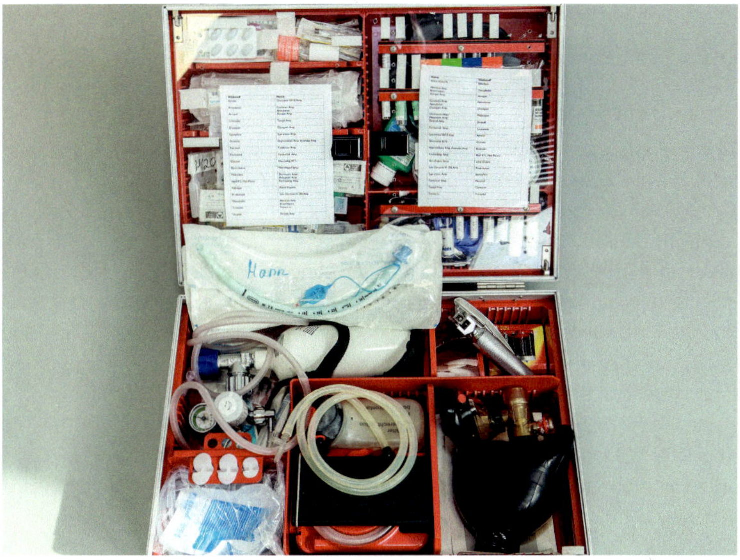

Abb. 1 Notfallkoffer

Die Notfallausrüstung regelmäßig zu überprüfen und (fast) abgelaufene Arzneimittel zu ersetzen, ist Aufgabe der MFA. Werden alle Geräte mit Wartungsintervallen sowie Materialien und Medikamente mit Präparatenamen, Menge und Verfallsdatum aufgelistet, ist die Kontrolle schnell und sicher zu erledigen.

Das Notfallmanagement mit Notruf und Reanimationsmaßnahmen muss in jeder Arztpraxis festgelegt und regelmäßig mit allen Teammitgliedern geübt werden. Ärztekammern und private Agenturen bieten Notfallkurse für das gesamte Praxispersonal an.

Beispiel für die Zusammenarbeit des Teams bei einem Praxisnotfall:

Durchsage über Sprechanlage an alle: **„Reanimation in Zimmer 3!"**

↓

Gleichzeitig:	
MFA 1 bringt Notfallausrüstung in Zimmer 3, assistiert zusammen mit **MFA 2** der Ärztin (ideal: 2 Helferinnen, 1 Ärztin).	**MFA 3** (an der Anmeldung) fragt die Ärztin, welcher Rettungstransport benötigt wird (führt Notruf nach Notrufschema durch).

↓

MFA 3 oder 4 blockiert den Aufzug und öffnet ihn im Erdgeschoss bzw. auf der Zufahrtsebene für das Rettungsteam; diese MFA (oder z. B. eine mithelfende Patientin) erwartet den Rettungswagen und winkt ihn ein.

↓

Optimal ist es, wenn z. B. **MFA 3** während der Reanimation wichtige Befunde aus der Krankenakte der Patientin kopiert und Einweisungs- und Transportschein zum Mitgeben fertigstellt. Sie nimmt auch ggf. telefonische Rückfragen der Leitstelle an.

9.3 Tod (Exitus letalis)

Der Tod ist das Lebensende. Tod bedeutet, dass die Vitalfunktionen irreversibel, d. h. für immer, aufhören. Der Tod ist in der Praxis häufig präsent, denn viele Tätigkeiten des Praxisteams haben das Ziel, den Tod hinauszuzögern. Seltener wird über Tod und Sterben direkt gesprochen. Das Sterben kann schnell oder langsam verlaufen. Der häufige „Rhythmustod", z. B. beim Herzinfarkt, passiert plötzlich. Bei einer langsam zunehmenden Herzinsuffizienz oder einer Krebserkrankung kann das Sterben langsam und allmählich vonstattengehen.

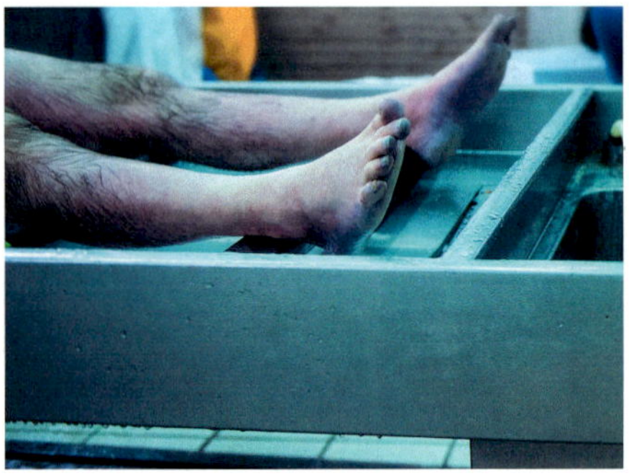

Abb. 1 Totenflecken bei einem liegenden Leichnam

Beim Sterbevorgang kommt es oft zur **Zentralisation**. Während die herznahen Organe noch durchblutet sind, werden die Extremitäten zyanotisch, d. h. sie färben sich rot-bläulich. Diese Verfärbung ist eine Vorstufe der **Totenflecken**. Diese entstehen, wenn der Tod eingetreten ist und das Blut in den Gefäßen steht. Dann sinken die Blutzellen nach unten ab. Die liegende Tote sieht auf der Oberseite weißlich-blass aus, während ihre Unterseite blau-lila gefärbt ist.

Der Tod verläuft in Phasen. Zunächst tritt mit dem Ende der Herztätigkeit der **klinische Tod** ein. Dieser kann durch Reanimationsmaßnahmen zunächst noch **reversibel** (umkehrbar) sein. Nach wenigen Minuten wird das Gehirn aber irreversibel geschädigt und es kommt zum **Hirntod**. Der **biologische Tod** ist durch das endgültige Ende der Organ- und Zellfunktionen gekennzeichnet. Fäulnis und Verwesung beginnen.

Die Todesfeststellung ist eine ärztliche Pflicht. Jede Ärztin muss die äußere **Leichenschau**, d. h. die Untersuchung einer Verstorbenen, um die sie gebeten wird, unverzüglich durchführen. Die Tote wird gründlich untersucht. Die Inspektion umfasst die gesamte Haut und Kopfhaut sowie alle Körperöffnungen. Der Tod wird nur bei Vorliegen sicherer Anzeichen bescheinigt. Liegen (noch) keine sicheren Todeszeichen vor, wird die Leichenschau ggf. zu einem späteren Zeitpunkt wiederholt.

Todeszeichen	Zeitpunkt des Auftretens nach klinischem Tod	Sicherheit
Pupillenstarre	wenige Minuten	unsicher
Abkühlung	1–5 h je nach Bekleidung und Umgebungstemperatur	unsicher
Totenflecken	ab 30 min	je nach Dauer des Bestehens und Eigenschaften (wegdrückbar oder nicht wegdrückbar) unsicher bis sicher
Totenstarre	ab 2 h im Kiefergelenk ab 5 h im ganzen Körper	sicher

Auf der Todesbescheinigung sind Todeszeitpunkt und -ursache(n) anzugeben und die Frage, ob ein natürlicher Tod vorliegt, zu beantworten. Ein **nicht natürlicher Tod** ist z. B. ein Unfalltod, ein **Suizid** (Selbsttötung), der Tod während oder nach einer Operation sowie der Tod durch Vergiftung, Totschlag oder Mord. Bei ungeklärter Todesursache kann eine innere Leichenschau **(Autopsie)** durch eine **Pathologin** durchgeführt werden. Die Autopsie kann aus medizinischen Gründen sinnvoll sein. Sie dient der Information der behandelnden Ärztinnen über die tatsächliche Diagnose. Auch kann es für die Hinterbliebenen wichtig sein, die Todesursache zu kennen, z. B. bei erblichen Krankheiten. Bei Verdacht auf Fremdverschulden, z. B. Mord, wird die Autopsie von der Polizei angeordnet und von einer Rechtsmedizinerin durchgeführt. Die Autopsie in der Rechtsmedizin nennt sich **Obduktion**.

Scheintod heißt, dass ein Mensch tot erscheint, weil seine Vitalfunktionen auf ein kaum erkennbares Minimum reduziert sind. Die Vorschriften zur Durchführung der Leichenschau sind so umfassend, dass es nicht vorkommen kann, dass eine noch lebende „Scheintote" beerdigt wird, sofern die Leichenschau korrekt durchgeführt wird.

→ Terminologie: Notfälle und Tod

anaphylaktischer Schock	stärkste Form der allergischen Reaktion mit Kreislaufschock, ausgelöst z. B. durch Penicillin oder Insektengift
Aspiration	1. Einatmen fester oder flüssiger Stoffe, 2. bei Injektionen das Ansaugen von Flüssigkeit
Autopsie	innere Leichenschau; Leichenöffnung und -untersuchung
Basismaßnahmen	bzgl. Reanimation: Herzdruckmassage und Beatmung
Commotio cerebri	Gehirnerschütterung; leichtes Schädel-Hirn-Trauma (SHT I)
Intoxikation	Vergiftung
intubieren	einen Beatmungsschlauch in die Luftröhre einführen
irreversibel	unumkehrbar; endgültig; Ggt. reversibel
Joule (J)	Einheit für Energie (nach dem gleichnamigen Physiker)
Koma	tiefste Bewusstlosigkeit, die Patientin ist nicht erweckbar
Obduktion	innere Leichenschau in der Rechtsmedizin
Paddles; Pads	Plattenelektroden des Defibrillators
Pathologin; Fachärztin für Pathologie	Fachärztin für Krankheitslehre; untersucht Gewebeproben und Verstorbene zur sicheren Diagnosestellung
Reanimation (Verb **reanimieren**)	wörtl.: wiederbeleben; Durchführen der Herz-Lungen-Wiederbelebung mit Herzdruckmassage und Beatmung
Rhythmusanalyse	Diagnose des Herzrhythmus bei der Reanimation
Schädel-Hirn-Trauma (SHT) (Mz. **Schädel-Hirn-Traumata**)	Verletzung von Schädel und Gehirn; Einteilung nach Dauer der Bewusstlosigkeit in SHT I (≤ 10 min) = Commotio cerebri (Gehirnerschütterung), SHT II (> 10, ≤ 60 min) und SHT III (> 60 min)
subakut	nicht ganz akut; weniger heftig verlaufend
Suizid	Selbsttötung; schwerste Folge der Depression
Tod **Exitus letalis**	Ende des Lebens; 1. klinischer Tod (ggf. durch Reanimation reversibel), 2. Hirntod (irreversibles Ende der Hirnfunktion), 3. biologischer Tod (Ende aller Organ- und Zellfunktionen)
Tubus	Beatmungsschlauch, der bei der Intubation eingeführt wird
Zentralisation	Beschränkung der Kreislauffunktion auf herznahe Organe
zyanotisch	bläuliche Hautfarbe bei Zyanose, d. h. Sauerstoffmangel im Gewebe

Aufgaben

1 Erklären Sie die Begriffe Schock und Zentralisation.
2 Nennen Sie typische Ursachen eines Kreislaufschocks.
3 Wo befindet sich in Ihrer Praxis die Nummer des Giftnotrufs?
4 Nennen Sie je eine Notfallsituation, bei der der Patient aufrecht sitzen oder in Schocklagerung gebracht werden muss.
5 Wann ist die stabile Seitenlage indiziert?
6 In welchem Fall muss eine Patientin, die noch einen Puls hat, beatmet werden?

10 Atmung und Atmungsorgane

10.1 Äußere und innere Atmung

Interaktive Übungen
→ S. 209, PagePlayer

Die Atmung umfasst alle Vorgänge im Zusammenhang mit der Aufnahme und Nutzung des lebenswichtigen Gases Sauerstoff (O_2).
Man unterscheidet

- **äußere Atmung (Respiration): Inspiration** (Einatmen) und **Exspiration** (Ausatmen) sowie Gasaustausch in der Lunge, d. h. Aufnahme von Sauerstoff ins Blut und Abgabe von Kohlendioxid (CO_2) aus dem Blut in die Atemluft;
- **innere Atmung:** Energiegewinnung in den Zellen durch Nutzung von Sauerstoff; dabei entsteht Kohlendioxid. In den Zellen werden bei der inneren Atmung Nährstoffe wie Fett und Kohlenhydrate zerlegt. Der darin enthaltene Kohlenstoff (chemisches Zeichen **C**) wird an **O_2** gebunden, es entsteht **CO_2**.

Äußere Atmung

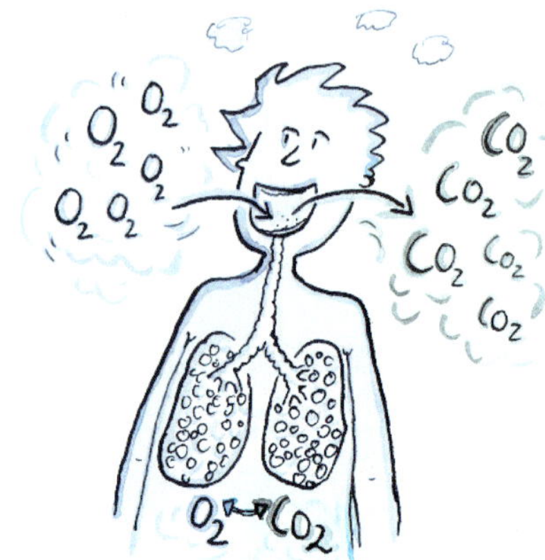

Diese Vorgänge in der Zelle, die sog. Verbrennung, laufen bei Körpertemperatur ab, da **Enzyme** die chemischen Vorgänge durchführen. Enzyme sind Stoffe, die biochemische Reaktionen ermöglichen. Sie wirken wie winzige Werkzeuge. Enzyme für die innere Atmung befinden sich v. a. in den Mitochondrien.

Mitochondrien
→ LF 3, S. 25

Die lebenswichtige Vitalfunktion Atmung verläuft überwiegend unbewusst. Das Atemzentrum im Gehirn steuert sie. Der Sauerstoff- und Kohlendioxidgehalt des Blutes wird im Körper ständig gemessen, um die Atemtätigkeit bedarfsgerecht anzupassen.

Innere Atmung

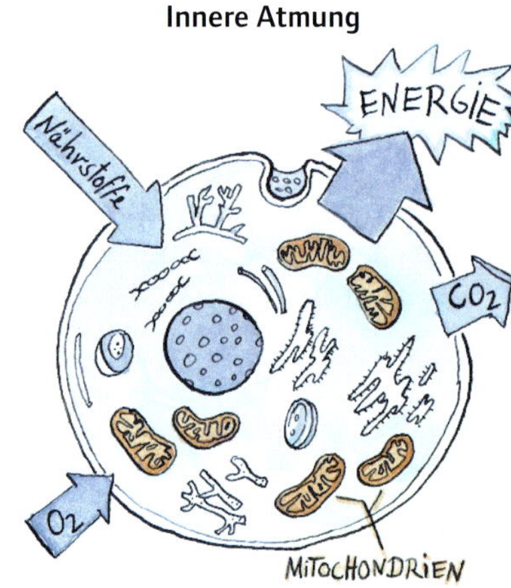

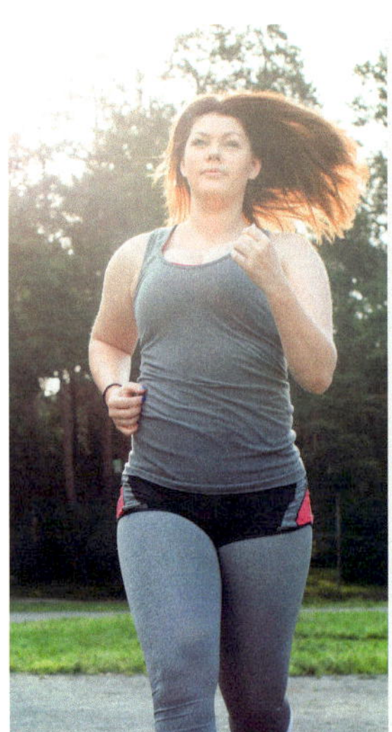

Fettverbrennung ist ein beliebter Begriff, seit Übergewicht so häufig geworden ist. Chemisch gesehen passiert im menschlichen Stoffwechsel dasselbe wie im Feuer: Aus energiereichen Nährstoffen und Sauerstoff entstehen Energie (Wärme- und Bewegungsenergie) und Kohlendioxid. CO_2 ist das Treibhausgas, das bei jeder Verbrennung als Abfallstoff entsteht.
Der entscheidende Unterschied ist: Im menschlichen Körper funktioniert Verbrennung ohne Feuer, da die Enzyme bei 37–41 °C arbeiten. Höhere Temperaturen führen zu Zellschäden. Wer Körperfett abbauen will, muss sich gesund ernähren und mit Sport seinen Energieverbrauch steigern. „Fatburner"-Pillen helfen nicht. Sie enthalten oft sehr viel Koffein und gelegentlich riskante Stoffe wie Ephedrin. Teilweise sind nicht deklarierte verschreibungspflichtige Substanzen wie L-Thyroxin enthalten, um den Energieverbrauch anzukurbeln. Dies gelingt in der Regel nicht. Sie können jedoch z. T. ernste Nebenwirkungen wie Schlaflosigkeit, Osteoporose, epileptische Anfälle und Herzrhythmusstörungen hervorrufen.

10.2 Aufbau und Funktion der Atmungsorgane

Beim Aufbau der Atemwege unterscheidet man die

- **oberen Atemwege:** Nase mit Nasenhöhle und Nasenmuscheln, Nasennebenhöhlen, Rachen und Mund;
- **unteren Atemwege:** Kehlkopf, Luftröhre, Bronchien bis zu den kleinsten Bronchialästen und die Lunge mit den Lungenbläschen.

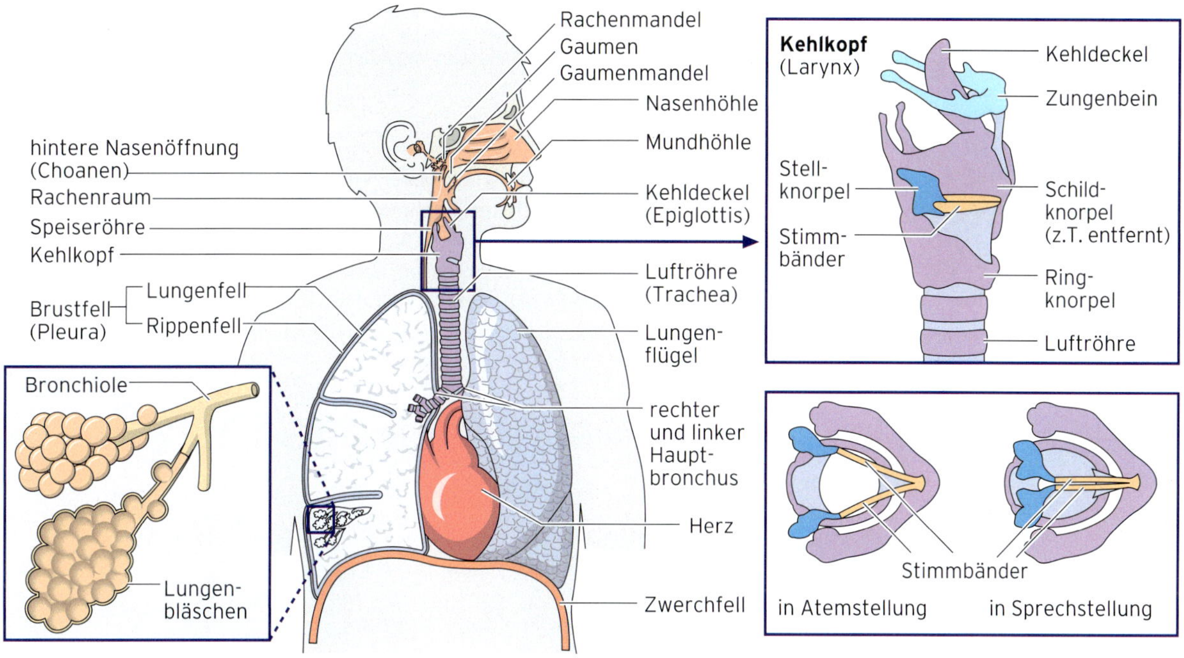

Abb. 1 Die Atmungsorgane

Die Atemluft ist ein Gasgemisch. Luft besteht nicht nur aus Sauerstoff, sondern enthält noch andere Gase, Staub, Ruß, Pollen und Krankheitskeime. Daher dienen die Atemwege und -organe auch der Reinigung und Aufbereitung der Atemluft.

Bei der **Nasenatmung** filtern die Härchen des Naseneingangs grob die eingeatmete Luft. Die Schleimhäute im Naseninneren und im Rachen erwärmen und befeuchten die Luft, die meistens einige Grade kälter ist als das Körperinnere. Die Nasenmuscheln wirken wie Heizkörper, indem sie mit ihrer großen Oberfläche die Luft erwärmen. An den feuchten Schleimhäuten haften Schmutz, Staub, Pollen und Krankheitskeime. Die Härchen des Flimmerepithels befördern Sekret und Fremdstoffe in den Rachen. Mikroorganismen usw. werden verschluckt und im Magen unschädlich gemacht.

Flimmerepithel
→ LF 3, S. 30

Bei hohem Sauerstoffbedarf, z. B. beim Sport, atmet man jedoch durch den Mund. Die Nase ist zu eng, um schnell große Luftmengen ein- und auszuatmen. Bei **Mundatmung** gelangt viel kältere und kaum gefilterte Luft in die unteren Atemwege. Daher kann Sport, v. a. im Winter, Reizhusten auslösen. Ständige Mundatmung, wie sie bei Kindern mit vergrößerter Rachenmandel vorkommt, begünstigt Infektionen der Bronchien.

MERKE Bei der **Nasenatmung** passiert die Atemluft folgende Organe:
Naseneingang → Nasenhöhle mit Nasenmuscheln → Pharynx (Rachen) → Larynx (Kehlkopf) → Trachea (Luftröhre) → Bronchien → Bronchiolen (kleinste Bronchialäste) → Alveolen (Lungenbläschen).

MERKE Bei der **Mundatmung** ist der Weg der Atemluft kürzer:
Os (sprich: „Ohs"; Mund) → Pharynx (Rachen) → Larynx (Kehlkopf) → Trachea (Luftröhre) → Bronchien → Bronchiolen (kleinste Bronchialäste) → Alveolen (Lungenbläschen).

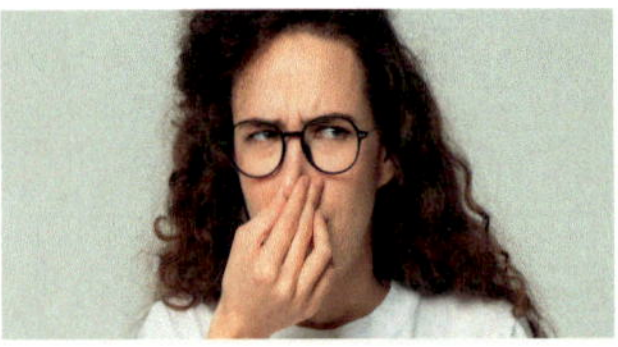

„Ich kann ihn nicht riechen …" Bei Nasenatmung wird die Luft unbewusst durch den Geruchsinn geprüft. So warnt uns die Nase bei Brandgeruch vor einem Feuer oder vor verdorbenem Essen. Auch Sexuallockstoffe werden „erschnüffelt". Da die Natur viel gesunden Nachwuchs möchte, riecht ein Partner, der genetisch gut zu einem anderen passt, auch attraktiv. Allerdings kann die Pille die Geruchswahrnehmung verändern.

10.2.1 Atemmechanik

Die Inspiration ist ein aktiver Vorgang, der Muskelarbeit erfordert:

- Bei der **Bauchatmung** kontrahiert sich das **Diaphragma** (Zwerchfell), ein kuppelförmiger Muskel, der **Thorax** (Brustraum) und **Abdomen** (Bauchraum) voneinander trennt. Dabei senkt sich das Diaphragma und vergrößert den Brustraum nach kaudal.
- Bei der **Brustatmung** kontrahieren sich die **Interkostalmuskeln**. Dabei heben sich die Rippen bzw. der Brustkorb. Auch dies vergrößert den Brustraum und saugt Luft an.

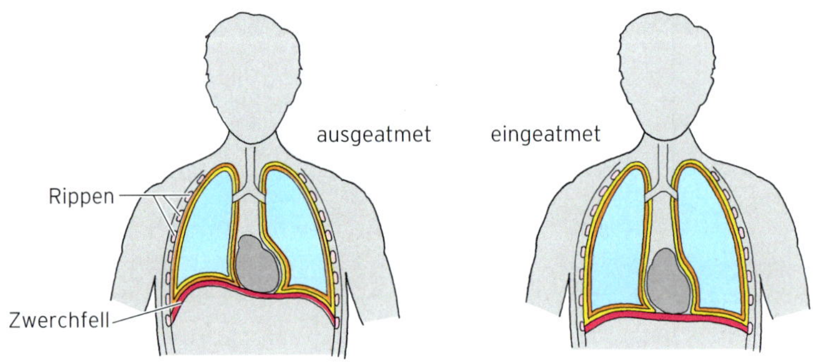

Abb. 1 Atembewegungen (Bauchatmung)

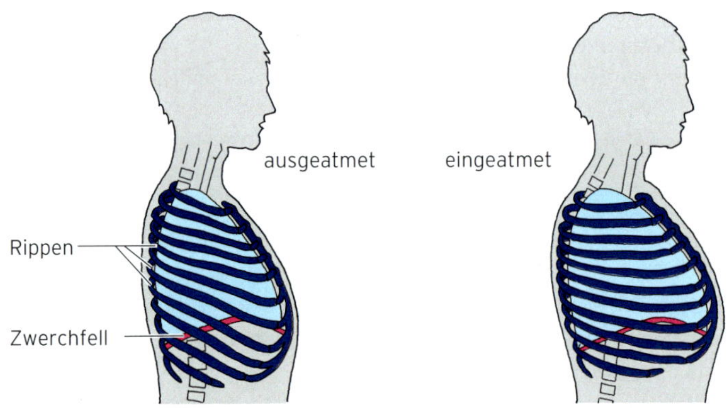

Abb. 2 Atembewegungen (Brustatmung)

Normalerweise nutzt der Mensch Bauch- und Brustatmung zugleich. Bei außergewöhnlicher Anstrengung mit erhöhtem Sauerstoffbedarf wird zusätzlich die Atemhilfsmuskulatur am Hals eingesetzt. Dies kann man bei Läufern im Zieleinlauf beobachten, wenn sie die Hände in die Taille stützen. Auch Asthmakranke mit Dyspnoe stützen die Hände auf, um besser Luft zu bekommen.

Während die Inspiration aktiv durch Muskelarbeit erfolgt, ist die Exspiration ein passiver Vorgang. Der Thorax nimmt dabei von selbst wieder seine ursprüngliche Form und Größe an. Das Ausatmen strengt daher nicht an. Nur bei sehr kräftiger Exspiration, wie beim Lungenfunktionstest oder beim Husten, arbeiten u. a. der breite Rückenmuskel (M. latissimus dorsi) und die Bauchmuskulatur mit. Daher kann bei Bronchitis an diesen Stellen schmerzhafter Muskelkater entstehen.

10.2.2 Aufbau von Trachea, Bronchien und Lunge

Die **Trachea** (Luftröhre) ist vorn am Hals unterhalb des Kehlkopfes tastbar. Sie wird durch Knorpelringe stabilisiert. So kann sie im Liegen und selbst bei Bewusstlosigkeit nicht zusammengedrückt werden. Auch die **Bronchien** enthalten Knorpelspangen. Diese sind kleiner und weicher als in der Trachea.

Die Wand der Bronchien enthält zwei Schichten Muskulatur: eine **ringförmige Schicht**, die die Bronchien verengen kann, und eine **strahlenförmige Schicht**, die das Bronchiallumen erweitern kann. Die strahlenförmige Muskulatur kann die Bronchien z. B. beim Sport weit stellen und damit die Atmung großer Luftmengen erleichtern. Bei Asthma kontrahiert sich die Ringmuskulatur der Bronchien, sodass ihr Durchmesser sehr klein wird. Ein so stark verengtes Lumen lässt nicht genug Luft strömen; es kommt zu Dyspnoe (Atemnot).

Asthma
→ LF 5, S. 301

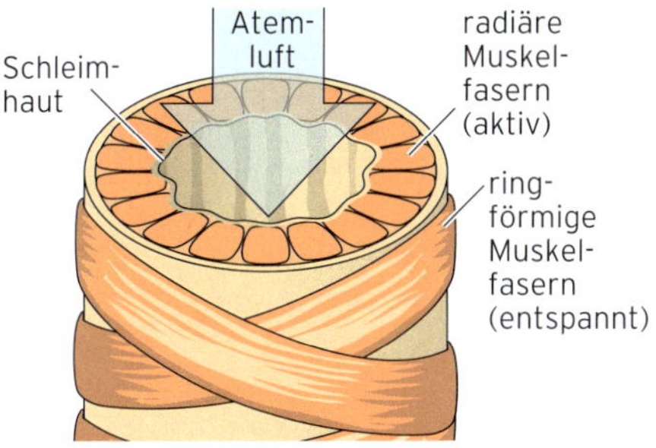

Abb. 1 Querschnitt eines gesunden Bronchus

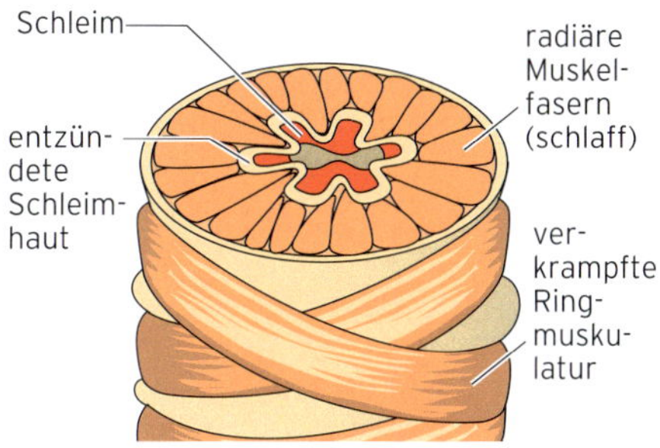

Abb. 2 Querschnitt eines erkrankten Bronchus

Video
→ S. 209, PagePlayer

Die beiden Hauptbronchien gehen aus der Trachea hervor. Rechter und linker Hauptbronchus führen in den rechten bzw. linken Lungenflügel. Die Bronchien verzweigen sich wie die Äste eines Baumes. Die kleinsten, knorpelfreien Äste heißen **Bronchiolen**. Sie führen die Atemluft in die **Alveolen**. Dort findet der **Gasaustausch** statt. Den Vorgang des Gasaustausches nennt man **Diffusion**. Bei der Diffusion kommt es zu einer gleichmäßigen Stoffverteilung. Deshalb strömt Sauerstoff quasi von selbst aus der O_2-reichen Atemluft ins O_2-arme Blut und Kohlendioxid strömt umgekehrt aus dem CO_2-reichen Blut in die Atemluft (→ Abb. 3). Die Lunge hat eine Alveolarfläche von ca. 100 m². So wird der Sauerstoffbedarf auch bei körperlichen Höchstleistungen gedeckt.

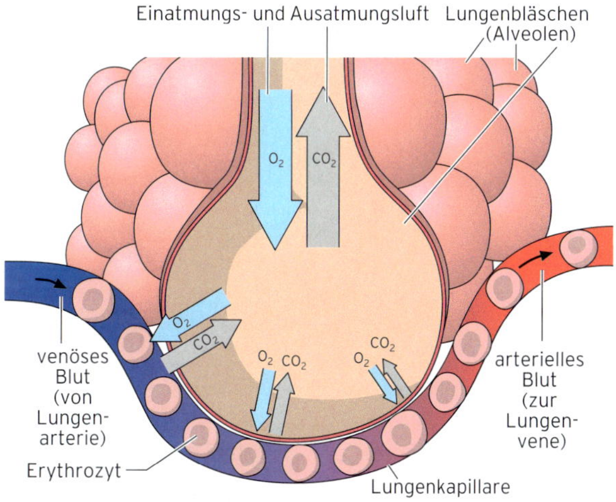

Abb. 3 Gasaustausch in der Lunge

Die Lunge besteht aus den beiden Lungenflügeln. Der linke ist etwas kleiner als der rechte, da links das Herz im Thorax liegt. Der rechte Lungenflügel besteht aus drei, der linke aus zwei Lungenlappen. Jeder Lungenlappen ist in mehrere kleinere Abschnitte aufgeteilt. Diese Abschnitte werden jeweils durch einen eigenen Bronchus belüftet.

Die **Lunge** liegt der Brustwand innen direkt an. Sowohl die Lunge als auch die Brustwandinnenseite sind von der glatten, feuchten **Pleura** (dem Brust- bzw. Rippenfell) überzogen. Daher folgt die Lunge jeder Thoraxbewegung beim Atmen und gleitet widerstandsfrei im Thorax.

Mit zunehmendem Alter degeneriert die Lunge; es gehen immer mehr Alveolen verloren. Gesunde Erwachsene verlieren ca. 30 mL Lungengewebe pro Jahr. Dies ist ein Grund, warum Kurzatmigkeit bei Belastung im Alter zunimmt. Rauchen verstärkt den Alveolenabbau auf etwa das Doppelte.

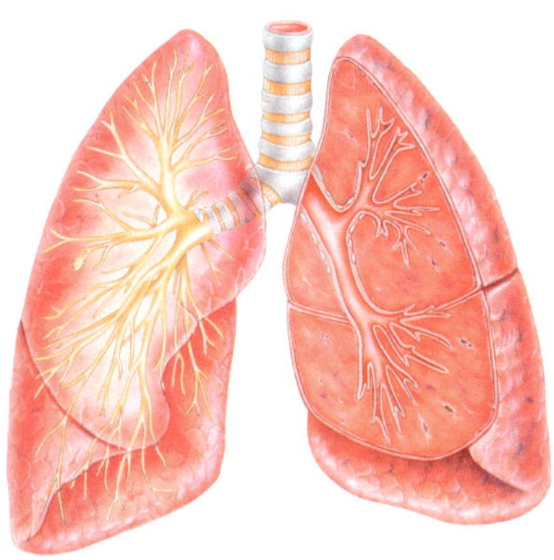

Abb. 4 Die beiden Lungenflügel mit ihren verzweigten Bronchien

10.2.3 Atemwege und Speisewege

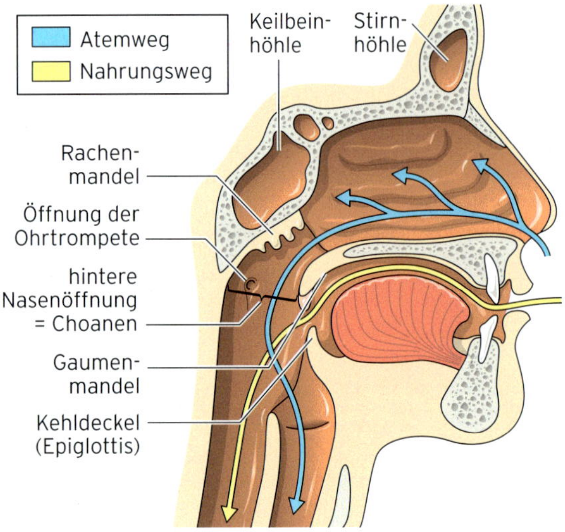

Abb. 1 Schematische Darstellung der Überkreuzung von Nahrungs- und Atemwegen

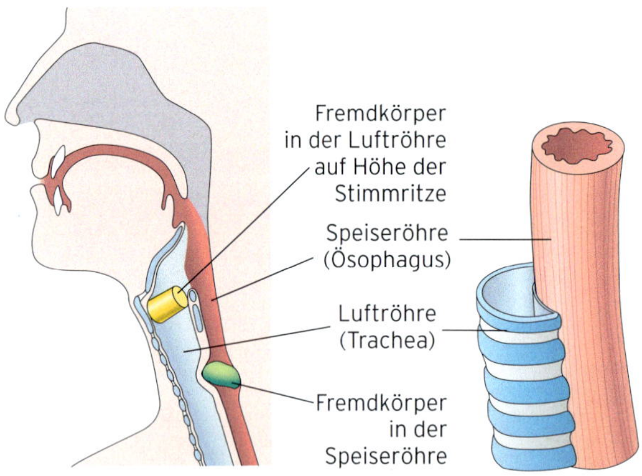

Abb. 2 Fremdkörper in Luft- und Speiseröhre verengen die Trachea.

Der **Pharynx** (Rachen) ist der Raum, der sich hinter Nase und Mund befindet und kaudal bis zum Eingang in Trachea und **Ösophagus** (Speiseröhre) reicht. Im Pharynx kreuzen sich Atem- und Speisewege (→ Abb. 1). Sie werden durch den Kehldeckel voneinander getrennt. Dieser besteht aus weichem, elastischem Knorpel und ist von Schleimhaut bedeckt. Er legt sich über den Kehlkopfeingang und verschließt ihn, sobald mal schluckt.

Das Schlucken ist ein komplizierter Vorgang, bei dem viele Muskeln und Nerven zusammenarbeiten. Der Schluckvorgang lässt sich bewusst starten, wobei die Zunge im Mund nach hinten bewegt und so Nahrung in den Pharynx geschoben wird. Der weitere Transport von Speisen und Flüssigkeiten verläuft automatisch. Der Schluckvorgang kann durch Sprechen oder Lachen gestört werden, weil dabei geatmet wird und somit der Kehlkopf bzw. die Trachea offen steht. „Verschluckt" man sich, d. h. gelangt Nahrung oder Flüssigkeit in die Trachea bzw. die Bronchien, muss man stark husten.

Der Hustenreflex hat den Sinn, Fremdkörper aus den Atemwegen hinauszubefördern. Andernfalls kommt es zur **Aspiration**, d. h. zum Ansaugen von Fremdkörpern in die Atemwege. Eine Aspiration kann zum Ersticken oder zu einer Pneumonie führen. Der Schluckvorgang reift im Laufe der ersten Lebensjahre aus. Daher bergen Kleinteile aller Art, z. B. Erdnüsse, Knöpfe und Perlen, eine Aspirations- und Erstickungsgefahr für Kleinkinder bis ca. vier Jahre.

Pneumonie
→ LF 5, S. 299

→ Terminologie: Aufbau und Funktion der Atemwege

Alveolen	Lungenbläschen
Aspiration	1. Einatmen von Fremdkörpern oder -stoffen in die Atemwege, 2. bei Injektionen: Ansaugen von Flüssigkeit mit einer Spritze
Bronchien (Ez. **Bronchus**)	knorpelwandige Luftwege zwischen Trachea und Alveolen
Bronchiolen	kleinste Teile der Luftwege (Bronchien ohne Knorpelanteile)
Diaphragma	Zwerchfell (Muskelkuppel zwischen Thorax und Abdomen)
Diffusion	hier: Gasübertritt vom Blut zur Atemluft und umgekehrt
Enzym	biochemischer Stoff, der eine Reaktion (einen Umwandlungsvorgang) im Körper ermöglicht, ohne selbst verbraucht zu werden

Exspiration	Ausatmung; Teil der äußeren Atmung (Respiration)
Inspiration	Einatmung; Teil der äußeren Atmung (Respiration)
Interkostalmuskulatur	Zwischenrippenmuskulatur
Larynx	Kehlkopf (Ort der Stimmbildung)
Ösophagus	Speiseröhre
Os	1. (sprich: „Ohs") Mund, 2. (sprich: „Oss") Knochen
Pharynx	Rachen (Raum dorsal von Nase und Mund)
Pleura	Brustfell; Rippenfell (überzieht Lungen und innere Thoraxwand)
Respiration	äußere Atmung, bestehend aus Inspiration und Exspiration
Trachea	Luftröhre

Aufgaben

1 Erklären Sie die äußere Atmung unter Verwendung der Fachbegriffe.
2 Erklären Sie die innere Atmung.
3 Beschreiben Sie mit Fachbegriffen den Weg der Atemluft bei Mundatmung.
4 Beschreiben Sie mit Fachbegriffen den Weg der Atemluft bei Nasenatmung.
5 Warum ist Nasenatmung die gesündere Art zu atmen?
6 Warum ist es sinnvoll, im Winter viel zu trinken, oft etwas zu lutschen und wenig zu sprechen?
7 Welche anatomischen Teile der Atemwege werden zu den oberen und unteren Atemwegen gerechnet?
8 Welchen Sinn haben die Knorpelanteile in Trachea und Bronchien?
9 In welche Richtung bewegen die Härchen des Flimmerepithels Fremdstoffe und Krankheitserreger?
10 Was ist der Sinn des Sekrettransports auf dem Flimmerepithel der Atemwege?
11 Einfache Möglichkeiten „anatomischer Selbsterfahrung":
   a Leuchten Sie sich mit einer Untersuchungsleuchte oder einer kleinen, hellen Taschenlampe vor dem Spiegel in den Rachen. Strecken Sie dabei die Zunge so weit wie möglich heraus und sagen laut „Ah". Können Sie nun den oberen Teil ihres Kehldeckels sehen?
   b Atmen Sie so tief wie möglich ein und beobachten Sie dabei, was sich an Bauch und Thorax verändert. Beschreiben Sie Ihre Beobachtungen.
   c Nehmen Sie ein Stethoskop zur Hand und legen die Membran des Bruststücks vorn am Hals auf Ihre Trachea. Atmen Sie mit offenem Mund ein und aus. Hören Sie nun am seitlichen Thorax die Lunge ab; atmen Sie dabei ebenfalls mit offenem Mund tief ein und aus. Beschreiben Sie die Atemgeräusche, die Sie über der Trachea und über den Alveolen, d. h. dem Lungengewebe, gehört haben.

11 Diagnostik bei Atemwegserkrankungen

11.1 Anamnese und klinische Untersuchung

Interaktive Übungen
→ S. 209, PagePlayer

Auch bei Atemwegserkrankungen gibt die Anamnese oft die entscheidenden Hinweise auf Art und Ursache des Krankheitsgeschehens. Typische Symptome sind:

- **Dyspnoe** (Luftnot bzw. Kurzatmigkeit) tritt nicht nur bei Erkrankungen der Bronchien und der Lunge auf, sondern auch bei Herzkrankheiten und/oder Anämie. Man unterscheidet Ruhedyspnoe und Belastungsdyspnoe.
- **Husten** kommt ebenfalls bei Erkrankungen der Atemorgane und/oder des Herzens vor. Es gibt viele Hustenursachen von Rauch, Staub und Pollen über Infektionen bzw. Entzündungen der Luftwege und Allergien bis hin zu Herzinsuffizienz, Herzklappenfehlern, Tumoren und psychischen Ursachen.

Beim Husten unterscheidet man verschiedene **Hustenqualitäten:**

- **Produktiver Husten**; dabei wird Sekret abgehustet. Er kommt oft bei akuter und chronischer Bronchitis vor. Reichliches, grün gefärbtes Sekret spricht eher für eine bakterielle (Super-)Infektion, klares, helles bzw. gelbes Sekret mehr für eine virale oder allergische Erkrankung.
- **Unproduktiver „trockener" Husten** fördert kein Sekret und kommt z. B. zu Beginn von Atemwegsinfekten, bei Asthma oder Herzinsuffizienz vor.
- **Anfallsartiger Husten** tritt in bestimmten Situationen auf, kann typisch für Asthma und chronische Bronchitis sein, aber auch für Pertussis (Keuchhusten). Anfallsartiger Husten mit Luftnot kennzeichnet Asthma.
- Weiterhin werden die **Dauer** des Hustens erfragt und **Umstände**, die den Husten auslösen oder bessern, sowie bisher **durchgeführte Therapien** bzw. -versuche.
- **Heiserkeit** kann bei Krankheiten des Kehlkopfs bzw. der darin befindlichen Stimmbänder auftreten. Da Heiserkeit auch ein Tumorsymptom sein kann, ist ab drei Wochen Dauer eine HNO-Untersuchung indiziert.

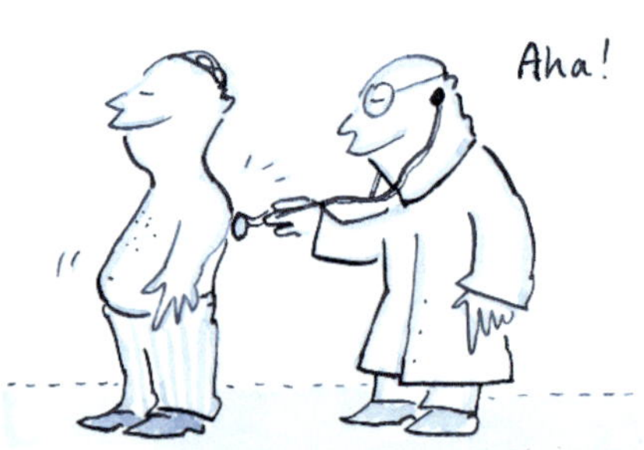

Begleitsymptome wie Fieber, ungewollte Gewichtsabnahme, Nachtschweiß und Appetitlosigkeit sind auch bei Atemwegssymptomen wichtig. Sie treten bei Infektionskrankheiten wie Tuberkulose und Pneumonie, bei opportunistischen Infektionen durch Aids sowie bei bösartigen Tumoren und Autoimmunkrankheiten auf.

Bei der klinischen Untersuchung wird zunächst der Allgemein- und Ernährungszustand der Patientin beurteilt. Bei der Inspektion fallen deutlicher Gewichtsverlust, Dyspnoe, eine besondere Thoraxform, ausgeprägtes Übergewicht oder eine Zyanose auf. Die Auskultation ist bei der Untersuchung von Lunge und Bronchien besonders wichtig. Das normale Atemgeräusch über dem Lungengewebe bzw. den Alveolen, das seitlich und dorsal über der Lunge abgehört wird, nennt man **vesikuläres** (blasiges) **Atemgeräusch**. Bei vielen Bronchial- und Lungenerkrankungen ist ein verändertes Atemgeräusch zu hören. Es kann zu pathologischen Nebengeräuschen wie Rassel- oder Reibegeräuschen, Pfeifen, Giemen und Knistern kommen. Pfeifen, Giemen und Brummen sind typisch für Atemwegsverengungen z. B. bei Asthma. Neben der Auskultation kann die Perkussion (das Abklopfen) Aufschluss über Erkrankungen von Lunge und Pleura geben.

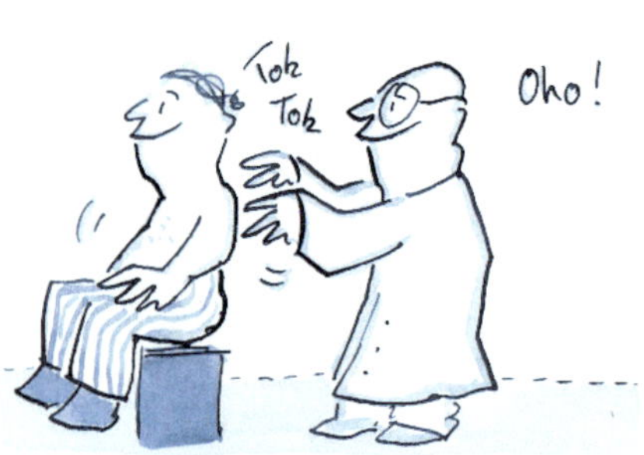

Die Fachärztin für Erkrankungen der oberen Atemwege ist die Hals-Nasen-Ohren-Ärztin. Die Fachärztin für Krankheiten der unteren Atemwege ist die **Pneumologin** (Lungenfachärztin).

Besonderheit: Auch psychische Nöte und Konflikte können sich in Form von Atemwegssymptomen ausdrücken. Im Rahmen von Ängsten und Panikattacken kommt es gelegentlich zur **Hyperventilation**. Das ist eine stark beschleunigte Atmung bei subjektiv starker Luftnot. Die Betroffene atmet dann zu schnell, was zu Taubheitsgefühl um den Mund herum und zu Muskelkrämpfen v. a. der Hände führt. Wirkt die Ärztin beruhigend auf die Patientin ein und gibt ihr ggf. eine Plastiktüte zum Atmen, legen sich die Missempfindungen und die Luftnot.

11.2 Lungenfunktionsdiagnostik

Mittels Lungenfunktionsdiagnostik misst man u. a. die Luftmengen, die während des Atemvorgangs bewegt werden. Der Lungenfunktionstest, die **Spirometrie**, kann Störungen des Luftstroms durch Verengungen der Atemwege, sog. **obstruktive Ventilationsstörungen**, sowie Störungen durch verminderte Thoraxelastizität, sog. **restriktive Ventilationsstörungen**, zeigen. Die **Spirografie** ist die grafische Darstellung der Spirometrie-Ergebnisse (→ S. 298, Abb. 1).

Bei der Spirometrie muss die Patientin zunächst normal atmen, um die während des normalen Atemzugs bewegte Luftmenge, das **Atemzugvolumen** (V_T), zu messen. Dann muss sie so tief wie möglich ein- und so schnell, fest und weit wie möglich ausatmen. Dadurch erhält man die Luftmengen (Volumina), die sie zusätzlich zum Atemzugvolumen maximal ein- und ausatmen kann: das **inspiratorische** und das **exspiratorische Reservevolumen** (IRV und ERV). Inspiratorisches und exspiratorisches Reservevolumen ergeben zusammen mit dem Atemzugvolumen die Luftmenge, die die Patientin beim Atmen bewegen kann: die **Vitalkapazität** (VC). Etwas Luft bleibt auch nach maximaler Exspiration in den Luftwegen, denn diese fallen nach dem Ausatmen nicht zusammen wie ein leerer Luftballon. Die Luftmenge, die stets im Thorax bzw. in den Atemwegen bleibt, ist das **Residualvolumen** (RV). Vitalkapazität und Residualvolumen ergeben zusammen die **totale Lungenkapazität** (TLC), die man als „Lungenvolumen" bezeichnen kann.

MERKE Qualität und Aussagekraft der Spirometrie sind vor allem von den richtigen und entschlossenen Kommandos der MFA an die Patientin während des Lungenfunktionstests abhängig.

Viele Spirometriegeräte erstellen aus den Messwerten die **Fluss-Volumen-Kurve** (→ Abb. 1). Die Form dieser Grafik lässt obstruktive und restriktive Ventilationsstörungen auf einen Blick erkennen. Bei der Obstruktion ist eine „Delle" bei der Exspiration erkennbar, da die Bronchien sich beim Ausatmen verengen (→ Abb. 2). Bei der Restriktion wirkt die Grafik gegenüber dem Normalbefund verkleinert, da die Lunge bzw. der Thorax sich nicht genug ausdehnen (→ Abb. 3). Eine Restriktion kommt z. B. bei einer Wasseransammlung zwischen Lunge und Brustwand, dem **Pleuraerguss**, aber auch bei **Adipositas** (Fettsucht) vor. Eine schlechte Mitarbeit der Patientin, ggf. bedingt durch unzureichende Anleitung durch die MFA, täuscht oft eine restriktive Ventilationsstörung vor.

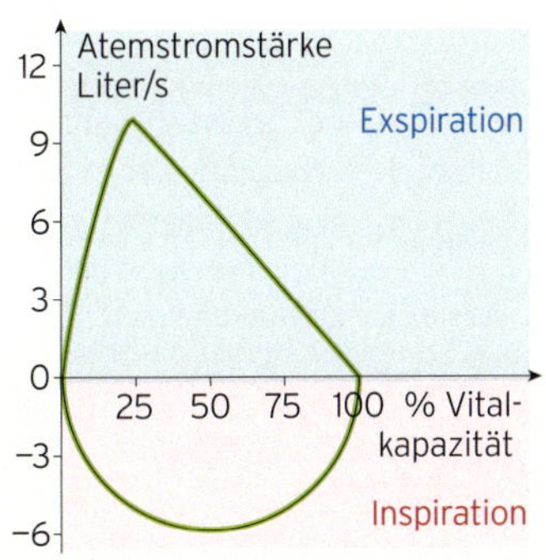

Abb. 1 Normale Fluss-Volumen-Kurve

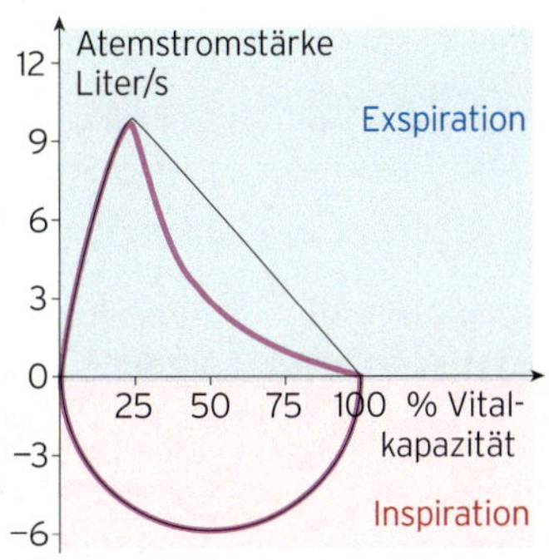

Abb. 2 Fluss-Volumen-Kurve bei obstruktiver Ventilationsstörung

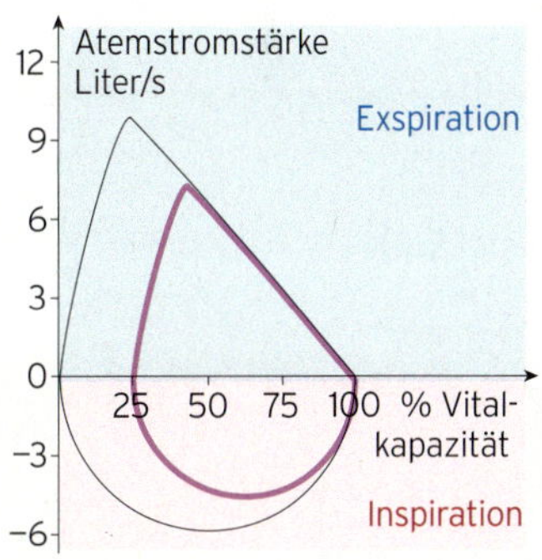

Abb. 3 Fluss-Volumen-Kurve bei restriktiver Ventilationsstörung

Die **Bodyplethysmografie** (Ganzkörperplethysmografie) ist ein noch genauerer Lungenfunktionstest. Die Patientin sitzt in einem luftdichten Raum, der einer gläsernen Telefonzelle ähnelt, und atmet über ein Mundstück ein und aus. Bodyplethysmografie und Blutgasanalyse, bei der Sauerstoff- und Kohlendioxidgehalt sowie der pH-Wert des Blutes gemessen werden, gehören zu einer gründlichen pneumologischen Untersuchung.

Blutgasanalyse
→ LF 5, S. 232

Spirometrie/Spirografie

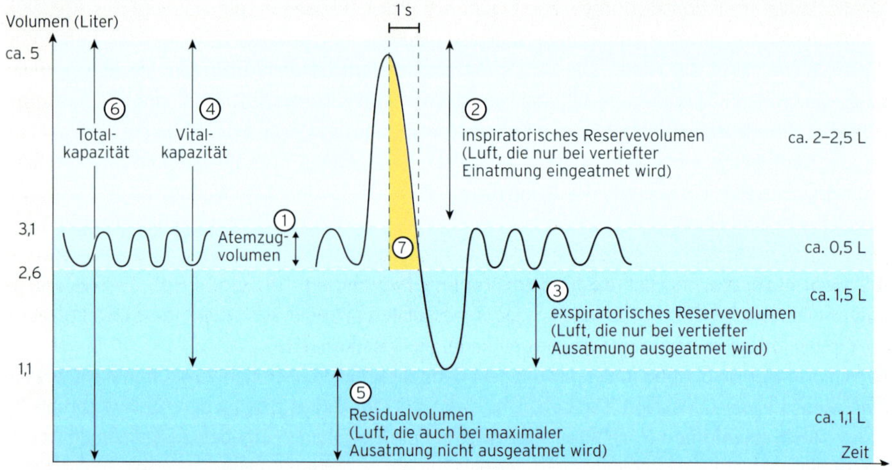

Begriff, Abkürzung, Definition (Volumen = Luftmenge)

1. Atemzugvolumen (V_T)	Luftmenge, die bei normaler Atmung ein- und ausgeatmet wird
2. inspiratorisches Reservevolumen (IRV)	Luftmenge, die zusätzlich zum Atemzugvolumen eingeatmet werden kann
3. exspiratorisches Reservevolumen (ERV)	Luftmenge, die zusätzlich zum Atemzugvolumen ausgeatmet werden kann
4. Vitalkapazität (VC)	Atemzugvolumen + inspiratorisches + exspiratorisches Reservevolumen
5. Residualvolumen (RV)	Luftmenge, die nach maximaler Exspiration im Thorax verbleibt
6. Totalkapazität (TLC) (L = Lunge, C = Kapazität)	Vitalkapazität + Residualvolumen = „Lungenvolumen"

Weitere wichtige Messwerte der Spirometrie

7. Sekundenkapazität = Einsekundenkapazität = forciertes exspiratorisches Volumen in einer Sekunde **(FEV_1)**; Angabe in % der forcierten Vitalkapazität (FVC)	Luftmenge, die bei maximal starker (sog. forcierter) Exspiration in einer Sekunde ausgeatmet werden kann; FEV_1 wird in % der FVC angegeben, d. h. als Anteil des Volumens, das maximal ausgeatmet werden kann, und ist ein wichtiger Messwert bei Asthma bronchiale und COPD, da sie eine Obstruktion der Luftwege anzeigt
exspiratorischer Spitzenfluss Peak Expiratory Flow bzw. **Peak Flow** 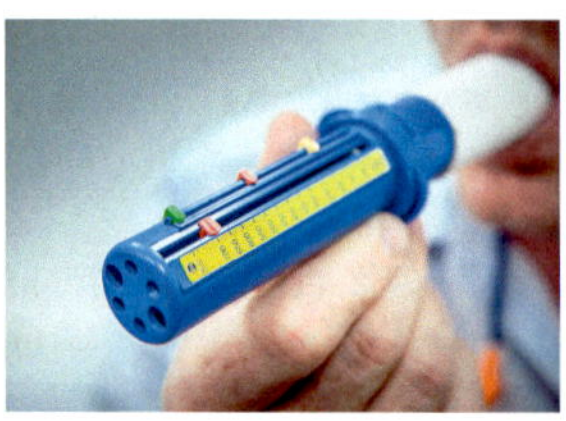 Peak-Flow-Meter = Peak-Flow-Messgerät	maximale Atemstromstärke bei stärkster Exspiration; wichtiger Messwert in der Asthma-Verlaufskontrolle Die Patientin erhält das Gerät und wird geschult. Sie misst ihren Peak Flow dreimal täglich und trägt die Werte in ihr Asthma-Tagebuch ein. Bahnt sich eine Atemwegsverengung an, z. B. durch einen Infekt, sinken die Peak-Flow-Werte und die Medikamente müssen höher dosiert werden. Das Messgerät ist kein Lungenfunktionsgerät. Es dient nur der individuellen Selbstkontrolle. Auch der Normwert ist individuell.

Die Patientin wird vor der Spirometrie gemessen und gewogen, damit das Gerät die auf Körpergröße und Gewicht bezogenen Normwerte errechnen kann.

12 Erkrankungen der Atmungsorgane

Interaktive Übungen
→ S. 209, PagePlayer

12.1 Häufige Infektionskrankheiten der Atmungsorgane

Virusinfekte der oberen Atemwege sind die häufigsten Erkrankungen des Menschen. Der grippale Infekt, der durch verschiedenste Viren hervorgerufen werden kann, kommt öfter vor als die schwerer verlaufende echte Virusgrippe (Influenza). Die Covid-19-Pandemie lässt bei vielen Atemwegsinfekten den Verdacht einer SARS-CoV-2-Infektion aufkommen und zwingt. v. a. bei Risikopatientinnen und bei Angehörigen von Pflegeberufen zum Testen. Auch einige Bakterien wie Mykoplasmen und Chlamydien bewirken akute Atemwegsinfektionen. Bakterien sind aber häufiger die Auslöser von Superinfektionen, indem sie virusgeschädigte Schleimhäute befallen. Wegen der anatomischen und funktionellen Verhältnisse der Atemwege betreffen Luftwegsinfekte oft mehrere Organe. Nach dem vorwiegend betroffenen Organ unterscheidet man:

grippaler Infekt
→ LF 3, S. 74
Virusgrippe
→ LF 3, S. 74
Covid-19
→ LF 3, S. 75

Erkrankung	Erkranktes Organ	Typische Symptome	Besonderheiten
Rhinitis Schnupfen	Nasenschleimhaut	Schnupfen, Niesen, ggf. Geruchs- und Geschmacksverlust	Rhinitis geht oft mit Sinusitis einher, die zunächst viral, dann bakteriell bedingt ist
Sinusitis Nasennebenhöhlenentzündung	Schleimhaut der Nasennebenhöhlen	Druckgefühl und Schmerzen über der bzw. den erkrankten Nebenhöhle(n)	bei Abflussstörung Sekretstau mit Gefahr der bakteriellen Superinfektion
Pharyngitis Rachenentzündung	Rachenschleimhaut, oft mit Tonsillen und Gaumen	Kratzen, Wundheitsgefühl und Schmerzen im Rachen	typischer Befund (ohne Infektion) bei Nikotinkonsum (toxisch bedingt)
Tonsillitis Mandelentzündung	Tonsillen = Gaumenmandeln	Schluckschmerzen, Schluckbeschwerden, Engegefühl im Hals	bei bakterieller Ursache ist ein Antibiotikum indiziert
Laryngitis Kehlkopfentzündung	Schleimhaut des Larynx und der Stimmbänder	Heiserkeit, Husten; bei Kleinkindern ggf. starke Schwellung und Luftnot = **Pseudokrupp**; es gibt mehrere Schweregrade	wichtigste Maßnahme ist die Stimmschonung; bei chronischem Verlauf ist ein Tumor auszuschließen; bei Pseudokrupp Adrenalin- und/oder Cortisongabe
Tracheitis Luftröhrenentzündung	Schleimhaut der Trachea	trockener Husten, schmerzhafte Luftröhre	häufiger Befund zu Beginn einer Virusgrippe (Influenza)
Bronchitis	Bronchialschleimhaut, ggf. -wände	Husten, der bei Virusinfektionen erst trocken, dann produktiv ist	Bronchitis durch Rauchen, Allergien, Stäube usw., verläuft chronisch
Pneumonie Lungenentzündung	Bronchien, Bronchiolen, Alveolen, Lungengewebe	schweres Krankheitsbild mit Husten, Fieber, Luftnot, ggf. Zyanose	neben Viren sind Mykoplasmen, Chlamydien und andere Bakterien Auslöser
Pleuritis Brust- bzw. Rippenfellentzündung	Pleura der Thoraxwand und/oder der Lunge	atemabhängige Schmerzen, ggf. Husten und Fieber	eine Pleuritis mit Sekret (einem Pleuraerguss) kann auch krebsbedingt sein
Otitis media Mittelohrentzündung	Schleimhaut der Ohrtrompete und des Mittelohrs	Ohrenschmerzen, vorübergehende Schwerhörigkeit	das Zuschwellen der Ohrtrompete(n) führt zum Sekretstau in der Paukenhöhle

Infektionen aller Lokalisationen können chronisch werden, wenn das Immunsystem den akuten Infekt nicht überwinden kann. Schwere Verläufe mit **Pleuritis und/oder Pneumonie** kommen v. a. bei Erschöpfung, Immunschwäche (z. B. im Alter) und bei verschiedenen Vorerkrankungen vor. Dies gilt auch für schwere Covid-19-Verläufe mit **ARDS** (beatmungspflichtiges Lungenversagen). Influenzaviren können durch ihre hohe Virulenz Lungenentzündungen auch bei Gesunden hervorrufen. Bei Raucherinnen ist die Schleimhautfunktion durch Fehlen der Flimmerhärchen gestört. Infekte sind bei Raucherinnen daher häufiger und verlaufen langwieriger und schwerer als bei Nichtraucherinnen. Nach dem endgültigen Rauchstopp erholt sich das Flimmerepithel innerhalb einiger Monate und die normalen Schleimhautfunktionen werden wiederhergestellt, wenn die Schäden nicht schon zu ausgeprägt waren.

Im Kindesalter ist die **Otitis media** häufig, da die Ohrtrompete, die schlauchförmige Verbindung zwischen Rachen und Ohr, noch sehr eng ist. Sie kann bei einem grippalen Infekt leicht zuschwellen und so den Sekretabfluss aus dem Mittelohr blockieren. Das Sekret sammelt sich dann im Mittelohr (in der sog. Paukenhöhle) an. Bakterien, die sich dort stets befinden, vermehren sich im eiweißhaltigen Schleim und führen zur bakteriellen Superinfektion, der eitrigen Otitis media.

Pathogenese der Otitis media

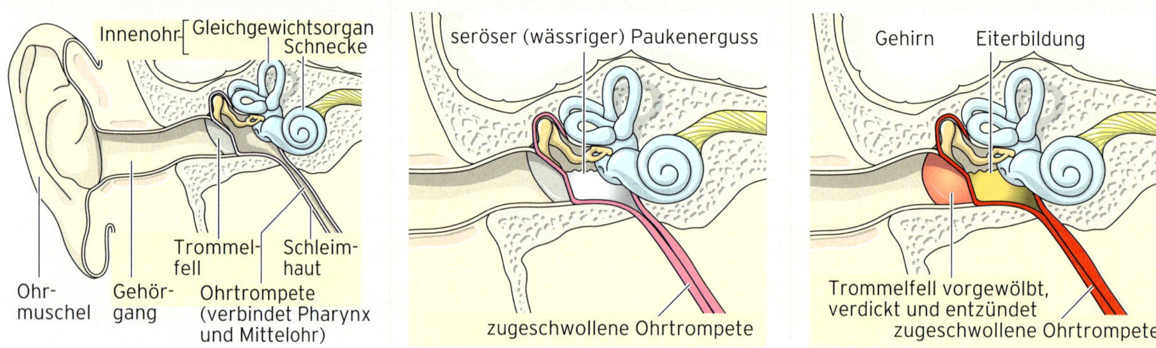

Normale Anatomie: Die offene Ohrtrompete belüftet das Mittelohr

Paukenerguss durch Abflussstörung der Ohrtrompete

Bakterielle Superinfektion: akute eitrige Otitis media

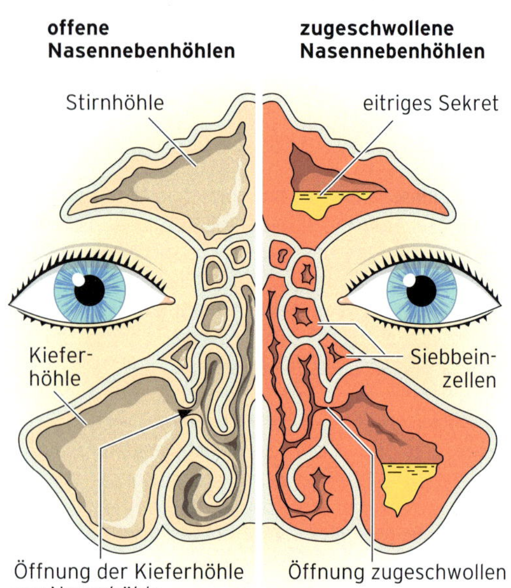

Abb. 1 Normale Kiefer- und Stirnhöhle (links). Entzündete, geschwollene Schleimhaut verhindert den Sekretabfluss. Es kommt zur bakteriellen Superinfektion mit Eiterbildung (rechts).

Die Nasennebenhöhlen bilden sich erst im Verlauf der Kindheit. Daher kommen Nebenhöhlenentzündungen vor allem bei Jugendlichen und Erwachsenen vor. Die **Sinusitis** ist im Anschluss an einen grippalen Infekt häufig. Vorerkrankungen der Schleimhäute wie allergische Entzündungen und anatomische Besonderheiten, die den Sekretabfluss aus den Nebenhöhlen erschweren, begünstigen die bakterielle bzw. eitrige Sinusitis. Dem Sekretstau in den Nasennebenhöhlen folgt wie bei der Otitis media eine bakterielle Superinfektion (→ Abb. 1).

Eine Therapiemaßnahme sowohl bei Otitis media als auch bei Sinusitis ist für wenige Tage ein abschwellendes Nasenspray, um die Ohrtrompeten bzw. die Eingänge der Nebenhöhlen zu öffnen. Analgetika lindern die Schmerzen. Die Ärztin prüft und entscheidet, ob eine Antibiotikatherapie indiziert ist. Bei gehäuftem Auftreten bakterieller Superinfektionen in den Atemwegen sollten Kinder- bzw. Hausärztin und ggf. die HNO-Ärztin die Ursache klären und behandeln.

12.2 Akute und chronische Bronchitis

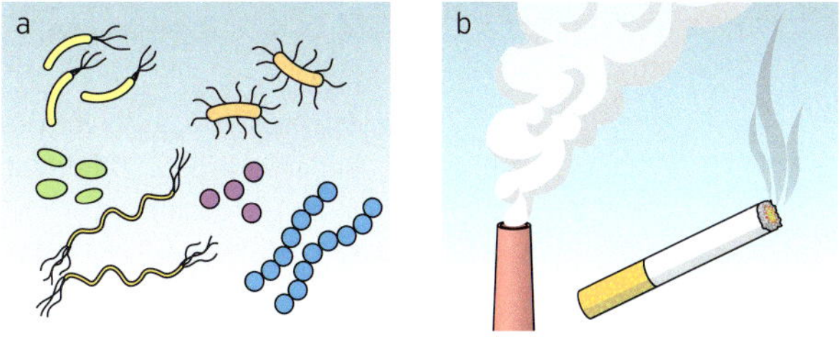

Abb. 1 Ursachen der akuten (a) und der chronischen Bronchitis (b)

Definition: Entzündung der Bronchialschleimhaut. Chronische Bronchitis ist definiert als „Husten an den meisten Tagen während mindestens drei Monaten in zwei aufeinander folgenden Jahren". Eine kürzer dauernde Bronchitis gilt als akut.
Ursachen: akute Bronchitis: virale, selten bakterielle Infektionen; chronische Bronchitis: Aktiv- und Passivrauchen, Staub, Luftverschmutzung, Allergien, Veranlagung
Pathogenese: Jede Reizung bzw. Schädigung der Bronchialschleimhaut bewirkt eine Entzündung. Diese führt zu Schleimhautschwellung und Sekretbildung. Reizung, Entzündung und vermehrtes Bronchialsekret erzeugen Hustenreiz.
Symptome: Husten ist **das** Bronchitissymptom. Husten kann unproduktiv oder produktiv sein. Verkrampft sich die Ringmuskulatur der Bronchien, wird der Husten quälend und anfallsartig; er erleichtert nicht, da der Bronchialkrampf das Sekret „festhält". Gegebenenfalls muss die Patientin beim Husten würgen. Die Symptomatik kann der des Asthma bronchiale entsprechen.
Diagnostik: Anamnese und Auskultation; ggf. Spirometrie und weitere pneumologische, allergologische und mikrobiologische Diagnostik; v. a. bei chronischem Verlauf Röntgen bzw. CT des Thorax; insbesondere bei Tuberkulose- oder Tumorverdacht **Bronchoskopie** (endoskopische Untersuchung der Bronchien)
Therapie: Je nach Ursache und Schwere der Krankheit. Bei akuter Bronchitis reichliches Trinken. Das Lutschen von Hustenbonbons, Lakritz usw. lindert den Hustenreiz und verbessert den Sekrettransport des Flimmerepithels. Trockenen Reizhusten können Antitussiva, z. B. Codein, lindern bzw. dämpfen. Die Einnahme ist besonders abends sinnvoll, um den Nachtschlaf zu ermöglichen. Medikamente, die auswurffördernd bzw. schleimverflüssigend wirken sollen, sind nur bei schweren Bronchialerkrankungen wie der **Mukoviszidose** sinnvoll. Bei Bronchialverkrampfung ist die Inhalation von Broncholytika indiziert. Antibiotika helfen nur bei bakteriell verursachter oder superinfizierter Bronchitis. Bei chronischer Bronchitis sollte die Ursache (z. B. Allergie, Staub, Rauchen) gefunden und therapiert werden. Eine symptomatische Behandlung mit Broncholytika bzw. die antientzündliche Therapie mit z. B. Cortison kann indiziert sein.
Besonderheit: Husten in ein unspezifisches Symptom, das nicht nur bei Bronchialerkrankungen vorkommt. Vor allem bei chronischem Husten ist eine gründliche Diagnostik sinnvoll, um auszuschließen, dass eine Allergie, ein Tumor, eine Herzinsuffizienz, eine Pneumonie, eine Autoimmunkrankheit oder ein bronchialer Fremdkörper übersehen werden. Fallen trotz ausgeprägter Symptome alle Tests normal aus, sollte eine psychische Ursache in Betracht gezogen werden.

Antitussiva
→ LF 4, S. 188

Broncholytika
→ LF 4, S. 188

bakterielle Pneumonie
→ LF 3, S. 41

12.3 Asthma bronchiale

Definition: Asthma bronchiale (Bronchialasthma) ist eine entzündliche Atemwegserkrankung mit anfallsweiser Dyspnoe (Luftnot), reversibler (rückbildungsfähiger) Bronchialverengung, zähem Sekret und erhöhter bronchialer Reizbarkeit. Bei akuter Atemwegsverengung spricht man vom Asthmaanfall.
Häufigkeit: Zirka 10 % der Kinder und 5 % der Erwachsenen haben Asthma.
Pathogenese: Bei entsprechender Veranlagung reagieren die Bronchien übermäßig auf verschiedene Auslöser. Es kommt zur
- entzündlichen Schwellung der Bronchialschleimhaut,
- Verkrampfung der Ringmuskulatur der Bronchien und
- Bildung zähen Schleims.

Diese drei Faktoren verengen die Bronchien und führen zu Husten und Dyspnoe. Oft leiden die Betroffenen und ihre Verwandten gleichzeitig an der entzündlichen Hautkrankheit Neurodermitis, Heuschnupfen und/oder Nahrungsmittelallergien.

Neurodermitis
→ LF 10, S. 488

Nach den jeweiligen Auslösern werden unterschieden:

- **allergisches Asthma**; das Inhalieren von Allergenen löst akute Beschwerden (Asthmaanfall) oder Dauerbeschwerden aus
- **intrinsisches**, auch veranlagungsbedingtes **Asthma** genannt; z. B. als **Infektasthma**; bronchiale Infektionen lösen Symptome aus
- **Mischformen** aus beidem

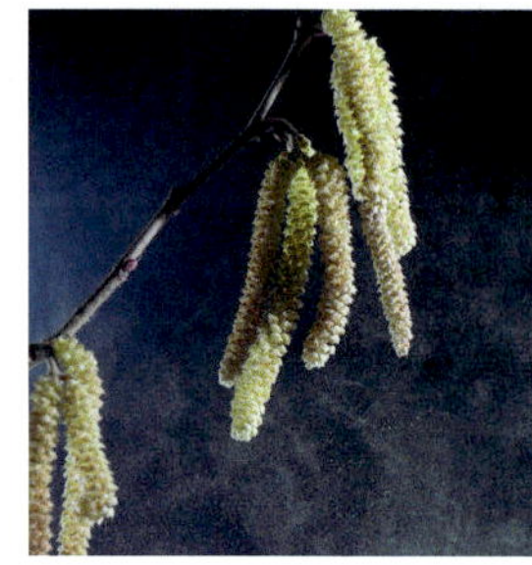

Abb. 1 Häufiger Auslöser von Heuschnupfen: Haselpollen

Diese drei genannten Asthmaformen sind die häufigsten. Weitere Varianten, die bei Menschen mit nicht allergischem Asthma gehäuft auftreten, sind

NSAR
→ LF 4, S. 188
Refluxkrankheit
→ LF 9, S. 425

- **Anstrengungsasthma:** Asthma während oder kurz nach dem Sport;
- **Analgetikaasthma:** Asthma nach Einnahme von ASS oder anderen NSAR;
- **Asthma durch Refluxkrankheit:** Der nächtliche Rückfluss von Magensaft in Speiseröhre und Atemwege kann die Bronchien reizen.

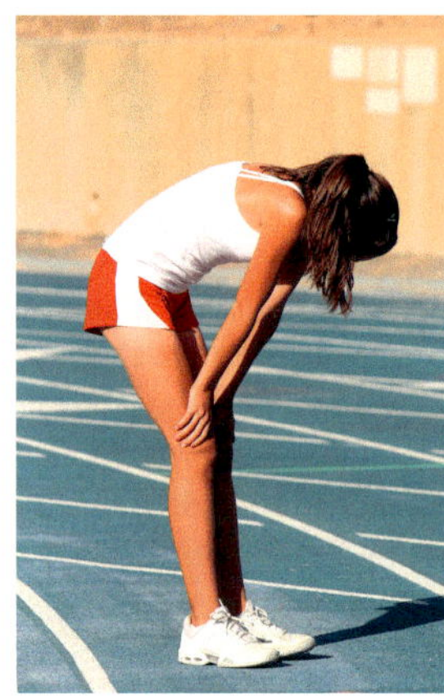

Abb. 2 Anstrengungsasthma tritt bei oder nach körperlicher Anstrengung auf.

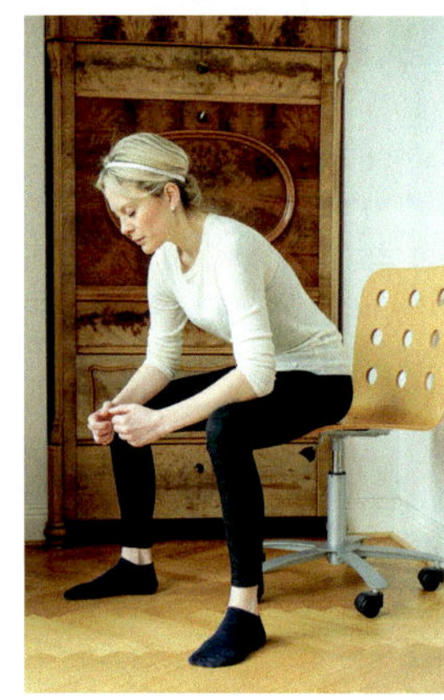

Abb. 3 Kutschersitz

Mischformen, d. h. Kombinationen verschiedener Asthmaarten, sind häufig. Psychische Belastungen können Asthma auslösen und verschlimmern. Rauchen und Luftverschmutzung tragen zur Pathogenese bei.

Symptome: Anfallsweise auftretender Husten und Dyspnoe. Asthma bedeutet „Keuchen". Asthmatischer Husten klingt mit und ohne Stethoskop anders als Husten ohne Bronchialverengung (Obstruktion). Oft ist ein Pfeifen, Giemen oder Brummen hörbar. Die Exspiration dauert auffallend lange. Im Anfall sitzen die Patientinnen oft nach vorn gebeugt und stützen die Hände auf, um die Atemhilfsmuskulatur zu nutzen (sog. Kutschersitz; → Abb. 3).

Komplikationen: Ein schwerer Asthmaanfall kann durch Atemwegsverschluss zum Erstickungstod führen. Bei ausreichender Therapie ist dies äußerst selten. Auf Dauer kann die chronische Entzündung durch Umbauvorgänge der Lunge zum **Lungenemphysem** führen. Das rechte Herz wird durch die veränderte Lungenstruktur überlastet, was über Jahre zur Rechtsherzinsuffizienz führen kann.

Diagnostik: Anamnese mit Familienanamnese und klinische Untersuchung. Beruf, Hobbys, Sport und Haustiere sind wichtige Themen der Anamnese. Die Spirometrie zeigt eine verminderte Sekundenkapazität (FEV_1) und die Fluss-Volumen-Kurve eine Obstruktion. Typisch ist die Besserung der Spirometriebefunde 15 min nach Inhalation eines schnell wirksamen Broncholytikums wie Salbutamol. Man nennt dies **positiven Broncholysetest**. Oft sind Allergietests indiziert.

Therapie: Auslöser möglichst meiden und Ursachen therapieren. Die medikamentöse Therapie erfolgt nach einem Stufenplan: Inhalation kurz wirksamer **Betamimetika** (Broncholytika), sog. Akutspray, z. B. mit Salbutamol als **Bedarfsmedikation** bei akuten Beschwerden. Dies behandelt aber nur die Symptome. **Basistherapie** ist die **antientzündliche Inhalation von Cortison** (z. B. Budesonid). Je stärker Beschwerden und Befunde sind, desto mehr Cortison muss die Patientin inhalieren. Gegebenenfalls sind lang wirksame Betamimetika, z. B. Formoterol, und weitere inhalative und systemische Medikamente indiziert. Die heutigen Therapiemöglichkeiten geben den meisten Asthmakranken eine normale Leistungsfähigkeit, Lebensqualität und Lebenserwartung. Maßvoller Sport ist bei Asthma sinnvoll und kann die Reizbarkeit der Bronchien verringern.

Bei der Symptomatik des Asthmas werden drei Kontrollgrade unterschieden:

Kontrollgrad	Definition
gut kontrolliertes Asthma bronchiale	gutes Befinden und normale Leistungsfähigkeit; Symptome und/oder Einsatz der Bedarfsmedikation (des Akutsprays) weniger als zweimal pro Woche
teilweise kontrolliertes Asthma bronchiale	Symptome und/oder Einsatz der Bedarfsmedikation (des Akutsprays) mehr als zweimal pro Woche, FEV_1 < 80 %, Einschränkung von Leistungsfähigkeit und Nachtschlaf, **Exazerbation** (Verschlimmerung) bis zu einmal im Jahr
unkontrolliertes Asthma bronchiale	mindestens drei Kriterien des teilweise kontrollierten Asthmas und/oder Exazerbation mehr als einmal im Jahr

Die richtige Inhalationstechnik muss erlernt und geübt werden, z. B. in einer Asthmaschulung. Wird die Inhalation falsch durchgeführt, kann das Medikament nicht wirken. Bei falscher Anwendung gelangen die Wirkstoffe hauptsächlich auf die Mundschleimhaut und können zwar lokale und systemische Nebenwirkungen hervorrufen, nicht aber die erwünschte Wirkung an den Bronchien.

Inhalationstechnik → LF 4, S. 185

Prävention: Eine Primärprävention, d. h. Verhinderung eines Asthma bronchiale, ist wegen der erblichen Komponente nicht möglich. Stillen und allergenarme Ernährung im Säuglingsalter können günstig wirken. Die Wohnumgebung sollte staubarm und frei von behaarten Haustieren und Zigarettenrauch sein. Schmutz und Antigene einer normalen Umwelt sowie einige Infekte und Impfungen fördern hingegen nachweislich die Reifung des Immunsystems und wirken einer Allergieentstehung entgegen. Bei Asthma sind die jährliche Grippeimpfung und die regelmäßige Impfung gegen Pneumokokken und Pertussis besonders wichtig. Auch eine vollständige Covid-19-Impfserie mit Auffrischungen ist wichtig, da SARS-CoV-2 häufig Infektasthma auslöst.
Besonderheit: Fast immer ist mit „Asthma" Asthma bronchiale gemeint. Als Asthma cardiale bzw. Herzasthma werden Husten und Dyspnoe bei schwerer Linksherzinsuffizienz bezeichnet.

12.4 COPD und Lungenemphysem

Definition: engl. **C**hronic **O**bstructive **P**ulmonary **D**isease; chronisch obstruktive Lungenerkrankung; chronische Entzündung der Bronchialschleimhaut mit irreversibler Obstruktion und Bildung eines Lungenemphysems
Häufigkeit: ca. 15 % der Erwachsenen haben COPD; vierthäufigste Todesursache weltweit
Ursachen/Pathogenese: Chronische Entzündungen der Atemwege durch Zigarettenrauchen (90 %), Stäube und Erbfaktoren führen zum degenerativen Umbau der Lunge. Die zunehmende Bronchialobstruktion behindert die Ausatmung, sodass in der Lunge ein erhöhter Druck herrscht. Die Lunge wird überbläht. Die zarten Alveolen werden durch Druck und Entzündung zerstört. Die Alveolenfläche nimmt so stark ab, dass es zum Sauerstoffmangel kommt.

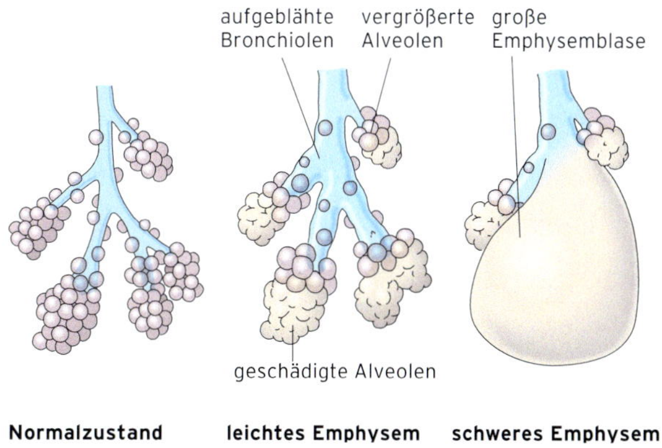

Abb. 1 Abnahme der Alveolenfläche beim Lungenemphysem

Symptome/Komplikationen: Die COPD wird später als das Asthma symptomatisch, oft um das 50. Lebensjahr herum. Zunächst besteht eine chronische Bronchitis mit produktivem, vor allem morgendlichem Husten, dann kommt die Obstruktion hinzu und allmählich entsteht das Lungenemphysem. Luftnot und Sauerstoffmangel werden immer stärker. Erst besteht Belastungsdyspnoe, dann auch Ruhedyspnoe. Es kommt zur Zyanose und zum körperlichen Abbau mit Gewichtsverlust, Immunschwäche, Rechtsherzinsuffizienz und Osteoporose. Die ständige Luftnot und die chronische Entzündung begünstigen eine Depression. Jeder Infekt kann eine lebensbedrohliche Exazerbation auslösen. Koronare Herzkrankheit und andere Herz-Kreislauf-Erkrankungen verlaufen bei COPD deutlich schwerer.

MERKE Die COPD führt zu den **AHA-Symptomen:** **A**uswurf, **H**usten und **A**temnot.

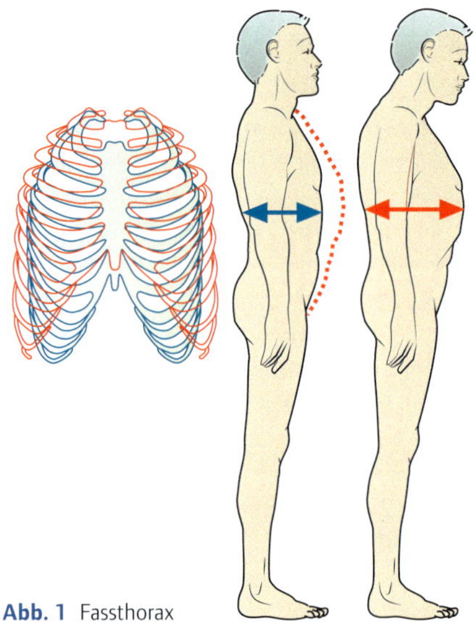

Abb. 1 Fassthorax

Diagnostik: Anamnese, Familienanamnese und klinischer Befund. Beim Emphysem ist der Thoraxdurchmesser im Sinne des sog. **Fassthorax** vergrößert (→ Abb. 1). Die Spirometrie zeigt eine Obstruktion mit negativem Broncholysetest, d. h. die Atemwegsverengung lässt sich nicht durch kurz wirksame Broncholytika lösen. Die Sekundenkapazität (FEV_1) zeigt den Grad der Bronchialverengung an; bei leichter COPD liegt sie bei 80 %, bei schwerer COPD unter 30 % des Sollwertes. Die Blutgasanalyse beweist den erniedrigten Sauerstoffgehalt des Blutes. Röntgen- bzw. CT-Aufnahmen des Thorax stellen das Emphysem dar. Bei COPD unter 50 Jahren kann ein seltener erblicher Enzymmangel, der Alpha-1-Antitrypsin-Mangel, vorliegen, der auch ohne Rauchen zum Emphysem führt. Ein Bluttest kann den Gendefekt beweisen bzw. ausschließen.

Therapie: Die COPD ist nicht heilbar. Das Ziel der Behandlung ist, die Lungenfunktion so lange wie möglich zu erhalten und Exazerbationen zu verhüten. Die Medikation ähnelt der Stufentherapie bei Asthma: Bei leichten Beschwerden werden kurz wirksame Broncholytika-Sprays bei Bedarf gegeben, dann auch lang wirksame bronchienerweiternde Sprays, evtl. mit mehreren Wirkstoffen und inhalativem Cortison. Bei Sauerstoffmangel ist eine O_2-Langzeittherapie indiziert (→ Abb. 2). Bei Exazerbationen werden Cortisontabletten, ggf. Antibiotika, Sauerstoff und Beatmung eingesetzt. In Einzelfällen erfolgt eine Lungentransplantation.

Prävention: weder aktiv noch passiv rauchen; ggf. Test auf Alpha-1-Antitrypsin-Mangel; konsequente Therapie der COPD und der Begleiterkrankungen; Influenza-, Pertussis- und Pneumokokkenimpfung zum Schutz von Exazerbationen

Besonderheit: In Ländern, in denen mit offenem Feuer gekocht und gegrillt wird und in denen eine starke Luftverschmutzung vorhanden ist, ist die COPD besonders häufig. Verbrennungsgase schädigen die Lungen in ähnlichem Maße wie Zigarettenrauch.

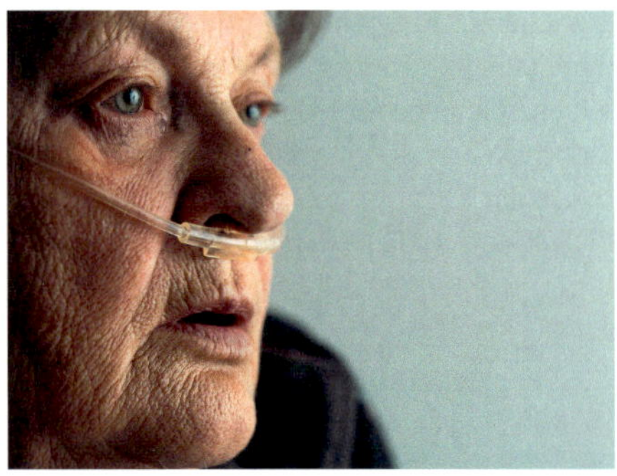

Abb. 2 Nasenbrille zur O_2-Langzeittherapie

12.5 Bronchialkarzinom (BC; Lungenkrebs)

Definition: maligner Tumor des Bronchialepithels; Lungen- bzw. Bronchialkarzinom

Ursachen/Pathogenese: Viele Faktoren tragen zur Krebsentstehung bei, u. a. das Alter. Zigarettenrauch enthält ca. 90 **Karzinogene** (krebsfördernde Substanzen). Rauchen ist der wichtigste Risikofaktor für das BC. Das Risiko steigt mit der Anzahl an Packungsjahren bis zum 30-fachen gegenüber Nichtrauchern. Ein **Packungsjahr** ist ein Jahr, in dem der Raucher eine Packung Zigaretten am Tag konsumiert hat. Passivraucher erkranken doppelt so oft am BC wie Nie-Raucher. Luftverschmutzung und karzinogene Arbeitsstoffe verursachen ca. 5% der BC-Fälle. Es gibt mehrere BC-Arten, die unterschiedlich aggressiv sind.

Krebsentstehung → LF 9, S. 435

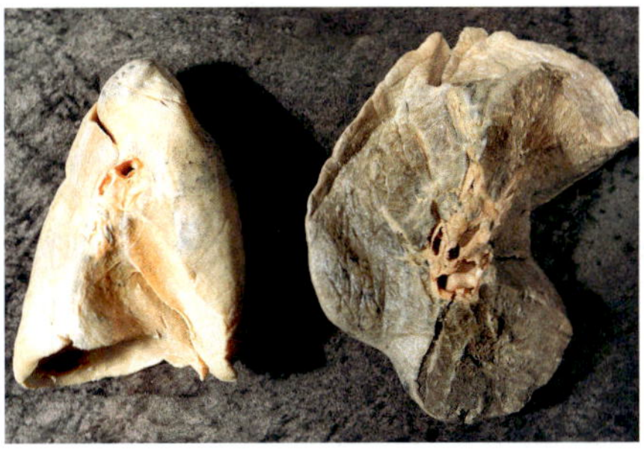

Abb. 1 Links: Lunge eines Nichtrauchers; rechts: Raucherlunge

Symptome/Komplikationen: Das BC erzeugt keine Frühsymptome; in 80% der Fälle wird es daher im Spätstadium entdeckt. Oft erzeugen erst **Metastasen** (Tochtergeschwülste) Symptome; diese haben Diagnostikmaßnahmen zur Folge, bei denen das BC dann entdeckt wird. Besonders häufig sind Hirnmetastasen; sie fallen z. B. durch Kopfschmerzen, Gangstörungen oder Krampfanfälle auf. Anhaltender Husten, Pneumonie, Pleuraerguss, Anämie und unklare Gewichtsabnahme, v. a. nach langjährigem Rauchen, lenken den Verdacht auf ein BC.

Diagnostik: Röntgen, CT bzw. MRT des Thorax und möglicher Metastasierungsgebiete, Bronchoskopie mit **Biopsie** (Entnahme einer Gewebeprobe). Die Pathologin untersucht die Gewebeprobe sehr genau und bestimmt die Tumorart.

Therapie: Wenn möglich, Operation mit kompletter Entfernung des Tumors. Bei gleichzeitig bestehenden COPD ist die Entnahme von Lungengewebe besonders problematisch und verschlimmert den Sauerstoffmangel. Chemotherapie v. a. mit Zytostatika und Strahlentherapie können vor, nach oder anstatt einer Operation angewandt werden. Die **Prognose** des BC ist schlecht. Die **Fünf-Jahres-Überlebensrate** beträgt ca. 15%, d. h. nur jede siebte Patientin lebt noch fünf Jahre nach der Diagnosestellung.

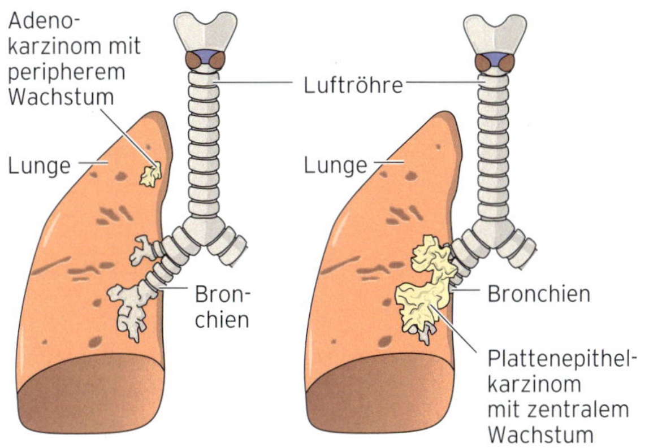

Abb. 2 Lungenkarzinome

Prävention: Vermeiden der Risikofaktoren. 15 Jahre nach dem Rauchstopp entspricht das BC-Risiko einer ehemaligen Raucherin fast dem einer Nichtraucherin.

12.6 Schlafapnoe-Syndrom

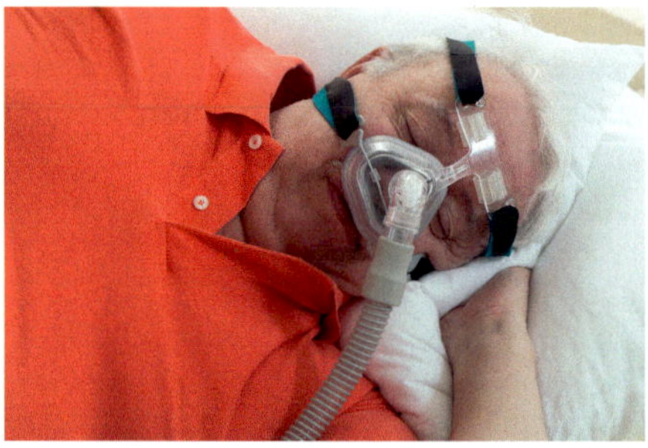

Abb. 1 Überdruckbeatmung beim obstruktiven Schlafapnoe-Syndrom

Definition: Auftreten von **Apnoe**-Phasen (Atempausen) während des Schlafs
Ursachen/Pathogenese: Beim häufigen **obstruktiven Schlafapnoe-Syndrom** (OSAS) erschlaffen die oberen Atemwege im Schlaf. Der Atemwegsverschluss bewirkt einen Sauerstoffmangel und eine Stresshormonausschüttung. Dadurch wacht der Patient auf, atmet schnarchend weiter und schläft wieder ein. Der fehlende Tiefschlaf führt zu Tagesmüdigkeit. Die Stresshormone erzeugen bzw. verschlechtern arterielle Hypertonie und Diabetes mellitus. Das OSAS betrifft oft übergewichtige Männer. Diabetes, Rauchen und Herzinsuffizienz sind weitere Risikofaktoren. Alkohol und Schlafmittel lassen die Atemwegsmuskeln erschlaffen und verschlimmern das OSAS.
Symptome/Komplikationen: nachts Schnarchen und Atempausen, am Tage Müdigkeit mit Einschlafneigung, dadurch erhöhtes Unfallrisiko und psychische Veränderungen; schlecht einstellbarer Bluthochdruck, erhöhtes Schlaganfall- und Herzinfarktrisiko
Diagnostik: Untersuchung im Schlaflabor mit Überwachung von Schlafphasen, Atem- und Kreislauftätigkeit (Puls, Blutdruck, Sauerstoffsättigung, EEG und EKG)
Therapie: nächtliche Beatmung mit Überdruckmaske (CPAP-Maske), die die oberen Atemwege offen hält; Gewichtsabnahme, Alkoholverzicht
Prävention: siehe Risikofaktoren

MERKE Schlafmangel fördert Übergewicht, Konzentrationsstörungen, Demenz und Typ-2-Diabetes. Die Infektabwehr und die Wirkung von Impfungen werden geschwächt.

→ Terminologie: Diagnostik und Erkrankungen der Atemwege

allergische Rhinitis	allergisch bedingter Schnupfen, z. B. Heuschnupfen
Apnoe (Mz. **Apnoen**)	Atemstillstand; Atempause
Asthma bronchiale **Bronchialasthma**	entzündliche Atemwegserkrankung mit anfallsweiser Dyspnoe durch Verengung und erhöhte Reizbarkeit der Bronchien
Basistherapie	grundlegende Therapie (meist als Dauertherapie durchgeführt)
Bedarfsmedikation (Ggt. **Basistherapie**)	Medikamentenverordnung zur Anwendung nur bei akuten Beschwerden
Betamimetikum **Broncholytikum** **Bronchospasmolytikum**	Medikament, das die strahlenförmige Bronchialmuskulatur aktiviert und so die Bronchien erweitert (z. B. Salbutamol, Formoterol)
Biopsie	Entnahme einer Gewebeprobe beim Lebenden
Bronchialkarzinom **Lungenkarzinom**	bösartiger Tumor des Bronchialepithels; Lungenkrebs
Broncholysetest	Inhalation eines kurz wirksamen Broncholytikums nach einer Spirometrie und Wiederholung der Messung 15 min später
Bronchoskopie	Untersuchung des Bronchialsystems mit einem biegsamen Sichtgerät, dem Bronchoskop
COPD	chronisch-obstruktive Lungenerkrankung
Exazerbation	akute Verschlimmerung einer chronischen Krankheit

Fluss-Volumen-Kurve Spirografie	grafische Darstellung von Atemstromstärke und Luftmenge, die während der Spirometrie gemessen wurden
Fünf-Jahres-Überlebens-rate	Anteil der Erkrankten in Prozent, die 5 Jahre nach Diagnosestellung noch leben (Maßzahl für die Prognose)
karzinogen kanzerogen	Krebs auslösender bzw. die Krebsentstehung fördernder Stoff
Lungenemphysem Emphysem	Lungenüberblähung mit Alveolenverlust, bedingt durch chronische Lungenkrankheit (v. a. COPD, auch Asthma bronchiale)
Lungenkarzinom Bronchialkarzinom	bösartiger Tumor des Bronchialepithels
Metastase	Tochtergeschwulst; Absiedelung eines malignen Tumors
Mukoviszidose	genetische Erkrankung, die zu sehr zähen Sekreten v. a. der Atemwege und zu schweren Bronchialerkrankungen führt
Obstruktion	Verengung (z. B. der Atemwege bzw. Bronchien)
obstruktive Ventilationsstörung	Belüftungs- bzw. Atemflussstörung durch Verengung der Atemwege (z. B. bei Asthma bronchiale)
obstruktives Schlafapnoe-Syndrom (OSAS)	Schlaf- und Stoffwechselstörung mit nächtlichen Atempausen durch Kollaps der oberen Atemwege
restriktive Ventilationsstörung	Belüftungs- bzw. Atemflussstörung durch mangelnde Dehnungsfähigkeit der Lunge (z. B. bei Adipositas)
Pleuraerguss	Flüssigkeitsansammlung zwischen Lunge und Brustwand
Pneumologie	Lehre von den Lungenkrankheiten
Prognose	Heilungsaussicht; Überlebenswahrscheinlichkeit
Restriktion	mangelnde Dehnfähigkeit der Lunge bei der Inspiration
Ventilation	Belüftung der Lunge bzw. der Atemwege bei der Atmung
vesikuläres Atemgeräusch	normales Auskultationsgeräusch über den Alveolen bzw. dem Lungengewebe

Aufgaben

1 Nennen Sie die Fachbegriffe für Nasennebenhöhlenentzündung, Lungenentzündung, Rachenentzündung, Mandelentzündung und Rippenfellentzündung.
2 Welche Symptome erwarten Sie bei einem Erwachsenen mit akuter Laryngitis?
3 Welche drei Faktoren erzeugen die Bronchialobstruktion bei Asthma bronchiale?
4 Erklären Sie die Anwendung eines Dosieraerosols.
5 Warum muss bei Asthma bronchiale meistens Cortison inhaliert werden?
6 In welchem Lebensalter beginnen Asthma bronchiale bzw. COPD gewöhnlich?
7 Nennen Sie Auslöser für Asthma bronchiale.

Ich kann …

… drei Symptome nennen, die bei einer Patientin, die an der Anmeldung steht, auf einen drohenden Notfall hindeuten.

… die Begriffe Serum und Plasma erläutern und unterscheiden.

… den Aufbau des Blutes erklären und drei wichtige Funktionen des Blutes nennen.

… die Normbereiche der drei Blutzellarten und des Hämoglobins angeben.

… großes und kleines Blutbild erklären und unterscheiden.

… den Vorgang der Blutstillung und -gerinnung beschreiben.

… zwei wichtige Blutgerinnungstests nennen.

… drei mögliche Symptome bei einer zu langsamen Blutgerinnung aufzählen.

… drei Ursachen für die häufige Eisenmangelanämie junger Frauen angeben.

… erklären, was bei einer Rhesus-Unverträglichkeit in der Schwangerschaft passiert.

… eine venöse Blutentnahme vorbereiten und durchführen.

… die korrekte Reihenfolge der Probenröhrchen begründen.

… alle bei der Venenblutentnahme verwendeten Materialien fachgerecht entsorgen.

… die beiden wichtigsten Maßnahmen zur Verhinderung einer Hämolyse bei der Venenblutentnahme nennen.

… richtig Kapillarblut entnehmen und damit eine Blutzuckerbestimmung durchführen.

… drei Schutzmaßnahmen gegen Nadelstichverletzungen aufzählen, die ich im Arbeitsalltag selbst anwende.

… den Aufbau des Herzens erklären und mit einer Schemazeichnung verdeutlichen.

… in meiner Zeichnung blau und rot markieren, wo venöses bzw. arterielles Blut fließt.

… den Weg des Blutes durch das Herz und den kleinen und großen Kreislauf beschreiben.

… eine Skizze des Reizleitungssystems des Herzens erstellen und beschriften.

… Gemeinsamkeiten und Unterschiede von Arterien und Venen angeben.

… den Puls an drei verschiedenen Körperstellen richtig tasten und das Ergebnis interpretieren.

… die in 15 Sekunden gezählten Pulsschläge auf die Pulsfrequenz pro Minute umrechnen.

… den Blutdruck nach Riva-Rocci korrekt messen.

… drei Fehler bei der Blutdruckmessung aufzählen.

… Ergebnisse der RR-Messung interpretieren.

… die Elektroden für ein Ruhe-EKG richtig platzieren.

… die Kurzbezeichnungen aller Ableitungen des 12-Kanal-Ruhe-EKGs aufschreiben.

… einer Patientin erklären, wie sie sich während der EKG-Ableitung richtig verhält.

… die Abschnitte der EKG-Kurve einer normalen Herzaktion benennen.

… herzinfarkttypische EKG-Veränderungen erkennen.

… drei Ursachen für Bluthochdruck aufzählen.

Ich kann …

… einer Hypertoniepatientin Tipps zur gesunden Lebensweise geben.

… drei typische Folgen des Bluthochdrucks aufzählen.

… drei Nebenwirkungen blutdrucksenkender Arzneimittel nennen.

… Anzeichen einer drohenden vasovagalen Synkope erkennen und richtig darauf reagieren.

… den Vorgang der Plaqueentstehung bei der Arteriosklerose beschreiben.

… je drei Risikofaktoren und Folgekrankheiten der Arteriosklerose aufzählen.

… erklären, was bei einem Hirninsult im Gehirn passiert, und dabei Blutung und Gefäßverschluss unterscheiden.

… drei typische Symptome eines Hirninsults nennen.

… die koronare Herzkrankheit von einem Herzinfarkt unterscheiden.

… die typischen Symptome des Herzinfarkts beschreiben.

… einer 79-jährigen Patientin erklären, warum die Ärztin ihr wegen ihres Vorhofflimmerns einen Blutgerinnungshemmer verordnet hat.

… je drei Symptome der Links- und Rechtherzinsuffizienz aufzählen.

… den Begriff „globale Herzinsuffizienz" erklären.

… einer 35-jährigen übergewichtigen Bürokauffrau Tipps geben, damit ihre Unterschenkelvarikose sich nicht verschlimmert.

… einer Patientin zeigen, wie sie ihre Kompressionstrümpfe richtig anlegt.

… beschreiben, wie eine Venenthrombose entsteht.

… erklären, wie eine Lungenembolie zustande kommt.

… je drei Risikofaktoren für Lungenembolien und Präventionsmaßnahmen nennen.

… einen Notruf wegen eines akuten Koronarsyndroms bei einer 74-jährigen Patientin tätigen und dabei die „5 Ws" nutzen.

… drei verschiedene Fahrzeuge des Rettungsdienstes nennen und unterscheiden.

… eine bewusstlose Person in die stabile Seitenlage bringen.

… die Basismaßnahmen der Herz-Lungen-Wiederbelebung allein und mit einer Kollegin zusammen richtig durchführen.

… Argumente finden, warum an öffentlichen Orten automatisierte Defibrillatoren angebracht werden sollten.

… drei sichere Todeszeichen aufzählen.

… den Unterschied zwischen Ruhe- und Belastungsdyspnoe erklären.

… drei diagnostische Methoden bei Erkrankungen der Atemwege nennen.

… einer Patientin den Lungenfunktionstest so erklären, dass sie mit meinen Kommandos alle geforderten Atemmanöver korrekt durchführt.

… zwei Wirkstoffe zur Behandlung des Asthma bronchiale nennen und ihre Wirkweise erklären.

… einer 14-jährigen Asthmapatientin und einer 62-jährigen COPD-Patientin die für sie wichtigen Standard- und Indikationsimpfungen empfehlen.

… drei Unterschiede zwischen Asthma bronchiale und COPD erklären.

LF 8 Patienten bei diagnostischen und therapeutischen Maßnahmen der Erkrankungen des Urogenitalsystems begleiten

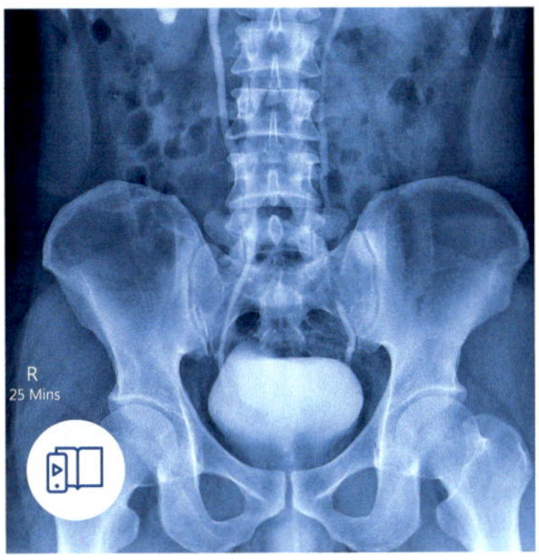

Über die Cornelsen PagePlayer-App können Sie **Videos** und **interaktive Übungen** zu diesem Lernfeld aufrufen, indem Sie diese Seite mit dem Smartphone scannen.

Die kostenfreien **Lösungen zu den Aufgaben aus dem Schülerbuch** finden Sie unter der ISBN 978-3-06-451769-1 auf www.cornelsen.de.

Urogenital...

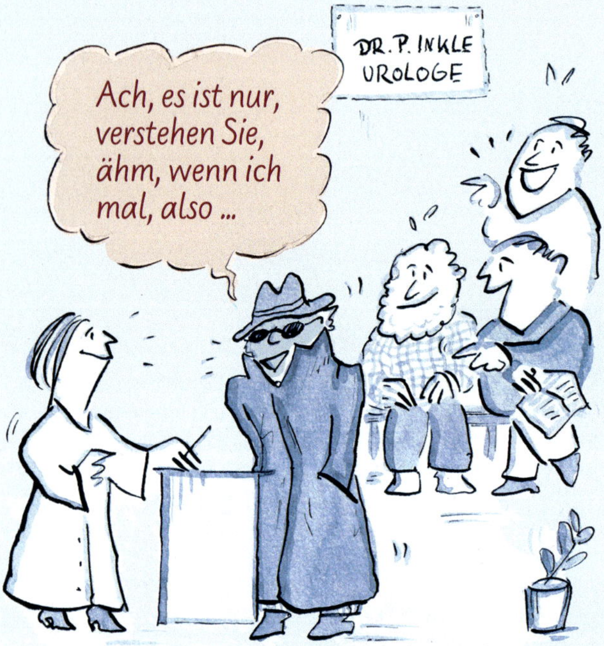
DR. P. INKLE
UROLOGE
Ach, es ist nur, verstehen Sie, ähm, wenn ich mal, also ...

„Unten herum" ... darüber spricht man nicht gerne

Viele Patienten warten viel zu lange, bis sie wegen Beschwerden im Bereich der Harn- und Geschlechtsorgane zum Arzt gehen.
Sie als Medizinische Fachangestellte sind für die Patienten die erste Ansprechpartnerin, auch bei Erkrankungen, die mit Schamgefühl, Angst und „Sprachlosigkeit" belastet sind.
Dabei ist es wichtig, dass die Patienten zum Praxisteam Vertrauen gewinnen können und keine Hemmungen zu haben brauchen, über ihre Beschwerden und Sorgen zu sprechen.

Die eigene Einstellung (von MFA und Arzt) sowohl zum Menschen als auch zum medizinischen Beruf spielt hier – auch ohne Worte – die größte Rolle.
Nur mit der richtigen Haltung aller Mitarbeiter und einer entsprechend taktvollen Atmosphäre kann sichergestellt werden, dass der Arzt alle für die Diagnose erforderlichen Informationen erhält.

Inkontinenz, Prostatabeschwerden und dann auch noch diese Urinproben ...

Es zählt auch zu Ihren Aufgaben, die Patienten bei der Gewinnung von Untersuchungsmaterial anzuleiten und ggf. zu unterstützen. Nur korrekt gewonnenes und aufbereitetes Material führt zu richtigen Ergebnissen. Fehlerhafte Proben können unter Umständen falsche Behandlungen zur Folge haben, die dem Patienten sehr schaden.

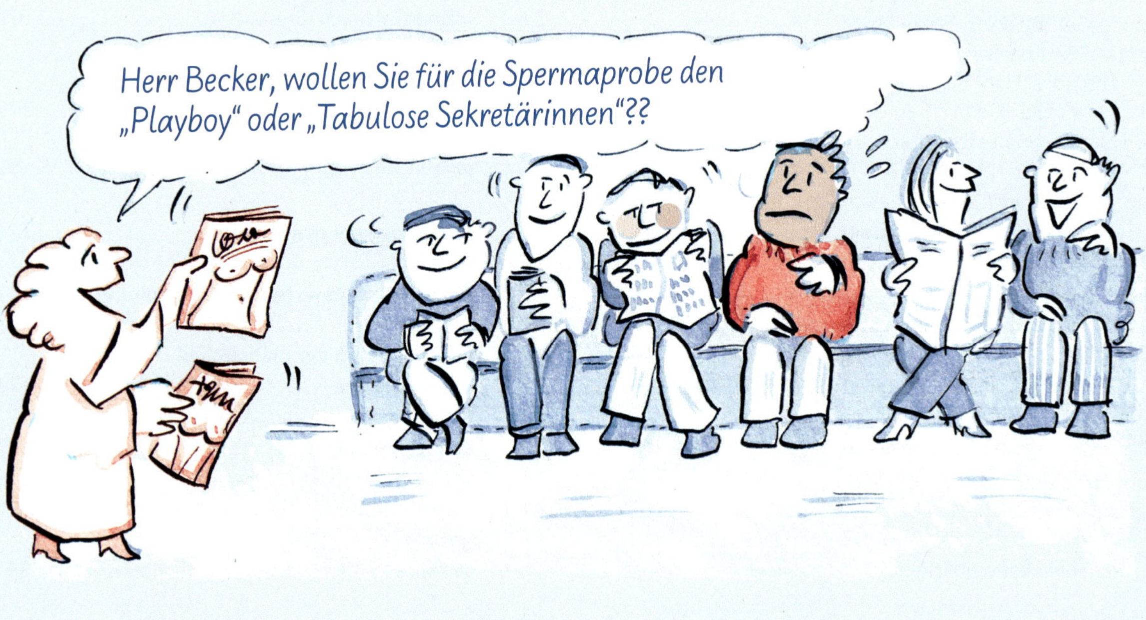
Herr Becker, wollen Sie für die Spermaprobe den „Playboy" oder „Tabulose Sekretärinnen"??

.. häufig ein Tabu

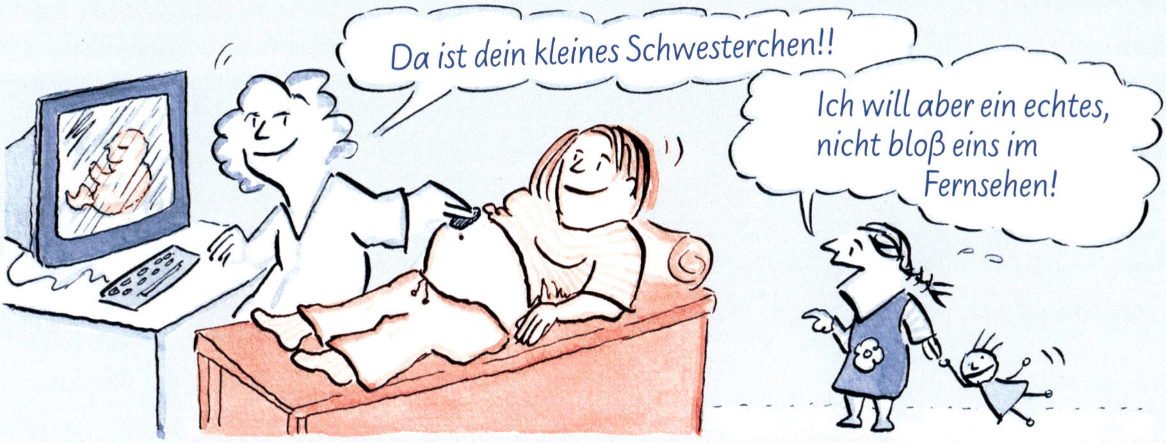
Da ist dein kleines Schwesterchen!!
Ich will aber ein echtes, nicht bloß eins im Fernsehen!

Schwangerschaft: der einen Freud, der anderen Leid

Schwangerschaften sind heute seltener als in früheren Jahrzehnten. Die Mütter sind beim ersten Kind heute durchschnittlich 30 Jahre alt – dadurch treten auch häufiger Risikoschwangerschaften auf. Da es stets um zwei Leben geht, müssen alle medizinischen Leistungen im Zusammenhang mit Schwangerschaft und Entbindung sehr sorgfältig, umsichtig und gründlich durchgeführt werden.

Das Thema „Schwangerschaft" ist in der Regel auch immer mit starken Emotionen verbunden. Sie werden in der Praxis auf glückliche Eltern stoßen, aber auch auf verzweifelte Menschen mit unerfülltem Kinderwunsch und z. B. der Nachricht einer Fehlgeburt. Gleichzeitig kommen Patientinnen zu Ihnen, die eine Schwangerschaft verhindern oder auch abbrechen lassen möchten. So entstehen oft sensible Situationen, die Ihre fachliche Kompetenz und Ihr Einfühlungsvermögen erfordern.

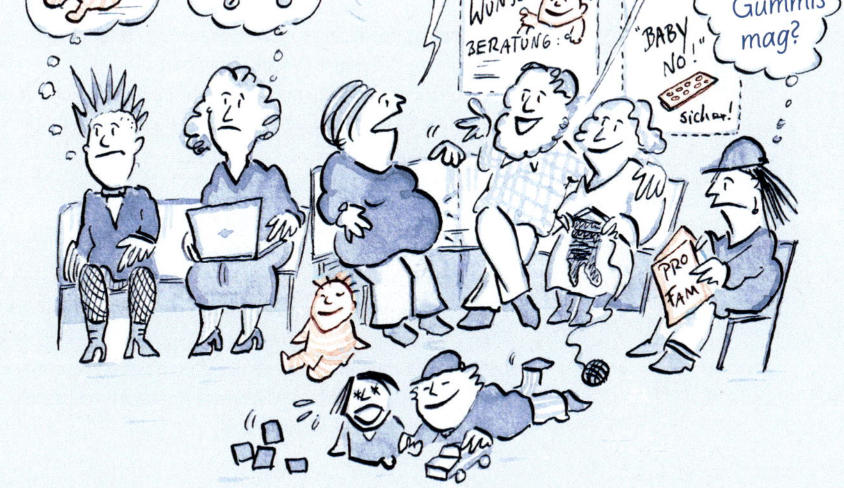
... bloß nicht!
Wollen Sie eins abhaben?
Vielleicht klappt's ja auch so!
... und wenn er keine Gummis mag?
DAS WUNSCHKIND!
BERATUNG:
"BABY NO!"
sicher!
PRO FAM

1 Harn- und Geschlechtsorgane

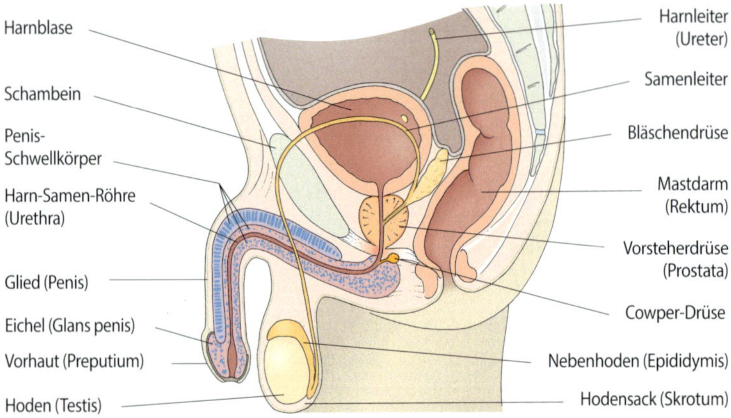

Abb. 1 Schematischer Längsschnitt durch das männliche Becken mit den Harn- und Geschlechtsorganen

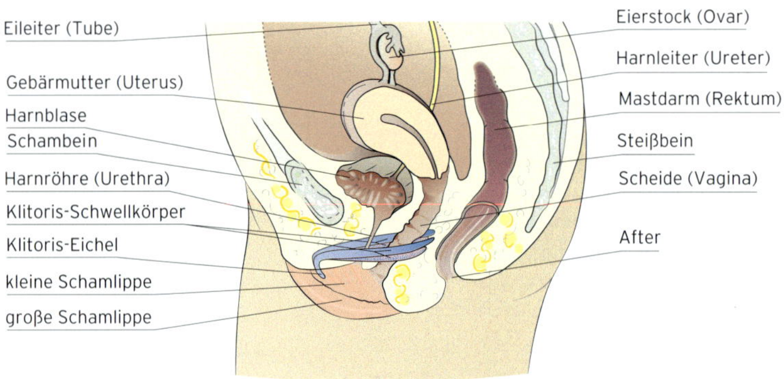

Abb. 2 Schematischer Längsschnitt durch das weibliche Becken mit den Harn- und Geschlechtsorganen

Die Harn- und Geschlechtsorgane entstehen beim Embryo aus gemeinsamen Vorstufen. Sie haben in Aufbau und Funktion viel gemeinsam und werden als **Urogenitaltrakt** (Harn- und Geschlechtstrakt) zusammengefasst. Harn ist ein anderes Wort für Urin. Der Urogenitaltrakt besteht aus:

- den harnbildenden Organen (den Nieren)
- den harnableitenden Organen (Nierenbecken, Harnleiter, Harnblase und Harnröhre)
- Genitalorganen (Geschlechtsorganen) von Mann und Frau

1.1 Nieren

1.1.1 Aufgaben der Nieren

Die Nieren sind lebenswichtige Organe. Jeder Mensch hat zwei Nieren, damit ein Funktionsausfall oder Verlust einer Niere nicht lebensbedrohlich ist. Die Nieren werden stark durchblutet: Ständig fließen 20 % des Blutes, das vom Herz durch den Körper gepumpt wird, durch die Nieren. Das sind etwa 1 Liter pro Minute und über 1 500 Liter am Tag. Die Nieren filtern das Blut, das sie durchströmt. Sie entfernen daraus die **harnpflichtigen Substanzen**. Das sind Stoffe etwa aus dem Muskelstoffwechsel, die ausgeschieden werden müssen, damit sie sich im Körper nicht ansammeln und ihn vergiften. Die Nieren scheiden mit dem Urin auch einige körperfremde Stoffe aus, z. B. Medikamente, aber auch Gifte.

Interaktive Übungen
→ S. 311, PagePlayer

MERKE Die Nieren erfüllen mehrere Aufgaben:
- Harnbildung zur Ausscheidung harnpflichtiger Substanzen
- Regulierung des Wasser- und Salzhaushalts (**Elektrolyt**haushalt)
- Regulierung des **Säure-Basen-Haushalts**
- Hormonbildung: Produktion von Erythropoetin (EPO) für die Blutbildung sowie Aktivierung von Vitamin D, das u. a. für den Knochenstoffwechsel und das Immunsystem wichtig ist
- Blutdruckregulation

Der **Aufbau der Klitoris** mit der Klitoris-Eichel und den vier Schwellkörpern, die die Urethra und Vagina umschließen, ist seit mindestens 200 Jahren bekannt. In vielen Lehrbüchern wurde lange nur ein kleiner Teil der Klitoris-Eichel abgebildet, als Klitoris bezeichnet und die Schwellkörper fehlten ganz. Die Klitoris ist wie das männliche Genitale aus sehr empfindsamem, schwellfähigem (erektilem) Gewebe aufgebaut und besteht im Prinzip aus den gleichen Anteilen in der gleichen Größe wie beim Penis.

Die Nieren können die harnpflichtigen Substanzen (v. a. Kreatinin, Harnstoff und Harnsäure) mit wenig oder mit viel Wasser ausscheiden. Je nach Nahrungsart, körperlicher Aktivität usw. produzieren sie mehr oder weniger sauren und konzentrierten Urin. Bei der Bereitung des Endharns, d. h. des fertigen, zur Ausscheidung geeigneten Urins, werden berücksichtigt: die Wassermenge im Körper, die Menge harnpflichtiger Substanzen, die Salzmenge und der pH-Wert (Säuregrad).

Die Nieren erfüllen viele wichtige Aufgaben. Daher entstehen zahlreiche Störungen, wenn die Nieren nicht richtig arbeiten. Sie können zu viel oder zu wenig Harn produzieren, wodurch es zu Austrocknung oder Ödembildung kommen kann. Oder sie scheiden zu viel oder zu wenig Elektrolyte und Säuren aus. Kranke Nieren können zum Verlust von Erythrozyten und Plasmaproteinen führen. Oder sie erzeugen oder verstärken durch EPO-Mangel eine Anämie und durch fehlende Vitamin-D-Aktivierung die Knochenkrankheiten Osteomalazie und Osteoporose. Auch der Blutdruck kann durch Nierenkrankheiten ansteigen, was die Nieren weiter schädigt.

Der lateinische Name der Niere ist **Ren**, der griechische **Nephros**. Davon leiten sich anatomische Bezeichnungen ab wie A. und V. renalis (Nierenarterie und -vene) oder auch pathologische Bezeichnungen wie diabetische Nephropathie. Der Facharzt für Nierenkrankheiten ist der **Nephrologe**. Er ist Internist mit dem Schwerpunkt **Nephrologie**. Die **Urologie** beschäftigt sich mit den Erkrankungen der ableitenden Harnwege, d. h. den Organen, die den Urin aus den Nieren aufnehmen und nach außen führen. Außerdem ist der Urologe der Facharzt für die männlichen Genitalorgane. Da viele Erkrankungen sowohl die Nieren als auch die Harnwege betreffen, sind Nephrologie und Urologie nicht streng voneinander zu trennen.

diabetische Nephropathie
→ LF 9, S. 466

1.1.2 Lage der Nieren

Die Nieren liegen in Fett eingebettet beidseits dorsal der Bauchorgane unterhalb des Zwerchfells (→ Abb. 1). Die rechte Niere liegt etwas tiefer, da ein Teil der Leber oberhalb der Niere dem Zwerchfell anliegt. Eine Niere wiegt ca. 160 g, ist 12 cm lang, 6 cm breit und 4 cm dick. Jede Niere hat eine Kapsel aus Bindegewebe. Schwillt z. B. eine Niere entzündungsbedingt an, wird ihre Kapsel gedehnt und es entsteht ein Schmerz im Nierenlager. Das Nierenlager ist ein Bereich seitlich am Rücken, auf Höhe der oberen Lendenwirbelsäule (LWS).

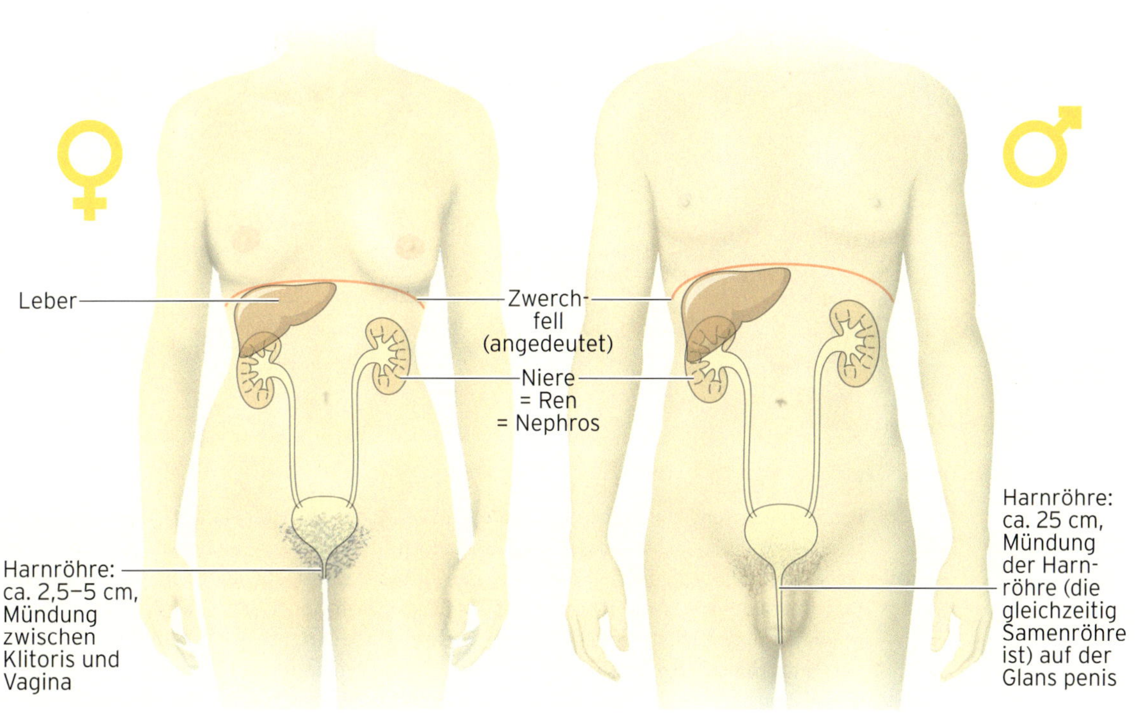

Abb. 1 Lage der Nieren und Harnorgane bei Frau und Mann

1.1.3 Aufbau und Funktion der Nieren

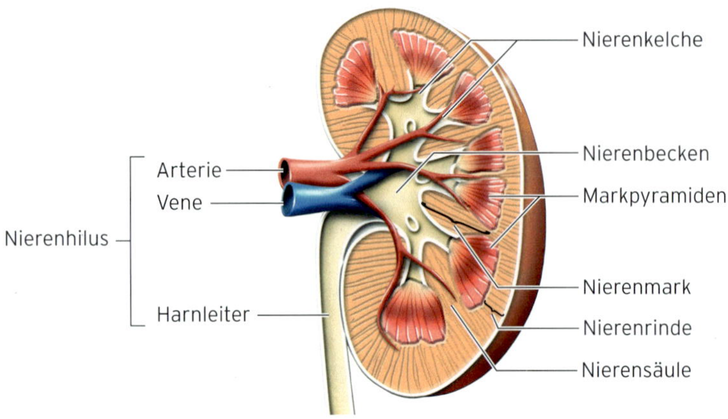

Abb. 1 Sicht auf die längs durchschnittene Niere

Die Nieren haben einen oberen und unteren Pol. In der Mitte liegt in Richtung LWS der **Nierenhilus**. An dieser Einbuchtung tritt die Nierenarterie in die Niere ein und die Nierenvene aus. Der **Ureter** (Harnleiter) entspringt hier aus dem Nierenbecken (→ Abb. 1).
In der **Nierenrinde** gibt es ca. 1 Million **Nierenkörperchen**. Jedes besteht aus einem arteriellen Gefäßknäuel **(Glomerulus)**, das von einer **Filterkapsel** umschlossen ist. Die Filterkapsel besteht aus einem inneren und einem äußeren Blatt. In den Nierenkörperchen wird das Blut gefiltert. So entstehen täglich ca. 150 L Filtrat: der **Primärharn**, der in die Harnkanälchen abfließt. Gesunde Nieren reinigen pro Minute ca. 90–140 mL Blut.

Video
→ S. 311, PagePlayer

Im **Nierenmark** erfolgt die Umwandlung des Primärharns in ca. 1,5 L Endharn/Tag. Dabei werden 99 % des Wassers und viele andere Stoffe wieder aus dem Filtrat **resorbiert** (aufgenommen). Andere Substanzen, z. B. Gifte, werden aktiv in den Harn ausgeschieden. Für **Resorption** und Ausscheidung sorgen die vielen langen Harnkanälchen. Von ihnen fließt der Urin in die **Sammelrohre** und ins **Nierenbecken**. Kanälchen und Sammelrohre sind in den **Pyramiden** zusammengefasst. Zwischen den Pyramiden liegen die **Nierensäulen**. Nierenpyramiden und -säulen bilden zusammen das Nierenmark. Die Pyramiden münden in Form der **Papillen** ins Nierenbecken. Die Nierenpapillen erinnern an kleine Duschköpfe mit vielen Öffnungen, aus denen der Endharn ins Nierenbecken strömt. Das Nierenbecken nimmt den Urin auf und leitet ihn über den Harnleiter in die Harnblase **(Vesica urinaria)**. Von dort gelangt er durch die Harnröhre **(Urethra)** nach außen.

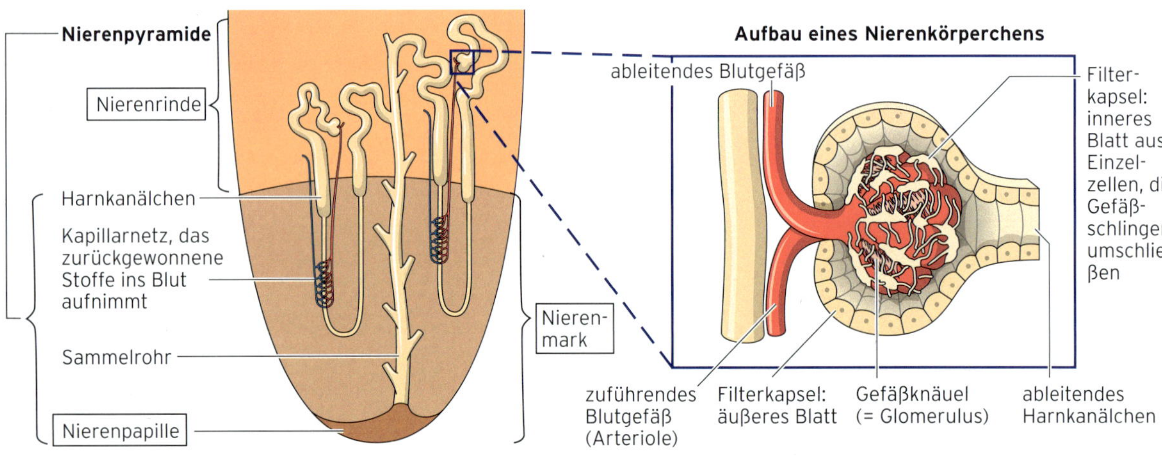

Abb. 2 Mikroskopische Sicht auf Nierenrinde und Nierenmark

Das Filtern des Blutes findet im Nierenkörperchen statt (→ S. 317, Abb. 1). Der Blutdruck erzeugt den dafür notwendigen Druck. Das innere Blatt der Filterkapsel besteht aus länglichen Zellen mit fingerförmigen Fortsätzen, die die Gefäßschlingen des Glomerulus umfassen. Zusammen bilden diese Zellen einen sehr feinen Filter, durch den Plasma aus dem Blut durchgepresst wird. Blutzellen und Plasmaproteine werden aber zurückgehalten. Sie gelangen nicht in den Primärharn. Das trichterförmige äußere Blatt der Filterkapsel nimmt das Filtrat auf: den Primärharn. Er fließt weiter in die Harnkanälchen, die Wasser usw. resorbieren und so den **Endharn** bereiten (→ S. 317, Abb. 2). Die zu- und abführenden Gefäße des Glomerulus sind Arteriolen. Da dem Blut bei der Filterung nur ein kleiner Teil des Plasmas entzogen wird, fließt das meiste Blut durch das abführende Gefäß weiter.

MERKE Die Nierenrinde stellt mit ihren Nierenkörperchen (Glomeruli mit Filterkapseln) den Primärharn her, indem sie das Blut filtert. Das Nierenmark besteht aus den Harnkanälchen und den Sammelrohren. Hier wird der Harn konzentriert und so aus dem Primärharn der Endharn bereitet.

Video
→ S. 311, PagePlayer

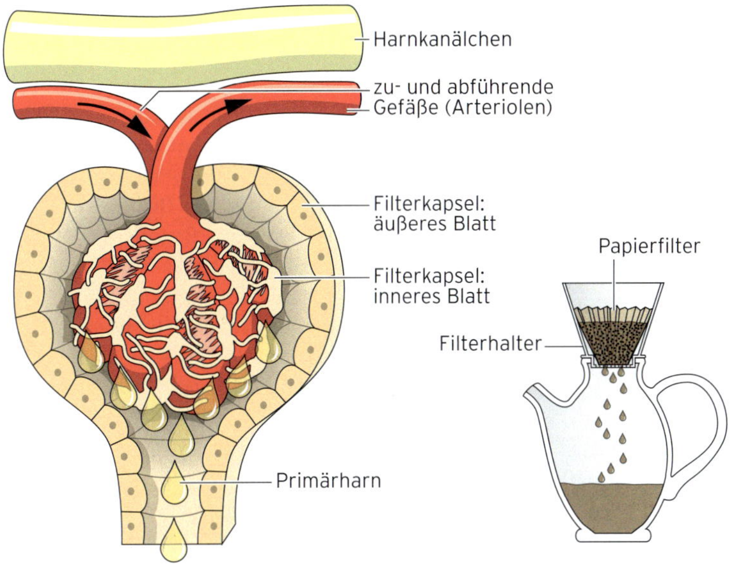

Abb. 1 Das Nierenkörperchen arbeitet – vereinfacht gesehen – wie ein Kaffeefilter. Der Papierfilter entspricht dem inneren Blatt der Filterkapsel und der Filterhalter dem äußeren, trichterförmigen Blatt. Die Blutzellen und die Plasmaeiweiße bleiben genau so im Filter, wie der Kaffeesatz im Papierfilter bleibt.

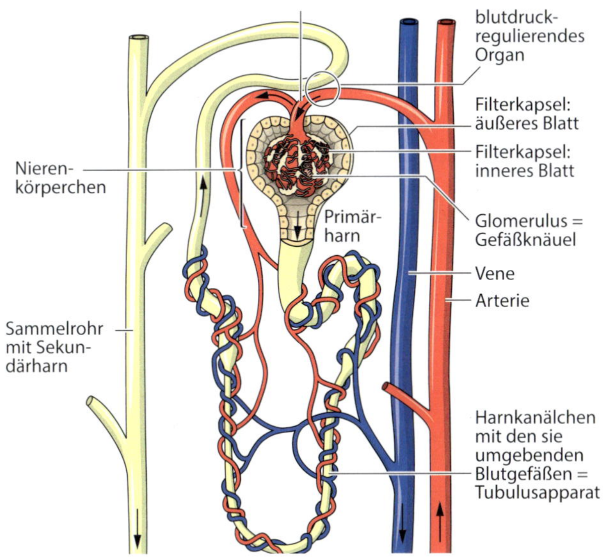

Abb. 2 Nierenkörperchen, Harnkanälchen, Blutgefäße und Sammelrohre als Funktionseinheit der Niere

Ausreichend und das Richtige trinken … Die empfohlene Trinkmenge für Erwachsene beträgt 1,5 Liter Wasser täglich. Am besten ist Leitungswasser geeignet. Kaffee und schwarzer Tee binden das Eisen aus der Nahrung und sollten nicht zum Essen getrunken werden. Fruchtsäfte enthalten viel Zucker und Säuren, sodass sie besser als Schorle genossen werden.

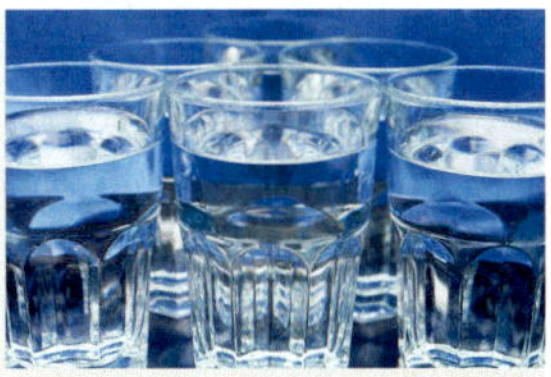

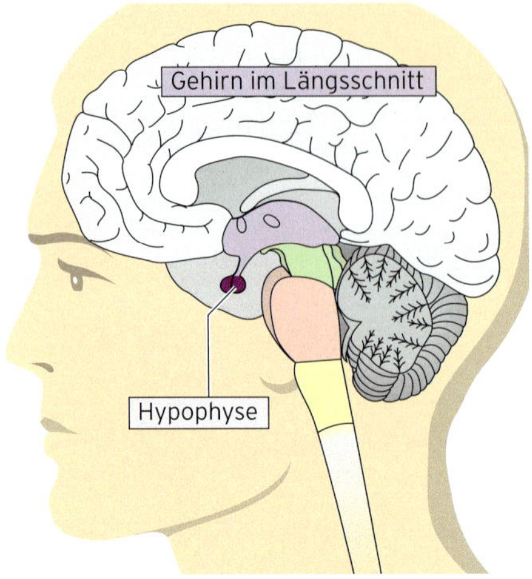

Abb. 1 Lage der Hirnanhangdrüse (Hypophyse)

Die Hirnanhangdrüse (die **Hypophyse**) gibt passend zum Wasserbedarf des Körpers das Wassersparhormon **ADH (antidiuretisches Hormon)** ab. Steht dem Körper viel Wasser zur Verfügung, schüttet sie wenig ADH aus. Dann wird in den Harnkanälchen weniger Wasser resorbiert und die Harnausscheidung **(Diurese)** nimmt zu. Bei Wassermangel wird viel ADH abgegeben, was die Wasserrückgewinnung verstärkt. Der Urin wird stärker konzentriert. Fehlt ADH, kommt es zum **Diabetes insipidus**, der Wasserharnruhr. Betroffene Patienten scheiden bis zu 25 Liter Harn am Tag aus und müssen ebenso viel trinken. Fehlendes ADH kann als Nasenspray zugeführt werden.
Alkohol hemmt die ADH-Abgabe vorübergehend. Daher übersteigt die Wasserausscheidung die Trinkmenge bei hohem Alkoholkonsum. Das entzieht dem Körper viel Wasser und Elektrolyte. So entsteht der **Nachdurst** mit Appetit auf Salziges. Auch **Diuretika** (harntreibende Medikamente), die z. B. bei arterieller Hypertonie angewendet werden, steigern die Diurese und damit den Mineralstoffverlust. Überdosierung bzw. Missbrauch von Diuretika kann zu Hypotonie mit Kollapsgefahr führen, aber auch (durch den Elektrolytmangel) zu Wadenkrämpfen und Herzrhythmusstörungen.

1.1.4 Nieren und Blutdruck

Die Nieren regeln den Blutdruck. Sie brauchen einen bestimmten Mindest-Blutdruck, damit die Glomeruli kräftig durchblutet werden und die Filterung funktioniert. Fällt der Blutdruck stark ab, z. B. bei akuter Herzinsuffizienz oder im Kreislaufschock, bekommen die Nieren zu wenig Blut. Dies kann zum Nierenversagen führen.
Der Blutdruck wird am Glomerulus ständig gemessen. Kommt dort durch Arteriosklerose zu wenig Blut an, „denkt" die Niere, der Blutdruck sei zu niedrig. Sie gibt dann Hormone ab, die den Blutdruck im ganzen Körper erhöhen. Andererseits schädigt die arterielle Hypertonie die Glomeruli so sehr, dass Bluthochdruck allein zum endgültigen Nierenversagen führen kann. Weitere nierenschädigende Faktoren sind Diabetes mellitus, NSAR und Rauchen. Sie beschleunigen den altersbedingten Rückgang der Nierenfunktion. Die diabetische Nephropathie schädigt die Filterkapsel. Sie wird dann wie ein undichter, löchriger Filter. Zunächst gehen wenige kleine, dann immer mehr und größere Plasmaproteine mit dem Harn verloren. Deshalb wird als Erstes der Mikroalbumintest (Harntest auf kleine Plasmaproteine) positiv und erst später der normale Proteinnachweis. Beide Tests beweisen Schäden der Glomeruli.

diabetische Nephropathie
→ LF 9, S. 466

Die wichtigsten nierenschädigenden Faktoren

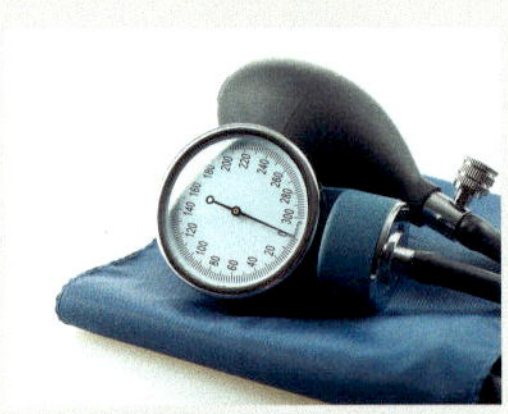

Arterielle Hypertonie

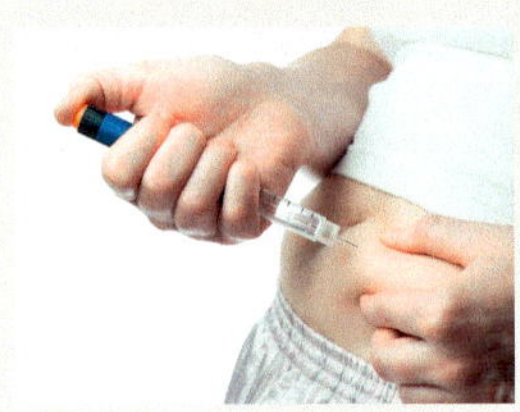

Diabetes mellitus

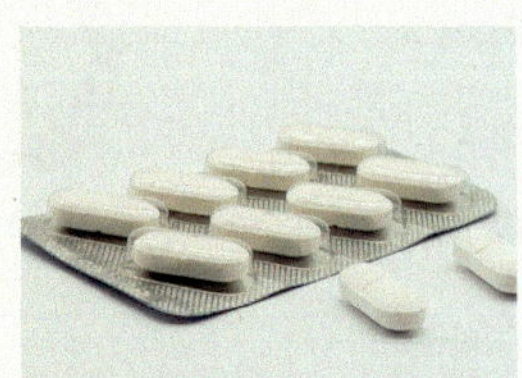

NSAR-Schmerzmittel

1.2 Ableitende Harnwege – Aufbau und Funktion

Der Endharn fließt aus den Papillen des Nierenmarks in das Nierenbecken und wird sofort weitergeleitet. Das **Nierenbecken** wird nach kaudal schmaler und geht in den **Ureter** (Harnleiter) über. Er leitet den Urin in die Blase. Die Harnblase hat zwei Einmündungsstellen für die beiden **Ureteren**. Die Einmündungen sind so aufgebaut, dass kein Urin aus der Blase zurück in Richtung Niere fließen kann. Ein solcher Rückfluss, der bei Fehlbildungen vorkommt, kann schwere bakterielle Infektionen des Nierenbeckens und der Niere zur Folge haben.

Übergangsepithel
→ LF 3, S. 30

Nierenbecken, Ureteren, Harnblase und Harnröhre **(Urethra)** sind dreischichtig aufgebaut (von innen nach außen): Schleimhaut, glatte Muskulatur und Bindegewebe. Da die harnableitenden Organe dehnbar sein müssen, sind sie mit dem elastischen Übergangsepithel ausgekleidet. Starke wellenartige Kontraktionen der glatten Muskulatur **(Koliken)** sind sehr schmerzhaft. Sie kommen z. B. beim Abgang von Harnsteinen oder bei Entzündungen der Harnwege vor.

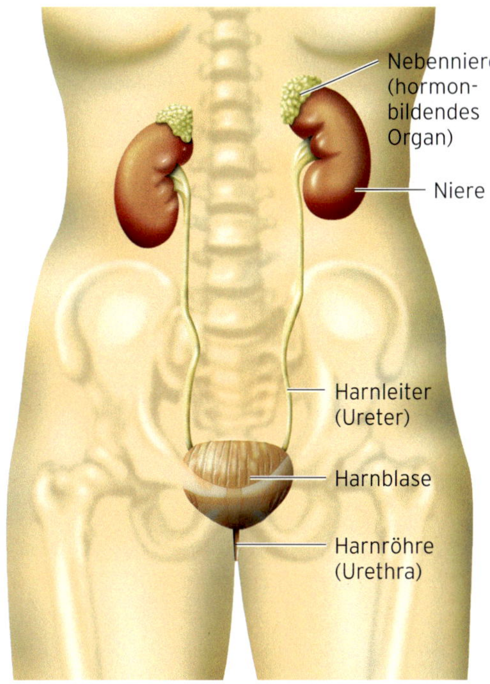

Abb. 1 Anatomie der ableitenden Harnwege bei der Frau

Die Harnblase sammelt den Urin. Sie kann beim Erwachsenen bis zu 1000 mL fassen. Ab einer gewissen Blasenfüllung werden Nerven in der Blasenwand, im Blasenhals und in der Urethra gereizt und es entsteht Harndrang. Die Blase ist von Muskelsträngen umschlossen, die an ein rund gewickeltes Wollknäuel erinnern. Sie arbeiten so, dass der Urin beim Wasserlassen (der **Miktion**) in Richtung Urethra gepresst wird. Die Miktion kann der Mensch ab ca. dem dritten Lebensjahr willkürlich starten und auch unterbrechen. Sie läuft jedoch überwiegend automatisch ab. Das vegetative Nervensystem regelt die Miktion über Reflexe.

Wenn die Blase voll ist, kommt es zu Harndrang bzw. zur Miktion. Harndrang kann aber auch durch andere Reize ausgelöst werden. Jeder Mensch ist dabei unterschiedlich empfindlich. Das Geräusch von fließendem Wasser, Kälte, der Gedanke, dass keine Toilette in der Nähe ist usw. können schon bei Gesunden Harndrang hervorrufen. Bei Entzündungen, überempfindlichem Blasenhals und aus psychischen Gründen kann die Reizbarkeit der Nerven so stark sein, dass der Patient sehr häufig und ggf. ohne jede Verzögerung zur Toilette muss.

→ Terminologie: Nieren und ableitende Harnwege

antidiuretisches Hormon (ADH)	Wassersparhormon der Hypophyse, das die Niere zur Rückgewinnung (Resorption) von Wasser anregt
Diabetes insipidus	Wasserharnruhr; ADH-Mangel-Krankheit
Diurese	Harnausscheidung; Wasserausscheidung
Diuretika	harntreibende Arzneimittel (z. B. HCT, Torasemid)
Elektrolyte	Salze, die in Lösung in Ionen zerfallen, z. B. Na^+, K^+, Mg^{++}
Endharn	Urin; Endprodukt der Harnbereitung in der Niere
Filterkapsel	Teil des Nierenkörperchens (zusammen mit dem Glomerulus); die Filterkapsel bildet den Filter (inneres Blatt) und das „Auffanggefäß“ (äußeres Blatt) des Nierenkörperchens
Glomerulus	arterielles Gefäßknäuel der Nierenrinde; bildet zusammen mit der Filterkapsel das Nierenkörperchen

harnpflichtige Substanzen	Stoffe, die z. B. im Muskelstoffwechsel anfallen und mit dem Harn aus dem Blut entfernt werden müssen, um nicht toxisch zu wirken
Hypophyse	Hirnanhangdrüse (Regelorgan des Hormonhaushalts)
Kolik (Mz. **Koliken**)	schmerzhafte, krampfartige Kontraktion glatter Muskulatur
Kreatinin, Harnstoff, Harnsäure	wichtige harnpflichtige Substanzen aus dem Muskel-, Eiweiß- und Zellstoffwechsel
Miktion	Harnentleerung; Wasserlassen
Nephrologie	Lehre von den Nierenkrankheiten
Nephros (gr.)	Niere
Nierenhilus	Vertiefung der Niere, an der sich die Ein- bzw. Austrittsstellen für Gefäße und Ureter befinden
Nierenkörperchen	Funktionseinheit der Niere aus Glomerulus und Filterkapsel; dort entsteht der Primärharn durch Filterung von Blut
Primärharn	Vorstufe des Urins, die durch Filterung in den Nieren entsteht
Ren (lat.)	Niere
resorbieren	aufnehmen; zurückgewinnen
Säure-Basen-Haushalt	Regelvorgänge, die den pH-Wert im Körper konstant halten
Ureter (Mz. **Ureteren**)	Harnleiter (Verbindung zwischen Niere und Harnblase)
Urethra	Harnröhre (Verbindung zwischen Harnblase und außen)

Eselsbrücke: Der Ure**ter** ist der Harnlei**ter**; die Urethr**a** führt nach **a**ußen.

Urologie	Lehre von den ableitenden Harnorganen und den männlichen Genitalorganen
Vesica urinaria	Harnblase

Aufgaben

1 Welche fünf Aufgaben erfüllen die Nieren?
2 Woraus besteht ein Nierenkörperchen?
3 Welche harnpflichtigen Substanzen kennen Sie?
4 Welche Blutbestandteile darf das Nierenkörperchen nicht aus dem Blut entfernen?
5 Erklären Sie die Begriffe Primär- und Endharn sowie die Entstehung von Primär- und Endharn.
6 Was bewirkt das antidiuretische Hormon und wo wird es gebildet?
7 Welche Symptome sind für ADH-Mangel typisch?
8 Nennen Sie die Fachbegriffe für Niere, Harnblase, Harnleiter und Harnröhre, Harnausscheidung und Harnentleerung.

2 Diagnostik bei Erkrankungen der Harnorgane

2.1 Harndiagnostik

Die Harnuntersuchung ist eine wichtige Diagnostikmaßnahme. Sie liefert Informationen zur Nierenfunktion, aber auch zu Entzündungen, Steinen und Tumoren der Nieren und ableitenden Harnwege. Harntests helfen bei der Diagnose und der Verlaufskontrolle von Stoffwechselkrankheiten – v. a. Diabetes mellitus –, Nierenschäden bzw. -funktionseinschränkungen, Leber- und Gallenkrankheiten, Vergiftungen, Medikamenten- und Drogenkonsum.

Interaktive Übungen
→ S. 311, PagePlayer

Der Urin enthält etwa 95 % Wasser und 5 % gelöste Stoffe wie Kreatinin, Harnstoff, Harnsäure und Elektrolyte. Die tägliche Harnmenge hängt von vielen Faktoren ab.

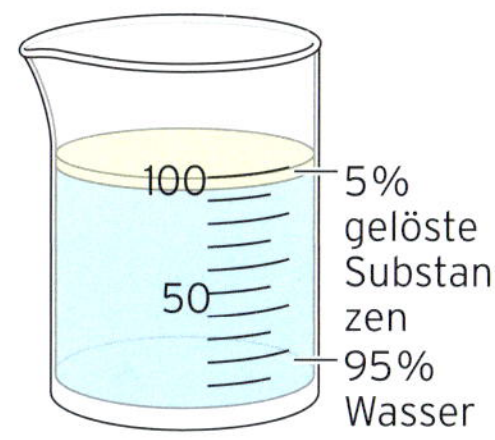

Abb. 1 Zusammensetzung des Urins: 95 % Wasser, 5 % gelöste Substanzen (hauptsächlich Harnstoff, Natrium, Kalium, Kreatinin, Harnsäure)

Fachbegriff, der die tägliche Harnmenge beschreibt	Ursachen (Auswahl)
normale Harnmenge ca. 1 500 mL (Normbereich 400–2500 mL) 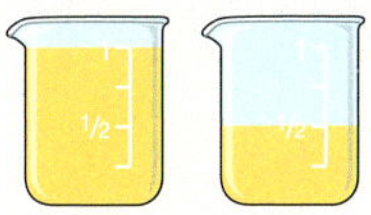	variiert stark, je nach: – Durstempfinden und Trinkgewohnheiten – zur Verfügung stehender Flüssigkeit – körperlicher Aktivität und Schwitzen – Temperatur
Polyurie > 2500 mL 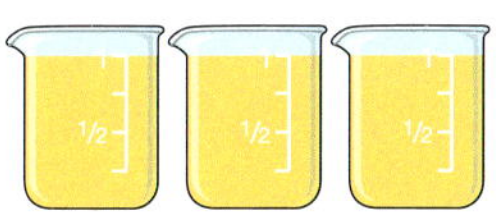	– häufiger Grund: Diabetes mellitus; erhöhte Blutzuckerspiegel führen zu so hohen Glukosemengen im Primärharn, dass nicht alle Zuckermoleküle zurückgewonnen werden können; da jedes Glukosemolekül Wasser an sich bindet, verlässt mit der Glukose auch eine große Menge Wasser den Körper – erhöhte Trinkmenge durch Gewohnheit oder psychische Anspannung
Oligurie < 400 mL 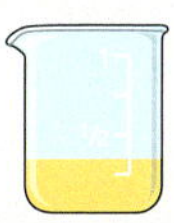	– Flüssigkeitsverluste durch Schwitzen, Durchfall, Erbrechen, Verbrennungen, Fieber oder Blutungen – mangelnde Trinkmenge, z. B. durch fehlendes Durstgefühl im Alter, Bettlägerigkeit, körperliche Behinderung, Hilflosigkeit/Pflegebedarf
Anurie < 100 mL 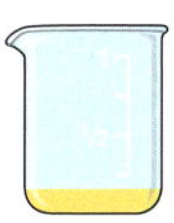	– beginnendes Nierenversagen durch unterschiedliche Ursachen – mechanische Ursachen, z. B. Einengung des Ureters durch einen Tumor – Intoxikation durch Medikamente, ggf. schädliche Medikamentenkombination und/oder Gifte
komplette Anurie fehlende Harnaussscheidung 	wie Anurie, nur ausgeprägter: – terminale Niereninsuffizienz (Endstadium chronischer Nierenerkrankungen) – Verlust der Nieren durch Unfall/Verletzung, Verschluss der Ureteren – Kreislaufschock, akute und chronische Intoxikationen

2.1.1 Harngewinnung

Durch die richtige Harngewinnung lassen sich falsch positive und falsch negative Ergebnisse vermeiden.

- **Falsch positiv** heißt, dass ein Test positiv ausfällt, obwohl keine Krankheit vorliegt. Eine Urinprobe wird z. B. zu lange gelagert, sodass sich Bakterien darin vermehren. Der **Nitrit**nachweis, d. h. der Nachweis bakterieller Stoffwechselprodukte, ist dann positiv, obwohl keine Harnwegsinfektion vorliegt.
- **Falsch negativ** heißt, dass ein Test negativ ausfällt, obwohl eine Krankheit vorliegt. Beispiel: Eine Patientin hat eine Blasenentzündung. Um diese zu behandeln, hat sie zu Hause sehr viel getrunken. Als sie in der Praxis die Urinprobe gewinnt, ist die Verdünnung so stark, dass der Nitritnachweis negativ ist, obwohl eine bakterielle Infektion vorliegt.

2.1.2 Mittelstrahlurin

Urin ist nie bakterienfrei, weil die Harnorgane im Bereich der bakterienreichen Genitalregion liegen. Dort befinden sich stets Darmkeime. Daher ist es am besten, die „mittlere Harnportion", d. h. den Mittelstrahlurin, zu gewinnen.

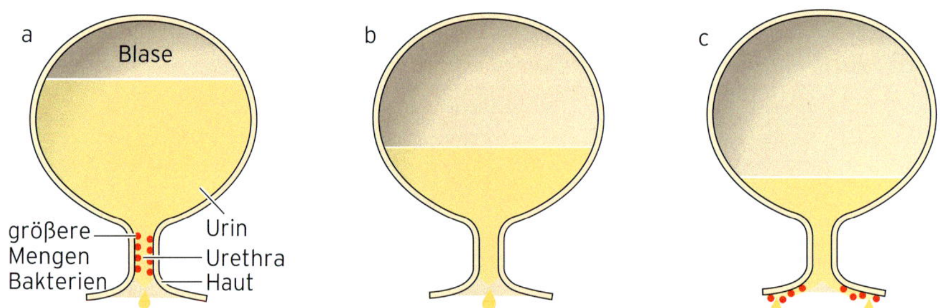

1. Harnportion
bakterienreich, da in der Urethra befindliche Bakterien mit der ersten Harnportion ausgespült werden

2. Harnportion
= Mittelstrahlurin; bakterienarm, aber nicht bakterienfrei, auch bei Gesunden nicht

3. Harnportion
bakterienreich, da der Harn zuletzt langsam fließt und Bakterien von der Haut aufnimmt

Die Mittelstrahlgewinnung erklären Sie dem Patienten wie folgt:

1. Die Hände waschen und das äußere Genitale mit Wasser und einem weichen, sauberen Tuch reinigen. Die Reinigung des Genitalbereichs ist in der Praxis meistens nicht durchführbar.

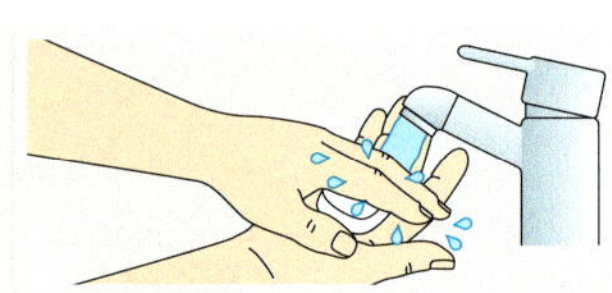

2. Den Urinbecher öffnen.

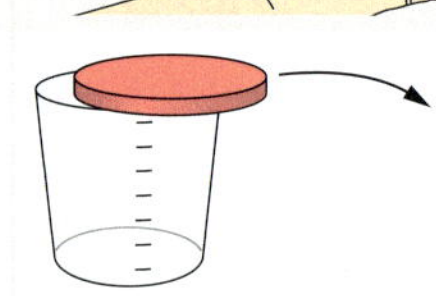

3. Wichtigster Schritt:
   Etwas Urin in die Toilette laufen lassen, dann **aus dem laufenden Harnstrahl den Urinbecher bis etwa zur Hälfte füllen**, den restlichen Urin in die Toilette laufen lassen.

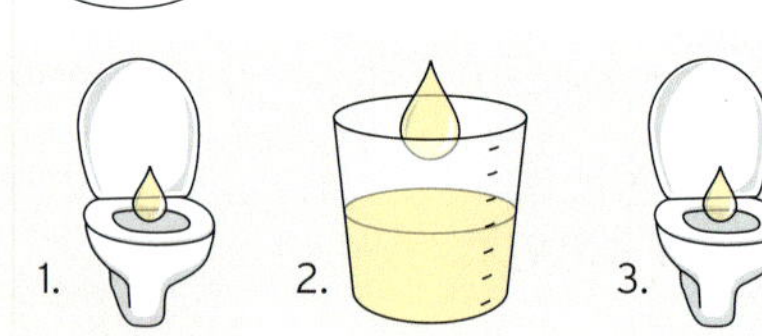

4. Den Becher ggf. mit einem Papierhandtuch abtrocknen und mit dem Deckel verschließen; die Probe in die Durchreiche der Toilette stellen bzw. dem MFA geben.

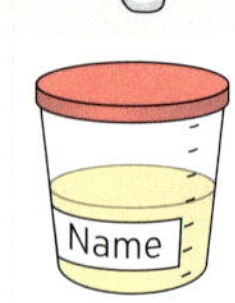

MERKE Für richtige Ergebnisse bei der Harnuntersuchung ist zu beachten:
- Marmeladengläser und handgespülte Gefäße sind ungeeignet, da sie Zuckerreste enthalten könnten; stattdessen Probengefäße aus der Praxis mitgeben
- Urinproben zeitnah untersuchen, da sich die Proben rasch verändern können
- Gefäße (nicht Deckel) vor dem Aushändigen wasserfest mit der Patientennummer beschriften; Namen sind aus Datenschutzgründen nicht erlaubt

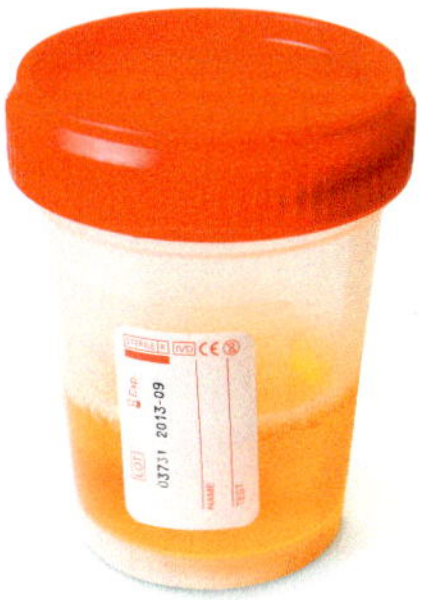

Abb. 1 Gut geeignetes Probengefäß für Urin: sauber, verschließbar und gut zu beschriften

Für die meisten Harnuntersuchungen ist Mittelstrahlurin geeignet. Bei besonderen Fragestellungen oder wenn die Gewinnung nicht möglich ist, kommen weitere Probenarten infrage:

Art der Urinprobe	Geeignet für	Besonderheiten
Mittelstrahlurin, der morgens beim ersten Wasserlassen gewonnen wurde = **Morgenurin**	Teststreifen, Sediment, bakteriologische Untersuchungen wie Uricult® und Chlamydiennachweis	hohe Bakterienkonzentration, daher gut für mikrobiologische Tests geeignet; die Probe darf nicht älter als 2 h sein
Mittelstrahlurin, der im Laufe des Tages gewonnen wurde = **Tagesurin**	Glukosenachweis, Schwangerschaftstest, Glukose- und Ketonnachweis, Drogensuchtests	durch Verdünnungseffekte können bakteriologische und Streifentests falsch negativ ausfallen
Spontanurin im Laufe des Tages gewonnener Nicht-Mittelstrahlurin	Glukosenachweis, Schwangerschaftstest, Glukose- und Ketonnachweis, Drogensuchtests	Spontanurin ist für bakteriologische Tests weniger geeignet, da er mit Bakterien kontaminiert ist
Spontanurin von Säuglingen und Kleinkindern gewinnt man je nach Alter des Kindes mit einem aufklebbaren Probenbeutel oder mit dem Töpfchen zu Hause; Schulkinder können Spontan- bzw. Mittelstrahlurin gewinnen		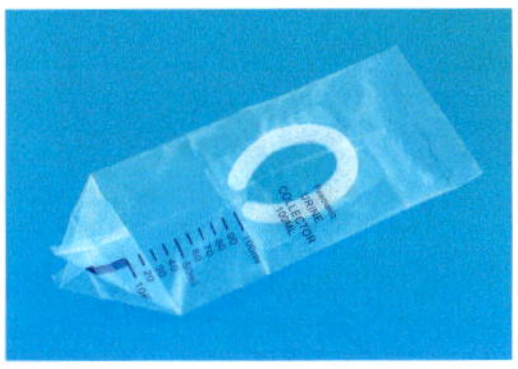 Urinbeutel für Säuglinge
Katheterurin mithilfe eines Blasenkatheters gewonnener Urin	alle Untersuchungen, v. a. bakteriologische Tests	die Katheterisierung ist unangenehm und kann Bakterien einbringen
24-h-Sammelurin Urin, der über genau 24 h gesammelt wurde	genaue Nierenfunktionstests und quantitative Nachweise von Glukose, Protein, Calcium usw.	ungeeignet für bakteriologische Tests, da sich Bakterien darin vermehren
Die Sammlung des 24-h-Urins erfolgt am besten von Sonntag (Beginn der Sammelzeit) auf Montag (Ende der Sammelzeit und Probenabgabe). Der Patient steht zur normalen Montags-Weckzeit am Sonntag auf, geht zur Toilette und spült den Urin weg. Ab jetzt bis zum nächsten Morgen füllt er allen Urin in die Sammelgefäße. Die letzte Probe zur Weckzeit am Montag kommt auch noch ins Sammelgefäß. Wurde während der 24 h versehentlich Urin in die Toilette gelassen, muss die Sammlung komplett wiederholt werden.		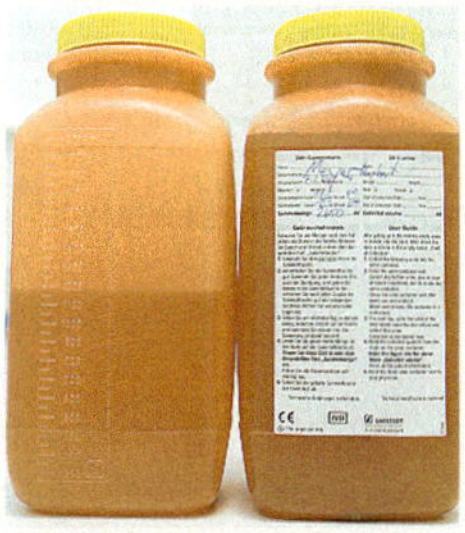 Probengefäße für Sammelurin

2.1.3 Optische Beurteilung der Harnprobe

Die normale Urinfarbe wird „bernsteingelb" genannt. Die Urinfarbe unterliegt vielen Einflüssen und kann unbedeutende und pathologische Abweichungen zeigen.

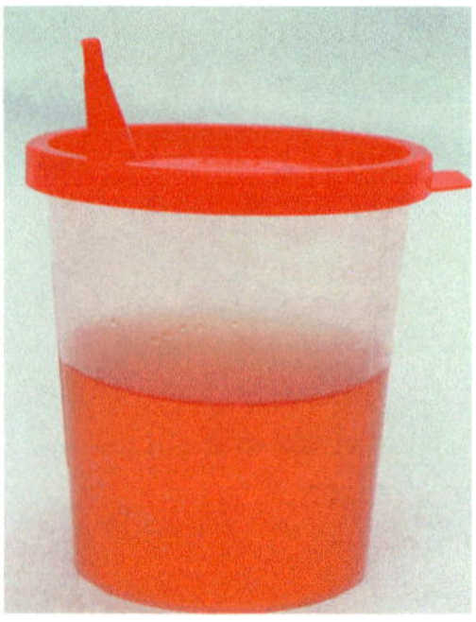

Abb. 1 Eine sichtbare Blutbeimengung entsteht schon durch 0,4 mL Blut pro Liter Urin. Auch wenn dies keinen gefährlichen Blutverlust bedeutet, muss die Ursache abgeklärt werden.

Urinfarbe	Typische Ursachen (Beispiele)
blassgelb, fast farblos	Polyurie bei Diabetes mellitus, seltener bei Diabetes insipidus, hohe Trinkmenge
dunkelgelb bis orange	erhöhte Harnkonzentration bei Wassermangel, Fieber, Durchfall und/oder Erbrechen, Oligurie oder Anurie
leuchtend gelb bis orange	Einnahme von Vitamintabletten oder Multivitaminsaft; v. a. Vitamin B_2 (Riboflavin) färbt den Harn deutlich gelb
dunkelgelb bis orangebraun	Bilirubin (gelber Gallenfarbstoff) bei Leberkrankheiten, Porphyrine bei seltenen Stoffwechselstörungen, Hämoglobin, Medikamente, z. B. Metronidazol oder L-Dopa
milchig, trüb	Leukozyten, Bakterien und Pilze bei Harnwegsinfektionen, Epithelien, Kristalle, Röntgenkontrastmittel, Vermischung mit Vaginalsekret oder Vaginaltherapeutika, leichte Proteinurie
schaumig	ausgeprägte Proteinurie
rot bis rotbraun	Erythrozyten, Porphyrine (bei seltenen Stoffwechselstörungen), Ziegelmehl (Urate = Harnsäurekristalle), Myoglobin (Muskeleiweiß); harmlose Ursache: Verzehr Roter Bete
dunkelbraun bis schwärzlich	Erythrozyten, Hämoglobin bei massiver Hämolyse durch Transfusionsfehler, Porphyrine (der Urin dunkelt an der Luft nach)

Auch der Harngeruch kann diagnostische Hinweise geben. Ein stechender Geruch durch bakterielle Abbauprodukte kommt bei Harnwegsinfekten vor – und in Urinproben, die zu lange stehen gelassen wurden.

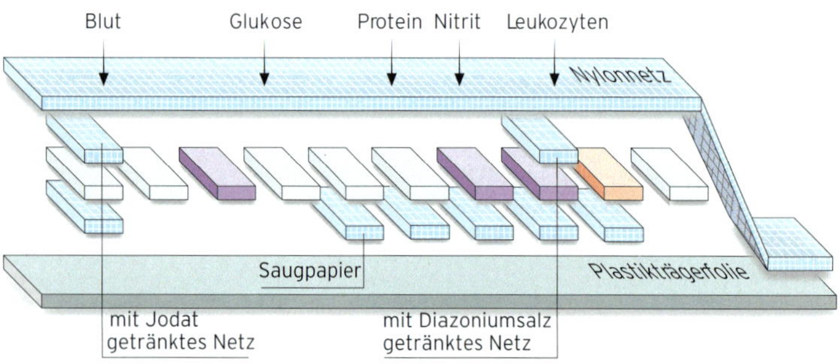

Abb. 2 Aufbau eines Harnteststreifens (vereinfachte Darstellung)

2.1.4 Harnuntersuchung mittels Teststreifen

Die häufigste Harnuntersuchung ist die Schnelluntersuchung mit Teststreifen bzw. Teststäbchen, auch **Stix** genannt. Teststreifen bestehen aus einem Kunststoffstreifen mit einem oder mehreren Testfeldern. Diese Felder enthalten in einem saugfähigen Vlies verschiedene Stoffe, die mit Urinbestandteilen reagieren können. Bestimmte chemische Reaktionen führen zu Farbveränderungen des betreffenden Testfelds. Die Vergleichstabelle auf der Teststreifenverpackung zeigt an, welche Farbveränderungen welche Stoffe bzw. Stoffmengen nachweisen.

Wichtig ist, dass der Teststreifen richtig herum an die Vergleichstabelle angelegt wird. Die aktuelle Anleitung für das jeweilige Produkt muss genau befolgt werden. Dazu gehört die trockene und kühle Lagerung der Packungen. Es ist wichtig, falsche Ergebnisse zu vermeiden, weil sonst fehlende oder unnötige Therapien den Patienten schaden können. Man kann mit den Streifen qualitative oder semiquantitative Tests durchführen. Das heißt, dass sie nur das Vorhandensein eines Stoffs oder seine ungefähre Menge im Urin anzeigen können. Quantitative Nachweise sind mit Streifentests nicht möglich.

Qualitativer Nachweis bedeutet, dass das Testergebnis einen Stoff in der Probe nachweist. Das Ergebnis ist entweder **positiv (+) oder negativ (–)**, d. h. der Stoff ist nachweisbar (+) oder nicht nachweisbar (–). Beispiele sind Schwangerschafts- und Drogensuchtests.

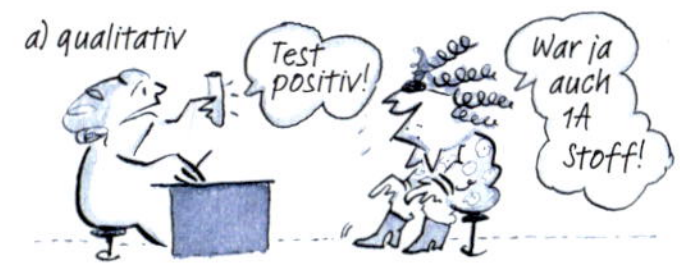
a) qualitativ
Test positiv!
War ja auch 1A Stoff!

Ein **quantitativer Nachweis** gibt die genaue Menge eines Stoffs an. Genaue Mengenangaben über Substanzen, die mit dem Harn ausgeschieden werden, können aber nur mit 24-h-Urin erfolgen, z. B. „die Proteinausscheidung beträgt 90 mg/24 h" (Normbereich bis 150 mg/24 h).

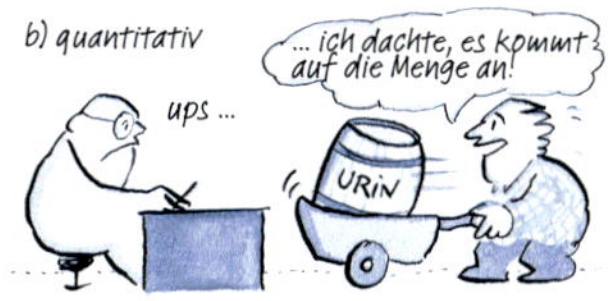
b) quantitativ
ups ...
... ich dachte, es kommt auf die Menge an!
URIN

Ein **semiquantitativer Nachweis** bedeutet, dass der Test die ungefähre Menge eines Stoffs anzeigt. Im Sinne von +/++/+++ (einfach, zweifach oder dreifach positiv), wenig/viel/sehr viel oder „ca. 10–25/ca. 75/ca. 500 Leukozyten pro µL" erfolgt eine „halb genaue" Mengenangabe.

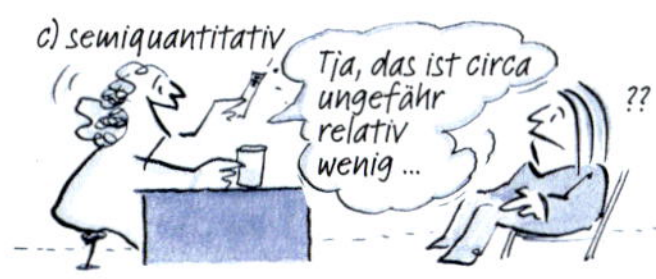
c) semiquantitativ
Tja, das ist circa ungefähr relativ wenig ...
??

Durchführung der Harnuntersuchung mit einem Teststreifen:

- Einmalhandschuhe anziehen
- Verfallsdatum auf der Teststreifenpackung prüfen
- Packung öffnen, einen Teststreifen entnehmen und die Dose sofort wieder verschließen, damit keine Luftfeuchtigkeit hineingelangt
- den Teststreifen so in die Probe eintauchen, dass alle Testfelder feucht werden
- überschüssigen Urin am Becherrand abstreifen
- Teststreifen auf den Probenbecher legen (Testfelder nach oben)
- angegebene Reaktionszeit von 60 bzw. 120 s abwarten
- Ergebnis durch Vergleich mit dem Packungsaufdruck ablesen (richtig herum!) und sofort dokumentieren
- gebrauchten Teststreifen in den Restmüll entsorgen
- Testergebnis dem Arzt mitteilen
- Harnprobe erst entsorgen, wenn sicher ist, dass keine weiteren Untersuchungen (z. B. Harnsediment, bakteriologische Untersuchung) erfolgen sollen
- Urin in den Ausguss gießen und nachspülen, Becher und Deckel in den Restmüll geben

Urinuntersuchung mittels Teststreifen

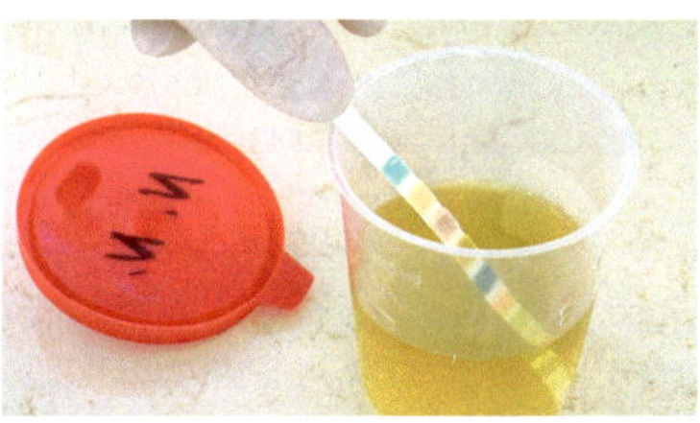

Teststreifen eintauchen und abstreifen

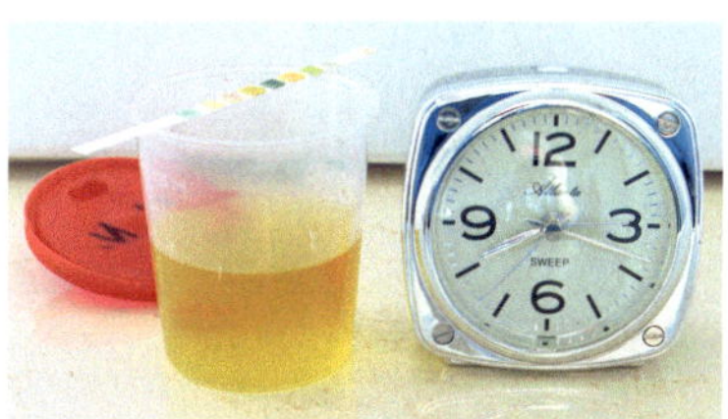

Angegebene Reaktionszeit abwarten

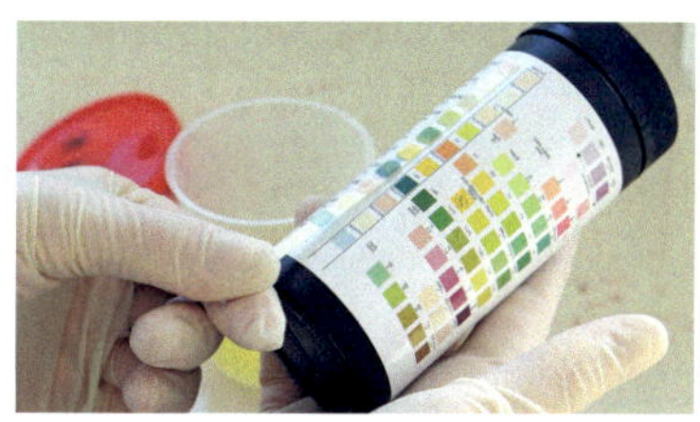

Teststreifen mit dem Ergebnisfeld vergleichen

MERKE Bei Harnwegsinfekten trinken die Patientinnen oft sehr viel. Dies führt zur Verdünnung der Harnproben und oft zu falsch negativen Ergebnissen. Es sind dann z. B. nur wenige Leukozyten und kein Nitrit nachweisbar – trotz Blasenentzündung. Zur Kontrolle dient das Feld „spezifisches Gewicht". Liegt dieses nahe bei 1000, ist der Urin fast so leicht wie Wasser und das Stix-Ergebnis ist nicht aussagekräftig. Die Ärztin entscheidet dann nach den Symptomen, ob eine Therapie z. B. mit einem Antibiotikum indiziert ist.

Fehlerquellen bei der Teststreifenuntersuchung:

- Zu alte Teststreifen zeigen falsch positive Befunde, z. B. für Erythrozyten.
- Die Urinprobe steht zu lange, durch Bakterienvermehrung wird der **Nitrit**nachweis positiv.
- Die Reaktionszeit wird nicht gestoppt, es kommt zu falsch positiven bzw. falsch negativen Ergebnissen.
- Der Patient ist Diabetiker und hat Vitamin C eingenommen, wodurch der Glukosenachweis falsch negativ ausfällt.
- Der Teststreifen wird falsch herum an die Farbtabelle gehalten.

Beurteilung der Urinuntersuchung mit dem Eintauch-Teststreifen:
Die üblichen Mehrfachteststreifen enthalten Testfelder für bis zu zehn Messwerte. So bekommt man schnell und einfach Informationen über viele Körperfunktionen, für deren Messung früher ein ganzes Labor und sehr viel Zeit notwendig waren. Die Tabelle erklärt die Testfelder eines handelsüblichen Teststreifens:

Messwert Erklärung	**Farbskala nach 60 s Reaktionszeit (Leukozyten nach 120 s)**							**Typische Ursachen pathologischer Ergebnisse ↑ erhöht bzw. ↓ erniedrigt durch**
Dichte = spezifisches Gewicht (Konzentration)	1.000	1.005	1.010	Normalbereich (1.010–1.025) 1.015	1.020	1.025	1.030	↑ geringe Trinkmenge ↓ hohe Trinkmenge, ADH-Mangel
pH-Wert (Säuregrad) >7 = alkalisch <7 = sauer			normal 5	normal 6	7	8	9	↑ pflanzliche Ernährung (6–7) und/oder Harnwegsinfekt ↓ (um 5) fleischreiche Ernährung
Leukozyten = weiße Blutkörperchen = Zellen der Immunabwehr			negativ = normal	ca. 10–25	ca. 75	ca. 500 Leukos/µL		↑ Entzündungen der Harnwege (oder der Vagina = falsch positiv)
Nitrit = Stoffwechselprodukt von Bakterien			negativ = normal	positiv	pathologisch: jede Rosafärbung			+ bei erhöhter Bakterienmenge, Nachweis spricht für Harnwegsinfekt
Eiweiß = Protein				negativ = normal	ca. 30 0,3	ca. 100 1	500 mg/dL 5 g/L	↑ bei diabetischer Nephropathie, Entzündungen, Glomerulonephritis
Glukose = Traubenzucker			negativ = normal	ca. 50 2,8	ca. 100 5,5	ca. 300 17	1000 mg/dL 55 mmol/L	nachweisbar bei Diabetes mellitus, falsch negativ bei Vitamin-C-Einnahme
Ascorbinsäure = Vitamin C Kontrollwert für den Glukosenachweis				negativ = normal	+	++		+ / ++ bedeutet, dass der Glukosenachweis falsch negativ ausfallen kann
Keton = Produkt des Hungerstoffwechsels				negativ = normal	+	++	+++	+ bei Fieber, Hungerstoffwechsel, ggf. bei Diabetes mellitus
Bilirubin = Gallenfarbstoff				negativ = normal	+	++	+++	Bilirubin ↑ Leber- oder Gallenkrankheiten
Blut bzw. Erythrozyten			negativ = normal	ca. 5–10	ca. 25	ca. 50	ca. 250 Erys/µL	↑ Entzündung, Tumoren, Harnsteine, Beimengung von Menstrualblut

Bei der **Gesundheitsuntersuchung** „Check-up 35" wird der Urin mindestens auf fünf Werte untersucht: Glukose, Blut (Erythrozyten bzw. Hämoglobin), Protein (Eiweiß), Leukozyten und Nitrit. Zur Urinkontrolle bei Diabetikern gehört ein Test auf **Mikroalbumin**. Bei der **diabetischen Nephropathie** (krankhafte Veränderungen der Nieren durch Diabetes mellitus) gelangen bei der Filterung Eiweiße in den Primärharn. Zuerst erscheinen kleine Eiweißmoleküle im Urin, d. h. der **Mikroalbumintest** wird positiv. Er beweist eine Eiweißausscheidung durch diabetischen Nierenschaden und sollte Anlass dazu sein, die Therapie zu verbessern.

2.1.5 Harnsediment und Mikroskop

Teststreifen sind praktisch und zeitsparend. Die einfachen Tests geben aber nicht immer Auskunft über die „wahren" Bestandteile des Urins. Zu einer gründlichen Harnuntersuchung gehört deshalb auch die mikroskopische Untersuchung des Harnsediments, d. h. der festen Urinbestandteile. Die Durchführung und die Beurteilung von **Streifentest** und **Harnsediment** werden als **Harnstatus** bezeichnet. Die Untersuchung des Harnsediments (Kurzbezeichnung: **Sediment**) ist bei pathologischen Teststreifenergebnissen und bei Beschwerden, die sich mit Streifentests nicht erklären lassen, sinnvoll und indiziert.

Definition: Das Harnsediment, die festen Bestandteile des Urins, wird durch **Zentrifugieren** von 10 mL frischem Mittelstrahlurin gewonnen, mikroskopisch betrachtet und beurteilt.

Durchführung: Man stellt ein mit 10 mL Urin gefülltes, spitzes Zentrifugenröhrchen in die entsprechende Vertiefung der **Zentrifuge** (→ Abb. 1). Gegenüber stellt man ein gleich volles Röhrchen mit Urin oder Wasser als Gegengewicht, damit die Zentrifuge gleichmäßig läuft. Nun schließt und startet man das Gerät. Nach z. B. 5 min (je nach Modell und Herstellerangabe) bei 2 000 Umdrehungen/min sind die festen Bestandteile in die Spitze des Röhrchens abgesunken, d. h. sie sind **sedimentiert**. Man **dekantiert** nun die ganze überstehende Flüssigkeit, d. h. man gießt sie mit einem Schwung in den Ausguss. Das Sediment, das sich nun mit wenig Restflüssigkeit in der Spitze des Röhrchens befindet, schüttelt man leicht auf und gibt einen Tropfen davon auf einen **Objektträger** (→ Abb. 2). Den Tropfen bedeckt man mit einem **Deckglas**. Dann spannt man den Objektträger in die **Objekthalterung** auf dem **Kreuztisch (Objekttisch)** des **Lichtmikroskops** ein (→ Abb. 3). Mit 100-facher Vergrößerung (10er-**Objektiv** und 10er-**Okular**) stellt man zunächst die richtige Stelle des **Objekts**, d. h. des Sediments, durch Drehen an den **Kreuztischschrauben** ein. Um das Objekt scharf zu sehen, dreht man den Kreuztisch mithilfe der **Makrometer**- und anschließend der **Mikrometerschraube** auf die richtige Höhe. Dann betrachtet man das Sediment mit 400-facher Vergrößerung (10er-**Okular** und 40er-**Objektiv**). Damit alle Bestandteile gut zu erkennen sind, regelt man den Lichteinfall ggf. mit der **Kondensorblende** und/oder stellt die Lichtquelle etwas dunkler ein. Man untersucht 20 bis 30 Gesichtsfelder des Sediments. Ein **Gesichtsfeld** ist der Bereich des **Objekts** (des zu betrachtenden Gegenstands), der mit einem Blick sichtbar ist.

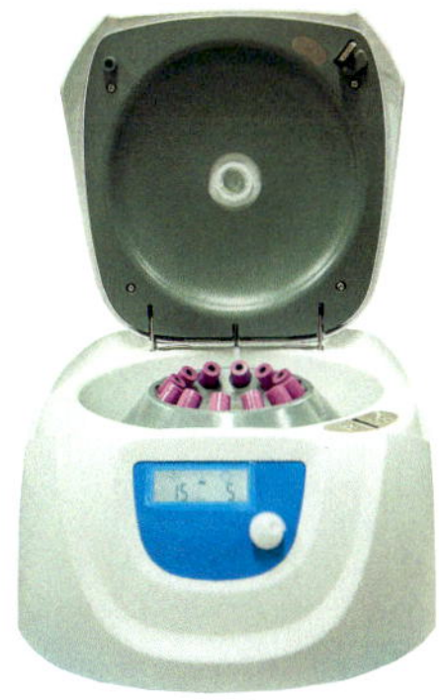

Abb. 1 Zentrifuge

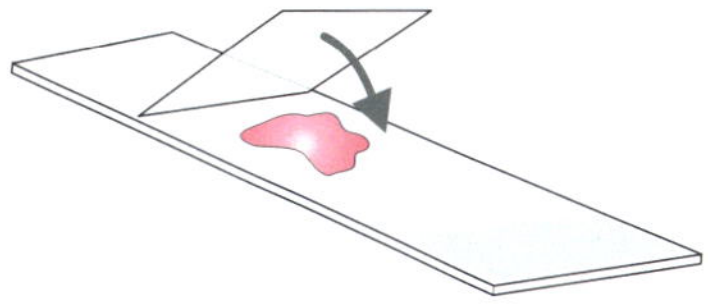

Abb. 2 Objektträger mit Deckglas

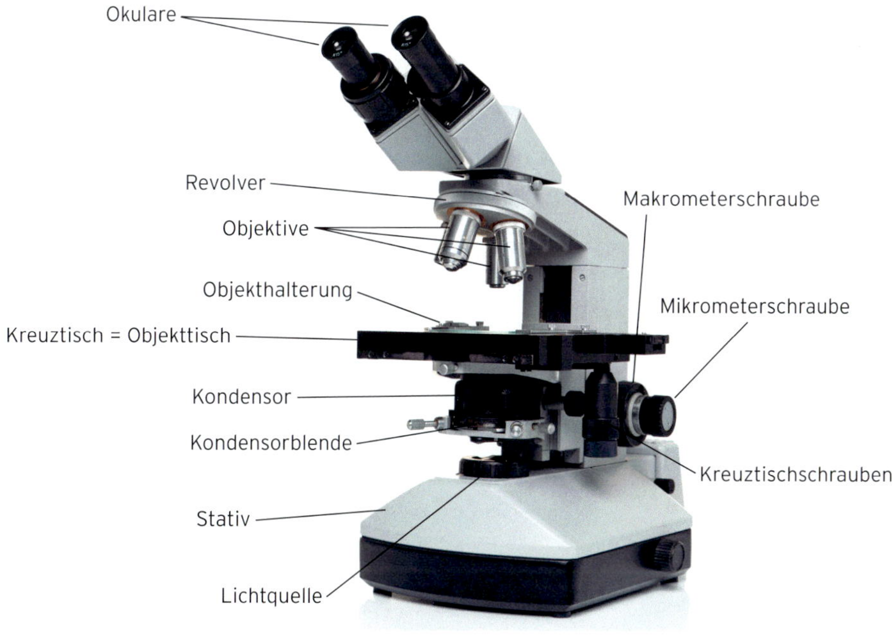

Abb. 3 Lichtmikroskop

→ Terminologie: Aufbau des Lichtmikroskops

Kondensor	Linse im Mikroskop, die das Licht zum Objekt hin bündelt
Kondensorblende	Vorrichtung zur Regulation des Lichteinfalls am Kondensor
Kreuztisch	Objekttisch; Platte, auf die das Objekt einspannt wird
Kreuztischschrauben	Schrauben zum Verschieben des Objekts auf dem Objekttisch
Lichtmikroskop	Gerät zur vergrößerten Betrachtung durchscheinender Objekte
Makrometerschraube	Schraube zum groben Verstellen der Objekttischhöhe
Mikrometerschraube	Schraube zum feinen Verstellen der Objekttischhöhe
Objekt	Gegenstand, der mit dem Mikroskop betrachtet wird
Objektiv	dem Objekt zugewandte Linse des Mikroskops
Objekttisch	Kreuztisch; kreuzförmig verschiebbarer Tisch des Mikroskops
Objektträger	Glasplättchen, auf dem sich der Gegenstand befindet
Okular	dem Auge des Betrachters zugewandte Linse des Mikroskops
Revolver	Drehvorrichtung zum Einstellen des gewünschten Objektivs
Stativ	Ständer des Mikroskops

Die Gesamtvergrößerung des Mikroskops errechnet sich aus der Vergrößerung des Okulars, multipliziert mit der Vergrößerung des Objektivs. Beispiel: Okular × Objektiv = 10 × 40 = 400.

Schema zur Dokumentation des Harnsedimentbefundes

Epithelien, Zylinder und Blutzellen	Kristalle und Mikroorganismen
0 0–1 1–4 5–15 15–50 > 50	0 (+) + ++ +++ massenhaft

Bestandteil des Harnsediments	Normwert je Gesichtsfeld	Bedeutung pathologischer Befunde
Zellen		
Erythrozyten	2–4	Infektion, Tumor, Steinleiden, Menstruation (Monatsblutung)
Leukozyten	1–2	Infektion, Entzündung, Z. n. Eingriff
Nierenepithelien	0	Entzündungen, toxischer Nierenschaden
Plattenepithelien	0–10	Entzündungen, Vaginalsekret im Urin
Übergangsepithelien	0	Pyelonephritis (Nierenbeckenentzündung), Steinleiden
Hefezellen	0	Mykose oder Vaginalsekret im Urin
Trichomonaden	0	Protozoen; Erreger von Genitalinfektionen
Zylinder (länglich geformte Harnsedimentbestandteile)		
hyaline Zylinder	0–1	Proteinurie, ggf. bei Anstrengung/Fieber
Epithelzylinder	keine	Nephropathie
Erythrozytenzylinder		Glomerulonephritis
Leukozytenzylinder		Pyelonephritis

Alle Zylinder – außer vereinzelt auftretende hyaline Zylinder – sind pathologisch. Sie entstehen durch Verfestigung von Stoffen bzw. Zellen in den Nierentubuli, z. B. bei Nephritis.

Kristalle

Kristalle bilden sich, wenn ein Stoff im Urin so hoch konzentriert ist, dass er nicht mehr vollständig gelöst werden kann. Die Bildung von Kristallen ist u. a. abhängig von der Nahrungszusammensetzung und dem pH-Wert des Urins.

Kristallart (Aussehen)	Normwert je Gesichtsfeld	Bedeutung
Calciumoxalate („Briefumschlag")	keine	pflanzliche Nahrung, v. a. Spinat und Rhabarber, aber auch Nierensteine
Tripelphosphate („Sargdeckel")	normal bei alkalischem Harn	vorwiegend pflanzliche Nahrung, Harnwegsinfekte
Harnsäure (z. B. Kreuze, Würfel)		Gicht, Zellzerfall bei Krebstherapie oder Abnehmen bzw. Fasten
Urate (vielgestaltig bzw. ungeformt)		pflanzliche Nahrung; Fieber
Leucin (Kugeln mit Radspeichen)	keine	Leberkrankheiten
Tyrosin (nadelartig)		
Cystin (Sechsecke)		Nierenfunktionsstörungen
Cholesterin (rhombische Tafeln)		Harnwegsinfekte, Nephritis

Typische Harnsedimentbefunde: Zellen, Zylinder und Kristalle

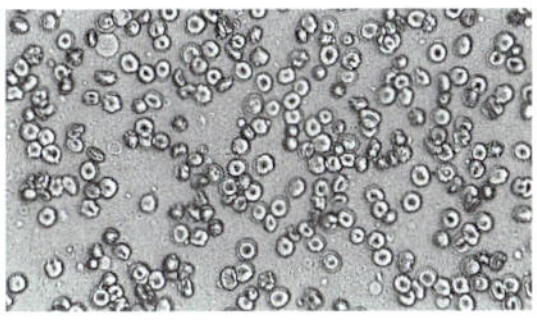

Erythrozyten

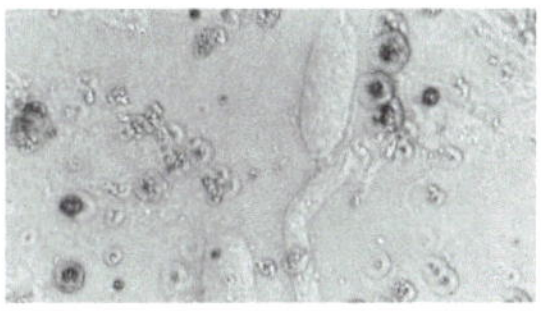

Hyaline Zylinder

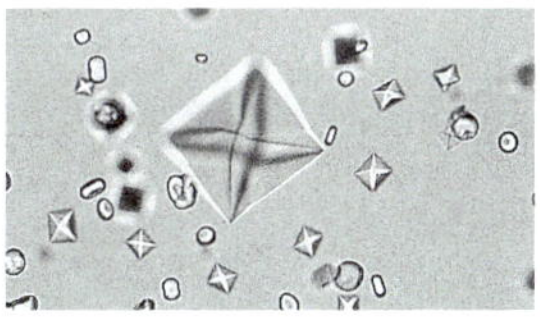

Calciumoxalatkristalle

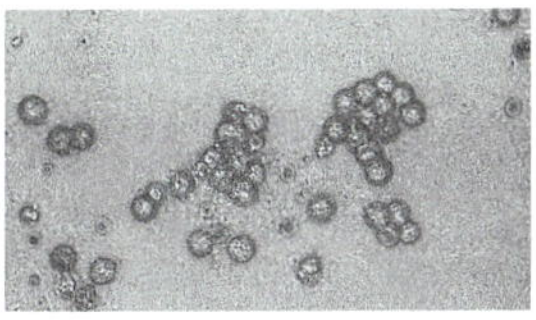

Leukozyten

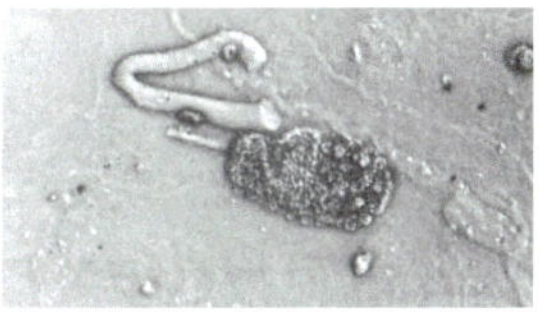

Erythrozytenzylinder

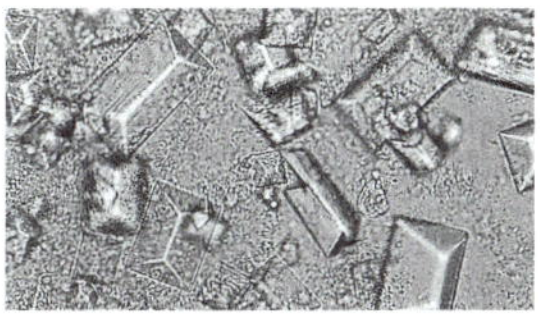

Tripelphosphate

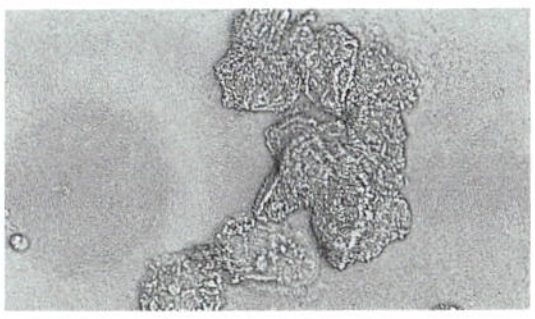

Plattenepithelien

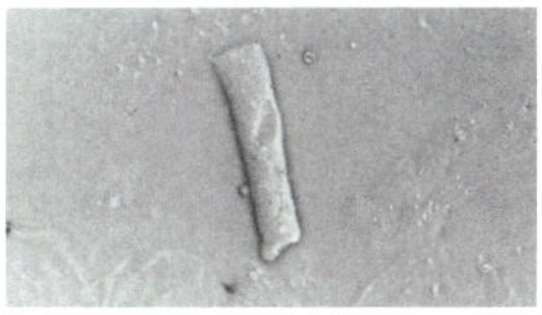

Wachszylinder

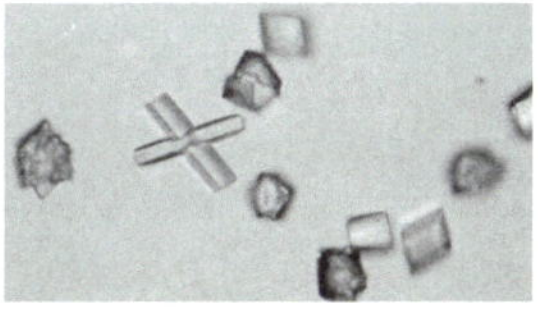

Harnsäurekristalle

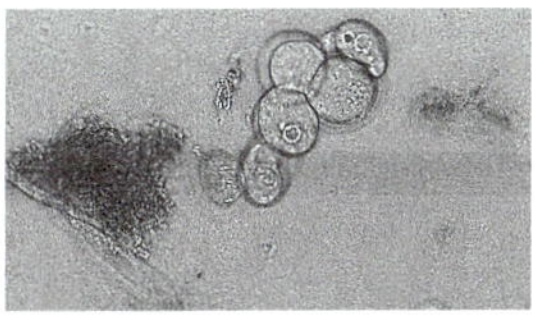

Übergangsepithelien

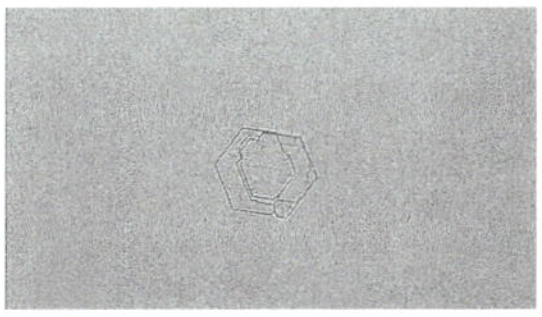

Cystinkristalle

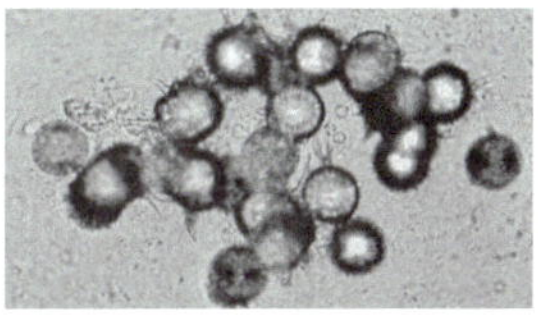

Uratkristalle

2.1.6 Bakteriologische Harndiagnostik bei Harnwegsinfektionen

Harnwegsinfektionen
→ LF 8, S. 335

Harnwegsinfektionen (HWI) sind bakterielle Entzündungen der ableitenden Harnwege, d. h. von Harnröhre, Blase und/oder Nierenbecken. Sie entstehen meistens durch Darmbakterien, vor allem durch Escherichia coli (E. coli). Die meisten HWI verlaufen unkompliziert und sprechen gut auf Antibiotika an. Bei rezidivierenden (häufig wiederkehrenden) und kompliziert verlaufenden HWI, oder wenn eine Antibiotikatherapie nicht (mehr) wirkt, müssen die Erreger identifiziert und eine Resistenzprüfung durchgeführt werden.

Mit Eintauchnährböden wie **Uricult**® ist eine ungefähre **Keimzahlbestimmung** möglich, d. h. die **Bakterienmenge pro mL Urin** wird semiquantitativ festgestellt. Dies ist bei der Diagnose einer HWI und für die Therapiekontrolle während oder nach Antibiotikatherapie hilfreich. Eintauchnährböden sind leicht anzuwenden. Sie können zur Keimanzucht und -identifizierung einfacher als Urinproben ins Labor geschickt werden.

Aufbau des Eintauchnährbodens: Das sterile Gefäß enthält einen mit dem Schraubdeckel verbundenen Halter mit zwei oder drei Nährböden an zwei Seiten. Die Nährböden sind so zusammengesetzt, dass die häufigsten Erreger von HWI gut darauf wachsen und sicher erkannt werden können.

Die **Anwendung des Eintauchnährbodens** findet wie folgt statt:

1. Gewinnung von Urin, der mindestens 4 h in der Blase war, möglichst als Mittelstrahlurin.
Auch Katheterurin ist geeignet. Spontanurin enthält meistens zu wenige Bakterien und ist für mikrobiologische Tests weniger geeignet.

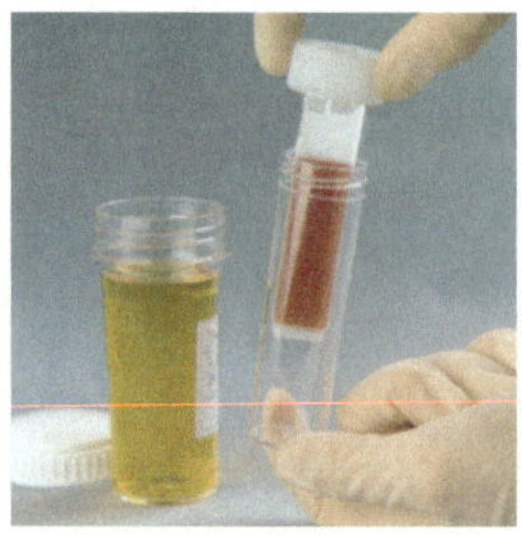

2. Aufschrauben der Verschlusskappe, ohne Berührung des Agars

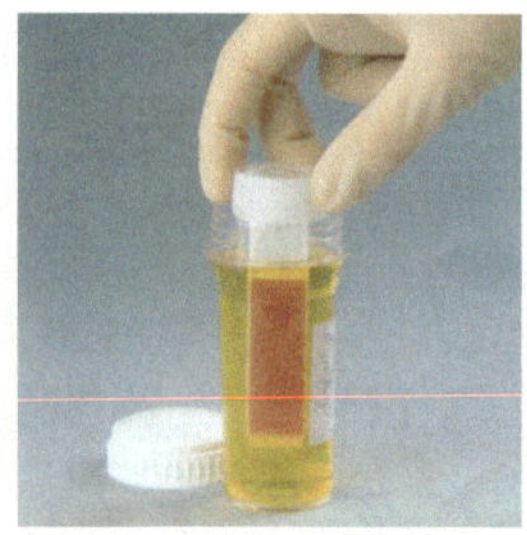

3. Kurzes vollständiges Eintauchen der Agarplatten in die Urinprobe

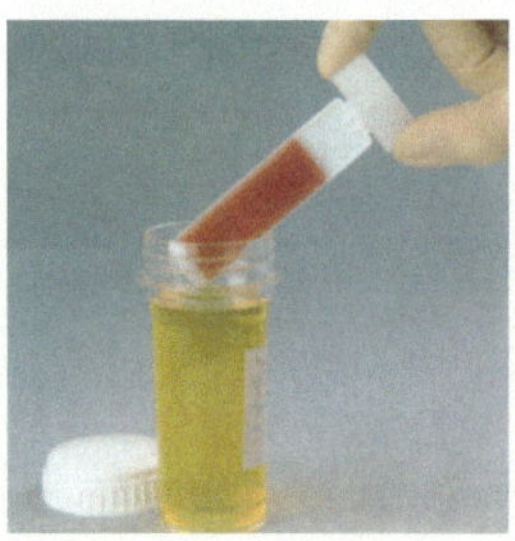

4. Abstreifen des überschüssigen Urins am Rand des Probengefäßes

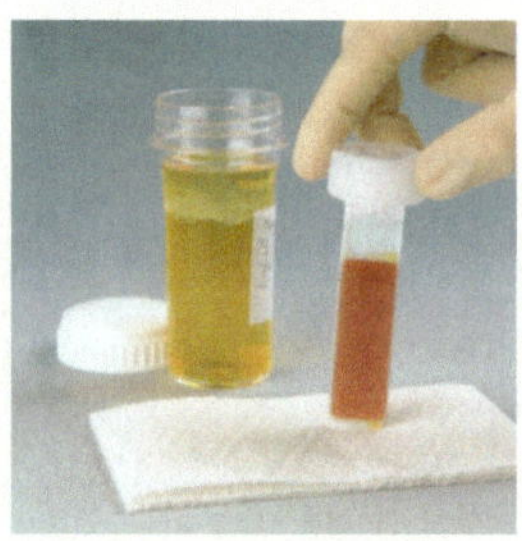

5. Abtupfen der letzten Tropfen mit saugfähigem Papier, Zurückstecken des Nährbodenträgers in das Röhrchen und festes Zuschrauben des Deckels

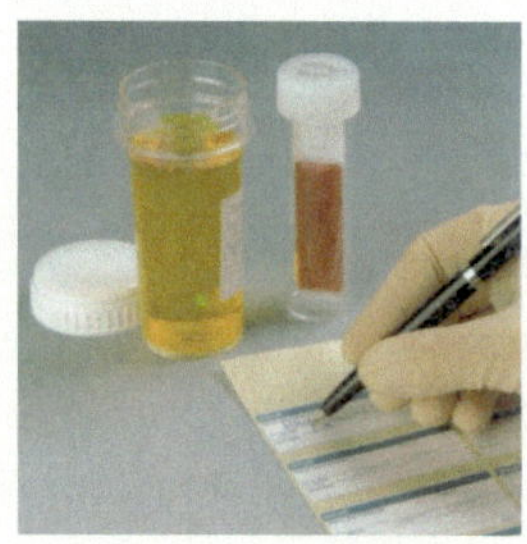

6. Beschriften des Röhrchens mit den Patientendaten

Vorgefertigte Eintauchnährböden begünstigen das Wachstum typischer HWI-Erreger und unterdrücken das Wachstum anderer Bakterien. Bei komplizierten und rezidivierenden Infektionen durch seltene Erreger (z. B. bei immungeschwächten Patienten) kann es sinnvoll sein, eine Urinprobe in einem sterilen Gefäß **ohne Nährboden** ins Labor zu schicken.

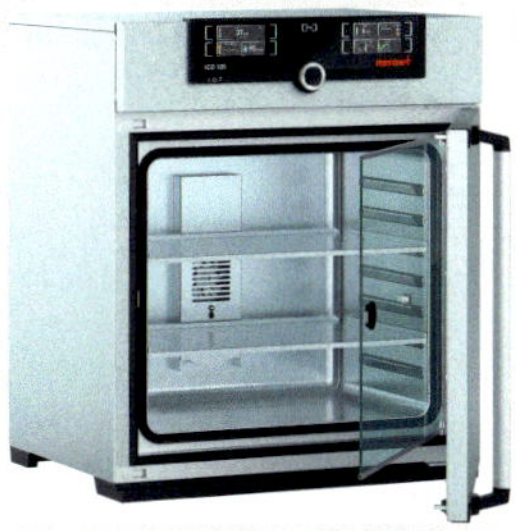

7. Der Uricult® wird (ggf. im Labor) 16–24 h lang im Brutschrank bei 37 °C bebrütet.

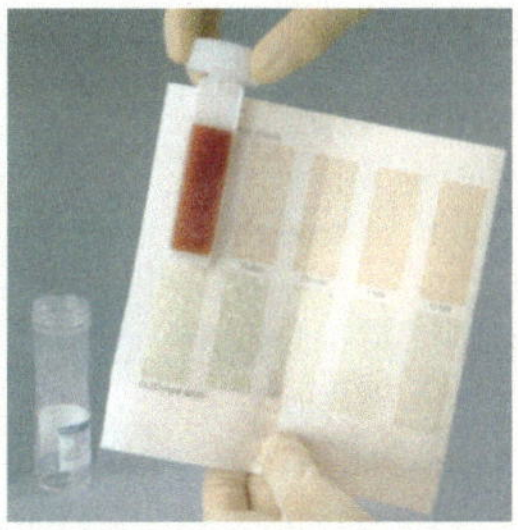

8. Semiquantitative Keimzahlbestimmung durch Vergleich der Koloniendichte des Nährbodens mit der Vergleichstabelle. Kolonien sind sichtbare Pünktchen aus Bakterien.

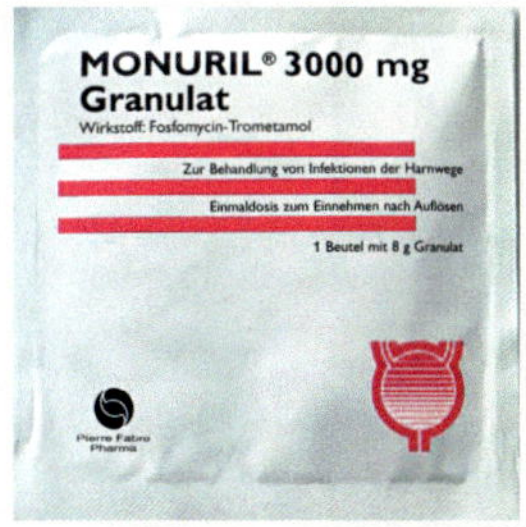

9. Therapieentscheidung beim Arzt. Ab 10 000 Kolonien/mL ist (bei Mittelstrahlurin) von einer bakteriellen HWI auszugehen.

Die Entscheidung über eine Therapie trifft der Arzt individuell. Bei Schwangeren kann schon unter 10 000 Kolonien/mL eine Harnwegsinfektion vorliegen. Das gilt auch bei typischen Beschwerden – sogar bei negativem Urinbefund.

2.2 Blutuntersuchungen in Urologie und Nephrologie

Veränderte Blutwerte können Krankheiten und Funktionsstörungen der Nieren anzeigen. Wichtig ist die Entzündungsdiagnostik mit BKS, CRP, Blutbild und Differenzialblutbild. Harnpflichtige Substanzen reichern sich im Blut an, wenn die Nierenfunktion nachlässt bzw. gestört ist. Daher lässt sich mit diesen Messwerten die Nierenfunktion beurteilen.

Entzündungsdiagnostik
→ LF 3, S. 57
harnpflichtige Substanzen
→ LF 8, S. 314

Nierenfunktionswerte

Messwert	Normbereich	↑ Erhöht bei, ↓ erniedrigt bei (Beispiele)
Kreatinin Produkt des Muskelstoffwechsels	0,7–1,1 mg/dL 50–88 µmol/L abhängig von der Muskelmasse	↑ Niereninsuffizienz, hohe Muskelmasse, im Alter (die Nierenfunktion lässt im Alter nach) ↓ Kinder, sehr schlanke Menschen (trotz guter Nierenfunktion)

Hinweis: Das Serum-Kreatinin misst die Nierenfunktion recht ungenau. Mit einer Rechenformel wird daher die Blutmenge errechnet **(eGFR)**, die die Niere pro Minute reinigt. Genauere Untersuchungen erfordern 24-h-Sammelurin.

Messwert	Normbereich	↑ Erhöht bei, ↓ erniedrigt bei (Beispiele)
eGFR errechnete GFR	> 60 mL/min (60–140 mL/min)	errechneter Nierenfunktionswert für Erwachsene, der Alter und Geschlecht berücksichtigt ↓ bei Niereninsuffizienz
Harnstoff Produkt des Eiweiß-Stoffwechsels	3–8 mmol/L 20–50 mg/dL	↑ Niereninsuffizienz, v. a. bei eiweißreicher Ernährung, Fasten
Natrium Elektrolyt	135–145 mmol/L	↑ Niereninsuffizienz, NaCl-Infusionen ↓ Diuretika, Antidepressiva, ADH-Mangel, Stress, Laxanzien
Kalium Elektrolyt	3,7–5,5 mmol/L	↑ Niereninsuffizienz ↓ Diuretika, Laxanzien

Hinweis: Zu lange gelagerte Blutproben ergeben durch Hämolyse einen falsch erhöhten Kaliumwert.

Hämolyse
→ LF 5, S. 220

Cystatin C ist ein verlässlicher Nierenfunktions-Parameter, der im Serum bestimmt werden kann. Die Bestimmung ist jedoch teuer und wird nicht routinemäßig genutzt.

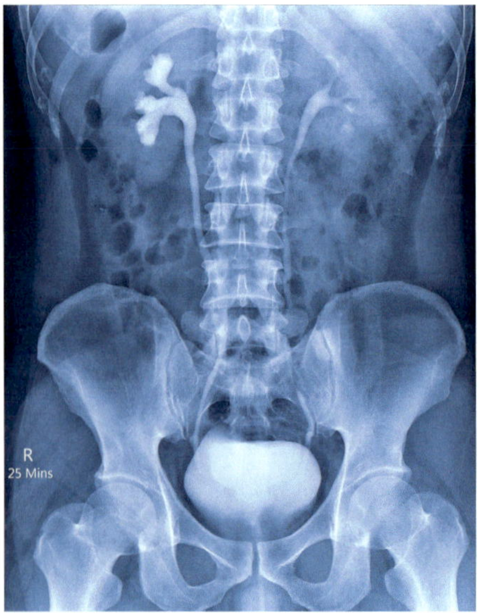

Abb. 1 i.v.-Urogramm

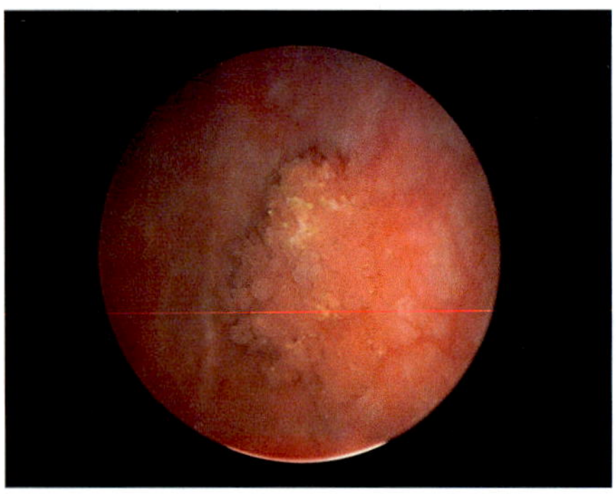

Abb. 2 Zystoskopisches Bild bei Blasenkrebs

2.3 Bildgebung, Funktionstests und Endoskopie der Harnorgane

In der Nephrologie und in der Urologie ist neben Anamnese, klinischer Untersuchung sowie Harn- und Blutuntersuchung oft eine bildgebende Diagnostik indiziert. Häufig wird eine Sonografie der Nieren und der Blase durchgeführt; seltener erfolgen CT- oder MRT-Untersuchungen. Für Röntgendarstellungen der Nieren und ableitenden Harnwege werden die darzustellenden Organe mit Kontrastmittel gefüllt. Ein **i.v.-Urogramm** kann Funktionsstörungen und Abflusshindernisse nachweisen, wie z. B. Steine in den Nierenbecken oder Ureteren. Dazu injiziert man ein Kontrastmittel in die Vene. Ein Nachteil der i.v.-Urografie ist, dass die jodhaltigen Kontrastmittel die Schilddrüsen- und Nierenfunktion stören und allergische Reaktionen auslösen können.

Kontrastmittel kann auch durch einen Einstich in die Blase oberhalb des Schambeins oder durch die Urethra, quasi rückwärts, eingebracht werden. So können die harnableitenden Organe noch besser dargestellt werden. Der Nachteil: Beim Einbringen des Kontrastmittels gelangen Bakterien in die Blase.

Um Störungen der Blasenentleerung oder verschiedene Formen der **Harninkontinenz** (des ungewollten Harnabgangs) zu beurteilen, kann man Kontrastmittel in die Blase einbringen und während und nach der Miktion röntgen.

Sogenannte **urodynamische Messungen** können Störungen der Miktion und der Kontinenz bzw. der Blasenfunktion darstellen. Dazu werden Druckmesser in die Blase und ggf. in den Mastdarm eingeführt, um die Entleerungsvorgänge darzustellen.

Bei unklaren Blutungen, v. a. aber bei Tumorverdacht, ist eine **Zystoskopie** (Blasenspiegelung) angebracht. Dabei wird das glatte, biegsame **Zystoskop** durch die Urethra in die Blase eingeführt. So kann man das Blaseninnere genau inspizieren und Gewebeproben entnehmen. Neben HWI kommen Verletzungen der untersuchten Organe vor. Da bei der Zystoskopie neben der Blase auch die Urethra untersucht wird, spricht man korrekt von der **Urethrozystoskopie**.

→ Terminologie: Diagnostik bei Krankheiten der Harnorgane

dekantieren	ausgießen; abgießen
diabetische Nephropathie	wörtl.: Nierenerkrankung durch Diabetes; reicht von leichter Mikroalbuminurie bis zum Nierenversagen
glomeruläre Filtrationsrate (GFR)	Blutmenge, die die Nieren in 1 min von harnpflichtigen Substanzen befreien (Normbereich 90–140 mL/min)
Harnsediment	feste Harnbestandteile bzw. deren Untersuchung
Harnstatus	vollständige Harnuntersuchung mit Streifentest und Harnsediment
i.v.-Urografie **i.v.-Urogramm**	Kontrastmitteldarstellung der Harnorgane nach Injektion von Kontrastmittel, das von den Nieren ausgeschieden wird
Mikroalbumintest	Harnuntersuchung auf kleine Plasmaeiweiße, die bei diabetischer Nephropathie ausgeschieden werden
Nitrit	bakterielles Stoffwechselprodukt, das im Harn nachweisbar ist
Rezidiv	Rückfall; erneutes Auftreten einer Krankheit

Sediment	Kurzbezeichnung für Harnsediment
Stix	Kurzwort für Eintauch-Teststreifen zur Urinuntersuchung
Uricult®, Uricult® plus	Eintauchnährböden zur Keimzahlbestimmung im Urin
urodynamische Untersuchungen	Untersuchungsverfahren, die die Blasenfunktion einschließlich der Miktion testen und darstellen
Urografie; Urogramm	Kontrastmittel-Darstellung der Harnwege
Zentrifuge	Trennschleuder
zentrifugieren	auftrennen von Materialien mithilfe einer Zentrifuge
Zystoskop	Endoskop, d. h. biegsames Sichtgerät für die Zystoskopie
Zystoskopie	Blasenspiegelung; Endoskopie der Blase (und Urethra)

Aufgaben

1 Aus welchen Untersuchungen setzt sich der Harnstatus zusammen?
2 Nennen Sie die Fachbegriffe für eine Ausscheidung von mehr als 2 500 mL Urin am Tag, für < 400 mL am Tag, für < 100 mL am Tag und für eine völlig fehlende Harnausscheidung.
3 Erklären Sie die Begriffe falsch positiv und falsch negativ.
4 Geben Sie zu den Begriffen falsch positiv und falsch negativ jeweils ein Beispiel.
5 Warum ist Mittelstrahlurin am besten für Routinetests in der Praxis geeignet?
6 Erklären Sie einem Patienten die Gewinnung von Mittelstrahlurin und 24-h-Sammelurin.
7 Wie gewinnt man bei einem Säugling oder Kleinkind eine Urinprobe?
8 Welche Umstände bzw. Krankheiten führen zu einem trüben Urin?
9 Eine Urinprobe ist leuchtend orange. Was ist wahrscheinlich der Grund hierfür?

3 Erkrankungen der Nieren und ableitenden Harnwege

Interaktive Übungen
→ S. 311, PagePlayer

Bei Erkrankungen der Harnorgane berichten Patienten oft über typische Beschwerden, die der Arzt durch gezieltes Nachfragen unterscheiden kann. Oft ergeben Routineuntersuchungen wie die Harnuntersuchung im Rahmen des „Check-up 35“ einen pathologischen Befund. Weiterführende Untersuchungen sichern die Verdachtsdiagnose oder schließen sie aus.

Häufige Symptome und Befunde bei Erkrankungen der Nieren und Harnwege

Symptom	Bedeutung	Typische Ursache
Algurie	schmerzhafte Miktion, z. B. brennendes oder schneidendes Gefühl	Harnwegsinfektionen, Z. n. urologischer Diagnostik (Zystoskopie), Z. n. Einlegen eines Blasenkatheters
Dysurie	erschwerte, ggf. schmerzhafte, krampfhafte Miktion	Harnwegsinfektionen, Prostataleiden, Medikamente, z. B. bestimmte Psychopharmaka
imperativer Harndrang	unaufschiebbarer Harndrang, ggf. mit Inkontinenz	Harnwegsinfektionen, Dranginkontinenz, überaktive Blase
Pollakisurie	häufiges Wasserlassen jeweils kleiner Harnmengen	Harnwegsinfektionen, sog. überaktive Blase, psychosomatisch (Infekt ausschließen!)
Hämaturie	Blutausscheidung im Urin	
Mikrohämaturie	unsichtbare Blutausscheidung, die im Labortest nachweisbar ist	Harnwegsinfektionen, Verletzungen (auch durch urologische Eingriffe), Tumoren, Steinleiden, NSAR-Einnahme (Verzehr Roter Bete und Menstruation [Monatsblutung] ausschließen)
Makrohämaturie	sichtbare Blutausscheidung	
Leukozyturie	Vermehrung der Leukozyten im Urin	Harnwegs-, Genital- und Nierenentzündungen
Proteinurie	vermehrte Eiweißausscheidung im Urin	HWI, Nieren- und Genitalerkrankungen
Bakteriurie	> 10 000 Bakterien/mL	HWI, Nieren- und Genitalerkrankungen
Nykturie	nächtliches Wasserlassen (nur mehrfache Nykturie bei normaler Trinkmenge ist pathologisch)	Herzinsuffizienz; das schwache Herz durchblutet im Liegen in der Nacht die Nieren besser als tagsüber; zusammen mit der Ödemausscheidung führt das zur Nykturie
Glukosurie	Ausscheidung von Traubenzucker (Glukose) im Urin	schlecht eingestellter Diabetes, da erst ab einem Blutzuckerspiegel von ca. 180 mg/dL Glukose ausgeschieden wird
Harninkontinenz	unwillkürlicher Harnabgang bei fehlender Kontrolle über den Blasenschließmuskel	alters- oder schwangerschaftsbedingte Beckenbodenschwäche, verstärktes Drangempfinden im Alter, neurologische Störungen
Stressinkontinenz Belastungsinkontinenz	unwillkürlicher Harnabgang bei Druck auf den Schließmuskel, z. B. beim Husten, Niesen und Lachen	alters- und schwangerschaftsbedingte Schließmuskelschwäche durch Beckenboden- und allgemeine Muskelschwäche
Dranginkontinenz	unwillkürlicher Harnabgang bei verstärkt und gehäuft auftretendem Harndrang	Harnwegsinfektionen, Beckenbodenschwäche, Prostataleiden, psychosomatisch
überaktive Blase	verstärkter, gehäufter Harndrang mit Pollakisurie, Nykturie, ggf. Dranginkontinenz	psychosomatisch, verstärkt durch Östrogenmangel bei Frauen sowie Beckenbodenschwäche
Enuresis	Einnässen; unwillkürliche, komplette Blasenentleerung nach dem 5. Lebensjahr	anlagebedingte Reifungsverzögerung der Blasenfunktionen, gestörte ADH-Sekretion, bei Wiederauftreten nach „Trockenperiode“ von 6 Monaten ggf. auch psychosozialer Stress
Enuresis nocturna	nächtliche Enuresis	

3.1 Harnwegsinfektionen (HWI)

Harnwegsinfektionen, d. h. bakterielle Infektionen von Urethra, Blase und/oder Nierenbecken, entstehen meist durch Aufsteigen von Darmbakterien in die Harnwege. Man unterscheidet

- **unkomplizierte HWI:** Blasenentzündungen bei gesunden, jungen, nicht schwangeren Patientinnen (außer bei schwerem Verlauf);
- **rezidivierende HWI:** erneut bzw. wiederholt auftretende HWI ≥ 2/6 Monate bzw. ≥ 3/Jahr;
- **komplizierte HWI:** bei chronisch Kranken, schwangeren sowie älteren Frauen, bei Männern, bei Katheter-Versorung, bei schwerem Verlauf (Fieber, Nierenbeckenbeteiligung, Sepsis).

Video
→ S. 311, PagePlayer

Sepsis
→ LF 3, S. 70

Harnwegsinfektionen werden nicht durch Ansteckung von außen ausgelöst, sondern durch Selbstinfektion mit Darmbakterien. Im Genitalbereich ist die Haut mit E. coli und anderen Bakterien besiedelt, die im Darm nützlich und auf der Haut harmlos sind. Gelangen sie in größerer Menge in die Harnwege, können sie Infektionen hervorrufen. Risikofaktoren für HWI sind:

Risikofaktor	Wirkmechanismus
weibliches Geschlecht	Die Harnröhre der Frau ist kurz; Bakterien steigen leicht auf.
sexuelle Aktivität	Bakterien gelangen v. a. bei Frauen in die Urethra.
geringe Trinkmenge seltenes Wasserlassen	Bakterien werden zu selten aus der Blase ausgespült und können sich so vermehren und aufsteigen.
Prostatavergrößerung	Im Restharn in der Blase vermehren sich Bakterien.
Hormonmangel	Die Schleimhäute werden im Alter dünner und ihre Resistenz nimmt ab. Betrifft v. a. die Urethra bei älteren Frauen.
Abkühlung	Abkühlung z. B. der Füße führt zu einer schlechteren Durchblutung und kann die Abwehr im Blasenbereich schwächen.
Veranlagung	Erbliche Schleimhauteigenschaften erleichtern Bakterien die Infektion.
Diabetes mellitus	Zucker im Urin begünstigt die Keimvermehrung.
Schwangerschaft	Das Immunsystem ist in der Schwangerschaft weniger aktiv.
Immunschwäche	Jede Art der Abwehrschwäche begünstigt Infektionen.
NSAR-Schmerzmittel	Ibuprofen, ASS, Diclofenac usw. können die Harnorgane schädigen.

3.1.1 Urethritis und Zystitis

Definition: bakterielle Entzündung der Harnröhre **(Urethritis)** bzw. Blase **(Zystitis)**
Ursachen/Pathogenese: Aufsteigen von Darmbakterien in Urethra und ggf. Blase. Je mehr Risikofaktoren (s. o.) vorliegen, desto wahrscheinlicher ist eine HWI.
Symptome: Bei Urethritis Brennen beim Wasserlassen (Algurie), Dysurie, Pollakisurie, imperativer Harndrang. Bei Zystitis kommen oft Hämaturie, Blasenschmerzen bzw. -krämpfe und Druckschmerz im Unterbauch hinzu.
Komplikationen: Aufsteigen der Infektion bei Urethritis in die Blase, bei Zystitis ins Nierenbecken. Bei Abwehrschwäche und nach urologischen Eingriffen Sepsis.
Diagnostik: Harnstatus; im Streifentest sind Leukozyten, ggf. Nitrit, Protein und Erythrozyten positiv. Im Harnsediment findet man bei Zystitis Leukozyten, ggf. Erythrozyten und Bakterien.
Therapie: Kurz dauernde Antibiotikatherapie, bei unkompliziertem Infekt mit Fosfomycin, sonst Pivmecillinam, Nitroxolin oder Nitrofurantoin über wenige Tage. Bei Rezidiven und Risikofaktoren Urinkultur und Antibiogramm. Analgetika/Spasmolytika bei Bedarf. Lokale Wärmeanwendung und Ruhe wirken günstig. Während der Antibiotikatherapie soll nicht vermehrt getrunken werden, um den Wirkstoff nicht zu verdünnen.

Prävention: Vermeidung der Risikofaktoren, soweit möglich. Ausreichend warme Kleidung einschließlich Schuhen. Frauen sollten zum Ausspülen der Bakterien aus der Harnröhre vor und nach dem Geschlechtsverkehr Wasser lassen. Eine vorbeugende oder therapeutische Wirkung von Cranberrysaft hat sich nicht bestätigt.

3.1.2 Pyelonephritis

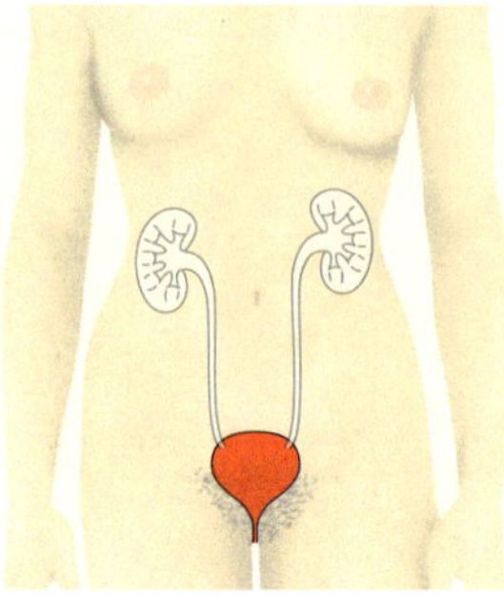

Abb. 1 Zystitis – Blasenentzündung

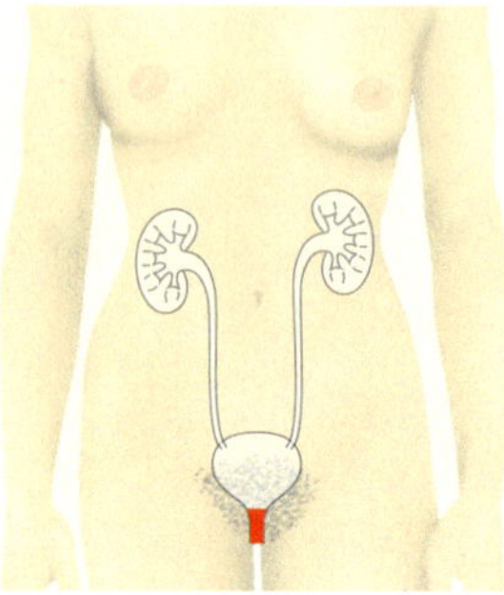

Abb. 2 Urethritis – Harnröhrenentzündung

Definition: Nierenbeckenentzündung; bakterielle Infektion von Nierenbecken und angrenzendem Nierenmark; komplizierte Harnwegsinfektion
Ursachen/Pathogenese: Durch Risikofaktoren, v. a. Schwangerschaft und Immunschwäche, aber auch bei unbehandelten, einfachen HWI, steigen große Bakterienmengen auf und befallen das Nierenbecken sowie Teile des Nierenmarks.
Symptome: Dumpfe Schmerzen im Nierenlager, d. h. seitlich der LWS im Rücken, auch Klopfschmerz des Nierenlagers (ggf. beidseits). Fieber, Kopfschmerzen, Krankheitsgefühl, Bauchschmerzen, Durchfall, Erbrechen. Bei Säuglingen/Kleinkindern Gedeihstörung, unklares Fieber. Bei alten Menschen ggf. nur Verwirrtheit.
Komplikationen: Vernarbung des Nierenmarks mit Funktionsverlust, im Extremfall Bildung funktionsloser **Schrumpfniere(n)**. Sepsis, d. h. Überschwemmung des Blutkreislaufs mit Bakterien. Die Sepsis ist ein schweres, unbehandelt tödliches Krankheitsbild. Bildung von Abszessen, d. h. Eiterherden, der Niere und Vernarbungen von Nierenbecken und Ureter.
Diagnostik: Der Harnstatus ergibt im Stix Leukozyturie, Hämaturie und Proteinurie, das Harnsediment Leukozyten- und Erythrozytenzylinder, die sich in den entzündeten Nierenkanälchen bilden. Urinkultur vor Beginn der Antibiotikaeinnahme und ggf. Wechsel des Antibiotikums je nach Therapieerfolg. Die Sonografie zeigt die Entzündung des Nierengewebes, ggf. Abszesse bzw. Vernarbungen und Abflussstörungen sowie die veränderte Nierengröße und -struktur bei Schrumpfnieren.

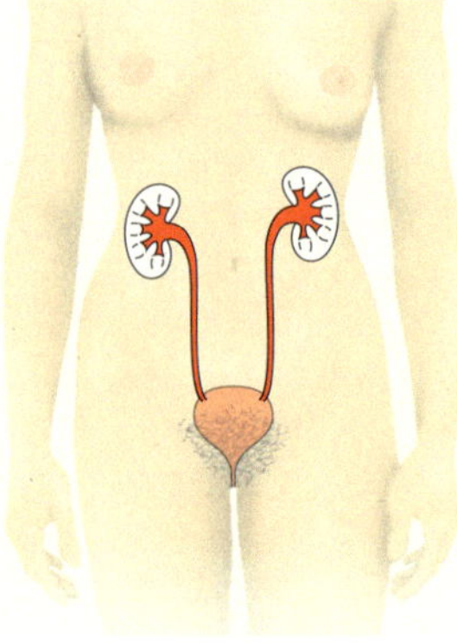

Abb. 3 Pyelonephritis – Nierenbeckenentzündung

Therapie: Antibiotikatherapie nach Antibiogramm über mindestens eine Woche, bei Kindern und bei ausbleibender Besserung innerhalb eines Tages unter oraler Therapie i.v.-Gabe des Antibiotikums
Besonderheiten: Im Gegensatz zu Urethritis und Zystitis ist die Pyelonephritis eine komplizierte Harnwegsinfektion. Sie kann zum Verlust von Nierengewebe und zu Harnabflussstörungen durch Ureter-Vernarbung führen. Bei Abwehrschwäche droht eine Überschwemmung des Körpers mit Bakterien, die Sepsis. Eine Sepsis infolge einer Harnwegsinfektion wird **Urosepsis** genannt.

3.2 Urolithiasis und Nephrolithiasis (Harn- und Nierensteine)

Definition: Harnsteine sind Kristalle aus Harnbestandteilen, die sich in der Niere **(Nephrolithiasis)** oder in den Harnwegen **(Urolithiasis)** befinden.
Ursachen/Pathogenese: Durch Veranlagung, bestimmte Nahrungsbestandteile (Calcium und **Oxalsäure = Oxalat**), Übergewicht und HWI entstehen Steine in den Nierenkanälchen und/oder den ableitenden Harnwegen. Die Kristalle wandern mit dem Urin und verursachen starke, krampfartig und wellenförmig verlaufende Schmerzen (Koliken) in Nierenbecken, Ureter und Urethra.
Symptome: Nierenkoliken, evtl. mit Kollaps und Erbrechen; die Lokalisation der Schmerzen „wandert" mit dem Stein (→ Abb. 2), Hämaturie, Leukozyturie.

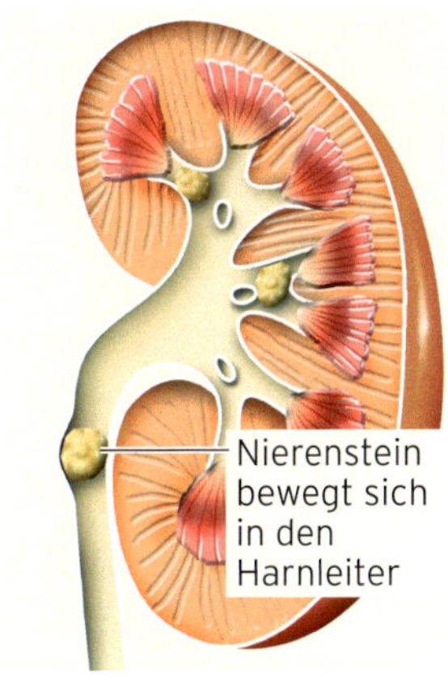

Abb. 1 Nierensteine im Kelchsystem und im Harnleiter

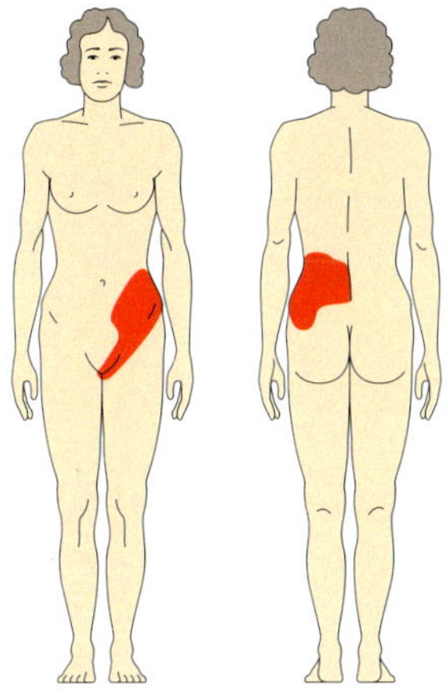

Abb. 2 Typische Schmerzlokalisation bei Nierensteinen (rechts) und Uretersteinen (links)

Diagnostik: Sonografie, CT, Röntgen mit Kontrastmittel. Abgehende Steine werden mit einem Sieb, durch das der Patient Wasser lässt, aufgefangen. Die chemische Untersuchung der Steine hilft bei der Prävention erneuter Steinbildung. Die meisten Harn- und Nierensteine bestehen aus Calciumoxalat.
Therapie: Steine bis 5 mm Durchmesser gehen spontan ab; der Patient erhält starke Analgetika und ein Spasmolytikum. Er soll viel trinken und sich bewegen, z. B. hüpfen, um den Steinabgang zu fördern. Größere Steine im Ureter oder Nierenbecken können mithilfe eines durch die Urethra eingeführten Endoskops entfernt (→ Abb. 3) und/oder zerkleinert werden.
Stoßwellen, die von außen auf den Körper einwirken, können Steine in kleine Teile zertrümmern. Die Bruchstücke gehen auf dem natürlichen Weg ab. Die Einlage einer Schiene (eines biegsamen Röhrchens) in den Ureter kann Steinabgang und Harnfluss erleichtern. Selten werden große Steine chirurgisch entfernt. Auch direkt durch die Haut ist eine operative Steinentfernung mit dünnen Spezialgeräten möglich.
Prävention: Viel trinken hilft, die Konzentration steinbildender Stoffe zu senken. Oxalsäurereiche Nahrungsmittel wie Spinat und Rhabarber sollten bei Neigung zu Calciumoxalatsteinen gemieden werden. Der gleichzeitige Verzehr von Calcium (z. B. Spinat mit Käse, Rhabarber mit Pudding) führt dazu, dass sich Calcium und Oxalsäure (Oxalat) schon im Magen-Darm-Trakt verbinden und nur in geringer Menge ins Blut – und damit in die Nieren – gelangen. Diät und Medikamente können den Harn-pH-Wert verändern, damit keine neuen Steine entstehen.

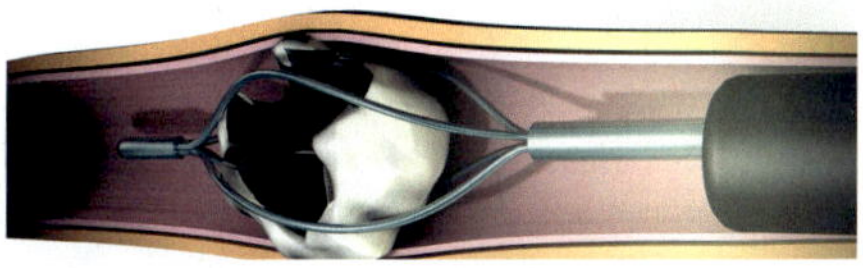

Abb. 3 Entfernung eines Ureter-Steins mithilfe eines Drahtkörbchens

Videos zur Steinentfernung und anderen Themen finden Sie unter:
wwww.urologenportal.de

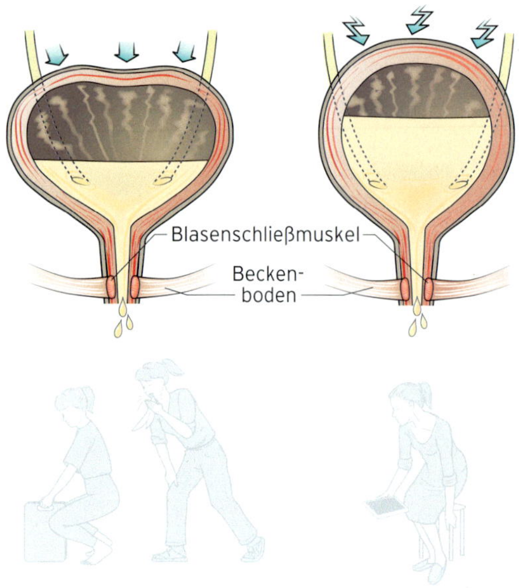

Abb. 1 Stressinkontinenz (links) und Dranginkontinenz (rechts)

3.3 Harninkontinenz

Definition/Symptome: Unwillkürlicher Harnverlust bei gestörter Speicherfunktion der Blase; es gibt verschiedene Unterformen der Harninkontinenz:

- Bei der **Belastungs-** oder **Stressinkontinenz** sind die Muskeln des Beckenbodens und damit der Blasenschließmuskel zu schwach. Erhöhter Druck im Abdomen führt zum Harnverlust, z. B. beim **Husten**, **Niesen** und **Lachen**. Auch Heben und Tragen können Stressinkontinenz auslösen.
- Bei der **Dranginkontinenz** ist die Muskulatur, die die Blase entleert, überaktiv. Auch die Wahrnehmung des Harndrangs kann verstärkt sein. **Harndrang** tritt daher **gehäuft** und **verstärkt** auf. Es kommt zu Pollakisurie und Nykturie mit imperativem Harndrang. Der Patient muss ständig – auch nachts – zur Toilette, die er oft nicht rechtzeitig erreicht. Dies schränkt seine Aktivitäten ein.

Bei leichter Inkontinenz verlieren die Betroffenen wenige Tropfen Harn, bei fortgeschrittenem Leiden die ganze Blasenfüllung. Stress- und Dranginkontinenz sind häufig und kommen v. a. bei älteren Frauen oft zusammen vor.

Ursachen/Pathogenese: Der Beckenboden ist eine Muskelplatte. Sie hält die inneren Organe im Becken. Bei der Stressinkontinenz sind Beckenboden- und Schließmuskeln zu schwach, was im Alter, bei allgemeiner Muskelschwäche und nach vaginalen Geburten vorkommen kann. Daher ist Stressinkontinenz bei älteren Frauen sehr häufig. Dranginkontinenz kommt bei Harnwegsinfekten, Östrogenmangel (Hormonmangel bei Frauen ab den Wechseljahren), bei Prostatavergrößerung, neurologischen und psychosomatischen Störungen vor. Ein schlecht eingestellter Diabetes mellitus fördert die Harninkontinenz durch die großen Harnmengen (Polyurie) und die bei Glukosurie gehäuft auftretenden Harnwegsinfektionen.

Diagnostik: Neben der Anamnese und dem Harnstatus zur Erkennung von HWI kann ein Miktionsprotokoll helfen, Auslöser und Art der Inkontinenz zu erkennen. Die klinische Untersuchung erfolgt urologisch und ggf. gynäkologisch. Ergänzend wird der Harnfluss gemessen (urodynamische Messungen). Wichtig ist der Ausschluss bzw. die Therapie eines HWI.

Therapie: Wenn möglich, Behandlung der Ursache. **Beckenbodentraining** hilft v. a. bei leichter Stressinkontinenz. Verschiedene Medikamente, Eingriffe und Operationen können den Blasenverschluss verbessern. Bei Dranginkontinenz können Spasmolytika symptomatisch helfen, indem sie den Tonus der überaktiven Blasenmuskulatur senken. Saugfähige Wäscheeinlagen bzw. Windeln nehmen Flüssigkeit vollständig auf, ohne sich nass anzufühlen. Sie helfen den Patienten, weiter am sozialen Leben teilzunehmen, und beugen Wundsein und Pilzinfektionen vor. Inkontinenzartikel sind passend für verschiedene Inkontinenzgrade und Kleidergrößen erhältlich.

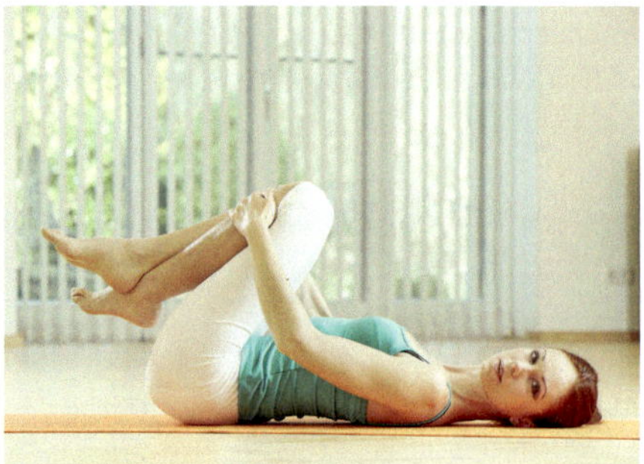

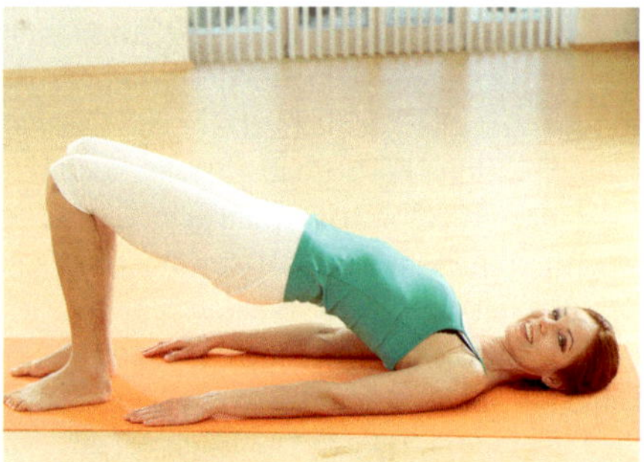

Abb. 2 Beispiele für Beckenbodengmnastik: auf dem Boden liegend die Beine anziehen, das Kinn auf die Brust ziehen und den Beckenboden anspannen (links); vor dem Anheben des Gesäßes den Beckenboden anspannen und die Fußsohlen auf den Boden drücken (rechts)

3.4 Niereninsuffizienz

Definition: Eingeschränkte bis fehlende Fähigkeit der Nieren, harnpflichtige Substanzen auszuscheiden. Sie kann akut und chronisch verlaufen; die chronische Niereninsuffizienz ist viel häufiger als die toxisch oder durch Kreislaufschock ausgelöste akute Form. Niereninsuffizienz wird in fünf Stadien eingeteilt. Wichtigster Messwert ist die **GFR**, d. h. die Blutmenge, die die Nieren pro Minute reinigen:

Schweregrad der Niereninsuffizienz	GFR (glomeruläre Filtrationsrate) Normwert 90–140 mL/min
Niereninsuffizienz Grad 1	≥90 mL/min, aber Vorliegen einer Nierenschädigung
Niereninsuffizienz Grad 2	60 bis <90 mL/min
Niereninsuffizienz Grad 3	30 bis <60 mL/min
Niereninsuffizienz Grad 4	15 bis <30 mL/min
Niereninsuffizienz Grad 5 = terminale Niereninsuffizienz = Urämie	<15 mL/min; **endgültiges Nierenversagen:** Ausfall aller Nierenfunktionen und mit Anhäufung harnpflichtiger Substanzen im Körper

Ursachen/Pathogenese: Chronische Niereninsuffizienz und Urämie entstehen am häufigsten durch unzureichend behandelte **Hypertonie** und **Diabetes mellitus**. Die diabetische Nephropathie zerstört die Glomeruli. **NSAR**, **Röntgenkontrastmittel** und weitere nierenschädliche Medikamente können eine Niereninsuffizienz verursachen oder verschlimmern. Bei sinkender GFR reichern sich harnpflichtige Stoffe im Blut an. Kreatinin-, Harnstoff- und Kaliumwerte steigen an, während die GFR absinkt.

Symptome: Allgemeine Schwäche, je nach Stadium, Polyurie, weil die Nieren den Harn nicht richtig konzentrieren, oder Oligurie bis Anurie, wenn Grad 5 erreicht ist. Anämie durch fehlendes Erythropoetin, Abbau von Knochensubstanz durch mangelnde Vitamin-D-Aktivierung, Hypertonie durch Ausfall der Blutdruckregulation. Bei Urämie (endgültigem Nierenversagen) zusätzlich Uringeruch des Körpers, Übelkeit, Lidödeme (→ Abb. 1), Kopfschmerzen sowie quälendes Hautjucken durch Anreicherung harnpflichtiger Stoffe in der Haut.

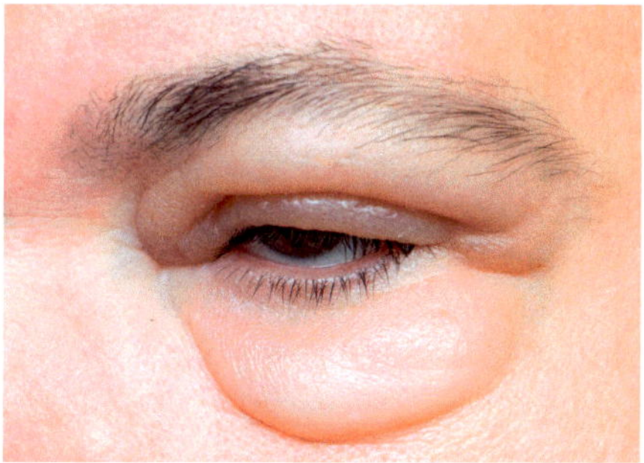

Abb. 1 Lidödem

Polyurie, Oligurie, Anurie → LF 8, S. 321

Diagnostik: Bestimmung der GFR und der harnpflichtigen Substanzen im Blut und ggf. im 24-h-Urin, Sonografie der Nieren, Harnstatus

Therapie: Behandlung der Grundkrankheit(en) und Verzicht auf nierenschädliche Medikamente. Einige Medikamente wie NSAR und das Antidiabetikum Metformin sind bei Niereninsuffizienz kontraindiziert, also nicht erlaubt. Viele Wirkstoffe reichern sich im Blut an, sodass ihre Dosis reduziert werden muss. Die Nahrung sollte wenig Kalium und Phosphat und wenig, aber wertvolles Eiweiß enthalten. Diuretika, Medikamente für das Säure-Basen-Gleichgewicht, EPO, Vitamin D und B_{12} sowie Eisen müssen zugeführt werden. Eine Lokaltherapie des Juckreizes kann versucht werden. Eine unbehandelte **Urämie** führt rasch zum Tode; der Patient kann nur durch **Dialyse** (maschinelle Blutwäsche) oder **Nierentransplantation** weiterleben.

Prävention: Früherkennung und Therapie der Risikofaktoren, Verzicht auf NSAR, **Kreatinin-Bestimmung vor jeder Kontrastmittelgabe**

Alle Dialyseverfahren nutzen den Stoffaustausch mithilfe spezieller Membranen (Trennschichten) und Dialyseflüssigkeiten. Bei der **Peritonealdialyse** wird das Bauchfell des Erkrankten genutzt: ein dünnes Epithel, das im Bauchraum viele Organe überzieht. Die Dialyseflüssigkeit wird über einen Kunststoffschlauch in die Bauchhöhle eingefüllt. Nach einer Wartezeit, d. h. nach erfolgtem Stoffaustausch, wird die verbrauchte Lösung wieder abgelassen und entsorgt. Das Verfahren kann nach intensiver Patientenschulung zu Hause durchgeführt werden.

Der Schlauch zum sterilen Bauchraum fördert Infektionen und Verwachsungen, weshalb der Patient früher oder später zur **Hämodialyse** übergehen muss. Dabei reinigt ein **Dialysator** (Blutwäschegerät) das Blut, das aus dem Körper des Patienten heraus durch das Gerät und wieder in den Kreislauf des Kranken zurückgeleitet wird. Der Gefäßchirurg legt dem Patienten dafür am Unterarm einen **Shunt** (sprich: „Schant") an. So entsteht ein weites Blutgefäß aus einer Arterie und einer Vene. Der Shunt darf nicht für Blutentnahmen, Venenzugänge usw. verwendet werden. Die Hämodialyse wird etwa dreimal pro Woche über jeweils mehrere Stunden in einer Dialysepraxis durchgeführt.

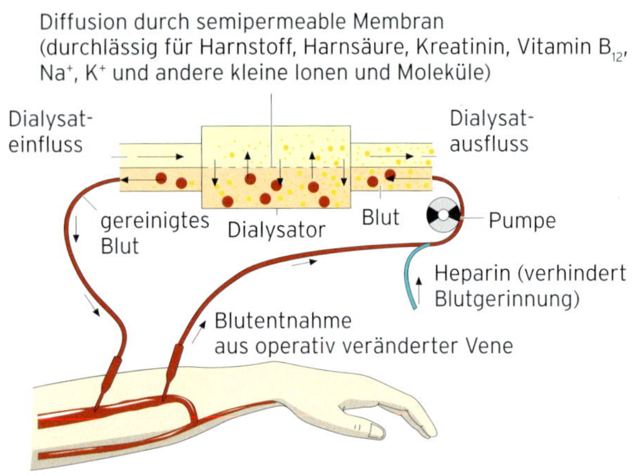

Abb. 1 Prinzip der Hämodialyse

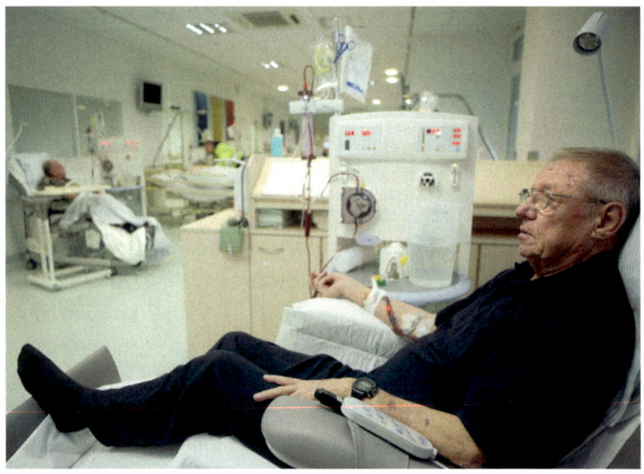

Abb. 2 Patient am Dialysator

Informationen zu Organspende und Organspendeausweisen: Deutsche Stiftung Organtransplantation
www.dso.de
Bundeszentrale für gesundheitliche Aufklärung
www.organspende-info.de

Immunsuppressiva
→ LF 4, S. 188

Die Dialysebehandlung strengt an, denn dem Körper wird außer den Giftstoffen auch viel Wasser entzogen. Die wechselnde Wassermenge im Körper belastet Herz und Kreislauf und kann zum Kollaps führen. Die Patienten dürfen zwischen den Dialysen nur wenig trinken, was zu quälendem Durst führen kann. Während der Blutwäsche bekommen die Patienten zu essen und zu trinken.

Die einzige Möglichkeit, bei terminaler Niereninsuffizienz ohne Dialyse zu leben, ist eine **Nierentransplantation (Nieren-Tx)**. Der Patient braucht dafür eine Spenderniere. Dieses Organ wird ihm in den Unterbauch eingepflanzt und an seine Blase angeschlossen. Damit sein Immunsystem das fremde Organ nicht zerstört, muss er lebenslang Immunsuppressiva einnehmen. Die Unterdrückung der Immunabwehr erhöht die Infektanfälligkeit und das Tumorrisiko. Die Nieren-Tx kann als Lebendspende z. B. von einem Verwandten oder durch die Organspende eines frisch Verstorbenen erfolgen. Durch den Mangel an Spenderorganen, aber auch durch das komplizierte und teure Transplantationsverfahren ist die Anzahl der Transplantationen begrenzt.

→ Terminologie: Krankheiten der Harnorgane

Belastungsinkontinenz **Stressinkontinenz**	unwillkürlicher Harnverlust bei Druckerhöhung im Abdomen durch Beckenbodenschwäche
Blasenkatheter	biegsamer Schlauch zur Harnableitung aus der Blase
Dialyse	Entfernung harnpflichtiger Substanzen aus dem Blut
Dialysator	Apparat, der die Hämodialyse (Blutwäsche) durchführt
Dranginkontinenz	unwillkürlicher Harnabgang durch Überaktivität der Blasenmuskulatur und/oder verstärktes Dranggefühl

glomeruläre Filtrationsrate (GFR)	Blutmenge, die alle Glomeruli der Nieren in 1 min von harnpflichtigen Substanzen befreien (Norm 90–140 mL/min)
Hämodialyse	maschinelle Blutwäsche bei terminaler Niereninsuffizienz
Harnwegsinfektion, Harnwegsinfekt (HWI)	bakterielle Entzündung der Urethra (Urethritis), der Blase (Zystitis) und/oder des Nierenbeckens (Pyelonephritis)
Harnwegsinfektion (HWI), kompliziert	Harnwegsinfektion bei einer schwangeren oder chronisch kranken Frau, einer Frau nach der Menopause oder einem Mann
Harnwegsinfektion (HWI), rezidivierend	wiederkehrende bzw. häufig auftretende Harnwegsinfektion
Harnwegsinfektion (HWI), unkompliziert	Harnwegsinfektion bei einer jungen, gesunden Frau vor der Menopause, ohne Beteiligung des Nierenbeckens
Nephrolithiasis	Nierensteinleiden
Niereninsuffizienz	eingeschränkte Fähigkeit der Nieren, harnpflichtige Substanzen auszuscheiden; **terminale Niereninsuffizienz (Urämie)** ist der schwerste Grad der Niereninsuffizienz = Nierenversagen
Nierentransplantation, Nieren-Tx	Einpflanzen einer Spenderniere in den Körper eines Patienten mit terminaler Niereninsuffizienz
Oxalsäure Oxalat	Inhaltsstoff bestimmter Nahrungsmittel, der durch Bildung von Calciumoxalat zur Harnsteinbildung führen kann
Peritonealdialyse	Dialyse im Bauchraum, d. h. ohne Dialysator
Pyelonephritis	Nierenbeckenentzündung
Schrumpfniere	Nierenvernarbung mit Funktionsverlust (durch Pyelonephritis)
Shunt, Dialyseshunt	großlumiges Blutgefäß, das durch chirurgische Verbindung einer Arterie und einer Vene angelegt wird
Urämie	Harnvergiftung; terminale Niereninsuffizienz; Nierenversagen
Urethritis	Harnröhrenentzündung
Urolithiasis	Harnsteinleiden
Urosepsis	Sepsis als Komplikation eines HWI oder eines urologischen Eingriffs
Zystitis	Blasenentzündung

Aufgaben

1 Welche Risikofaktoren für Harnwegsinfekte kennen Sie? Nennen Sie drei.
2 Nennen Sie zwei Beispiele für unkomplizierte und komplizierte Harnwegsinfekte.
3 Was raten Sie einer jungen Frau mit rezidivierenden Blasenentzündungen?
4 Wie lauten die Fachbegriffe für Harn- und Nierensteinleiden?
5 Welche Nahrungsmittel können die Entstehung von Harnsteinen begünstigen?
6 Welche beiden Arten der Harninkontinenz sind die häufigsten und welche Symptome sind dabei typisch?
7 Nennen Sie die Fachbegriffe für schmerzhaftes Wasserlassen, nächtliches Wasserlassen, hohe Harnmenge, Zuckerausscheidung im Urin und Harnentleerung.
8 Nennen Sie drei Ursachen für Niereninsuffizienz.
9 Erklären Sie das Prinzip der künstlichen Blutwäsche bei Nierenversagen.
10 Wie nennt sich das speziell angelegte Blutgefäß für die Dialyse?
11 Was versteht man unter imperativem Harndrang?

4 Hormonsystem

4.1 Hormondrüsen und Wirkungsweise von Hormonen

Interaktive Übungen
→ S. 311, PagePlayer

Video
→ S. 311, PagePlayer

Hormone sind Botenstoffe, die an bestimmten Stellen von Zellmembranen haften und so eine Funktionsänderung der jeweiligen Zelle bewirken. Sie werden von endokrinen Drüsen gebildet und direkt ins Blut abgegeben. Hormone und ihre Rezeptoren (Kontaktstellen) sind spezifisch; d. h. sie müssen genau zueinander passen, damit eine Wirkung stattfindet. So bewirkt z. B. Adrenalin eine schnellere Herzfrequenz und Insulin eine Öffnung der Zellen für Glukose. Weder passt Adrenalin an den Insulinrezeptor noch Insulin an den Adrenalinrezeptor. Die Spezifität, also die Passgenauigkeit von Hormon und Rezeptor, wird als Schlüssel-Schloss-Prinzip bezeichnet.

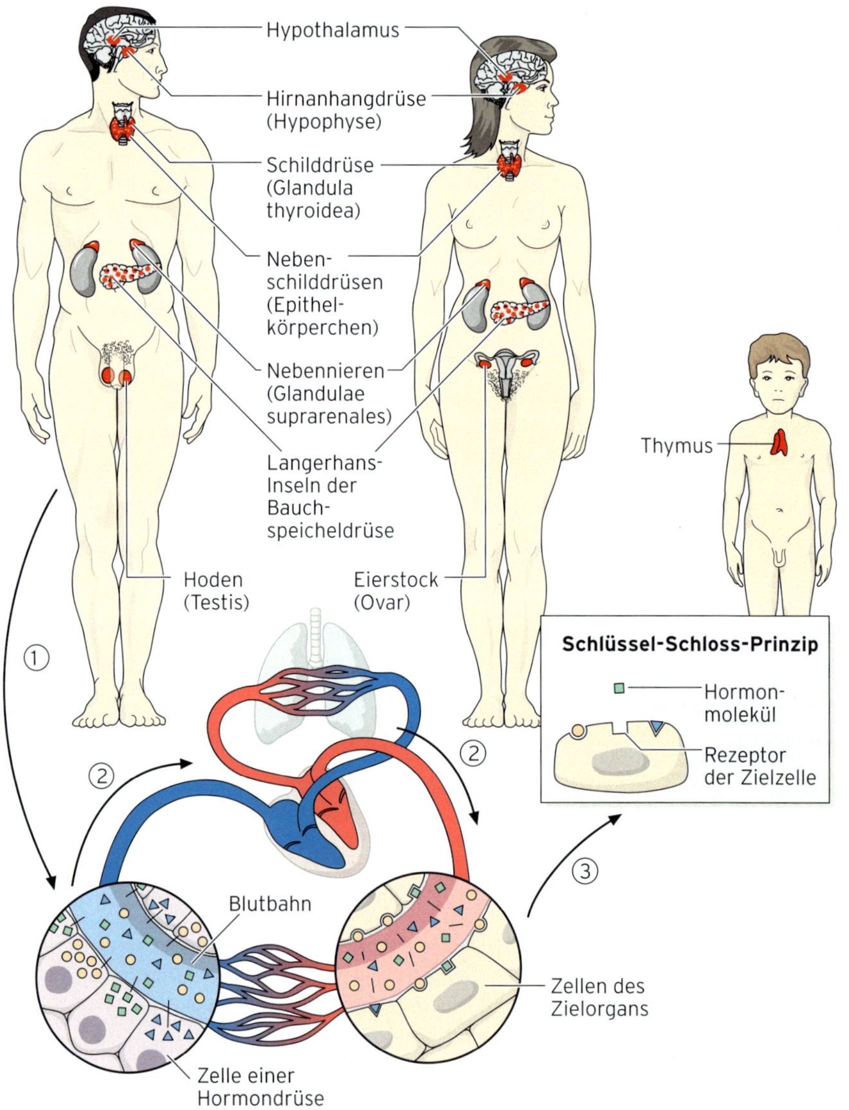

① Hormondrüsen geben Hormone an das Blut ab.

② Die Hormone werden über den Blutkreislauf verteilt und gelangen mit dem Blut zu den Zielorganen.

③ Nur die Zellen des Zielorgans, das die Hormonwirkung umsetzen soll, besitzen passende Bindungsstellen (Rezeptoren) für die Hormonmoleküle.

Abb. 1 Übersicht der Hormondrüsen des Menschen

Das Hormonsystem wird präzise gesteuert. Alle Hormone unterliegen Regelkreisen. Ihre Konzentration wird ständig im Blut gemessen. Hormonbildung und -abgabe werden den Messwerten und dem Bedarf angepasst. Die Steuerung der endokrinen Organe folgt einer Rangordnung.
Die Schaltzentrale des Hormonsystems ist der **Hypothalamus**, ein Teil des Gehirns. Er gibt in Form von **Freisetzungshormonen** Befehle zur Hormonfreisetzung an die ihm untergeordnete **Hypophyse** (Hirnanhangdrüse). Ihr sind alle Hormondrüsen des Körpers unterstellt. Sie regt diese mit **Steuerungshormonen** zur Produktion und Abgabe ihrer Hormone an.

Abbildung 1 verdeutlicht das Steuerungsprinzip am Beispiel der Sexualhormone.

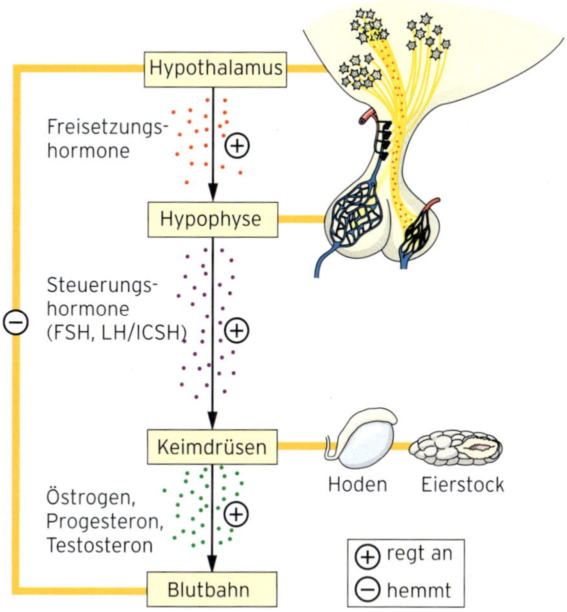

Abb. 1 Regelkreis der Sexualhormone

Die Tabelle gibt eine Übersicht über die Hypophysenhormone:

Hormone der Hypophyse (Hirnanhangdrüse)		
TSH	**T**hyroidea (= Schilddrüse) **s**timulierendes **H**ormon (stimulierend = anregend)	regt die Schilddrüse an, die daraufhin mehr T_3 (Trijodthyronin) und T_4 (Thyroxin) bildet
LH	**l**uteinisierendes **H**ormon	regt im Ovar die Follikelreifung an, löst den Eisprung (die Ovulation) aus und regt die Gelbkörperbildung an
ICSH	**i**nterstitielle Zellen (**C**ells) **s**timulierendes **H**ormon	regt bestimmte Hodenzellen zur Testosteron- und Samenzellproduktion an; entspricht dem LH
FSH	**F**ollikel **s**timulierendes **H**ormon	fördert die Follikelreifung und Östrogenbildung im Ovar
ACTH	**a**drenocorticotropes **H**ormon	regt die Nebennierenrinde zur Bildung von Cortison an
LTH	**l**akto**t**ropes **H**ormon = **Prolaktin**	fördert die Milch**bildung** in der Brustdrüse
STH	**s**oma**t**otropes **H**ormon	Wachstumshormon; therapeutische Gabe bei Kleinwuchs
MSH	**M**elanozyten **s**timulierendes **H**ormon	regt die Pigmentbildung in der Haut an
Oxytocin	fördert die Milch**abgabe** der Brustdrüse und stärkt die Mutter-Kind-Bindung, erzeugt Wehen und fördert die Gebärmutterrückbildung nach der Geburt; wird beim Orgasmus abgegeben und stärkt die Paarbindung	
ADH	**a**nti**d**iuretisches **H**ormon	fördert die Wasserrückresorption in der Niere

4.2 Schilddrüse

Informationen zur Schilddrüse, Videos und Ratgeber zum Download finden Sie unter:
www.forum-schilddruese.de

Die Schilddrüse ist ein schmetterlingsförmiges Organ an der Vorderseite des Halses. Sie bildet die Hormone T_3 **(Trijodthyronin)** und T_4 **(Thyroxin)**, die viele Organ- und Stoffwechselfunktionen anregen. Sie steigern Herzfrequenz und Energieverbrauch und sind für die Gehirnentwicklung und -funktion wichtig. Für die T_3- und T_4-Bildung braucht die Schilddrüse **täglich 200 µg (Mikrogramm) Jod**. Weiterhin bildet die Schilddrüse das Hormon **Calcitonin** für den Knochenstoffwechsel.

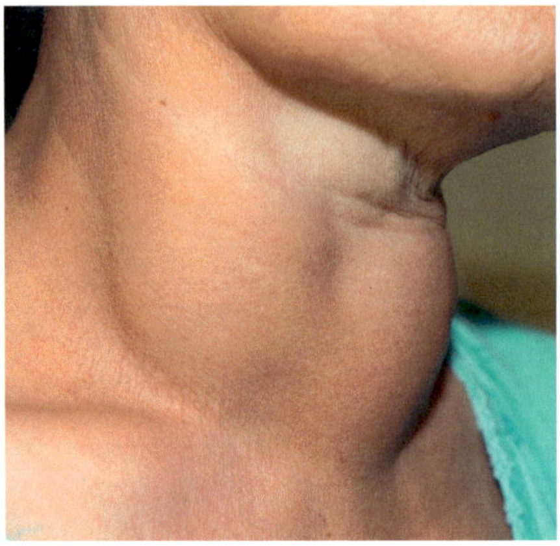

Abb. 1 Struma

Die häufigste Schilddrüsenerkrankung ist die vergrößerte Schilddrüse, die **Struma** (der Kropf; → Abb. 1). Es gibt Strumen mit gleichmäßigem Gewebeaufbau **(Struma diffusa)** und mit knotigem Gewebe **(Struma nodosa)**. Die meisten Strumen entstehen durch Jodmangel. Da ohne Jod kein T_3 und T_4 gebildet werden kann, gibt die Hypophyse bei Jodmangel mehr **TSH** ab, um die Schilddrüse anzuregen. Bei Jodmangel bewirkt TSH aber nur ein Schilddrüsenwachstum, die Strumabildung. Erst bei extremem Jodmangel entsteht ein Hormonmangel, d. h. eine Schilddrüsenunterfunktion **(Hypothyreose)**.

Langjähriger Jodmangel begünstigt außerdem eine Knotenbildung (**Struma nodosa**; Knotenstruma). Die sonografisch sichtbaren Knoten bilden keine Hormone (sog. **kalte Knoten**) oder besonders viel T_3 und T_4 **(heiße Knoten)**. Kalt und heiß beziehen sich auf das **Szintigramm**, einen Schilddrüsenfunktionstest (→ Abb. 2). Darin stellt sich hormonbildendes Gewebe farblich „warm", inaktives „kalt" und überaktives Gewebe „heiß" dar. Heiße Knoten heißen auch **autonome Adenome**, weil sie sich dem Einfluss der Hypophyse entziehen und bei massiver Jodzufuhr (z. B. Kontrastmittelgabe vor der Computertomografie) eine lebensbedrohliche Überfunktion auslösen können. Computertomografien, Angiografien und weitere Untersuchungen mit Gabe jodhaltiger Kontrastmittel erfordern daher eine TSH-Bestimmung zum Ausschluss einer Schilddrüsenüberfunktion. Kalte Knoten können bösartig sein oder werden, weshalb sie engmaschig überwacht und bei Wachstum bzw. Krebsverdacht entnommen werden.

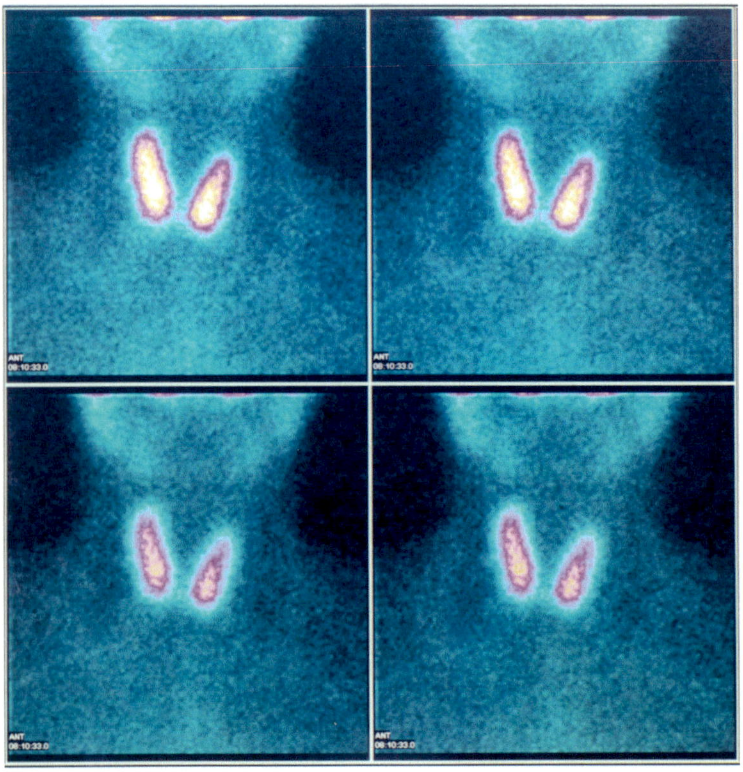

Abb. 2 Normales Schilddrüsenszintigramm

Um Jodmangel zu vermeiden, reicht die Verwendung jodhaltigen Speisesalzes nicht aus. Besser ist es, zweimal wöchentlich Seefisch und gelegentlich das sehr jodreiche Sushi zu essen – oder Jodtabletten einzunehmen.

Hypothyreose Schilddrüsenunterfunktion	Hyperthyreose Schilddrüsenüberfunktion
Definition	
Hormonmangel (Mangel an T_3 und T_4)	Hormonüberproduktion (T_3 bzw. T_4)
Symptome	
Verlangsamung vieler Körperfunktionen: Müdigkeit, Schwäche, Verstopfung, Bradykardie, kühle, trockene Haut, Gewichtszunahme, Kälteempfindlichkeit, Ödeme, evtl. psychische Symptome, ggf. Depression und/oder Demenz	Beschleunigung vieler Körperfunktionen: Unruhe, Schlaflosigkeit, Nervosität, Händezittern, Durchfälle, Tachykardie, feuchtwarme Haut, Wärmeunverträglichkeit, Gewichtsabnahme, Osteoporose, Haarausfall, ggf. psychische Symptome/Depression
Ursachen	
Jodmangel; häufig v. a. bei Frauen; **Hashimoto-Thyreoiditis** (Autoimmun-Schilddrüsenentzündung; Autoimmunthyreoiditis); Z. n. chirurgischer (Teil-)Entfernung der Schilddrüse oder Z. n. Radiojodtherapie	autonome Adenome der Schilddrüse bei Jodmangelstruma, **Morbus Basedow** (Autoimmunthyreoiditis mit ggf. vorübergehender Überfunktion); Überdosierung von T_4 (evtl. beabsichtigt)
Diagnostik	
Messung von TSH und freien (d. h. nicht an Plasmaproteine gebundenen) Hormonen **fT_3** und **fT_4** im Serum; **TSH ist als Suchwert der wichtigste Schilddrüsenwert** zusätzlich Bestimmung der Schilddrüsenantikörper im Serum, Sonografie und bei Auffälligkeiten Szintigrafie (Funktionstest mit Technetium, das den Jodstoffwechsel imitiert)	
Antikörper gegen thyroidale Peroxidase (**TPO**), Thyreoglobulin-Antikörper (**TGAK**)	TSH-Rezeptor-Antikörper (**TRAK**)
Therapie	
Therapieziel ist die **Euthyreose** (regelrechte Schilddrüsenfunktion) mit Normalwerten von T_3, T_4 und TSH	
bei Jodmangel regelmäßige Jodzufuhr; bei Funktionsverlust lebenslang **tägliche Einnahme von T_4 = L-Thyroxin**; die Dosis wird entsprechend den Ergebnissen regelmäßiger TSH-Messungen angepasst	bei Überfunktion **Thyreostatika** (die Schilddrüsenfunktion hemmende Arzneimittel), ggf. **Radiojodtherapie**, bei der radioaktives Jod die Schilddrüsenfunktion beendet, oder Operation; nach Radiojodtherapie oder (Teil-)Operation der Schilddrüse benötigt der Patient lebenslang L-Thyroxin-Tabletten
Prävention	
ausreichende Zufuhr von **Jod und Selen** mit der Nahrung	
Besonderheiten	
Hypo- und Hyperthyreose sind oft symptomfrei; es können gegenteilige Beschwerden bestehen, z. B. kann eine Hyperthyreose bzw. L-Thyroxin-Überdosierung zu Appetitsteigerung mit Gewichtszunahme und eine Hypothyreose zu Appetitlosigkeit mit Gewichtverlust führen; viele Arten psychischer Symptome kommen bei beiden Störungen vor	

MERKE Ist TSH erhöht, besteht eine Hypothyreose, ist es erniedrigt, besteht eine Hyperthyreose.

→ Terminologie: Hormonsystem und Schilddrüse

Autoimmunthyroiditis	Entzündung der Schilddrüse durch Angriff des eigenen Immunsystems; 1. Hashimoto-Thyreoiditis, 2. M. Basedow
autonomes Adenom	Schilddrüsenknoten, der Hormone produziert und nicht durch die Hypophyse gesteuert wird; Risiko für Hyperthyreose
Calcitonin	Schilddrüsenhormon mit Funktion im Knochenstoffwechsel
Euthyreose	normale Schilddrüsenfunktion
Hashimoto-Thyreoiditis	Autoimmunthyroiditis, die zur Schilddrüsenunterfunktion führt
Hyperthyreose	Schilddrüsenüberfunktion
Hypothyreose	Schilddrüsenunterfunktion
Hypothalamus	Ort der Hormonsteuerung im Gehirn
L-Thyroxin	Schilddrüsenhormon, das Patienten wegen Hypothyreose einnehmen, z. B. 100 µg (Mikrogramm) täglich
Morbus Basedow **M. Basedow**	Autoimmunthyroiditis mit Struma, Überfunktion der Schilddrüse und ggf. Hervortreten der Augen (Exophthalmus)
Radiojodtherapie	Therapie des M. Basedow durch Injektion radioaktiven Jods
Rezeptor	Kontaktstelle (Kontaktmolekül) einer Zelle (z. B. für ein Hormon)
Schilddrüsenantikörper	Antikörper, die bei Autoimmunkrankheiten der Schilddrüse im Serum nachweisbar sein können, z. B. TPO und TRAK
Struma	vergrößerte Schilddrüse; Kropf
Struma diffusa	Struma mit gleichmäßiger Gewebestruktur
Struma nodosa	Knotenstruma
Szintigrafie	Schilddrüsenfunktionsuntersuchung mit radioaktivem Stoff
T_3, T_4	Trijodthyronin und Thyroxin; Schilddrüsenhormone
Thyreostatika (Ez. **Thyreostatikum**)	Arzneimittel, die die Bildung bzw. Abgabe von Schilddrüsenhormonen vermindern (zur Therapie der Hyperthyreose)
TSH (Thyroidea stimulierendes Hormon)	Hypophysenhormon, das die Schilddrüsenfunktion anregt; wichtigster Blutwert zur Beurteilung der Schilddrüsenfunktion

Aufgaben

1 Erklären Sie die Begriffe Hormon und Hormonrezeptor.
2 Welche Drüsen werden von der Hypophyse angeregt?
3 Welche Hypophysenhormone beeinflussen das Stillen von Säuglingen?
4 Nennen Sie typische Symptome der Hyper- und Hypothyreose.
5 Welche Aussage hat ein erhöhter TSH-Wert?
6 Warum wird vor Kontrastmitteluntersuchungen das TSH bestimmt?
7 Welche beiden Spurenelemente sind für die Gesundheit der Schilddrüse wichtig?
8 Nennen Sie den Fachbegriff für eine Schilddrüsenvergrößerung.

5 Genitalorgane der Frau

5.1 Anatomie und Funktion der weiblichen Genitalorgane

Die Genitalorgane der Frau (→ Abb. 1) dienen der Fortpflanzung und der Sexualität:
- Die **Ovarien** (Eierstöcke) bilden die Keimzellen.
- Die **Tuben** (Eileiter) nehmen die Eizelle auf, sie sind der Ort der Befruchtung und leiten die Eizelle in den Uterus.
- Der **Uterus** (die Gebärmutter) ermöglicht die Einnistung der befruchteten Eizelle, die Entwicklung des Embryos bzw. Fetus und die Geburt des Kindes.
- Die **Vagina** (Scheide), die **Vulva** (das äußere Genitale) und die **Klitoris** sind wichtig für die Sexualität. Die Klitoris ist nur zu einem kleinen Teil von außen sichtbar. Sie setzt sich in die weiblichen Schwellkörper fort, die denen des Mannes entsprechen. Die Klitoris-Schwellkörper umschließen die Vagina.

Die Brustdrüsen der Frau (die **Mammae**) sind für die Ernährung des Säuglings da, gehören aber nicht zu den Genitalorganen.

Interaktive Übungen
→ S. 311, PagePlayer

MERKE Ovarien, Tuben, Uterus und Vagina bilden das **innere Genitale**. Als Vulva wird das **äußere Genitale** der Frau bezeichnet.

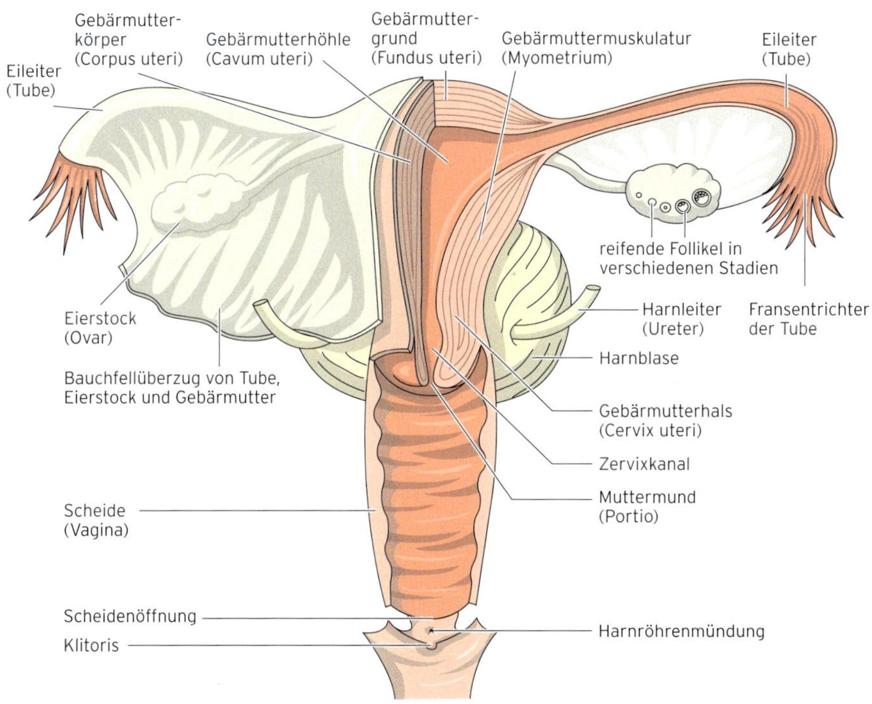

Abb. 1 Die inneren Genitalorgane der Frau von dorsal betrachtet

Die äußere Form des Uterus ähnelt einer umgekehrten Birne. Der Teil oberhalb der Eileiter-Einmündungen heißt **Fundus uteri** (Gebärmuttergrund). Der mittlere Uterusteil ist der **Corpus uteri** (Gebärmutterkörper), der kaudale Teil die **Cervix uteri** (Gebärmutterhals; **Zervix**). Diese drei Uterusteile umschließen das **Cavum uteri**, die Gebärmutterhöhle. Die Zervix reicht mit einem Teil in die Vagina hinein; dieser wird **Portio** (Muttermund) genannt. Die Portio wird bei der **gynäkologischen** Untersuchung betrachtet und palpiert. Die beiden Tuben und Ovarien werden als **Adnexe**, d. h. Gebärmutter-Anhangsgebilde, bezeichnet.

Der Zellabstrich für die Früherkennung von Gebärmutterhalskrebs wird aus der Öffnung der Portio, also am Eingang des **Zervixkanals** (der Verbindung zwischen Vagina und Uterus), gewonnen. Die Gebärmutterwand besteht zum größten Teil aus **Myometrium** (der glatten Muskelschicht). Innen ist der Uterus mit **Endometrium** (Gebärmutterschleimhaut) bedeckt, außen mit einer Bindegewebsschicht. Das Endometrium ändert sich durch die hormonellen Veränderungen im Verlauf des Zyklus. So ist das Endometrium für kurze Zeit nach dem Eisprung für die Einnistung einer befruchteten Eizelle bereit.

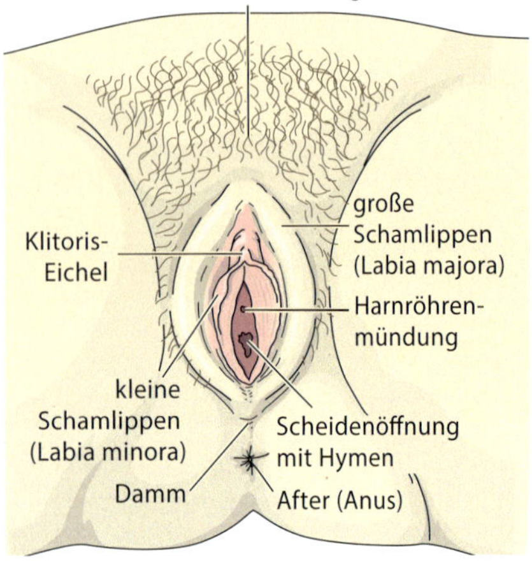

Abb. 1 Das äußere weibliche Genitale, die Vulva

Die Vagina ist ein schlauchförmiges Organ, das von der Vulva bis zur Zervix reicht. Die Vaginalwand besteht aus Schleimhaut-, Muskel- und Bindegewebsschicht. Die Muskelschicht der Vagina ist viel dünner als das Myometrium. Die Fältelung der Vaginalschleimhaut und der hohe Anteil elastischer Fasern ermöglichen die Dehnung der Vagina während der Geburt. Der Vaginaleingang befindet sich in der Vulva dorsal von Klitoris und Urethraöffnung. Am Vaginaleingang befindet sich bei Mädchen das unterschiedlich geformte **Hymen** (sog. Jungfernhäutchen). Es bildet eine Öffnung, durch die das Menstrualblut abfließen kann. Das Hymen kann beim ersten Geschlechtsverkehr einreißen und leicht bluten. Die Vagina wird ab der Pubertät von der **Vaginalflora**, den apathogenen Milchsäurebakterien, besiedelt. Sie halten die Vagina gesund, indem sie die Vermehrung pathogener Keime hemmen. Dorsal des Vaginaleingangs liegt der **Damm** und weiter dorsal der **Anus** (After; Darmausgang). Der Bereich um die Vulva und den Anus ist stets mit Darmbakterien besiedelt, besonders der Anus selbst.

Die von Geburt an vorhandenen Genitalorgane bei Mann und Frau sind die **primären Geschlechtsmerkmale**. Der Hypothalamus gibt den hormonellen „Startschuss“ für die **Pubertät**. In dieser Phase entwickelt sich aus einem Kind ein geschlechtsreifer Erwachsener. Dazu gehört die Ausbildung der **sekundären Geschlechtsmerkmale**:

- bei Mädchen Busen, Körperbehaarung und die typische Verteilung des Körperfetts mit Betonung der Hüftregion
- bei Jungen Körperbehaarung, eine tiefere Stimme und Bartwuchs

Video
→ S. 311, PagePlayer

Die Pubertät löst bei Jungen und Mädchen einen Wachstumsschub aus.

Hinweis: Bei Operationen zur Verkleinerung der kleinen Labien (sog. Schamlippen) wird erogenes (sexuell empfindsames) Gewebe unwiederbringlich entfernt. Dass die inneren Labien nicht ganz von den äußeren verdeckt werden, ist bei erwachsenen Frauen normal.

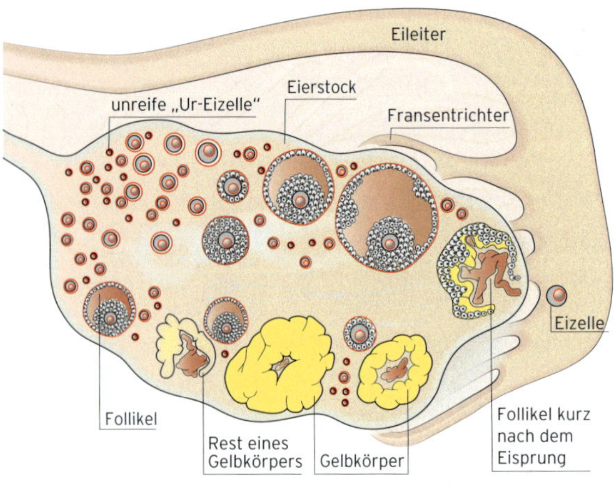

Abb. 2 Eireifung, Follikelbildung und Eisprung

5.2 Menstruationszyklus

Von der Pubertät an wiederholen sich im weiblichen Körper regelmäßig bestimmte Vorgänge, die als **Zyklus** bezeichnet werden. Andere Begriffe sind **Monats-** oder **Menstruationszyklus**. Die Ovartätigkeit (Ovar: Eierstock, Ovarien: die Eierstöcke) wird durch die Steuerungshormone **LH** und **FSH** angeregt. Dadurch bilden die Ovarien die weiblichen Geschlechtshormone **Östrogen** und **Progesteron**. Einmal pro Zyklus reift eine Eizelle in ihrem **Follikel**, dem Eibläschen, heran. In der Zyklusmitte kommt es zur **Ovulation**, dem Eisprung. Dabei platzt der Follikel und die Eizelle wird vom Fransentrichter des gleichseitigen Eileiters aufgenommen bzw. eingesaugt (→ Abb. 2).

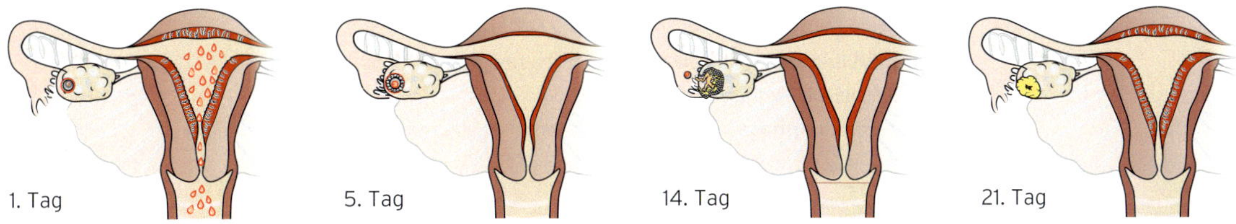

Zyklustag	1	2	3	4	5	6	7	8	9	10	11	12	13	14	15	16	17	18	19	20	21	22	23	24	25	26	27	28	1	2	3
Blutung	X	X	X	X										Eisprung															X	X	X

Abb. 1 Monatszyklus

Nach der Ovulation bildet sich aus dem leeren Eibläschen der Gelbkörper (→ Abb. 2). Der Eileiter transportiert die Eizelle innerhalb weniger Tage in Richtung Uterus. Die Flimmerhärchen bewegen die Eizelle schonend über die feuchte, warme Oberfläche im Inneren der Tube.

Der Menstruationszyklus dauert durchschnittlich 28 Tage. Abweichungen von bis zu einer Woche sind häufig. Normalerweise findet in jedem Zyklus ein Eisprung statt. Der Eisprung ist eine wichtige Voraussetzung für eine Schwangerschaft, die das Ziel des Monatszyklus ist. Während des Zyklus finden körperliche, aber auch psychosexuelle Vorgänge und Veränderungen statt, um dieses Ziel zu erreichen. Kommt es in einem Zyklus zu keiner Schwangerschaft, bereitet sich der Körper im nächsten erneut darauf vor.

Den Zyklus kann man grob in zwei Hälften teilen: die erste Phase **(Östrogenphase)** und die zweite Phase **(Progesteronphase)**. Die erste Phase heißt auch **Follikelphase**, da der Follikel, das Eibläschen, Östrogen bildet. Entsprechend nennt man die zweite Phase auch **Gelbkörperphase**.

Der erste Zyklustag wird durch die einsetzende **Menstruation** (Monatsblutung) definiert. Dabei löst sich die oberste Schicht des Endometriums und fließt mit dem Menstrualblut ab. Diese oberste Epithelschicht des Endometriums ist wichtig für die Einnistung der befruchteten Eizelle und wird in jedem Zyklus erneuert. Nach der Ablösung während der Menstruation wächst sie in der Östrogenphase wieder heran. Darum heißt die Östrogenphase auch **Aufbau-** oder **Wachstumsphase.** Sie endet mit der Ovulation. Die Ovulation wird durch einen Anstieg der Steuerungshormone LH und FSH ausgelöst. Der Follikel ist zu diesem Zeitpunkt ca. 20 mm groß. Er platzt nun und setzt die Eizelle frei.

Nach dem Eisprung wird das Endometrium nicht mehr dicker, sondern es verändert seine Struktur. Es erinnert jetzt an eine Drüse; daher heißt die zweite Zyklusphase auch **Drüsenphase**.

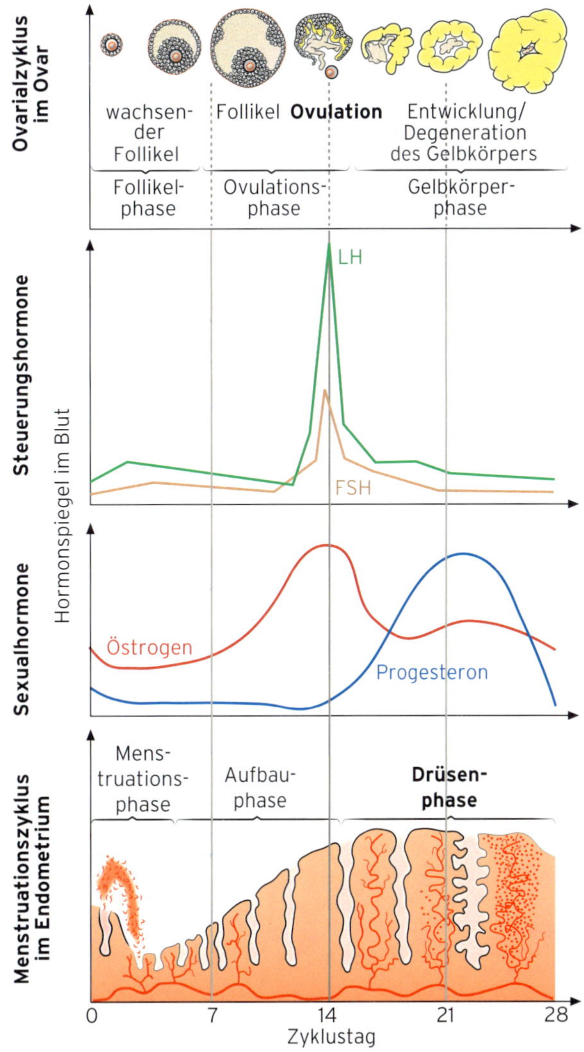

Abb. 2 Menstruationszyklus

MERKE

Erste Zyklusphase = Follikelphase = Östrogenphase = Wachstumsphase
→ **Ovulation** →
Zweite Zyklusphase = Gelbkörperphase = Progesteronphase = Drüsenphase

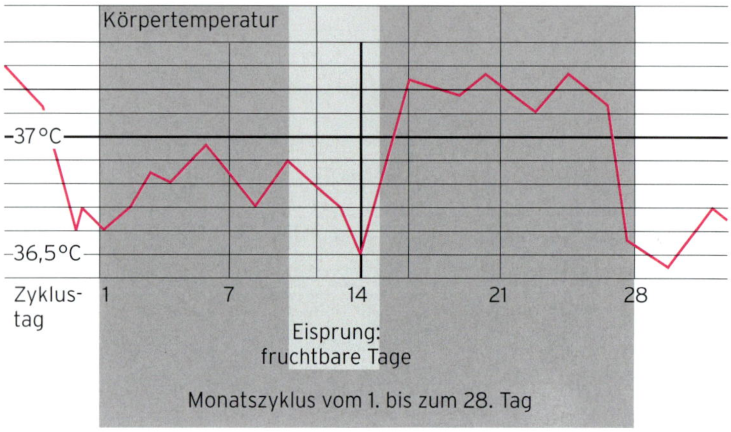

Abb. 1 Nach dem Eisprung steigt die Körpertemperatur leicht an.

Das Vaginalsekret wird von den Zervixdrüsen gebildet. Während des Zyklus verändert es sich in besonderer Weise. Zur Zeit der Ovulation ist es sehr flüssig, damit die Spermien (Samenzellen) leicht durch die Portio hindurchschwimmen können. Das Vaginalsekret bildet in den Tagen, in denen eine Befruchtung am wahrscheinlichsten ist, ein natürliches Gleitmittel. Während der übrigen Zeit ist die Zervix durch einen zähen Schleimpfropf verschlossen und für Spermien kaum durchlässig.

Die menschliche Eizelle lebt bis zu 24 Stunden. Nach dem 35. Lebensjahr nimmt ihre Lebenszeit stark ab. Deshalb geht die Fruchtbarkeit mit zunehmendem Alter zurück. Manche Frauen spüren das Follikelwachstum und den Eisprung als Ziehen im rechten oder linken Unterbauch als sog. **Mittelschmerz**. Manche Zwillingsmütter berichten von einem beidseitigen Mittelschmerz, da zweieiige Zwillinge durch einen doppelten Eisprung mit je einer Eizelle aus beiden Ovarien entstehen.

NSAR wie Ibuprofen und Diclofenac können den Eisprung verhindern und sind deshalb bei Kinderwunsch ungünstig. Sie sind aber nicht zur Verhütung geeignet.

Das Gelbkörperhormon Progesteron erhöht die Körpertemperatur um etwa 0,5 °C. Misst eine Frau regelmäßig morgens vor dem Aufstehen ihre Temperatur, kann sie den Beginn der Progesteronphase am Temperaturanstieg erkennen (→ Abb. 1). Die Messung der Aufwachtemperatur kann die Ovulation nachweisen und zu Verhütungszwecken genutzt werden. Zirka zwei Tage nach der Ovulation kann eine Frau im laufenden Zyklus nicht mehr schwanger werden. Auch um schwanger zu werden, können die Beurteilung des Vaginalsekrets und die Temperaturmessung genutzt werden. Während der fruchtbaren Tage ist das Sekret flüssig und die Temperatur sinkt kurzzeitig ab (→ Abb. 1).

Die erste Monatsblutung einer Frau heißt **Menarche** und tritt etwa mit 12,5 Jahren ein. Die letzte Monatsblutung, die **Menopause**, findet mit ca. 51 Jahren statt. Die Zeit nach der Menopause ist die **Postmenopause**. Kurz nach der Menarche und vor der Menopause ist der Zyklus oft unregelmäßig und ohne Eisprung.

Eine Frau, die mit 13 Jahren ihre Menarche bekommt, durchlebt bis zur Menopause ca. 500 Menstruationszyklen. Bei durchschnittlich 1,5 Kindern pro Frau bleiben ca. 480 Zyklen ohne Schwangerschaft. Von den ca. 40 000 Eizellen, die eine Frau zu Beginn der Pubertät hat, sterben die meisten ab. Nach der Menopause reifen keine Eizellen mehr. Die Zeit der Hormonumstellung um die Menopause heißt **Klimakterium** (Wechseljahre). In dieser Zeit sinken die Geschlechtshormonspiegel ab und die Zyklustätigkeit hört auf.

Klimakterium
→ LF 8, S. 367

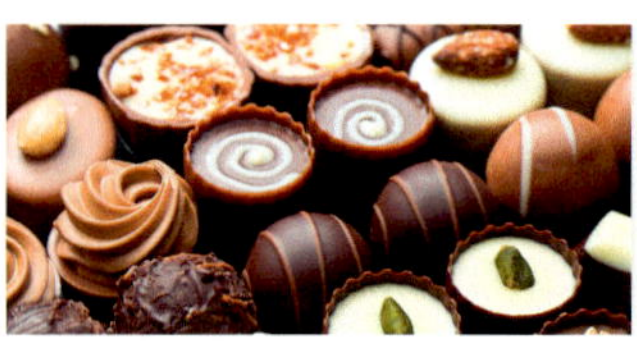

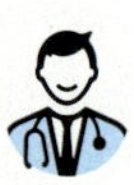

Schokolade macht glücklich ... In der zweiten Zyklusphase sinkt der Östrogenspiegel – und mit ihm die Stimmung. Da Schokolade vor allem bei ihren Liebhabern den Spiegel des „Glückshormons" Serotonin anhebt, haben viele Frauen gerade vor ihren „Tagen" vermehrt Appetit auf die kalorienreiche Süßigkeit.

5.3 Weibliche Brust

Der Fachbegriff für die weibliche Brust ist **Mamma**. Die Mamma ist eine exokrine Drüse, die aus dem Drüsenkörper und der Brustwarze **(Mamille)** besteht. Jede der beiden Brustdrüsen setzt sich aus ca. 15 strahlenförmig angeordneten Einzeldrüsen zusammen (→ Abb. 1). Der Ausführungsgang jeder Einzeldrüse mündet auf der Mamille. Auch Fettgewebe ist ein normaler Bestandteil der **Mammae**.

Mastopathie
→ LF 8, S. 369

Die Brustdrüsen unterliegen den hormonellen Veränderungen während des Zyklus. Progesteron kann zu knotigen Veränderungen führen, was beim Abtasten schwer zu beurteilen ist (Mastopathie). Es sinnvoll, die Palpation (Tastuntersuchung) der Mammae – auch die Selbstuntersuchung – um den 8. Zyklustag durchzuführen, weil dann die wenigsten Verhärtungen vorliegen.

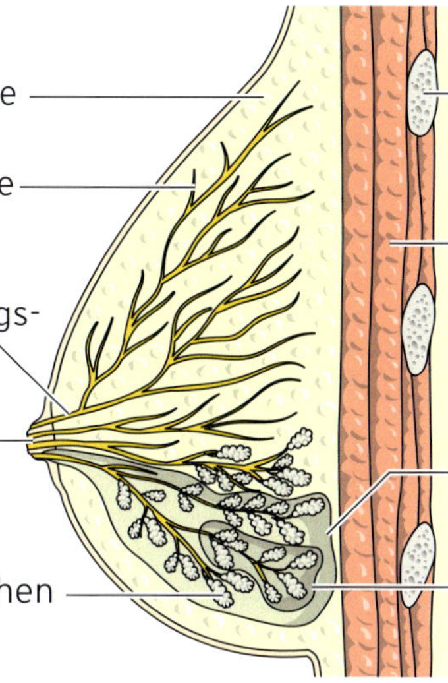

Abb. 1 Weibliche Brust

Das Sekret der Mammae ist die Muttermilch, die nur nach der Geburt eines Kindes gebildet wird. Die Größe der Mammae hat keinen Einfluss auf die Stillfähigkeit. Die Milchbildung und -abgabe heißt **Laktation**. Die Muttermilch ist der Trinkfähigkeit und dem Bedarf des Kindes angepasst. Am Tage der Geburt werden wenige Tropfen antikörperreiche Vormilch abgegeben. Die Menge steigt langsam an, bis etwa am dritten Tag nach der Geburt plötzlich viel Muttermilch gebildet wird. Dieser sog. Milcheinschuss kann zu Spannungsgefühl in den Mammae und zu Fieber führen. Die Milchmenge wird durch die Häufigkeit des Anlegens und die Trinkmenge des Kindes geregelt. Das Hormon Prolaktin fördert die Milchbildung, Oxytocin die Milchabgabe. Am Mamillenrand befinden sich spezielle Talgdrüsen, die die Brustwarzen einfetten und einem Wundwerden vorbeugen.

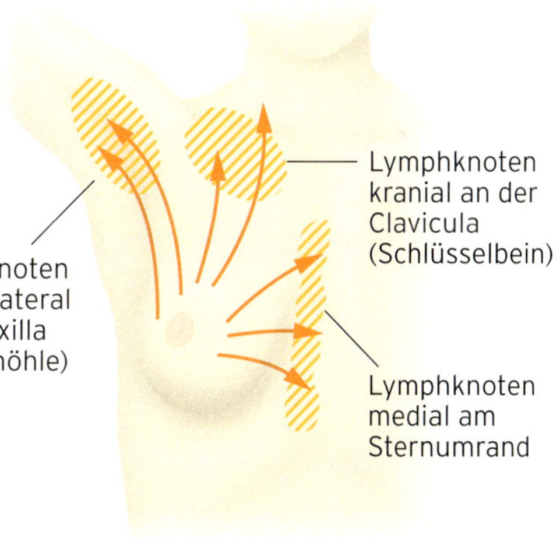

Abb. 2 Lymphknoten im Bereich der Brustdrüse

Die Mammae haben verschiedene Lymphabflussgebiete (→ Abb. 2). In diesen Bereichen können bei Entzündungen oder Brustkrebs Lymphknoten anschwellen und tastbar werden. Daher werden diese Lymphknoten im Rahmen der **gynäkologischen** Untersuchung palpiert (abgetastet). Auch Männer haben Brustdrüsen und können an Brustkrebs erkranken. Ca. 1 % der Mammakarzinome betreffen Männer.

Prolaktin
→ LF 8, S. 343
Oxytocin
→ LF 8, S. 343

Männerbrust ... Gynäkomastie, die „Frauenbrust" des Mannes, ist ein häufiger Befund. Die Ursache ist meistens Übergewicht. Da Fettpolster das weibliche Geschlechtshormon Östrogen bilden, „verweiblicht" die Brust adipöser Männer. Extremes Übergewicht erzeugt so auch Impotenz und fehlende Körperbehaarung. Auch Medikamente wie Ranitidin, Spironolacton und einige Psychopharmaka fördern eine Gynäkomastie.

→ Terminologie: Weibliche Genitalorgane

Adnexe (Mz.)	Anhangsorgane des Uterus (Tuben und Ovarien)
Anus (After)	Darmausgang
Cavum uteri	Gebärmutterhöhle; Innenraum des Uterus
Cervix uteri	Gebärmutterhals; kaudaler Teil des Uterus; Zervix
Corpus uteri	Gebärmutterkörper; größter Teil des Uterus
Endometrium	Gebärmutterschleimhaut
Follikel	Eibläschen
FSH	Follikel stimulierendes Hormon der Hypophyse, das im Ovar die Follikelreifung auslöst
Fundus uteri	Gebärmuttergrund; oberster Teil des Uterus
Geschlechtsmerkmale	1. primäre G.: alle angeborenen Genitalorgane, 2. sekundäre G.: geschlechtsspezifische G., die sich während der Pubertät ausbilden
Gynäkologe	Frauenarzt; Facharzt für Frauenheilkunde und Geburtshilfe
Hymen	Hautfalte am Vaginaleingang; sog. Jungfernhäutchen
Klimakterium	Wechseljahre (Hormonumstellung der Frau um 50 Jahre)
Klitoris	sensibles schwellkörperhaltiges Sexualorgan der Frau, das aus der Eichel mit Vorhaut und zwei Schwellkörperpaaren besteht
Labien (Mz.) **Labie,** die	innere und äußere bzw. kleine und große Schamlippen (Syn. Vulvalippen)
Labia majores (Mz.)	große bzw. äußere Schamlippen (Vulvalippen)
Labia minores (Mz.)	kleine bzw. innere Schamlippen (Vulvalippen)
Laktation	Muttermilchbildung und -abgabe
LH	luteinisierendes Hormon; Steuerungshormon der Hypophyse, das im Ovar den Eisprung und die Gelbkörperbildung auslöst
Mamille	Brustwarze
Mamma (Mz. **Mammae**)	weibliche Brustdrüse
Menarche	erste Monatsblutung im Leben einer Frau
Menopause	letzte Monatsblutung im Leben einer Frau
Menstruation	Monatsblutung; Regelblutung; Periodenblutung der Frau
Menstruationszyklus (Monatszyklus)	Abfolge regelmäßiger Veränderungen, die im weiblichen Körper während der fruchtbaren Jahre etwa monatlich stattfinden
Myometrium	Muskelschicht der Gebärmutter

Östrogen	weibliches Geschlechtshormon der ersten Zyklushälfte; Follikelhormon
Ovar (Mz. **Ovarien**)	Eierstock
Ovulation	Eisprung; Austritt der reifen Eizelle aus dem Ovar
Portio, die	Muttermund
Postmenopause	Lebensphase der Frau nach der Menopause
Progesteron	weibliches Geschlechtshormon der zweiten Zyklushälfte; Gelbkörperhormon
Pubertät	Entwicklungsphase vom Beginn der Bildung der sekundären Geschlechtsmerkmale bis zur Geschlechtsreife
Tube (Mz. **Tuben**)	Eileiter
Uterus	Gebärmutter
Vagina	Scheide
Vaginalflora	Milchsäurebakterien der Vagina
Vulva	äußeres Genitale der Frau
Zervix	Gebärmutterhals (Cervix uteri)
Zervixkanal	Verbindung zwischen Vagina und Uterus
Zyklus	Kurzwort für Menstruationszyklus

Intersexualität (wörtlich Zwischengeschlechtlichkeit) … heißt, dass ein Mensch weder dem weiblichen noch dem männlichen Geschlecht eindeutig zugehört. Dabei können die anatomischen, genetischen (Chromosomen) und seelischen Anlagen und Gefühle unterschiedlich sein. Intersexualität ist zu unterscheiden von Transsexualität, bei der sich ein Mensch im falschen Körper fühlt und ggf. eine Operation und Hormontherapie anstrebt, um den zu seinem empfundenen Geschlecht passenden Körper zu erlangen.

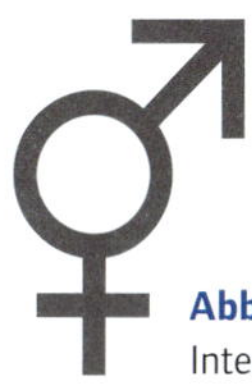

Abb. 1 Symbol für Intersexualität

Aufgaben

1 Welche Organe bilden das innere Genitale der Frau?
2 Erklären Sie die Anteile der Gebärmutter unter Verwendung der Fachbegriffe.
3 Aus welchen Schichten besteht die Gebärmutterwand von innen nach außen?
4 Erläutern Sie die Vorgänge während des Menstruationszyklus im Hinblick auf die beteiligten Hormone und im Hinblick auf das Endometrium.
5 Welche Begriffe gibt es für die erste und zweite Zyklushälfte?
6 Definieren Sie die Begriffe Klimakterium, Menopause, Postmenopause und Menarche.
7 Erläutern Sie den Aufbau der Mamma.
8 An welchen Körperstellen befinden sich Lymphknotengruppen, die bei der Untersuchung der weiblichen Brust palpiert werden müssen?
9 Beschreiben Sie die Vorgänge im Ovar bis zur Ovulation.
10 Was versteht man unter der Laktation und welche Hormone steuern sie?
11 Nennen Sie zwei Einflussfaktoren auf die Muttermilchproduktion.

Bundesverband Intersexuelle Menschen e. V.:
www.im-ev.de
Selbsthilfeorganisation Trans-Ident e. V., zur Unterstützung von Menschen mit transidentem Empfinden:
www.trans-ident.de

6 Schwangerschaft und Geburt

Interaktive Übungen
→ S. 311, PagePlayer

Die Schwangerschaft ist der besondere Zustand der Frau von der Empfängnis **(Konzeption)** bis zur Geburt. Konzeption bedeutet, dass eine Eizelle befruchtet wird. Die Fachbegriffe für Schwangerschaft sind **Gestation** und **Gravidität**.

6.1 Befruchtung (Konzeption)

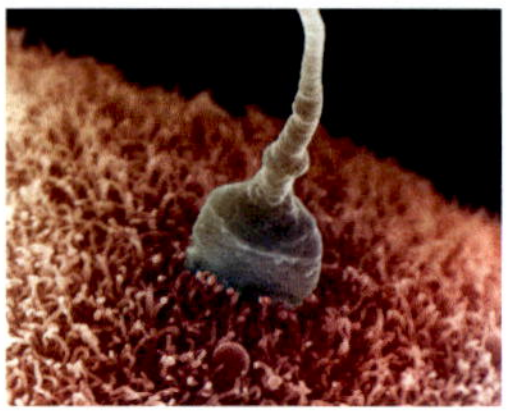

Abb. 1 Befruchtung der Eizelle

Die Befruchtung kommt zustande, indem die schnellste Samenzelle in die Eizelle eindringt (→ Abb. 1) und die Zellkerne der beiden Keimzellen verschmelzen. Die Befruchtung geschieht im Eileiter. Sie findet Stunden bis Tage nach dem Geschlechtsverkehr statt. So lange brauchen die Samenzellen (Spermien), um bis in die Tuben zu gelangen. Die Konzeption selbst ist nicht spürbar. Die befruchtete Eizelle teilt sich mehrfach und durchläuft einige Entwicklungsschritte, bevor sie durch Transportbewegungen der Tube im Uterus ankommt (→ Abb. 2). Dort nistet sie sich etwa am sechsten Tag nach der Befruchtung im Endometrium ein.

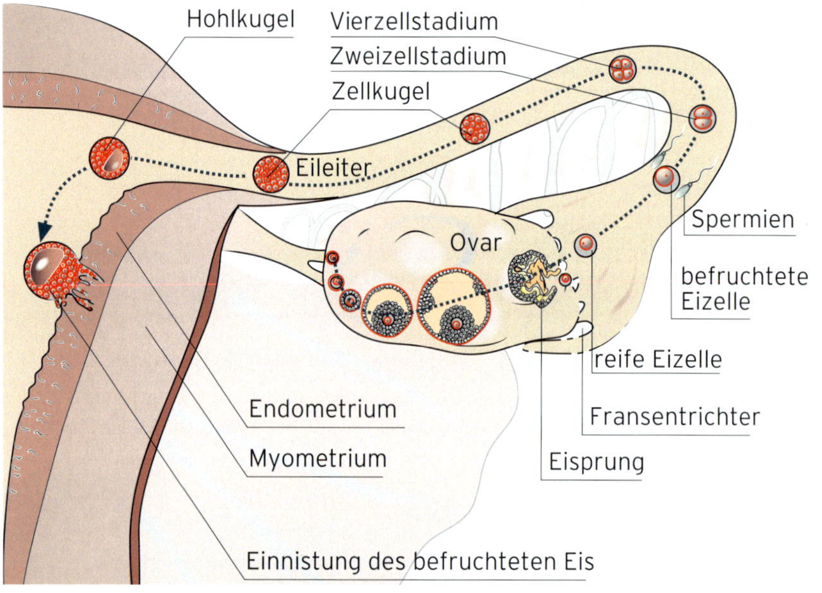

Abb. 2 Eizellreifung, Befruchtung und Einnistung

Für die **Schwangerschaftsdauer** gibt es zwei Definitionen:

MERKE

1. Vom ersten Tag der letzten Regel bis zur Geburt = 40 Wochen = 280 Tage.
   Diese Definition nennt sich **post menstruationem** (p.m.; nach der letzten Monatsblutung).
2. Von der Konzeption bis zur Geburt = 38 Wochen = 266 Tage.
   Diese Definition nennt sich **post conceptionem** (p.c.; nach der Empfängnis).

Die erste Definition schließt die ersten zwei Zykluswochen ein, in denen noch keine Schwangerschaft bestand. Sie ist gebräuchlicher und wird im Folgenden verwendet. Grund: Der erste Menstruationstag ist im Gegensatz zum Konzeptionstag meistens bekannt.

Die **Naegele-Regel** dient der Berechnung des voraussichtlichen Geburtstermins:
1. Tag der letzten Menstruation – 3 Monate + 7 Tage + 1 Jahr = voraussichtlicher Termin; das bedeutet zum Beispiel:

- 1. Tag der letzten Regelblutung = 15. April 2021
- 15. April 2021 – 3 Monate = 15. Januar 2021
- 15. Januar 2021 + 7 Tage = 22. Januar 2021
- 22. Januar 2021 + 1 Jahr = 22. Januar 2022 (voraussichtlicher Geburtstermin)

Drehscheiben, auf denen mit dem Datum der letzten Menstruation leicht die aktuelle Schwangerschaftswoche (SSW) ablesbar ist, erleichtern die schnelle Orientierung (→ Abb. 1).

Abweichungen von der errechneten Schwangerschaftsdauer sind häufig. Nur ca. 4 % der Kinder werden am Termin geboren. Im Normbereich sind Geburten 14 Tage vor und nach dem errechneten Tag. Die Unterschiede kommen v. a. durch Abweichungen der Zykluslänge zustande. Eine Frau mit einem 21-Tage-Zyklus wird eher eine Woche vor dem Termin entbinden, eine Frau mit einem 35-Tage-Zyklus eher eine Woche später. Die Ovulation ist ca. 14 Tage vor dem Zyklusende anzunehmen. Der Entbindungstermin kann auch durch **Ultraschalluntersuchung** (→ Abb. 2) unter Zuhilfenahme von Größen- und Entwicklungstabellen berechnet werden. Bei Frauen mit unregelmäßigem Zyklus und unbekanntem Menstruationsdatum ist das eine gute Möglichkeit.

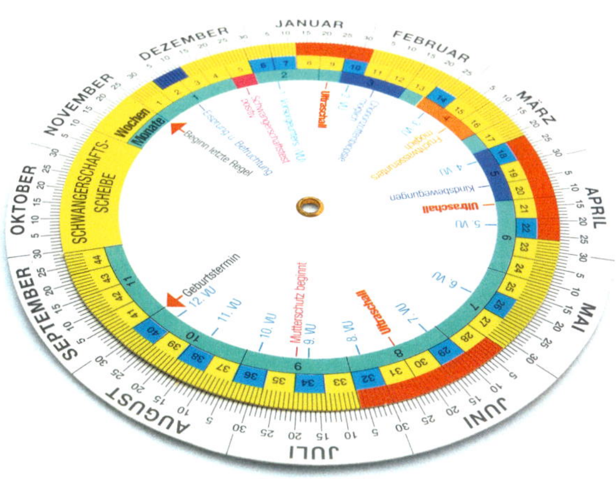

Abb. 1 Drehscheibe zur Bestimmung des Gestationsalters in Wochen

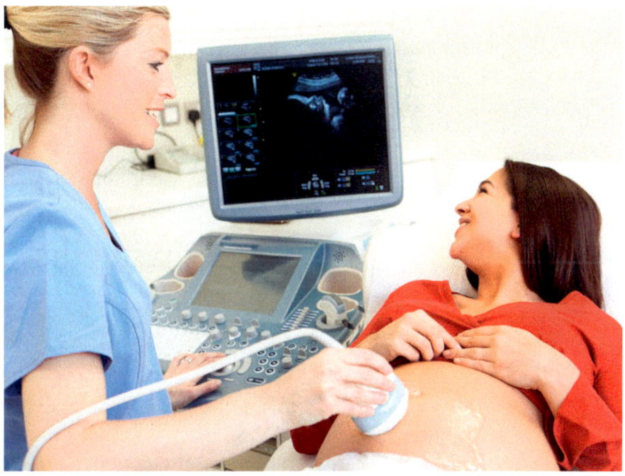

Abb. 2 Ultraschalldiagnostik im Rahmen der Mutterschaftsvorsorge

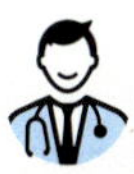

Ein **biologisches Wunder** ist die Einnistung der Embryo-Vorstufe, einer winzigen Zellkugel. Das werdende Kind ist mit seiner Mutter zwar eng verwandt, aber immunologisch gesehen fremd für sie. Das mütterliche Immunsystem toleriert die Einnistung ins Endometrium nicht immer. Ca. 70 % der befruchteten Eizellen werden nicht angenommen. Sie lösen sich auf und verlassen unerkannt mit der (manchmal verspäteten) Menstruation den Uterus.

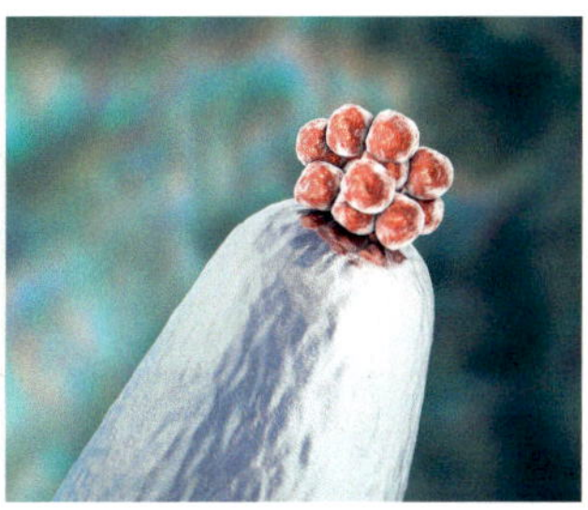

6.2 Feststellung der Schwangerschaft

Informationen zu gynäkologischen Themen: www.frauenaerzte-im-netz.de

Eine Schwangerschaft kann man mit einem Schwangerschaftstest oder durch körperliche Symptome feststellen. Das erste Symptom ist das Ausbleiben der Menstruation **(Amenorrhö)**. Beschwerden wie Übelkeit, Brustspannen usw. treten meistens später auf. Amenorrhö und Befindlichkeitsstörungen sind unsichere Zeichen. Sichere Schwangerschaftszeichen sind der Nachweis eines **Embryos** oder Fetus sowie seiner Herztöne bzw. Herzaktionen mithilfe der Sonografie.

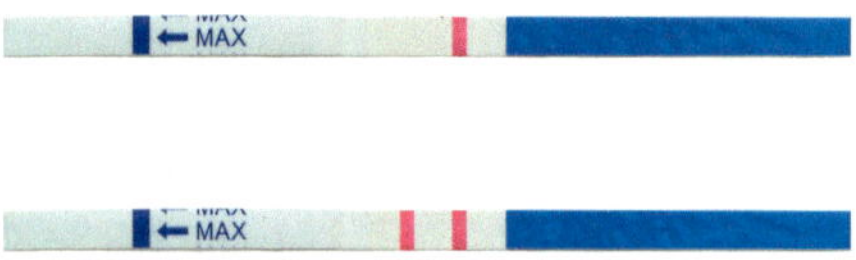

Abb. 1 HCG-Schwangerschaftstest; negativ (oben), positiv (unten)

Viele Frauen möchten bei einer Amenorrhö rasch wissen, ob sie schwanger sind, und führen deshalb einen Schwangerschaftstest durch. Er weist das Schwangerschaftshormon **Beta-HCG** im Urin nach. Der Test ist leicht anzuwenden und gibt ein eindeutiges Ergebnis, wenn er zum richtigen Zeitpunkt (also nach Ausbleiben der Regel) erfolgt (→ Abb. 1). Beta-HCG ist schwangerschaftsspezifisch, da es von der **Plazenta** (dem Mutterkuchen) gebildet wird. Dieses Organ gibt es nur in der Schwangerschaft. Es ist wichtig für die Ernährung des Säuglings, dient dem Stoffaustausch zwischen Mutter und Kind und bildet große Mengen des Schwangerschaftshormons Progesteron.

falsch negativ
→ LF 8, S. 322

Falsch negative Testergebnisse sind bei zu früher Durchführung möglich. Ein positives Ergebnis, d. h. ein laborchemischer Schwangerschaftsnachweis, sollte durch Ultraschall bestätigt werden. Bereits in der vierten bis fünften Woche kann ein Embryo erkannt werden. Der Vorteil der Sonografie ist, dass eine Einnistung des Embryos außerhalb des Uterus, eine **Extrauteringravidität**, sowie eine Mehrlingsschwangerschaft früh erkannt werden.

6.3 Phasen der Schwangerschaft

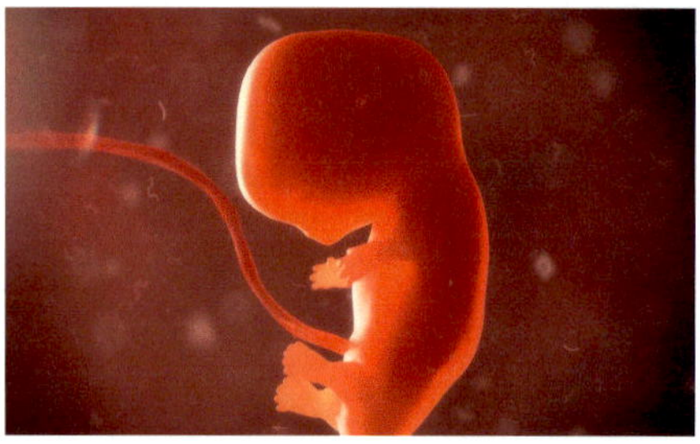

Abb. 2 Embryo

Die Gravidität wird grob in drei Phasen von jeweils drei Kalendermonaten eingeteilt. Jeder Dreimonatsabschnitt heißt **Trimenon**. Im ersten Trimenon ist das ungeborene Kind ein **Embryo** (→ Abb. 2).

Die Entwicklung des Embryos heißt **Embryogenese**. In dieser Phase entstehen alle Organe. Die Embryogenese umfasst sehr komplizierte Vorgänge und ist leicht zu stören. Verschiedene Einflüsse, die dem Embryo schaden, können schwere Folgen haben. Wird die Bildung eines Organs verhindert oder gestört, kann der Entwicklungsrückstand später nicht mehr aufgeholt werden. Eine Krankheit, die auf eine Störung der Embryogenese zurückgeht, heißt **Embryopathie**.

Vielen Frauen macht die seelische und körperliche Umstellung im ersten Trimenon zu schaffen. Häufig sind Müdigkeit, Brustspannen, Übelkeit und Erbrechen, Pollakisurie und Nykturie durch die verstärkte Durchblutung des Blasenhalses, Lust auf bestimmte Speisen, Schlafstörungen und Stimmungsschwankungen. Bei verstärktem Schwangerschaftserbrechen **(Hyperemesis gravidarum)** ist ggf. eine Infusionstherapie notwendig.

Im zweiten und dritten Trimenon findet die **Fetogenese**, die Entwicklung des **Fetus**, statt. Die beim Embryo angelegten Organe wachsen und reifen. Neue Organe werden nicht gebildet. Die Entwicklung des Ungeborenen kann aber weiterhin leicht gestört werden (Fetopathie). Während des dritten Trimenons nimmt der Fetus viel Gewicht zu und seine Lungen reifen aus. Seine Bewegungsfreiheit nimmt ab, weshalb er eine typische Haltung einnimmt (→ Abb. 1).

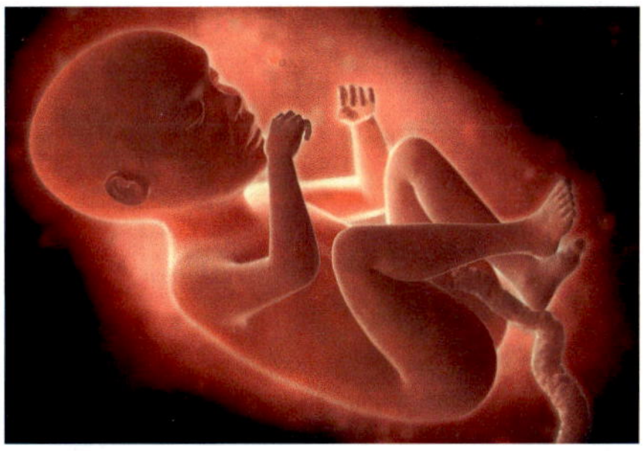

Abb. 1 Fetus

Fetopathie
→ LF 8, S. 363

Im zweiten Trimenon geht es Schwangeren oft am besten, da sich ihr Körper an die Hormone gewöhnt hat und der Bauch die Bewegungsfreiheit noch nicht einschränkt. Im dritten Trimenon macht das Gewicht den Frauen zu schaffen. Der Bauch und die Hormone begünstigen Sodbrennen durch Rückfluss von Magensäure in die Speiseröhre. Der Schlaf wird durch heftige Kindsbewegungen gestört.

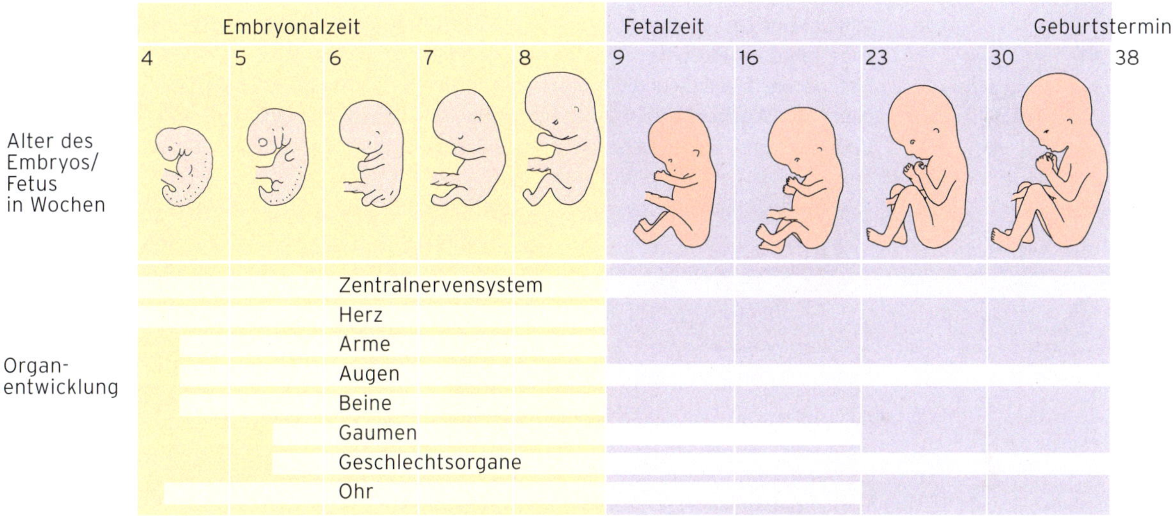

Abb. 2 Embryogenese und Fetogenese (Wochenangaben ab der Konzeption)

Eine Schwangere nimmt ca. 13–17 kg zu. Diese verteilen sich etwa wie folgt:

Fetus	3,5 kg
Fruchtwasser	1 kg
Plazenta und Eihäute	1 kg
zusätzliches Blut	2 kg
Zunahme des Brustgewebes	1 kg
Größenzunahme des Uterus	2 kg
hormonbedingte Flüssigkeitseinlagerung	2,5 kg
vermehrtes Knochen-, Muskel- und Fettgewebe	3–viele kg

Am Entbindungstag sinkt das Gewicht um ca. 10 kg.

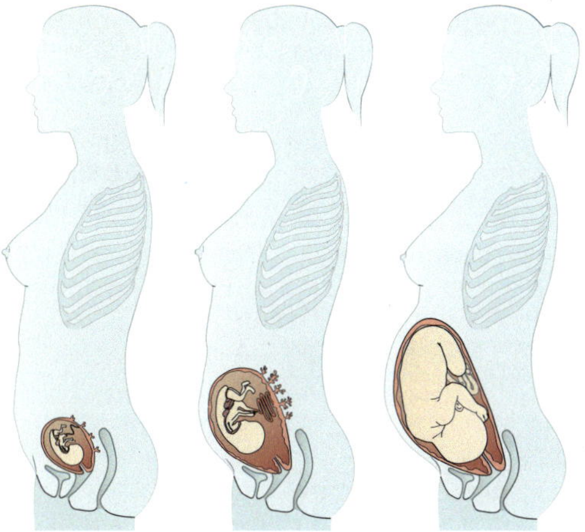

Abb. 3 Uteruswachstum im ersten, zweiten und dritten Trimenon

6.4 Geburt (Partus)

Die Geburt ist das Ausstoßen des Kindes aus dem Uterus durch die Geburtswehen. Sie kündigt sich durch das Erscheinen eines Schleimpfropfes, der den Muttermund zuvor verschlossen hatte, im Slip der Schwangeren an: das sog. **Zeichnen**. Auch ein **Blasensprung**, das Platzen der Fruchtblase mit schwallartiger Fruchtwasser-Entleerung, kann den Geburtsbeginn anzeigen. Die **Wehen**, heftige Kontraktionen der Uterusmuskulatur, werden häufiger und stärker. Der Bauch wird während der Wehen hart und die Frau spürt ziehende Schmerzen im Rücken, Unterbauch und/oder Becken. Durch die Wehen, das Gewicht des Kindes und durch hormonelle Vorgänge öffnet sich allmählich der Muttermund. Diese erste Geburtsphase heißt daher **Eröffnungsphase**.

Nun beginnt die **Austreibungsphase**. In dieser Phase entstehen **Presswehen**, sehr starke Uteruskontraktionen. Spätestens jetzt platzt die Fruchtblase. Die Frau kann durch aktives Pressen den Weheneffekt verstärken. Dadurch tritt das Kind aus dem Mutterleib aus. Es ist nun ein Neugeborenes und atmet erstmals selbst. Das Kind wird auf den Bauch der Mutter gelegt, damit der Körperkontakt nicht zu plötzlich abbricht.

Mit dem vollständigen Austritt des Kindes beginnt die **Nachgeburtsphase**. Das Kind wird abgenabelt: Die Nabelschnur wird abgeklemmt und durchgeschnitten. Das tut nicht weh, da die Nabelschnur keine Nerven enthält. Nun ist das Kind von der Mutter getrennt. Das andere Nabelschnurende führt zur Plazenta, die sich noch im Uterus befindet. Durch weitere Wehen löst sich die Nachgeburt (Plazenta und Eihäute) und wird „geboren". Nach der Geburt ist die Frau eine Wöchnerin. Das **Wochenbett** ist eine mehrwöchige Zeit, in der sich die schwangerschaftsbedingten Veränderungen des weiblichen Körpers zurückbilden.

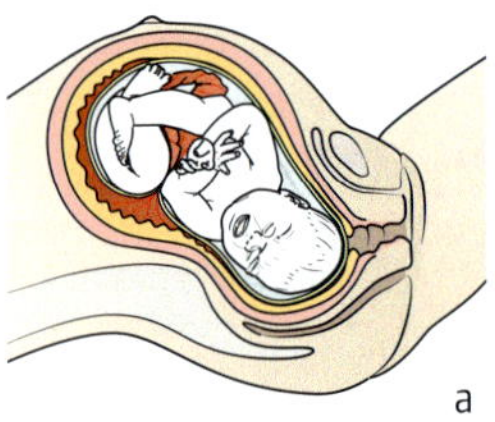

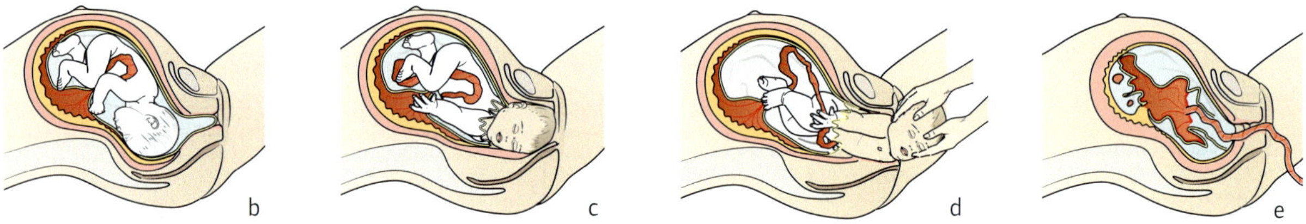

Abb. 1 Geburtsphasen: Beginn der Eröffnungsphase (a), Eröffnungsphase (b), Austreibungsphase (c), Kopf und Schultern werden geboren (d), Nachgeburtsphase (e)

Geburtsphase	Definition bzw. Vorgänge in dieser Phase	Dauer bei Erstgebärenden
Eröffnungsphase	vom Beginn der Wehen bis zur vollständigen Eröffnung des Muttermunds	ca. 9 h
Austreibungsphase	von der vollständigen Eröffnung des Muttermunds bis zum Austritt des Kindes	ca. 2–3 h
Nachgeburtsphase	vom Austritt des Kindes bis 2 h nach Austritt der Nachgeburt (enthält die Abnabelung)	gut 2 h

Hebammen und ärztliche Geburtshelfer bewerten den Gesundheitszustand des Neugeborenen nach dem **APGAR-Score**, den die Ärztin Virginia Apgar entwickelt hat:

Inspektion nach 1, 5 und 10 min	Schema	Befund für 2 Punkte	Befund für 1 Punkt	Befund für 0 Punkte
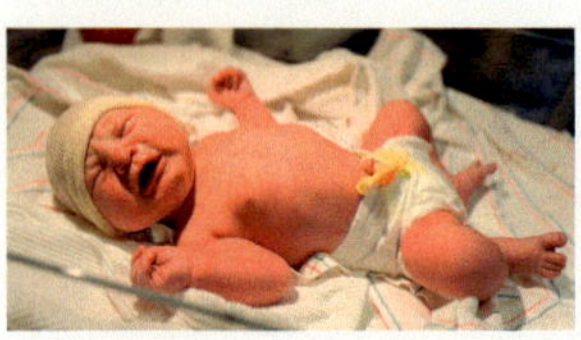	**A**tmung **P**uls/min **G**rundtonus **A**ussehen **R**eflexe	spontan/schreit >100 aktive Bewegung rosig schreit kräftig	flache Atmung <100 geringe Bewegung Extremitäten blau schreit	keine Atmung nicht wahrnehmbar keine Bewegung zyanotisch keine Reaktion

Bewertung: Mit 8–10 Punkten ist das Kind fit, bei 5–7 wird es überwacht, bei ≤4 muss es reanimiert werden.

6.5 Mutterschaftsvorsorge

Die Mutterschaftsvorsorge (MuVo) soll Risikoschwangerschaften und -geburten frühzeitig erkennen und vermeidbare Schäden von Mutter und Kind abwenden. Sie folgt den Richtlinien des GBA (Gemeinsamer Bundesausschuss der Ärzte und Krankenkassen).

www.g-ba.de/richtlinien/19

SSW	Inhalte der GKV-Mutterschaftsvorsorge (MuVo)
bis zur 11. SSW	1.MuVo: Anamnese, Anlegen des Mutterpasses, Blutentnahme zur Bestimmung von: Hämoglobin (Hb), Lues-Serologie (= Syphilis), 1. Antikörper-Suchtest, Röteln-Titer (wenn die Patientin nicht oder nur 1 x geimpft ist); Blutgruppe, Rhesusfaktor und evtl. HIV-Antikörper; Hepatitis-B-Antigen (HBs-Ag); Urintest auf Chlamydien; Gewicht, Größe, Blutdruck, Urinstatus, gynäkologische Untersuchung, kindliche Herzaktion, Beratung zu Jod- und Folsäureeinnahme, Grippe-, Covid- und Pertussisimpfung, Alkohol-, Medikamenten- und Nikotingefahren, zur **pränatalen Diagnostik**
8.–11. SSW	**1. Ultraschall-Untersuchung**
12.–16. SSW	2. MuVo: Grundprogramm – Anamnese, Beratung, gynäkologische Untersuchung, kindliche Herzaktion, Gewicht, Blutdruck, Urinstatus; bei erhöhtem Risiko einer Chromosomenstörung ggf. Amniozentese, d. h. Entnahme einiger Milliliter Fruchtwasser und Chromosomen-Untersuchung einer darin enthaltenen kindlichen Zelle
17.–21. SSW	3. MuVo: Grundprogramm
18.–21. SSW	**2. Ultraschalluntersuchung**
22.–26. SSW	4. MuVo: Grundprogramm
24.–27. SSW	Test auf **Gestationsdiabetes (Schwangerschaftsdiabetes)**: Angebot an jede Schwangere, bei der bisher kein Diabetes mellitus bekannt ist, einen vereinfachten oralen Glukosetoleranztest machen zu lassen: Blutzuckermessung 1 h nach dem Trinken einer Lösung mit 50 g Glukose; bei pathologischem Ergebnis wird ein OGTT, d. h. ein normaler oraler Glukosetoleranztest durchgeführt; Blutentnahme für 2. Antikörpersuchtest; Impfung gegen Tetanus, Diphtherie und Pertussis (Tdap); bei drohender Frühgeburt schon im 2. Trimenon
27.–32. SSW	5. MuVo: Grundprogramm; 1. Anti-D-Prophylaxe bei Risikokonstellation (Mutter Rh-, Testung der kindlichen Erythrozyten im mütterlichen Blut ergibt Rh+), Tdap-Impfung in jeder SS
28.–31. SSW	**3. Ultraschalluntersuchung**
33.–35. SSW	6. MuVo: Grundprogramm
36.–38. SSW	7. MuVo: Grundprogramm; Bestimmung der Kindslage (Scheitel- oder Steißlage) und Geburtsplanung
39. SSW	8. MuVo: Grundprogramm
nach der 40. SSW	bei Terminüberschreitung alle 2–3 Tage Untersuchung mit Grundprogramm und CTG; bei mehr als 13 Tagen Terminüberschreitung Klinikeinweisung und Geburtseinleitung
Geburt	bei Rh-negativer Frau Anti-D-Prophylaxe spätestens 72 h nach der Geburt, wenn das Kind Rh-positiv ist
1. Woche	1. Nachsorge-Untersuchung: Anamnese, Beratung, gynäkologische Untersuchung, Hb-Bestimmung
7.–8. Woche postpartal	2. Nachsorge-Untersuchung: Anamnese, Beratung, gynäkologische Untersuchung, Urinstatus, je nach Ergebnis der ersten **postpartalen** Hb-Bestimmung erneut Hb-Messung

Liegt der bei der ersten Mutterschaftsvorsorgeuntersuchung gemessene Hämoglobinwert unter 11,2 g/dL, erfolgen eine Anämiediagnostik und -therapie. Eisenmangel ist in der Schwangerschaft die häufigste Anämieursache und muss für die Gesundheit von Mutter und Kind konsequent behandelt werden. Bei positivem Chlamydientest erfolgt eine Antibiotikatherapie, ggf. auch für den Partner. Bei besonderen Risiken und Befunden sind weitere Maßnahmen durchzuführen, z. B. das **Cardiotokogramm (CTG)**, die gleichzeitige Aufzeichnung von Wehentätigkeit und kindlichen Herztönen. Auch Hebammenbetreuung, Geburtsvorbereitungs- und Rückbildungskurse sind GKV-Leistungen.

Glukosetoleranztest
→ LF 9, S. 461

6.6 Schwangerschaftsbeschwerden und -komplikationen

Die Schwangerschaft ist eine Zeit des Hoffens und Bangens – aber keine Krankheit. Die meisten Schwangerschaften verlaufen normal, enden mit der Geburt eines gesunden Kindes und sind im Ganzen positive Erfahrungen. Die Belastung des mütterlichen Organismus durch Entwicklung und Wachstum des Fetus kann aber auch zu Beschwerden, Erkrankungen und Komplikationen führen:

Problem	Ursachen bzw. Pathogenese	Prävention/Therapie
1. Schwangerschaftstypische Beschwerden		
Müdigkeit	Hormonumstellung zu Beginn und Kreislaufbelastung gegen Ende der Schwangerschaft	Anämie ausschließen bzw. behandeln, viel schlafen
Ödeme	Wirkung des Progesterons, das die Wasser- und Salzeinlagerung fördert	hypertensive Schwangerschaftserkrankung ausschließen, Salzzufuhr verringern
Sodbrennen	Säurerückfluss durch progesteronbedingte Lockerung des Speiseröhren-Schließmuskels	auslösende Speisen meiden, mit erhöhtem Oberkörper schlafen
Hypotonie	Gefäßerweiterung durch Progesteron	Anämie ausschließen, langes Stehen vermeiden, Gymnastik, Stützstrümpfe
2. Schwangerschaftstypische Probleme, Krankheiten und Komplikationen		
Anämie	der erhöhte Bedarf an Eisen, Folsäure und Vitamin B_{12} kann durch die Ernährung ggf. nicht gedeckt werden und es kommt zum Mangel; der erhöhte Wassergehalt des Körpers verdünnt das Blut und senkt den Hb	Nahrungsergänzungsmittel vor und während Schwangerschaft und Stillzeit
Varikose	Venenerweiterung durch Progesteron	Kompressionstherapie bzw. -strümpfe
Extrauteringravidität	Schwangerschaft, bei der die Einnistung außerhalb des Uterus, meistens in der Tube, stattfindet; die Tube kann durch das Wachstum des Embryos platzen, dabei kann es zu starken inneren Blutungen und zum Verbluten kommen	Ultraschall zur Bestimmung des Einnistungsortes, gynäkologische und sonografische Diagnostik bei Unterbauchschmerzen junger Frauen; chirurgische Therapie
Gestationsdiabetes	Diabetes mellitus, der erstmals in der Schwangerschaft auftritt und durch die Hormone ausgelöst wird; dieser führt oft zur Geburt eines übergewichtigen Kindes und zu weiteren Komplikationen bei Mutter und Kind	Früherkennung durch Glukosetoleranztest, konsequente Diät, Bewegung und ggf. Insulingabe
hypertensive Schwangerschaftserkrankung (früher sog. Gestose)	schwangerschaftsbedingte Erkrankungen, die mit Hypertonie einhergehen, von der einfachen Schwangerschaftshypertonie über Proteinurie, Ödeme und Krampfanfälle bis zum Nieren- bzw. Leberversagen reichen und vielfältige Komplikationen bis hin zum Tode von Mutter und Kind mit sich bringen können	regelmäßige MuVo zur Früherkennung, ggf. Antihypertensiva usw.; Diabetes und hypertensive Schwangerschaftserkrankung treten bei älteren Erstgebärenden, bei Übergewicht und bei Mehrlingsschwangerschaften gehäuft auf

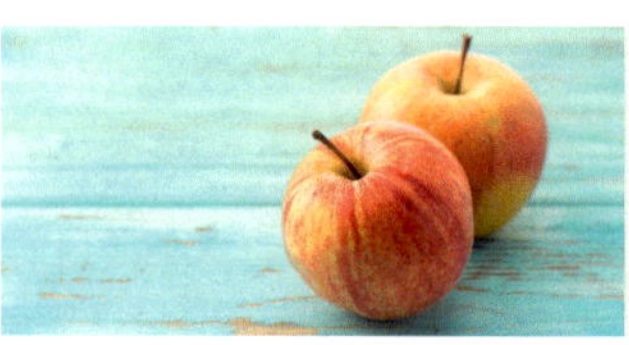

Für Zwei zu essen … heißt nicht, besonders viel, sondern sehr gesund zu essen. Für Schwangere gelten die normalen Ernährungsgrundsätze und der Hinweis, dass besonders auf ausreichende Folsäure-, Jod- und Eisenzufuhr zu achten ist.

6.7 Rhesus-Unverträglichkeit

Ist eine Schwangere Rhesus-negativ und der Kindsvater Rhesus-positiv, kann es zur Bildung mütterlicher Antikörper kommen. Ab der zweiten Schwangerschaft können diese Antikörper die Erythrozyten des Ungeborenen angreifen, eine Hämolyse bewirken und damit das Leben des Kindes gefährden. Das nennt man **Rhesus-Unverträglichkeit**. Zur Vorbeugung werden Blutgruppe und Rhesusfaktor der Schwangeren bestimmt. Ist die Frau Rhesus-negativ, erfolgt ein Bluttest, bei dem aus mütterlichem Blut kindliche Erythrozyten getestet werden. Ist das Kind Rhesus-positiv, erhält die Schwangere eine zweimalige Anti-D-Prophylaxe. Auch nach Fehlgeburten und Schwangerschaftsabbrüchen erhalten Rhesus-negative Frauen eine Anti-D-Prophylaxe. Hinweis: Ein neuer Test macht es möglich, aus Venenblut der Schwangeren kindliche Erythrozyten herauszufiltern und deren Rhesusfaktor zu bestimmen. Dies macht weniger Anti-D-Spritzen erforderlich.

Rhesus-Unverträglichkeit
→ LF 5, S. 226
Anti-D-Prophylaxe
→ LF 5, S. 226

6.8 Fehlgeburt (Abort)

Ein **Abort** ist das Ende einer Schwangerschaft, bevor das Kind außerhalb des Uterus lebensfähig ist. Eine Fehlgeburt tritt meistens ohne erkennbare Ursache auf; das ist dann ein **Spontanabort**. Die meisten Spontanaborte passieren in den ersten zwölf Schwangerschaftswochen und werden **Frühaborte** genannt. Häufig liegen schwere genetische Schäden vor, die die weitere Kindesentwicklung unmöglich machen. Der Embryo stirbt unbemerkt ab. Es kommt zur Blutung und damit zum Abort. Der Embryo ist beim Frühabort meistens nicht sichtbar.
Nach der zwölften Woche spricht man vom **Spätabort**. Spätaborte können geburtsähnlich ablaufen. Spätabort und Frühgeburt gehen zeitlich ineinander über. Lebt ein frühgeborenes Kind und wird intensivmedizinisch versorgt, kann es heute ab der 23. Schwangerschaftswoche evtl. überleben.

Bleibt bei einem Abort Gewebe des Embryos bzw. Fetus und/oder der Plazenta im Uterus, kann eine **Abrasio** (**Kürettage**; Ausschabung) helfen, der Frau eine längere Blutungsphase zu ersparen. Dabei werden in einer Kurznarkose die oberste Endometriumschicht und ggf. das fetale bzw. plazentare Gewebe entfernt.

Fehlgeburten lösen bei der betroffenen Frau bzw. dem Paar oft schwere Trauer aus, die im sozialen Umfeld nicht unbedingt verstanden wird. Viele versuchen, sich mit einer neuen Schwangerschaft zu „trösten". Feten dürfen nicht (wie Frühgeborene) bestattet werden. Einige Selbsthilfe-Initiativen setzen sich für die Bestattung der Feten und für die Trauerarbeit „verwaister Eltern" nach einer Fehl-, Früh- oder Totgeburt und nach einem Kindstod ein.

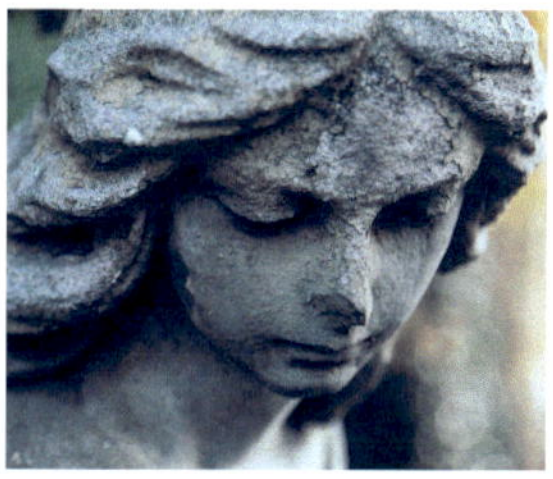

Forum für Eltern nach Fehl-, Früh-, Totgeburt oder Tod eines Kindes:
www.initiative-regenbogen.de

Erinnerungsfotos für Eltern, denen der Tod eines neugeborenen Kindes unausweichlich bevorsteht oder die bereits ein totes Kind zur Welt bringen müssen:
www.dein-sternenkind.eu

6.9 Schwangerschaftsabbruch

Ein Schwangerschaftsabbruch (eine **Abruptio**) ist ein künstlich herbeigeführter Abort. Er kann medikamentös und/oder operativ durchgeführt werden. Bestimmte Medikamente können zum spontanen Abgang des Ungeborenen führen. Ohne Arzneimittel oder bei unvollständigem Abgang wird der Embryo bzw. Fetus durch den leicht aufgedehnten Muttermund abgesaugt oder mit einer Kürette (einem löffelähnlichen Instrument) aus dem Uterus entfernt. Je nach Größe wird das Ungeborene im Ganzen oder in Teilen entfernt. Wie bei jeder Ausschabung bekommt die Schwangere eine Narkose. Die Abruptio ist in Deutschland illegal. Nach § 218 des Strafgesetzbuches bleibt sie für den durchführenden Arzt straffrei, wenn die Schwangere eine Konfliktberatung mindestens drei Tage vor dem Eingriff nachweisen kann. Verschiedene Einrichtungen bieten Beratungen bei Schwangerschaftskonflikten an. Voraussetzung für die Straffreiheit ist auch, dass höchstens zwölf Wochen seit der Konzeption vergangen sind. Spätere Abbrüche sind in Ausnahmefällen straffrei, wenn das Leben bzw. die körperliche oder seelische Gesundheit der Schwangeren gefährdet ist. Dazu gehört laut Gesetz auch eine zu erwartende kindliche Fehlbildung.

Informationen zum Schwangerschaftskonfliktgesetz beim Bundesministerium für Familie, Senioren, Frauen und Jugend:
www.bmfsfj.de

Beratungen in Schwangerschaftskonflikten führen u. a. durch:
www.profemina.de
www.profamilia.de

6.10 Frühgeburt

Definition: Geburt vor Ende der 37. Schwangerschaftswoche

Risikofaktoren: Mehrlingsschwangerschaft, Infektionen, Alter der Schwangeren unter 18 oder über 35 Jahren, Stress und Nikotin sind wichtige Risikofaktoren.

Symptome/Diagnostik: Es kommt vorzeitig zu Wehen und/oder zum Blasensprung und damit zur Geburt. Bestimmte CTG-Befunde, eine Verkürzung der Cervix uteri und Infektionssymptome können auf eine drohende Frühgeburt hinweisen.

Selbsthilfegruppe für Eltern frühgeborener Kinder: www.fruehgeborene.de

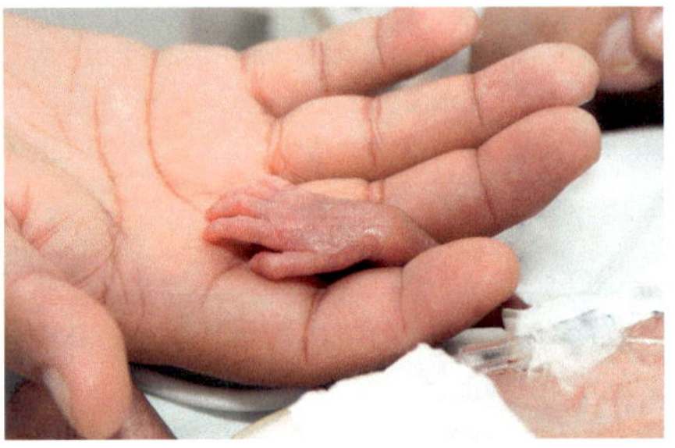

Abb. 1 Frühgeborene Kinder werden in Spezialabteilungen behandelt.

Therapie: Gegebenenfalls können wehenhemmende Medikamente, Bettruhe bzw. die gezielte Infektionstherapie die Geburt hinauszögern. Die Lungenreifung des Kindes kann medikamentös gefördert werden.

Prävention: siehe Risikofaktoren; regelmäßige Mutterschaftsvorsorge

Besonderheiten: Bei Gefahr für Mutter und Kind, z. B. bei schwerer hypertensiver Schwangerschaftserkrankung, muss die Geburt ggf. verfrüht stattfinden bzw. sogar eine **Sectio** vor der 37. Woche durchgeführt werden. Gynäkologen und auf Neugeborene spezialisierte Kinderärzte arbeiten dabei eng zusammen.

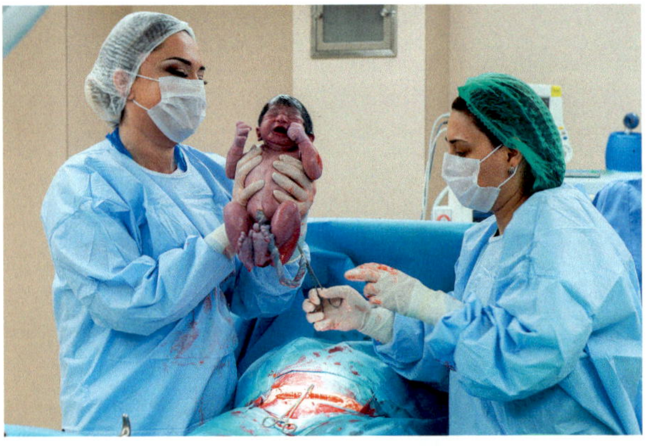

Abb. 2 Sectio

6.11 Kaiserschnitt (Sectio)

Definition: Unter einer Sectio (Schnittentbindung) versteht man die chirurgische Eröffnung des Uterus, mit der die Schwangerschaft bzw. die Geburt beendet wird.

Häufigkeit: In Deutschland finden ca. 30 % aller Geburten als Sectio statt.

Indikationen: Gefahr für Mutter und/oder Kind während der Schwangerschaft oder der Geburt. Je nach Indikation findet die Sectio geplant statt (z. B. bei erhöhtem mütterlichem oder kindlichem Geburtsrisiko) oder notfallmäßig (z. B. bei Stillstand der vaginalen Geburt oder bei Sauerstoffmangel des Kindes). Bei Gestationsdiabetes kommt jedes 2. Kind per Sectio zur Welt.

Risiken: Bei der Mutter Narkosekomplikationen, Verletzungen benachbarter Organe, Verwachsungen im Bauchraum. Die Uterusverletzung durch die Sectio erhöht die Wahrscheinlichkeit, dass auch die nächste Entbindung eine Sectio wird. Beim Kind kommt es nach einer Sectio eher als nach vaginaler Geburt zu Anpassungsstörungen an das plötzlich beginnende **extrauterine** Leben, z. B. zu Atemproblemen.

Geschichte/Besonderheiten: Der Begriff Kaiserschnitt (Sectio caesarea) geht auf das lateinische Wort caedere = schneiden zurück. Bis zum 20. Jahrhundert führte man Kaiserschnitte nur durch, wenn ohne diese Maßnahme das Leben von Mutter und Kind in Gefahr waren. So versuchte man wenigstens das Kind zu retten; oft überlebte die Mutter die Operation nicht. Heute erscheint vielen Frauen die „Wunsch-Sectio", also ein selbst gewählter Kaiserschnitt, attraktiv, weil sie schmerzfrei erscheint. Dabei wird die Rekonvaleszenz falsch eingeschätzt. Die Erholung der Wöchnerin verläuft nach vaginaler, d. h. normaler Geburt im Allgemeinen rascher. Geburtshelfer raten gesunden Frauen mit normalen Einlings-Schwangerschaften in der Regel zur vaginalen Geburt. Die Sectio schadet dem Beckenboden weniger als die vaginale Geburt. Durch Sectio entbundene Kinder haben ein erhöhtes Diabetes- und Adipositasrisiko.

6.12 Embryopathie und Fetopathie

Definition: Erkrankungen durch **pränatale** (vorgeburtliche) Schädigungen. Störungen der Embryogenese führen zur **Embryopathie** und Schädigungen während der Fetogenese zur **Fetopathie**. Andauernde Schädigungen stören beide Entwicklungsphasen.

Ursachen/Pathogenese: Die häufigste pränatale Schädigung ist mütterlicher Alkoholkonsum, der zur **Fetalen Alkoholspektrum-Störung (FASD)** führt. Eine Rötelnerkrankung kann den Embryo tiefgreifend schädigen, d. h. zur **Rötelnembryopathie** führen. Viele weitere Infektionskrankheiten, z. B. Varizellen, Ringelröteln, Zytomegalie und Toxoplasmose, können Embryo- und Fetopathien hervorrufen. Auch einige Medikamente können Fehlbildungen verursachen.

Symptome: Die Fetale Alkoholspektrum-Störung führt zu typisch veränderten Gesichtszügen, Wachstums- und Entwicklungsrückstand, Intelligenzminderung sowie Lern- und Verhaltensstörungen. Betroffene haben ein erhöhtes Risiko, selbst alkoholkrank zu werden. Da Alkoholkranke zu 99 % rauchen, erleidet das Neugeborene einen schweren Alkohol- und Nikotinentzug. Die Rötelnembryopathie ruft Herzfehler, Blindheit, Taubheit und andere schwere Behinderungen hervor.

Therapie: Versuch, die Störungen durch vielfältige Förderung zu bessern

Prävention: Völliger Alkoholverzicht in der Schwangerschaft. Es gibt keine sichere Alkoholmenge. Jedes einzelne Gramm schadet, da der kindliche Organismus Alkohol sehr langsam abbaut. Alkohol wirkt daher viel stärker und länger auf den Embryo bzw. Fetus ein. Impfung aller Kinder gegen Röteln und Varizellen, damit Schwangere immun sind bzw. nicht durch Ungeimpfte infiziert werden. Medikamenteneinnahme in der Schwangerschaft nur nach Rücksprache mit dem Arzt.

Der Konsum von Cannabis (z. B. als Haschisch oder Marihuana) in der Schwangerschaft erhöht das Risiko neurologischer und psychischer Probleme des Kindes. Cannabis ist keineswegs harmloser als Alkohol oder Nikotin.

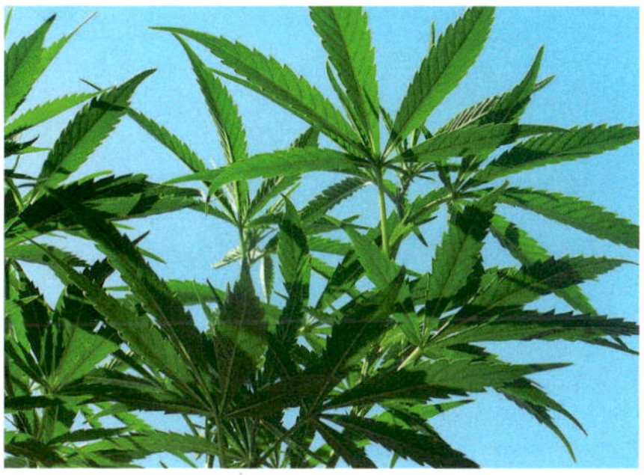

Abb. 1 Cannabis-Pflanze

Informationsportal des FASD Deutschland e. V.:
www.fasd-deutschland.de

Informationen zu Medikamenten in der Schwangerschaft:
www.reprotox.de
www.embryotox.de

6.13 Down-Syndrom

Definition: Das **Down-Syndrom (Morbus Down)** ist die häufigste genetisch bedingte Erkrankung. Es entsteht meistens durch ein dreifach statt zweifach vorhandenes Chromosom 21. Daher wird es auch **Trisomie 21** genannt (lat. tri = drei).

Häufigkeit und Pathogenese: Das Down-Syndrom-Risiko steigt u. a. mit dem Alter der Mutter; bei 20-Jährigen beträgt es ca. 1:1000, bei 40-Jährigen ca. 1:100 und bei 45-Jährigen ca. 1:10. Das zusätzliche Genmaterial stört die Embryogenese und bewirkt Fehlbildungen.

Symptome, Therapie und Prognose: Das Down-Syndrom geht mit typischen Gesichtszügen und einer Entwicklungsstörung einher. Herzfehler kommen bei ca. 50 % vor, auch andere Fehlbildungen treten gehäuft auf. Die Chromosomenstörung selbst ist nicht therapierbar. Bei guter Förderung und Therapie v. a. der Herzfehler können Betroffene ein (fast) selbstständiges Leben führen und um die 60 Jahre alt werden. Es gibt Menschen mit Down-Syndrom, die ein Studium abgeschlossen haben.

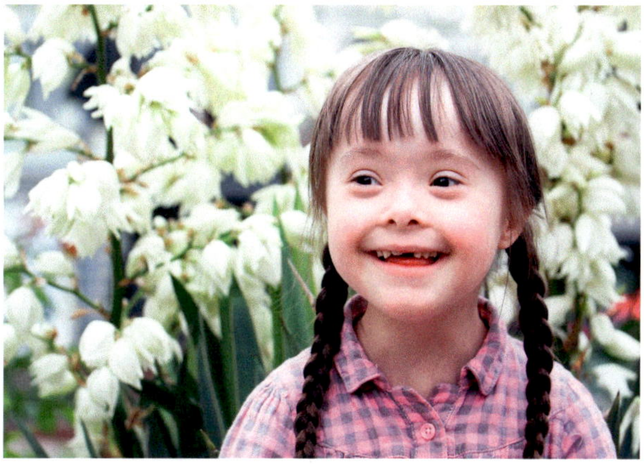

Abb. 2 Die Schrägstellung der Lidachsen sowie die weit auseinanderstehenden Augen sind typische äußere Merkmale bei Menschen mit Trisomie 21.

Diagnostik: Besonders ältere Paare bzw. Frauen entscheiden sich für eine **pränatale** (vorgeburtliche) **Diagnostik**, da das Risiko für eine Trisomie mit dem mütterlichen Alter steigt. Mit 35 Jahren beträgt das Risiko für das Down-Syndrom ca. 1:200. Genauso hoch ist das Risiko für eine Fehlgeburt nach Amniozentese. Die **Amniozentese** ist eine Fruchtwasserentnahme mit einer Spritze durch die Bauchdecke der Schwangeren. Neuerdings kann jede Schwangere einen nicht invasiven Pränataltest **(NIPT)** auf Trisomie 13, 18 und 21 ab der 10. SSW bekommen. Das ist ein Bluttest, der kindliche Erythrozyten im mütterlichen Blut untersucht, und den die Kassen bezahlen. Nur wenige Paare entscheiden sich bei einem Trisomienachweis für das Kind. Es ist bisher nicht möglich, nur auf Trisomie 13 und 18 zu testen. Es gibt falsch positive NIPTs, die zu unnötigen Amniozentesen und erhöhtem Fehlgeburtsrisiko führen. Auch ein Kind ohne Trisomie-Nachweis ist nicht unbedingt gesund.

→ Terminologie: Schwangerschaft und Geburt

Abort	Fehlgeburt; Schwangerschaftsende, bevor das Ungeborene extrauterin lebensfähig ist
Abrasio (Kürettage)	Ausschabung; Entfernung von Gewebe aus dem Uterus
Abruptio	Schwangerschaftsabbruch; ugs. Abtreibung
Amenorrhö	Ausbleiben der Regelblutung
Amniozentese	Entnahme einer Fruchtwasserprobe zur Chromosomenzählung
APGAR-Score	Bewertungsschema für Neugeborene; ein Score ist ein Punkteschema z. B. zur Risikobewertung
Beta-HCG	Schwangerschaftshormon, das die Plazenta bildet
Cardiotokogramm (CTG)	Aufzeichnung der Wehentätigkeit und der kindlichen Herztöne
Down-Syndrom (Trisomie 21)	typische Symptomkombination bei Menschen, die ein Chromosom 21 zu viel haben
Embryo	ungeborenes Kind bis zur 12. Schwangerschaftswoche
Embryogenese	Entwicklung des Embryos bzw. aller Organe (1. Trimenon)
Embryopathie	Krankheit aufgrund einer Schädigung des Embryos bzw. der Embryogenese
Ersttrimester-Screening	Untersuchung zur Wahrscheinlichkeit einer abweichenden Chromosomenzahl (z. B. Down-Syndrom) durch Blutentnahme und eingehende Ultraschalluntersuchung in der 11.–14. SSW
extrauterin	außerhalb der Gebärmutter
Extrauteringravidität	Einnistung des Embryos außerhalb des Uterus, z. B. Tubargravidität (Eileiterschwangerschaft)
Fetale Alkoholspektrum-Störung (FASD)	typische Symptomkombination durch fetale Schädigung bei mütterlichem Alkoholkonsum in der Schwangerschaft
Fetogenese	Entwicklung des Fetus (2. und 3. Trimenon)
Fetopathie	Krankheit durch Schädigung des Fetus bzw. der Fetogenese
Fetus	ungeborenes Kind ab der 13. Schwangerschaftswoche

Geburtsphasen	Eröffnungs-, Austreibungs- und Nachgeburtsphase
Gestation (Gravidität)	Schwangerschaft; Zeit von der Konzeption bis zur Entbindung
Gestationsdiabetes	Diabetes mellitus, der in der Schwangerschaft erstmals auftritt
Hyperemesis gravidarum	verstärktes bzw. unstillbares Schwangerschaftserbrechen
Konzeption	Empfängnis; Befruchtung der Eizelle
Naegele-Regel	Rechenformel zur Bestimmung des voraussichtlichen Geburtstermins: 1. Tag der letzten Regel – 3 Monate + 7 Tage + 1 Jahr
NIDP	nicht invasiver Pränataltest
Partus	Geburt; Entbindung
Plazenta (Placenta)	Mutterkuchen (Schwangerschaftsorgan, das dem Stoffaustausch zwischen Mutter und Kind dient)
pränatal	vor der Geburt
pränatale Diagnostik	Untersuchungen des ungeborenen Kindes auf Fehlbildungen
postpartal	nach der Geburt
Rötelnembryopathie	schwere körperliche Fehlbildungen des Kindes durch eine Rötelnerkrankung der Mutter während der Embryogenese
Sectio caesarea (Kw. **Sectio**)	Schnittentbindung; Kaiserschnitt; Beendigung der Schwangerschaft bzw. Geburt durch chirurgische Eröffnung des Uterus
Spontanabort	Fehlgeburt ohne äußere Einwirkung
Trimenon (Trimester)	Dreimonatsabschnitt der Schwangerschaft; Schwangerschaftsdrittel
Zervix	Gebärmutterhals (Cervix uteri)
Zervixkanal	Verbindung zwischen Vagina und Uterus
Zyklus	Kurzwort für Menstruationszyklus

Aufgaben

1 Was versteht man unter der Konzeption und wo findet sie statt?
2 Wie lange dauert eine Schwangerschaft durchschnittlich
  a nach der letzten Regelblutung,
  b nach der Konzeption?
3 Welche Schwangerschaftszeichen gelten als sicher?
4 Wie wird ausgeprägtes Schwangerschaftserbrechen bezeichnet?
5 Welche Untersuchungen finden bei jedem Mutterschaftsvorsorgetermin statt?
6 Erklären Sie die Begriffe hypertensive Schwangerschaftserkrankung und Gestationsdiabetes.
7 Nennen Sie je zwei Ursachen für eine Embryopathie und eine Fetopathie.
8 Was ist der Unterschied zwischen einer Abrasio und einer Abruptio?
9 Was versteht man unter einem Spontanabort?
10 Erklären Sie zwei Möglichkeiten der pränatalen Diagnostik auf Down-Syndrom.
11 Welche Art der pränatalen Diagnostik würden Sie, wenn Sie jetzt schwanger wären, gerne nutzen? Begründen Sie Ihre Antwort.

7 Gynäkologische Diagnostik und Erkrankungen

7.1 Gynäkologische Diagnostik

7.1.1 Gynäkologische Untersuchung

Interaktive Übungen
→ S. 311, PagePlayer

Bei der gynäkologischen Untersuchung palpiert der Arzt das innere Genitale, d. h. den Uterus und die **Adnexe** (Ovar und Tube). Er tastet dabei mit zwei Händen Lage, Größe und Beschaffenheit des Uterus und der Portio ab und beurteilt sie (→ Abb. 1). Die gynäkologische Untersuchung kann durch eine Palpation des Bauches bzw. Unterbauches und eine **rektale** Tastuntersuchung ergänzt werden. Nach der Palpation erfolgt oft eine **Spekulum**-Untersuchung. Die **Spekula (Spiegel)** aus Metall gibt es in verschiedenen Größen. Sie werden hygienisch aufbereitet und vor der Verwendung angewärmt. Das Spekulum wird vorsichtig in die Vagina eingeführt und so geöffnet, dass der Blick auf die Portio frei wird. Üblicherweise werden zwei Einzel-Spekula verwendet. Die Assistenz hält das obere Spekulum. Einhand-Spekula können ohne Assistenz angewendet werden (→ Abb. 2). In Deutschland ist es üblich, die Untersuchung auf einem gynäkologischen Stuhl durchzuführen (→ Abb. 3). Bei Bedarf werden in der gynäkologischen Diagnostik die Sonografie und andere bildgebende Verfahren sowie die **Laparoskopie** eingesetzt. Die Sonografie erfolgt meistens mit einem vaginal eingeführten länglichen Schallkopf – außer bei jungen Mädchen und bei fortgeschrittener Schwangerschaft.

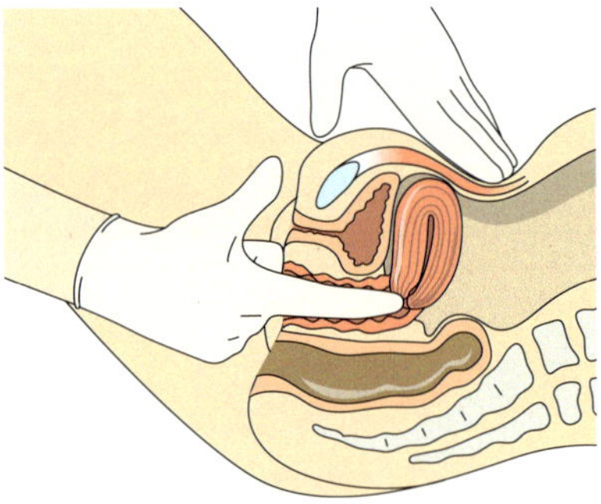

Abb. 1 Bimanuelle Palpation

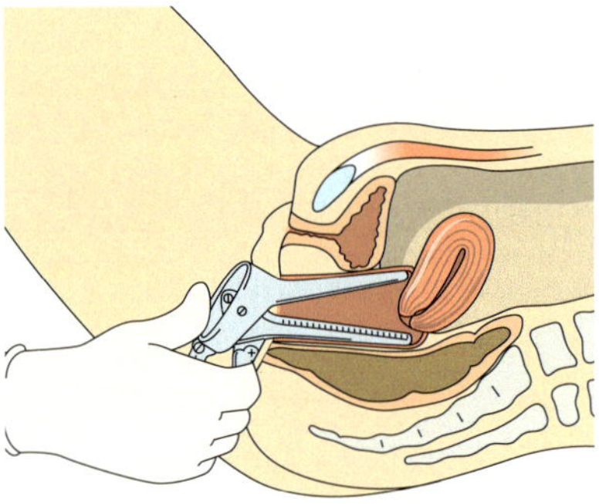

Abb. 2 Untersuchung mit einem Einhand-Spekulum

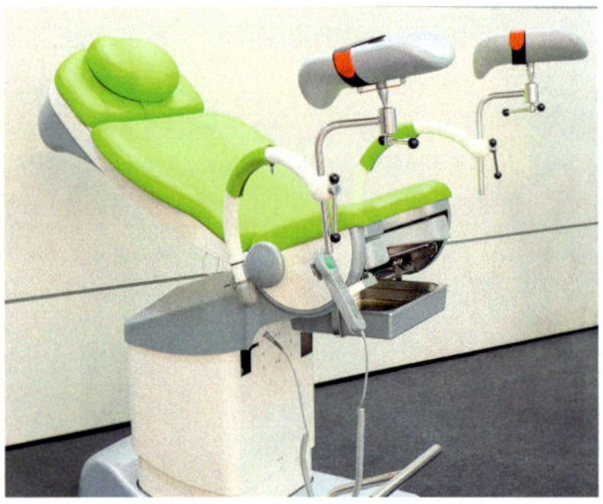

Abb. 3 Gynäkologischer Stuhl

7.1.2 Laparoskopie (Bauchhöhlenspiegelung)

Definition/Prinzip: Die Bauchhöhlenspiegelung (Laparoskopie) untersucht die Bauchhöhle mit dem Laparoskop, einem speziellen Endoskop. Das Instrument wird durch einen kleinen Bauchdeckenschnitt am Nabel eingeführt. Der Bauchraum wird für einen besseren Überblick mit Gas aufgeblasen und ausgeleuchtet.

Indikationen: Diagnostik und Therapie z. B. gynäkologischer Erkrankungen. Viele Operationen wie die Entnahme der Gallenblase oder der Appendix (des Wurmfortsatzes) sowie die Sterilisation der Frau durch Eileiterverschluss werden heute laparoskopisch durchgeführt.

Vorteil: Der Eingriff und damit die Verletzung ist viel kleiner als bei einer Operation mit großem Bauchdeckenschnitt. Die Patientin erholt sich relativ schnell.

Risiken: Verletzungen der Bauchorgane, Infektionen, Blutungen. Gegebenenfalls kann eine „große" Operation mit Öffnung der Bauchdecke nötig werden.

Besonderheit: Da für die Laparoskopie Luft in die Bauchhöhle eingebracht wird, entstehen nach der OP durch Reflexe vorübergehend Schulterschmerzen.

7.2 Zyklusstörungen

Zu den häufigsten Gründen, warum Patientinnen die ärztliche Praxis aufsuchen, gehören gynäkologische Erkrankungen und Störungen des Menstruationszyklus: „Nichts ist regelmäßiger als die Unregelmäßigkeit der Regel." Besonders häufig sind kurze oder lange Monatszyklen, Zyklen mit und ohne Eisprung, mit schwacher oder starker Blutung.

Störungen im Zusammenhang mit dem Menstruationszyklus und der Menstruation (Beispiele)

Symptom und Definition	Typische Ursachen und ggf. Therapie
Amenorrhö fehlende bzw. ausbleibende Menstruation	vor der Menarche und nach der Menopause normal; pathologisch bei Untergewicht, Leistungssport, Stress
Hypomenorrhö schwache Menstruation	Untergewicht; kann eine erwünschte Nebenwirkung der hormonellen Kontrazeption (Empfängnisverhütung mit der Pille) sein
Hypermenorrhö zu starke Menstruation mit normaler Dauer	**Myome** (gutartige Myometrium-Geschwülste), Endometriose, Blutgerinnungsstörungen, Antikoagulanzien, Bluthochdruck, Hormonstörungen, z. B. vor der Menopause
Menorrhagie verlängerte, > 7 Tage dauernde Menstruation	entzündliche Erkrankungen des Uterus, Tumoren, Blutgerinnungs- und Hormonstörungen
Dysmenorrhö schmerzhafte Menstruation, ggf. mit krampfartigen Schmerzen	anlagebedingt bei manchen Frauen ab der Pubertät, ggf. nur phasenweise; organisch bedingt bei Endometriose, Intrauterinpessar (IUP; sog. Spirale), Entzündungen
Endometriose: Endometriumzellen befinden sich außerhalb des Uterus (in der Bauchhöhle, am Ovar, an Blase oder Darm). Bei jeder Menstruation bluten die extrauterinen Zellen mit und führen zu Schmerzen. Diagnose: sonografisch und ggf. laparoskopisch. Therapie: chirurgisch-laparoskopisch und/oder mit Hormonen, z. B. durch Dauereinnahme der Pille, wodurch nicht oder nur selten Blutungen auftreten.	
Polymenorrhö zu häufige Menstruation	bei Jugendlichen, solange die Zyklen ohne Eisprung sind, bei Untergewicht, im Klimakterium
prämenstruelles Syndrom (PMS) an jedem Zyklusende wiederkehrende Beschwerden mit bis zur Menstruation dauernder depressiver Verstimmung, Wassereinlagerung, Brustspannen usw.	die Symptome beruhen auf einer psychosomatisch-hormonellen Fehlfunktion im Rahmen des prämenstruell (vor der Menstruation) hohen Progesteron- und niedrigen Östrogenspiegels; therapeutisch wirken Entspannung, Psychotherapie, Hormonpräparate, ggf. Antidepressiva

7.3 Klimakterium

Definition: Wechseljahre; Übergang von der fruchtbaren Lebensphase der Frau ins höhere Alter mit nachlassender Produktion von Sexualhormonen und Aufhören des Monatszyklus. Die Jahre vor und nach der Menopause sind das Klimakterium.
Symptome: Etwa ein Drittel der Frauen hat keine Beschwerden, ein Drittel erträgliche Symptome und ein Drittel benötigt eine Therapie. Typisch sind Hitzewallungen, Schwitzen, trockene Schleimhäute, Schlafstörungen, Gewichtszunahme am Bauch, Osteoporose und Depressionen.
Diagnostik: Anamnese; ggf. Hormonbestimmung (LH und FSH) im Blut
Therapie: Eine Hormontherapie bessert die Symptome. Allerdings steigert sie das Brustkrebsrisiko. Sie soll so kurz und niedrig dosiert wie möglich gegeben werden. Präparate, die nur Östrogen enthalten, erhöhen das Risiko für Gebärmutterkrebs. Sie dürfen nur Frauen verordnet werden, die keinen Uterus mehr haben. Die Hormontherapie wirkt der altersbedingten Osteoporose entgegen. Viel Bewegung, eine calcium- und vitaminreiche Ernährung sowie eine konstruktive Auseinandersetzung mit der neuen Lebensphase sind ebenfalls wichtig.

7.4 Infektionen der weiblichen Genitalorgane

sexuell übertragbare Krankheiten
→ LF 8, S. 378

Infektionen des weiblichen Genitales sind häufig, da das warm-feuchte Milieu Mikroorganismen gute Bedingungen bietet. Viele Infektionen werden nicht sexuell übertragen, sondern entstehen durch Selbstansteckung, z. B. mit Darmkeimen.

Symptom/Diagnose	Ursachen, Diagnostik und ggf. Therapie
Fluor vaginalis Scheidenausfluss **Vulvitis** Entzündung der Vulva **Kolpitis** (Vaginitis) Entzündung der Vagina	Physiologisch kommt es zu Fluor vaginalis während der Ovulation durch die Hormonwirkung; pathologische Ursachen für Fluor, Vulvitis und Kolpitis sind: 1. Schleimhautreizung bei übertriebener Hygiene, durch Kleidung usw. 2. nicht sexuell übertragene Krankheiten, v. a. Pilzinfektionen 3. sexuell übertragene Krankheiten, z. B. Gonorrhö
Endometritis Entzündung des Endometriums **Adnexitis** Entzündung der Adnexe (Tube und Ovar)	Infektionen durch Bakterien, auch sexuell übertragen, z. B. durch Chlamydien, Gonokokken, Streptokokken, Staphylokokken, Darmbakterien. Die Infektion wird nach Eingriffen wahrscheinlicher, z. B. nach Einlage bzw. Vorhandensein einer Spirale (IUP), nach einer Abrasio oder einer Geburt. Das früher häufige **Kindbettfieber** war eine bakterielle Endometritis mit nachfolgender tödlicher Sepsis (Blutvergiftung). Die Adnexitis kann zur Verklebung der Tuben und damit zur Unfruchtbarkeit der Frau führen. Gezielte Antibiotika-Therapie ist wichtig
Candida-Vulvovaginitis Scheidenpilz durch Candida	Der Hefepilz Candida besiedelt bei jedem Menschen Haut und Schleimhäute. Einige Risikofaktoren führen zur Vermehrung und zur Mykose mit Symptomen wie Juckreiz, Brennen und Fluor: Alter zwischen 25 und 35 Jahren, Diabetes, Cortison- oder Antibiotikatherapie, Veranlagung. Die Therapie erfolgt lokal oder systemisch.

7.5 Tumoren der weiblichen Genitalorgane

7.5.1 Benigne Tumoren der weiblichen Genitalorgane

Myome sind benigne (gutartige) Tumoren des Myometriums, die bei jeder zweiten bis dritten Frau ab 30 Jahren zu finden sind (→ Abb. 1). Sie entstehen unter Östrogeneinfluss und bilden sich im Klimakterium oft zurück. Sie können zu Dysmenorrhö und Hypermenorrhö führen und durch den erhöhten Blutverlust zur Eisenmangelanämie. Die Diagnose erfolgt durch Palpation und Sonografie. Bei starken Beschwerden können die Myome operativ entfernt werden, bei Kinderwunsch möglichst unter Erhaltung der Gebärmutter.

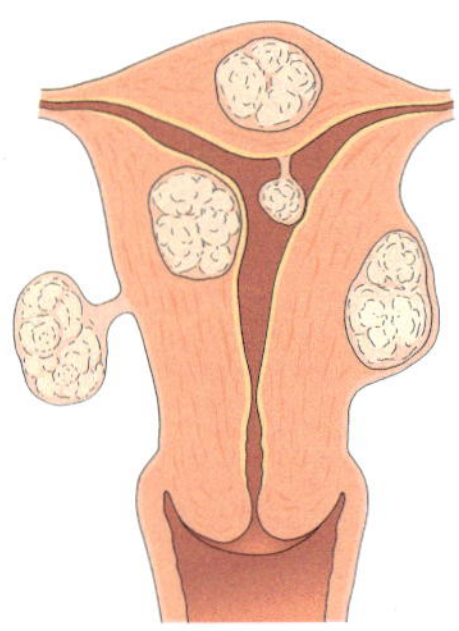

Abb. 1 Myome

7.5.2 Maligne Tumoren der weiblichen Genitalorgane

Zu den bösartigen Tumoren der weiblichen Genitalorgane zählen das **Ovarialkarzinom**, das **Korpuskarzinom** und das **Zervixkarzinom**.

Tumor, Definition	Ursachen (U), Symptome (S), Diagnostik (D), Therapie (T)
Ovarialkarzinom Eierstockkrebs; besonders bösartige Tumorart	**U:** Alter, Adipositas, Gene, Hormontherapie im Klimakterium **S:** Zunahme des Bauchumfangs, Bauchbeschwerden, Blutungen **D:** Sonografie, Laparoskopie, Gewebeuntersuchung, Bildgebung **T:** Entnahme von Uterus und Adnexen, Chemotherapie
Korpuskarzinom Karzinom des Endometriums; Gebärmutterkrebs	**U:** Langzeiteinnahme von Östrogen ohne Progesteron, Adipositas, Alter; erhöhtes Risiko bei Kinderlosigkeit **S:** typisches Spätsymptom ist Vaginalblutung nach der Menopause **D:** Abrasio und Gewebeuntersuchung durch den Pathologen **T:** Hysterektomie (Entnahme des Uterus), Bestrahlung

Definition: Das **Zervixkarzinom** ist der Gebärmutterhalskrebs, d. h. ein Karzinom der Zervix, der Portio und/oder des Muttermundes.
Ursachen/Pathogenese: Infektion mit HPV, dem Humanen Papillomvirus. Jede zweite Frau infiziert sich im Laufe ihres Lebens mit HPV. Das Ansteckungsrisiko steigt bei häufigem Partnerwechsel. Der Tumor entwickelt sich über mehrere Vorstufen zum aggressiven Karzinom. Rauchen vervielfacht die Wahrscheinlichkeit der Krebsentstehung bei HPV-Infektion.
Symptome: keine Frühsymptome; ggf. Blutungen; bei Metastasierung Allgemeinsymptome und Schwäche
Diagnostik: Früherkennung durch Zellabstrich von Zervixkanal und Portio. Der Zellabstrich wird nach spezieller Färbung in der Pathologie beurteilt. Dabei werden nach **Papanicolaou** (kurz **Pap** genannt) fünf Stadien unterschieden: von 1 (normal) bis 5 (Karzinom mit dringender OP-Indikation). Die Einteilung erfolgt auch als **zervikale intraepitheliale Neoplasie** (CIN, sprich: „Zin“) von CIN 1 bis 3. Sonografie und andere bildgebende Verfahren werden zum Staging (Erkennung der Ausbreitung) des Zervixkarzinoms eingesetzt.

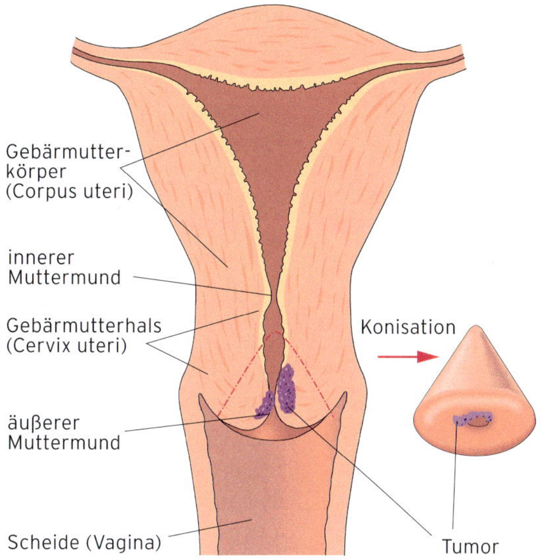

Abb. 1 Konisation

Therapie: Im verdächtigen bzw. frühen Stadium **Konisation** (chirurgische Entnahme eines keilförmigen Teils der Zervix; → Abb. 1). Sonst **Hysterektomie** (Entnahme des gesamten Uterus), ggf. mit Lymphknotenentnahme. Chemotherapie bzw. Bestrahlung bei ausgedehntem Krebs.
Prävention: HPV-Impfung für Mädchen und Jungen möglichst vor dem ersten Geschlechtsverkehr, kein häufiger Partnerwechsel. Jährliche Teilnahme an der gynäkologischen Früherkennungsuntersuchung, auch nach HPV-Impfung.

7.6 Erkrankungen der weiblichen Brust

7.6.1 Mastopathie

Definition: gutartige hormon- und zyklusabhängige Veränderungen im Mammagewebe
Häufigkeit: Etwa jede zweite Frau ist in der fruchtbaren Lebensphase zumindest zeitweise betroffen.
Pathogenese/Symptome: Ein Ungleichgewicht der Zyklushormone (viel Östrogen, wenig Progesteron) führt zu sog. fibrozystischen Veränderungen im Drüsengewebe. Symptome sind Verhärtungen, Schwellungen und ggf. Schmerzen in der zweiten Zyklushälfte. Am häufigsten ist der obere äußere **Quadrant** („Viertel“) der Mamma betroffen.

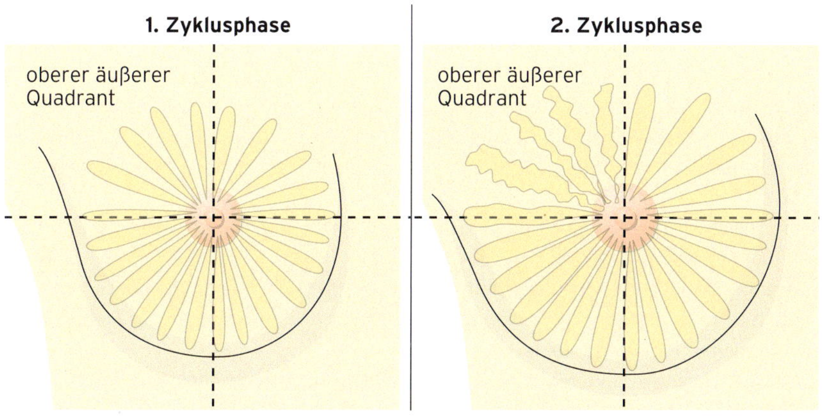

Abb. 2 Mastopathie: zyklusabhängige Veränderung des Brustdrüsengewebes

Komplikationen: Selten, aber familiär gehäuft kommt die atypische Mastopathie vor. Sie ist kontrollbedürftig, da sie mit einem erhöhten Brustkrebsrisiko verbunden ist.
Diagnostik: Tastuntersuchung, ggf. Sonografie/**Mammografie**, ggf. Biopsie
Therapie: bei starken Beschwerden ggf. Hormontherapie
Prävention: nicht möglich
Sonstiges: Da die Mastopathie tastbare Knötchen und Knoten erzeugt, sollte die Selbstuntersuchung der Brust um den 8. Zyklustag erfolgen, da dann das Gewebe weich und frei von hormonbedingten Verdichtungen ist.

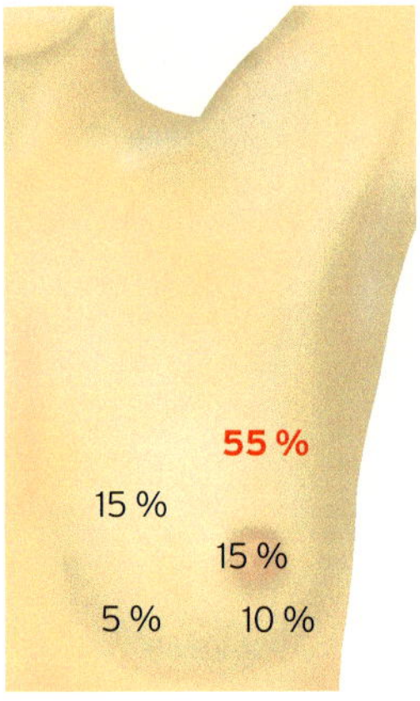

Abb. 1 Lokalisation des Mammakarzinoms mit Häufigkeitsverteilung

7.6.2 Mammakarzinom (Brustkrebs)

Definition: maligner Tumor der Brustdrüse, Brustkrebs
Häufigkeit: häufigster Krebs der Frau, an dem etwa jede 9. Frau erkrankt
Risikofaktoren: familiäre Häufung, Übergewicht, frühe Menarche und späte Menopause, späte Schwangerschaft, Kinderlosigkeit, sehr lange Pilleneinnahme, längere Hormontherapie im Klimakterium
Symptome: Verhärtung im Drüsengewebe, v. a. einseitige, derb-höckerige Knoten, auch Lymphknotenschwellungen z. B. axillär, Einziehungen und Hautveränderungen der Mamma-Oberfläche, Absonderungen aus der Brust außerhalb der Stillzeit. Am häufigsten liegt das Mammakarzinom im oberen äußeren Quadranten (→ Abb. 1). Vielfältige Spätsymptome kommen bei Metastasierung durch Leber-, Lungen-, Knochenmetastasen vor.
Komplikationen: Bei zu später Erkennung drohen Metastasierung und Tod.
Diagnostik: Regelmäßige Selbstuntersuchung. Auch die Palpation im Rahmen der gynäkologischen Krebsfrüherkennung einschließlich aller Lymphknotengebiete der Mammae ist sinnvoll. Abklärung verdächtiger Befunde durch Sonografie, Mammografie und ggf. Biopsie

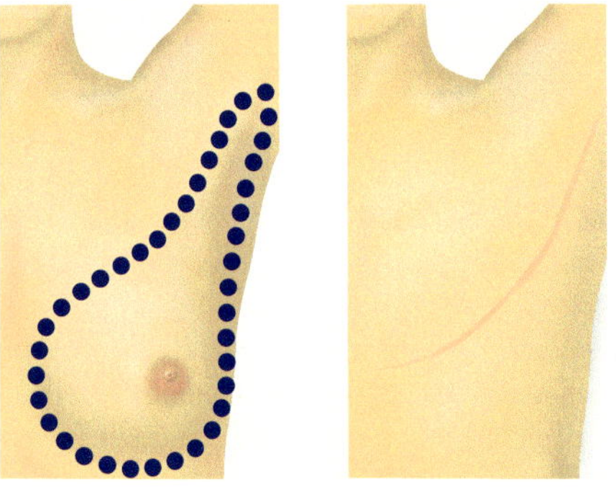

Abb. 2 OP-Planung für Erntfernung der linken Mamma und ihres Lymphsystems (links); Z. n. OP (rechts)

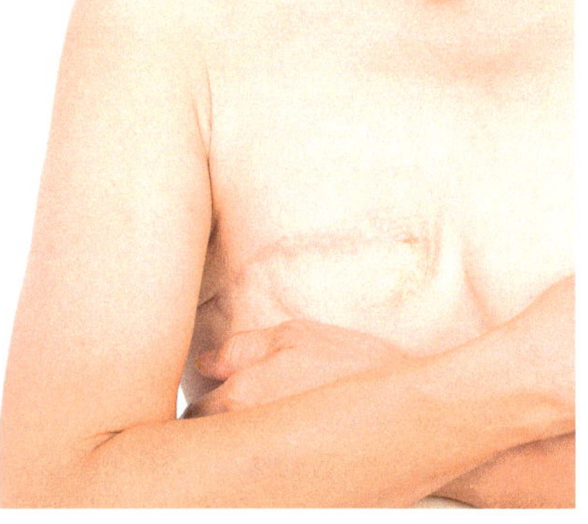

Abb. 3 Patientin nach Entfernung der rechten Brust

Therapie: Operation; Ziele sind die vollständige Entnahme des Tumors sowie der Erhalt der Brustdrüse, wenn Tumorart und -größe es erlauben. Je nach Tumorgröße werden auch Lymphknoten z. B. aus der Axilla (der Achsel) entfernt (→ Abb. 2). Bei entsprechenden Tumorstadien erfolgen eine Chemotherapie und/oder Bestrahlung. Befinden sich Östrogenrezeptoren auf der Oberfläche der Tumorzellen, wirkt die langfristige Einnahme sog. Antiöstrogene oder Aromatasehemmer erneutem Tumorwachstum entgegen.
Prognose: Die Fünf-Jahres-Überlebensrate beträgt fast 90 % und hängt von Größe, Art und Stadium des Tumors ab. Wichtig sind regelmäßige Nachsorge-Untersuchungen zur Erkennung eines Rezidivs (erneuten Tumorwachstums).
Prävention: Siehe Risikofaktoren und Diagnostik. Mammografie-Screening, d. h. die Röntgenuntersuchung der Mammae alle 2 Jahre bei Frauen zwischen 50 und 69 Jahren. Bei familiärer Brustkrebsbelastung engmaschigere Früherkennungsuntersuchungen.

Das Mammografie-Screening findet nur in speziellen Diagnostikzentren und durch geschultes Personal statt. Die Strahlenbelastung der Untersuchung ist gering. Die Gefahr einer Krebsentstehung durch die Röntgenstrahlung ist viel geringer als das Risiko eines unerkannten Mammakarzinoms bei Frauen ab 50 Jahren. Verdächtige Befunde werden zeitnah durch weitere Untersuchungen abgeklärt.

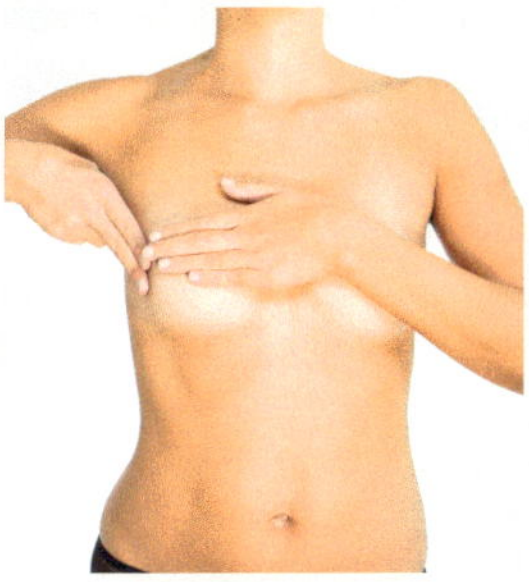

Selbstuntersuchung, z. B. am 7. Zyklustag

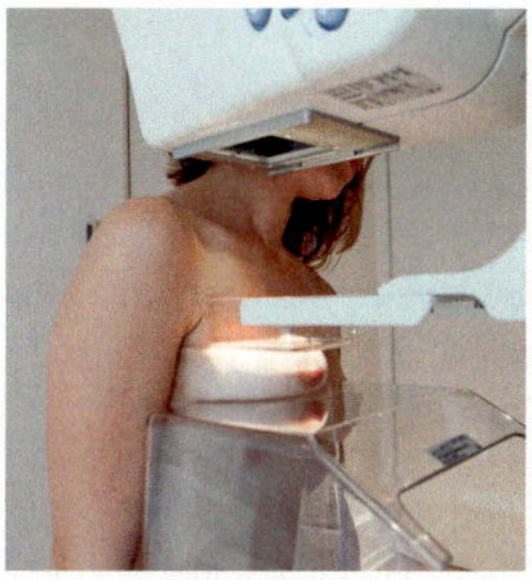

Mammografie

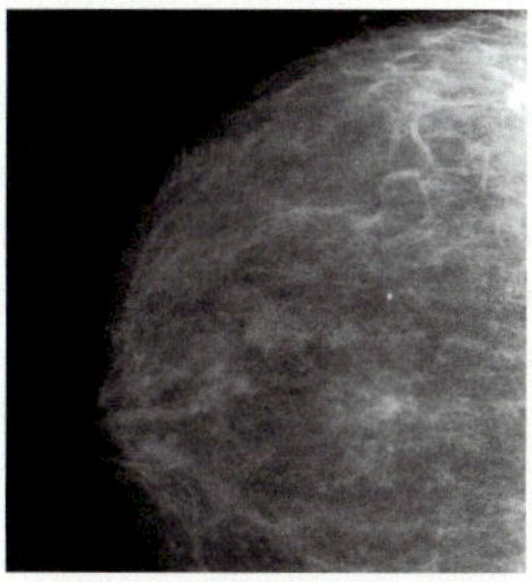

Normalbefund: gleichmäßig wirkendes Gewebe

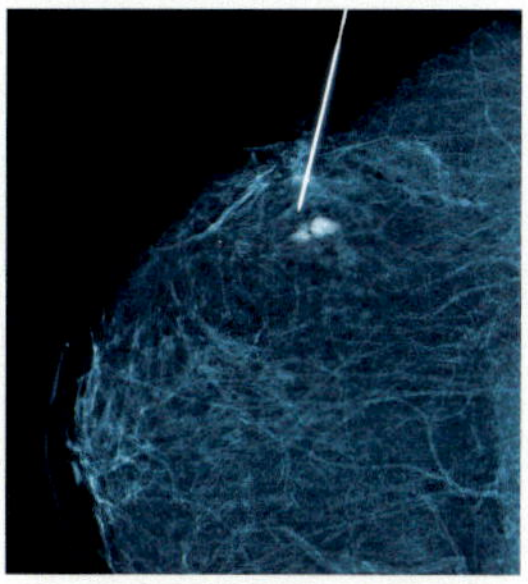

Mammakarzinom mit Verdichtung und Verkalkung (mit Biopsienadel)

Weitere Informationen zur Selbstuntersuchung und zu Brustkrebs finden Sie unter:
www.frauenaerzte-im-netz.de
www.krebsinformationsdienst.de
www.krebshilfe.de

Selbstuntersuchung der Brust

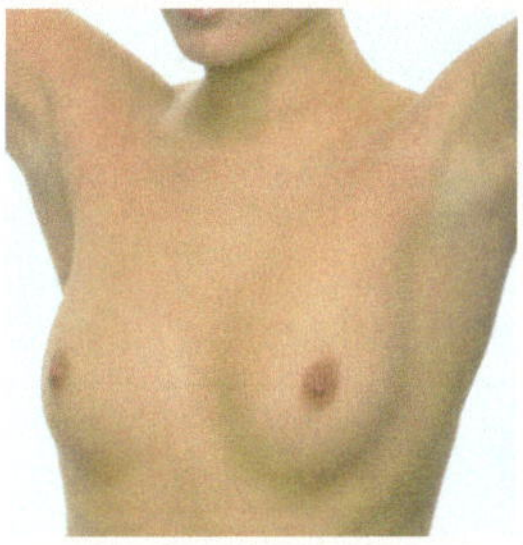

Heben Sie die Arme und betrachten Sie Ihre Brüste jeweils von beiden Seiten.

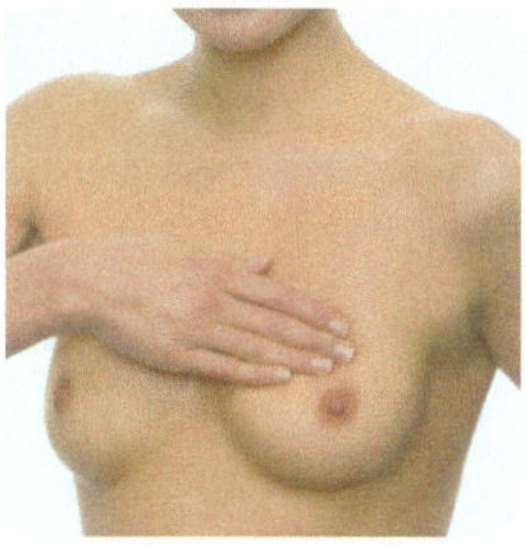

Tasten Sie dann – zunächst im Stehen – Ihre Brust mit den drei mittleren Fingern der flach aufliegenden Hand ab.

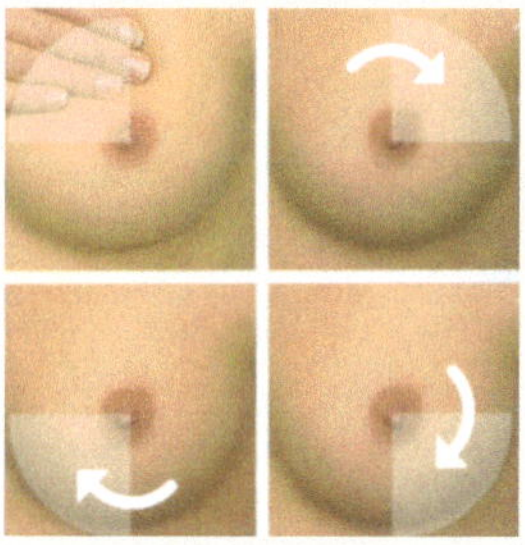

Beginnen Sie im oberen äußeren Viertel – dort ist das Gewebe im Allgemeinen dichter – und fahren Sie im Uhrzeigersinn fort.

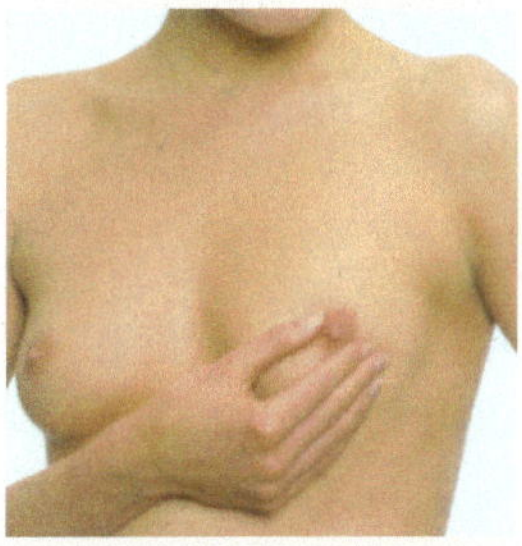

Drücken Sie jede Brustwarze einzeln zwischen Daumen und Zeigefinger und achten Sie auf austretende Flüssigkeit.

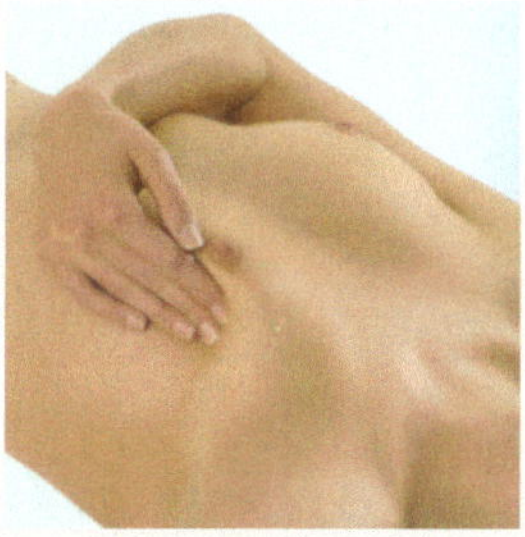

Anschließend wiederholen Sie das Abtasten im Liegen – wieder kreisförmig ein Viertel nach dem anderen.

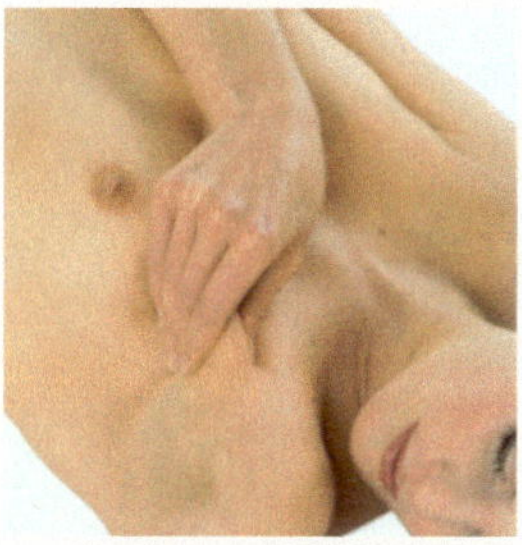

Suchen Sie mit den Fingern nach tastbaren Lymphknoten in den Achselhöhlen.

Auch Männer können an Brustkrebs erkranken. Jede Veränderung der Mamille bzw. der auch beim Mann darunter liegenden Brustdrüse sollte abgeklärt werden.

8 Kontrazeption (Schwangerschaftsverhütung)

Interaktive Übungen
→ S. 311, PagePlayer

Informationen zu Fruchtbarkeit, Sexualität und Verhütung:
www.bzga.de

Eigentlich bedeutet **Kontrazeption** Empfängnisverhütung. Doch nicht alle Methoden verhindern die Konzeption (Empfängnis). Deshalb spricht man auch von Schwangerschaftsverhütung oder einfach von Verhütung oder Familienplanung. Die Methoden teilt man ein in

- hilfsmittelfreie Methoden: **Coitus interruptus** und natürliche Verhütung,
- chemische Methoden: **Spermizide** als Zäpfchen, Cremes oder Gele,
- mechanische Methoden: Kondom, **Pessar** und z. T. **Intrauterinpessar (IUP)**,
- hormonelle Methoden: Hormonpräparate wie **Pille** und z. T. Intrauterinpessar,
- endgültige Methoden: **Sterilisation** von Mann und/oder Frau.

Die Wirksamkeit der Verhütungsmethoden gibt der **Pearl-Index** an. Er besagt, wie viele von 100 sexuell aktiven Frauen, die das Mittel ein Jahr lang anwenden, schwanger werden. „Die" Verhütungsmethode, die einfach anwendbar, sicher und kostengünstig ist, gibt es nicht. Jede Frau bzw. jedes Paar muss nach Lebenssituation, Gesundheitszustand usw. entscheiden, welche die beste Methode ist.

MERKE Die Pille ist mit ca. 55 % das am häufigsten verwendete Verhütungsmittel.

Methode	Pearl-Index	Besonderheiten
1. Verhütungsmethoden ohne Hilfsmittel		
keine oder unwirksame Maßnahme wie Scheidenspülung	30–85 je nach Alter	Es kommt zu ungeplanten, ggf. sehr zahlreichen Schwangerschaften.
Coitus interruptus Zurückziehen des Penis aus der Vagina vor dem Samenerguss	bis 40	Unsicher und für beide Partner unbefriedigend.
natürliche Methoden z. B. Messung der Aufwachtemperatur (Basaltemperatur), ggf. mithilfe eines Computers, ggf. mit Beurteilung des Zervixschleims 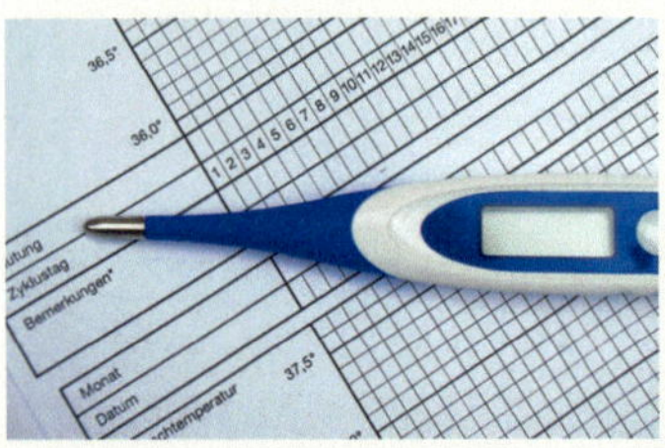	0,5 bis 30	Sicherheit je nach Erfahrung und Konsequenz des Paares. Ein regelmäßiger Zyklus ist von Vorteil. Die Libido (das sexuelle Interesse) der Frau ist in den Tagen um die Ovulation herum am größten. Dann sollte bei natürlichen Methoden aber kein Verkehr stattfinden. Daher ist ggf. die Kombination mit Kondomen o. Ä. sinnvoll. Kostengünstig und chemiefrei.
2. Chemische Methoden		
Spermizide in Form von Scheidenzäpfchen, -cremes, -gelen 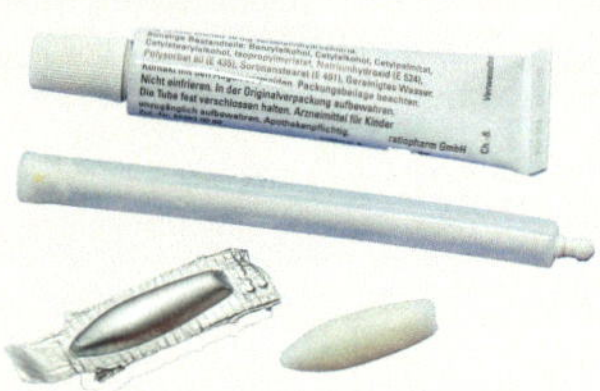	bis 30	Unsicher; Wartezeit (im Liegen) bis zum Eintritt der Wirkung; Schleimhautreizung; Spermizide können mit mechanischen Methoden (z. B. Kondom) kombiniert werden.

Methode	Pearl-Index	Besonderheiten
3. Mechanische Methoden bzw. Barrieremethoden		
Kondom (Präservativ) es sind Modelle für Mann und Frau erhältlich 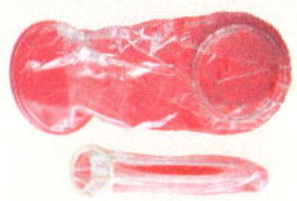	2–12 bei falscher Anwendung deutlich höher	Vorspiel wird unterbrochen, Empfindung beeinträchtigt, bei Latexallergie sind die meisten Produkte nicht geeignet; es gibt aber auch latexfreie Kondome. Kondome, auch für die Frau, schützen als einziges Verhütungsmittel auch vor sexuell übertragbaren Infektionen. Ausnahmen sind HP-Viren (HPV), die auch trotz Kondom übertragen werden.
Diaphragma das Diaphragma muss angepasst und das Einlegen geübt werden; Anwendung in Kombination mit Spermizidcreme 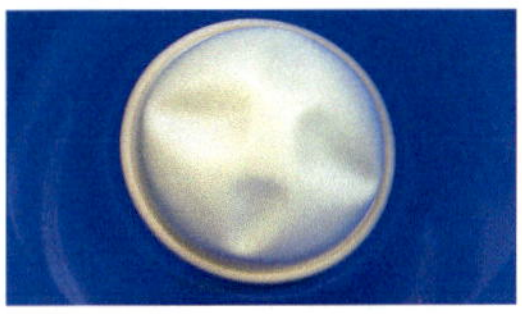	bis 20	Die Produkte müssen rechtzeitig vor dem Verkehr eingelegt und danach lange genug belassen werden, damit keine Spermien den Muttermund erreichen. Sie können stören und vereinigen die Nachteile mechanischer und chemischer Methoden. Sie sind aber ohne Mitarbeit des Mannes von der Frau alleine anwendbar. FemCap ist ein ähnliches Produkt, das aber über den Muttermund gesetzt und dort in die Vagina eingelegt bzw. eingespannt wird.
Intrauterinpessar (IUP); sog. **Spirale** wird in das Cavum uteri eingelegt und stört dort v. a. die Einnistung 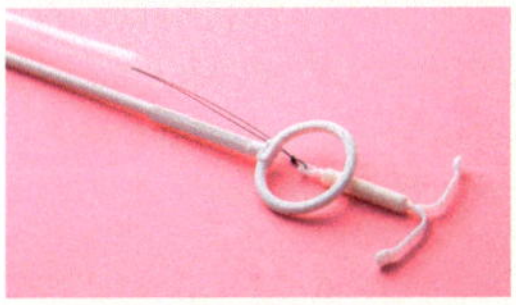	0,5–3 ohne Hormone 0,1 mit Hormonen	Schmerzhafte Eingriffe beim Einlegen und Ziehen; das IUP kann mehrere Jahre im Uterus bleiben. Die Lage muss regelmäßig sonografisch kontrolliert werden. Die Hemmung der Einnistung befruchteter Eizellen kann als frühe Abtreibung gesehen werden. Infektionen der Tuben kommen öfter vor und können zur Verklebung führen. Für Frauen, die keine Pille vertragen, ist ggf. das hormonfreie IUP geeignet. Intrauterinpessare gibt es in vielen Ausführungen, z. B. auch als Kette oder Kugel.
4. Hormonelle Kontrazeptiva		
Ovulationshemmer, orale Kontrazeptiva, Pille Unterbrechen den hormonellen Regelkreis, indem sie Östrogen und **Gestagen** zuführen, das verhindert die Ovulation; außerdem wird der Zervixschleim fester, d.h. für Spermien schwer durchdringbar. Die Gebärmutterschleimhaut verändert sich. So wird eine Einnistung unwahrscheinlich. Die die sog. **Minipille** enthält nur Gestagen, kein Östrogen; wirkt nicht unbedingt ovulationshemmend, verhindert u. a. die Einnistung 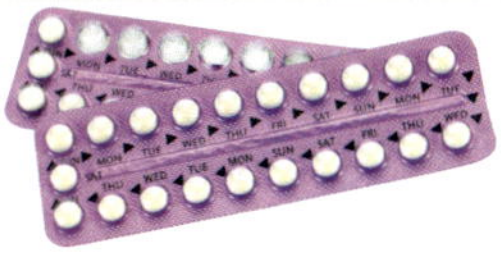	0,2–0,5 für Zwei-Phasen-Präparate 0,8–1,5 für reine Gestagene (Mini-Pille)	Selten treten ggf. tödliche Thrombosen, Thromboembolien und Schlaganfälle auf, v. a. bei Veranlagung, Frauen über 40 und Raucherinnen. Häufiger sind: Hypertonie, erhöhte Leberwerte, Migräne, Vaginalmykosen, leichte Gewichtszunahme und Depression. Die tägliche Einnahme, bei der Mini-Pille auch zur gleichen Tageszeit, ist wichtig für die Wirkung. Die Mini-Pille erzeugt Blutungsstörungen, ggf. eine Amenorrhö. Vorteile sind erwünschte Nebenwirkungen auf die Haut z. B. bei Akne oder ausgeprägter Körperbehaarung. **Vorsicht:** Wechselwirkungen mit Antibiotika usw.
Hormonring, z. B. NuvaRing®, GinoRing® **Hormonpflaster**, z. B. EVRA® 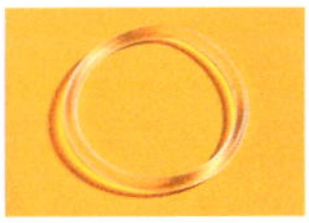	0,65	Wirkungen, Neben- und Wechselwirkungen siehe Pille, auch wenn die durch die Schleimhaut bzw. Haut aufgenommene Hormondosis etwas kleiner ist. Der Ring kann 3 Wochen in der Vagina bleiben, die drei Pflaster werden für je 1 Woche pro Zyklus auf die Haut geklebt; ggf. lokale Reizungen.

Methode	Pearl-Index	Besonderheiten
Dreimonatsspritze i.m.-Injektion eines Gestagenpräparats	0,5	Bei Nebenwirkungen wie Brustspannen, Übelkeit, Depression usw. ist kein rasches Absetzen möglich. Das gilt v. a. für das Verhütungsstäbchen, das ggf. lange nachwirkt. Es sollte nur bei Verträglichkeit der Dreimonatsspritze eingesetzt werden. Die richtige Lage des Implantats muss regelmäßig kontrolliert werden. Vorteil: Es ist keine regelmäßige Medikamenteneinnahme erforderlich. Die Dreimonatsspritze fördert Osteoporose.
Hormonimplantat z. B. das ca. 3 cm lange Verhütungsstäbchen Implanon NXT®, das subkutan am Oberarm eingesetzt wird	0,1	
postkoitale Kontrazeption „Pille danach"; sog. Notfallverhütung bis zu 5 Tage postkoital (nach dem Koitus = Geschlechtsverkehr)	je nach Einnahmezeitpunkt und Zyklusphase sehr verschieden, nach dem Eisprung in der Regel wirkungslos	PiDaNa® kann bis zu 3 Tage und ellaOne® bis zu 5 Tage nach ungeschütztem Verkehr eingenommen werden. Häufige Nebenwirkungen sind Schwindel, Übelkeit und Schmierblutungen. Beide Präparate haben keine anhaltende Wirkung. PiDaNA® ist nicht mehr rezeptpflichtig. Die „Pille danach" ist teuer.
„Spirale danach"	je nach Zeitpunkt der Einlage	Die Spirale hemmt die Einnistung der befruchteten Eizelle und muss mindestens bis zum Zyklusende liegen bleiben. Teurer als „Pille danach"; Vor- und Nachteile siehe IUP.
5. Chirurgische/endgültige Methoden: Sterilisation		
Sterilisation des Mannes Unterbindung der Samenleiter in der Leiste in Lokalanästhesie **Sterilisation der Frau** laparoskopische Unterbindung der Eileiter in Vollnarkose	bis 0,06	Der Eingriff ist endgültig und sollte nur durchgeführt werden, wenn keine Zweifel bestehen. Der Eingriff beim Mann hat viel geringere Risiken als der Bauchhöhleneingriff bei der Frau. Einige Wochen nach der OP beim Mann muss überprüft werden, ob die Samenflüssigkeit schon spermienfrei ist.

Die Sterilisation des Mannes führt zu einer samenzellfreien Samenflüssigkeit. Es ändert sich dadurch weder etwas an der Potenz (Erektionsfähigkeit) noch ist etwas an der Samenflüssigkeit spürbar.

9 Fertilitätsstörungen

Interaktive Übungen
→ S. 311, PagePlayer

Definition/Häufigkeit: Fertilitätsstörungen, d. h. eingeschränkte Fruchtbarkeit bzw. unerfüllter Kinderwunsch, betreffen etwa jedes sechste Paar. **Sterilität** (Unfruchtbarkeit) liegt vor, wenn innerhalb von 2 Jahren keine Schwangerschaft eintritt, obwohl ein Paar regelmäßig Geschlechtsverkehr hat und nicht verhütet.

Ursachen: In 45 % der Fälle liegt die Ursache bei der Frau. Die Gründe sind ein Alter über 35 Jahren und/oder Eileiterverklebung nach einer Adnexitis. In ca. 40 % der Fälle liegt die Ursache beim Mann: verminderte Spermienmenge und/oder -qualität. Das Problem kann auch bei beiden Partnern liegen oder ungeklärt sein. Rauchen und Übergewicht sind Risikofaktoren.

Therapie: Viele Praxen und Kliniken haben sich auf Kinderwunsch spezialisiert und bieten Diagnostik und Fruchtbarkeitsbehandlung an, z. B.

- **IVF** (**I**n-**v**itro-**F**ertilisation): Nach hormonell ausgelöster Mehrfachovulation werden der Frau Eizellen entnommen und in einem Laborgefäß mit Spermien des Mannes zusammengebracht. Bis zu drei der Embryonen werden der Frau nach einigen Tagen in den Uterus eingesetzt.
- **ICSI** (**i**ntrazytoplasmatische **S**permien**i**njektion): Bevorzugte Methode bei minderer Spermienqualität. Der hormonell vorbehandelten Frau werden Eizellen entnommen. Aus Sperma, Hoden oder Nebenhoden gewonnene Spermien werden einzeln ins Zytoplasma der Eizellen injiziert.

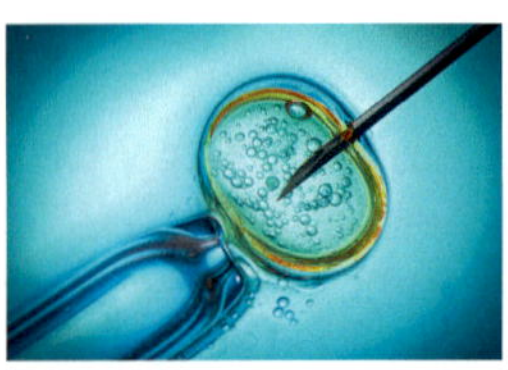
Abb. 1 ICSI (sprich „ixi"), intrazytoplasmatische Spermieninjektion

Bei IVF und ICSI liegt die Geburtenrate bei ca. 15–20 % pro Behandlungszyklus.

→ Terminologie: Gynäkologie

Adnexitis	Entzündung der Adnexe durch bakterielle Infektion
Candida	Hefepilz; Erreger von Haut- und Schleimhautmykosen
Endometritis	Entzündung des Endometriums durch bakterielle Infektion
Fluor vaginalis	Scheidenausfluss
Gestagen	künstlich hergestelltes progesteronähnliches Hormon
Hysterektomie	chirurgische Entnahme des Uterus
Intrauterinpessar (IUP)	Verhütungsmittel, das in das Cavum uteri eingelegt wird
Kolpitis (Vaginitis)	Scheidenentzündung
Konisation	chirurgische Entnahme eines Gewebekeils aus der Zervix
Kontrazeption	Empfängnis- bzw. Schwangerschaftsverhütung
Kontrazeptiva, orale	hormonelle Verhütungsmittel zur Einnahme; sog. Pille
Korpuskarzinom	Gebärmutterkrebs; Endometriumkarzinom
Laparoskopie	Bauchhöhlenspiegelung
Mammakarzinom	Brustkrebs
Mammografie	Untersuchung der Mamma mit sog. weichen Röntgenstrahlen
Mammografie-Screening	mammografische Reihenuntersuchung bei Frauen zwischen 50 und 69 Jahren zur Früherkennung des Mammakarzinoms
Mastopathie	zyklusabhängige Veränderungen des Mammagewebes
Myom	benigne Muskelgeschwulst des Myometriums
Ovarialkarzinom	Eierstockkrebs
Ovulationshemmer	Hormonpräparat, das den Eisprung verhindert (v. a. die Pille)
Pearl-Index	Maßzahl für die Wirksamkeit von Verhütungsmethoden
Spermizid	Samenzellen abtötendes Mittel
Sterilisation	bzgl. Verhütung: chirurgischer Eingriff zur Beendigung der Zeugungsfähigkeit (Unterbindung der Ei- bzw. Samenleiter)
Sterilität	bzgl. Kinderwunsch: Unfruchtbarkeit
Vulvitis	Entzündung der Vulva
Zervixkarzinom	Gebärmutterhalskrebs

Aufgaben

1 Wie kann eine Frau ihr Zervixkarzinom-Risiko vermindern?
2 Welche Risiken geht eine Frau bei der laparoskopischen Sterilisation ein?
3 Erklären Sie den Begriff Konisation.
4 Was ist die häufigste Ursache des unerfüllten Kinderwunsches in Deutschland?

10 Genitalorgane des Mannes

Interaktive Übungen
→ S. 311, PagePlayer

Die äußeren und inneren Genitalorgane des Mannes (→ Abb. 1, S. 314) erfüllen verschiedene Teilaufgaben bei der Fortpflanzung und der Sexualität.

Die Hoden **(Testes)** sind sowohl Keimdrüsen als auch endokrine Drüsen. Sie bilden die Samenzellen **(Spermien)** und das männliche Sexualhormon **Testosteron**. Die Spermien werden in den Nebenhoden (Ez. **Epididymis**) gelagert und gelangen über die Samenleiter in die Urethra. Erst bei der **Ejakulation** (dem Samenerguss) entsteht das **Sperma**, die Samenflüssigkeit. Es besteht nur zu einem kleinen Teil aus Spermien. Die Hauptanteile sind das fruchtzuckerreiche Sekret der Bläschendrüsen (65 %) und das alkalische Sekret der **Prostata** (Vorsteherdrüse; 30 %). Die **Cowper-Drüsen** geben wenige Tropfen dickflüssiges, klares Sekret ab, den sog. Lusttropfen. Er bereitet die Urethra vor der Ejakulation für die Spermien vor, indem es Säuren neutralisiert.

Die **Urethra** heißt beim Mann **Harn-Samen-Röhre**, da Urin und Samenflüssigkeit hindurchströmen. Miktion und Ejakulation finden aufgrund der automatischen Steuerung jedoch nie gleichzeitig statt.

Die äußeren Genitalorgane des Mannes (→ Abb. 1) sind der Penis mit Wurzel, Schaft und Eichel (**Glans** bzw. **Glans penis**) sowie das **Skrotum** (der Hodensack). Das **Preputium**, die Vorhaut, umgibt die Glans. Dorsal des Skrotums befinden sich analog zur Frau der Damm und der Anus (After; Darmausgang).

Die Hoden (→ Abb. 2) entwickeln sich während der Embryogenese in der Nierengegend. Sie verlagern sich im Laufe der Fetalzeit in den Hodensack, d. h. sie „wandern" bis zur Geburt ins Skrotum.

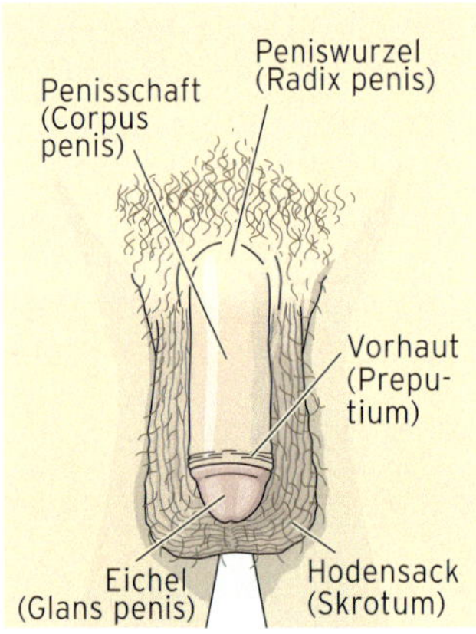

Abb. 1 Äußere Genitalorgane des Mannes

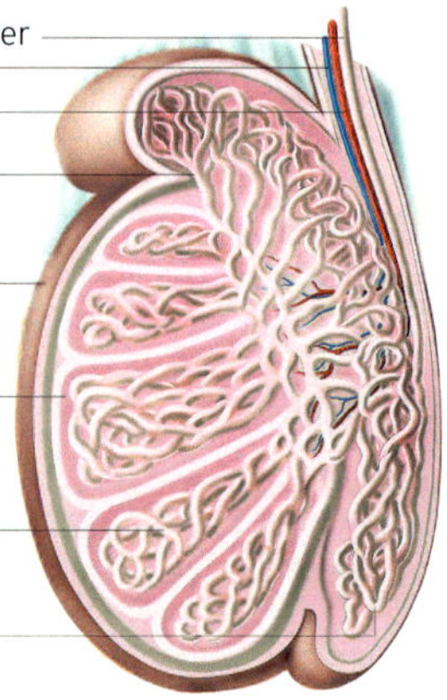

Abb. 2 Hoden und Nebenhoden

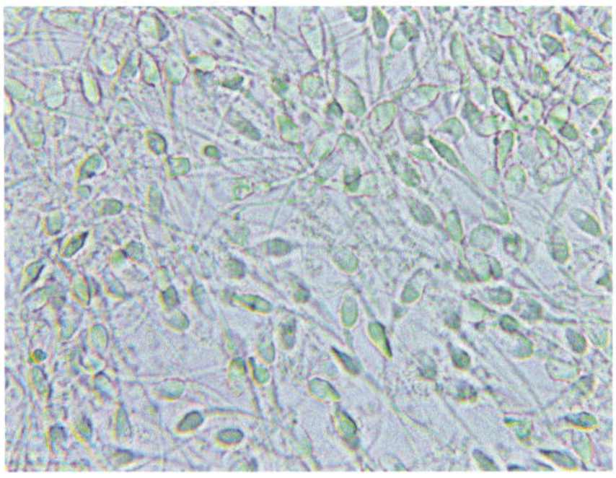

Abb. 3 Spermien (Durchmesser des Kopfstücks ca. 0,02 mm)

Anders als bei Mädchen, die mit allen ihren Eizellen geboren werden, beginnt bei Jungen die Spermienbildung (→ Abb. 3) erst mit der Pubertät. Mit dem Anstieg des Testosteronspiegels entwickeln sich auch die sekundären Geschlechtsmerkmale, d. h. die Körperbehaarung, die tiefere Stimme und die stärkere Ausbildung der Muskulatur. Da Testosteron auch Akne fördert, haben Jungen zumeist schwerere Pubertätsakne als Mädchen.

11 Untersuchungsverfahren der Urologie

Neben Anamnese und klinischer Untersuchung mit Inspektion und Palpation des äußeren Genitales und der Leistenlymphknoten nutzt die Urologie regelmäßig Harndiagnostik, Blutuntersuchungen, mikrobiologische und bildgebende Verfahren. Häufige, besonders in der Urologie angewendete Untersuchungen sind:

Interaktive Übungen
→ S. 311, PagePlayer

Technik und Bedeutung	Indikationen und Befunde (Beispiele)
Spermiogramm mikroskopische Zählung und Beurteilung der Spermien im Ejakulat (Sperma) 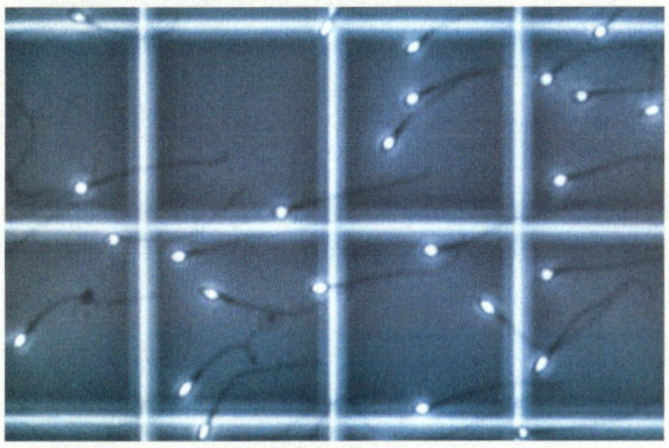	Fertilitätsstörungen; dabei sind oft Menge und Qualität (Form und Beweglichkeit) der Spermien eingeschränkt. Nach der Sterilisation des Mannes werden ggf. mehrfach Spermiogramme angefertigt, da das Ejakulat zunächst noch Samenzellen enthält und erst dann ungeschützter Verkehr stattfinden sollte, wenn die Samenflüssigkeit spermienfrei ist.
rektale Untersuchung Tastuntersuchung des Anus, des kaudalen Rektums und der Prostata vom Enddarm aus	Der Tastbefund kann Hinweise auf eine Vergrößerung und/oder veränderte Oberflächenstruktur der Prostata geben. Veränderungen in Analkanal und Rektum (Mastdarm), z. B. Tumoren, können ertastet und der Schließmuskeltonus kann beurteilt werden. **Hinweis:** Hämorrhoiden können nicht mit der rektalen Tastuntersuchung beurteilt werden, da sie weiche Gefäßpolster sind, die dem Finger nachgeben.
(trans)rektale Sonografie Ultraschalluntersuchung, bei der der in einen Gel-Ballon eingelassene Schallkopf in das Rektum eingeführt wird	Genauere Beurteilung der Prostata als bei der rektalen Palpation. Es können unter Ultraschallkontrolle auch Eingriffe wie Biopsien durchgeführt, d. h. Gewebeproben entnommen werden.

Hämorrhoiden
→ LF 9, S. 404

Rektale Untersuchung

Vorbereitung

Der MFA legt dünnwandige Einmalhandschuhe, Fingerlinge und Gleitmittel, z. B. Vaseline, bereit. Der Patient macht seinen Unterkörper frei und legt sich auf die Seite, mit dem Rücken zum Untersucher.

Durchführung

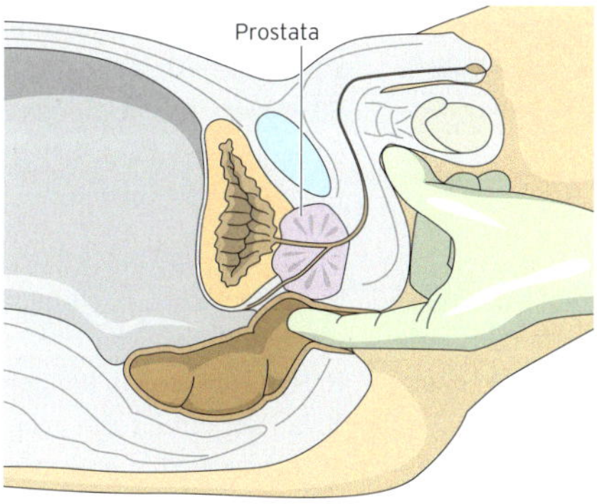

12 Erkrankungen der männlichen Genitalorgane

12.1 Genitalinfektionen und sexuell übertragene Krankheiten

Interaktive Übungen
→ S. 311, PagePlayer

Informationen zu STD für Laien und Fachkräfte: www.liebesleben.de

Genitalinfektionen betreffen alle Geschlechter und sind zum großen Teil gleichbedeutend mit **STD** (engl. **sexually transmitted diseases**, sexuell übertragene Erkrankungen) bzw. **STI** (engl. **sexually transmitted infections**). Der Begriff Geschlechtskrankheiten war früher gebräuchlich; er bezog sich vorwiegend auf **Syphilis** und **Gonorrhö** (Tripper).
Traditionell behandeln Dermatologen als Fachärzte für Haut- und Geschlechtskrankheiten STD, weil die früher häufigen Infektionen Syphilis und Gonorrhö in manchen Stadien Hauterscheinungen hervorrufen.
Heute werden STD von Gynäkologen, Urologen, Hausärzten, Internisten und Dermatologen behandelt. Häufigkeitsangaben sind schwierig, da nur noch die HIV-Infektion (nicht namentlich) und Syphilis (namentlich) meldepflichtig sind. Das Robert Koch-Institut erstellt mithilfe von Gesundheitsämtern und niedergelassenen Ärzten aktuelle Statistiken, um die Prävention zu optimieren.
Seit es wirksame Medikamente gegen HIV gibt, sind viele sexuell aktive Menschen unvorsichtig geworden, d. h. sie benutzen nicht konsequent genug Kondome, sodass die STD zunehmen. Die wichtigsten Risikofaktoren für STD sind ein häufiger Wechsel des Geschlechtspartners, abgekürzt **HWG**, und ungeschützter Verkehr.

Häufige sexuell übertragene Infektionen (STD)

Erreger bzw. Erkrankung, typische Symptome und Folgen	Diagnose (D), Therapie (T), Prävention (P), Besonderheiten (B)
HPV (Humane Papillomviren) über 100 verschiedene HPV-Typen rufen **Condylomata acuminata** (Feigwarzen) und/oder das Zervixkarzinom hervor	**D:** bei Feigwarzen klinisch, bei Zervixveränderungen spezielle Abstriche und Nachweistechniken **T:** chirurgisch, Lokaltherapie, Konisation **P:** HWG vermeiden; HPV-Impfung; **Kondome schützen nicht vor HPV**
Chlamydien nichteitrige Urethritis und seltener **Epididymitis** beim Mann, Adnexitis bei der Frau, ggf. mit Tubenverklebung; 80 % der Infektionen sind symptomlos; häufige Ursache einer Fertilitätsstörung der Frau	**D:** Abstriche, Urintests **T:** Antibiotika, Partnertherapie **P:** Chlamydien-Screening (Früherkennungs-Urintest) bei Frauen unter 25 Jahren und Schwangeren; die Untersuchung ist v. a. bei Kinderwunsch sinnvoll; HWG vermeiden; Kondome anwenden
Humanes Immunschwäche-Virus (HIV) unterschiedlich lange Zeit nach der HIV-Infektion können Patienten an der Immunschwächekrankheit **Aids** erkranken, die u. a. durch opportunistische Infektionen und Befall des Nervensystems zum Tode führt	**D:** HIV-Test, der Antikörper und Antigen nachweist, ggf. PCR **T:** durch antivirale Medikamente kann die Virusvermehrung lange unterdrückt und Aids hinausgezögert werden **P:** HWG vermeiden; Kondome, Safer Sex, ggf. dauerhafte Einnahme antiviraler Substanzen (**Präexpositionsprophylaxe; PrEP**); die PrEP verhindert aber nur 90% aller HIV-Infektionen bei Risikokontakten. Sie verleitet zu einem falschen Sicherheitsgefühl, da bei ungeschützten Kontakten viele weitere Erreger übertragen werden können.
Gonorrhö (ugs. **Tripper**) bakterielle Infektion durch **Gonokokken**; beim Mann typische eitrige Urethritis; bei der Frau eher unspezifische Symptome wie Fluor, ggf. Adnexitis mit Tubenverklebung; gelegentlich eitrige Arthritis, Sepsis	**D:** Abstrich und mikroskopischer Direktnachweis **T:** Antibiotika, z. B. als Einmalgabe i.m. **Cave:** Resistenzen; Partner untersuchen und ggf. therapieren **P:** HWG vermeiden; Kondome, Safer Sex **B:** bei Gonorrhö sollte immer auf eine Mehrfachinfektion mit Chlamydien, Syphilis und HIV untersucht werden

Syphilis (Lues) bakterielle Infektion durch das Spiralbakterium **Treponema pallidum**; zunächst entstehen Genitalgeschwüre bzw. orale Geschwüre, dann Lymphknotenschwellungen, Hauterscheinungen und ggf. kommt es zu Abbauvorgängen im ZNS	**D:** Abstrich von frischem Geschwür mit mikroskopischem Direktnachweis, Bluttests, gleichzeitig HIV-Test **T:** Antibiotika, v. a. Penicillin; Partnertherapie **P:** HWG vermeiden; Kondome, Safer Sex **B:** der Syphilis-Bluttest TPHA bleibt auch nach erfolgreicher Therapie lebenslang positiv
Herpes genitalis (Genitalinfektion durch HSV = **Herpes-simplex-Viren**) Bläschenausschlag, ggf. Schmerzen; die Infektion bleibt latent vorhanden und bricht bei Resistenzminderung aus	**D:** klinisch, ggf. Abstrich und Virusnachweis **T:** Virostatika, z. B. Aciclovir **P:** HWG vermeiden; Kondome **B:** Genitalherpes der Mutter bei der Geburt kann das Neugeborene stark gefährden; ggf. ist eine Sectio nötig
Trichomoniasis (Infektion mit dem Protozoon **Trichomonas vaginalis**) bei der Frau Fluor vaginalis und Juckreiz, bei Mann und Frau Urethritis und Zystitis, beim Mann Prostatitis	**D:** mikroskopischer Direktnachweis aus Genitalsekret **T:** Metronidazol, ein protozoenwirksames Antibiotikum **P:** HWG vermeiden; Kondome **B:** Trichomonaden können auch durch Gegenstände und Badewasser übertragen werden

Weitere sexuell übertragene Infektionskrankheiten sind ❙Hepatitis A, B und C, ❙Mykosen v. a. durch Candida sowie ❙Parasitosen, z. B. durch Filzläuse, Kopfläuse, Kleiderläuse, Wanzen und Krätzmilben.

Die meisten sexuell übertragenen Krankheiten hinterlassen **keine Immunität**. Eine Wiederansteckung, auch eine Mehrfachinfektion, ist möglich. Impfmöglichkeiten bestehen nur gegen Hepatitis A und B sowie gegen Humane Papillomviren. Das höchste Infektionsrisiko tragen Männer, die Sex mit Männern haben, sowie Prostituierte und ihre Kunden. Analverkehr und bestehende Genitalinfektionen erhöhen das Ansteckungsrisiko.

Hepatitis
→ LF 9, S. 443
Mykosen
→ LF 3, S. 82
→ LF 10, S. 490
Parasitosen
→ LF 3, S. 84

12.2 Benignes Prostatasyndrom (BPS)

Definition: gutartige Prostatavergrößerung **(Prostatahyperplasie)**, die zu Beschwerden im unteren Urogenitaltrakt führt, kurz BPS
Häufigkeit: Das BPS ist eine Alterskrankheit der Männer. Sie liegt bei 40 % der Männer ab 50 Jahren vor und führt bei jedem Vierten dieser Altersgruppe zu Blasenentleerungsstörungen.
Pathogenese: Prostatawachstum durch altersbedingte hormonelle Veränderungen; die Harnröhre verläuft durch die Mitte der Prostata und wird eingeengt.
Symptome: 1. **Funktionsstörungen**; zunächst entstehen unspezifische funktionelle Beschwerden wie Pollakisurie, Dranginkontinenz und Nykturie.
2. **Verengung**; die vergrößerte Prostata drückt die Urethra am Blasenausgang immer mehr zusammen und es kommt zu **Blasenentleerungsstörungen**: verzögerter Miktionsbeginn, schwacher Harnstrahl, langsame Miktion, Harnträufeln und schließlich unvollständige Blasenentleerung, d. h. **Restharnbildung**.
Komplikationen: Da sich Bakterien im Restharn gut vermehren können, kommt es durch den verengten Blasenausgang gehäuft zu **Harnwegsinfektionen**. Wird die Urethra ganz verschlossen, liegt ein akuter **Harnverhalt** vor.
Diagnostik: rektale Untersuchung, Harnstatus, Sonografie zur Restharnbestimmung, Messungen des Harnflusses, ggf. **transrektale** Sonografie
Therapie: Medikamente wie Tamsulosin verbessern die Symptomatik, ohne die Prostata zu verkleinern. Sie wirken auf die glatte Muskulatur der Vorsteherdrüse. Wirkstoffe wie Finasterid verkleinern die Prostata leicht und bessern so die Symptome, können aber Potenz- und Libidostörungen hervorrufen. Bei schweren Symptomen wird durch die Urethra die Prostata verkleinert. Dieser Eingriff, die **transurethrale Resektion**, kann chirurgisch, mit Laser oder anderen Verfahren erfolgen. Bei akutem Harnverhalt muss der Urin mithilfe eines **Blasenkatheters** (eines Gummischlauchs zur Harnableitung) abgeleitet werden.
Prävention: nicht möglich

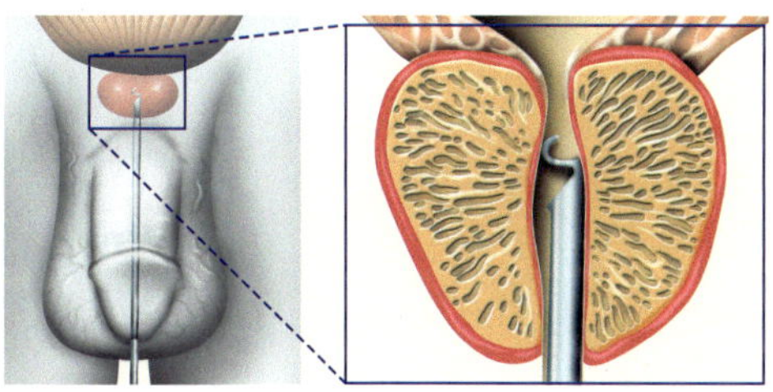

Abb. 1 Transurethrale Resektion (operative Verkleinerung) der Prostata

12.3 Prostatakarzinom

Autopsie
→ LF 5, S. 288

Definition: Krebs der Vorsteherdrüse

Häufigkeit: Häufigster Krebs des Mannes. Autopsien ergeben bei 10 % der 50-Jährigen und 60 % der 80-Jährigen Prostatakarzinome.

Ursachen/Pathogenese: Hormonelle Veränderungen im Alter und genetische Faktoren begünstigen die Entstehung des Prostatakarzinoms. Es wächst zunächst innerhalb der Prostata, kann sich nach unterschiedlich langer Zeit über die Organgrenzen ausbreiten und schließlich metastasieren (→ Abb. 1).

Symptome/Komplikationen: Das örtlich begrenzte Stadium ist symptomlos. Später können Blasenentleerungsstörungen und Hämaturie auftreten. Die typische Metastasierung in die Wirbelsäule erzeugt Rückenschmerzen, die mit einer Lumboischialgie verwechselt werden können.

Diagnostik: Rektale Tastuntersuchung, z. B. bei der jährlichen Krebsfrüherkennungsuntersuchung für Männer ab 45 Jahren. Verhärtungen und eine höckerige Oberfläche der Prostata sind krebsverdächtige Befunde. Bestimmung des **PSA (prostataspezifisches Antigen)** im Blut. Transrektale Sonografie, Biopsie, bei Metastasierung weitere Bildgebung. Der histologische Nachweis durch den Pathologen sichert die Diagnose.

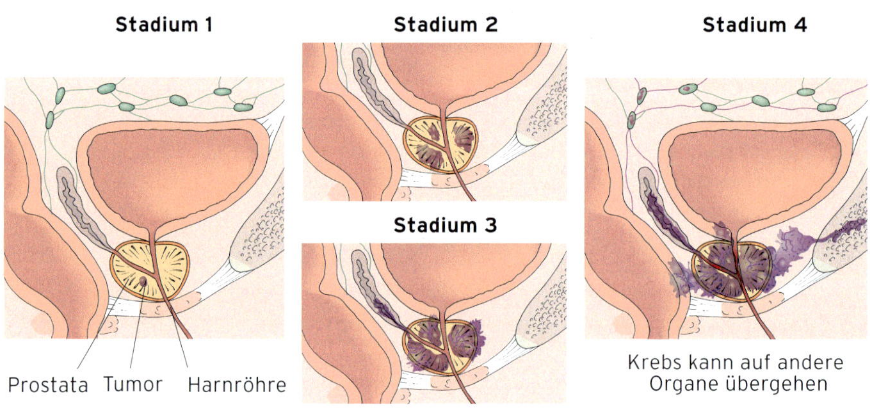

Abb. 1 Stadien des Prostatakarzinoms: Beschränkung auf die Prostata (Stadium 1) ist in der Regel beschwerdefrei; Stadium 2 ist ggf. bei der rektalen Untersuchung tastbar; Durchbruch der Prostatakapsel (Stadium 3) und Infiltration in benachbarte Gewebe sowie Metastasierung in die Lymphknoten, angrenzende und weiter entfernte Organe (Stadium 4)

Therapie: Je nach Stadium, Art und Aggressivität des Tumors erfolgen chirurgische Entnahme der Prostata, Strahlentherapie und/oder eine sog. medikamentöse Kastration durch Wirkstoffe, die die Testosteronproduktion und damit das Tumorwachstum unterdrücken. Das Prinzip entspricht den Antiöstrogenen beim Mammakarzinom. Bei sehr alten Männern und begrenzter Tumorausbreitung kann es sinnvoll sein, nicht oder nur symptomatisch zu behandeln. Bei auf die Prostata begrenztem Krebs können kleine radioaktive Strahler in das Gewebe eingepflanzt werden, um das Tumorwachstum lokal zu bremsen (sog. Brachytherapie).

Prävention: jährliche Krebsfrüherkennung, ggf. mit PSA-Bestimmung (IGeL)

Besonderheiten: Das PSA ist ein problematischer Laborwert. Wie andere **Tumormarker** ist es ein Stoff, der bei Vorliegen eines Karzinoms erhöht sein kann. Falsch positive und negative Ergebnisse sind aber nicht selten. Das heißt, einige Patienten haben erhöhte Werte und durchlaufen eine belastende Diagnostik, ohne krank zu sein. Andererseits werden einige Karzinome durch die PSA-Messung nicht erkannt. Wichtig ist es, die Blutprobe vor der rektalen Tastuntersuchung abzunehmen, da die Palpation PSA ins Blut freisetzen kann. Auch sollte jede PSA-Bestimmung im gleichen Labor bzw. mit der gleichen Messmethode durchgeführt werden, um verfahrensabhängige Abweichungen zu vermeiden. In der Tumornachsorge ist die PSA-Bestimmung eine Kassenleistung.

12.4 Krankheiten der Hoden und des äußeren Genitales

Video
→ S. 311, PagePlayer

Erkrankung/Definition	Besonderheiten/Erklärung
Orchitis Hodenentzündung, v. a. durch Mumpsviren	Die Orchitis verläuft als akute, schmerzhafte Entzündung oder symptomlos. Die Mumpsorchitis kann zur Sterilität des Mannes führen, da nach einer Orchitis oft keine Spermienbildung mehr stattfindet. Die MMR(V)-Impfung ist daher für Jungen und Mädchen wichtig.
Maldescensus testis Hodenhochstand durch ungenügende Wanderung eines oder beider Hoden 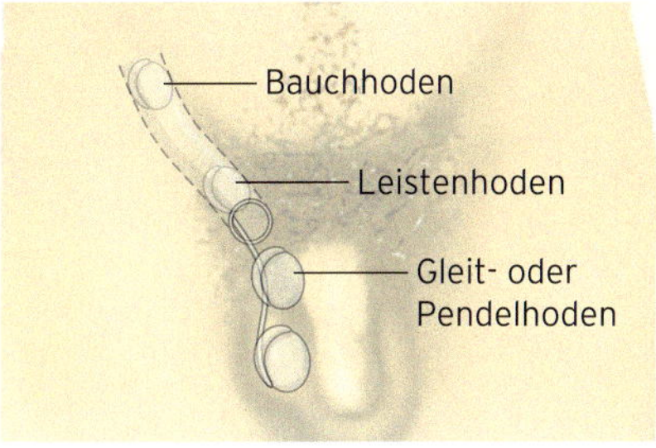	Durch Störungen bei der Hodenwanderung aus der Nierengegend ins Skrotum verbleiben einer oder beide Hoden im Bauchraum oder in der Leiste. Dies kann zu Störungen der Spermienbildung führen und im Falle von Bauchhoden zu einem erhöhten Hodenkrebsrisiko. Die frühzeitige hormonelle und/oder chirurgische Therapie sind daher wichtig.
Varikozele Varizen im Bereich eines oder beider Hoden (meistens linksseitig) 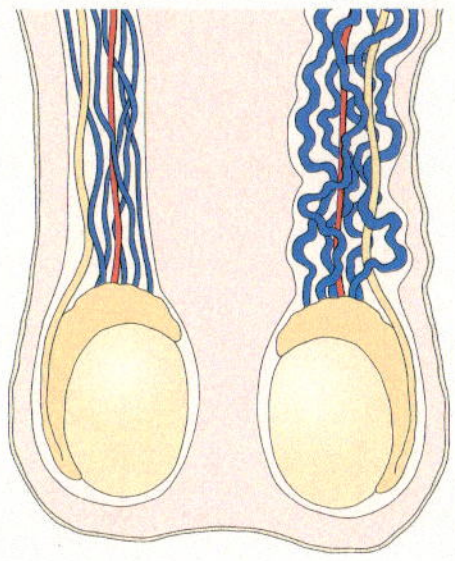	Die häufig vorkommenden Varizen (erweiterte Venen, ähnlich wie Krampfadern der Beinvenen) im Skrotum können durch Druck und Wärme den gleichseitigen Hoden beeinträchtigen und zu Beschwerden und Fertilitätsstörungen führen. Die Therapie erfolgt chirurgisch.
Hodenkrebs maligne Tumoren verschiedener Anteile des Hodengewebes	Hodenkrebs kommt vor allem bei jungen Männern vor. Er führt zu einer schmerzlosen Vergrößerung und zu einem Schweregefühl des betroffenen Hodens. Bei früher Diagnose und Therapie ist die Prognose gut. Die beste Früherkennungsmaßnahme ist die regelmäßige Selbstuntersuchung der Hoden. Jede Hodenveränderung muss ernst genommen werden.
Phimose Vorhautverengung 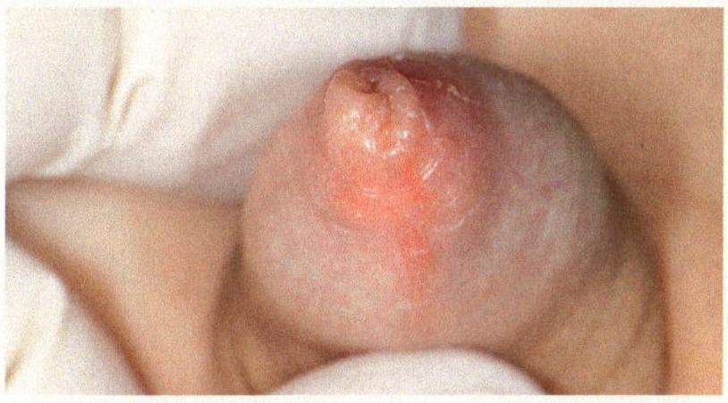	Bis zur Pubertät ist es normal, dass die Vorhaut nicht ganz über die Eichel zurückgezogen werden kann. Vernarbungen, z. B. durch Versuche, die Vorhaut zurückzuziehen, führen zur Phimose. Eine Phimose kann zur rezidivierenden **Balanitis** (eitrige Vorhautentzündung) führen. Die Therapie erfolgt chirurgisch, d. h. durch Zirkumzision.

Durch die **Zirkumzision** wird das Preputium entfernt. Das ist bei einer Phimose und einer rezidivierenden Balanitis medizinisch indiziert. Sie wird aber zumeist aus religiöser Tradition durchgeführt. Der Mann bzw. das Kind trägt ein Operations- und ggf. Narkoserisiko. Für Frauen sinkt das Risiko einer HPV-Infektion, wenn Männer zirkumzidiert (beschnitten) sind, da HP-Viren sich unter dem Preputium gut vermehren können.

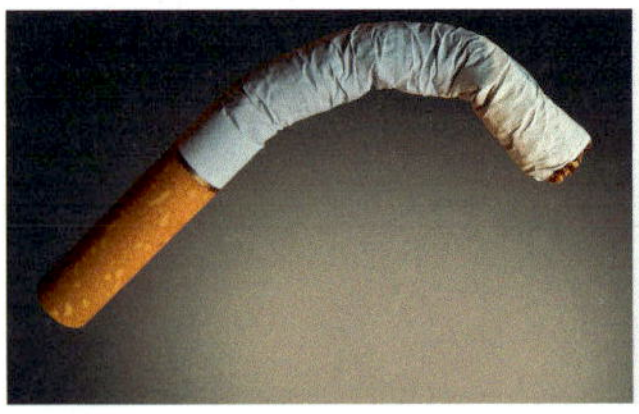

Erektile Dysfunktion (Impotenz) ... bedeutet, dass ein Mann keine „für einen befriedigenden Geschlechtsverkehr ausreichende" Erektion erreichen bzw. aufrechterhalten kann. Die Ursachen sind psychisch (Stress, Leistungsdruck, Versagensangst) und/oder organisch (Arteriosklerose, Hypertonie, Diabetes, Rauchen, neurologische Erkrankungen). Wirkstoffe wie Sildenafil (Viagra®) können nur Dauer und Stärke einer spontan auftretenden Erektion erhöhen. An Libido (sexuellem Interesse), Orgasmus und Empfinden ändern die „Potenzpillen" nichts.

Die Deutsche Gesellschaft für Urologie informiert u. a. über die Themen Pubertät, urologische Krankheiten junger Männer, Doping unter: **www.jungensprechstunde.de**

→ Terminologie: Männliche Genitalorgane

Balanitis	Entzündung der Eichel und des inneren Vorhautblatts
benignes Prostatasyndrom (BPS)	Beschwerden und Komplikationen durch gutartige Prostatavergrößerung
Condylomata acuminata	Feigwarzen; Genitalerkrankung durch bestimmte HP-Viren
Cowper-Drüse	Drüse, die alkalisches Sekret in die männliche Urethra abgibt
Ejakulation	Samenerguss
Epididymis (Ez.)	Nebenhoden
Epididymitis	Nebenhodenentzündung
erektile Dysfunktion	Impotenz; fehlende oder mangelnde Erektionsfähigkeit
Glans penis	Eichel
Gonorrhö (ugs. **Tripper**)	sexuell übertragene Infektion durch Gonokokken
Harnverhalt	Unfähigkeit, die gefüllte Harnblase zu entleeren
Maldescensus testis	Hodenhochstand durch unzureichende Hodenwanderung
Orchitis	Hodenentzündung
Phimose	Verengung der Penisvorhaut
Preputium	Vorhaut
Prostata	Vorsteherdrüse
Prostatahyperplasie	Vergrößerung der Prostata durch Zunahme der Zellzahl
Prostatitis	Entzündung der Prostata, z. B. durch Infektion
prostataspezifisches Antigen (PSA)	Tumormarker, der beim Prostatakarzinom und anderen Prostataerkrankungen erhöht sein kann; wichtiger Nachsorgewert
Resektion	chirurgische Verkleinerung eines Organs
Skrotum	Hodensack
Sperma	Samenflüssigkeit
Spermien (Ez. **Spermium**)	Samenzellen
Spermiogramm	mikroskopische Untersuchung der Samenflüssigkeit
Syphilis (Lues)	sexuell übertragene Infektion durch das Spiralbakterium Treponema pallidum

Testis (Mz. **Testes**)	Hoden
Testosteron	männliches Geschlechtshormon
transrektal	über das Rektum; durch Einführen ins Rektum (Mastdarm)
transurethrale Resektion	Verkleinerung der Prostata über die Harn-Samen-Röhre
Tumormarker	Stoff, der z. B. von Tumorzellen abgegeben wird und im Blut messbar ist, z. B. PSA, CEA, CA 19-9
Urethra	Harnröhre; beim Mann: Harn-Samen-Röhre
Zirkumzision	Beschneidung; Entfernung der Penisvorhaut

Wann kommt die Pille für den Mann? Das Wirkprinzip der Pille für die Frau ist, dem Körper Sexualhormone zuzuführen, damit der Hypothalamus die körpereigene Hormonproduktion nicht mehr anregt. Die Spermienproduktion des Mannes kann auf ähnliche Weise unterdrückt werden. Dann bilden die Hoden kein Testosteron mehr und stellen die Spermienproduktion ein. Testosteron muss im Gegensatz zu Östrogen und Gestagen in der „Frauenpille" einmal monatlich i.m. injiziert werden. Nebenwirkungen wie Depression und Akne bei über 10 % der Studienteilnehmer führten zum Abbruch medizinischer Studien.

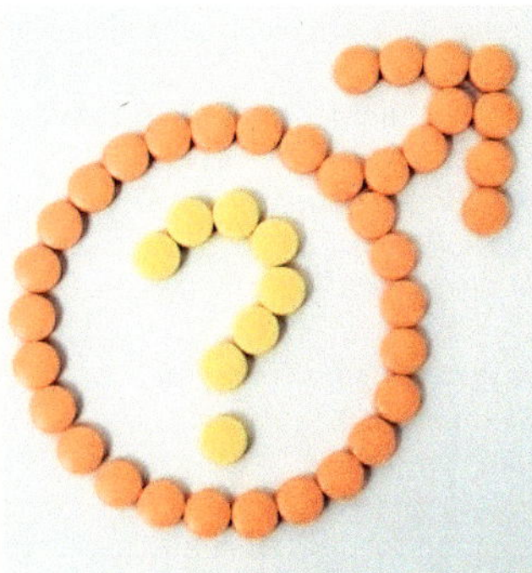

Aufgaben

1 Welche Funktionen erfüllen die Hoden?
2 Warum ist es wichtig, dass ein Hodenhochstand rechtzeitig behandelt wird?
3 Nennen Sie typische Beschwerden, die durch das benigne Prostatasyndrom hervorgerufen werden.
4 Welche Drüsen bilden die Samenflüssigkeit?
5 Welche Viruskrankheit erzeugt häufig eine Orchitis und was sind die Folgen?
6 Wie lautet der Fachbegriff für eine Vorhautentzündung?
7 Was ist die häufigste Ursache einer Phimose bei Säuglingen und Kleinkindern?
8 Wie lautet der Fachausdruck für Beschneidung?
9 Warum kann Doping mit männlichen Geschlechtshormonen zur Verminderung des sexuellen Interesses, zu Hodenschrumpfung und Impotenz führen?
10 Erklären Sie den Blutwert PSA.

Ich kann ...

... Schemazeichnungen der weiblichen und männlichen Urogenitalorgane richtig beschriften.

... den Aufbau der Nieren schematisch aufzeichnen und erklären.

... fünf Aufgaben der Nieren aufzählen.

... erklären, wie das Blut in den Nierenkörperchen gefiltert wird.

... die Menge und Zusammensetzung von Primär- und Endharn differenzieren.

... den Weg des Primärharns vom Nierenkörperchen bis zum Ende des Harnkanälchens beschreiben und die Vorgänge auf diesem Weg erläutern.

... den Zusammenhang zwischen Bluthochdruck und Nierenschädigung aufzeigen.

... je drei nierenschädliche Arzneimittel und andere nierenschädliche Faktoren nennen.

... die Fachbegriffe für zu hohe, zu niedrige und fehlende Harnmenge angeben.

... einem sechsjährigen und einem 60-jährigen Patienten die Gewinnung von Mittelstrahlurin erklären.

... eine Harnprobe von einem Säugling gewinnen.

... drei verschiedene Urinprobenarten angeben und erläutern.

... eine Urinprobe mithilfe eines Teststreifens untersuchen und das Ergebnis korrekt dokumentieren.

... positive Ergebnisse der Teststreifenuntersuchung auf Nitrit, Leukozyten, Erythrozyten/Hämoglobin und Protein interpretieren.

... die Fachbegriffe für häufiges Harnlassen, sichtbare und unsichtbare Blutausscheidung mit dem Harn sowie für nächtliches Wasserlassen nennen.

... drei mögliche Ursachen für eine Blutausscheidung mit dem Urin angeben.

... erklären, wie und warum ein Harnsediment angefertigt wird.

... einen Eintauchnährboden für Urinproben richtig anwenden und für die Abholung durch den Labor-Fahrdienst vorbereiten.

... fünf Blutwerte, die Auskunft über die Nierenfunktion bzw. das Ausmaß einer Niereninsuffizienz geben, aufzählen.

... die Begriffe Stressinkontinenz und Dranginkontinenz erklären und unterscheiden.

... begründen, warum Frauen häufiger an Harnwegsinfektionen erkranken als Männer.

... je fünf Risikofaktoren für Harnwegsinfektionen bei Frauen und bei Männern aufzählen.

... drei typische Symptome einer Pyelonephritis nennen.

... zwei oxalatreiche Nahrungsmittel angeben und erklären, warum zu Harnsteinen neigende Patienten diese nur mit Milchprodukten zusammen verzehren sollen.

... einer Patientin mit Stressinkontinenz verdeutlichen, warum Beckenbodentraining wichtig ist, und ihr das Prinzip der Übungen erklären.

... die Bedeutung des Blutwertes GFR bei Niereninsuffizienz erläutern.

... die Verfahren Hämodialyse und Peritonealdialyse unterscheiden.

... begründen, warum ich einer Organspende zustimme oder widerspreche, und mir einen Organspendeausweis entsprechend ausfüllen.

Ich kann …

… fünf endokrine Drüsen mit je einem von ihnen gebildeten Hormon aufzählen.

… je drei typische Symptome der Hypo- und Hyperthyreose benennen.

… den Menstruationszyklus erklären und dabei die beteiligten Hormone, die Vorgänge in den Eierstöcken und in der Gebärmutterschleimhaut mit einbeziehen.

… die Fachbegriffe für die erste und letzte Monatsblutung einer Frau sowie für die Wechseljahre angeben.

… den Weg der Spermien vom Hoden bis in den Eileiter nachvollziehen.

… mithilfe des Datums des Beginns der letzten Menstruation den voraussichtlichen Geburtstermin errechnen. Ich gehe dabei vom heutigen Datum aus.

… drei Unterschiede zwischen Embryonalphase und Fetalphase nennen.

… begründen, warum ein Embryo noch empfindlicher auf Schädigungen reagiert als ein Fetus.

… den Unterschied zwischen Embryopathie und Fetopathie erläutern und für beide je ein Beispiel nennen.

… eine Schwangere über die für sie erlaubte Alkoholmenge informieren.

… erklären, warum Hämoglobinwert, Blutzucker und Blutdruck bei Schwangeren wichtige Messwerte sind.

… den dreiphasigen Geburtsvorgang beschreiben.

… den Entstehungsmechanismus und drei charakteristische Merkmale des Down-Syndroms angeben.

… einem elfjährigen Mädchen beschreiben, was bei einer gynäkologischen Früherkennungsuntersuchung bei der Frauenärztin passiert.

… die Erkrankung Zervixkarzinom mit Ursachen, Symptomen, Therapie und Prävention ausführlich darstellen.

… die Begriffe Mastopathie, Mammografie und Mammakarzinom unterscheiden und erläutern.

… die Selbstuntersuchung meiner Brust (für Männer: die Selbstuntersuchung meiner Hoden) richtig durchführen.

… mögliche Gründe dafür finden, warum nur ca. 50 % der berechtigten Frauen am Mammografie-Screening teilnehmen.

… je drei Argumente für und gegen die Verhütungsmittel Kondom, Intrauterinpessar und Pille finden.

… drei gefährliche Nebenwirkungen der Pille aufzählen.

… zur Sterilisation des Mannes und der Frau Stellung beziehen.

… fünf sexuell übertragbare Erkrankungen mit je zwei Präventionsmöglichkeiten nennen.

… drei Ursachen für unerfüllten Kinderwunsch aufzählen.

… zwei Methoden der künstlichen Befruchtung erläutern.

… eine rektale Untersuchung vorbereiten.

… die Erkrankung benignes Prostatasyndrom ausführlich darstellen.

… drei mögliche Symptome des Prostatakarzinoms nennen.

… drei Varianten des Hodenhochstands richtig bezeichnen.

… einem 30-jährigen Patienten, der sich über sexuell übertragbare Infektionen informieren möchte, zwei verlässliche Internetadressen empfehlen.

… dem gleichen Patienten den Unterschied zwischen HIV-positiv und aidskrank erklären.

LF 9 Patienten bei diagnostischen und therapeutischen Maßnahmen der Erkrankungen des Verdauungssystems begleiten

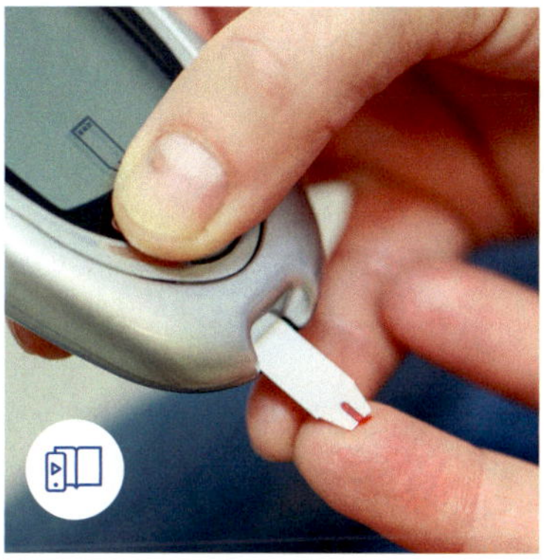

Über die Cornelsen PagePlayer-App können Sie **Videos** und **interaktive Übungen** zu diesem Lernfeld aufrufen, indem Sie diese Seite mit dem Smartphone scannen.

Die kostenfreien **Lösungen zu den Aufgaben aus dem Schülerbuch** finden Sie unter der ISBN 978-3-06-451769-1 auf www.cornelsen.de.

Ihr Bauchgefühl ..

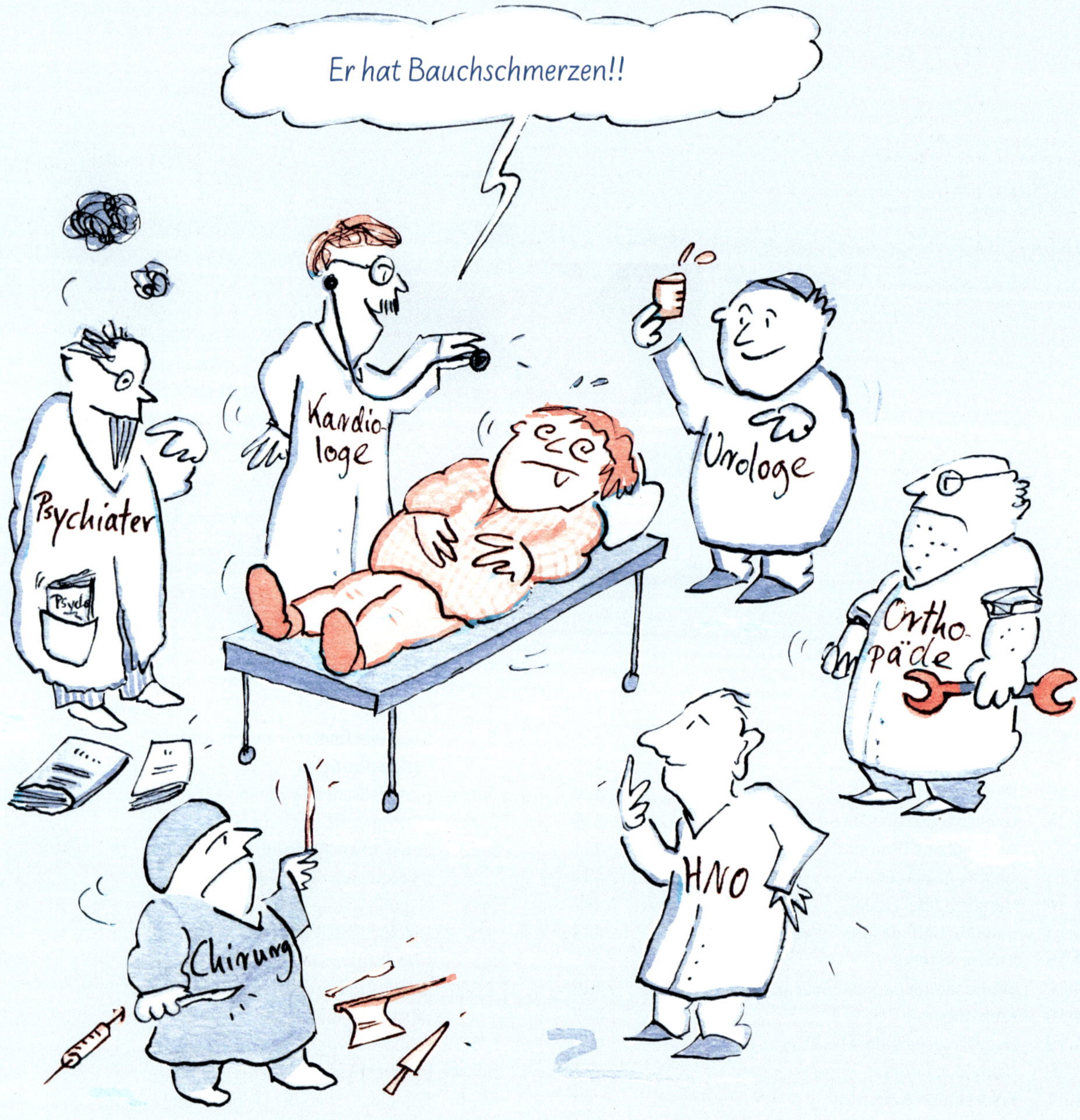

Der Bauch enthält eine Vielzahl Organe ...

und ist der Ort, an dem eine große Zahl unterschiedlicher Beschwerden empfunden werden. Es gibt keinen „Bauch-Arzt", denn Krankheiten der gesamten Inneren Medizin, der Chirurgie, Urologie, Gynäkologie und Geburtshilfe, der Orthopädie, Psychiatrie – und sogar der HNO- und der Augenheilkunde – können Bauchsymptome hervorrufen. Daher werden Sie als MFA, unabhängig davon, in welcher Fachpraxis Sie arbeiten, immer wieder mit Patienten, die Bauchsymptome aufweisen, konfrontiert werden.

.. ist entscheidend

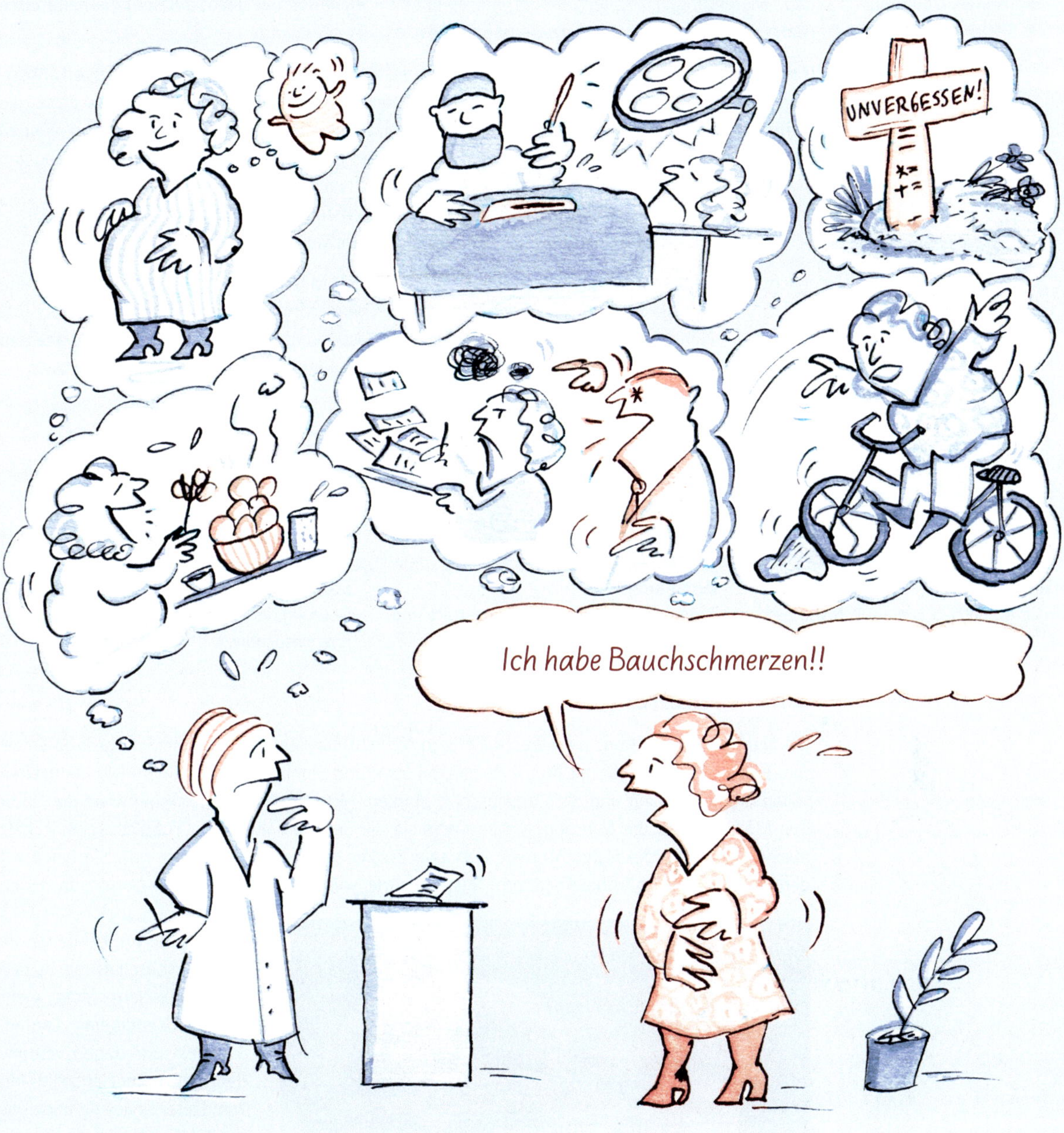

Von harmlosen Alltagsbeschwerden ...

wie Blähungen und Verstopfung über Blasenentzündungen und Magen-Darm-Infekte können auch lebensbedrohliche Zustände wie Appendizitis, Eileiterschwangerschaft oder Magenblutung dahinterstecken. Sie als MFA sind – schon am Telefon – gefordert, das im wahrsten Sinne richtige „Bauchgefühl" zu spüren. Sie kennen Alarmsymptome und beachten genau das Aussehen, den Tonfall und die Anamnese Ihrer Patienten.

1 Ernährung, Verdauung und Stoffwechsel

Interaktive Übungen
→ S. 387, PagePlayer

Unser Organismus verbraucht ständig Energie, um wichtige Körperfunktionen wie Atmung, Kreislauf, Nierentätigkeit, Zellerneuerung und Temperaturregulation pausenlos aufrechtzuerhalten. Die Nahrung liefert uns hierfür Energie und Baustoffe.

Ernährung ist die Zufuhr von Nahrung, um daraus Baustoffe und Energie für alle Körperfunktionen zu gewinnen. **Verdauung** ist die Zerlegung der Nahrung in so kleine Teile, dass diese, die **Nährstoffe**, ins Blut aufgenommen werden können. Nach der Aufnahme, der **Resorption**, werden die Nährstoffe mit dem Blut zu den Zellen transportiert und dort verwertet. Die Umwandlung von Nährstoffen in Baustoffe und Energie und ist der **Stoffwechsel (Metabolismus)**:
- Der **Baustoffwechsel** verwendet Nährstoffe für Wachstum und Zellerneuerung.
- Der **Energiestoffwechsel** gewinnt aus Nährstoffen Bewegungsenergie und Wärme.

Wichtige Funktionen im Energiestoffwechsel erfüllen die Mitochondrien. Sie wandeln Nährstoffe wie Glukose in die von allen Organellen nutzbare Energieform **ATP** (**A**denosin**tri**phosphat) um. Neben der Nährstoffzufuhr ist die Aufnahme von Wasser und Sauerstoff sowie die Abgabe von Kohlendioxid, d. h. die Atmung, eine Voraussetzung für einen funktionierenden Stoffwechsel.

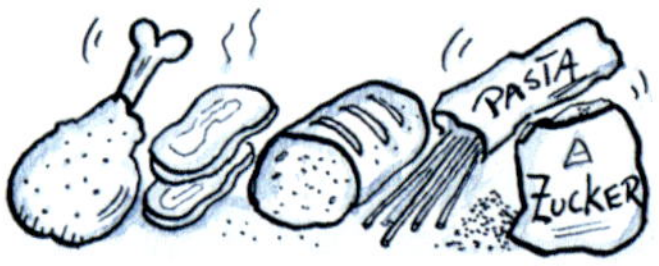

Ernährung
Aufnahme von Nahrung als Nährstofflieferant

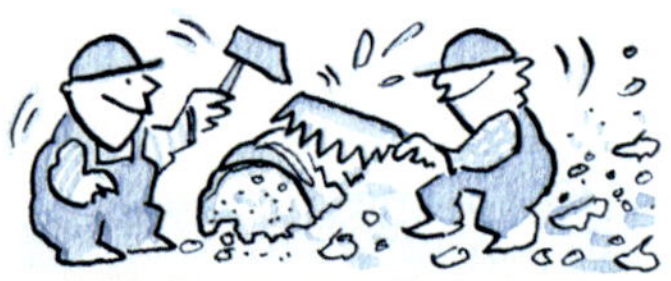

Verdauung
Zerlegung der Nahrung in Nährstoffe und Resorption ins Blut

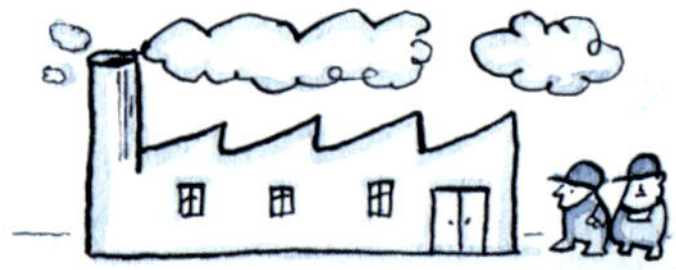

Stoffwechsel
Nutzung der Nährstoffe als Baustoffe und Energiespender

1.1 Ernährung

Die Nahrung versorgt uns mit lebenswichtigen Nährstoffen. Sie soll uns außerdem gesund erhalten. Essen ist untrennbar mit Kultur, sozialem Leben und Sinnlichkeit verbunden. Die Mahlzeiten sollen uns schmecken und die Gemeinschaft stärken. Mit gutem Geschmack motiviert die Natur den Menschen für die Nahrungssuche, indem sie die Selbsterhaltung buchstäblich schmackhaft macht. Kalorienreiche Nährstoffe wie Fett und Zucker schmecken besonders gut. Sie belohnen den Esser für die – in früheren Zeiten – anstrengende Nahrungssuche. Das gute Gefühl, das Essen erzeugt, regt auch heute noch den Appetit an. Heute ist die Nahrungsbeschaffung in den Industrieländern nicht mehr mit aufwendigem Laufen, Sammeln und Jagen verbunden. Weltweiter Handel bis hin zum Lieferservice nehmen uns die Arbeit ab. Unsere Ernährung könnte sehr gesund sein, birgt aber durch das Zuviel an Essen und das Zuwenig an Bewegung neue Probleme.

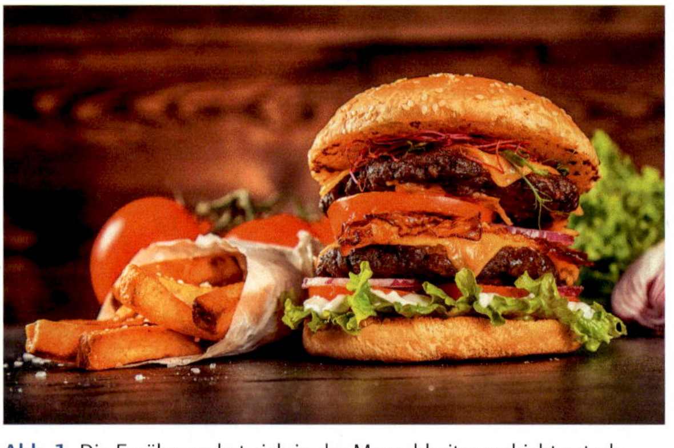

Abb. 1 Die Ernährung hat sich in der Menschheitsgeschichte stark verändert.

Ein großer Teil unseres Ernährungswissens kommt aus Erfahrungen mit Mangelerscheinungen und -krankheiten. Sie waren früher häufig, als große Teile der Bevölkerung unterernährt waren. Fehlende Transport-, Konservierungs- und Kühlmöglichkeiten sowie Kriege und Armut beschränkten besonders im Winter die Versorgung der Bevölkerung. Die Seefahrerkrankheit **Skorbut**, die auf **Vitamin-C-Mangel** beruht, kommt heute nur noch bei Fehlernährung vor. Rachitis, die **Vitamin-D-Mangel-Krankheit** der Kinder, ist durch die Vitamin-D-Gabe an Säuglinge selten geworden. Zahlreiche Folgen des Vitamin-D-Mangels sind in allen anderen Altersklassen allerdings häufig. Über- und Fehlernährung verursachen hierzulande viel mehr Probleme als Nährstoffmangel.

Die Inhaltsstoffe unserer Nahrung zeigt folgende Tabelle:

Nährstoffe			Unverdauliche Stoffe	Zusatzstoffe
Energie und Baustoffe liefernde Nährstoffe	**nicht energieliefernde, aber ebenfalls wichtige Nährstoffe**		**Ballaststoffe** unverdauliche Kohlenhydrate aus Pflanzen, die eine wichtige Rolle für die Darmfunktion spielen, indem sie als Quellstoffe das Volumen des Darminhaltes erhöhen, die Darmflora pflegen und Verstopfung verhindern	natürliche oder chemische Stoffe, die Aussehen, Geschmack, Beschaffenheit und/oder Haltbarkeit der Lebensmittel verändern oder produktionsbedingt bzw. ungewollt in der Nahrung enthalten sind; dazu zählen Farbstoffe, Gewürz- und Aromastoffe, Verdickungsmittel, Konservierungsstoffe, Antibiotika als sog. Wachstumsförderer von Schlachttieren und Umweltgifte (z. B. Schadstoffe und Schwermetalle)
Eiweiß = Protein	Vitamine	Wasser		
Kohlenhydrate (Stärke, Zucker)	Mineralstoffe und Spurenelemente			
Fette	sekundäre Pflanzenstoffe = Schutzstoffe aus Obst und Gemüse, essenzielle Aminosäuren und Fettsäuren			

Zur optimalen Nahrungszusammensetzung gibt es unterschiedliche Meinungen, die durch Weltanschauung und Religion beeinflusst werden. Einige allgemein akzeptierte Grundsätze zeigt der Ernährungskreis der Deutschen Gesellschaft für Ernährung (→ Abb. 1).

Die **Nahrung** sollte größtenteils pflanzlicher Herkunft sein. Sie soll richtig kombinierte Eiweiße, sättigende Stärke und wertvolle Fette enthalten. Obst und Gemüse sollten mehrmals täglich verzehrt werden, Süßigkeiten und Alkohol möglichst selten. Genügend Wasser zu trinken und bewusst zu essen ist wichtig.

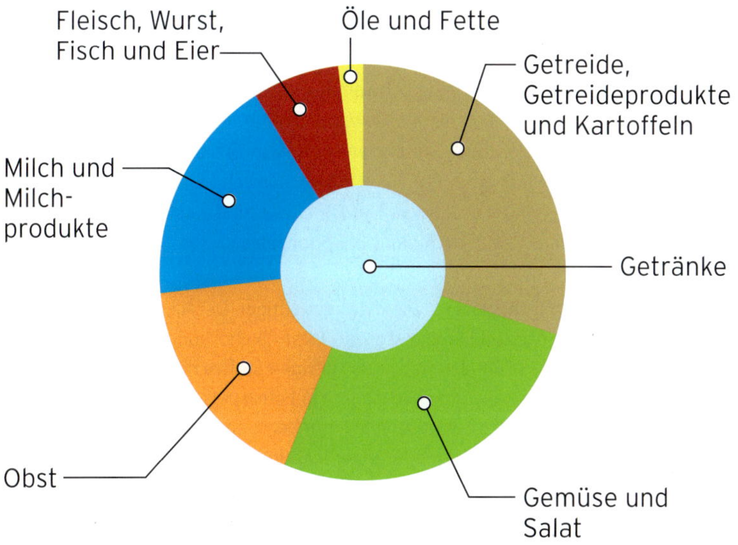

Abb. 1 Anteile der Lebensmittelgruppen entsprechend DGE-Ernährungskreis

Verlässliche Ernährungsinformationen bieten:
www.dgvs.de
www.dge.de
www.bzga.de
www.test.de

1.2 Nährstoffe

Die wichtigsten Energie liefernden Nährstoffe sind **Proteine**, **Kohlenhydrate** und **Fette**. Nicht Energie liefernde Nährstoffe sind **Vitamine**, **Mineralstoffe**, **Spurenelemente** und **sekundäre Pflanzenstoffe** sowie Wasser.

1.2.1 Protein (Eiweiß)

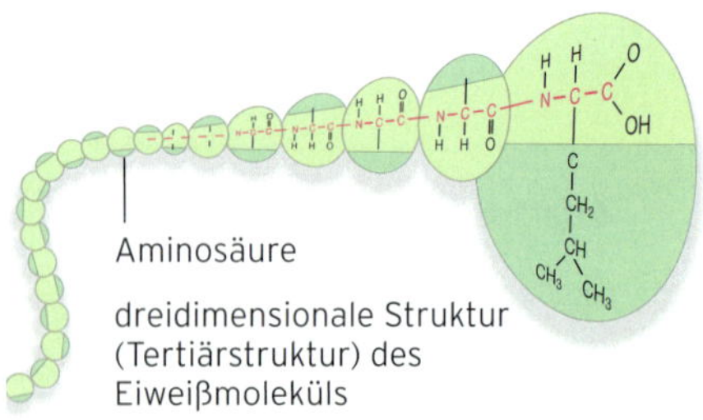

Abb. 1 Struktur eines Eiweißmoleküls = Proteins

Protein wurde Eiweiß genannt, weil es zuerst im Eiklar gefunden wurde. Proteine sind Moleküle aus mindestens 100 **Aminosäuren**, den Eiweißbausteinen. Jedes Protein hat eine eigene Folge und Anordnung von Aminosäuren sowie eine typische Form, in der die Aminosäurenketten zusammengesetzt und räumlich angeordnet sind.

20 verschiedene Aminosäuren kommen in unzähligen Kombinationen vor. Sie bilden eine große Zahl an Proteinen und kleineren Molekülen, den **Peptiden**. Wichtig ist neben der Eiweißmenge die Auswahl der Nahrungsproteine. Erst durch die richtige Kombination verschiedener Nahrungsproteine wird sichergestellt, dass der Organismus genug **essenzielle Aminosäuren** erhält. Das sind Aminosäuren, die der Körper benötigt, aber nicht selbst herstellen kann. Für eine gute Versorgung mit essenziellen Aminosäuren sind Nahrungsmittelkombinationen am besten, z. B. Kartoffeln und Ei, Bohnen und Mais sowie Getreide und Milch.

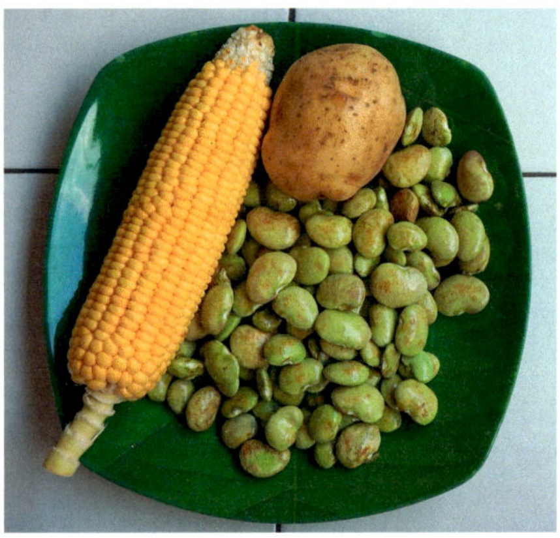

Abb. 2 Proteinlieferanten sollten kombiniert werden.

Ein Erwachsener braucht ein Gramm Protein pro Kilogramm Körpergewicht am Tag. Ein Gramm Eiweiß enthält 4,1 **Kilokalorien** (kcal), entsprechend 17,3 **Kilojoule** (kJ). Entscheidend für eine gesunde Entwicklung von Säuglingen und Kleinkindern ist die Zufuhr essenzieller Aminosäuren. Bekommen Kinder nicht die notwendigen Proteine und Proteinarten, können Nerven-, Sinnes- und Gehirnfunktionen einschließlich Geh- und Sehfähigkeit sowie Intelligenz bleibend eingeschränkt sein. Später kann auch eine optimale Ernährung solche Einschränkungen nicht mehr beheben. **Vegane**, d. h. rein pflanzliche Ernährung ist daher für Säuglinge, Schwangere und stillende Mütter ungeeignet.

Ausgeprägter Nahrungs- und Proteinmangel kann zu einem Defizit an Plasmaproteinen (Bluteiweißen) führen. Da sie – ähnlich wie kleine Schwämme – Wasser in der Blutbahn halten, entstehen bei Eiweißmangel durch Plasmaaustritt ins Gewebe Ödeme. Proteinmangel führt durch Antikörpermangel zu Immunschwäche und Störungen der Wundheilung, des Haarwuchses usw. Wichtige Proteinquellen sind Milchprodukte (v. a. Käse), Fleisch, Eier, Hülsenfrüchte (Bohnen, Erbsen, Linsen), Brot bzw. Getreide (besonders Hafer), Nüsse und Kartoffeln. Ein Proteinmangel entsteht bei normaler Mischkost nicht, auch nicht bei Sportlern.

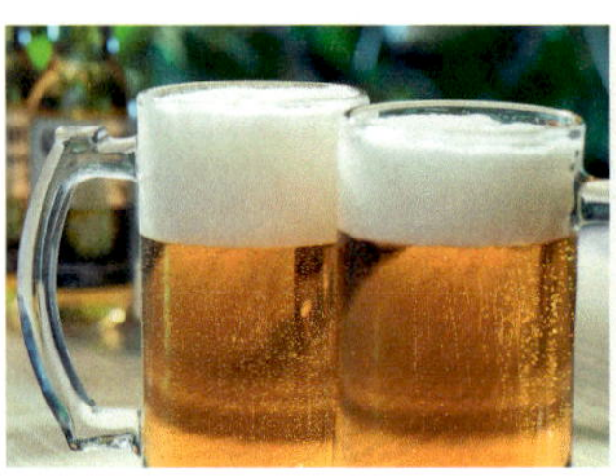

Alkohol ist auch ein Nährstoff ... allerdings ein giftiger. Der Alkohol Ethanol hat mit 7,1 kcal (29,3 kJ) fast so viel Energie wie Fett. Wird Alkohol zum Essen getrunken, kümmert sich die Leber zuerst um den Abbau des giftigen Stoffes und lässt Fett und Kohlenhydrate solange auf die Verarbeitung warten. Sie werden in Fettdepots und in der Leber selbst eingelagert. Bei regelmäßigem Konsum entsteht so eine Fettleber, Übergewicht wird begünstigt. Über 10 g Alkohol/Tag für Frauen und 20 g/Tag für Männer schaden immer. Sichere Alkoholmengen gibt es nicht.

1.2.2 Kohlenhydrate

Kohlenhydrate sind Moleküle, die in ähnlicher Anzahl Kohlenstoff (C) und Wasser (H_2O; gr. hydor = Wasser) enthalten. Davon leitet sich ihr Name ab. Kohlenhydrate heißen auch **Saccharide**. Dieser Begriff schließt Zucker, Stärke und andere Moleküle bzw. Stoffe, die aus Zuckerbausteinen bestehen, ein. Je nach Anzahl ihrer Einzelbausteine bezeichnet man Saccharide als

- **Monosaccharide** (Einfachzucker),
- **Disaccharide** (Doppelzucker),
- **Polysaccharide** (Vielfachzucker).

Kohlenhydrate sind unentbehrliche Nährstoffe als Energielieferanten und „Sattmacher". Verdauliche Kohlenhydrate wie Zucker und Stärke liefern pro Gramm 4,1 kcal (17,3 kJ) Energie. Unverdauliche Kohlenhydrate sollen reichlich verzehrt werden, denn sie fördern als **Ballaststoffe** Darmflora und Darmfunktion. Der Tagesbedarf an Kohlenhydraten richtet sich nach der körperlichen Aktivität. Nicht sofort benötigte Saccharide speichert der Organismus in Form von **Glykogen** vor allem in Leber und Muskulatur. Das Polysaccharid Glykogen ähnelt im Aufbau der pflanzlichen Stärke. Bei Bedarf kann Glykogen wieder in Glukose zerlegt werden. Bei zu hoher Zufuhr werden Kohlenhydrate in Fett umgebaut und im Fettgewebe eingelagert. Bei der sog. Zuckerkrankheit, dem Diabetes mellitus, ist zu viel Glukose im Blut, da das Hormon Insulin fehlt oder seine Wirkung nicht ausreicht.

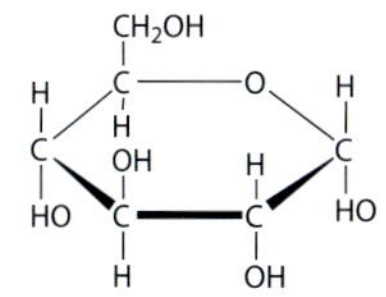

Abb. 1 Strukturformel (Molekülaufbau) eines Monosaccharids

Saccharid	Molekülart	Vorkommen und Eigenschaften
Glukose Traubenzucker	Monosaccharide	in Früchten; Baustein von Stärke und Glykogen; wird durch Insulin in Zellen eingeschleust
Fruktose Fruchtzucker		in Früchten und Honig; gelangt ohne Insulin in die Zellen
Maltose Malzzucker	Disaccharid aus zwei Molekülen Glukose	entsteht in Mund und Darm aus Stärke und bei der Malzherstellung aus Gerste (daher der Name Malzzucker)
Saccharose Kristallzucker	Disaccharid aus Glukose und Fruktose	„Kochzucker" aus Rüben oder Zuckerrohr; schmeckt süßer als Glukose, Fruktose und Maltose; wird auch Sucrose genannt
Laktose Milchzucker	Disaccharid aus Glukose und Galaktose	in Milch; führt zu Durchfall, wenn das Darmenzym Laktase fehlt (Laktoseintoleranz); wirkt in großer Menge blähend und abführend
Stärke (pflanzlich)		langkettiges pflanzliches Kohlenhydrat z. B. aus Getreide; gut und lange sättigend
Glykogen sog. tierische Stärke	Polysaccharide aus Glukose	verzweigtes Polysaccharid, das bei Glukoseüberschuss gebildet und bei Mangel (Hunger, Stress) wieder zerlegt wird
Zellulose (Pflanzenfaserstoff)		langkettiges pflanzliches Kohlenhydrat; für Menschen ein unverdaulicher Ballaststoff

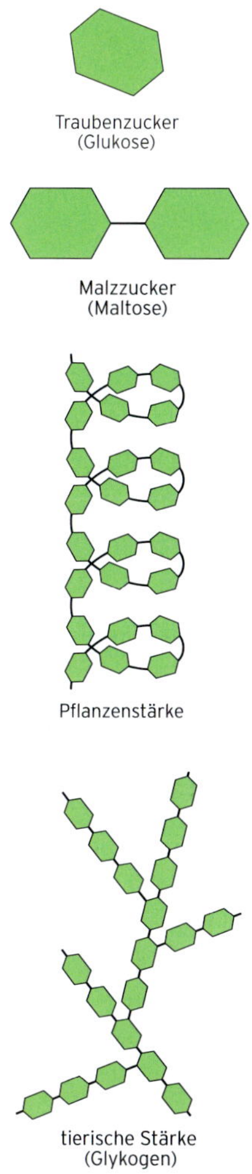

Abb. 2 In unterschiedlichen Kombinationen bauen Einfachzucker sowohl Doppelzucker als auch Vielfachzucker auf.

1.2.3 Fette (Lipide)

Fette sind chemische Verbindungen, die nicht wasserlöslich sind und viel Energie liefern: 9,3 kcal (39,3 kJ) pro Gramm. Nahrungsfett enthält vor allem **Triglyzeride**, d. h. Verbindungen aus drei Fettsäuren und Glyzerin (→ Abb. 1). Auch **freie Fettsäuren** und **Cholesterin** werden mit der Nahrung aufgenommen. Zusätzlich bildet die Leber körpereigenes Cholesterin. Der fettähnliche Stoff ist als Membran- und Hormonbaustein lebenswichtig. Tierische Fette (außer Fischfett), z. B. in Fleisch und Milch, sind cholesterinreich. Einen Cholesterinmangel gibt es nicht. Zu viel Cholesterin im Blut fördert Arteriosklerose. Man unterscheidet **gesättigte und ungesättigte Fettsäuren**. Ungesättigte Fettsäuren sind sehr gesund, da sie der Arteriosklerose entgegenwirken. Die mehrfach ungesättigten Omega-3-Fettsäuren senken den Cholesterinspiegel. Sie sind vor allem in fettreichen Fischen (Lachs, Makrele und Hering) und einigen Pflanzenölen (z. B. Rapsöl) enthalten. Nahrungsfett dient nicht nur der Energiezufuhr, sondern auch der Aufnahme der fettlöslichen Vitamine A, D, E und K. Fett schmeckt gut. Daher überschreiten die meisten Menschen hierzulande die täglich empfohlene Menge von 30 % der Energiezufuhr.

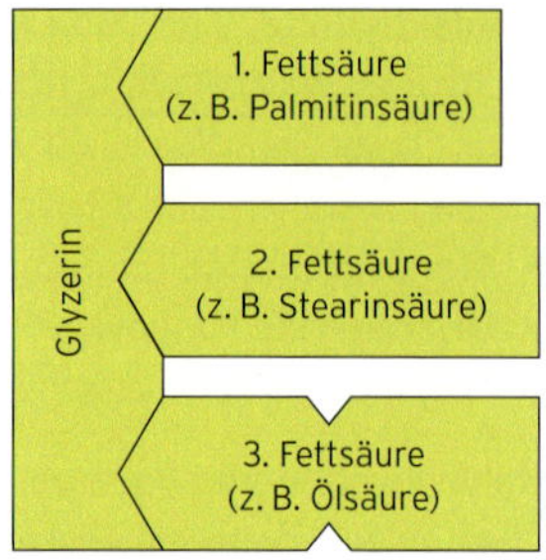

Abb. 1 Beispiel eines Fettmoleküls

1.2.4 Vitamine und sekundäre Pflanzenstoffe

Vitamine sind natürliche Nahrungsbestandteile mit lebenswichtiger Bedeutung. Der Körper muss sie mit der Nahrung aufnehmen. Der Begriff Vitamin ist über 100 Jahre alt. Damals wurden die Vitamine entdeckt, benannt und nach Buchstaben geordnet.

Weitere energiefreie Nahrungsbestandteile, die wichtige Körperfunktionen und die Gesundheit fördern, sind die **sekundären Pflanzenstoffe**. Sie wirken Arteriosklerose und anderen Alterungsvorgängen entgegen und sind in Früchten und Gemüse enthalten. Für eine ausreichende Versorgung mit Vitaminen und sekundären Pflanzenstoffen sollen täglich etwa fünf Handvoll Obst und Gemüse – roh oder gegart – gegessen werden.

Übersicht über die Vitamine

Fettlösliche Vitamine (Merkformel „EDEKA" aus E, D, K und A)

Vitamin, Tagesbedarf Erwachsene	Wirkung, Aufgabe (Beispiele)	Mangelerscheinungen (Beispiele)	Natürliches Vorkommen (Beispiele)
A = Retinol Vorstufe Carotin bzw. Beta-Carotin 0,8 mg	Sehvitamin; Hautschutz, Wachstum, Hormonbildung	Nachtblindheit, Hornhautschäden am Auge, Fruchtbarkeits- und Wachstumsstörungen	gelbe, orangefarbene und rote Gemüse, Leber, Ei, Milch Cave: Überdosierung durch Vitaminpräparate
D = Calciferol 800 I.E. = 20 µg	Knochenaufbau, Immunsystem	Rachitis bzw. Osteomalazie, Immunschwäche	Fischleber und -fett, Lebertran, Bildung durch UV-Licht in der Haut
E = Tocopherol 14 mg	Oxidationsschutz für körpereigene Fette	vorzeitige Alterung, Fertilitätsstörungen, Impotenz	pflanzliche Öle, Nüsse
K = Phyllochinon 80 µg	Blutgerinnung, Knochenaufbau	Blutungsneigung wie bei Phenprocoumon-Therapie, Osteoporose	Kohl, Salat; auch die Darmflora bildet Vitamin K

Wasserlösliche Vitamine			
Vitamin, Tagesbedarf Erwachsene	**Wirkung, Aufgabe (Beispiele)**	**Mangelerscheinungen (Beispiele)**	**Natürliches Vorkommen (Beispiele)**
B_1 = Thiamin 1,2 mg	Enzymbestandteile, die die Wirkung zahlreicher Zellfunktionen ermöglichen	Mangelkrankheit Beriberi: Lähmungen, Herzschwäche	Vollkorn, Fleisch, Sonnenblumenkerne, Soja
B_2 = Riboflavin 1,4 mg		Haut- und Schleimhautentzündungen	Vollkorn, Milchprodukte, Fleisch, Leber, Käse
B_6 = Pyridoxin 1,6 mg		Krämpfe, Anämie, Hautveränderungen	
B_{12} = Cobalamin 4 µg	Enzymbestandteil, Erythrozytenbildung, Nervenfunktionen	Anämie mit hohem MCV und MCH, neurologische und psychische Störungen	Leber, Fleisch, Ei, Milch; Vitamin B_{12} ist nicht in pflanzlicher Nahrung enthalten
C = Ascorbinsäure 110 mg	Infektabwehr, Wundheilung	Skorbut: Zahnfleischentzündung, Blutungen	frisches Obst und Gemüse, Sauerkraut
Folsäure 300 µg	Blutbildung, Wachstum	Anämie, embryonale Wirbelsäulen-Fehlbildungen	grüne Blattgemüse, Hefe, Leber, Milch
Pantothensäure 5 mg	dienen als Coenzyme, d. h., sie tragen in Stoffwechselvorgängen zur Enzymwirkung bei	Müdigkeit, Ekzeme, Schlafstörungen	Hefe, Eigelb, Vollkorn
Biotin 40 µg		Haarausfall, Ekzeme, Depression	Leber, Ei, Getreide, Nüsse
Niacin 15 mg		raue, entzündete Haut, neurologische Störungen	Vollkorn, Fisch, Kaffee

1.2.5 Mineralstoffe und Spurenelemente

Mineralstoffe sind wichtige Bestandteile des Organismus, die mit der Nahrung aufgenommen werden müssen. Sie befinden sich als Salze, Elektrolyte und als Teile chemischer Verbindungen im Körper. **Spurenelemente** haben eine ähnliche Bedeutung, sind aber in kleineren Mengen, in „Spuren", erforderlich.

Mineralstoffe			
Stoff, chemisches Zeichen, Tagesbedarf	**Funktion (Beispiele)**	**Erscheinungen bei Mangel (M) oder Überschuss (Ü) (Ursachen)**	**Vorkommen (Beispiele)**
Natrium Na 1500 mg	wichtig im Wasser- und Salzhaushalt	**M:** Hypotonie, Salzhunger (Diuretika) **Ü:** Durst (hoher Salzverzehr, zu hohe NaCl-Zufuhr per Infusion)	alle salzhaltigen Speisen (Kochsalz = NaCl)
Kalium K 4 g		**M:** bei Diuretikaeinnahme **Ü:** bei Niereninsuffizienz	Obst, Gemüse
Chlorid Cl 2300 mg	Wasser- und Salzhaushalt, bildet Magensäure (HCl)	**M/Ü:** Störungen des Säure-Basen-Gleichgewichts	salzhaltige Speisen (Kochsalz = NaCl)
Calcium Ca 1 g	Baustoff für Knochen und Zähne, Muskelfunktionen, Blutgerinnung	**M:** Osteoporose, Zahndefekte, Muskelkrämpfe **Ü:** Knochenveränderungen	Käse u. a. Milchprodukte, Mineralwasser
Magnesium Mg 350 mg	reguliert Nerven- und Muskelfunktionen	**M:** Wadenkrämpfe, Herzrhythmusstörungen (Diuretika, Durchfall)	Obst, Gemüse, Mineralwasser
Phosphat P 700 mg	Bestandteil von Knochen und ATP	**M:** Knochendefekte (Antazida, Cola)	Hafer, Milch

Spurenelemente

Stoff, chemisches Zeichen, Tagesbedarf	Funktion (Beispiele)	Erscheinungen bei Mangel (M) oder Überschuss (Ü) (Ursachen)	Vorkommen (Beispiele)
Eisen Fe 15 mg	Blutbildung, Enzyme, Haut, Immunsystem	**M:** Eisenmangelanämie, Immunschwäche, Müdigkeit	Fleisch, Hafer, Soja, Obst
Jod I 200 µg	Bildung der Schilddrüsenhormone	**M:** Struma, Hypothyreose	Seefisch, Sushi, Jodsalz
Fluor F 3,8 mg	Zahn- und Knochenbestandteil	**M:** Karies, Knochendefekte **Ü:** weiße Zahnflecken	Trinkwasser, Tee, Zahncreme
Zink Zn 14 mg	Enzymbestandteil z. B. in Abwehrzellen	**M:** Immunschwäche, Fertilitätsstörungen, Haarausfall	Fleisch, Hafer, Nüsse, Austern
Selen Se 70 µg	Immun- und Schilddrüsenfunktionen	**M:** Krebs, Immunschwäche, Schilddrüsenknoten	Paranüsse
Kupfer, Mangan, Kobalt, Chrom, Molybdän u. a.	Blutbildung, Wachstum, Gehirnfunktionen, Enzymbestandteile	Mangel und Überschuss sind bei normaler, gemischter Ernährung unwahrscheinlich	

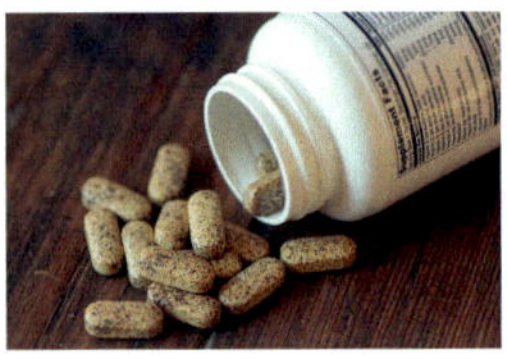

Tabletten führen dem Körper einfach und schnell Vitamine, Mineralstoffe usw. zu. In der Natur kommen sie als reine, isolierte Stoffe jedoch nicht vor. Nicht alle Präparate sind harmlos; bei Rauchern erhöht z. B. Beta-Carotin das Krebsrisiko. Die Vorteile der „Pillen" überwiegen bei nachgewiesenem Mangel, der durch Ernährung nicht ausgleichbar ist. Beispiele: Eisen bei Eisenmangelanämie, Folsäure in der Frühschwangerschaft, Vitamine B_{12} und D bei veganer Ernährung, Jod bei Jodmangelstruma und Vitamin D zur Rachitis- und Osteoporoseprophylaxe.

→ Terminologie: Ernährung

Aminosäure	kleinster Eiweißbaustein
Ballaststoffe	unverdauliche Kohlenhydrate, welche die Darmfunktion fördern
Disaccharid	Doppelzucker (z. B. Saccharose)
Ernährung	Nahrungsaufnahme zur Deckung des Nährstoffbedarfs
essenzielle Aminosäuren	Aminosäuren, die der Körper benötigt, da er sie nicht selbst herstellen kann
Glykogen	Speicherform der Glukose; sog. tierische Stärke
Kilojoule (kJ)	SI-Einheit für (Nahrungs-)Energie (1 kcal = 4,2 kJ) (SI = Système international d'unités – Internationales Einheitensystem)
Kilokalorie (kcal)	herkömmliche Einheit für Energie bzw. Nahrungsenergie; wird meistens „Kalorie" genannt
Mineralstoffe	kalorienfreie Nährstoffe mit Baustoff- und/oder Elektrolytfunktionen (z. B. Calcium, Natrium, Kalium)
Monosaccharid	Einfachzucker (z. B. Glukose)
Nährstoff	chemischer Stoff, der als Energie- oder Baustofflieferant dient (Energie liefernde Nährstoffe) oder andere Funktionen ermöglicht (nicht Energie liefernde Nährstoffe)
Peptid	Molekül aus 2 bis 99 Aminosäuren

Polysaccharid	Vielfachzucker (z. B. Stärke und Glykogen)
Protein	Eiweiß
Resorption (Verb **resorbieren**)	Stoffaufnahme über Haut oder Schleimhaut ins Blut
Saccharide	(sprich: „Sacharide") Zuckerstoffe; Kohlenhydrate
sekundäre Pflanzenstoffe	gesundheitsfördernde Inhaltsstoffe aus Früchten und Gemüse, die nicht zu den Vitaminen gerechnet werden
Spurenelemente	kalorienfreie Nährstoffe, die in geringen Mengen gebraucht werden (z. B. Eisen, Jod, Selen)
Stoffwechsel Metabolismus	Umwandlung aufgenommener Stoffe in Baustoffe (Baustoffwechsel) oder Bewegung und Wärme (Energiestoffwechsel)
Triglyzerid	Fettmolekül aus drei Fettsäuren und einem Glyzerinmolekül
vegan	bzgl. Ernährung: rein pflanzlich
Vitamine	kalorienfreie Stoffe, die der Körper benötigt und nicht selbst herstellen kann

Sogenannte „Superfoods" ... d. h. Nahrungsmittel, die besondere gesundheitsfördernde Fähigkeiten haben sollen wie Chia-Samen, Goji-Beeren, Algen usw., sind gut, machen eine sonst unausgewogene Ernährung aber nicht gesund. Sinnvoller als teure „Supernahrung" sind natürliche, frische Grundnahrungsmittel.

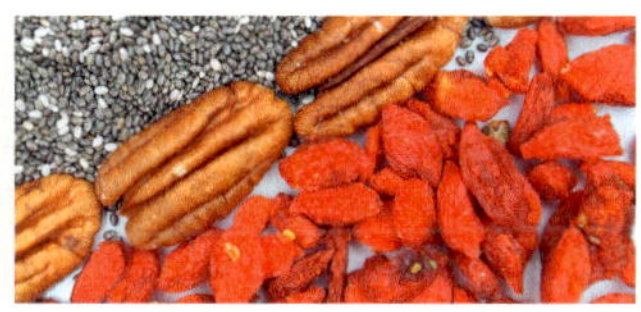

Aufgaben

1 Für welche Vorgänge benötigt der menschliche Körper ständig Energie?
2 Erklären Sie den Begriff Stoffwechsel.
3 Was versteht man unter Nährstoffresorption und wo findet sie statt?
4 Nennen Sie Vorkommen und Nutzen der Vitamine C, B_{12} und K.
5 Welche Vitamine verbergen sich hinter den Namen Retinol und Calciferol?
6 Wozu dient dem Organismus Calcium?
7 Erklären Sie mit einfachen Worten die grundlegenden Ernährungsregeln.
8 Was versteht man unter sekundären Pflanzenstoffen?
9 Wie viele Kalorien enthalten jeweils Protein, Kohlenhydrate, Fett und Alkohol pro Gramm?
10 Für welches Organ ist Jodmangel schädlich?
11 Zu welchen Erkrankungen kann Jodmangel führen?
12 Welche Nahrungsmittel können einem Jodmangel vorbeugen?
13 Nennen Sie je zwei Mono-, Di- und Polysaccharide.
14 Geben Sie die Vorteile einer ballaststoffreichen Ernährung an.
15 In welchen Nahrungsmitteln sind reichlich Ballaststoffe enthalten?
16 Erklären Sie, weshalb ein hoher Ballaststoffanteil der Nahrung eine hohe Trinkmenge erfordert.
17 Nennen Sie die Mangelkrankheit, die bei Vitamin-C-Mangel entsteht.
18 Wie nennen sich die Vitamin-D-Mangelkrankheiten bei Kindern bzw. Erwachsenen?
19 Geben Sie an, welche Nahrungsmittel reich an Vitamin D sind.

2 Aufbau und Funktion des Verdauungsapparates

Interaktive Übungen
→ S. 387, PagePlayer

Video
→ S. 387, PagePlayer

Die Verdauung findet im **Gastrointestinaltrakt** (**GI-Trakt**; Magen-Darm-Trakt) statt. Er besteht aus dem Verdauungskanal, d. h. einer Abfolge schlauchförmiger Organe vom Mund bis zum After (→ Abb. 1), die der Aufnahme, Zerlegung und Resorption der Nahrung bzw. Nährstoffe dienen. Leber, Gallenblase und Bauchspeicheldrüse gehören ebenfalls zum GI-Trakt, da auch sie wichtige Funktionen bei der Nahrungsverarbeitung erfüllen.

Die **Gastroenterologin** ist Internistin mit dem Schwerpunkt **Gastroenterologie**. Sie behandelt Erkrankungen des GI-Trakts einschließlich Gallen-, Leber- und Pankreasleiden.

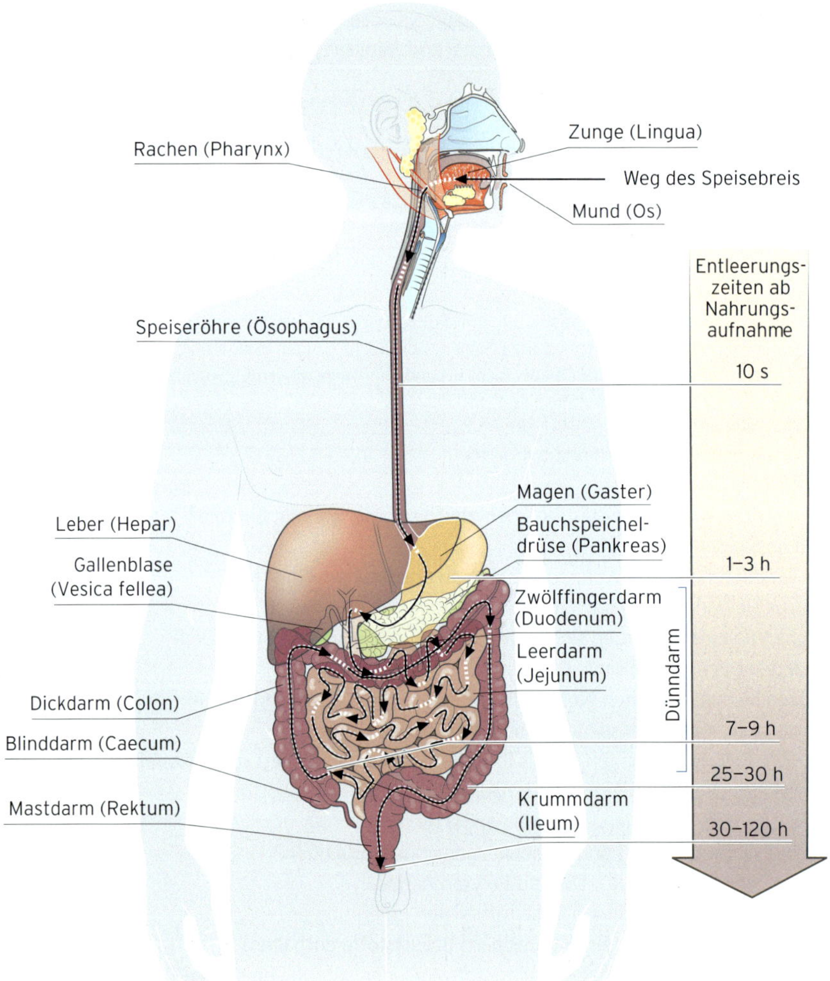

Abb. 1 Verdauungstrakt des Menschen

Alle schlauchförmigen Organe des GI-Trakts haben einen gemeinsamen Grundaufbau. Die innere Schicht besteht aus Schleimhaut mit den für die Aufgaben des jeweiligen Organs passenden Eigenschaften. Die mittlere Schicht besteht aus zwei Lagen glatter Muskulatur. Längs- und Ringmuskulatur sorgen dafür, dass der Speisebrei bzw. der Darminhalt bewegt wird. Die automatische, wellenförmige Bewegung in Richtung After heißt **Peristaltik**. Die Peristaltik arbeitet normalerweise nur **in Richtung Darmausgang**. Daher kann man selbst im Handstand (mit einem Trinkhalm) trinken und schlucken. Beim Erbrechen kehrt sich die Peristaltik um. Dieser Schutzreflex hilft dem Körper, Gifte wie Alkohol oder Bakterientoxine loszuwerden.

2.1 Mund und Speiseröhre

Der Mund **(Os)** nimmt die Speisen auf. Beim Kauen zerkleinern die Zähne die Nahrung. Sie wird mit Speichel vermischt und dabei verflüssigt und vorverdaut. Die großen Speicheldrüsen, v. a. die Ohrspeicheldrüse (→ Abb. 1), geben hierfür bedarfsgerecht Speichel ab. Viele kleine Speicheldrüsen in der Mundschleimhaut tragen ebenfalls zur Verflüssigung des Speisebreis bei. Der Speichel enthält neben Wasser Mineralstoffe zur Pflege des Zahnschmelzes, andickende Proteine und Immunglobuline für die Erregerabwehr. Das Speichelenzym **Amylase** spaltet Stärke in kleinere Saccharide und verdaut so die Nahrung vor.

Die Zunge prüft mit ihrem feinen Tastsinn die Nahrung auf Qualität, Fremdkörper und Zerkleinerungsgrad. Sie schiebt den Speisebrei so lange immer wieder zwischen die Zähne, bis der Kauvorgang abgeschlossen ist. Die Geschmackswahrnehmung findet nur zum kleinen Teil auf der Zunge statt. Die meisten Aromastoffe schmecken wir mit den Riechzellen im obersten Teil der Nasenhöhle. Viele Menschen können bei Schnupfen nicht schmecken, weil die Riechschleimhaut so dick geschwollen ist, dass Aromamoleküle nicht bis zu den Sinneszellen durchdringen.

Der Schluckvorgang ist ein kompliziertes Zusammenspiel mehrerer Organe. Wir können den Schluckvorgang starten, indem wir den Speisebrei mit der Zunge in Richtung Rachen schieben und durch die willkürlich steuerbare Rachenmuskulatur schlucken. Der Kehldeckel verschließt dann automatisch den Kehlkopfeingang und verhindert so, dass Nahrung in die Atemwege gelangt. Die glatte Muskulatur des **Ösophagus** befördert den Speisebrei in den Magen (→ Abb. 2). Der **untere Ösophagussphinkter** (→ 400, Abb. 1), der ringförmige Muskel, der die Speiseröhre vom Magen abgrenzt, öffnet sich automatisch im richtigen Moment und verschließt sich direkt nach dem Schlucken wieder.

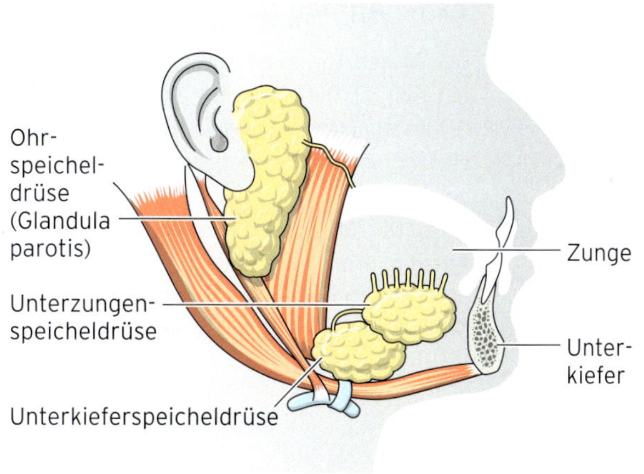

Abb. 1 Große Speicheldrüsen

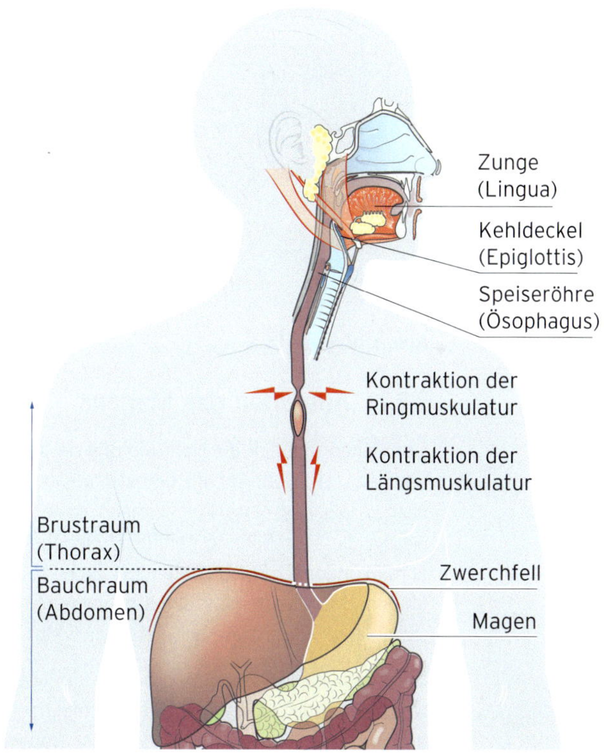

Abb. 2 Die Speiseröhre bringt die Nahrung vom Rachen zum Magen.

Das **Zwerchfell** ist eine quer verlaufende, nach oben gewölbte Muskelplatte, die den Brustraum (Thorax) vom Bauchraum (Abdomen) trennt. Im Zwerchfell befindet sich eine Muskellücke, der **Hiatus**, durch die der Ösophagus zum Magen hindurchtritt. Die Zwerchfellmuskulatur unterstützt den unteren Ösophagussphinkter beim Verschließen des Mageneingangs. Da im Alter alle Muskeln schwächer werden, tritt bei älteren Patientinnen oft Sodbrennen auf, d. h. ein Rückfluss (Reflux) von Magensäure in die Speiseröhre.

Video → S. 387, PagePlayer

2.2 Magen

2.2.1 Aufbau des Magens

Der Magen (gr. **Gaster**, lat. **Ventriculus**) ähnelt von ventral betrachtet einer breiten Sichel (→ Abb. 1). Die innere Rundung der Sichel ist die **innere Kurvatur**, die äußere Rundung die äußere Kurvatur (Magenkrümmung). Der Speisebrei gelangt vom Ösophagus in die **Kardia**, den Mageneingang, und in das Magengewölbe (den **Fundus**). Von dort folgt er der von Schleimhautfalten gebildeten sog. Magenstraße in Richtung **Korpus** (Magenkörper; Mittel- bzw. Hauptteil des Magens). Die Falten passen sich der Magenfüllung an und werden bei vollem Magen flacher. Durch das **Antrum**, den Magenausgang, erreicht der Mageninhalt den ringförmigen Schließmuskel **Pylorus**, den Magenpförtner. Am Pylorus beginnt der Zwölffingerdarm (das **Duodenum**) und damit der Dünndarm.

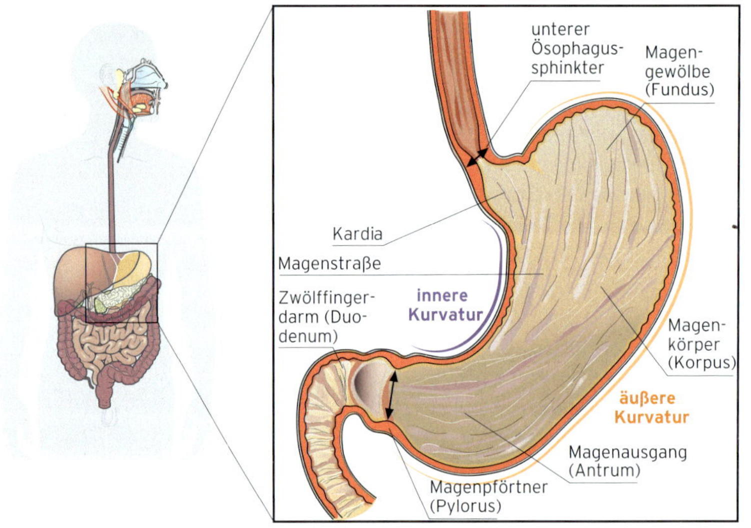

Abb. 1 Magenaufbau

2.2.2 Aufgaben des Magens

Der Magen sammelt die Nahrung und desinfiziert sie mit seiner starken Säure. Nur große Erregermengen, z. B. Nahrung mit sehr vielen Salmonellen oder besonders virulente und säurefeste Organismen wie das Norovirus, können daher Infektionen im GI-Trakt hervorrufen. Medikamente, welche die Säurebildung hemmen, wie Omeprazol, erhöhen das Risiko infektiöser Magen-Darm-Erkrankungen. Die Säure verändert auch Proteine und macht sie für Enzyme leichter zerlegbar. Die Magenschleimhaut selbst schützt sich durch eine lückenlose zähe Schleimschicht vor der aggressiven Säure. Ohne diese fest haftende Schutzschicht würde sich der Magen selbst verdauen.

Die enzymatische Verdauung beginnt im Magen mithilfe des Eiweiß spaltenden Enzyms **Pepsin**. Neben Sekreten, d. h. Magensaft, -schleim, -säure und Pepsin, bildet die Magenschleimhaut auch den **Intrinsic Factor**. Dieser Stoff ist notwendig, um Vitamin B_{12} ins Blut aufzunehmen. Der Intrinsic Factor verbindet sich mit dem Vitamin, das mit der Nahrung in den Magen gelangt. Diese Verbindung wird im letzten Dünndarmabschnitt ins Blut aufgenommen. Vitamin-B_{12}-Mangel tritt daher sowohl bei mangelnder Zufuhr als auch bei Magen- und Dünndarmerkrankungen auf. Die Nahrungszusammensetzung und ihr Säuregehalt werden in Magen und Duodenum ständig durch spezielle Messfühler überprüft. Nach Bedarf gibt der Magen Hormone ab, welche die Produktion von Magensaft und Säure anregen. Weitere Botenstoffe erzeugen das Sättigungsgefühl, das u. a. von der Magenfüllung abhängt. Auch Ekelgefühl und das bei Vergiftungen sinnvolle Erbrechen entstehen über Botenstoffe, die passend zum Mageninhalt ausgeschüttet werden. Hohe Alkohol- und Fettmengen lösen daher oft Übelkeit und Erbrechen aus.

Sobald der Magen die Vorverdauung abgeschlossen hat, tritt sein Inhalt durch den Pylorus ins Duodenum über.

2.3 Dünndarm

2.3.1 Aufbau des Dünndarms

Video
→ S. 387, PagePlayer

Der menschliche Dünndarm gliedert sich in drei Abschnitte:
- den ca. 30 cm langen, c-förmigen Zwölffingerdarm **(Duodenum)**
- den ca. 1,5 m langen Leerdarm **(Jejunum)**
- den ca. 3 m langen Krummdarm **(Ileum)**

Das Ileum mündet im rechten Unterbauch in den ersten Teil des Dickdarms, das **Caecum** (**Zökum**; Blinddarm). Der letzte Abschnitt des Ileums heißt **terminales Ileum**. Hier wird die Verbindung aus Intrinsic Factor und Vitamin B_{12} resorbiert. An der Einmündung des Ileums ins Caecum befindet sich die ventilartige **Ileozökalklappe** (→ Abb. 1).

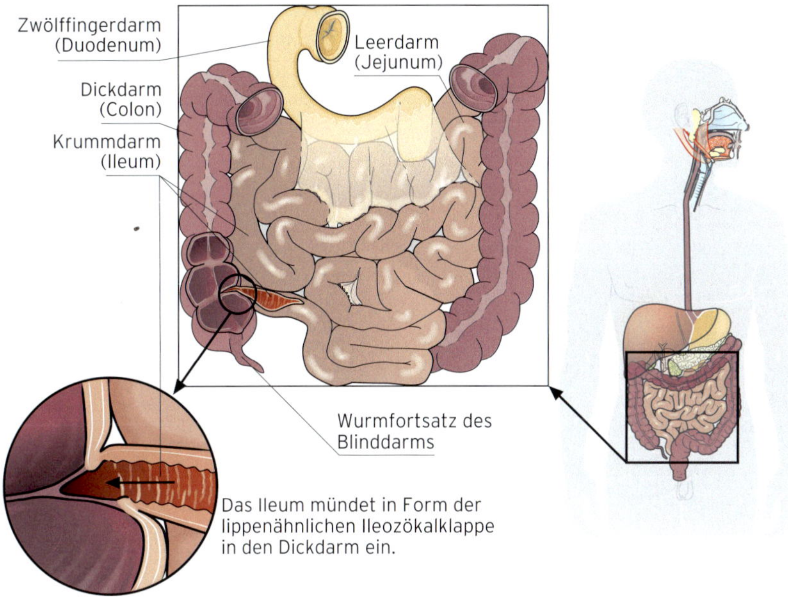

Abb. 1 Dünndarmabschnitte und Übergang zum Dickdarm

2.3.2 Aufgaben des Dünndarms

Die Aufgabe des Dünndarms ist die **Resorption von Nährstoffen**. Diese entstehen durch Zerkleinerung und Aufspaltung der Nahrung. Wichtig sind hierfür die Enzyme des Bauchspeichels, den der exokrine Teil der Bauchspeicheldrüse (das **Pankreas**; → Abb. 2) bildet und ins Duodenum abgibt. Auch hier steuern Messfühler und Botenstoffe die bedarfsgerechte Sekretbildung und -abgabe sowie die Darmbewegungen. Auch die Dünndarmschleimhaut bildet Enzyme, z. B. die Milchzucker spaltende **Laktase** und die Fett spaltende **Lipase**. Die Galle, d. h. die Gallenflüssigkeit, unterstützt die Fettverdauung, indem sie große Fetttropfen zerkleinert und für die Lipase leichter zerlegbar macht. Da viele Verdauungsenzyme durch Säure gehemmt werden, neutralisiert das alkalische Pankreassekret den Speisebrei. Die Ausführungsgänge von Pankreas und Gallenblase münden ins Duodenum (→ Abb. 2). Nach der Zugabe von Pankreas- und Gallensekret wird der Darminhalt gut durchmischt, damit die Enzyme gründlich einwirken und die Nährstoffe freigesetzt werden können.

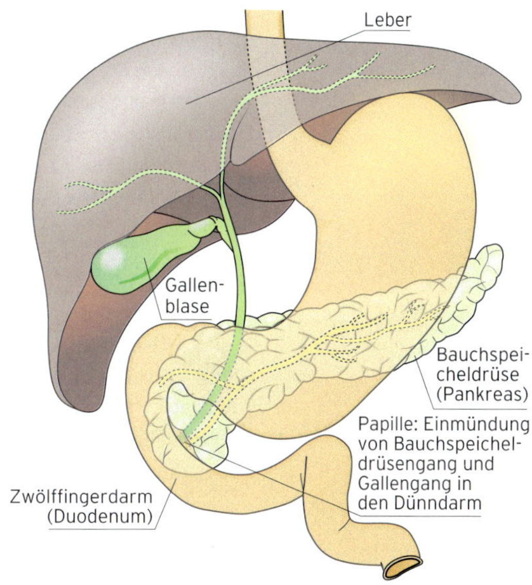

Abb. 2 Anatomie und Lage der Bauchspeicheldrüse

Die Nährstoffe als Endprodukte der Verdauung sind so klein, dass die Darmschleimhaut sie **resorbieren** (ins Blut aufnehmen) kann. Fette werden auch von Lymphgefäßen aufgenommen und mit der Lymphe herznahen Venen zugeführt. Der Darminhalt wird im Dünndarm durch automatische Pendelbewegungen der glatten Muskulatur gründlich durchmischt. Sie bewirken – ähnlich wie die Bewegungen einer Waschmaschinentrommel – die Vermengung des Speisebreis mit Wasser, Enzymen und Gallenwirkstoffen.

Um schnell große Mengen Wasser und Nährstoffe resorbieren zu können, hat die Dünndarmschleimhaut eine sehr große Oberfläche (→ Abb. 1). Sie entsteht zum einen durch die große Länge des Dünndarms und durch die vielen Falten. Jede Falte ist zusätzlich mit unzähligen Zotten besetzt, deren Epithel wiederum dicht mit Saughärchen bedeckt ist. Durch diese Struktur hat der Dünndarm eine Resorptionsfläche von über 200 m^2.

Der größte Teil des Darms ist mit dem **Peritoneum** (Bauchfell) überzogen. Das einschichtige Epithel ist glatt und feucht und ermöglicht eine geschmeidige, reibungsfreie Bewegung aller Darmabschnitte.

Oberflächenvergrößerung am Beispiel des Dünndarms

- Der Dünndarm ist ca. fünf Meter lang.
- Durch seine Falten verdreifacht er seine Oberfläche.
- Durch die Zotten verzehnfacht er sie.
- Durch die Saughärchen an der Zelloberfläche verzwanzigfacht er sie.

So wird eine 3 x 10 x 20 = 600-fache Oberflächenvergrößerung erreicht.

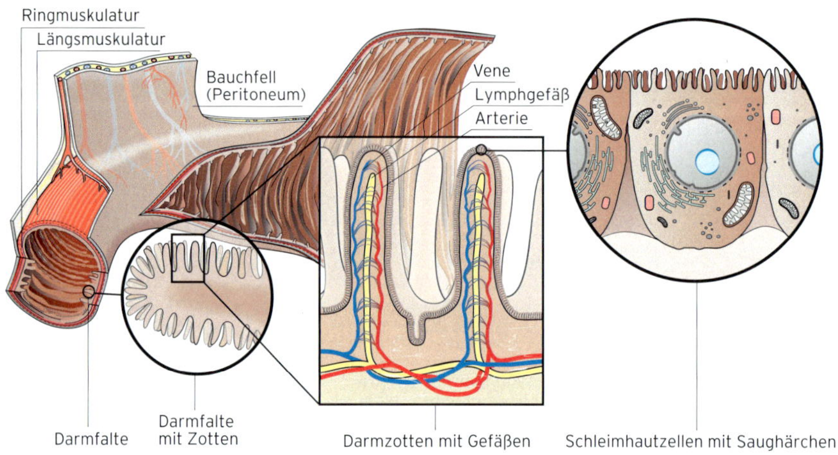

Abb. 1 Aufbau des Dünndarms und der Darmzotten

Der Dünndarm ist der wichtigste Darmabschnitt, weil nur hier Nährstoffe resorbiert werden können. Bei bestimmten Krebserkrankungen kann es erforderlich sein, Abschnitte des GI-Trakts operativ zu entfernen. Muss der Ösophagus entfernt werden, kann Spezialnahrung durch einen Schlauch direkt in den Magen gegeben werden. Wenn man den Magen entnimmt, wird der Ösophagus ans Duodenum angeschlossen. Bei Verlust des Dickdarms, Enddarms bzw. Afters kann ein künstlicher Darmausgang am Bauch angelegt werden. In all diesen Fällen gibt es zwar Ernährungs- und Verdauungsprobleme, aber die Patientin kann weiterhin Nahrung aufnehmen. Fehlt hingegen der Dünndarm als Resorptionsorgan, ist die Betroffene lebenslang auf parenterale Ernährung, d. h. Infusionen mit Nährlösungen, angewiesen.

Enzyme … sind natürliche Stoffe, die biochemische Vorgänge im Körper ermöglichen. Sie können z. B. Moleküle zerlegen oder zusammensetzen. Auch in Waschmitteln wirken Enzyme. Sie lösen stärke- und eiweißhaltige Flecken aus der Wäsche. Frische Ananas enthält Enzyme, die bei reichlichem Genuss zum Wundwerden der proteinhaltigen Zungenoberfläche führen. Bei oraler Aufnahme werden Enzyme im Magen-Darm-Trakt selbst verdaut und zerlegt.

2.4 Dickdarm

2.4.1 Aufbau des Dickdarms

Der Dickdarm eines Menschen ist etwa so lang wie seine Armspanne (ca. 1,5 m). Er liegt im Unterbauch und umrahmt den geschlungenen Dünndarm (→ Abb. 1). Der Dickdarm besteht aus mehreren Abschnitten:

- **Caecum** (Coecum; Zökum; Blinddarm)
- **Colon** (**Kolon**; Grimmdarm) mit seinen vier Abschnitten
  - Colon ascendens (aufsteigendes Kolon),
  - Colon transversum (quer verlaufendes Kolon),
  - Colon descendens (absteigendes Kolon),
  - Colon sigmoideum **(Sigma; Sigmoid; S-Darm)**
- **Rektum** (Mastdarm)

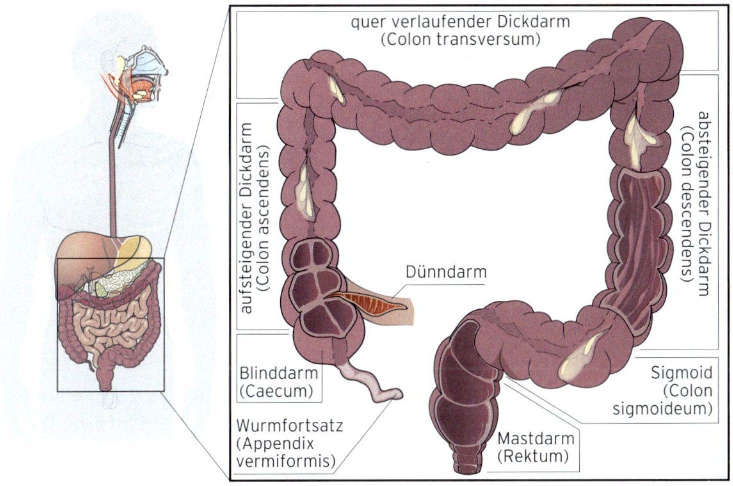

Abb. 1 Dickdarmabschnitte

Der letzte Darmabschnitt, bestehend aus Sigma, Rektum und Anus, wird als **Enddarm** bezeichnet. Den Abschluss des Dickdarms bzw. den Darmausgang bildet der **Anus** (After). Er enthält den mehrschichtigen Schließmuskel, der den Anus für die Stuhl- und Gasentleerung öffnet und danach wieder verschließt (→ Abb. 2).

Das Caecum heißt Blinddarm, weil es nach kaudal „blind" endet. Es bildet eine sackähnliche Ausbuchtung, an der sich die **Appendix vermiformis**, der Wurmfortsatz, befindet (→ Abb. 3). Die Appendix hat u. a. immunologische Aufgaben. Die häufige Appendizitis ist eine Entzündung des Wurmfortsatzes, die fälschlich „Blinddarmentzündung" genannt wird.

Vom Caecum aus verlaufen das aufsteigende Kolon nach kranial, das quer verlaufende Kolon von rechts nach links und das absteigende Kolon nach kaudal. Es schließen sich das Sigma (der s-förmige S-Darm) und das Rektum an. Das Rektum geht in den Anus über.

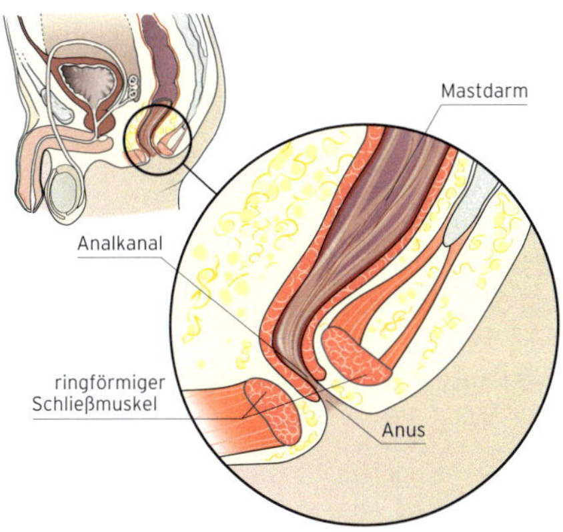

Abb. 2 Anus (After)

Appendizitis
→ LF 9, S. 431

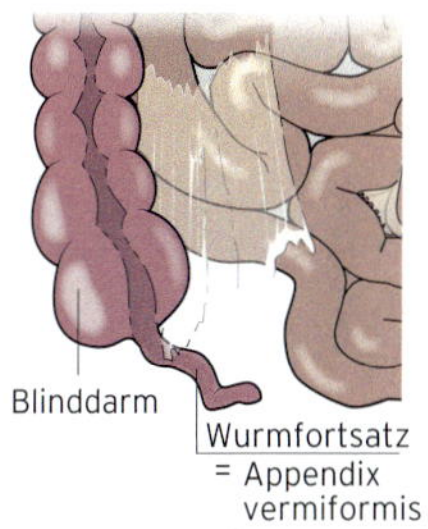

Abb. 3 Wurmfortsatz

2.4.2 Aufgaben des Dickdarms

Die Hauptaufgaben des Dickdarms sind die Eindickung des Darminhalts durch Wasserresorption und die Formung des Stuhls. Ein großer Teil des Wassers, das in den oberen Abschnitten des GI-Trakts zugemischt worden war, wird im Dickdarm resorbiert.

Ca. 9 Liter **Speichel, Magen-, Gallen-, Pankreas- und Jejunumsekret** werden täglich durch Drüsen bzw. Schleimhäute in das Lumen des GI-Trakts abgegeben. Ebenso viel Flüssigkeit resorbieren Ileum und Kolon ins Blut, sodass die Flüssigkeitsbilanz des GI-Trakts ausgeglichen ist. Da **Sekretion** und Resorption nebeneinander passieren, sind die 9 Liter Flüssigkeit nicht gleichzeitig im GI-Trakt.

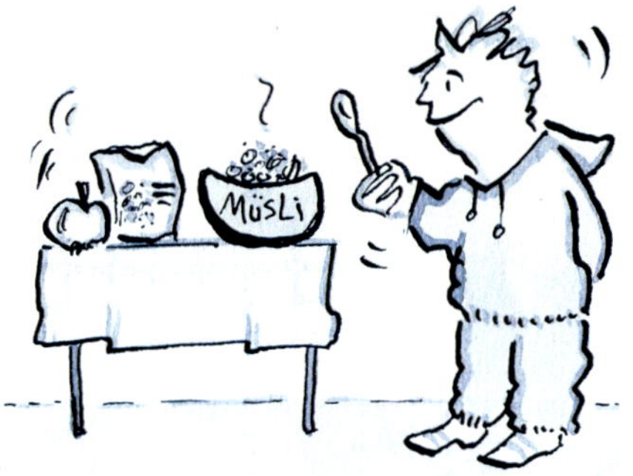

Abb. 1 Ballaststoffreiche Nahrung regt die Darmtätigkeit an.

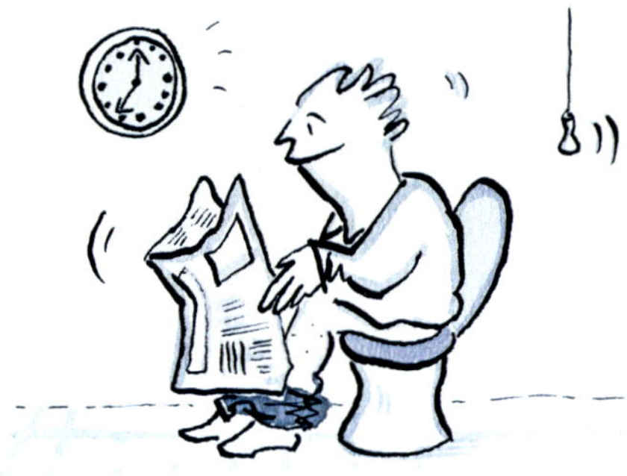

Abb. 2 Morgendlicher Entleerungsreflex des Enddarms

Im Dickdarm lebt die **Darmflora**, die aus mehreren hundert Arten anaerober Bakterien besteht, u. a. dem Bakterium **E. coli (Escherichia coli)**. Die Darmflora hat umfangreiche, z. B. immunologische Aufgaben. Sie unterdrückt die Vermehrung pathogener Keime, bildet Vitamin K für die Blutgerinnung und spaltet bisher unverdaute Kohlenhydrate, z. B. aus Getreide und Hülsenfrüchten, teilweise auf. Völlig unverdauliche Kohlenhydrate, die Ballaststoffe, quellen im Kolon auf und regen durch ihr Volumen die Darmmuskulatur an. So wirkt ballaststoffreiche Nahrung der Stuhlverstopfung (**Obstipation**) entgegen. Auf Ernährungsumstellungen mit erhöhter Ballaststoffzufuhr reagiert der Darm ggf. zunächst mit Blähungen. Mit der Zeit passt sich die Darmflora an und zerlegt die Kohlenhydrate so gründlich, dass kaum noch Gase gebildet werden.

Obstipation
→ LF 9, S. 421

Im Sigma wird der Stuhl geformt. Die Entleerung kann erfolgen, wenn die zahlreichen Nerven im unteren Rektum die Füllung des Mastdarms ans Gehirn senden. Die Stuhlentleerung wird willkürlich gestartet (oder unterdrückt), erfolgt aber überwiegend vegetativ gesteuert. Die Füllung des Magens bewirkt eine große Kolonbewegung und damit eine Entleerung des Enddarms. Dieser Reflex ist morgens am stärksten. Auch Reizungen des Magens, z. B. bei der Gastritis (Magenschleimhautentzündung), bewirken den Entleerungsreflex, weshalb Durchfall bei Gastritis, u. a. durch NSAR, häufig vorkommt.

Der Anus wird durch den **Sphinkter**, den Schließmuskel, verschlossen. Für den Feinabschluss sorgen über dem Sphinkter liegende weiche Gefäßpolster, die **Hämorrhoiden**. Sie hat und braucht jeder Mensch. Erst eine Vergrößerung und Entzündung des Hämorrhoidalpolsters führt zum Hämorrhoidalleiden, das unkorrekt „Hämorrhoiden" genannt wird.

Hämorrhoidalleiden
→ LF 9, S. 432

Ungefähr 100 Billionen Bakterien besiedeln den Menschen und bilden die Darm-, Haut-, Vaginalflora und weitere „Gesellschaften". Die Mikro-Mitbewohner sind das menschliche Mikrobiom. Es hat viele, erst teilweise bekannte Aufgaben, z. B. für das Immunsystem, den Stoffwechsel und die Psyche. Das Mikrobiom lässt sich kaum beeinflussen, auch wenn viele Nahrungsergänzungsmittel dafür angeboten werden. Bei Darmkrankheiten wie Colitis ulcerosa sind Darmbakterien und sogar „Stuhlspenden" von Gesunden in Kapselform in manchen Fällen hilfreich.

2.5 Leber, Gallenblase, Pfortader und Pankreas

2.5.1 Aufbau der Leber

Die Leber **(Hepar)** ist ein ca. 1,5 bis 2 kg schweres Organ im rechten Oberbauch. Sie liegt dem Zwerchfell an und grenzt kaudal an Kolon und rechte Niere. Die Gallenblase liegt an der Unterseite der Leber und ist im gesunden Zustand nicht tastbar (→ Abb. 1).

Video
→ S. 387, PagePlayer

2.5.2 Aufgaben von Leber, Gallenblase und Pankreas

Die Leber
- bildet Plasmaproteine, Gerinnungsfaktoren, Fibrinogen, Cholesterin usw.
- bildet die Gallenflüssigkeit und gibt sie ab,
- entgiftet toxische Stoffe aus dem GI-Trakt, z. B. Alkohol und Medikamente,
- speichert Glukose als Glykogen, Fett, Vitamine, Eisen (und Schwermetalle).

Bildlich betrachtet ist die Leber eine chemische Fabrik, die Stoffe herstellt. Gleichzeitig ist sie eine Kläranlage, die Gifte und Abbauprodukte entfernt und außerdem ist sie eine Lagerhalle zur Speicherung von Nährstoffen und anderen Substanzen.

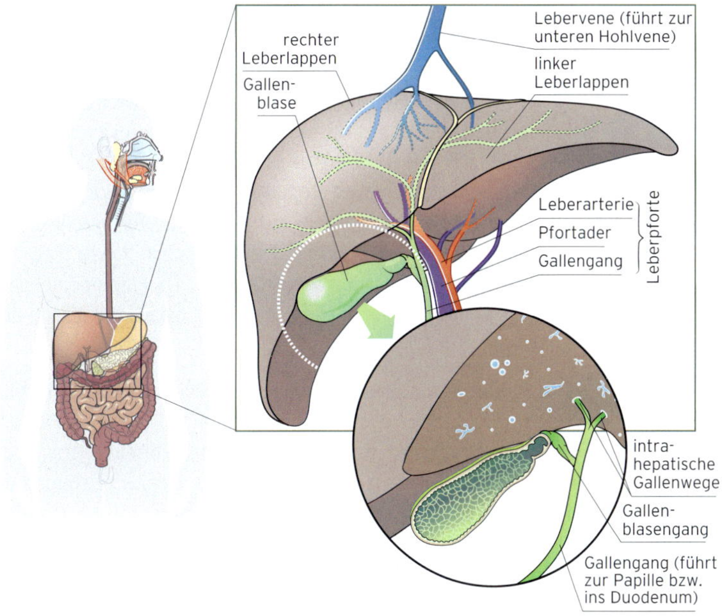

Abb. 1 Aufbau und Lage von Leber und Gallenblase

Entgiftung bedeutet, dass die Leber Giftstoffe abbaut oder umbaut und ihnen so die toxischen Eigenschaften nimmt. Sie verändert einige Stoffe auch so, dass sie wasserlöslich werden und die Nieren sie ausscheiden können. Alle gespeicherten Nährstoffe gibt die Leber bedarfsgerecht an den Blutkreislauf ab. Beim Fasten spaltet sie z. B. Glukose aus langkettigen Glykogenmolekülen ab und hebt so den Blutzuckerspiegel an. Bei Überernährung und/oder Alkoholmissbrauch lagert sie viel Fett ein. Bei Nahrungsmangel bzw. bei gesunder, fettarmer Ernährung wird dieses Fett verbraucht. Wird vermehrt Blut gebildet, z. B. nach einer Blutspende oder in der Schwangerschaft, gibt die Leber gespeichertes Eisen in den Blutkreislauf ab, damit das Knochenmark es in Hämoglobin einbaut. Die Speicherfähigkeit führt auch zur Einlagerung von Schwermetallen wie Blei und Cadmium im Lebergewebe.

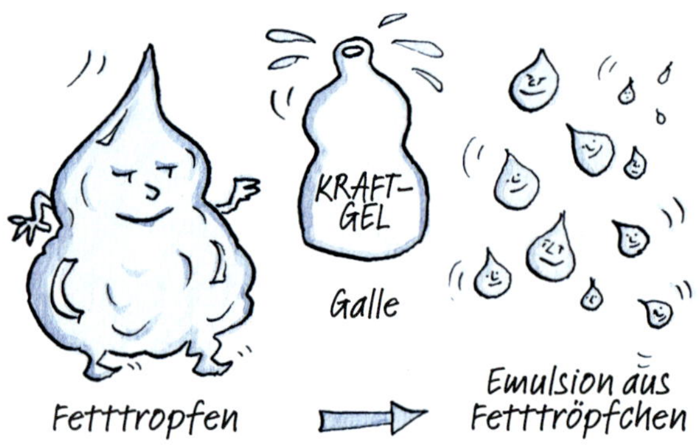

Abb. 1 Emulgieren heißt, Fetttropfen zu zerkleinern.

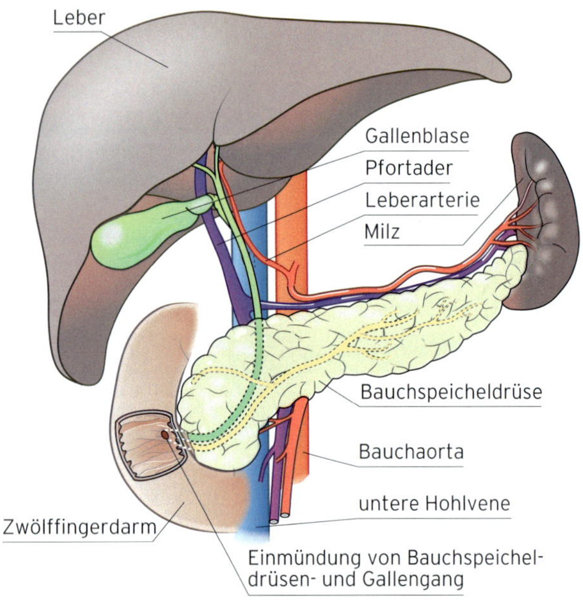

Abb. 2 Leber mit Pfortader (schematisch)

Leberwerte
→ LF 9, S. 410
Langerhans-Inseln
→ LF 8, S. 342

Video
→ S. 387, PagePlayer

Die **Galle**, d. h. die Gallenflüssigkeit, fließt als wässriges Sekret aus den Gallenwegen der Leber direkt ins Duodenum bzw. wird in der Gallenblase gesammelt und eingedickt. Die wässrige Galle heißt **Lebergalle** und das Konzentrat aus der Gallenblase heißt **Blasengalle**. Die Galle **emulgiert** Nahrungsfette, d. h. sie verteilt Fetttröpfchen in Wasser zu einer milchigen Flüssigkeit (→ Abb. 1). Kleine Fetttröpfchen sind durch Lipase viel leichter zu zerlegen als große.

Die Leber nimmt sämtliche durch den Darm resorbierten Stoffe zunächst auf.

Das ganze Blut aus Magen und Darm wird dazu in der **Pfortader** (→ Abb. 2) zusammengeführt und in die Leber geleitet. Sie filtert und prüft das Pfortaderblut und entgiftet darin enthaltene Schadstoffe. Die Leber muss dabei auch Eiweiß aufnehmen, weil konzentrierte Proteine das Gehirn schädigen würden. Bei Leberzirrhose führt der Wegfall dieser Filterfunktion zu vielfältigen neurologischen und psychischen Störungen.

Werden Leberzellen geschädigt bzw. zerstört, treten Enzyme und andere Stoffe aus dem Leberzell-Zytoplasma ins Blut über. Diese Enzyme können als sog. Leberwerte im Serum gemessen werden und zeigen das Ausmaß und die Art von Leberschäden an. Je mehr Zellen zerfallen, desto höher steigen die Leberwerte an. Da ständig Leberzellen erneuert werden und das Zytoplasma alter, zerfallener Leberzellen mit dem Blut fortgeschwemmt wird, sind die Leberwerte nie „Null", sondern haben eine zur Größe der Leber passende normale Höhe. Da Frauen eine kleinere Leber mit weniger Zellen haben, sind die Normbereiche der Leberwerte für Frauen niedriger als für Männer.

Das **Pankreas**, die Bauchspeicheldrüse, bildet als exokrine Drüse den größten Teil der Verdauungsenzyme. Der endokrine Teil, d. h. die Inselzellen der sog. Langerhans-Inseln, geben das blutzuckersenkende Hormon Insulin, das blutzuckersteigernde Hormon Glukagon sowie weitere Botenstoffe ab, die v. a. die Magen-Darm-Tätigkeit regeln. Glukagon regt bei Hunger bzw. hohem Energiebedarf die Leber an, gespeichertes Glykogen wieder in Glukose aufzuspalten. Eine „Pasta-Party" am Vorabend ist daher eine beliebte Methode von Sportlern, um am Wettbewerbstag ohne Verdauungsarbeit über viel Glukose zu verfügen. Glykogen ist im Körper immer mit Wasser verbunden. Möchte man schnell abnehmen und fastet, wird Glykogen abgebaut und man scheidet viel Wasser aus. So verliert man zwar schnell „Pfunde", aber kein Fett.

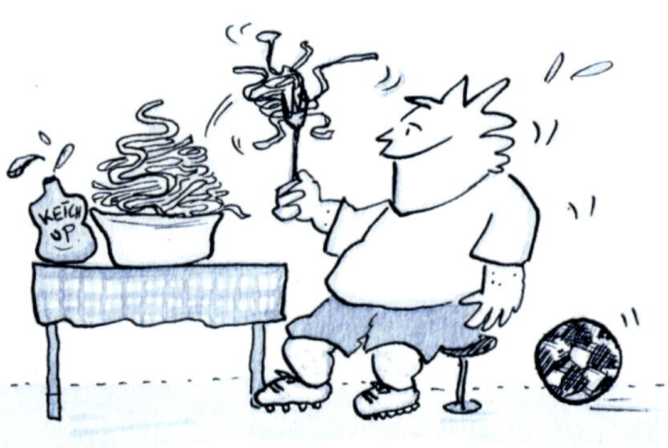

Abb. 3 Pasta-Party

Übersicht über die Organe des Gastrointestinaltrakts und ihrer Funktionen		
Organ	**Sekret(e)**	**Wichtige Funktion(en)**
Mund Os	Speichel	Prüfung, Zerkleinerung und Verflüssigung der Nahrung
Speicheldrüsen Glandula parotis usw.	Speichel mit Amylase	Verflüssigung der Nahrung und Beginn der Stärkespaltung
Speiseröhre Ösophagus		Transport der Nahrung zum Magen
Magen Gaster, Ventriculus	Magensäure, Magensaft mit Pepsin; Verdauungshormon Gastrin, Intrinsic Factor	Sammeln und Desinfektion, Verflüssigung und Durchmischung der Nahrung, Beginn der Proteinverdauung, Vorbereitung der Vitamin-B_{12}-Resorption
Zwölffingerdarm Duodenum		Durchmischung des Speisebreis mit Bauchspeichel und Galle
Bauchspeicheldrüse Pankreas	exokrin: säureneutralisierendes Bikarbonat, Amylase, Lipase, Eiweiß spaltende Enzyme = Proteasen endokrin: v. a. Insulin, Glukagon, Somatostatin	Neutralisierung der Magensäure, enzymatische Zerlegung des Darminhalts, Regulation des Zuckerstoffwechsels und der Tätigkeit des GI-Trakts
Leber Hepar	gering konzentrierte Gallenflüssigkeit (Lebergalle)	die Galle emulgiert, d. h. zerkleinert Fetttropfen; die Leber speichert u. a. Nährstoffe, Vitamine, entgiftet konzentrierte bzw. toxische Stoffe, bildet Plasmaproteine usw.
Gallenblase Vesica fellea/biliaris	konzentrierte Gallenflüssigkeit (Blasengalle)	dickt die Lebergalle ein und gibt bei fettreicher Nahrung Blasengalle ins Duodenum ab
Leer- und Krummdarm Jejunum und Ileum	Laktase, Lipase	Durchmischung und enzymatische Zerlegung des Darminhalts, Resorption
Wurmfortsatz Appendix vermiformis		immunologische Funktionen; bietet der Darmflora einen Schutzraum, von wo aus sie nach Durchfallerkrankungen den Darm neu besiedelt
Dickdarm Caecum, Colon	Schleim, der die Gleitfähigkeit des Darminhalts verbessert	Rückresorption von Wasser, Spaltung unverdauter Kohlenhydrate und Vitamin-K-Bildung durch die Darmflora, Bildung und Beförderung des Stuhls
Mastdarm Rektum		sammelt den Stuhl bis zur Ausscheidung
After Anus		Stuhl- und Gasentleerung mithilfe von Reflexen, Verschluss des Darmausgangs

→ Terminologie: Anatomie und Funktion des Magen-Darm-Trakts	
Amylase	Stärke spaltendes Enzym aus Speicheldrüsen und Pankreas
Anus	After; Darmausgang
Antrum	Magenausgang
Appendix vermiformis	Wurmfortsatz
Caecum **Coecum; Zökum**	Blinddarm; erster Dickdarmabschnitt nach dem Dünndarm

Colon **Kolon**	Grimmdarm, bestehend aus aufsteigendem, quer verlaufendem und absteigendem Kolon sowie dem Sigmoid
Colon ascendens	aufsteigender Kolonanteil
Colon descendens	absteigender Kolonanteil
Colon transversum	quer verlaufender Kolonanteil
Dickdarm	Zökum, Kolon und Rektum
Dünndarm	Duodenum, Jejunum und Ileum
Duodenum	Zwölffingerdarm
Escherichia coli **(E. coli)**	von Theodor Escherich entdecktes Darmbakterium
Enddarm	Sigma, Rektum und Anus
Fundus	Magengewölbe
Gaster **Ventriculus**	Magen; bestehend aus den Teilen Kardia, Fundus, Korpus und Antrum
Gastroenterologie	Lehre von den Erkrankungen des Magen-Darm-Trakts
Gastrointestinaltrakt **(GI-Trakt)**	Magen-Darm-Trakt; Verdauungstrakt
Hämorrhoiden	weiches Gefäßpolster für den Feinabschluss des Anus
Hepar	Leber
Hiatus	Zwerchfellöffnung für den Durchtritt des Ösophagus
Ileozökalklappe	ventilartiger Übergang zwischen terminalem Ileum und Caecum
Ileum	Krummdarm (längster Dünndarmabschnitt)
Intrinsic Factor	von der Magenschleimhaut gebildeter Stoff, der für die Resorption von Vitamin B_{12} im Dünndarm erforderlich ist
Jejunum	Leerdarm (Dünndarmabschnitt zwischen Duodenum und Ileum)
Korpus	Magenkörper
Kurvatur	Magenkrümmung
Laktase	Milchzucker spaltendes Enzym der Dünndarmschleimhaut
Lipase	Fett spaltendes Pankreas- und Dünndarmenzym
Ösophagus	Speiseröhre
Os (Adj. **oral**)	(sprich: „Ohs") Mund
Pankreas	Bauchspeicheldrüse
Pepsin	Eiweiß spaltendes Enzym des Magensaftes
Peristaltik	wellenförmige Bewegungen des Darms in Richtung Anus

Peritoneum	Bauchfell
Pfortader **Vena portae**	Blutgefäß, welches das Blut aus dem GI-Trakt zur Leber führt
Protease	Eiweiß spaltendes Enzym
Pylorus	Magenpförtner (Schließmuskel am Magenausgang)
Rektum (Rectum)	Mastdarm
Sekretion (Verb **sezernieren**)	Absonderung eines Sekrets durch eine Drüse
Sigma; Sigmoid; S-Darm; Colon sigmoideum	S-Darm (s-förmiger Teil des Kolons am Übergang zum Rektum)
Sphinkter	Schließmuskel
terminales Ileum	letzter Dünndarmabschnitt vor dem Caecum
unterer Ösophagus-sphinkter	unterer Speiseröhrenschließmuskel, der die Speiseröhre gegenüber dem Mageneingang abschließt
Vesica fellea **Vesica biliaris**	Gallenblase

Seitenstiche … entstehen bei sportlicher Betätigung besonders nach dem Essen. Eine Theorie ihrer Entstehung ist: Nach Mahlzeiten befindet sich viel Blut im GI-Trakt, weil er dann intensiv arbeitet. Muskelaktivität erfordert ebenfalls eine Menge Blut. Leber und Milz enthalten viel Blut, das als Reservepool bezeichnet wird. Bei Bedarf geben sie es in den Funktionspool, das zirkulierende Blut des Kreislaufs, ab. Das „Ausquetschen" der Blutreserven erzeugt Seitenstechen. Möglicherweise sind auch Zwerchfell und Peritoneum am Entstehen der rätselhaften Schmerzen beteiligt. Eine Pause hilft gegen die Beschwerden.

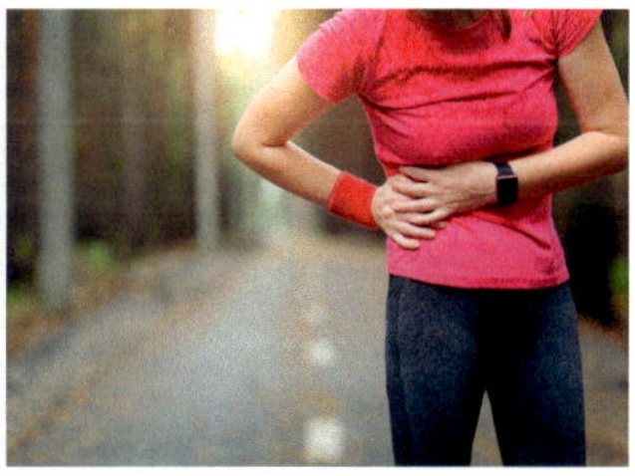

Aufgaben

1 Zählen Sie die Organe auf, welche die Nahrung, vom Mund beginnend, passiert.
2 Nennen Sie Verdauungsenzyme und die von ihnen gespaltenen Stoffe.
3 Welche Aufgaben erfüllt die Leber?
4 Geben Sie an, welche Drüsen ihr Sekret ins Duodenum abgeben.
5 Welche Stoffe bildet die Magenschleimhaut und welche Funktionen haben sie?
6 Woraus besteht die Darmflora und welche Funktionen erfüllt sie?
7 Erklären Sie den Begriff Oberflächenvergrößerung am Beispiel des Dünndarms.
8 Warum ist der Begriff Blinddarmentzündung nicht korrekt?
9 Welche Sekrete bilden der exokrine und endokrine Teil des Pankreas?
10 Wie entsteht ein Anstieg der Leberwerte?
11 Aus welchen Darmanteilen bestehen jeweils Dünndarm, Dickdarm und Enddarm?
12 Erklären Sie Lage und Funktion der Hämorrhoiden.
13 Welcher Nährstoff wird nach der Resorption in Lymphgefäßen transportiert?
14 Nennen Sie die Funktionen der Gallenflüssigkeit und der Gallenblase.

3 Diagnostik bei Erkrankungen des Gastrointestinaltrakts

Interaktive Übungen
→ S. 387, PagePlayer

3.1 Anamnese und klinische Untersuchung

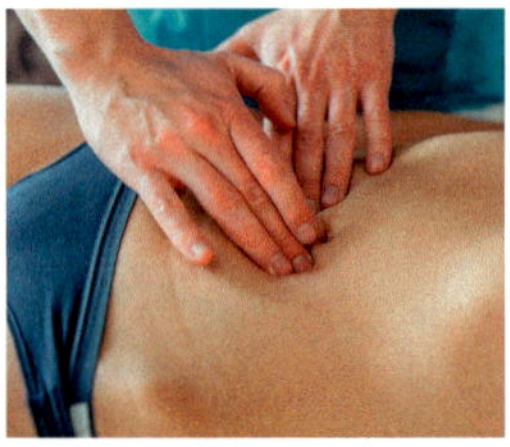

Abb. 1 Palpation des Abdomens

Die gründliche **Anamnese** ist auch bei Erkrankungen des GI-Trakts wichtig. Die richtigen Fragen können helfen, z. B. ein Magengeschwür von Gallenkoliken und ein Hämorrhoidalleiden von einer infektiös bedingten Darmblutung zu unterscheiden.

Auch die **Inspektion** liefert wichtige Hinweise. So kann eine Abmagerung auf chronischen Durchfall oder Krebs hindeuten, ein Ikterus (Gelbfärbung der Haut) bei Leberkrankheiten (z. B. Metastasen) auftreten oder ein auffallend dickes **Abdomen** bei Aszites (Bauchwassersucht) als Hinweis auf eine Leberzirrhose vorkommen.

Gastritis
→ LF 9, S. 422
Appendizitis
→ LF 9, S. 431

Bei der **Palpation** des Abdomens (→ Abb. 1) zeigt sich, ob die Bauchdecke weich ist oder ob ein Widerstand, eine sog. **Resistenz**, tastbar ist. Hinter Resistenzen können sich Tumoren verbergen, aber auch Stuhlverstopfung oder sogar eine nicht bekannte Schwangerschaft, d. h. ein Fetus. Oft sind bestimmte Stellen schmerzhaft auf Druck bzw. auf Berührung, z. B. der Magen bei Gastritis und der rechte Unterbauch bei Appendizitis. Ist die Bauchdecke brettartig verhärtet, spricht man von Abwehrspannung. Sie kommt bei Bauchfellentzündung vor, z. B. nach einem Darmdurchbruch. Die **Auskultation** der Darmgeräusche zeigt eine verstärkte oder fehlende Peristaltik an und weist z. B. auf eine entzündliche Krankheit oder einen Darmverschluss hin.

Entzündungswerte
→ LF 3, S. 57
Nierenfunktionswerte
→ LF 8, S. 331
Tumormarker
→ LF 8, S. 380

3.2 Blutuntersuchungen

Die Labordiagnostik bei Krankheiten des Abdomens umfasst zahlreiche Blutuntersuchungen, z. B. Entzündungs-, Nieren- und Leberwerte sowie serologische Tests und Tumormarker. Bei Erkrankungen bzw. Verdacht auf Erkrankungen der Leber und des Pankreas werden bestimmte Blutwerte im Serum bestimmt:

Serumdiagnostik bei Leber- und Pankreaskrankheiten

Messwert und Bedeutung	Normbereich Frau/Mann		Ursachen erhöhter Werte (Beispiele)
GOT = AST = ASAT (Leberenzym) Glutamat-Oxalacetat-Transaminase	<35 U/L	<50 U/L	Leberzellschaden durch Fettleber, Alkohol, Medikamente, Virushepatitis, Autoimmunkrankheiten, Metastasen bzw. Kombinationen schädlicher Einflüsse
GPT = ALT = ALAT (Leberenzym) Glutamat-Pyruvat-Transaminase			
Gamma-GT = γ-GT = GGT (Leberenzym) Gamma-Glutamyl-Transferase	<40 U/L	<60 U/L	
AP (Gallenwegs- und Knochenenzym) alkalische Phosphatase	35–105 U/L	40–130 U/L	Leberschaden und/oder Knochenumbau
Bilirubin (Gallenfarbstoff; Sekretionsleistung)	<1,2 mg/dL		Hepatitis, Gallenstau
Cholinesterase (Syntheseleistung der Leber)	4–13 U/mL		**erniedrigt** bei Leberschaden
Gesamteiweiß (Syntheseleistung der Leber)	6–8,4 g/dL		
INR (Maß für die Gerinnungsstoffproduktion)	1,0		Leberschaden, Phenprocoumon-Therapie
Amylase (Enzym aus Glandula parotis und Pankreas)	<100 U/mL		Pankreatitis, Parotitis
Lipase (Pankreas-Enzym)	<60 U/L		Pankreatitis

3.3 Stuhldiagnostik

3.3.1 Stuhlprobengewinnung

Bei Verdacht auf eine infektiöse Darmerkrankung, z. B. eine Durchfallerkrankung durch Salmonellen, wird eine Stuhlprobe zur mikrobiologischen Diagnostik ins Labor geschickt. Für den Probentransport gibt es Spezialröhrchen (→ Abb. 1). Die Patientin nimmt eine etwa bohnengroße Menge Stuhl mit dem am Deckel angebrachten Löffel auf, füllt sie in das Röhrchen und schraubt es zu. Die MFA prüft, ob der Deckel fest verschlossen ist, und legt das Probenröhrchen in eine passende, mit saugfähigem Papier ausgelegte Transporthülse. Sie verschließt das Transportgefäß, beschriftet es mit den notwendigen Daten und gibt es mit dem Begleitschein dem Boten zum Versand. Nur ausnahmsweise werden Stuhlproben per Post bzw. Transportdienst versandt, da lange Lagerung und extreme Temperaturen Proben verändern können.

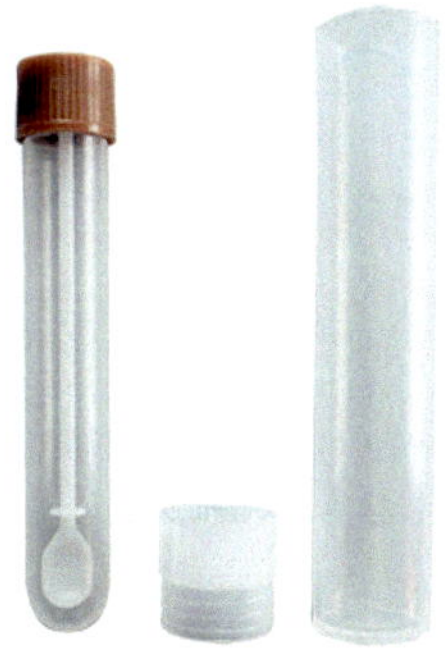

Abb. 1 Stuhlprobenröhrchen mit Transporthülse

Die meisten Toiletten sind heute Tiefspül-WCs, bei denen der Stuhl ins Wasser des Abflussrohres fällt. Dies erschwert die Stuhlprobengewinnung. Klemmt man ein mehrfach gefaltetes Zeitungspapier zwischen Toilettenschüssel und -brille, kann der Stuhlgang auf das Papier erfolgen. Die Probennahme ist dann einfach und das verschmutzte Papier kann nach dem Abspülen des Stuhls entsorgt werden. Beim **iFOBT** wird ein spezieller Papierstreifen als Stuhlauffanghilfe mitgeliefert, der mit dem Stuhl abgespült werden kann.

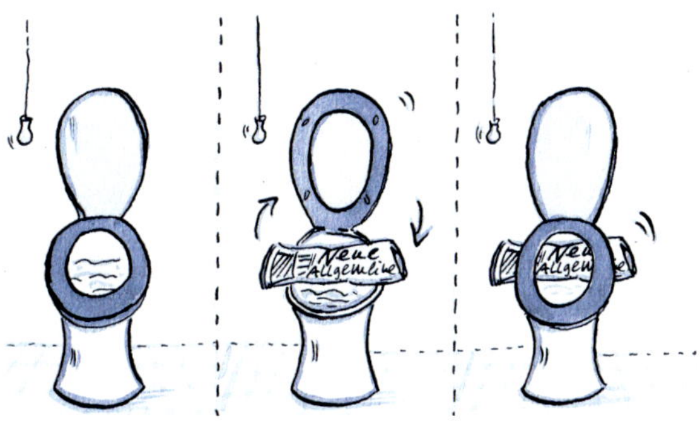

3.3.2 Stuhltest auf okkultes Blut (Okkultbluttest)

iFOBT
→ LF 9, S. 412

Krankhafte Veränderungen des Darms, wie Darmkrebs und seine Vorstufen, haben eine empfindliche Oberfläche mit dünnen Blutgefäßen. Daraus kann Blut in oder auf den Stuhl gelangen. Kleine Blutspuren sind mit bloßem Auge nicht sichtbar. Stuhltests zum Nachweis von **okkultem,** d. h. nicht sichtbarem Blut werden als Screening-Tests durchgeführt. Das heißt, sie dienen in einer Zielgruppe mit erhöhtem Krankheitsrisiko zur Früherkennung (noch) symptomloser Krankheiten.
Indikation: Der präventive **Okkultbluttest** wird zur Darmkrebs-Früherkennung Patientinnen und Patienten zwischen 50 und 54 Jahren jährlich, ab 55 Jahren (nur bei Ablehnung der Vorsorge-Darmspiegelung) alle zwei Jahre angeboten. Männern wird die erste Vorsorge-Darmspiegelung schon mit 50 Jahren ermöglicht, Frauen mit 55 Jahren. Zum Nachweis eines Blutverlusts über den Darm, d. h. kurativ, kann der Test auch bei anderen Patientengruppen und Altersklassen eingesetzt werden.

MERKE Sieht eine Patientin Blut auf dem Stuhl, mit dem Stuhl vermischt oder am Toilettenpapier, ist der Nachweis einer Blutung aus dem Gastrointestinaltrakt bereits positiv. Ein Okkultbluttest ist dann nicht mehr sinnvoll. Die Blutungsquelle muss durch Koloskopie abgeklärt und behandelt werden.

Vorbereitung: Die Patientin kann sich vor dem Okkultbluttest **iFOBT** (**i**mmunologischer **f**äkaler **O**kkult**b**lut**t**est) normal ernähren. Der Test kann jederzeit nach dem Stuhlgang durchgeführt werden, möglichst an einem Arbeitstag (s. u.). Frauen, die noch ihre Regelblutung haben, führen den Test erst drei Tage nach dem Ende der Menstruation durch.

Durchführung: Die MFA gibt der Patientin das Stuhltest-Set mit. Es besteht aus dem Probenröhrchen (→ Abb. 2), einer schriftlichen Anleitung, einer Stuhlauffanghilfe aus Papier und einem blickdichten Beutel für die Rückgabe. Die Patientin klebt den Papierstreifen nach Anleitung auf den Toilettensitz (→ Abb. 1) und setzt darauf den Stuhl ab. Sie sticht dann – nach Herstellerangabe – das Entnahmestäbchen z. B. viermal in den Stuhl ein und streicht anschließend damit einmal kreuzweise über die Stuhloberfläche. Dann steckt sie das Stäbchen in das Probenröhrchen, in dem sich eine spezielle Flüssigkeit befindet, verschließt das Röhrchen und schwenkt es leicht hin und her.

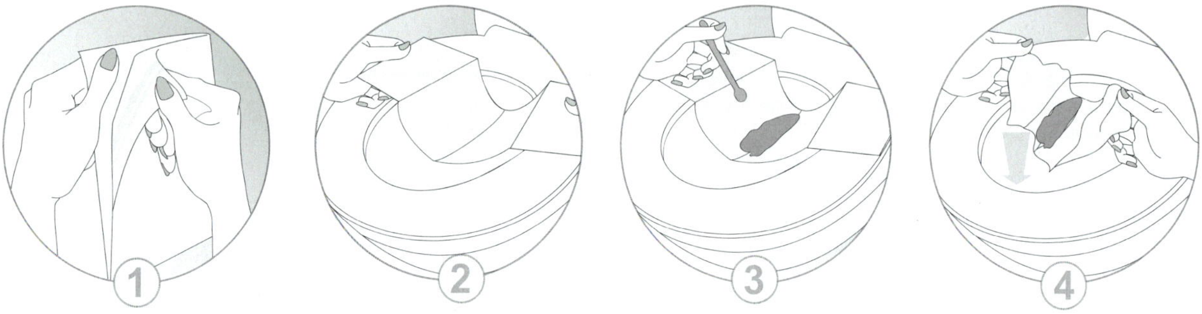

Abb. 1 Benutzung der Stuhlauffanghilfe

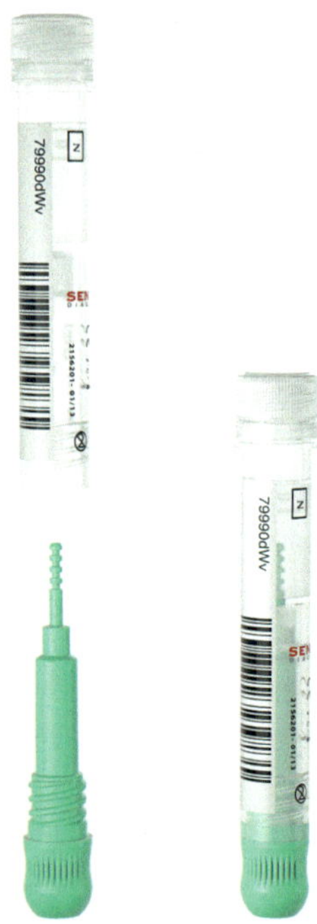

Abb. 2 Probenröhrchen für den iFOBT

Probenrückgabe und -weiterleitung: Die MFA weist die Patientin bei der Testausgabe an, dass sie **am Tag der Probennahme**, spätestens aber am Folgetag, das Röhrchen in der Praxis abgibt. Das ist wichtig, da frische Proben am besten geeignet sind. Deshalb sollte die Patientin den iFOBT nicht vor Wochenenden oder Feiertagen durchführen. Ältere Proben führen eher zu falsch negativen Ergebnissen. Das heißt, dass okkultes Blut nicht nachgewiesen wird und damit Darmkrebs nicht oder nicht früh genug entdeckt wird. Die MFA sendet das beschriftete Röhrchen mit Begleitschein in das auswertende Labor weiter.

Aussagekraft und Bewertung: Der iFOBT weist okkultes Blut im Stuhl nach. Bei positivem iFOBT ist eine Darmerkrankung, auch Darmkrebs, wahrscheinlicher. Meistens liegt aber kein Darmkrebs vor, sondern nur ein oder mehrere Darmpolypen. Ein **Polyp** ist eine (noch) gutartige Schleimhautwucherung, die mit der Zeit zu einem Karzinom werden kann. Polypen lassen sich bei der Koloskopie gut finden und meistens auch abtragen. **Ein positiver iFOBT ist eine Indikation zur Koloskopie.** Durch sie kann nicht nur Darmkrebs früh entdeckt, sondern ggf. sogar die Krebsentstehung verhindert werden, indem (noch) gutartige Polypen entfernt werden. Der iFOBT kann so die Darmkrebs-Sterblichkeit vermindern. Die beste Aussagekraft hat aber die Koloskopie, weil dabei die gesamte Dickdarmschleimhaut gründlich nach Veränderungen abgesucht wird. Der iFOBT kann bei Patientinnen und Patienten zwischen 50 und 54 Jahren Polypen und Krebs ggf. früh erkennen, die Vorsorge-Koloskopie ab 55 Jahren (für Männer ab 50 Jahren) ist aber eine weit bessere und sicherere Früherkennungsuntersuchung als der iFOBT alle zwei Jahre. Bei Beschwerden, d. h. kurativ, ist ohnehin eine Koloskopie indiziert.

Befundmitteilung (Vorschlag):
MFA: „In Ihrem Stuhltest sind Blutspuren nachgewiesen worden."
(mit einer Pause gibt die MFA der Patientin die Gelegenheit, Fragen zu stellen)
MFA: „Die Ärztin wird mit Ihnen besprechen, welche Untersuchung zur Klärung der Ursache für Sie infrage kommt."
(kurzfristigen Gesprächstermin in der Arztpraxis vereinbaren)
MFA: „Viele Menschen mit positivem Testergebnis haben sog. Polypen, d. h. gutartige Schleimhautwucherungen im Darm. Diese können nach Jahren zu Darmkrebs werden. Bei einer Darmspiegelung kann man Polypen schmerzlos entfernen, bevor sie gefährlich werden. Es war gut, dass Sie den Test durchgeführt haben."

3.4 Sonografie des Abdomens

Definition: Ultraschalluntersuchung des Bauchraums und des **Retroperitoneums**. Das Retroperitoneum ist der Bereich dorsal des Bauchraums, in dem sich u. a. die Nieren, die Bauchaorta und zahlreiche Lymphknoten befinden.

Untersuchungsprinzip: Der Schallkopf sendet **Ultraschall** aus, d. h. Schallwellen oberhalb des vom Menschen hörbaren Bereichs (über 20000 Hz). Die Gewebe **reflektieren** den Schall. Sie werfen ihn je nach Gewebeart in unterschiedlicher Weise zurück. Der reflektierte Ultraschall ist das Echo der ausgesandten Schallwellen. Der Schallkopf nimmt die reflektierten Schallwellen auf und das Gerät erstellt daraus bewegte Schwarz-Weiß-Bilder. Diagnostischer Ultraschall ist unschädlich und wird auch bei Kindern und Schwangeren eingesetzt. Die Abdomen-Sonografie dauert ca. 15 min und ist schmerzfrei.

Hertz (Hz)
Einheit für Frequenz;
1 Hz = eine Welle/Sekunde

Untersuchte Organe: Bei der Abdomen-Sonografie werden routinemäßig Leber, Gallenblase, Milz, Pankreas, Bauchaorta und Nieren beurteilt. Auch die Blase, evtl. nach Miktion darin verbliebener Restharn und ggf. die Prostata können dargestellt werden. Zur Untersuchung des Darms trägt die Sonografie nur in bestimmten Fällen bei; in den meisten Fällen ist die Endoskopie die am besten geeignete Methode.

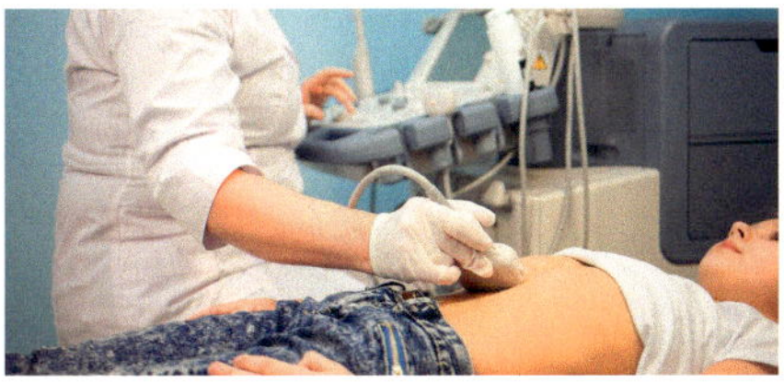

Abb. 1 Sonografie des Abdomens

Indikationen: Beschwerden im Bereich des Bauchraums und der Nierengegend; Befunde, die auf Krankheiten von Bauchorganen und Nieren hindeuten, z. B. erhöhte Blutwerte; Verlaufskontrollen, Staging (Feststellung des Stadiums der Krebsausbreitung) und Nachsorge bei Krebs

3.4.1 Vorbereitung

Die Patientin bleibt mindestens 6 h vor der Sonografie nüchtern. Speisen im Magen würden die Sicht z. B. auf das Pankreas stören und fetthaltige Speisen und Getränke, z. B. Milch im Kaffee, würden zur Entleerung der Gallenblase führen, wodurch sie nicht mehr beurteilbar wäre. Die MFA bittet die Patientin, den Bauch frei zu machen und sich mit dem Rücken auf die Untersuchungsliege zu legen. Hose bzw. Rock werden bis zur Leiste hinuntergezogen und mit Papier vor dem Ultraschallgel geschützt. Das Kopfteil der Liege kann etwas erhöht werden. Die MFA dunkelt den Raum ab und gibt die Patientendaten in das Ultraschallgerät ein.

3.4.2 Durchführung

Die Ärztin gibt Ultraschallgel auf den Schallkopf. Das Gel verhindert, dass sich Luft zwischen Schallkopf und Haut befindet, und verbessert so das Bild. Sie bewegt den Schallkopf über den Bauch der Patientin, um die einzelnen Organe darzustellen. Die Patientin atmet auf Aufforderung tief ein und hält die Luft an, z. B. für die Untersuchung der Nieren. Sie verlagern sich bei tiefer Inspiration nach kaudal, werden dann nicht mehr von den Rippen verdeckt und sind so besser zu sonografieren. Einige Organe können dreidimensional vermessen werden, z. B. Nieren und Milz. Die Sonografie-Ergebnisse werden dokumentiert, die aussagekräftigsten Bilder gespeichert und ggf. ausgedruckt. Nach der Untersuchung reicht die MFA der Patientin Papiertücher zum Entfernen von Gelresten und entsorgt diese anschließend. Gebrechlichen Patientinnen entfernt sie das Gel und hilft beim Ankleiden.

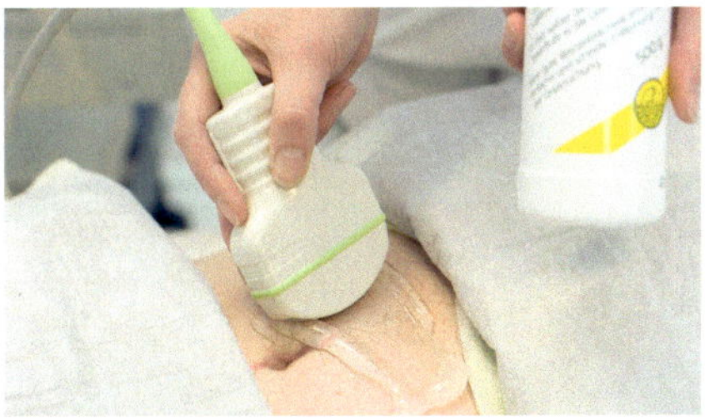

Abb. 2 Ultraschallkopf mit Gel

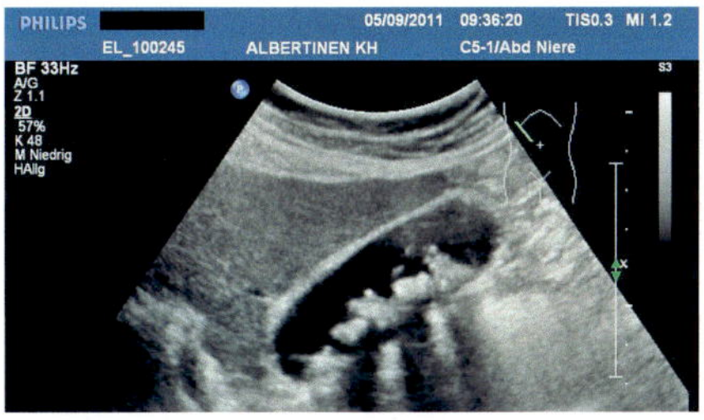

Abb. 3 Gallenblase mit Steinen im Ultraschallbild

Typische diagnostische Möglichkeiten und Befunde der Sonografie (Beispiele)		
Organ	**D = diagnostische Aussage; B = typische Befunde; S = Sonstiges**	**ggf. Vorbereitung**
Sonografie des Abdomens und Retroperitoneums		
Leber	**D:** Größe, Dichte, Struktur **B:** Verdichtung bei Fettleber oder Zirrhose, Metastasen, Aszites (Bauchwassersucht) **S:** Sichtkontrolle bei Leberbiopsie	– Terminvergabe: morgens nüchtern einbestellen, ggf. wenig fettfreie Flüssigkeit trinken und notwendige Medikation einnehmen lassen – am Vortag der Untersuchung sollte auf blähende Speisen verzichtet werden – Untersuchungsraum abdunkeln, Liege vorbereiten, Papiertücher bereitlegen
Gallenblase	**D:** Konkremente (Steine), Tumor **B:** Gallensteine oder Gallengrieß, Tumor	
Gallengänge	**D/B:** Erweiterung, Gallenstau, Steine, Tumor	
Pankreas	**D:** Entzündung, Tumor, Abflussstau **B:** Pankreatitis, Tumor, Verkalkungen	
Milz	**D:** Größe, Struktur, Verletzung **B:** Milzvergrößerung, Milzriss nach Unfall	
Nieren	**D/B:** Steine, Zysten, Entzündung, Tumor	keine
Bauchaorta	**D/B:** Aneurysma, Arteriosklerose	
Sonografie weiterer Organe		
Beinvenen	**D/B:** Beinvenenthrombose	keine
Schilddrüse	**D:** Größe, Struktur, Knoten, Tumor **B:** Vergrößerung, Verkleinerung, Knoten, Zysten, Karzinom **S:** Sichtkontrolle bei Biopsie	– Kopfteil der Untersuchungsliege flach stellen – Hals frei machen und Halsschmuck abnehmen lassen

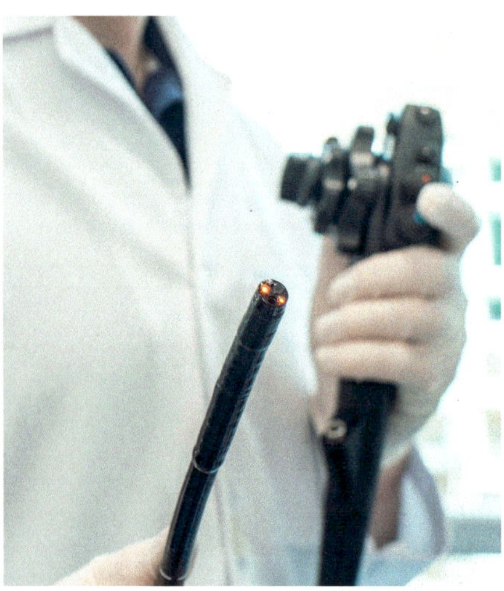

Abb. 1 Video-Endoskop

3.5 Endoskopie

Definition: Endoskopie heißt wörtlich „Hineinschauen". Gemeint ist das Ausleuchten und Betrachten von Hohlorganen und Körperhöhlen mit einem **Endoskop**.

Endoskope sind meist biegsame schlauchförmige Instrumente mit glatter Oberfläche sowie einer Lichtquelle und einem Videochip am beweglichen Ende. Viele Endoskope haben Absaug-, Spül- und Instrumentierkanäle. Sie ermöglichen es, am Endoskopende mit Wasser zu spülen, abzusaugen und Injektionen, Biopsien und andere Eingriffe durchzuführen. Die endoskopischen Bilder werden auf einen Monitor übertragen und stark vergrößert dargestellt.

Endoskopien und Endoskope werden nach dem untersuchten Organ benannt, z. B.

- Gastroskopie: Inspektion des Magens mit dem Gastroskop
- Koloskopie: Inspektion des Dickdarms mit dem Koloskop
- Laparoskopie: Inspektion der Bauchhöhle mit dem Laparoskop
- Rektoskopie: Inspektion des Mastdarms mit dem Rektoskop

Risiken: Endoskopien können zu Verletzungen der untersuchten Organe führen. Blutungen können nicht immer endoskopisch gestillt werden. Eine seltene Komplikation ist die **Perforation** (Durchstoßen der Organwand) mit dem Endoskop. Perforationen erfordern eine unverzügliche Operation zum Verschluss der Verletzung. Bei **Narkose** bzw. **Sedierung** kommt das Narkoserisiko hinzu. Vorsorglich werden Blutgerinnung (INR, PTT) und Thrombozytenzahl vor der Endoskopie überprüft, da es bei der Biopsie immer etwas blutet und Blutungsquellen in Hohlorganen nicht durch Druck gestillt werden können. Antikoagulanzien, sog. Blutverdünner, werden nach ärztlicher Anweisung in der Regel vor Endoskopien abgesetzt.

INR, PTT
→ LF 5, S. 220

3.5.1 Narkosen bei Endoskopien

Viele Menschen haben Angst vor der Endoskopie, auch vor Schmerzen bei der Untersuchung oder empfinden Schamgefühl. Daher wünschen sie sich eine Sedierung bzw. Narkose. Andere möchten die Untersuchung bei vollem Bewusstsein erleben und/oder anschließend arbeiten und Auto fahren, sodass sie auf eine Beruhigungsspritze bzw. Narkose lieber verzichten.

Definition: Bei einer **Narkose** (Allgemeinanästhesie, Vollnarkose) wird die Patientin medikamentös in einen bewusstlosen Zustand gebracht. Reflexe, Schmerzempfinden und Muskelspannung sind stark herabgesetzt bzw. ausgeschaltet. Da nun auch die Atmung aussetzt, muss die Patientin während einer Vollnarkose beatmet werden. Dazu wird sie in der Regel intubiert. Man spricht daher von **Intubationsnarkose (ITN)**. Sie ist für größere chirurgische Eingriffe notwendig. Bei der **Regional-** und **Lokalanästhesie** (regionale bzw. lokale Betäubung) ist die Patientin wach, während ein Teil ihres Körpers durch Lokalanästhetika schmerzfrei gemacht wird. Ein Beispiel für eine Regionalanästhesie ist die Rückenmarksnarkose, z. B. beim Kaiserschnitt. Lokalanästhesien werden etwa vor dem Nähen von Platzwunden oder der Entfernung von Muttermalen gesetzt.

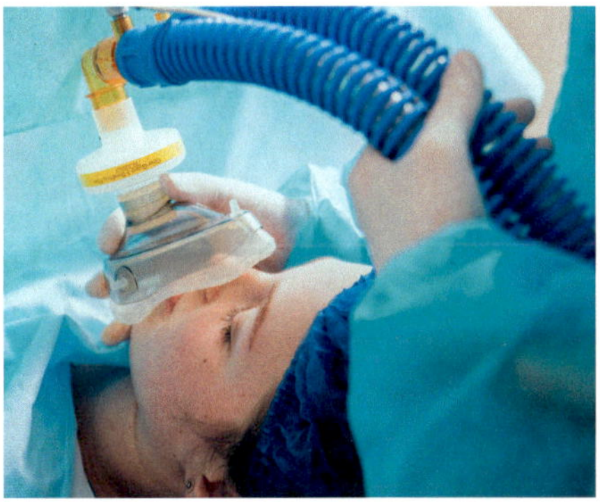

Abb. 1 Narkose

Intubation
→ LF 5, S. 285

Vorgehen: Für Endoskopien wird die Patientin nur medikamentös sediert; d. h. sie atmet selbst und kann ggf. reagieren, wenn sie etwa zum Schlucken oder zum Lagewechsel aufgefordert wird. Man spricht auch von „Schlafnarkose" oder „Beruhigungsspritze". Nach der Untersuchung kann die Patientin sich an die Zeit in Narkose, auch an die Untersuchung, nicht erinnern. Die Sedierung, die meistens mit den Wirkstoffen Midazolam oder Propofol erfolgt, birgt Risiken, z. B. einen Atemstillstand. Die genannten Medikamente dürfen daher nur von **Anästhesistinnen** (Narkoseärztinnen) oder anästhesiologisch ausgebildeten Ärztinnen angewendet werden. Nach der Endoskopie ruht sich die Patientin einige Zeit in der Praxis aus und wird überwacht, bis die Narkoseeffekte abgeklungen sind.

Nachbeobachtung: Die sedierten Patientinnen dürfen mindestens 12 Stunden lang nicht am Straßenverkehr teilnehmen – auch nicht zu Fuß – und müssen von einer Begleitperson abgeholt werden. Es ist ratsam, unter den Nachwirkungen der Sedierung keine Maschinen zu bedienen, Entscheidungen zu treffen usw.

3.5.2 Gastroskopie

Definition: Die Endoskopie des Magens mit einem flexiblen Gastroskop heißt eigentlich **Ösophago-Gastro-Duodenoskopie (ÖGD)**, da Ösophagus, Magen und Duodenum untersucht werden. Meistens sagt man aber nur „Gastroskopie“.

Indikationen: Beschwerden im Bereich von Ösophagus, Magen und Duodenum, Suche nach der Ursache gastrointestinaler Blutungen, unklare Anämien, Tumorsuche bei Allgemeinsymptomen, die auf eine Krebserkrankung hinweisen (Gewichtsabnahme usw.), Tumornachsorge

Vorbereitung: Die Patientin bleibt 6–8 h vor der Gastroskopie nüchtern, d. h., sie isst und trinkt in dieser Zeit nichts. So wird sichergestellt, dass der Magen leer ist und keine Speisen aspiriert werden können. Durch die Narkose und das Einführen des Gastroskops könnte die Patientin erbrechen. Die Narkose erhöht die Gefahr, dass Erbrochenes beim Atmen in die Luftwege eingesaugt wird; dies nennt man Aspiration. Auf Rauchen muss sie verzichten, da Nikotin die Magensäureproduktion verstärkt und so die Aspirationsgefahr erhöht. Um den Magensaft zu entschäumen, schluckt die Patientin kurz vor der Untersuchung etwas Simeticon-Lösung (z. B. Espumisan®). Das anschließende Einsprühen der Rachenhinterwand mit einem Lokalanästhetikum vermindert den Würgereiz während der Gastroskopie. Ein Kunststoffring im Mund der Patientin schützt ihre Zähne und das Gastroskop.

Lokalanästhetikum → LF 4, S. 189

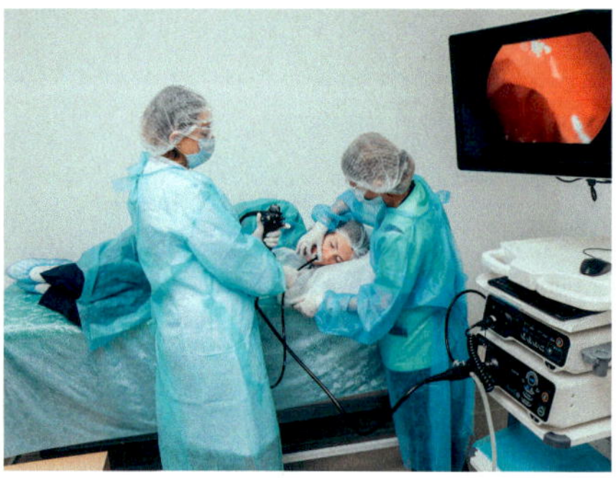

Abb. 1 Video-Gastroskopie

Durchführung: Die Patientin liegt auf ihrer linken Seite. Die Ärztin führt das Gastroskop durch den Mund der Patientin in den Ösophagus ein, schiebt es in den Magen und weiter ins Duodenum vor. Sie inspiziert die Schleimhaut eingehend und biopsiert bei Bedarf. Die Gewebeproben werden in Gefäße mit Fixierlösung gegeben, welche die MFA vorbereitet und beschriftet hat. Nach der Untersuchung zieht die Ärztin das Gastroskop vorsichtig heraus. Die diagnostische Gastroskopie dauert etwa 5–10 min.

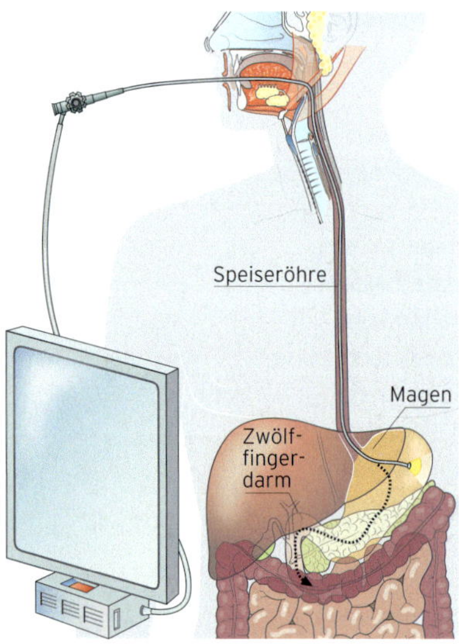

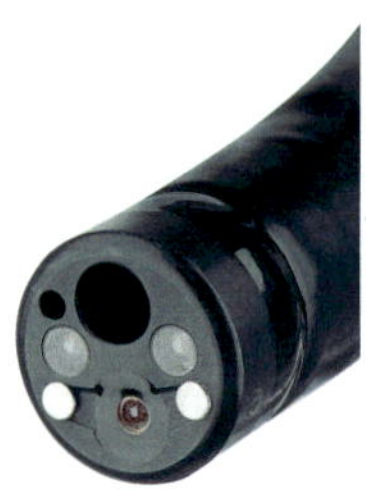

Spitze eines Endoskops

Abb. 2 Prinzip der Gastroskopie

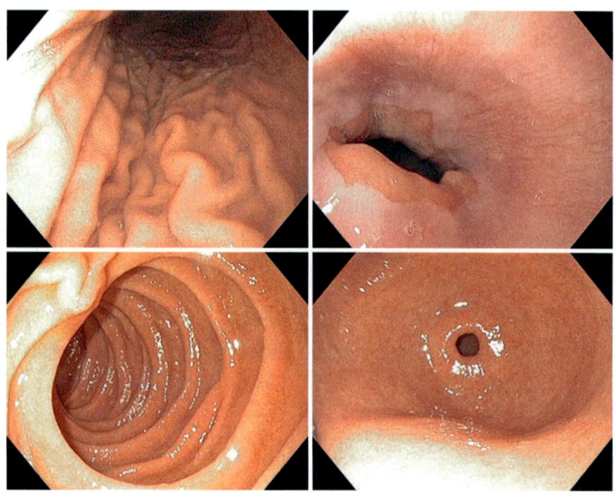

Abb. 3 Vier Ansichten eines normalen Gastroskopiebefundes: die Längsfalten des Magens (links oben), das Duodenum mit den typischen Querfalten (links unten), der Übergang zwischen Ösophagus und Kardia (rechts oben), der Magenausgang (Antrum und Pylorus) (rechts unten)

Nachbereitung: Die Patientin ruht sich aus und darf nach Abklingen der Rachenanästhesie, d. h. nach ca. 30 Minuten, wieder etwas trinken. Wenn sie sich dabei nicht verschluckt, darf sie auch wieder essen. Die MFA überwacht die Patientin im Aufwachraum, überprüft ihren Blutdruck und ihre Ansprechbarkeit. Bei gutem Befinden wird sie mit ihrer Begleitperson entlassen. Die Ärztin teilt ihr zuvor den Gastroskopiebefund mit. Die eingehende Befundbesprechung erfolgt einige Tage später, wenn der Pathologiebericht vorliegt und die Narkose nicht mehr nachwirkt.
Besonderheit: Die **Endosonografie** kombiniert Endoskopie und Sonografie. Das Endoskop trägt einen Schallkopf und hilft dabei, verdächtige Schleimhautareale oder unter der Schleimhaut gelegene Wandveränderungen zu beurteilen.

3.5.3 Koloskopie

Definition: Endoskopie des gesamten Dickdarms einschließlich des terminalen Ileums mit einem flexiblen Koloskop. Die Koloskopie wird vereinfacht Darmspiegelung genannt.
Indikationen: Beschwerden und Befunde, die auf eine Dickdarmerkrankung hindeuten, Früherkennung des kolorektalen Karzinoms, Abklärung von Anämien, positivem iFOBT und Blutungen aus dem After bzw. Blut auf dem Stuhl, Kontrollen bei Darmkrankheiten und im Rahmen der Tumornachsorge
Vorbereitung: Die Patientin muss den Dickdarm vollständig leeren und säubern, damit die Darmschleimhaut gut beurteilbar ist. In der Woche vor der Koloskopie sollte sie auf körnerhaltige Speisen wie Leinsamen, Tomaten und Kiwis verzichten. Am Morgen des Vortags der Spiegelung darf sie ein leichtes Frühstück zu sich nehmen. Danach sind nur noch Getränke erlaubt, die frei von Ballaststoffen, Fruchtfleisch und Milch sind. Ab 18 Uhr trinkt die Patientin die Darmspüllösung. Je nach Präparat trinkt sie z. B. 2 L angerührte Lösung innerhalb von 2 h und anschließend einen weiteren Liter klarer Flüssigkeit nach Wunsch. Nach 2–3 h setzt der Stuhlgang ein. Die Stuhlentleerungen setzen sich fort, bis nur noch hellgelbe klare Flüssigkeit erscheint. Die Gelbfärbung der Flüssigkeit ist durch die grüngelbe Galle bedingt. Bei manchen Präparaten und bei unvollständiger Darmreinigung wird ein weiterer Liter Darmspüllösung getrunken, ggf. noch am Morgen der Untersuchung. Die Trinklösung schmeckt schlecht und die Darmreinigung strengt an, aber sie ist wichtig und muss korrekt durchgeführt werden.

MERKE Die **Aussagekraft der Koloskopie** hängt von der Sauberkeit des Dickdarms ab.

Durchführung: Die Patientin liegt in Linksseitenlage auf der Untersuchungsliege. Die Ärztin führt eine rektale Tastuntersuchung durch und untersucht dann das Rektum und den Analkanal mit einem **Proktoskop**. Danach führt sie das Koloskop ein. Es wird mithilfe der MFA langsam bis zum Caecum vorgeschoben. Vorsicht und Erfahrung sind dabei wichtig, um den Darm nicht auf das Endoskop „aufzufädeln" und ihn vor allem nicht zu perforieren (durchstoßen). Die Patientin wird ggf. gebeten, sich umzulagern bzw. wird umgelagert. Ist das terminale Ileum erreicht und inspiziert, zieht die Ärztin das Endoskop langsam zurück. Dabei betrachtet sie die Darmschleimhaut eingehend. Nun können Biopsien durchgeführt und Polypen entfernt werden.

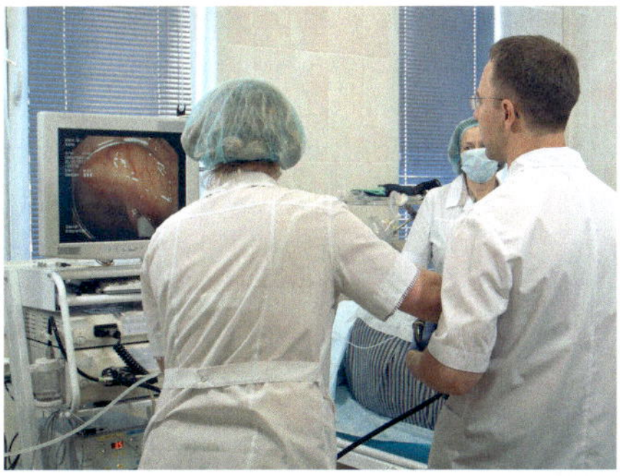
Abb. 1 Koloskopie

Besonderheit: Koloskopien und andere diagnostische und therapeutische Darmspiegelungen sind Eingriffe in die Intimsphäre des Menschen. Je einfühlsamer und professioneller das Team mit den ihm anvertrauten Patientinnen umgeht, desto leichter fällt diesen die Untersuchung. Abdecktücher helfen, dass niemand „bloßgestellt" wird. Die Untersucherin bzw. Anästhesistin achtet darauf, dass das Narkosemittel vor dem Einführen des Proktoskops bzw. Koloskops sicher wirkt.

Eingriffe: Während der Koloskopie erfolgen sog. Stufenbiopsien, d. h. an verschiedenen Stellen des Darms werden mit einer Biopsiezange kleine Gewebeproben entnommen. Die Entnahme der Proben ist schmerzlos. Die MFA beschriftet die Probengefäße mit den Patientendaten und der Entnahmestelle. Findet sich ein Polyp, kann er z. B. mit einer Elektroschlinge abgetragen werden. Nach der Abtragung des Polypen, der **Polypektomie**, wird dieser Polyp geborgen und zur Untersuchung zur Pathologin geschickt. Darüber hinaus sind u. a. Lasertherapien, lokale Tumorbehandlungen und Blutstillungen koloskopisch möglich.

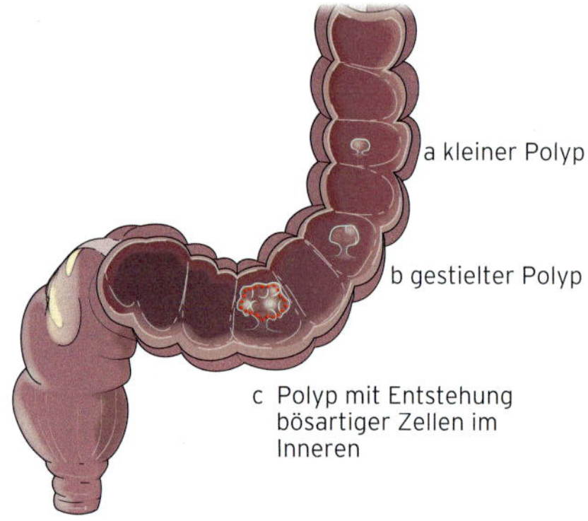

Abb. 1 Darmpolypen

Polypektomie im Rahmen der Koloskopie

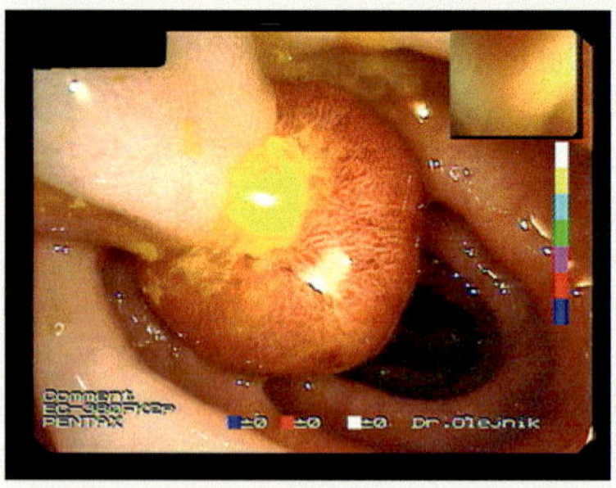

Gestielter Polyp aus erkennbar verändertem Gewebe

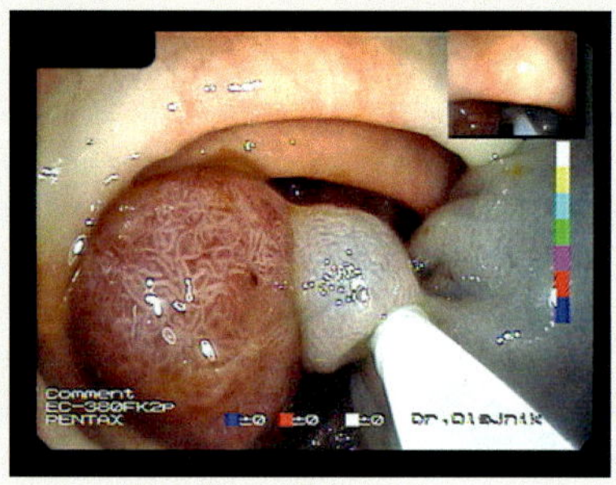

Der Polyp wird am Stiel mit einer Schlinge umfasst und abgetrennt.

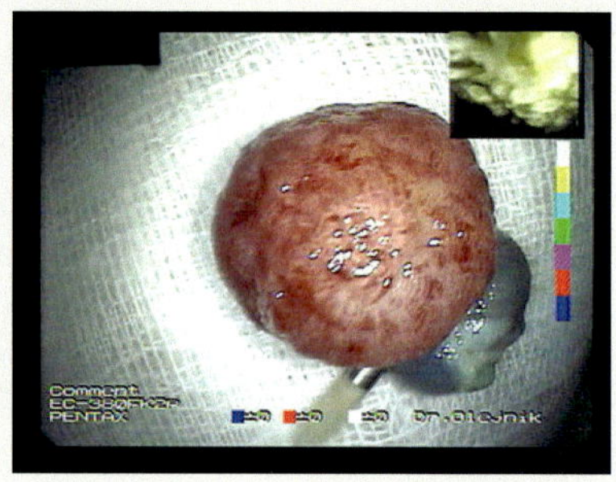

Der Polyp wird im Ganzen geborgen.

Nachbereitung: Die Patientin wird nach der Koloskopie im Aufwachraum überwacht. Hat sie eine Kurznarkose erhalten, muss sie nach Hause begleitet werden. Insbesondere nach einer Polypektomie kann es zur Nachblutung kommen, da die Verletzung größer ist als nach einer Routine-Biopsie. Die Patientin bleibt dann länger in der Praxis und sollte auch zu Hause in den folgenden Stunden nicht allein sein. Bei Blutabgang oder Verschlechterung des Allgemeinzustandes muss sie sofort vorgestellt werden. Die Befundbesprechung erfolgt nach einigen Tagen, wenn der Pathologiebericht vorliegt und die Narkosewirkung abgeklungen ist.

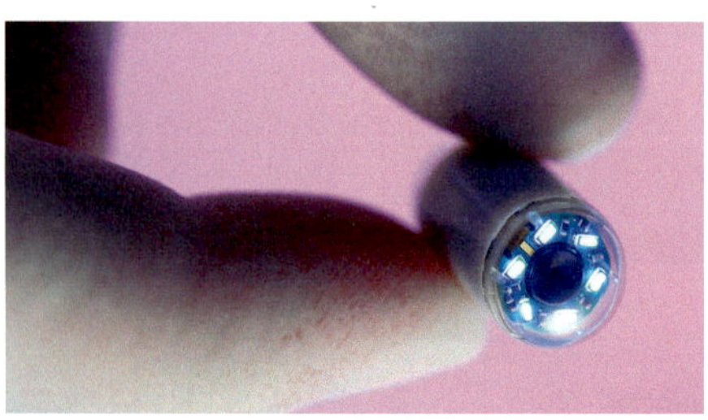

Abb. 2 Kapselendoskop

Besonderheit: Der Dünndarm ist – mit Ausnahme des Duodenums – der klassischen Endoskopie nicht zugänglich. Dafür ist er zu lang und seine Wand zu zart. Zur Endoskopie des Jejunums und Ileums werden daher **Kapselendoskope** verwendet. Die „Kamera-Pille“ ist eine Kunststoffkapsel mit eingebauter Lichtquelle und Kamera, welche die Patientin schluckt, um ihren Dünndarm endoskopieren zu lassen. Das Gerät speichert die Bilder, die es auf seiner Reise durch den Dünndarm macht, und sendet sie an ein Empfangs- und Auswertungsgerät. Die Kapselendoskopie wird z. B. dann eingesetzt, wenn Gastroskopie und Koloskopie eine Darmkrankheit nicht erklären können. Die Kapsel wird auf natürlichem Wege ausgeschieden.

→ Terminologie: Diagnostik des Magen-Darm-Trakts	
Abdomen	Bauchraum; Raum zwischen Thorax und Pelvis (Becken)
Anästhesie	(wörtl.: Empfindungslosigkeit) Oberbegriff für Narkose, Regionalanästhesie und Lokalanästhesie
Anästhesistin **Anästhesiologin**	Fachärztin für Anästhesiologie; Narkoseärztin
Endosonografie	Endoskopie, die mit Ultraschalltechnik kombiniert wird
Gastroskopie (Ösophago-Gastro-Duodenoskopie)	Magenspiegelung; eigentlich Endoskopie von Ösophagus, Magen und Duodenum
Intubationsnarkose (ITN)	Narkose, bei der die Patientin intubiert und beatmet wird
Koloskopie	Dickdarmspiegelung; Kw. Darmspiegelung
Narkose **Allgemeinanästhesie**	Betäubung; künstlich hergestellter Zustand der Empfindungslosigkeit (mit Bewusstlosigkeit, Schmerzfreiheit, Muskelentspannung)
Okkultbluttest	Stuhltest auf unsichtbares Blut im Stuhl
Perforation	Durchbruch; Durchstoßen der Wand eines Hohlorgans
Polyp	Schleimhautwucherung bzw. -vorwölbung in das Lumen eines Hohlorgans, z. B. Kolonpolyp, Nasenpolyp
Polypektomie	Entfernung eines Polypen
Proktoskop	starres, spekulumähnliches Instrument zur Untersuchung des Analkanals und des unteren Rektums
Reflexion (Verb **reflektieren**)	Zurückwerfen von Wellen, z. B. Licht oder Schall
Rektoskopie	Endoskopie des Mastdarms
Resistenz	bei der Palpation fühlbarer Widerstand
Retroperitoneum	Raum dorsal des Abdomens, das Nieren, Aorta usw. enthält
Sedierung	medikamentöse Beruhigung (mit einem Sedativum)
Ultraschall	Schallwellen oberhalb des menschlichen Hörbereichs

Aufgaben

1 Erklären Sie den Begriff Endoskopie.
2 Nennen Sie Vorteile und Risiken von Endoskopien.
3 Wie heißen die speziellen Endoskope für die Magenspiegelung, die Dickdarmspiegelung, die Endoskopie der Bronchien und die Gelenkspiegelung?
4 Erläutern Sie die Vorbereitung zur Gastroskopie und Koloskopie.
5 Welche Medikamente müssen vor Endoskopien abgesetzt werden und warum?
6 Erklären Sie die Begriffe Allgemein-, Regional- und Lokalanästhesie.

4 Erkrankungen des Gastrointestinaltrakts

Interaktive Übungen
→ S. 387, PagePlayer

Jeder Mensch erleidet im Laufe seines Lebens Erkrankungen des Magen-Darm-Trakts. Besonders häufig ist die virale Gastroenteritis. Mit zunehmendem Alter werden Beschwerden wie Sodbrennen, Blähungen und Verstopfung immer häufiger.

4.1 Gastrointestinale Symptome

Die Tabelle gibt eine Übersicht über häufige Symptome des Gastrointestinaltrakts:

Symptom und Definition	Ursachen (U), Diagnostik (D), Therapie (T) (Beispiele)
Appetitverlust	**U:** Infektionen, Stress, Depression, (Magen-)Krebs **D:** bei anhaltendem Appetitverlust gründliche Anamnese und Untersuchung **T:** je nach Ursache
Übelkeit und Erbrechen	**U:** Infektionen, Gastritis, Leberkrankheiten, Nieren- und Herzinsuffizienz, Migräne, Erkrankungen des Gehirns, Schwangerschaft, Medikamentennebenwirkung **D:** siehe Appetitverlust **T:** kausal je nach Ursache; ggf. symptomatische Therapie mit Antiemetika (→ LF 4, S. 187)
Aufstoßen	**U:** Beim Schlucken von Speisen und Getränken, v. a. kohlensäurehaltigen Getränken, gelangt Luft bzw. Gas in den Magen. Es kommt zum Aufstoßen. Auch Stress kann zum vermehrten „Luftschlucken" führen. Bei Gastritis ist das Symptom ein Zeichen für die Funktionsstörung des entzündeten Organs. **D/T:** nur bei Leidensdruck
Refluxbeschwerden Sodbrennen usw.	**U:** Rückfluss von Magensäure bzw. -inhalt bei unvollständigem Schluss des unteren Ösophagussphinkters, durch Diätfehler (Alkohol, Zucker, Fett, Nikotin), Adipositas, hohes Alter, Schwangerschaft und Stress **D:** bei anhaltenden Beschwerden Gastroskopie **T:** möglichst kausal, ggf. Antazida oder Säureblocker wie Omeprazol
Meteorismus (Blähbauch) und **Flatulenz** (Blähbauch mit vermehrtem **peranalem** Gasabgang)	**U:** blähende Speisen und/oder Laktose- bzw. Fruktoseintoleranz, wobei unverdaute Kohlenhydrate im Darm zur Gasbildung führen, oft auch zu Diarrhö **D:** bei anhaltenden Beschwerden Laktose- bzw. Fruktosetoleranztest **T:** Bei Laktose- oder Fruktoseintoleranz Auslassdiät, allgemein Verzicht auf blähende Speisen; Medikamente entschäumen nur den Darminhalt und helfen selten.
Bauchschmerzen und Koliken krampfartige, wellenförmig auftretende Bauchschmerzen	**U:** vielfältige organische Ursachen, z. B. Infektionen, Gastritis, Geschwüre, gynäkologische und urologische Erkrankungen, Gallensteine, Medikamentennebenwirkungen (NSAR), Stress und seelische Erkrankungen **D:** Anamnese, klinische Untersuchung, ggf. apparative und Labordiagnostik **T:** Möglichst kausal. **MERKE** Bei unklaren Bauchschmerzen dürfen keine NSAR gegeben werden.

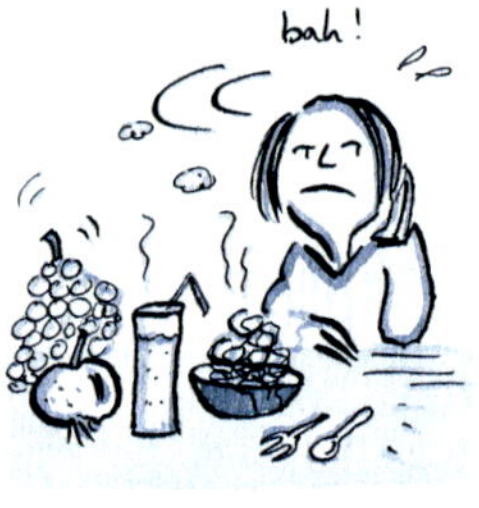

Abb. 1 Appetitverlust

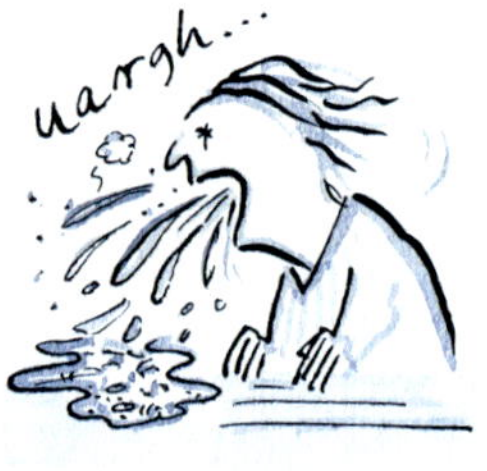

Abb. 2 Erbrechen

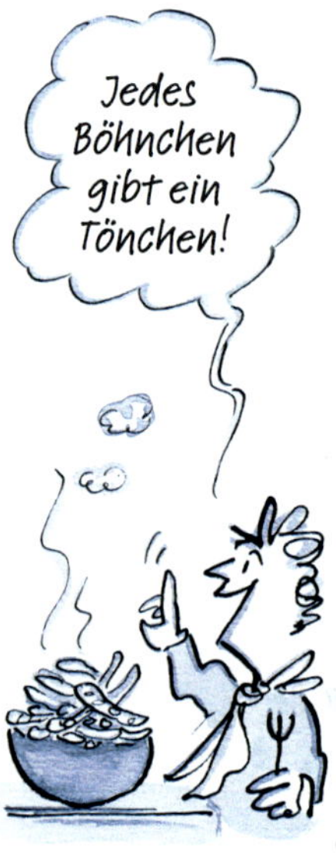

Abb. 3 Flatulenz

Symptom und Definition	Ursachen (U), Diagnostik (D), Therapie (T) (Beispiele)
Diarrhö Durchfall Definition: mehr als drei dünnflüssige Stühle am Tag	**U:** Infektionen, am häufigsten virale Gastroenteritis, Laktoseintoleranz (→ LF 9, S. 424), Zöliakie (Unverträglichkeit des Getreideproteins Gluten durch Enzymmangel im Dünndarm), Gastritis, Schilddrüsenüberfunktion, chronisch entzündliche Darmerkrankungen (→ LF 9, S. 429) **D:** bei anhaltender Diarrhö Laktosetoleranztest, ggf. Endoskopie mit Biopsie **T:** wenn möglich kausal, z. B. laktose- oder glutenfreie Kost, ausnahmsweise Antidiarrhoika, d. h. Hefekapseln oder Loperamid, bei akuter Gastroenteritis (→ LF 9, S. 422) Durchfalldiät

Jede **Veränderung der Stuhlgewohnheiten**, z. B. neu aufgetretene Diarrhö oder Obstipation sowie wechselnde Stuhlkonsistenz – insbesondere bei Menschen über 50 Jahren –, ist verdächtig auf Darmkrebs und muss endoskopisch abgeklärt werden.

Obstipation Stuhlverstopfung Definition: Stuhlgang seltener als dreimal pro Woche, weniger als 35 g am Tag, harter Stuhl und/oder Beschwerden beim Stuhlgang	**U:** Meistens Veranlagung, v. a. bei Frauen im Alter; der Darminhalt wird verlangsamt durch den Darm bewegt. Fehlende Bewegung, geringe Ballaststoff- und Flüssigkeitsaufnahme, chronische Krankheiten und Medikamente (v. a. Morphin und verwandte Schmerzmittel) können die Neigung zur Obstipation verstärken. Hypothyreose (→ LF 8, S. 344). **D:** gründliche Untersuchung, Koloskopie zum Tumorausschluss v. a. bei neu aufgetretener Obstipation **T:** Je nach Ursache; Optimierung der Lebensweise: – ballaststoffreiche Ernährung mit Vollkornbrot, rohem und gegartem Gemüse, Obst und Hülsenfrüchten – täglich ausreichend Bewegung, z. B. Spaziergänge – Zeit und Ruhe für den Stuhlgang einplanen Hilft dies nicht oder nicht ausreichend, können Medikamente eingesetzt werden, z. B.: – Macrogol bindet Wasser im Darmlumen und macht den Stuhl weich. Es wird mit viel Flüssigkeit eingenommen, aber nicht zusammen mit anderen Medikamenten. Macrogol ist auch auf Dauer unschädlich und für Schwangere erlaubt, da es nicht resorbiert wird. – Lactulose (abgewandelter Milchzucker) reizt den Dickdarm leicht, sodass der Stuhl schneller bewegt wird und mehr Wasser behält; Lactulose kann Blähungen erzeugen.
peranaler Blutabgang Blutung aus dem After mit oder ohne Stuhlgang	**U:** Infektionen, Entzündungen, Reizungen, chronisch entzündliche Darmerkrankungen, Polypen, benigne und maligne Tumoren, Hämorrhoidalleiden; unter Antikoagulanzien treten Darmblutungen vermehrt auf. **D:** Koloskopie **T:** Therapie der Blutungsursache

Auch bei bekanntem Hämorrhoidalleiden darf bei **peranaler Blutung** nicht auf eine Koloskopie verzichtet werden, um keinen Tumor zu übersehen.

Foetor ex ore Mundgeruch	**U:** Chronischer Mundgeruch geht oft auf Zahnfleischentzündungen, mangelnde Zahnhygiene und/oder Zungenbelag zurück. Infektionen und Entzündungen im Mund-Rachen-Raum und im Magen können ebenfalls Foetor ex ore erzeugen. **D:** zahnärztliche Untersuchung, ggf. Gastroskopie **T:** Zahnhygiene optimieren, ggf. Grundkrankheit behandeln

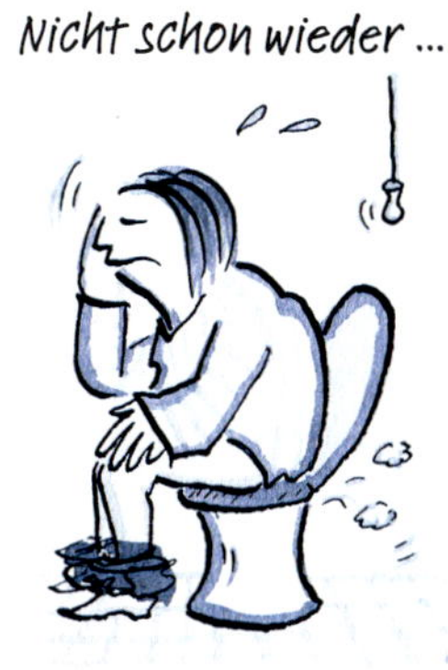

Abb. 1 Diarrhö

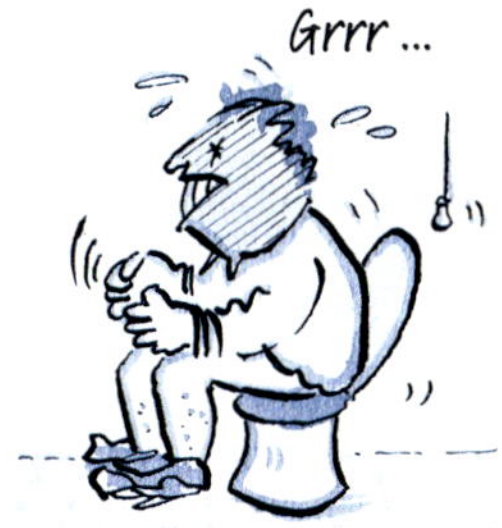

Abb. 2 Obstipation

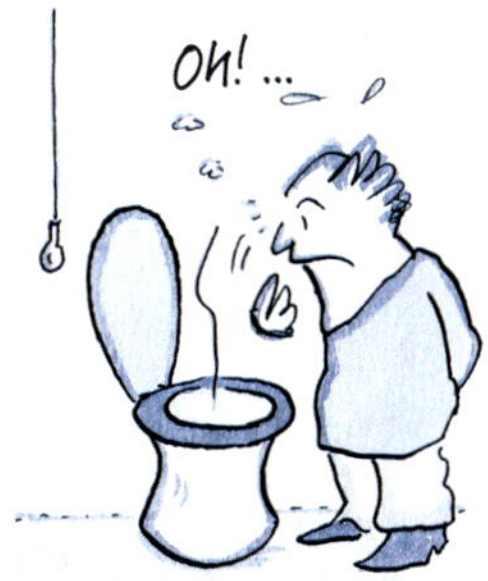

Abb. 3 Peranaler Blutabgang

4.2 Magen-Darm-Infektionen: Gastritis, Enteritis und Gastroenteritis

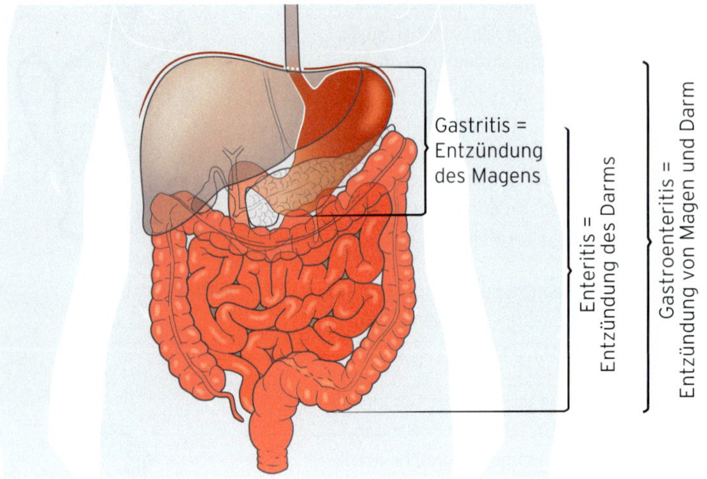

Abb. 1 Magen-Darm-Infektionen

Definition: Infektionen des Magens und/oder Darms durch Viren, Bakterien oder Protozoen.

- Ist vor allem der Magen bzw. die Magenschleimhaut betroffen, liegt eine **Gastritis** vor.
- Ist v. a. der Dünndarm erkrankt, besteht eine **Enteritis**.
- Bei Erkrankung von Magen und Darm handelt es sich um eine **Gastroenteritis**.

Häufigkeit/Ursachen: Die virale Gastroenteritis, z. B. durch Noroviren, ist besonders häufig. Die bakterielle Gastroenteritis tritt als Lebensmittelinfektion durch Salmonellen oder Campylobacter und als Reisediarrhö durch fremde E. coli auf. Nach Fernreisen kommen auch Enteritiden durch Protozoen, z. B. Amöben, vor.

virale Gastroenteritis → LF 3, S. 78
bakterielle Gastroenteritis → LF 3, S. 71

ETEC, d. h. **e**ntero**t**oxische **E**. **c**oli-Stämme, bilden Toxine (Giftstoffe), welche die Darmschleimhaut schädigen. Sie gehören in vielen Reiseländern zur Darmflora der einheimischen Bevölkerung, sodass jeder Tourist sie innerhalb weniger Tage aufnimmt. Der fremde Darmkeim stört vorübergehend die Darmflora und erzeugt heftigen Durchfall.

Pathogenese: Die Erreger werden über Tröpfchen, Hände und/oder Speisen aufgenommen. Sie befallen die Schleimhäute des Magens und/oder des Darms. Sie sind auf bestimmte Epithelien spezialisiert, an denen sie besonders gut haften können. Deshalb können z. B. Noroviren keinen Schnupfen hervorrufen und Erkältungsviren keinen Durchfall. Die Schleimhaut reagiert auf die Infektion mit einer Entzündung, die zu einer Funktionsstörung des betroffenen Organs führt.

Symptome:

- Organsymptome wie Übelkeit, Erbrechen, Magen- und Darmkrämpfe, Durchfall
- Allgemeinsymptome, v. a. bei schweren Infektionen, z. B. Fieber, Kopf- und Gliederschmerzen, Schwächegefühl und Kollapsgefahr

Komplikationen: Die größte Gefahr ist der Flüssigkeitsverlust (→ Abb. 2). Eine **Exsikkose** (Austrocknung des Körpers) kann tödlich enden. Auch blutige Diarrhöen können lebensbedrohlich verlaufen. Selten, z. B. nach Yersinien-Infektionen, kommt es Wochen nach der Diarrhö zur reaktiven Arthritis, d. h. einer immunologisch ausgelösten Gelenkentzündung.

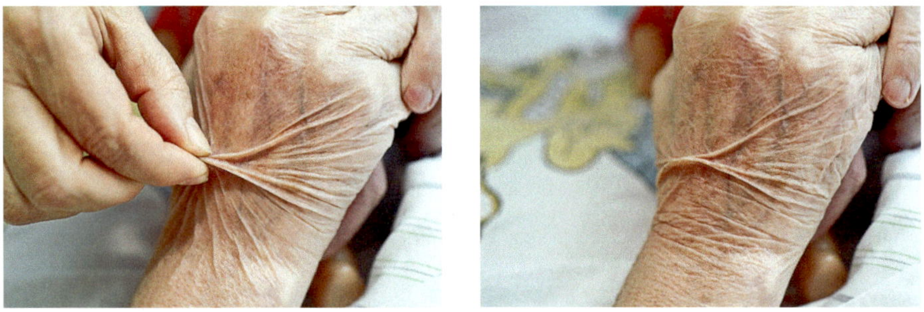

Abb. 2 „Stehende" Hautfalten bei Exsikkose

Diagnostik: Meistens genügen Anamnese und klinische Untersuchung; bei schwerem Verlauf und bei Ausbrüchen ist der Erregernachweis aus Stuhlproben sinnvoll.
Therapie: Die wichtigste Therapiemaßnahme ist die Flüssigkeitszufuhr. Antiemetika können helfen, das ausreichende Trinken zu ermöglichen. Empfehlenswert ist die einfach und preisgünstig anzufertigende WHO-Durchfalllösung. Gelingt eine orale Zufuhr auch bei schluck- bzw. löffelweiser Gabe nicht, ist eine parenterale Zufuhr durch Infusionen indiziert.
Milch sollte während einer Enteritis nicht getrunken werden, da die gereizte Darmschleimhaut eine Laktoseintoleranz zeigt oder entwickeln kann. Medikamente wie das peristaltikhemmende Loperamid (Imodium®, Lopedium®) sind nicht bei jeder Diarrhö sinnvoll. Sie vermindern die Anzahl der Stuhlgänge, können aber auch zum längeren Verweilen von Erregern bzw. Erregergiften beitragen.

Laktoseintoleranz
→ LF 9, S. 424

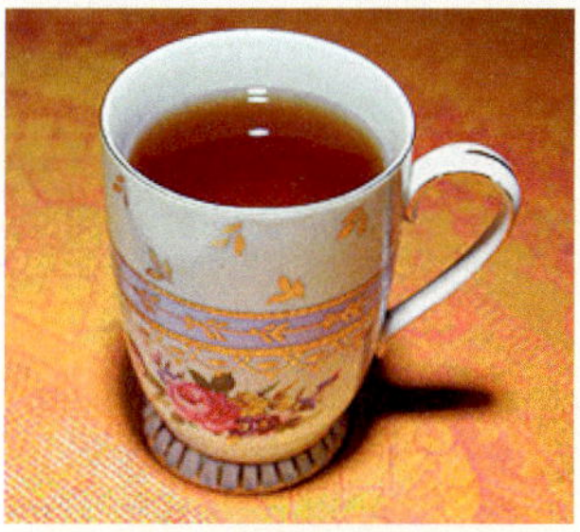

Die **WHO-Durchfalllösung** wird hergestellt aus:
- 1 L Wasser (ggf. abgekocht) oder Tee
- 4 Esslöffel Traubenzucker (Glukose), ersatzweise Zucker
- 1,5 g Kaliumchlorid, z. B. in Form einer Tasse Orangensaft
- 3/4 Teelöffel Kochsalz (NaCl)
- 1 Teelöffel Backpulver (als Ersatz für mit der Diarrhö verlorenes Bikarbonat)

Es sollten pro Tag 1–2 L der warmen oder kalten Lösung schluckweise getrunken werden.

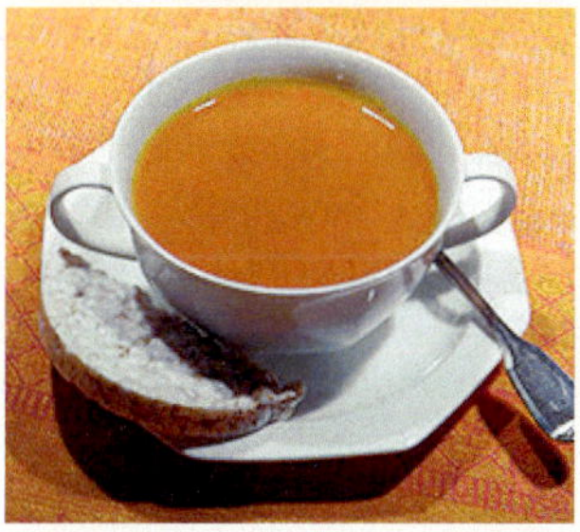

Die **Durchfalldiät** soll Flüssigkeit und Kalorien liefern und Wasser im Darm binden, um den Stuhl zu verfestigen. Gut sind Zwieback, Kartoffelpüree ohne Milch, mit Wasser und Salz gekochter Reis und geriebener Apfel. Geriebener Apfel enthält viel Pektin, einen pflanzlichen Quellstoff. Dieser kann sehr viel Flüssigkeit binden. Ebenso wirkt die **Moro-Möhrensuppe**, die der Kinderarzt Moro vor gut 100 Jahren erfand: 500 g Möhren zerkleinern und mit ½ Liter Wasser weichkochen, pürieren und mit Salz, Fleisch- oder Gemüsebrühe abschmecken. Schluckweise trinken.

Prävention: Im Praxisalltag schützen uns die regelmäßige Händedesinfektion sowie die Flächendesinfektion von Türklinken, Tastaturen usw. Händewaschen vor dem Essen bietet im Privatbereich einen gewissen Schutz vor Gastroenteritis-Viren. Gegen bakterielle Erreger wie Salmonellen hilft konsequente Lebensmittelhygiene. **„Cook it, boil it, peel it or forget it"** – auf Reisen in Länder, in denen die Reisediarrhö durch ETEC häufig ist, sollten keine ungekochten Speisen und Getränke konsumiert werden. Roh zu verzehrende Nahrungsmittel werden vor allen anderen Lebensmitteln zubereitet. Schwämme, Schneidbretter, Messer, Spülbürsten und Geschirrtücher sind regelmäßig zu desinfizieren (durch ausreichend heiße Maschinenwäsche).

4.3 Laktoseintoleranz (Laktosemalabsorption)

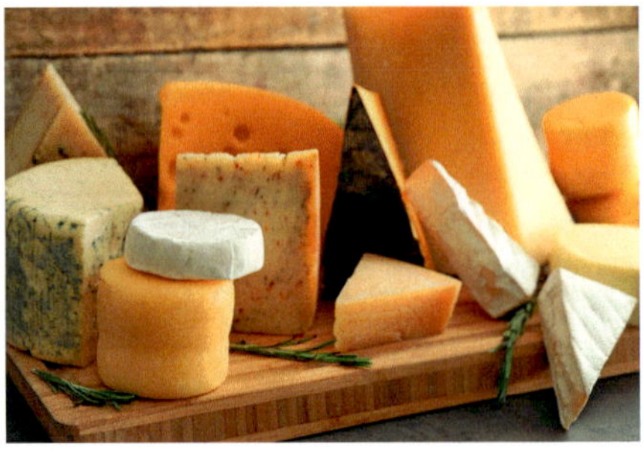

Abb. 1 Die meisten Milchprodukte enthalten Laktose.

Definition/Häufigkeit: genetisch bedingte Milchzuckerunverträglichkeit, z. B. bei 98 % der Bevölkerung in China, 70 % in Sizilien und 15 % in Deutschland

Ursache/Pathogenese: Die Laktoseintoleranz ist keine Allergie, sondern beruht auf einem Enzymmangel. Nach der Stillzeit braucht der Mensch nicht mehr unbedingt Milch. Daher ist das Milchzucker spaltende Enzym Laktase etwa ab dem zweiten Lebensjahr nicht mehr lebensnotwendig. In Ländern, in denen traditionell viel Milch konsumiert wird, haben jedoch viele Menschen mutierte, d. h. veränderte, Gene, durch die lebenslang Laktase vorhanden ist. Das ist – weltweit betrachtet – die biologische Ausnahme und die Laktoseintoleranz eigentlich der Normalfall.

Symptome: Blähungen und/oder Diarrhö nach dem Verzehr laktosehaltiger Milchprodukte. Die Symptome sind mengenabhängig; Laktose als Hilfsstoff in Tabletten wird problemlos vertragen.

Diagnostik: Laktosetoleranztest. Die nüchterne Patientin trinkt eine Laktoselösung. Wird die Laktose nicht gespalten, bildet sich im Dickdarm Wasserstoff, der in der Atemluft gemessen werden kann. Statt dieses **H_2-Atemtests** ist auch ein Selbstversuch möglich: Nach einer Woche laktosefreier Ernährung trinkt man 50 g Laktose in Wasser. Kommt es jetzt zu keiner Diarrhö, liegt keine Laktoseintoleranz vor.

Therapie: laktosearme Ernährung, evtl. Einnahme von Laktase-Tabletten zu milchhaltigen Speisen

Besonderheit: Noch häufiger ist die **Fruktosemalabsorption**, die der Laktoseintoleranz ähnelt und ebenfalls auf einem Enzymmangel beruht. Nimmt man viel Fruktose zu sich (z. B. als Zucker oder Limonade) oder Sorbit, einen Zuckeraustauschstoff, reagiert der Darm mit Blähungen und Diarrhö. Ein Atemtest kann die Fruktoseintoleranz beweisen. Therapeutisch hilft es, stark zuckerhaltige Lebensmittel und große Obstportionen zu vermeiden.

4.4 Glutenunverträglichkeit (Zöliakie)

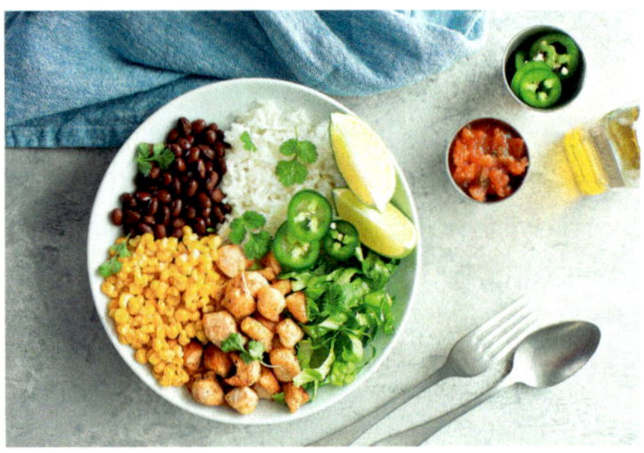

Abb. 2 Ein Gericht aus glutenfreien Lebensmitteln

Definition: Autoimmunkrankheit mit Durchfällen nach glutenhaltiger Nahrung

Häufigkeit: 0,5–1 % der Bevölkerung leiden an Zöliakie.

Pathogenese: Gluten (sprich: „Glutehn") ist ein Getreideprotein, das v. a. in Weizen, Dinkel, Roggen und Gerste vorkommt. Bei der genetisch bedingten Zöliakie schädigt glutenhaltige Nahrung die Dünndarmschleimhaut und erzeugt Durchfälle.

Symptome: Durchfall nach glutenhaltiger Nahrung; Gedeihstörung bei Säuglingen

Diagnostik: Antikörpernachweis im Serum, ÖGD mit Nachweis fehlender Dünndarmzotten durch pathologische Untersuchung von Duodenalschleimhaut

Therapie: lebenslang glutenfreie Ernährung

Besonderheit: Gluten ist zum Backen wichtig, da es die Brotstruktur verbessert. Glutenfreies Brot kann z. B. aus Mais, Reis, Buchweizen, Quinoa, Esskastanien, Nüssen und Kartoffeln gebacken werden. Zurzeit werden viele Beschwerden auf Gluten geschoben, nur selten liegt aber eine Zöliakie vor. Eine glutenfreie Ernährung ist für Menschen ohne Zöliakie nicht gesünder als eine glutenhaltige.

4.5 Gastroösophageale Refluxkrankheit

Definition: Beschwerden durch **Reflux** (Rückfluss) von Mageninhalt in den Ösophagus

Häufigkeit: kommt oft vor, besonders im Alter und bei Übergewicht

Ursachen/Pathogenese: Schließt der untere Ösophagussphinkter nicht richtig, kommt es zum Übertritt von Mageninhalt in die Speiseröhre. **Risikofaktoren** bzw. Ursachen und Auslöser sind:

- Muskelschwäche im **Alter** betrifft auch den Ösophagus-Schließmuskel und das Zwerchfell.
- Bei **Übergewicht** drückt der Bauch den Magen gegen den Ösophagussphinkter, was diesen öffnet.
- **Genussmittel** (Nikotin, Alkohol, Zucker, Kakao) lockern den Ösophagussphinkter.
- In der **Schwangerschaft** lockert das Hormon Progesteron den Ösophagussphinkter.
- **Stress** stört die Funktion des unteren Ösophagussphinkters und verstärkt die genannten Risikofaktoren.

Der fehlende Abschluss des obersten Magenteils bzw. des Übergangs zum Ösophagus heißt **Kardiainsuffizienz**. Oft ist die Ursache eine **Hiatushernie**, d. h. ein Zwerchfellbruch. Dies bedeutet, dass die Zwerchfelllücke für den Ösophagus (der Hiatus) zu weit ist, sodass ein Teil des Magens in den Thorax hineinragt. Dies verhindert den Magenschluss nach kranial.

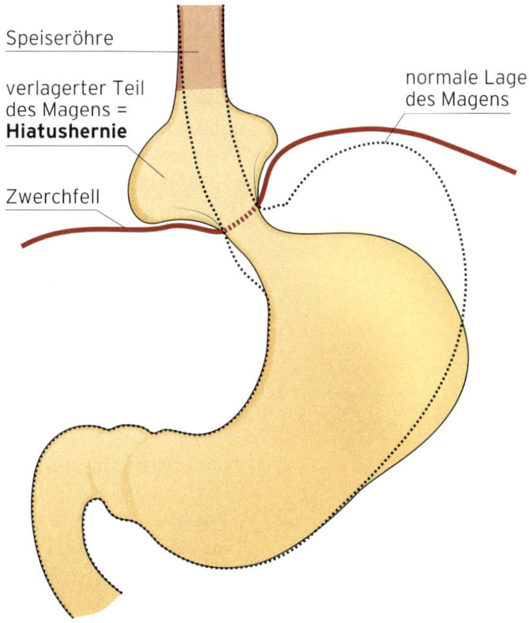

Abb. 1 Hiatushernie

Symptome: Sodbrennen, d. h. ein brennendes Gefühl in der Speiseröhre und/oder im Rachen. Starke Schmerzen im Bauch- und Brustbereich können zur Verwechslung mit einem Herzinfarkt führen.

Komplikationen: Der Ösophagus hat im Gegensatz zum Magen keine Schleimschicht zum Schutz vor Säure und Enzymen. Es kommt daher durch die Magensäure leicht zur **Refluxösophagitis** (→ Abb. 2), d. h. zur Speiseröhrenentzündung. Diese kann zur Vernarbung und Verengung des Ösophagus führen und selten – über Vorstufen – zum Ösophaguskarzinom. Nächtlicher Reflux kann die Bronchien schädigen und Asthma bronchiale hervorrufen.

Diagnostik: Die Gastroskopie mit Biopsie bestätigt die Verdachtsdiagnose. Sie ermöglicht eine Unterscheidung zwischen Refluxkrankheit mit oder ohne Ösophagitis sowie die Erkennung von Krebs und Krebsvorstufen.

Therapie: Siehe Risikofaktoren. Oft werden **Protonenpumpenhemmer (PPI)** wie Omeprazol und Pantoprazol gegeben. Diese sog. Säureblocker hemmen die Magensäurebildung und bessern säurebedingte Beschwerden. Sie schützen aber nicht vor den Wirkungen des enzymhaltigen Magensafts und ändern nichts am Reflux selbst. Für den Dauergebrauch eignen sie sich nicht, da sie u. a. Osteoporose und Magen-Darm-Infektionen begünstigen.

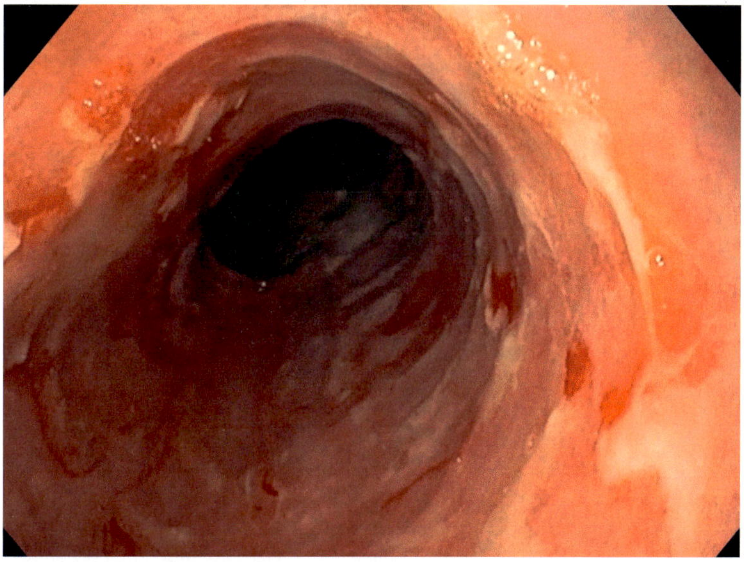

Abb. 2 Refluxösophagitis (Speiseröhrenentzündung) im endoskopischen Bild

Prävention: Siehe Risikofaktoren. Die Refluxkrankheit ist eine Zivilisationskrankheit, da sie besonders bei Übergewicht auftritt.

4.6 Gastritis und Duodenitis

Definition: Eine **Gastritis** ist eine Magenschleimhautentzündung. Eine Entzündung der Duodenalschleimhaut nennt sich **Duodenitis**.

Ursachen/Pathogenese: Überwiegen die Schleimhaut schädigenden Faktoren die Schleimhaut schützenden Faktoren (→ Abb. 1), kommt es zur Entzündung. Die **akute Gastritis** entsteht meist durch eine magenschädliche Lebensweise (Rauchen, Alkohol, Stress, NSAR; Ulkusleiden) und/oder Infektionen (infektiöse Gastritis).

Ulkusleiden → LF 9, S. 428
infektiöse Gastritis → LF 9, S. 422

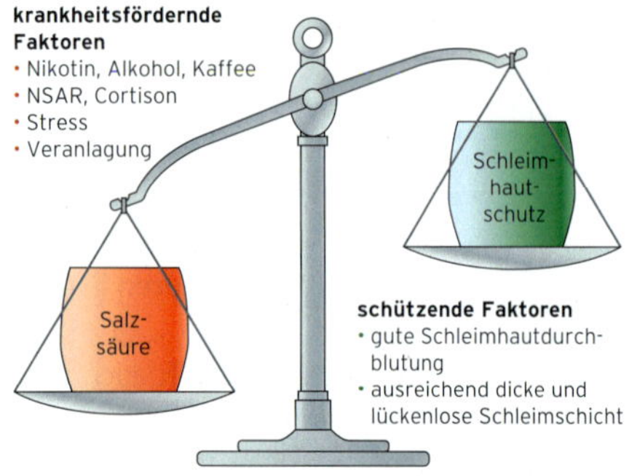

Abb. 1 Ungleichgewicht zwischen die Schleimhaut angreifenden und die Schleimhaut schützenden Faktoren

Bei der **chronischen Gastritis** gibt es drei Arten, die auch kombiniert vorkommen:

Chronische Gastritis	Ursachen (U) und Besonderheiten (B)
Typ A **Autoimmungastritis** Merkhilfe: im **A**lter, **a**trophisch, **a**utoimmun	**U:** Autoimmunentzündung der Magenschleimhaut, die zur Schleimhautatrophie führt. Sie kommt oft im Alter vor. **B:** Die A-Gastritis führt oft zum Vitamin-B_{12}-Mangel, da auch Intrinsic Factor bildende Zellen abgebaut werden.
Typ B **bakteriell ausgelöste Gastritis**	**U:** Befall der Magenschleimhaut mit dem Bakterium Helicobacter pylori **B:** Typ B kann auf Dauer zum Magenkarzinom führen.
Typ C **chemisch ausgelöste Gastritis**	**U:** chemische Stoffe, welche die Magenschleimhaut schädigen, z. B. NSAR-Schmerzmittel, Alkohol, Nikotin **B:** Nimmt eine Patientin NSAR und Cortison ein, vervielfacht dies das Gastritis- und Ulkusrisiko. Da NSAR die Magenschleimhaut schädigen und das Schmerzempfinden vermindern, wird die Magenschädigung ggf. nicht oder zu spät bemerkt.

Symptome: Appetitverlust, Übelkeit, Erbrechen (ggf. blutig oder kaffeesatzartig), Brennen und Schmerzen im Magen bzw. mehr rechtsseitig im Duodenum. Oft Aufstoßen, Blähbauch-Gefühl und ggf. Durchfall. Manche Betroffene haben das Gefühl, ein Stein läge in ihrem Magen.

Komplikationen: Übergang in ein Ulkus, akuter und chronischer Blutverlust

Ulkus → LF 9, S. 428

Diagnostik: Gastroskopie mit Biopsie, um maligne Veränderungen und das Bakterium Helicobacter pylori sicher nachzuweisen

Therapie: Führt die A-Gastritis zu einem Vitamin-B_{12}-Mangel, so muss dieser parenteral behandelt werden, z. B. durch s.c.-Injektion von 1 mg Cobalamin alle 4 Wochen.

Bei der B-Gastritis hilft eine medikamentöse Therapie. Die C-Gastritis wird durch Weglassen der Ursache und symptomatisch mit Protonenpumpenhemmern behandelt.

Protonenpumpenhemmer → LF 9, S. 425

Prävention: Die C-Gastritis ist durch gesunde Lebensweise und Verzicht auf NSAR vermeidbar.

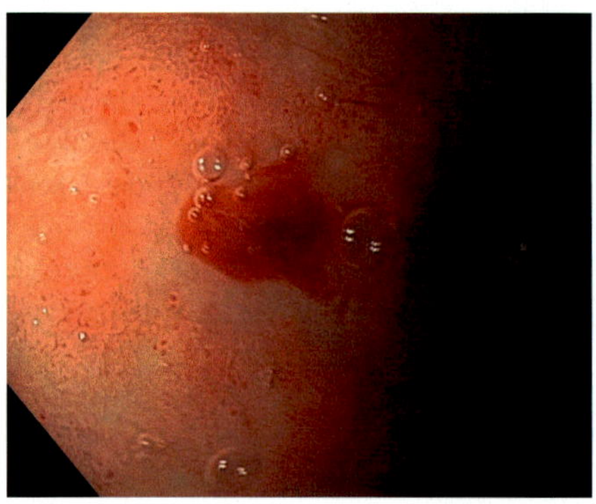

Abb. 2 Akute hämorrhagische (blutende) Duodenitis

4.7 Erkrankungen durch Helicobacter pylori

Definition/Pathogenese: Helicobacter pylori (Hp) ist ein auf den Magen spezialisiertes Bakterium. Es bildet Stoffe, welche die Säureproduktion erhöhen, dadurch die Magenschleimhaut schädigen und die entstehende Entzündung weiter verstärken. So kann eine Gastritis und/oder ein Magengeschwür **(Ulcus ventriculi)** entstehen.

Barry Marshall (links) und **John Robin Warren** (rechts) entdeckten 1982 den Helicobacter pylori und erhielten dafür 2005 den Nobelpreis. Prof. Marshall bewies im Selbstversuch, dass die Infektion die Ursache von Gastritis und Geschwüren ist: Er trank einen Helicobacter-„Cocktail" und erkrankte 14 Tage später an einer B-Gastritis. Er therapierte sie erfolgreich mit Medikamenten. Vor der Entdeckung des Keims behandelte man Geschwüre mit großen Magenoperationen und uneffektiven Kamillenteekuren und hielt Veranlagung und Stress für die Hauptursachen von Gastritis und Magengeschwüren.

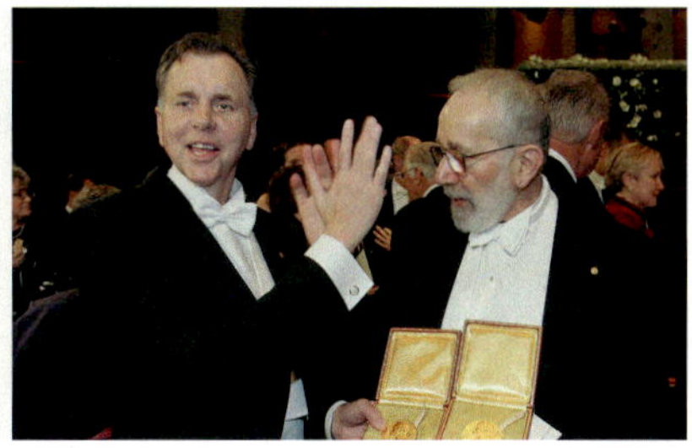

Infektionsweg: Der Keim wird durch Küssen sowie fäkal-oral, d. h. über kontaminierte Lebensmittel, übertragen.
Häufigkeit: Bei 5 % der Kinder und 25 % der Erwachsenen in Deutschland ist Helicobacter pylori nachweisbar. Ca. 10 % davon entwickeln eine Magenerkrankung.
Symptome: Der Helicobacter-Befall ist in 90 % der Fälle asymptomatisch; in 10 % der Fälle erzeugt er eine Gastritis, ein Magenulkus und/oder nach Jahren ein Magenkarzinom.
Komplikationen: chronische und akute Blutungen, Magenkarzinom

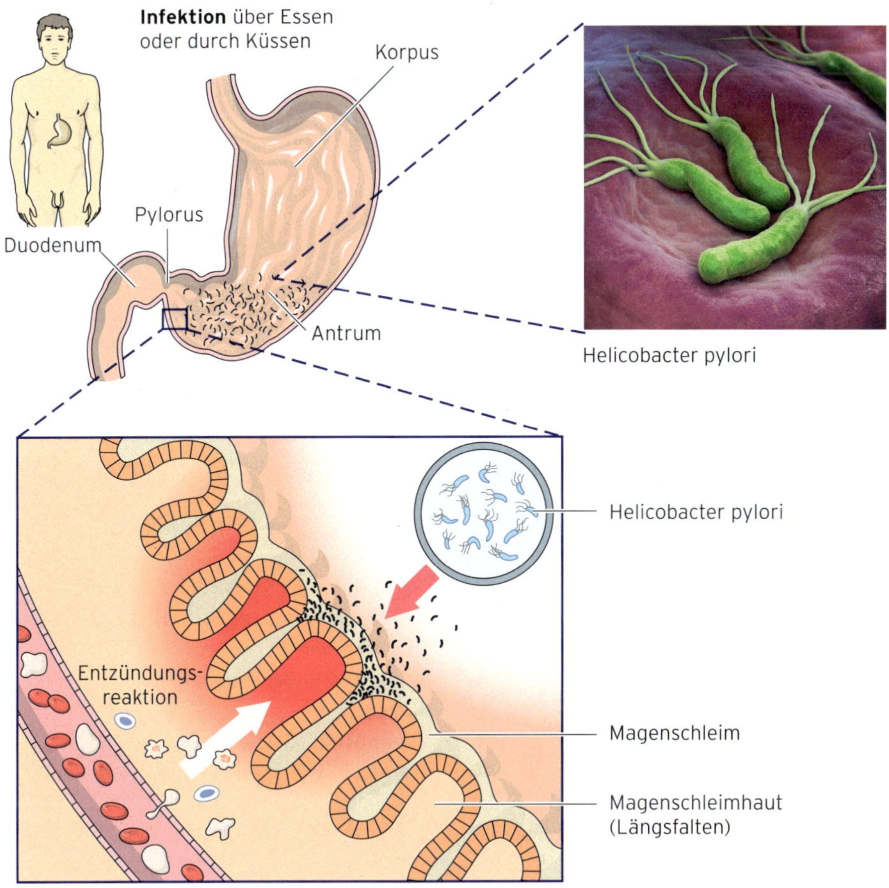

Abb. 1 Infektion mit Helicobacter pylori

Diagnostik: Sicher gelingt der Nachweis in Gewebeproben, die bei der Gastroskopie aus der Magenschleimhaut entnommen werden. Atemtests, serologische Tests und Stuhltests werden eher zum Ausschluss eines Befalls und zur Kontrolle des Behandlungserfolgs nach **Eradikationstherapie** als zum Nachweis angewandt.

Therapie: Eradikationstherapie, wörtlich Ausrottungsbehandlung mit vier Medikamenten gleichzeitig. In der Regel sind dies zwei Antibiotika, das antibakterielle Metall Bismut und ein PPI, z. B. Esomeprazol. Die Medikamente werden über mindestens eine Woche zweimal täglich eingenommen.

Prävention: Helicobacter-Befall ist bei schlechten Hygieneverhältnissen häufiger. Gezielte Prävention ist nicht möglich. Eine Partnertherapie ist nicht nötig. Die Neuansteckungsrate nach Eradikation beträgt nur ca. 1 % pro Jahr.

4.8 Ulkuskrankheit

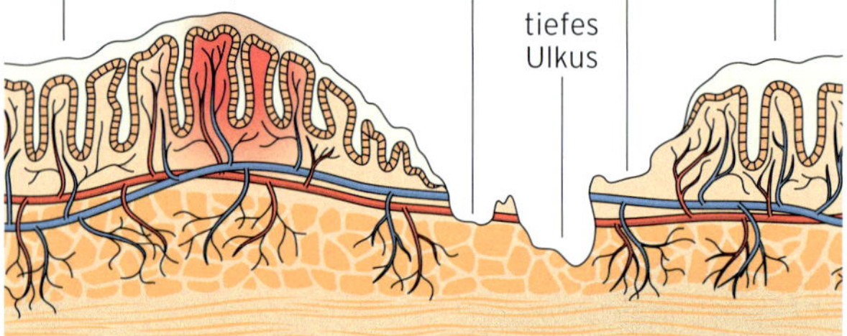

Abb. 1 Entstehung eines Ulkus

Definition: Ein **Ulkus** ist ein Geschwür, d. h. ein **tiefer Gewebsdefekt** über die Epithelgrenzen hinaus. Das Magengeschwür heißt **Magenulkus (Ulcus ventriculi)**, das Zwölffingerdarmgeschwür **Duodenalulkus (Ulcus duodeni)**.

Ursachen/Pathogenese: Während bei der Gastritis nur oberflächliche Gewebsdefekte **(Erosionen)** vorliegen, geht das Ulkus tiefer. Es zerstört das gesamte Epithel und ggf. auch darunter liegende Gewebsschichten (→ Abb. 1). Die Ursachen entsprechen der Gastritis. Bei der Gastritis wird das Epithel angedaut, beim Ulkus stellenweise verdaut bzw. verätzt. Dabei gilt der Grundsatz „ohne Säure kein Ulkus".

MERKE Ein Geschwür ist ein tiefer Gewebsdefekt, d. h. es fehlt Gewebe. Eine Geschwulst ist ein tumorartiges Gewächs, d. h. es ist zusätzliches Gewebe gewachsen. Der verbreitete Begriff „Krebsgeschwür" für einen Tumor, also eine Geschwulst, ist meistens falsch. Erst wenn ein Karzinom an der Oberfläche zerfällt, was in Spätstadien vorkommen kann, bildet sich wirklich ein Krebsgeschwür.

Symptome: Magen- und Duodenalulzera sind Wunden der Magen- bzw. Duodenalschleimhaut. Diese offenen Schleimhautstellen sind der Magensäure schutzlos ausgesetzt. Daher schmerzen sie besonders stark bei Säurekontakt. Betroffene mit Nüchternschmerzen neigen dazu, oft kleine Mahlzeiten zu sich zu nehmen, um die Säure zu binden. Betroffene mit Schmerzen nach dem Essen neigen dazu, die Nahrungsaufnahme zu vermeiden.

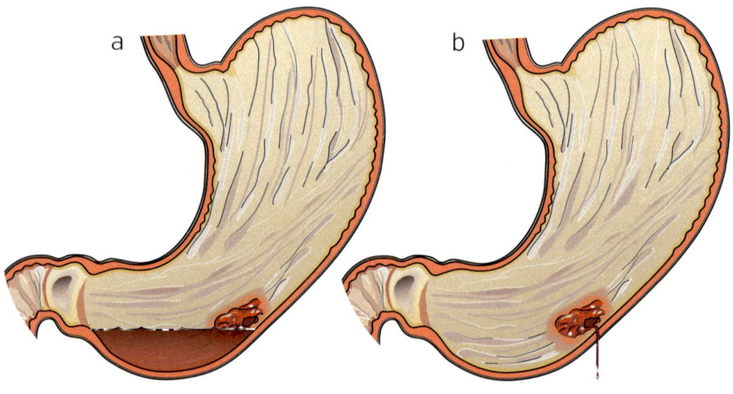

Abb. 2 Komplikationen des Magengeschwürs: Blutung (a), Perforation (Durchbruch der Magenwand) (b)

Komplikationen: Siehe Gastritis; zusätzlich erhöhte Gefahr von Magenblutungen, wenn die Säure unter der Schleimhaut liegende Blutgefäße angreift und öffnet. Wird die Magenwand durchbrochen, liegt eine **Perforation** vor (→ Abb. 2). Der Blutverlust kann zum Tode führen.

Diagnostik: Gastroskopie mit Biopsie zum Nachweis von Helicobacter pylori und zum Ausschluss eines Magenkarzinoms. Die Symptome ähneln denen bei Gastritis und Ulkus.

Therapie/Prävention: siehe Gastritis; bei akuter Blutung endoskopische Blutstillung, bei Perforation notfallmäßig operativer Verschluss der Magenwand und ggf. Ausgleich des Blutverlustes durch Transfusionen

4.9 Gastrointestinale Blutung

Definition: Blutung im GI-Trakt; man unterscheidet die

- **obere gastrointestinale Blutung** (die Blutungsquelle liegt in Ösophagus, Magen und/oder Duodenum) und die
- **untere gastrointestinale Blutung** (die Blutungsquelle liegt im Dickdarm bzw. Enddarm).

Obere und untere gastrointestinale Blutungen können akut und chronisch verlaufen.

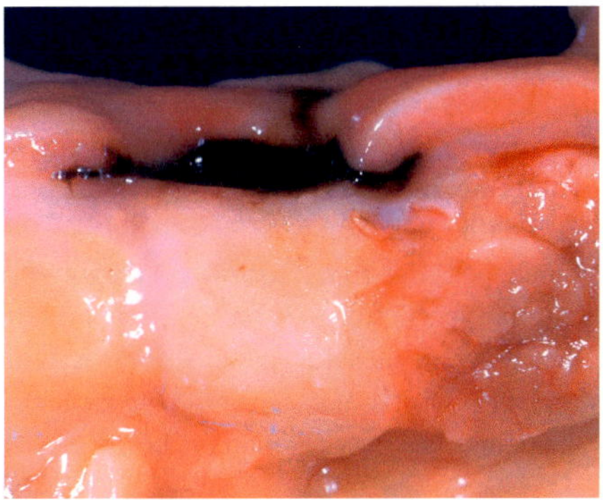

Abb. 1 Magenulkus mit geronnenem Blut

Ursachen/Pathogenese: Bei der Gastritis können Erosionen zu flächenhaften Blutungen führen. Auch ein Ulkus kann leicht bzw. chronisch bluten (→ Abb. 1). Kommt es beim Ulkus zur Eröffnung eines Blutgefäßes, kann das zur massiven, ggf. arteriellen Blutung führen. Bei Leberzirrhose können sich Venen in der Speiseröhre erweitern, d. h. es bilden sich weiche, empfindliche Ösophagusvarizen, die sehr stark bluten können. Blutungsquellen im unteren GI-Trakt sind Polypen, Tumoren sowie Entzündungen. Enddarmblutungen kommen auch beim Hämorrhoidalleiden vor. Im Alter steigt das Blutungsrisiko durch Schleimhautatrophie, Divertikulose und die Häufigkeit notwendiger Antikoagulanzieneinnahme.

Leberzirrhose → LF 9, S. 445
Hämorrhoidalleiden → LF 9, S. 432
Divertikulose → LF 9, S. 430

Symptome: Die obere gastrointestinale Blutung kann zu Bluterbrechen oder zu Hämatinerbrechen führen. **Hämatin** entsteht durch Säureeinwirkung aus Hämoglobin. Das hämatinhaltige Erbrochene erinnert an Kaffeesatz. Blut aus dem oberen GI-Trakt kann auch verdaut und als tiefschwarzer, klebriger, übel riechender **Teerstuhl** ausgeschieden werden. Bei der unteren gastrointestinalen Blutung ist das Blut mit dem Stuhl vermischt oder diesem aufgelagert. Bei massiven Blutungen erscheint Blut allein oder mit Stuhl bzw. Schleim vermischt.

MERKE Eisenpräparate können den Stuhl dunkel färben, erzeugen aber keinen Teerstuhl.

Diagnostik: Bei oberer gastrointestinaler Blutung Gastroskopie, bei unterer gastrointestinaler Blutung Koloskopie. Gegebenenfalls erfolgt erst eine Gastroskopie und direkt im Anschluss eine Koloskopie.

Therapie: endoskopische und/oder chirurgische Blutstillung, ggf. Bluttransfusion

Komplikationen: Chronische Blutungen führen zur Anämie, akute ggf. zum Verbluten, d. h. zum tödlichen Volumenmangelschock.

Prävention: Siehe Gastritis, Ulkus und Leberzirrhose. Cortison, NSAR und Antikoagulanzien erhöhen das Blutungsrisiko v. a. im GI-Trakt. Die Gefahr vervielfacht sich bei Kombinationstherapien. Die Gabe von Protonenpumpenhemmern wie Omeprazol als „Magenschutz" bei NSAR-Einnahme senkt das Risiko einer Magenblutung, bietet aber keinen sicheren Schutz.

Chronisch entzündliche Darmerkrankungen (CED) ... sind Autoimmunkrankheiten, die u. a. mit Entzündungen der Darmschleimhaut einhergehen. Die Ursache ist genetisch; Stress verstärkt oft die Beschwerden. Bei **Morbus Crohn** betreffen sie die ganze Organwand und treten vorwiegend im Dünndarm (Ileum) auf, während sie bei **Colitis ulcerosa** eher oberflächlich sind und besonders das Kolon befallen. Beide Erkrankungen führen zu schweren Diarrhöen, zu Anämie und zu Gewichtsverlust. Colitis ulcerosa erhöht das Darmkrebsrisiko, sodass wiederholt Koloskopien mit Biopsien erfolgen müssen. Die Diagnose erfolgt histologisch nach Endoskopie und Biopsie. Die Therapie erfolgt u. a. durch Immunsuppressiva.

www.kompetenznetz-ced.de
www.dccv.de

4.10 Reizdarmsyndrom

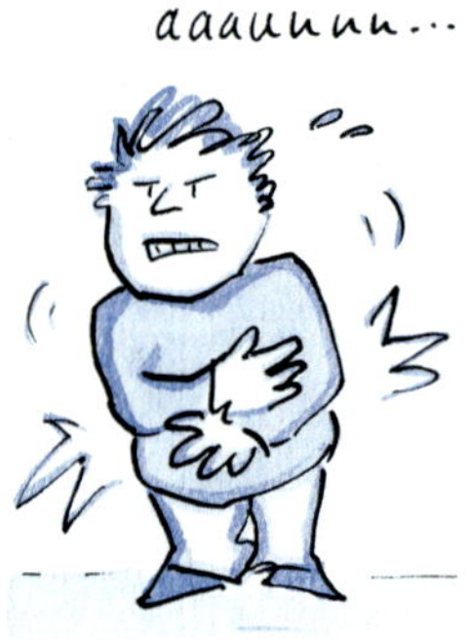

Definition: Störung der Darmfunktion ohne nachweisbare Ursache. Vermutlich reagiert der Darm überempfindlich auf Stresshormone. Es handelt sich um eine sog. **Ausschlussdiagnose**. Das bedeutet, dass die Beschwerden als Reizdarmsyndrom bezeichnet werden, wenn Endoskopien und Bluttests keinen pathologischen Befund ergeben.
Symptome: Bauchschmerzen mit **Diarrhö** und/oder Obstipation
Diagnostik: Koloskopie mit Biopsien; Laktose- und Fruktosetoleranztest zum Nachweis eines Enzymmangels, der zum Übertritt unverdauter Disaccharide in den Dickdarm und damit zu Blähungen und Diarrhö führen kann; Bluttests und ÖGD zum Ausschluss einer Zöliakie
Therapie: Eine gezielte Therapie ist nicht möglich. Spasmolytika, Flohsamen, Darmbakterien usw. werden eingesetzt, um die Symptome zu lindern. Besteht gleichzeitig eine Depression, kann deren Behandlung die Beschwerden oft bessern.

4.11 Divertikulose und Divertikulitis

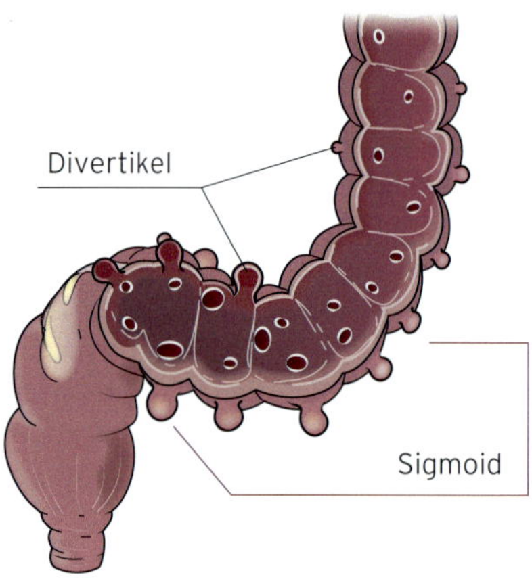

Abb. 1 Divertikel am absteigenden Dickdarm und am Sigmoid

Definition: Schleimhautausstülpungen in der Wand des Dickdarms bzw. Sigmas heißen **Divertikel**. Sind sie zahlreich vorhanden, liegt eine **Divertikulose** vor. Entzünden sich Divertikel bzw. das sie umgebende Gewebe, spricht man von einer **Divertikulitis**.
Häufigkeit: häufig im Alter und bei chronischer Obstipation
Ursachen/Pathogenese: Die glatte Muskulatur im Kolon besteht aus einem längs und einem quer verlaufenden Teil. Bei chronischer Obstipation gerät die Darmwand unter hohen Druck. Dadurch stülpt sich stellenweise Schleimhaut zwischen den Muskelfasern hindurch nach außen. So bilden sich Divertikel, d. h. hauchdünne Schleimhautbläschen mit punktförmiger Öffnung zum Darmlumen. Gerät Darminhalt in Divertikel hinein, kann es zur Entzündung, der **Divertikulitis**, kommen. Neben den Divertikeln betrifft sie das umgebende Gewebe.
Symptome/Komplikationen: Die Divertikulose allein ist symptomlos. Die Divertikulitis führt zur entzündlichen Schwellung der Darmwand. Sie erzeugt lokale Schmerzen, Durchfall und Fieber und kann sowohl zum Darmverschluss **(Ileus)** als auch zum Durchbruch, d. h. zur Perforation, führen. Bei der Perforation tritt bakterienreicher Dickdarminhalt in die Bauchhöhle aus und verursacht eine lebensbedrohliche **Peritonitis** (Bauchfellentzündung). Erbrechen, hohes Fieber, Abwehrspannung und eine Verschlechterung des Allgemeinzustandes sind Anzeichen solcher Komplikationen (akutes Abdomen). Auch untere GI-Trakt-Blutungen kommen bei Divertikulose und -itis vor.

akutes Abdomen → LF 9, S. 431

Diagnostik: Nachweis der Divertikulose durch Koloskopie, oft als Zufallsbefund bei der Vorsorge-Koloskopie. Bei Entzündungsverdacht klinische Untersuchung, Bestimmung der Entzündungswerte im Blut, aber keine Endoskopie (Cave: Perforation).
Therapie: Bei bekannter Divertikulose ballaststoffreiche Kost, um eine Obstipation mit Bildung weiterer Divertikel zu verhindern. Bei Divertikulitis ballaststofffreie Kost, ggf. Antibiotika, Analgetika und/oder Spasmolytika. Bei rezidivierender Divertikulitis wird der betroffene Darmabschnitt operativ entfernt. Das beseitigt oft die zugrunde liegende Obstipation.
Prävention: Stuhlregulierung zur Vermeidung chronischer Obstipation

4.12 Appendizitis (Wurmfortsatzentzündung)

Definition: Entzündung der Appendix vermiformis, die besonders Kinder und Jugendliche betrifft, aber in jedem Lebensalter vorkommen kann. Die Appendix (wörtl.: das Anhängsel) befindet sich am Blinddarm, weshalb die Appendizitis fälschlich „Blinddarmentzündung" genannt wird.
Ursache: Möglicherweise bewirkt ein Stau von Darminhalt in der Appendix die Entzündung.
Symptome/Komplikationen: Zunächst Übelkeit, Erbrechen und ggf. kolikartige Oberbauchschmerzen. Die Schmerzen verlagern sich allmählich in den rechten Unterbauch. Das Krankheitsgefühl nimmt stetig zu, da die Appendix durch Eiterbildung anschwillt. Eine Verschlechterung des Allgemeinzustandes weist auf eine Perforation bzw. eitrige Peritonitis hin. Cave: Direkt nach der Perforation kann es den Betroffenen kurzfristig besser gehen, da die Appendix dann nicht mehr prall gespannt ist und deshalb nicht mehr schmerzt.
Diagnostik: Klinische Untersuchung. Oft sind bestimmte Punkte am Unterbauch druckschmerzhaft, z. B. der McBurney-Punkt (sprich: „MäcBörni"). Er liegt auf einer gedachten Linie zwischen dem rechten Darmbeinstachel und dem Nabel (→ Abb. 2). Bei der Diagnose der Appendizitis ist auch die Sonografie hilfreich, die sonst bei Darmkrankheiten nur selten eingesetzt wird. Entzündungsdiagnostik im Blut.
Therapie: Appendektomie, d. h. chirurgische Entnahme der Appendix. Bei rechtzeitiger Diagnosestellung erfolgt sie laparoskopisch. Bei Peritonitis muss der Bauch konventionell eröffnet, aufwendig gespült und ebenfalls eine Appendektomie durchgeführt werden. In einigen Fällen kann eine Antibiotikatherapie die Appendizitis zum Abklingen bringen und die Operation unnötig machen. Es besteht aber dann die Gefahr eines Rückfalls.
Prävention: Eine Prävention der Appendizitis ist nicht möglich.

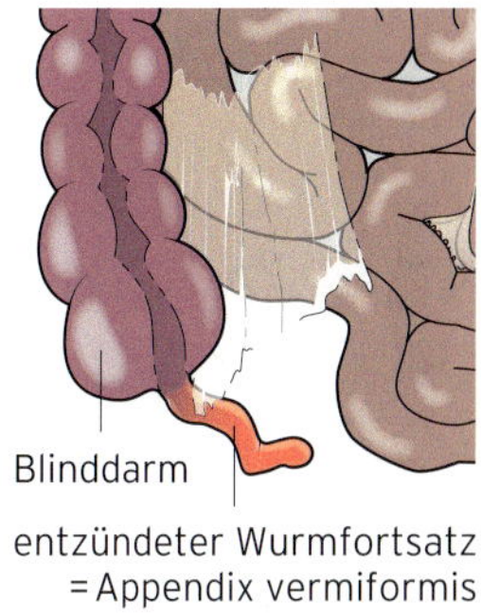

Abb. 1 Appendizitis

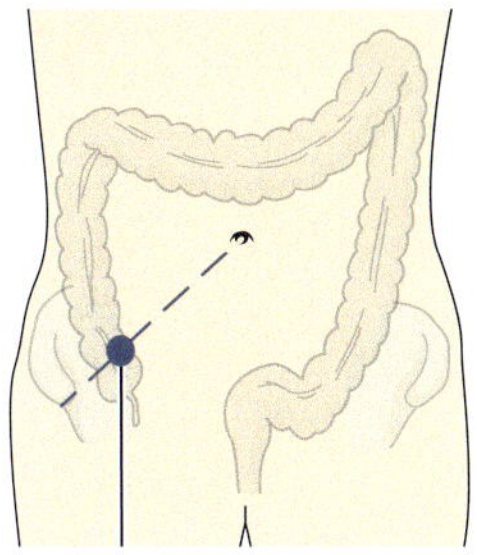

Abb. 2 Lage des Mc-Burney-Punktes

4.13 Akutes Abdomen

Definition: akut einsetzendes schweres Krankheitsbild mit Bauchschmerzen
Ursachen: Erkrankungen aller Bauchorgane können ein akutes Abdomen verursachen. Typische Ursachen sind akute Appendizitis, Entzündungen, Ulzera und Organperforationen in Ösophagus, Magen und Darm, Divertikulitis, akute Pankreatitis, Erkrankungen der Gallenblase, z. B. die akute Cholezystitis, Nierensteine, ausgeprägte Leber- und Milzschwellungen, Extrauteringravidität und Aortenriss. Auch Herzinfarkt und Lungenembolie können als akutes Abdomen wirken.

Pankreatitis
→ LF 9, S. 441
Cholezystitis
→ LF 9, S. 440
Herzinfarkt
→ LF 5, S. 268
Lungenembolie
→ LF 5, S. 275

Symptome:
- starke Bauchschmerzen
- Abwehrspannung
- Übelkeit und/oder Erbrechen
- Störung der Peristaltik mit Stillstand oder Verstärkung der Darmbewegungen
- Kreislaufstörung, die in einen Schock übergehen kann

Komplikationen: Tod durch Peritonitis, Blutverlust, septischen Schock
Diagnostik: Anamnese, klinische Untersuchung, Labor- bzw. Entzündungsdiagnostik, Harndiagnostik, Sonografie, ggf. Röntgen, Endoskopie, EKG
Therapie: je nach Ursache
Besonderheit: Ein neu aufgetretener Diabetes mellitus Typ 1 kann so starke Bauchschmerzen erzeugen, dass er ein akutes Abdomen vortäuscht. Daher muss bei jeder Patientin mit akutem Abdomen der Blutzucker gemessen werden.

Diabetes mellitus Typ 1
→ LF 9, S. 459

MERKE Das akute Abdomen ist ein **Notfall**, der sofortiger Diagnostik und Therapie bedarf.

„Es ist ein Junge!" … Immer wieder kommen Frauen mit „akuten abdominellen Beschwerden" in Kliniken und gehen mit einem Neugeborenen nach Hause. Die Nicht-Wahrnehmung der Schwangerschaft durch seelische Konflikte kann selbst bei Frauen vorkommen, die schon Kinder entbunden haben.

4.14 Hämorrhoidalleiden

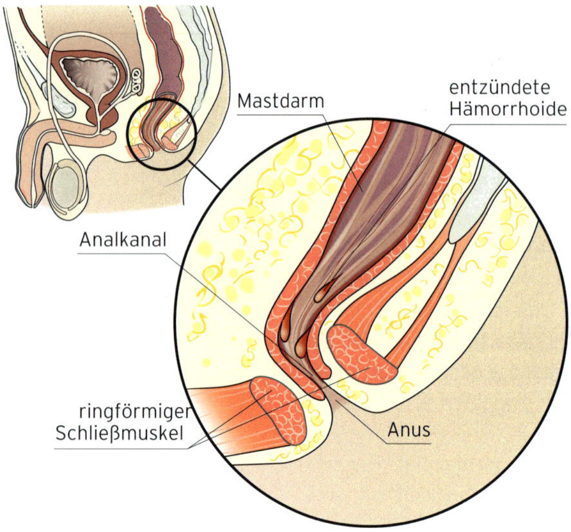

Abb. 1 Hämorrhoidalleiden

Definition: Beschwerden durch Entzündungen und Schwellungen der Hämorrhoiden, d. h. des weichen, schwammartigen Gefäßpolsters, das den Feinabschluss des Anus bildet. Oft wird das **Hämorrhoidalleiden** vereinfacht als **Hämorrhoiden** bezeichnet.
Ursachen/Pathogenese: Durch Veranlagung und Obstipation entsteht starker Druck auf das Hämorrhoidalpolster. Es kommt zu Einrissen, Entzündungen und Schwellungen. Da die Entzündung mit vermehrter Blutfüllung des Gefäßpolsters einhergeht, treten insbesondere beim Pressen Blutungen auf.
Symptome: Nässen, Juckreiz und Ekzeme am After durch den gestörten Feinabschluss, peranale Blutungen, Fremdkörpergefühl und Gefühl der unvollständigen Stuhlentleerung durch die geschwollenen Gefäßpolster, Austritt geschwollener Gefäßknoten
Diagnostik: Proktoskopie. Bei Blutungen auch Koloskopie zum Tumorausschluss, es sei denn, eine Darmspiegelung ist nicht lange her und ergab einen Normalbefund.
Therapie: Entzündungshemmende Lokaltherapie, Verzicht auf feuchte Toilettenpapiere. Letztere rufen oft allergische Ekzeme hervor. Bei anhaltenden Beschwerden werden die vergrößerten Hämorrhoiden mit Injektionen zur Vernarbung und damit zur Schrumpfung gebracht. Auch das Anlegen kleiner Gummiringe kann eine Verkleinerung bewirken. In ausgeprägten Fällen erfolgt eine Operation.
Prävention: Stuhlregulierung, Therapie von Frühstadien

Ekzeme
→ LF 10, S. 484

Informationen zum Hämorrhoidalleiden bietet der Berufsverband Deutscher Internisten unter Krankheiten A–Z:
www.internisten-im-netz.de

MERKE Spezialistin für Enddarmleiden ist die Proktologin, die Internistin bzw. Gastroenterologin oder Chirurgin sein kann.

→ Terminologie: Symptome und Erkrankungen des Gastrointestinaltrakts

akutes Abdomen	schweres, akutes Krankheitsbild mit abdominellen Schmerzen
Appendektomie	chirurgische Entnahme der Appendix vermiformis
Appendizitis	Wurmfortsatzentzündung
chronisch entzündliche Darmerkrankungen	M. Crohn und Colitis ulcerosa; Autoimmunkrankheiten mit Entzündungen der Darmschleimhaut
Diarrhö	Durchfall
Divertikel, das	Ausstülpung der Dickdarmschleimhaut
Divertikulitis	Entzündung von Dickdarmdivertikeln und sie umgebenden Geweben
Divertikulose	Schleimhautausstülpungen im Dickdarm, v. a. im Sigma
Duodenitis	Entzündung der Zwölffingerdarm-Schleimhaut
Enteritis	Dünndarmentzündung (Durchfallerkrankung)
Eradikationstherapie	Medikamentenbehandlung gegen Helicobacter pylori
Erosion	oberflächlicher Gewebsdefekt innerhalb des Epithels; Abschürfung (vgl. Ulkus)

Exsikkose	Austrocknung des Körpers
Gastritis	Magenschleimhautentzündung
Gastroenteritis	Entzündung des Magens und Darms
gastroösophageale Refluxkrankheit	symptomatischer Rückfluss von Mageninhalt bzw. -säure in den Ösophagus
H_2-Atemtest	Atemtest zum Nachweis einer Laktose- bzw. Fruktoseintoleranz
Hämatin	durch Magensäure verändertes Hämoglobin
Hiatushernie	Zwerchfellbruch (Verlagerung von Magenteilen durch die Zwerchfelllücke in den Thorax)
Ileus	(sprich: „Ile-us“) Darmverschluss
Kardiainsuffizienz	Offenstehen des obersten Magenteils bei Hiatushernie
Laktoseintoleranz	Milchzuckerunverträglichkeit durch Laktasemangel
Obstipation	Stuhlverstopfung
peranal	durch den After; aus dem After (z. B. Blutung)
Peritonitis	Bauchfellentzündung
Proktologin	Fachärztin für Enddarmleiden
Protonenpumpenhemmer (Protonenpumpeninhibitor; PPI)	Arzneimittel, das die Magensäureproduktion durch Hemmung der sog. Protonenpumpen vermindert (z. B. Omeprazol)
Refluxkrankheit	Beschwerden durch gastroösophagealen Reflux
Refluxösophagitis	Speiseröhrenentzündung durch gastroösophagealen Reflux
Reizdarmsyndrom	chronische Darmbeschwerden ohne erkennbare Ursache
Teerstuhl	tiefschwarzer Stuhl nach oberer gastrointestinaler Blutung
Ulcus duodeni	Zwölffingerdarmgeschwür; Duodenalulkus
Ulcus ventriculi	Magengeschwür; Magenulkus
Ulkus (**Ulcus**; Mz. **Ulzera** bzw. **Ulcera**)	Geschwür (tiefer, über die Epithelgrenzen hinausgehender Gewebsdefekt)

Aufgaben

1 Nennen Sie die wichtigste Therapiemaßnahme bei Gastroenteritis.
2 Wie werden die WHO-Durchfalllösung und die Moro-Möhrensuppe zubereitet?
3 Nennen Sie Auslöser der akuten und chronischen Gastritis.
4 Welche Erkrankungen können sich hinter einem akuten Abdomen verbergen?
5 Erläutern Sie den Unterschied zwischen einer Erosion und einem Geschwür.

4.15 Benigne und maligne Tumoren

Der Begriff **Tumor** wird oft mit Krebs gleichgesetzt, bedeutet aber nur Geschwulst, d. h. örtliche Gewebevermehrung. Harmlose Tumoren sind häufig und betreffen vor allem die Haut. Die meisten Fachbegriffe für Tumoren enden auf **-om**. Gutartige Tumoren nennt man **benigne**, bösartige **maligne**. Benigne Tumoren können bei starkem Wachstum gesunde Gewebe zusammendrücken oder verdrängen. Das ist nur selten gefährlich, z. B. bei einem Gehirntumor. Benigne Tumoren führen daher nur selten zum Tode. Sie wachsen zumeist langsam und durchdringen keine anderen Gewebe. Sie metastasieren nicht, d. h. sie bilden keine Tochtergeschwülste bzw. Absiedelungen. Auch beeinflussen sie den Allgemeinzustand im Allgemeinen nicht. Wird ein benigner Tumor entfernt, ist die Erkrankung in der Regel geheilt. Wird ein maligner Tumor entnommen, können Metastasen und/oder vermehrungsfähige Krebszellen zurückbleiben.

Benigne (gutartige) Tumoren	maligne (bösartige) Tumoren
Zellteilung und Zelldifferenzierung	
niedrige Zellteilungsrate, langsames Wachstum	hohe Zellteilungsrate, schnelles Wachstum
die Zellen entsprechen weitgehend dem Ursprungsgewebe, zeigen normale Zellteilungen und haben einen Zellkern pro Zelle	Zellen sind entartet, d. h. sie ähneln nicht mehr dem Ursprungsgewebe, zeigen atypische Mitosen (Teilungen) und haben ggf. mehrere Zellkerne
Ausbreitung	
wachsen verdrängend, aber durchsetzen kein Gewebe und bilden keine Metastasen	durchsetzen und durchdringen Gewebe und bilden Metastasen (Tochtergeschwülste), z. B. indem lebensfähige Krebszellen in Blut- und Lymphgefäße eindringen und sich dann in anderen Regionen und Organen absiedeln

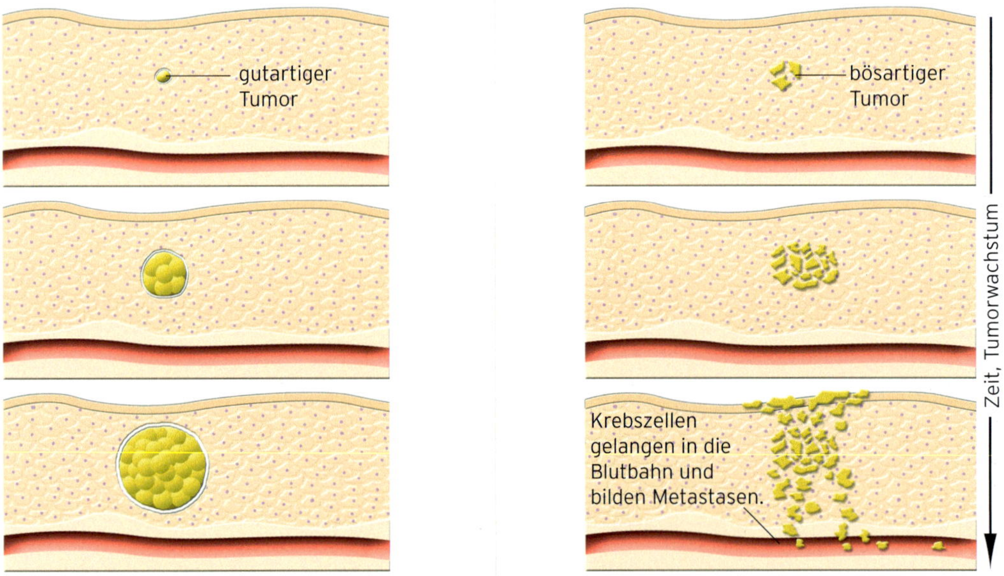

Beispiele (Ursprungsgewebe und entstehender Tumor)	
Adenom aus Epithel- bzw. Drüsengewebe	**Karzinom** aus Epithelgewebe
Osteom aus Knochengewebe	**Osteosarkom** aus Knochengewebe
Lipom aus Fettgewebe	**Liposarkom** aus Fettgewebe
Nävus (Hautmal, Muttermal) aus Pigmentzellen	**Melanom** (schwarzer Hautkrebs) aus Pigmentzellen

Hinweis: Nur ein Tumor ist weder eindeutig benigne noch maligne – das **Basaliom**, eine Form des hellen Hautkrebses. Das Basaliom metastasiert nicht, breitet sich aber unter Zerstörung des Nachbargewebes lokal aus (→ LF 10, S. 491). Man nennt das Basaliom daher **semimaligne** (halbmaligne).

4.16 Krebsentstehung

Krebszellen, d. h. maligne Zellen, entstehen aus gesunden Körperzellen. Ursachen und Auslöser der Krebsentstehung sind vielfältig. Bei jeder Zellteilung (Mitose) ist die Erbsubstanz, die DNA, besonders empfindlich für schädliche Einflüsse. Vor allem Strahlen und chemische Karzinogene (krebserzeugende Stoffe) führen dann leicht zu Mutationen (Erbgutveränderungen). Durch eine Mutation können Zellen gesunde Eigenschaften verlieren und neue, z. B. Krebszelleigenschaften, erwerben. Im Körper entstehen oft mutierte Zellen. Sie werden fast immer von Abwehrzellen erkannt und bekämpft. Das Krebsrisiko wird erhöht durch Immunsuppressiva, d. h. Medikamente, welche die körpereigene Abwehr schwächen. Auch durch das Alter nimmt das Krebsrisiko zu, da das Immunsystem schwächer wird und die DNA immer leichter mutiert. Manche Krebsarten kommen familiär gehäuft vor, weil sie genetisch (mit)bedingt sind. Zigarettenrauchen verursacht jeden dritten Krebstod.

DNA
→ LF 3, S. 24

Schematische Darstellung der Karzinomentstehung (Krebsentstehung in einem Epithel)

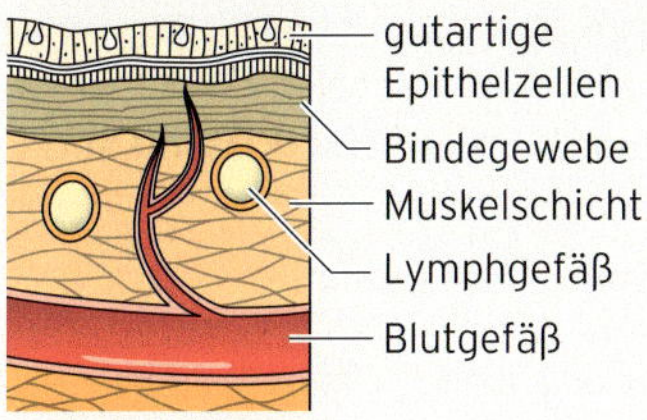

Das Epithel besteht aus normalen, gesunden Zellen. Jede Zelle „respektiert" die Grenzen der Nachbarzellen und teilt sich nur für die Regeneration: Abgeschilferte und z. B. durch Verletzung abgestorbene Zellen werden durch neue ersetzt.

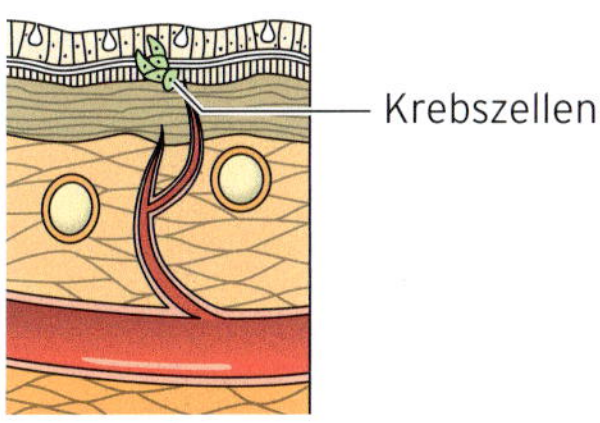

Bei einer Zelle ist eine schwere Mutation aufgetreten. Sie wird zur Krebszelle. Sie vermehrt sich von jetzt an ungehemmt, obwohl sie mit ihren Nachbarzellen ein Gewebe bildet(e). Sie teilt sich viel zu schnell und zeigt auch andere typische Eigenschaften von Krebszellen. Ein **Karzinom** ist entstanden.

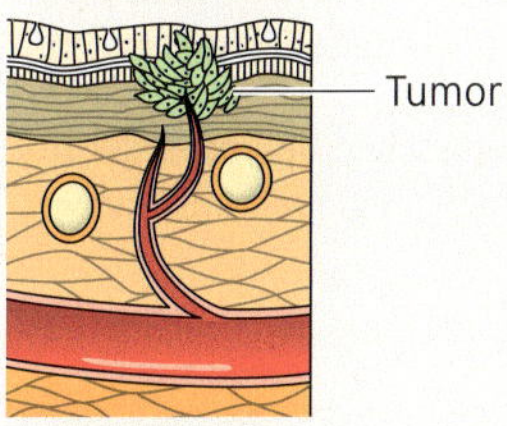

Die Krebszellen vermehren sich rasch. Der Tumor überschreitet die Epithelgrenzen. Dabei zerstört er Zellen und durchsetzt Gewebe. Er benötigt viele Nährstoffe, die er benachbarten Arterien und eigenen, neu gebildeten Blutgefäßen entnimmt.

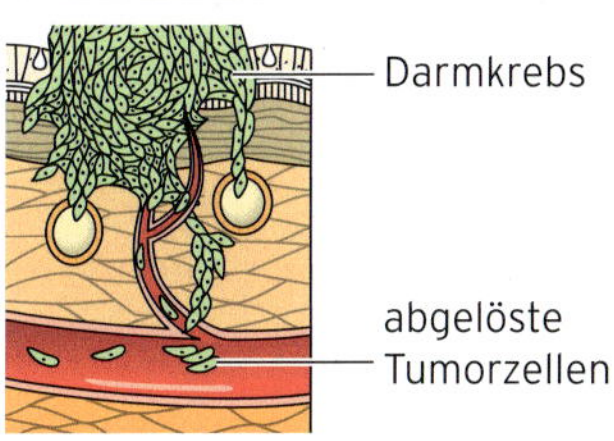

Schließlich können einzelne Krebszellen mit dem Blut- oder Lymphstrom mitschwimmen, sich an anderen Körperstellen absiedeln und sich dort weiter vermehren. So entstehen **Metastasen** (Tochtergeschwülste, Tumorabsiedelungen) in Lymphknoten und anderen Körperteilen bzw. Organen (Leber, Lunge, Gehirn, Haut usw.).

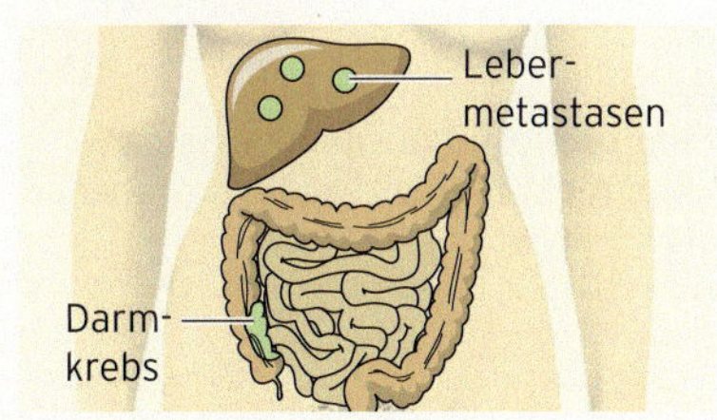

Die Metastasen bilden sich zunächst an typischen Orten. Dort, wo das Blut aus dem betreffenden Organ zunächst hinfließt, bilden sich die ersten Metastasen. Bei Darmkrebs ist es z. B. die Leber. Auf dem Lymphweg entstandene Metastasen befallen zunächst regionale Lymphknotenstationen, z. B. bei Brustkrebs in der gleichseitigen Axilla (Achselhöhle).

Die Diagnose „Krebs" ist zunächst eine Verdachtsdiagnose. Symptome, die auf einen malignen Tumor deuten, sind Appetit- und Gewichtsverlust, Anämie, unklare Blutungen, schlecht heilende Wunden, tastbare unverschiebliche Verhärtungen, Müdigkeit und der sog. Leistungsknick. Leistungsknick bedeutet, dass die Patientin deutlich weniger Energie und Kraft hat als früher, ohne dass sich dies durch Alterung erklären ließe. Bei Krebsverdacht erfolgt eine gründliche Untersuchung zur Tumorsuche und ggf. zur Bestimmung der Ausbreitung. Die Diagnostik umfasst Anamnese, Ganzkörperstatus, Blutuntersuchung – ggf. mit Tumormarkern –, Sonografie und evtl. weitere apparative Untersuchungen (Endoskopie, CT, MRT). Die Diagnose stellt bzw. sichert immer die Pathologin durch Beurteilung des entnommenen Tumors oder einer Probe verdächtigen Gewebes.

MERKE Karzinome werden verkürzt als Ca. (sprich: „C-A") bezeichnet, z. B. Bronchial-Ca.

4.17 Stadieneinteilung maligner Tumoren

Das RKI bietet unter **www.krebsdaten.de** u. a. aktuelle Statistiken zur Häufigkeit von Krebskrankheiten.

Nähere Informationen zur TNM-Klassifikation bietet: **www.krebsinformationsdienst.de**

Haben die pathologischen Befunde die Krebsdiagnose gesichert, wird ein **Staging** (sprich: „Städsching"; Bestimmung der Tumorausdehnung) durchgeführt. Dies ist wichtig, weil sich die Therapie u. a. nach der Tumorgröße und -ausbreitung richtet. Zum Staging tragen apparative und pathologische Untersuchungen bei. Die Tumoreinteilung folgt der internationalen **TNM-Klassifikation:**

Abkürzung, Erklärung	Bedeutung bezüglich der Tumorausdehnung
T (**T**umor)	T0, T1, T2, T3 und T4 bezeichnen die Tumorgröße und -ausdehnung; T0 = kein Tumor ist (mehr) nachweisbar
N (**N**odulus = Lymphknoten)	N0 bedeutet, dass keine Lymphknoten befallen sind, N1, N2 und N3 bezeichnen das Ausmaß des Lymphknotenbefalls
M (**M**etastasen)	M0 bedeutet: Metastasen liegen nicht vor M1 bedeutet: Metastasen liegen vor
pTNM-Klassifikation **postoperative** TNM-Einteilung	die p-Einteilung ist die postoperative, d. h. nach einer Operation erstellte TNM-Einteilung, denn während bzw. nach einer Operation können sich neue Erkenntnisse zur Tumorausbreitung ergeben

Weitere Kriterien sind z. B. die **Malignitätsgrade G1 bis G4**, die pathologischen Befunden der Tumorzellen entsprechen, **R0, R1 und R2** für einen **Resttumor** nach Therapie und **r**TNM für **Rezidivtumoren**, d. h. erneut aufgetretene Tumoren.

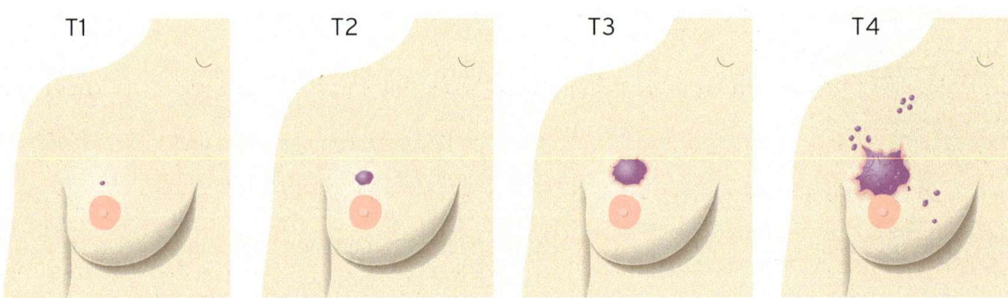

TX - keine Beurteilung möglich
T0 - kein Anhalt für Primärtumor
Tis - Carcinoma in situ (oberflächliches Karzinom, das die Basalmembran nicht durchbrochen hat)

T1 - Tumor bis 2 cm
T2 - Tumor 2–5 cm
T3 - Tumor größer als 5 cm
T4 - beliebige Tumorgröße mit Ausdehnung auf die Brustwand oder mehrere gleichzeitig bestehende Tumoren

Abb. 1 Tumorklassifikation am Beispiel des Mammakarzinoms

4.18 Krebstherapie

Die drei Säulen der Krebstherapie heißen „Stahl, Strahl und Chemie". Mit Stahl ist das chirurgische Messer, das Skalpell, gemeint. Tumoren werden nach Möglichkeit vollständig herausoperiert. Je nach Operationserfolg, Tumorart usw. kann eine therapeutische Bestrahlung („Strahl") das Ergebnis des chirurgischen Eingriffs sichern. Auch wenn keine Operation (mehr) durchführbar ist, kann eine Strahlentherapie den Tumor verkleinern und so z. B. Schmerzen vermindern. Mit „Chemie" ist die Chemotherapie, d. h. die Krebstherapie mit Zytostatika, gemeint. Sie hemmen aber nicht nur das Tumorwachstum, sondern die Zellteilung im gesamten Körper. Sie unterdrücken auch notwendige Erneuerungsvorgänge und können so Nebenwirkungen wie Haarausfall, Anämie, Schleimhautschäden und Immunschwäche hervorrufen. Schwere Nebenwirkungen begrenzen die Möglichkeiten der Zytostatikatherapie.

Zytostatika
→ LF 4, S. 190

Die moderne **Onkologie** (Krebsheilkunde) nutzt weitere, gezieltere Therapien. Neue Medikamente enthalten Antikörper, die bestimmte Botenstoffe binden und so z. B. die Gefäßneubildung und das Tumorwachstum hemmen. Immuntherapie aktiviert die körpereigene Abwehr gegen den Tumor. Arzneimittel, welche die Hormonwirkung stoppen, sind bei einigen Mamma- und Prostatakarzinomen wirksam. Die chirurgischen Möglichkeiten haben sich z. B. durch Laser erweitert.
Grundsätzlich unterscheidet man kurative Therapie und Palliativtherapie. Die kurative Therapie dient der Heilung der Krankheit. Die Palliativtherapie lindert nur die Symptome, z. B. Luftnot oder Schmerzen.

4.19 Ösophaguskarzinom

Definition: Speiseröhrenkrebs
Häufigkeit/Prognose: Bei Männern siebenmal häufiger als bei Frauen; nur wenige Betroffene überleben ein Jahr nach Diagnosestellung.
Ursachen/Pathogenese: Alkohol und Nikotin – v. a. kombiniert – begünstigen das Ösophaguskarzinom. Die chronische Refluxkrankheit kann das Risiko erhöhen.
Symptome: Schmerzlose Schluckstörung; die Betroffenen müssen im typischen Fall nach jedem Bissen etwas trinken, weil sonst das Schlucken nicht gelingt.
Komplikationen: Verschluss des Ösophagus, Metastasierung
Diagnostik: ÖGD, Sonografie bzw. Endosonografie, CT, ggf. Röntgenaufnahme bei bzw. nach Schlucken von Kontrastmittel
Therapie: je nach Stadium Operation, Bestrahlung und/oder Chemotherapie
Prävention: siehe Risikofaktoren

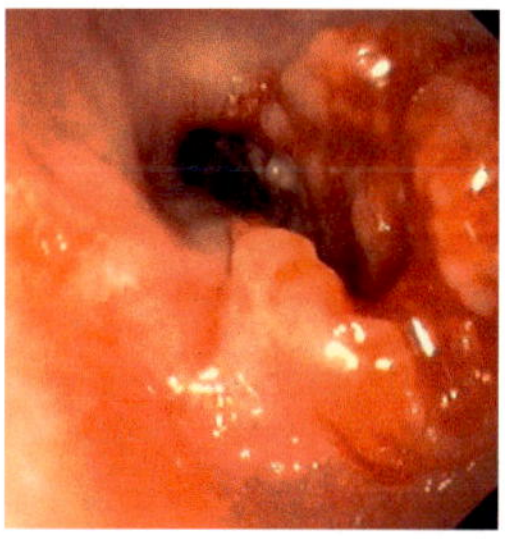

Abb. 1 Stenose der Speiseröhre bei Ösophaguskarzinom

4.20 Magenkarzinom

Definition: Magenkrebs
Häufigkeit/Prognose: tritt oft bei Männern ab 70 Jahren auf, 5-Jahres-Überlebensrate ca. 25 %
Risikofaktoren: Veranlagung, Karzinogene (v. a. aus gegrilltem und gepökeltem Fleisch sowie Zigarettenrauch) sowie A- und B-Gastritis, Magenulkus, Alkohol, Vitaminmangel
Symptome/Komplikationen: Appetitmangel, Abneigung gegen Fleisch, unklare Magenbeschwerden; später Anämie, Gewichtsverlust, bei Tumorzerfall Bluterbrechen und Teerstuhl, ggf. Perforation der Magenwand; Metastasierung v. a. in Lunge, Leber und Haut
Diagnostik: Gastroskopie mit Biopsie
Therapie: Resektion (weitgehende oder vollständige Entnahme) des Magens, ggf. Chemotherapie und/oder Bestrahlung
Prävention: siehe Risikofaktoren

Beginn des Endes

Ein Punkt nur ist es, kaum ein Schmerz,
nur ein Gefühl, empfunden eben;
und dennoch spricht es stets darein,
und dennoch stört es dich zu leben.

Wenn du es andern klagen willst,
so kannst du's nicht in Worte fassen.
Du sagst dir selber: „Es ist nichts!"
Und dennoch will es dich nicht lassen.

So seltsam fremd wird dir die Welt;
und leis verlässt dich alles Hoffen,
bis du es endlich, endlich weißt,
dass dich des Todes Pfeil getroffen.

Aus: Theodor Storm „Die schönsten Erzählungen und Gedichte", Gondrom Verlag 1997, S. 569.

4.21 Kolorektales Karzinom (Dick- und Enddarmkrebs)

Definition: Karzinom des Kolons bzw. Rektums. Bis 16 cm vom Anus aus spricht man vom Rektumkarzinom, weiter oberhalb vom Kolonkarzinom.

Häufigkeit: zweithäufigstes Karzinom nach Mamma-Ca. bei Frauen und Prostata-Ca. bei Männern; tritt oft ab 60 Jahren auf, v. a. bei familiärer Veranlagung früher

Pathogenese: Kolorektale Karzinome entstehen über Jahre aus benignen Epitheltumoren, den **Adenomen**. Adenome entwickeln **Dysplasien**, d. h. gehen über Krebsvorstufen in Karzinome über. Das nennt man **Adenom-Karzinom-Sequenz**.

Risikofaktoren: Übergewicht, fettreiche, ballaststoffarme Ernährung, Rauchen, Colitis ulcerosa, Strahlentherapie und Vererbung

Pathogenese des kolorektalen Karzinoms (Adenom-Karzinom-Sequenz)

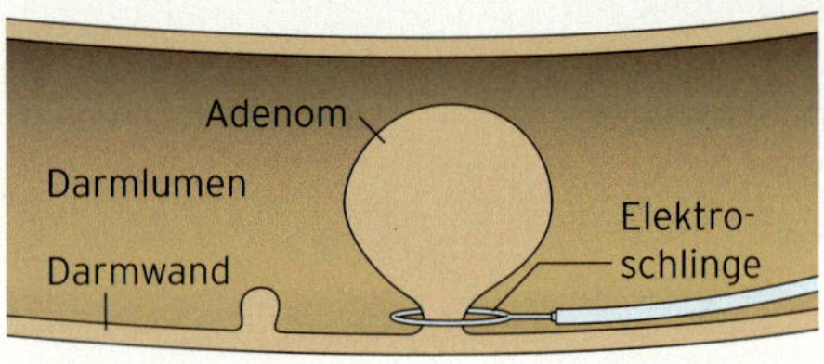

Im Kolonepithel bilden sich **Adenome** (Epithelwucherungen). Sie wachsen und bilden Polypen. Der linke Polyp ist breitbasig, d. h. er sitzt der Schleimhaut direkt auf. Der rechte wächst gestielt, d. h. er ist über eine Gewebebrücke (den „Stiel") mit dem Epithel verbunden. Die vollkommen benignen Polypen könnten, wie die Abbildung zeigt, bei einer Koloskopie mithilfe einer Elektroschlinge abgetragen werden.

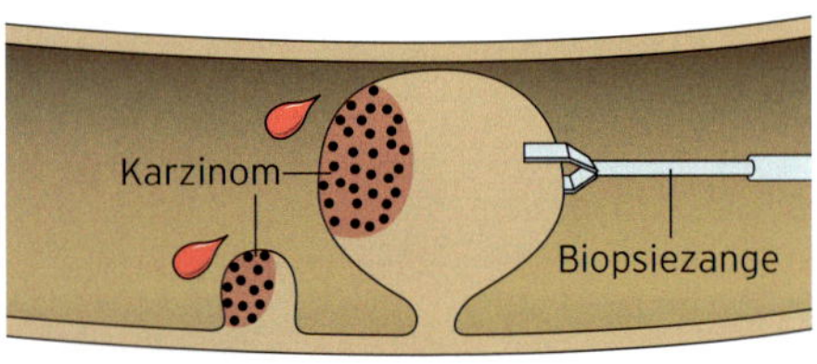

Allmählich bilden sich in den Polypen über pathologische Zellveränderungen **(Dysplasien)** maligne Zellen. Eine Biopsie könnte einen benignen Bereich des Polypen erfassen und dabei das Karzinom unentdeckt lassen. Daher ist die komplette **Polypektomie** (Polypentfernung) wichtig. Gegebenenfalls blutet das krankhafte Gewebe an der Oberfläche und lässt den Okkultbluttest positiv ausfallen.

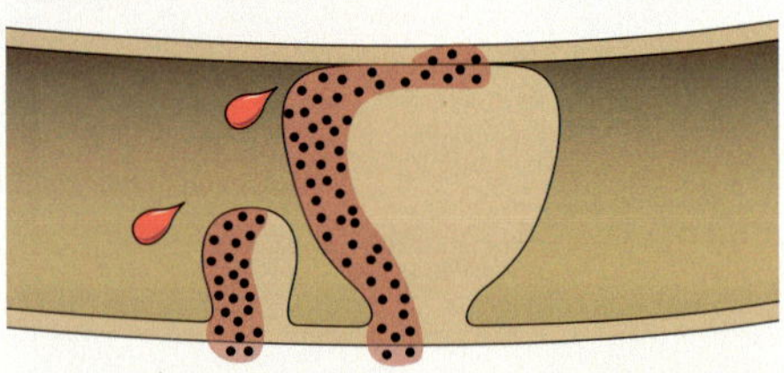

Wächst das Karzinom weiter, kann es die Darmwand infiltrieren, das Darmlumen (die Lichtung) verengen und sich auf dem Blut- und/oder Lymphweg ausbreiten. Die Lumeneinengung kann zur Veränderung der Stuhlgewohnheiten führen. Eine endoskopische Polypektomie könnte die Tumoren nicht mehr komplett entfernen; eine Operation mit Entfernung des betroffenen Darmabschnitts ist nötig. Selbst bei Fernmetastasen kann diese Operation sinnvoll sein, um einen **Ileus** (Darmverschluss) zu verhindern.

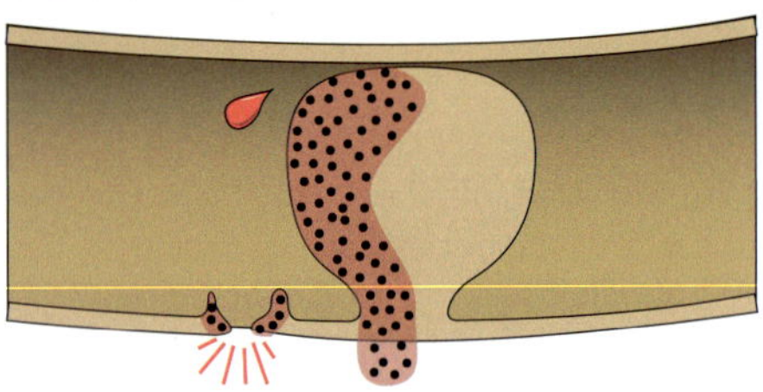

Der linke Polyp ist ulzeriert, d. h. geschwürig zerfallen. Es kommt zur Perforation der Darmwand und zum Austritt bakterienreichen Stuhls in die Bauchhöhle. Eine lebensgefährliche eitrige Peritonitis (Bauchfellentzündung) ist die Folge. Verlegt der rechte Polyp das Darmlumen vollständig, kommt es unbehandelt zum tödlichen Ileus (Darmverschluss).

Symptome/Komplikationen: in Frühstadien symptomfrei; ggf. unspezifische Verdauungsstörungen wie vermehrte Blähungen, Stuhlkonsistenz wechselnd zwischen Obstipation und Diarrhö; sog. Bleistiftstuhl, dessen Durchmesser an einen Bleistift erinnert, weil das Darmlumen eingeengt wird; im Spätstadium Abmagerung, Perforation, Ileus, Metastasen

Diagnostik: Die Koloskopie ist die wichtigste Diagnostikmaßnahme beim kolorektalen Karzinom. Die Pathologin stellt die Diagnose aufgrund des histologischen Befundes der Gewebeprobe(n).

Therapie: Resektion des befallenen Darmabschnitts, bei Enddarmbefall ggf. Anlage eines künstlichen Darmausgangs (**Stoma**; **Anus praeter**; → Abb. 1 und 2, S. 439), ggf. medikamentöse Therapie, Bestrahlung

Prävention: Vorsorge-Koloskopie mit Polypektomie, ggf. Okkultbluttest. Gesunde Lebensweise, insbesondere Verzehr von reichlich frischem Obst und Gemüse. Das sichert die Versorgung mit sekundären Pflanzenstoffen, die der Krebsentstehung entgegenwirken.
Besonderheit: Nur ca. 25 % der Berechtigten nehmen die Vorsorge-Koloskopie in Anspruch. Als MFA können Sie mehr Patientinnen zur Teilnahme motivieren.

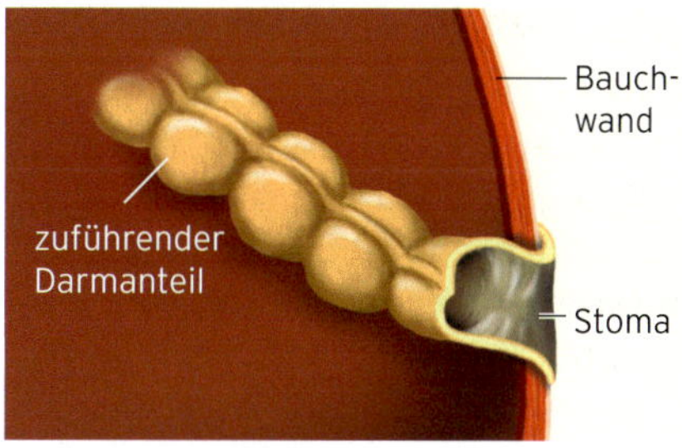

Abb. 1 Stoma (Prinzip)

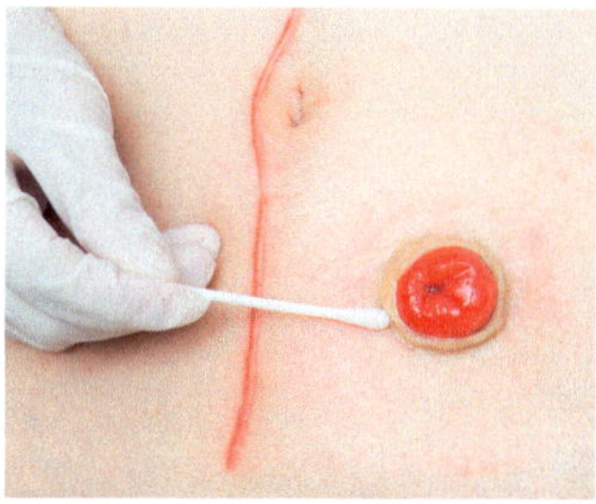

Abb. 2 Stoma (Pflege)

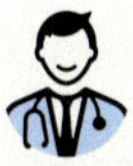

Krebs macht auch die Seele krank ... Die Diagnose „Krebs" setzt die Betroffenen unter Schock. Sie brauchen Zeit, um die Diagnose auf- und anzunehmen. Viele Betroffene wollen die Mitteilung zunächst nicht wahrhaben. Oft kommt es zu Wut und Aggression – eigentlich gegen die Krankheit, manchmal stellvertretend aber auch gegen die Ärztin, die MFA und die Angehörigen. Oft wird regelrecht um die Krankheit verhandelt. Manche Patientinnen reagieren mit Überaktivität auf die Krebsdiagnose. Sie suchen z. B. viele Ärztinnen auf und Hilfe bei alternativen Therapien. Viele Krebskranke werden depressiv. Das ist angesichts der Bedrohung durch die Krankheit verständlich. Einfühlung, Wahrhaftigkeit, Offenheit und Geduld sind im Umgang mit Menschen, die an Krebs leiden, daher besonders wichtig.

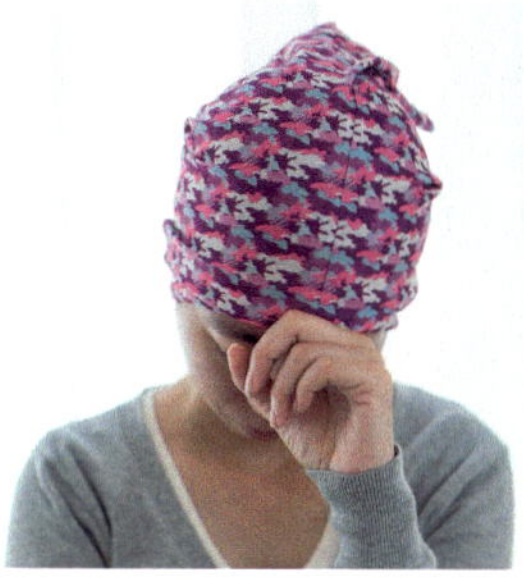

→ Terminologie: Krebsentstehung, Magen- und Darmkrebs

Adenom	beniger Tumor aus Epithel- bzw. Drüsengewebe
Adenom-Karzinom-Sequenz	allmählicher Prozess der Krebsentstehung aus Adenomen beim kolorektalen Karzinom
Dysplasie	1. bzgl. Tumoren: pathologische Zellveränderung, z. B. Krebsvorstufe; 2. bzgl. Hüftgelenk: Fehlbildung
Onkologie	Lehre von den Krebskrankheiten; Krebsheilkunde
Palliativtherapie	lindernde, nicht (mehr) auf Heilung zielende Therapie
Resektion	Entfernung eines kranken Organs oder Organteils
Rezidivtumor	nach Krebstherapie erneut aufgetretener Tumor
semimaligne	halb bösartig; lokal zerstörend, aber nicht metastasierend
Staging	Bestimmung der Tumorausdehnung bei Krebs
Stoma **Anus praeter**	künstlicher Darmausgang
TNM-Klassifikation	System zur Stadieneinteilung maligner Tumoren
Tumor (Mz. **Tumoren**)	Geschwulst; örtliche Gewebevermehrung

Aufgaben

1 Beschreiben Sie die Eigenschaften beniger und maligner Tumoren.
2 Welcher Tumor ist semimaligne und was bedeutet das?
3 Erklären Sie den Begriff Adenom-Karzinom-Sequenz.
4 Nennen Sie Risikofaktoren für Magen-, Speiseröhren- und Darmkrebs.

4.22 Cholelithiasis (Gallensteinleiden)

Definition: Die **Cholelithiasis** (sprich: „Koleliti-asis") ist das Vorhandensein von Gallensteinen in der Gallenblase und/oder den Gallenwegen. Gallensteine sind unlösliche Kristalle aus normalerweise gelösten Bestandteilen der Gallenflüssigkeit.

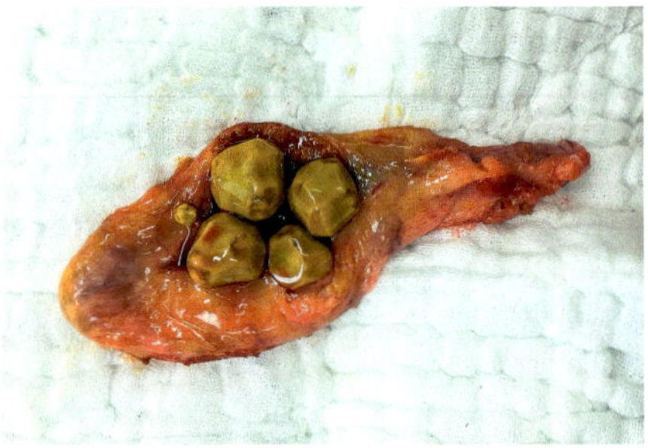

Abb. 1 Gallenblase mit Gallensteinen

Häufigkeit: Etwa 15% der Frauen und 7% der Männer in Deutschland haben Gallensteine; mit dem Alter nimmt die Häufigkeit zu.

Ursachen/Pathogenese: Risikofaktoren sind die „**6 F**": Frauen, die hellhäutig, übergewichtig, um die 40 Jahre alt, schwanger sind oder waren und in deren Familie Gallensteine vorkommen, haben das höchste Risiko. Auch starke Gewichtsreduktion begünstigt die Steinbildung. Steigt die Konzentration steinbildender Stoffe in der Galle an, bilden sich Kristalle unterschiedlicher Größe. Durch peristaltische Bewegungen der Gallenblase und der Gallenwege können sie verlagert werden. Kleinste Steine gehen unbemerkt in den Darm ab. Größere Steine können im Gallengang steckenbleiben und zu überstarker Peristaltik, d. h. schmerzhaften Gallenkoliken, führen.

Marilyn Monroe hatte Gallensteine. Sie unterzog sich einer Cholezystektomie mit Bauchschnitt, denn es gab 1961 noch keine laparoskopischen Operationen. In der letzten Fotoserie „The Last Sitting" ist die Narbe am rechten Rippenbogen zu sehen. Die 6 F trafen z. T. auf „MM" zu; sie war mehrmals schwanger. Unklar ist, ob sie wegen Fehlgeburten oder Abtreibungen kinderlos blieb. Mit 36 Jahren starb Norma Jeane Baker, so ihr bürgerlicher Name, an einer Medikamentenvergiftung.

Die **6 F**:
Female = Frau
Fair = hellhäutig
Fat = Übergewicht
Forty = 40 Jahre
Fertile = fruchtbar
Family = familiäre Veranlagung

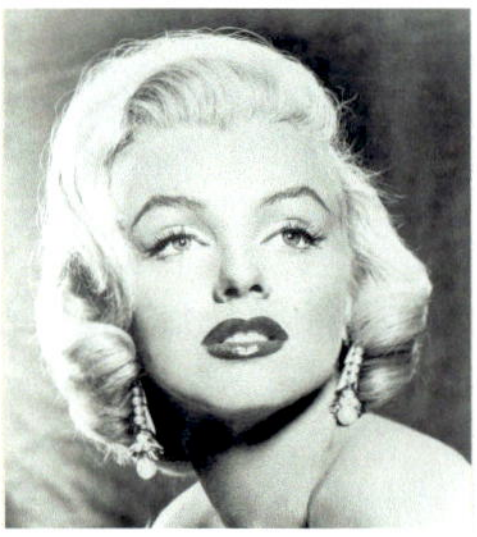

Symptome/Komplikationen: 75% der Gallensteine sind symptomlos. Gelangt ein Stein bei Bewegungen der Gallenblase in den Gallengang, löst er Koliken aus. Gallenkoliken sind starke wellenförmige Schmerzen im mittleren bis rechten Oberbauch. Sie treten in der Regel wiederholt auf. Bei Gallenkoliken sind Patientinnen oft unruhig und haben das Bedürfnis, sich zu bewegen und herumzugehen anstatt zu liegen. Verlegt ein Gallenstein den Ausführungsgang der Gallenblase, staut sich die Galle und es kommt zum **Verschlussikterus** mit Gelbfärbung von Haut und Schleimhäuten. Verschließt ein Gallenstein den Ausführungsgang der Bauchspeicheldrüse, löst er eine Pankreatitis (s. u.) aus. Die Reizung der Gallenblase durch Steine kann zur Gallenblasenentzündung, der **Cholezystitis**, führen. Gallensteine können zur chronischen Gallenblasenentzündung führen; diese erhöht das Risiko für ein Gallenblasenkarzinom.

Diagnostik: Sonografie. Gegebenenfalls wird eine endoskopische Kontrastmitteldarstellung der Gallenwege (**ERCP**, **e**ndoskopische **r**etrograde **C**holangio-**P**ankreatikografie) und/oder ein MRT angefertigt.

Therapie: Bei symptomatischer Cholelithiasis ist die **Cholezystektomie** indiziert. Die Gallenblase wird im Ganzen entfernt, da sich bei alleiniger Entfernung der Steine häufig neue bilden. In der Regel erfolgt die Operation laparoskopisch. Auch ohne Gallenblase kann man „alles" essen, denn die dünnflüssige Lebergalle fließt kontinuierlich ins Duodenum. Nur die konzentrierte Blasengalle, die bei der Verdauung sehr fettiger Nahrung hilft, fehlt nach der Cholezystektomie. Fettreiche Kost sollte die Patientin allenfalls in kleinen Mengen verzehren.

Prävention: Bei Normalgewicht ist das Gallensteinrisiko niedriger als bei Übergewicht und Adipositas. Auch starke Gewichtsschwankungen sind ungünstig. Bei rascher Gewichtsabnahme, z. B. nach Magenband-Operationen, erhalten die Patientinnen vorbeugend Medikamente, die die Gallensteinbildung verhindern sollen.

4.23 Pankreatitis

Definition: Bauchspeicheldrüsenentzündung

Pathogenese/Symptome: Das Pankreas gibt sein exokrines Sekret, den Bauchspeichel, ins Duodenum ab. Die darin enthaltenen Verdauungsenzyme werden normalerweise erst im Dünndarm aktiv. Werden die Enzyme schon im Pankreas selbst aktiv, verdauen und zerstören sie das eigene Gewebe. Es kommt zur **akuten Pankreatitis**, einer massiven Entzündung mit extremen Bauchschmerzen (akutes Abdomen) und ggf. Kreislaufschock, der rasch zum Tode führt.

Ursachen: Alkoholmissbrauch, Gallensteine, Medikamente, Infektionen, Eingriffe am Pankreasgang, z. B. die endoskopische Darstellung des Gallen- und Pankreasgangs (**ERCP**) und unbekannte Auslöser

Diagnostik: Sonografie/CT, Messung von Amylase und Lipase im Serum

Therapie: intensivmedizinische Behandlung wie Nulldiät mit Infusionstherapie, hochdosierte Analgetika, Bekämpfung des Kreislaufschocks

Besonderheit: Typisch für die Alkoholkrankheit ist die **chronische Pankreatitis**, die das Organ so weit zerstören kann, dass weder Enzyme noch Insulin gebildet werden. Folgen sind chronische Durchfälle, Abmagerung und Diabetes mellitus.

4.24 Pankreaskarzinom

Definition: Bauchspeicheldrüsenkrebs

Risikofaktoren: Rauchen, Alkoholmissbrauch, Diabetes mellitus Typ 2, Adipositas und Vererbung

Symptome: Das Pankreaskarzinom erzeugt keine Frühsymptome. Es kann den Pankreas-Ausführungsgang verlegen und so zur Pankreatitis führen (→ Abb. 1). Oft fällt das Karzinom durch einen schmerzlos auftretenden **Ikterus** auf, eine Gelbfärbung von Haut und Schleimhäuten.

Diagnostik: Sonografie, CT, MRT, ERCP, Staging

Therapie/Prognose: Nur selten ist das Karzinom bei der Diagnosestellung noch so klein, dass eine Operation sinnvoll ist. Gegebenenfalls erfolgt eine palliative Chemotherapie. Nach fünf Jahren leben nur noch ca. 15 % der Betroffenen.

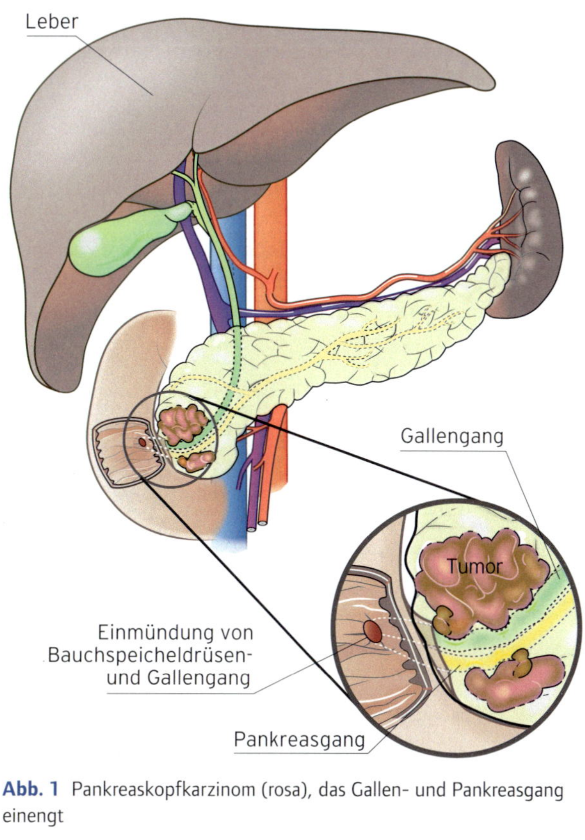

Abb. 1 Pankreaskopfkarzinom (rosa), das Gallen- und Pankreasgang einengt

4.25 Lebererkrankungen

4.25.1 Fettleber (Steatosis hepatis)

Leberwerte
→ LF 9, S. 410

Definition/Häufigkeit: Fettablagerung in über 50 % der Leberzellen (→ Abb. 1 und 2). Bei erhöhten Leberwerten liegt gleichzeitig eine Entzündung vor **(Fettleberhepatitis)**. In den Industrieländern ist ca. jeder dritte Erwachsene betroffen.

Ursachen/Pathogenese: Über- bzw. Fehlernährung und häufige Gewichtsschwankungen führen zur Fettleber **(Steatosis hepatis)**. Bei zucker- und fettreicher Ernährung sowie beim Zu- und Abnehmen befindet sich viel Fett im Blut, das die Leber verarbeiten muss und teilweise einlagert. Regelmäßiger Alkoholkonsum führt auch zur Steatosis, da die Leber immer zuerst den Alkohol abbaut und das Nahrungsfett speichert. Besonders die alkoholische Fettleber neigt zur Entzündung (Leberentzündung; **Hepatitis**) und kann zur Leberzirrhose mit Leberversagen führen.

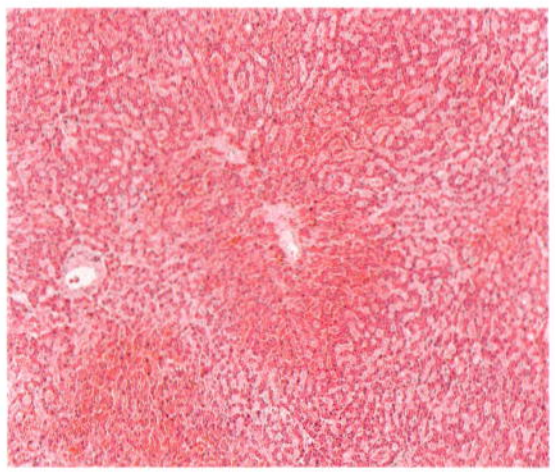

Abb. 1 Gesundes Lebergewebe

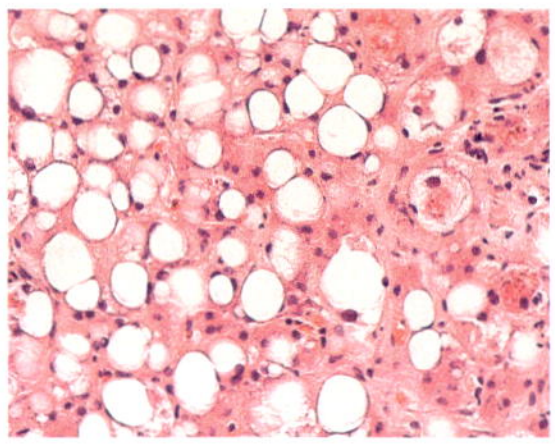

Abb. 2 Fettablagerungen in den Leberzellen bei Steatosis hepatis

Symptome/Komplikationen: In Frühstadien meistens keine. In Spätstadien, v. a. der alkoholischen Fettleberhepatitis, treten Symptome durch Funktionseinschränkungen auf (Leberzirrhose).

Leberzirrhose
→ LF 9, S. 445

Hepatitis
→ LF 9, S. 442

Diagnostik: Sonografie, Messung der Leberwerte im Blut, Ausschluss anderer bzw. weiterer Ursachen (Hepatitis, Leberzirrhose). In unklaren Fällen ist eine Leberpunktion indiziert, d. h. die Entnahme einer Gewebeprobe aus der Leber zur pathologischen Untersuchung.

Therapie/Prävention: Übergewicht, Überernährung; nicht unbedingt notwendige Medikamente und Alkohol meiden

4.25.2 Hepatitis

Definition: Leberentzündung; man unterscheidet akute und chronische Hepatitis.

Ursachen/Pathogenese: Viele Leberschädigungen lösen eine Entzündung aus. Die Entzündungsreaktion hat das Ziel, das Gewebe zu regenerieren. Häufige Ursachen sind Alkohol, Virusinfektionen (z. B. Hepatitis A–E, Mononukleose), Autoimmunkrankheiten, Fettleber und lebertoxische Medikamente – oft in Kombination.

Symptome/Komplikationen: Bei leichten Formen keine bzw. mehr oder weniger ausgeprägte Müdigkeit. In schweren Fällen zusätzlich Druckgefühl im rechten Oberbauch, Übelkeit, Appetitverlust, Fettunverträglichkeit und Abneigung gegen Alkohol. Die Hepatitis kann mit einem Ikterus einhergehen (→ Abb. 3). Dann spricht man von Gelbsucht. Bei hochakuten Formen, z. B. durch Pilz- oder Medikamentenvergiftungen, kommt es nach und nach zum Bewusstseinsverlust (sog. Leberkoma) und innerhalb weniger Tage zum tödlichen Leberversagen.

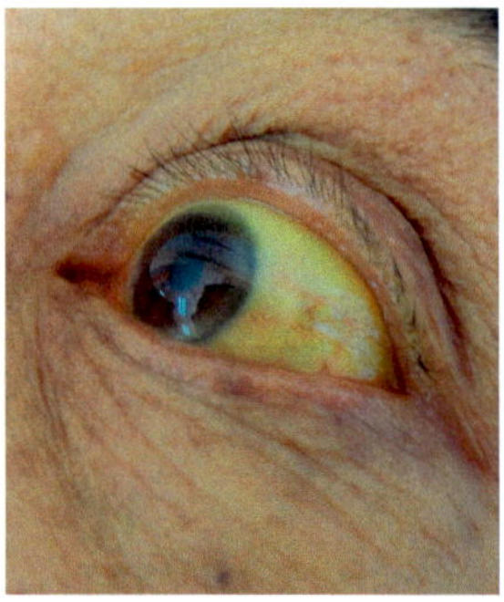

Abb. 3 Ikterus (Gelbfärbung von Haut und Schleimhäuten)

MERKE Ein häufiges Hepatitis-Symptom ist **Müdigkeit** – sie ist der „Schmerz der Leber".

Eine chronische Hepatitis kann zum irreversiblen (endgültigen) Gewebeumbau der Leber führen. Die Gewebeveränderung beginnt mit einer Bindegewebsvermehrung **(Leberfibrose)** und geht bei weiterer Schädigung in die **Leberzirrhose** über. Die Zirrhose ist der vollständige Ersatz der Leberzellen durch funktionsloses Narbengewebe. Folge ist die **Leberinsuffizienz**, d. h. der Ausfall aller Leberfunktionen.

Leberfunktionen
→ LF 9, S. 405

Diagnostik: Alkohol-, Medikamenten-, Drogen-, Freizeit- und Familienanamnese, Sonografie, Leberwerte im Blut, Hepatitisserologie, um eine Virushepatitis zu erkennen bzw. auszuschließen.
Therapie: Siehe Ursachen; bei Virus- und Autoimmunhepatitis ggf. spezifische Therapie. Jede Hepatitis erfordert Alkoholverzicht, große Vorsicht mit Medikamenten und ggf. eine Impfung gegen Hepatitisviren A und B, da diese eine kranke Leber besonders stark schädigen.
Prävention: Siehe Ursachen; im medizinischen Alltag sowie auf Reisen optimale Hygiene und Impfungen gegen Hepatitis A und B, Vermeiden von Alkohol- und Medikamentenmissbrauch sowie von häufigem Partnerwechsel. Sexualhygiene.

Leberwerte
→ LF 9, S. 410
Hepatitisserologie
→ LF 9, S. 444

4.25.3 Virushepatitis (ansteckende Leberentzündung)

Definition: Leberentzündung durch die Hepatitisviren A–E, seltener durch andere Viren. Über 90 % der Virushepatitiden gehen auf die Hepatitisviren A–C zurück.
Häufigkeit/Infektionswege: Die häufigste Virushepatitis in Deutschland ist die akute Hepatitis A. Die Infektion wird oft aus Urlaubsländern importiert, kann aber auch z. B. durch Muschelverzehr im Inland erworben werden. Hepatitis B und C werden parenteral übertragen, z. B. bei Nadelstichverletzungen in medizinischen Berufen. Hepatitis B ist auch sexuell und vertikal übertragbar. Hepatitis D gibt es nur als Doppelinfektion bei Hepatitis-B-Kranken. Hepatitis E wird wie Hepatitis A fäkal-oral durch kontaminierte Lebensmittel übertragen.

Informationen zu Hepatitis finden Sie unter:
www.hepatitisandmore.de
www.rki.de
→ Infektionskrankheiten A–Z

Infektionswege
→ LF 3, S. 50

Übertragung von Hepatitisviren

Hepatitis A und E

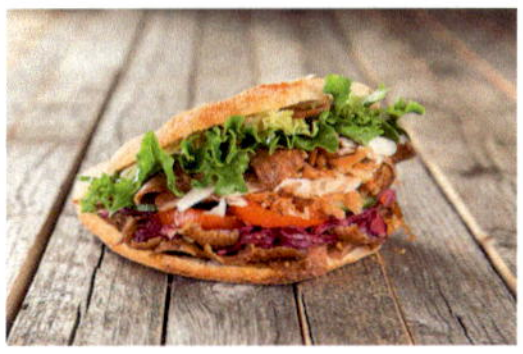

fäkal-orale Infektion (über Speisen, die von Virusausscheidern berührt bzw. zubereitet wurden)

Hepatitis B, C und D

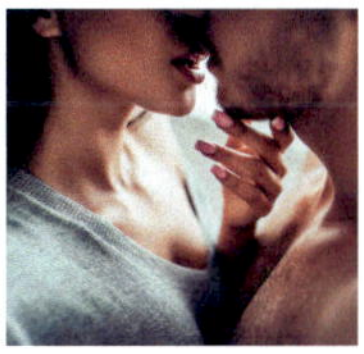

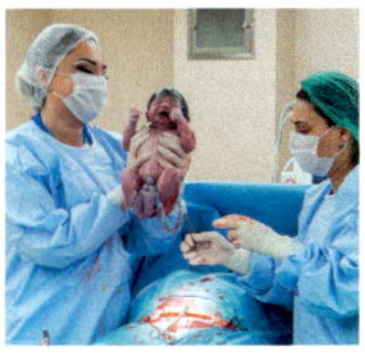

sexuelle und vertikale Infektion (vertikal = von Mutter auf Neugeborenes)

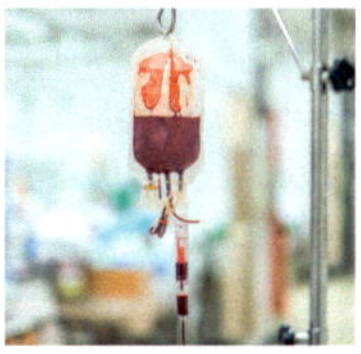

Übertragung über Blutprodukte

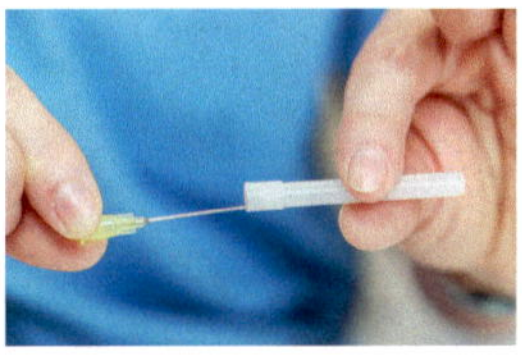

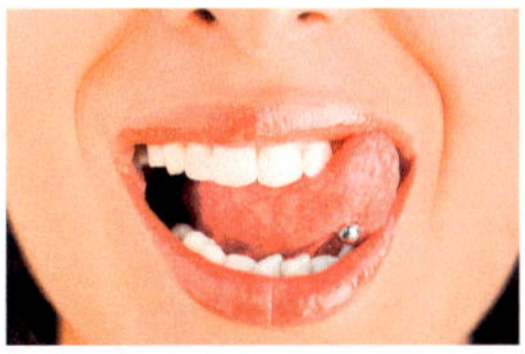

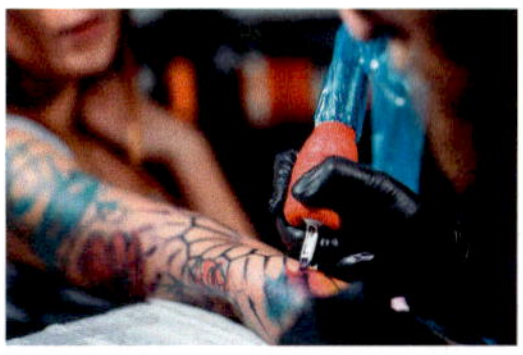

perkutane Infektion bei (vorschriftswidriger) medizinischer Tätigkeit, bei medizinischen oder kosmetischen Eingriffen, Piercings, Tätowierungen usw.

Pathogenese: Nach der Infektion befällt das Virus Leberzellen und bewirkt, dass sie neue Viren produzieren. Die entzündete Leber kann je nach Virusmenge und -virulenz mehr oder weniger Symptome und Schäden entwickeln. Hepatitis A heilt von selbst aus. Hepatitis B und C können ebenfalls spontan heilen und zur Immunität führen. Häufig verlaufen Hepatitis B und vor allem Hepatitis C jedoch chronisch – oft mit fortschreitender Organschädigung.
Symptome: Siehe Hepatitis; erste Allgemeinsymptome sind oft Kopf- und Gliederschmerzen. Tritt ein Ikterus auf, färben sich der Urin braun und der Stuhl gelb, weil die kranke Leber den Gallenfarbstoff Bilirubin nicht über die Galle in den Darm (und damit den Stuhl) abgeben kann. Der gelbbraune Farbstoff Bilirubin wird dann teilweise über die Nieren ausgeschieden.

MERKE Viele Virusträger fühlen sich gesund und wissen nicht, dass die infektiös sind.

Komplikationen: Bei vorgeschädigter Leber ist ein hochakuter, sog. fulminanter Verlauf möglich, der innerhalb von Wochen zum tödlichen Leberversagen führt. Chronische Hepatitis B und C können zur Leberzirrhose führen. Die Zirrhose erhöht das Leberkrebsrisiko.

Leberwerte → LF 9, S. 410
Entzündungszeichen → LF 3, S. 54
PCR → LF 3, S. 60

Diagnostik: Labordiagnostik. Leberwerte und allgemeine Entzündungszeichen, bei Autoimmunhepatitis Nachweis spezieller Antikörper. Unter **Hepatitisserologie** versteht man die Suche nach bzw. den Nachweis von **Antikörpern** gegen die einzelnen Hepatitisviren bzw. Virusanteile sowie die Suche nach bzw. den Nachweis von **Virusantigen**. Die Laborwerte helfen, Art (z. B. A, B oder C) und Stadium einer Hepatitis (z. B. akut, chronisch oder ausgeheilt) zu erkennen. Die Serologie sagt auch aus, ob eine Patientin infektiös oder immun ist. Solange noch keine Antikörper nachweisbar sind, misst man die Virus-Erbsubstanz mittels PCR. Sie dient auch der Verlaufskontrolle bei chronischer Hepatitis. Mit der quantitativen PCR wird die sog. **Viruslast** bestimmt, die Aussagen zur Indikation und Wirksamkeit einer virostatischen Therapie erlaubt. Ist Virusantigen nachweisbar und/oder die PCR positiv, ist die Patientin infektiös. Sind nur Antikörper nachweisbar und die PCR negativ, ist die Patientin immun und nicht infektiös.

Beispiel:
HBs-Ag positiv → Die Patientin scheidet Hepatitis-B-Viren aus und ist infektiös.
HBV-DNA (nachgewiesen durch PCR) positiv → Die Patientin ist infektiös.
Anti-HBs positiv → Die Patientin hat Antikörper gegen HBV; sie ist immun und nicht infektiös.

Therapie: Die akute Hepatitis erfordert keine spezifische Therapie. Bettruhe und leichte Kost sind hilfreich. Sportliche Aktivität sollte erst nach Abklingen der Müdigkeit wieder aufgenommen werden. Bei chronischer Hepatitis B bzw. C wird die Viruslast bestimmt und ggf. eine antivirale Therapie durchgeführt. Die Therapien sind sehr teuer, langwierig und oft nebenwirkungsreich. Sie erfordern eine gute Adhärenz und regelmäßige Kontrollen. Nicht immer führt die Therapie zur Ausheilung.

Prävention: Siehe Infektionswege. Die Aktivimpfung gegen Hepatitis A erfolgt zweimal im Abstand von 6 Monaten (Impfschema 0–6 Monate). Die Aktivimpfung gegen Hepatitis B erfolgt dreimal (Impfschema 0–1–6 Monate), ebenso die kombinierte Impfung gegen HAV und HBV (Impfschema 0–1–6 Monate).

Die häufigsten Formen der Virushepatitis

Hepatitisvirus	**A (HAV)**	**B (HBV)**	**C (HCV)**
Häufigkeit in Deutschland	häufigste akute Virushepatitis	zweithäufigste akute und häufigste chronische Virushepatitis	zweithäufigste chronische Virushepatitis
Inkubationszeit	ca. 2–6 Wochen	ca. 2–6 Monate	ca. 2 Wochen bis 6 Monate
Infektionsweg	fäkal-oral, v. a. in Ländern mit hoher Virusträgerrate, importierte Früchte	50 % sexuell; perkutan, vertikal, selten über Blut bzw. Blutprodukte	parenteral, z. B. über kontaminierte Kanülen, ggf. sexuell, vertikal
chronisch	nie	5–10 %	70–80 %
fulminanter Verlauf	< 1 %	< 1 %	< 1 %
	Der hochakute, fulminante Verlauf kommt nur bei vorgeschädigter Leber vor.		
Akuttherapie	keine	keine	ggf. Interferon
Therapie bei chron. Verlauf	entfällt	Entecavir oder Tenofovir oral, ggf. Interferon s.c.	je nach Virustyp verschiedene Virustatika, ggf. Interferon s.c.
Impfung(en)	2-mal (0 und 6 Monate)	3-mal (0–1–6 Monate)	existiert nicht

Eselsbrücke: Hepatitis A wie Ausland, B wie Bett, C wie chronisch, D wie doppelt und E wie Essen.

4.25.4 Hepatitis-B-Prävention für MFAs

Die Impfung gegen Hepatitis B ist in Berufen des Gesundheitsdienstes Pflicht. Sie sollte vor Ausbildungsbeginn durchgeführt werden, damit der Impfschutz rechtzeitig vorliegt. Bei MFAs erfolgt zunächst eine Bestimmung des **Anti-HBs-Titers**, d. h. der Antikörperkonzentration gegen HBV.

- Ist Anti-HBs nachweisbar, aber liegt unter 100 IU/L, erfolgt eine Auffrischimpfung.
- Ist kein Anti-HBs nachweisbar, erfolgt eine Grundimmunisierung mit drei Impfungen (Impfschema 0–1–6 Monate).
- 6–8 Wochen nach der letzten Impfung erfolgt wieder eine Titerbestimmung.

Erst ab 100 IU/L darf eine MFA Tätigkeiten mit Infektionsgefahr wie Blutentnahmen und OP-Assistenz ausführen. Ist diese Titerhöhe nach einer Impfserie nicht erreicht, wird maximal 3-mal im Abstand von je 3 Monaten nachgeimpft. Menschen, bei denen Anti-HBs trotz Impfungen nicht nachweisbar wird bzw. deren Titer nicht über 100 U/L ansteigt, werden als **Non-Responder** oder **Low-Responder** bezeichnet. Sie entwickeln durch die Impfung zwar auch einen gewissen Schutz, er ist aber nicht messbar. Non- und Low-Responder sollten keine infektionsgefährdenden Tätigkeiten ausführen und brauchen nach wahrscheinlicher Infektion innerhalb von 48 h eine Passivimpfung. Über das konkrete Vorgehen entscheidet die Betriebs- bzw. D-Ärztin, die nach jeder Nadelstichverletzung aufgesucht werden muss. Beruflich notwendige Blutkontrollen und Impfungen bezahlt laut Gesetz die Arbeitgeberin.

Vorgehen bei Nadelstichverletzung
→ LF 5, S. 232

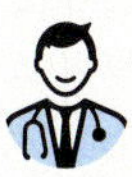

Alkohol ist schädlicher als Cannabis ... lautet ein häufiger Irrtum. Wirk- und Begleitstoffe aus Cannabis, d. h. Marihuana und Haschisch, sind ausgesprochen lebertoxisch. Hinzu kommt das Risiko für irreversible Hirnschäden und Sucht, weil der Hanf im Laufe der letzten Jahrzehnte immer wirkstoffreicher gezüchtet wurde.

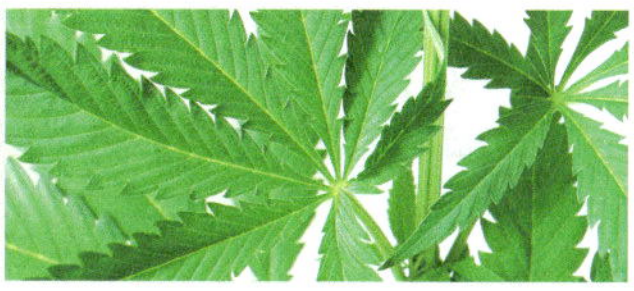

4.25.5 Leberzirrhose

Definition: Lebervernarbung; Ersatz zerstörten Lebergewebes durch Bindegewebe
Ursachen/Pathogenese: Jeder Einfluss, der die Leber stark bzw. anhaltend schädigt, kann zur Leberzirrhose führen. Sie entwickelt sich über das Stadium der Fibrose:

Hepatitis (Entzündung) → **Fibrose** (Bindegewebsvermehrung) → **Zirrhose** (Vernarbung)

Die häufigsten Auslöser sind Alkohol, Fettleber und chronische Virushepatitis, besonders in Kombination. Je mehr Lebergewebe durch Narbengewebe ersetzt wird (→ Abb. 1), desto schwächer wird die Leberfunktion hinsichtlich ihrer

- Stoffwechselleistung (Ab- und Umbau von Nährstoffen, Abbau des gelben Farbstoffs Bilirubin, Entgiftung, Bildung und Abgabe der Galle) und
- Syntheseleistung (Bildung von Plasmaeiweißen, Gerinnungsstoffen, Enzymen usw.).

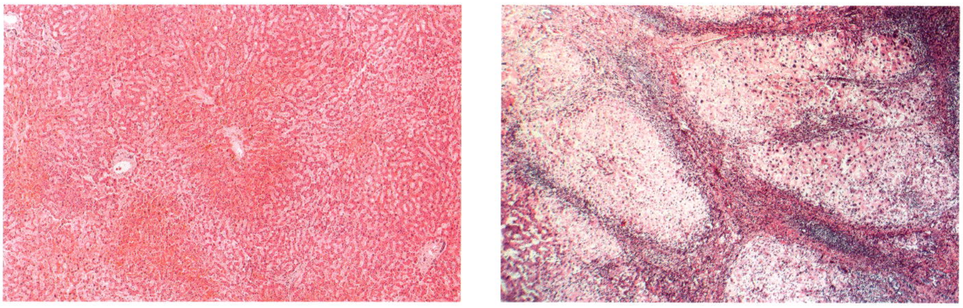

Abb. 1 Normales Lebergewebe (links), Leberzirrhose mit Bindegewebssträngen (rechts)

Symptome/Komplikationen:

- zunehmender Ikterus (Gelbfärbung von Haut und Schleimhäuten)
- Haut- und Schleimhautzeichen; Rötung der Zunge (sog. Lackzunge) und der Handinnenflächen sowie Bildung von Spinnennävi und Verlust der Körperbehaarung
- Ösophagusvarizen (stark erweiterte, verletzbare Venen in der Speiseröhre)
- **Aszites** (Bauchwassersucht mit extrem aufgetriebenem Abdomen)

Da das Lebergewebe mit der Zeit immer fester und dichter wird, kann das Pfortaderblut nicht mehr durch die Leber hindurchfließen und staut sich vor der Leber. So wie bei der Herzinsuffizienz Ödeme durch Stauung entstehen, wird bei Leberzirrhose ebenfalls Blutplasma aus der Pfortader „abgepresst" – und fließt in die Bauchhöhle. So entsteht der Aszites. Der Bauch ist prall mit Flüssigkeit gefüllt, was zu Luftnot und Schmerzen führen kann. Das verbleibende Pfortaderblut umgeht die vernarbte Leber und fließt über Ösophagusvenen zum Herzen. Diese Venen erweitern sich zu **Ösophagusvarizen**. Sie sind extrem verletzlich und können durch trockene Speisen, z. B. Knäckebrot, aufreißen und massiv bluten. Viele Betroffene sterben deshalb an einer **Ösophagusvarizenblutung**. Neurologische und psychische Symptome entstehen dadurch, dass Blut aus dem Magen-Darm-Trakt an der Leber vorbei, d. h. ungefiltert, in den großen Kreislauf gelangt. Konzentrierte Proteine schädigen das Gehirn. Bei Leberzirrhose tritt das **Leberzellkarzinom** (hepatozelluläres Karzinom; Leberkrebs) gehäuft auf.

Diagnostik: Anamnese, Inspektion auf typische Hautzeichen (Ikterus, Spinnennävi, gerötete Handflächen), Leberwerte und Gerinnungstests, Serologie usw. zur Klärung von Ursachen(n) und Schweregrad, Sonografie, in unklaren Fällen Leberbiopsie

Therapie: Ausschaltung der Ursache, sofern möglich. Die Leberzirrhose ist ein irreversibler Gewebeschaden. Nur selten ist eine Lebertransplantation möglich bzw. Erfolg versprechend.

Prävention: s. Ursachen

Hinweis: Bei der Hepatitis kann die Schwere der Leberzellschädigung an der Höhe der **Leberwerte GOT (ASAT), GPT (ALAT)** und **Gamma-GT (GGT)** abgelesen werden. Diese Enzyme treten aus geschädigten und zerstörten Zellen aus und gehen ins Blut über. Bei Leberzirrhose können die Leberwerte normal sein – wo kaum noch Zellen sind, können keine mehr zerstört werden und Enzyme freigeben.

Typische Symptome bei Leberzirrhose

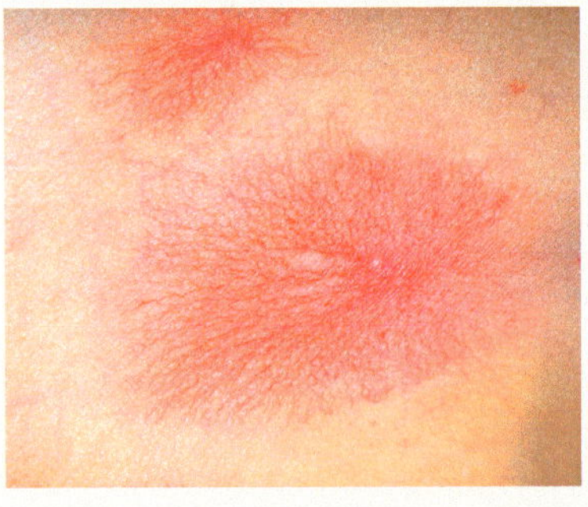

Spinnennävi: typische Gefäßveränderungen der Haut

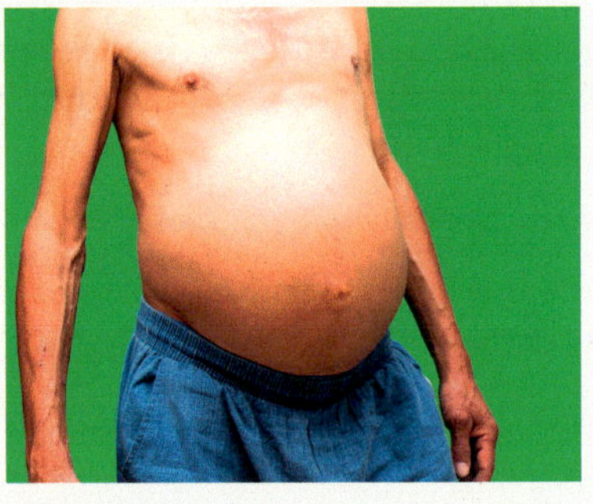

Aszites: prall aufgetriebener Bauch, gleichzeitig Abmagerung und Ikterus

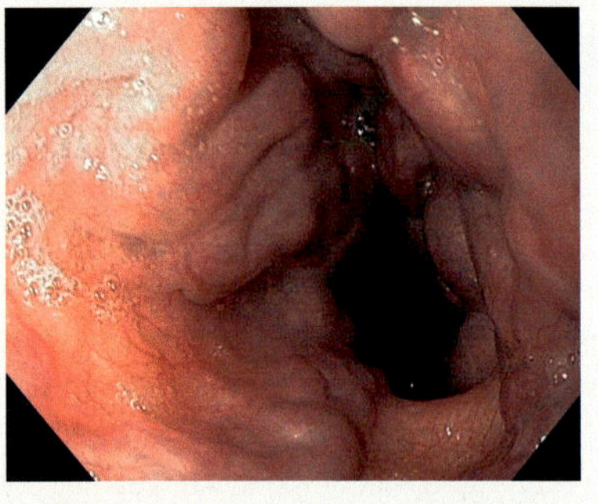

Ösophagusvarizen: dicke, gewundene Venen in der Speiseröhre

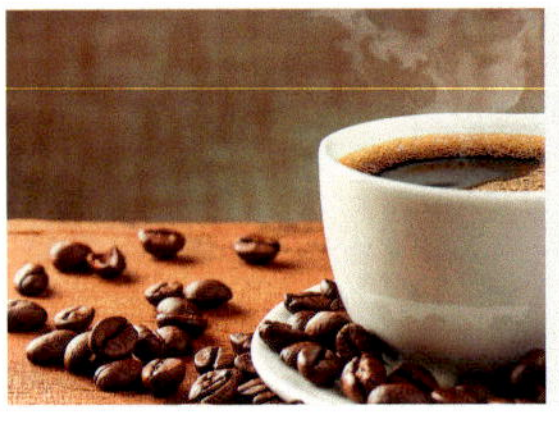

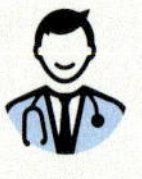

Die gute Nachricht … Kaffee hat viele positive Wirkungen: Er macht wach und leistungsfähig, wirkt günstig gegen zu hohen Cholesterinspiegel, beugt Morbus Alzheimer vor und unterstützt die Leber bei ihrer Arbeit. Regelmäßiger Kaffeegenuss von ca. drei Tassen am Tag senkt die Leberwerte und wirkt der Fibrosebildung entgegen.

→ **Terminologie: Gallen-, Pankreas- und Lebererkrankungen**

Anti-HAV, Anti-HBs, Anti-HCV	Antikörper gegen Hepatitisviren A, B bzw. C; der Nachweis bedeutet, dass die Patientin Antikörper hat, d. h. immun ist
Aszites, der	Bauchwassersucht
Cholelithiasis Cholezystolithiasis	Gallensteinleiden
Cholezystitis	Gallenblasenentzündung
ERCP	endoskopische Darstellung des Gallen- und Pankreasgangs
fulminant	hochakut, plötzlich verlaufend
HAV, HBV, HCV, HDV, HEV	Hepatitisviren A, B, C, D und E
HBs-Ag	Hepatitis-B-Virus-Antigen; Zeichen für Infektiosität mit HBV
Hepatitis	Leberentzündung
Ikterus (**Gelbsucht**; Adj. **ikterisch**)	Gelbfärbung von Haut und Schleimhäuten durch den Gallenfarbstoff Bilirubin
Leberfibrose	teilweiser Ersatz von Leberzellen durch Bindegewebe
Leberzellkarzinom	Leberkrebs; Krebs der Hepatozyten (Leberzellen)
Leberzirrhose	Narbenleber; weitgehender Ersatz von Leberzellen durch Bindegewebe (Endstadium verschiedener Leberschäden)
Low-Responder	Impfling, der durch die Hepatitis-B-Impfung keinen ausreichend hohen Anti-HBs-Titer aufbaut
Non-Responder	Impfling, der durch die Hepatitis-B-Impfung keinen Anti-HBs-Titer aufbaut
Ösophagusvarizen	erweiterte Venen in der Speiseröhre, z. B. bei Leberzirrhose
Pankreaskarzinom	Krebs der Bauchspeicheldrüse
Pankreatitis	Entzündung der Bauchspeicheldrüse
Spinnennävus	Hautmal, dessen Aussehen an Spinnenbeine erinnert
Steatosis hepatis	Leberverfettung; Fettleber
Verschlussikterus	Gelbfärbung von Haut und Schleimhäuten durch Verschluss der abführenden Gallenwege
Viruslast	Konzentration von Viren im Serum (Messung mit PCR)

Aufgaben

1 Welche Risikofaktoren für Gallensteine werden durch die „6 F" erfasst?
2 Erklären Sie den Begriff Hepatitis und nennen Sie Ursachen einer Hepatitis.
3 Gegen welche Virushepatitis muss Ihre Arbeitgeberin Sie auf ihre Kosten impfen lassen bzw. Ihren Impfschutz überprüfen?
4 Wie hoch muss Ihr Anti-HBs-Titer sein, damit Sie als MFA Blut abnehmen dürfen?
5 Wie kann eine Patientin mit chronischer Virushepatitis C ihre Leber vor weiteren Schädigungen schützen?

5 Stoffwechselstörungen und -erkrankungen

Interaktive Übungen
→ S. 387, PagePlayer

Der Stoffwechsel (Metabolismus) umfasst alle Vorgänge der Nutzung, Umwandlung und Verwertung der Nährstoffe und des Luftsauerstoffs. Er gliedert sich in Baustoffwechsel und Energiestoffwechsel. Die in den Industrieländern verbreitete Lebensweise mit Überernährung und Bewegungsmangel führt zur chronischen Überforderung des Metabolismus.

5.1 Metabolisches Syndrom

Das **metabolische Syndrom** ist eine Kombination der häufigsten Stoffwechselstörungen und „die" Zivilisationskrankheit. Die Einzelstörungen verstärken einander:

Das metabolische Syndrom und seine Komponenten

Störung	Bedeutung/Definition	Diagnostik/Symptome
Übergewicht oder Adipositas (Fettsucht)	Übergewicht bei BMI ≥ 25 Adipositas bei BMI ≥ 30	Größe und Gewicht messen, BMI errechnen bzw. mit Drehscheibe ermitteln
Stammadipositas	Adipositas mit Fettansammlungen am Bauch	BMI ≥ 30 und/oder Taillenumfang bei Frauen ≥ 88 cm, bei Männern ≥ 102 cm, bzw. Verhältnis Taillen- zu Hüftumfang bei Frauen ≥ 0,85, bei Männern ≥ 1
arterielle Hypertonie	RR ≥ 140/90 mmHg	Ruhe-Blutdruck mehrfach messen
Fettstoffwechselstörungen	Triglyzeride und/oder Cholesterin erhöht, dabei HDL niedrig, LDL hoch	Nüchtern-Blutentnahme und Bestimmung der Fettwerte (Triglyzeride, Gesamt-, HDL- und LDL-Cholesterin)
Diabetes mellitus Typ 2	Störung des Zuckerstoffwechsels mit erhöhtem Blutzuckerspiegel	Nüchtern-Blutzucker ≥ 126 mg/dL (≥ 7 mmol/L) bzw. ≥ 200 mg/dL (≥ 11,1 mmol/L) bei Zufallsmessung, HbA_{1c} ≥ 6,5 % (≥ 48 mmol/mol)
Hyperurikämie bzw. Gicht	erhöhter Harnsäurespiegel, ggf. mit Gichtarthritis	Harnsäurespiegel messen, klinische Untersuchung (Gichtanfall? Gichtknoten?)

Die vier Hauptbestandteile des metabolischen Syndroms sind Stammadipositas, Hypertonie und ein gestörter Fett- und Zuckerstoffwechsel. Gicht, Thromboseneigung, erhöhte Entzündungswerte und weitere Störungen sind häufig vorhanden. Das Risiko für Arteriosklerose mit allen Folgeerkrankungen ist erhöht. Auch das Krebsrisiko steigt durch Adipositas an.

5.2 Übergewicht und Adipositas

Definition: Vermehrte Körpermasse, definiert durch einen erhöhten **Body-Mass-Index (BMI)**. Der BMI wird nach der Formel **Körpergewicht (kg) : Körpergröße (m)²** errechnet.
Bei z. B. 170 cm Körpergröße und 62 kg Körpergewicht beträgt der BMI 62 : (1,70)² = 62 : 2,89 = 21,45 kg/(m)². Dieser BMI liegt im Normbereich.

MERKE **Body-Mass-Index** ≥ 25 kg/(m)² bedeutet Übergewicht, ≥ 30 kg/(m)² Adipositas (Fettsucht).

Der Normbereich des BMI ist 18–25 kg/(m)². Der BMI ist bei sehr kleinen und großen sowie bei muskulösen Menschen nicht anwendbar. Für Kinder gelten eigene Normbereiche. Auch ein zu großer Bauchumfang, d. h. ein erhöhter **Taille-Hüft-Quotient** (engl. „waist-hip-ratio“), ist ein Diagnosekriterium für die Adipositas (→ S. 450, Abb. 1). Ein Blick auf die Figur und die Fettdepots am Bauch reicht meistens aus, um die Diagnose zu stellen. Es werden drei Adipositas-Schweregrade unterschieden:

MERKE **Adipositas Grad I** (BMI 30–34,9), **Grad II** (BMI 35–39,9) und **Grad III** (BMI ≥ 40)

Häufigkeit: Die Adipositas nimmt im wahrsten Sinne des Wortes zu. Etwa 60 % der Männer, 50 % der Frauen und 15 % der Kinder wiegen zu viel.
Ursachen/Pathogenese: Der Körper verbraucht weniger Energie, als mit der Nahrung zugeführt wird. Der sitzende Lebensstil mit Überernährung und Bewegungsmangel spielt die größte Rolle. Hinzu kommen genetische Einflüsse. Andere Ursachen wie Cortisontherapie, Hypothyreose und bestimmte Syndrome sind viel seltener. Fettzellen sind endokrin aktiv, d. h. sie wirken als kleine Hormondrüsen, die u. a. Cortison, Adrenalin und Östrogen abgeben (→ Abb. 1). Den im Fettgewebe produzierten Botenstoffen entkommt keine Körperzelle und es entstehen vielfältige Störungen im gesamten Organismus.
Symptome/Komplikationen: Je nach Adipositas-Grad und Veranlagung treten früher oder später Stoffwechselstörungen auf. Zu den Hauptkomponenten des metabolischen Syndroms kommt ein erhöhtes Risiko für Arteriosklerose und ihre Folgen, für Thrombosen, Fettleber und Gallensteine, Arthrose (insbesondere Gonarthrose), Refluxkrankheit, Varikose, Schlafapnoe, Mykosen und einige Krebsarten (→ Abb. 2).

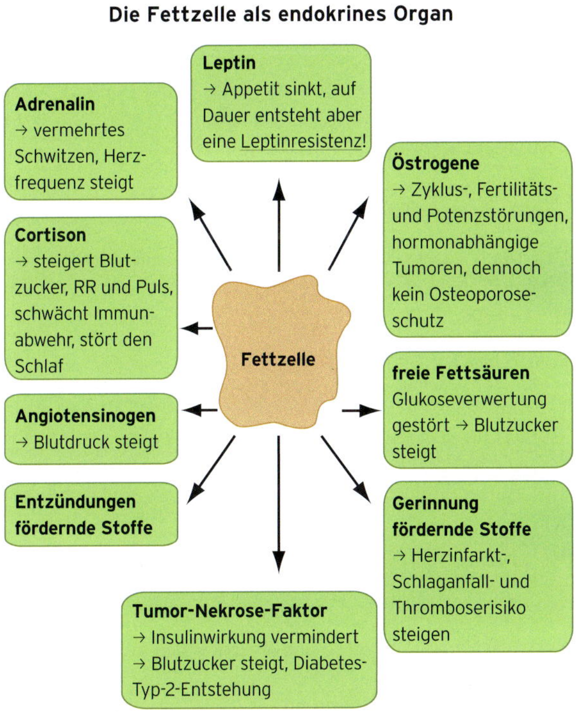

Abb. 1 Die Fettzelle als „Hormonfabrik“

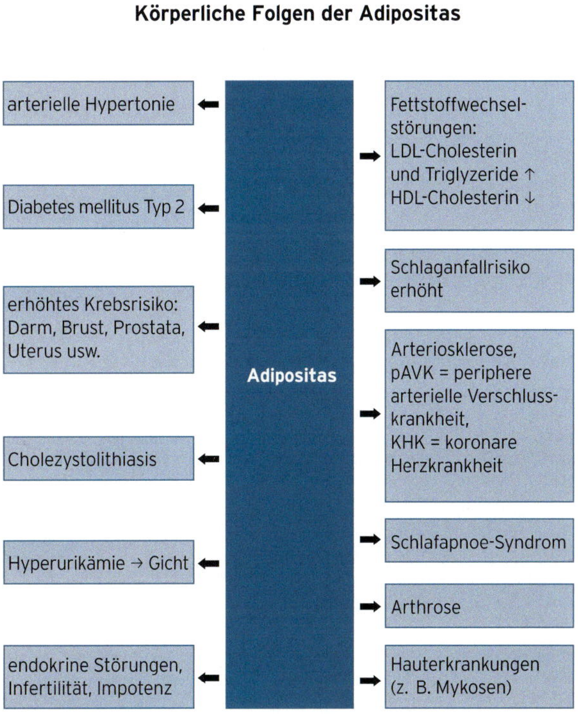

Abb. 2 Adipositas – die körperlichen Folgen

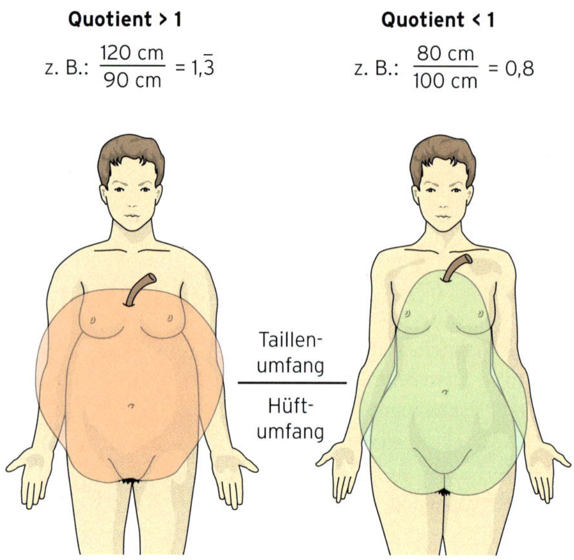

Abb. 1 Taille-Hüft-Quotient bzw. „Apfeltyp“ und „Birnentyp“

Diagnostik: Anamnese, klinische Untersuchung, BMI, Bestimmung der Stoffwechselwerte und des TSH im Blut. Die Frage, welcher Adipositas-Typ vorliegt, ist anhand des Taille-Hüft-Quotienten (→ Abb. 1) bzw. durch einen kritischen Blick zu beantworten. Bauchfett belastet und stört den Stoffwechsel stark und ist daher viel schädlicher als z. B. Hüftfett.

Therapie: Die Adipositastherapie gelingt, wenn mehr Energie verbraucht als zugeführt wird. Wichtig ist es, weniger Fett und Zucker aufzunehmen sowie bewusst zu essen. Alle Bewegungsmöglichkeiten im Alltag zu nutzen erhöht den Energieverbrauch und die Muskelmasse. Das ist wirksamer als ein ungenutzter Vertrag im Fitnessstudio. Bei schwerer Adipositas ist eine Verhaltenstherapie und ggf. Gruppenarbeit sinnvoll, damit die **Reduktionsdiät** zum Erfolg führen kann.

Wer abnehmen will, versucht es oft mit einer sog. Blitzdiät. Der Stoffwechsel reagiert auf den Nahrungsmangel, indem er den Kalorienverbrauch senkt. Er baut Muskeln ab, weil er aus dem Muskeleiweiß Energie gewinnen kann und weil die Muskulatur das Gewebe mit dem höchsten Kalorienverbrauch ist. Auch wird zu Diätbeginn Glykogen zu Glukose abgebaut. Da Glykogen stets an Wasser gebunden ist, wird dann viel Wasser ausgeschieden. Man nimmt scheinbar ab. Isst man nach der Diät wieder normal, nimmt man schnell Fett zu, da der Energieverbrauch niedriger ist als vorher. Das Gewicht steigt mit jeder Diät an **(Jo-Jo-Effekt)**:

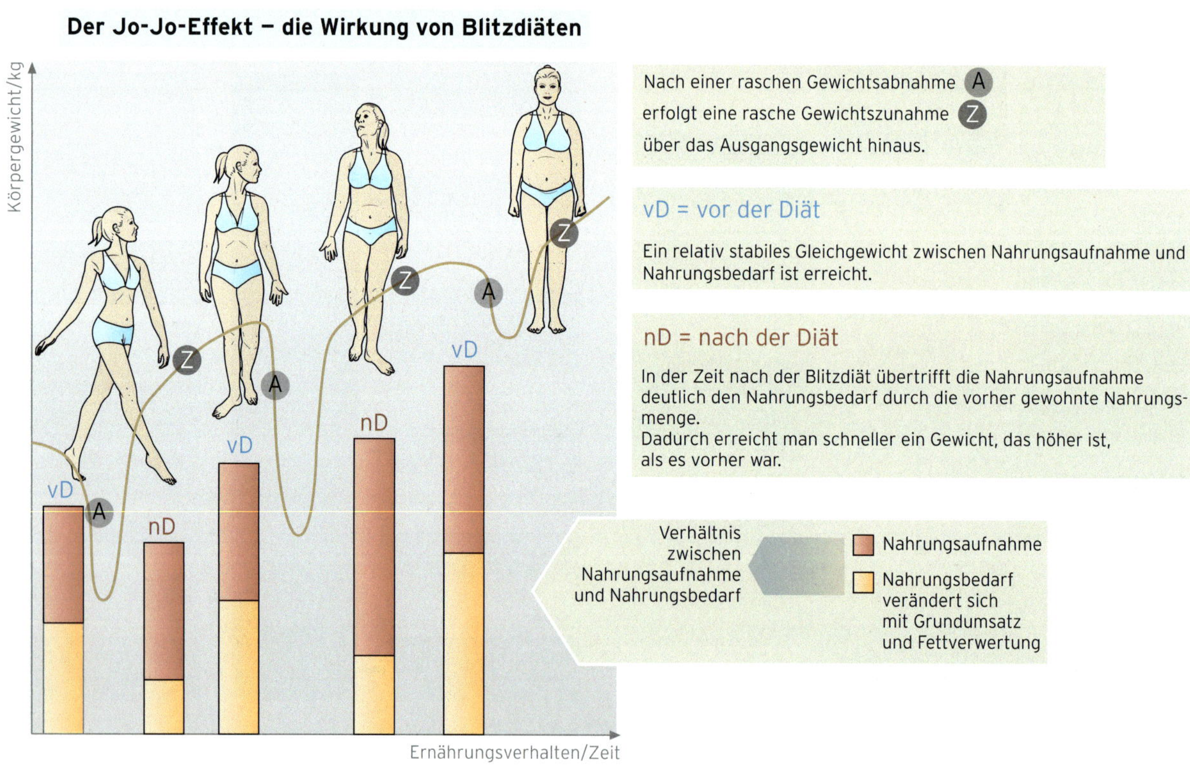

Es gibt viele Lebensmittel, Nahrungsergänzungs- und Arzneimittel, die das Abnehmen erleichtern sollen. Abgesehen davon, dass sie langfristig wirkungslos sind, haben manche z. T. gefährliche Nebenwirkungen. Auch die Vorstellung, dass Schilddrüsenhormone beim Abnehmen helfen, ist falsch; oft steigern sie den Appetit sogar. Von Formeldiäten mit Getränkepulvern, die Mahlzeiten ersetzen sollen, ist ebenfalls abzuraten; sie führen vor allem zum Jo-Jo-Effekt.

Eine „Wunderdiät" gibt es nicht. Gute Reduktionsdiäten bieten eine fettarme, abwechslungsreiche Kost mit langkettigen Kohlenhydraten, viel Eiweiß und reichlich frischem Obst und Gemüse. Das entspricht den Regeln jeder gesunden Ernährung, die – zusammen mit regelmäßiger Bewegung – auf Dauer die Figur erhält. Verboten ist nichts, solange die Menge stimmt. Mehrere kleine Mahlzeiten verhindern Heißhunger und Kaloriensünden.

Die **Adipositaschirurgie** bietet verschiedene sog. **bariatrische** Eingriffe an. Diese erschweren die Aufnahme großer Nahrungsmengen bzw. machen sie unmöglich. Die Patienten nehmen vor allem zu Beginn ab und ihre Stoffwechselwerte verbessern sich. Das Operations- und Narkoserisiko ist aufgrund des Gewichts und der Begleiterkrankungen hoch. Die Eingriffe müssen mit Ernährungsberatung und Bewegungsprogrammen vorbereitet werden. Nach der Operation können die Patienten nur sehr kleine Nahrungsmengen zu sich nehmen. Manche passen sich mit der Zeit an, indem sie häufige Mahlzeiten mit hochkalorischer flüssiger oder breiiger Nahrung konsumieren. Das Fehlen von Teilen des GI-Trakts führt zu Vitaminmangel (vor allem der Vitamine B12 und D). Die lebenslange Nachbetreuung ist unzureichend geregelt; die Labortests und Nahrungsergänzungsmittel müssen privat bezahlt werden. Zugrunde liegende Essstörungen und andere die Adipositas begünstigende psychische Erkrankungen kann die OP nicht beeinflussen.

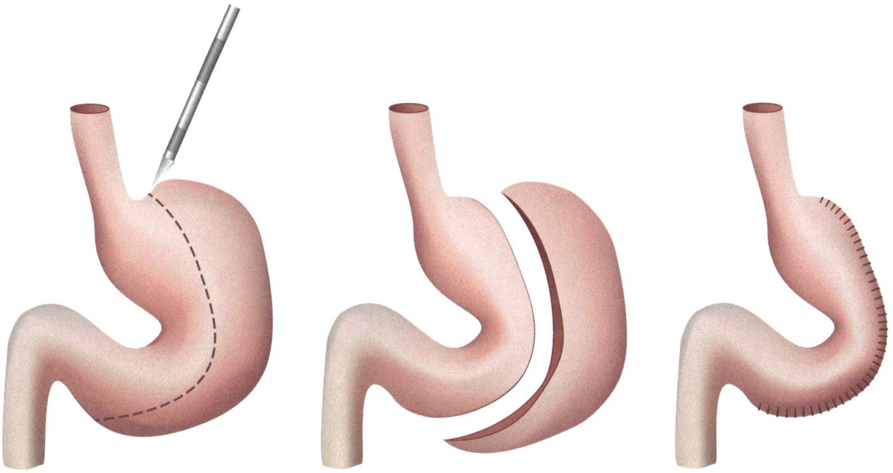

Abb. 1 Prinzip der Magenverkleinerung; es entsteht ein sog. Schlauchmagen

Prävention: bewusste Ernährung und Sport von früher Kindheit an einüben
Hinweis: Bei anfallsweisem Essen (Binge-Eating) und anderen seelisch bedingten Essstörungen ist eine Psychotherapie wichtig. Diäten sind bei anfallsweisem Essen kontraindiziert, da sie Hunger und damit unkontrolliertes Essen auslösen.

Sie wollen abnehmen? Laufen, schlafen und frieren Sie! … Die meisten Menschen in den Industrieländern haben ihrem Körper durch Heizung und Klimaanlagen abgewöhnt, sich an Kälte und Wärme anzupassen. Sowohl Schwitzen als auch Frieren verbrauchen zusätzliche Energie. Viel Bewegung in kalter Umgebung und eine niedrige Heiztemperatur erhöhen den Kalorienverbrauch. Schlafmangel (auch durch zu viel Koffein) steigert den Appetit auf Süßigkeiten und sonstige Snacks.

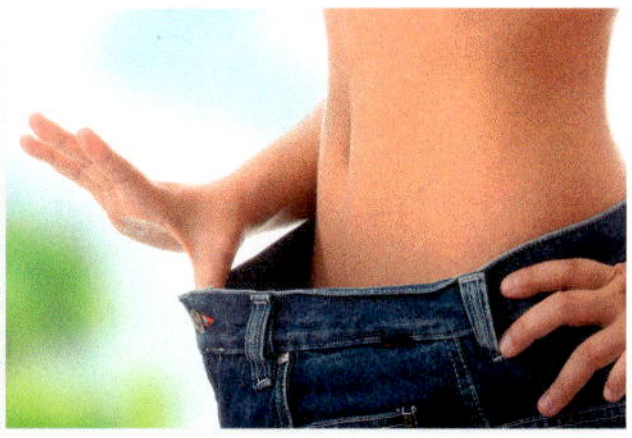

5.3 Fettstoffwechselstörungen (Hyperlipidämie, Dyslipidämie)

Definition: Eine **Hyperlipidämie** ist ein erhöhter Blutfettspiegel (Lipidspiegel), d. h. Blutfettgehalt. Mit Lipiden sind Triglyzeride und Cholesterin gemeint. Man unterscheidet

- **einfache Hyperlipidämie:** Nur der Triglyzeridspiegel ist erhöht.
- **gemischte Hyperlipidämie:** Triglyzerid- und Cholesterinspiegel sind erhöht.
- **Hypercholesterinämie:** Nur der Cholesterinspiegel ist erhöht.

Dyslipidämie, wörtlich ein gestörter Blutfettgehalt, ist ein anderer Ausdruck für Hyperlipidämie; ebenfalls **Hyperlipoproteinämie**, da Lipide im Blut an Proteine gebunden sind.

Häufigkeit: In den Industrieländern ist jeder zweite Erwachsene betroffen.

Ursachen/Pathogenese: Überernährung, v. a. tierische Fette, sowie genetische Veranlagung. Die Triglyzeride steigen vor allem durch hohen Zucker- und Alkoholkonsum sowie Diabetes mellitus Typ 2 an. Das Cholesterin steigt eher durch den Verzehr tierischer Fette an. Die Lipide lagern sich in Form arteriosklerotischer Plaques im Gefäßsystem ab.
Dabei ist zu beachten, dass es einen „guten" Cholesterinanteil gibt, das **HDL-Cholesterin**, und einen „schlechten", das **LDL-Cholesterin**. LDL verstärkt die Plaquebildung, während HDL ihr entgegenwirkt. Daher ist nicht die Höhe des Gesamtcholesterins allein entscheidend für das kardiovaskuläre Risiko. Wichtiger ist das Verhältnis LDL zu HDL **(LDL/HDL-Quotient)**. Triglyzeride und Cholesterin (mit HDL und LDL) bilden das **Lipidprofil**.

Symptome/Komplikationen: Erhöhte Fettwerte spürt man nicht. Erst die kardiovaskulären Erkrankungen bzw. Ereignisse wie pAVK, Herzinfarkt, Schlaganfall usw. erzeugen Symptome. Bei familiären Hypercholesterinämien bestehen ggf. **Xanthelasmen**, d. h. sichtbare Fettablagerungen in der Haut (→ Abb. 1). Xanthelasmen gehen aber nicht immer mit Dyslipidämie einher.

Diagnostik: Nüchternblutentnahme und Bestimmung der Serumspiegel von Triglyzeriden, Gesamtcholesterin, HDL- und LDL-Cholesterin. Errechnen des Quotienten LDL : HDL. Die Familienanamnese ist bei Hyperlipidämien häufig positiv.

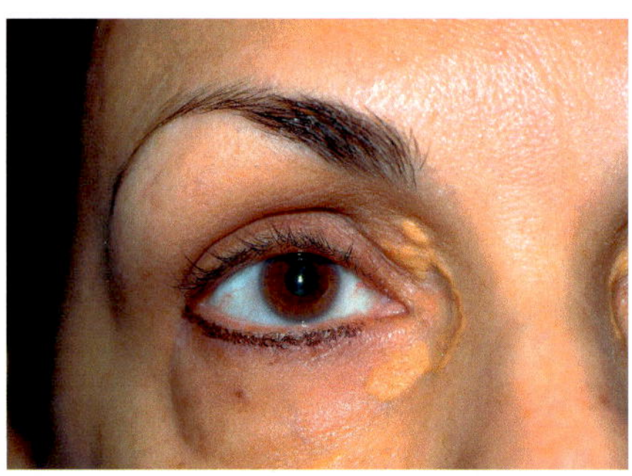

Abb. 1 Xanthelasmen = Fetteinlagerungen in der Oberlidhaut, kommen bei Hyperlipidämie vor

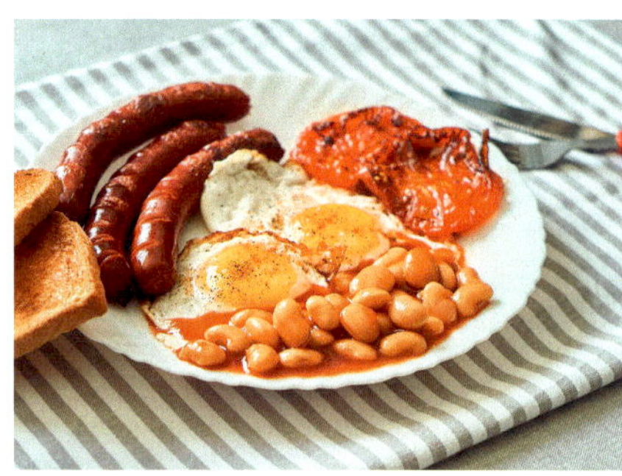

Abb. 2 Schottisches Frühstück mit einem hohen Anteil an tierischen Fetten

Besonderes: Hätte man für die Einschätzung des Stoffwechsels nur einen einzigen Blutwert zur Verfügung, so wäre das das HDL-Cholesterin. Dazu erlaubt ein Blick auf den Bauch (Apfel- oder Birnen-Typ? Bauchfett?) eine schnelle Einschätzung des kardiovaskulären Risikos eines Menschen, der vor einem steht.

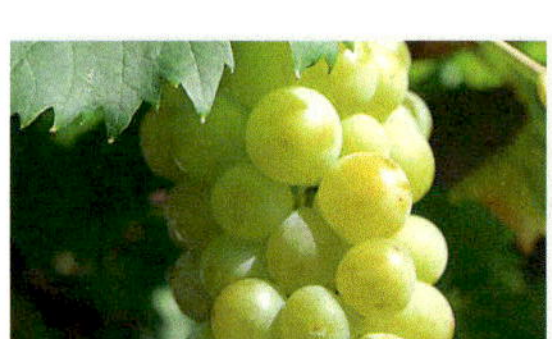

Ein Gläschen in Ehren ... kann keine Ärztin empfehlen. Auch kleine Alkoholmengen schaden dem Körper. Über den Anstieg des Blutdrucks und der Triglyzeride fördert Alkohol Arteriosklerose, und lässt das Krebs-, Demenz- und Unfallrisiko steigen.

Blutfette: ihre Bedeutung und Normwerte

Lipid	Bedeutung und Funktion	Normwert/Zielwert
Triglyzeride	Nahrungs- und Körperfett	≤ 150 mg/dL
Cholesterin mit Unterfraktionen (Anteilen)		
Gesamtcholesterin	Hormon- und Membranbestandteil; hohe Spiegel fördern Arteriosklerose	≤ 200 mg/dL
LDL-Cholesterin Low-Density-Lipoprotein-Cholesterin	transportiert Cholesterin u. a. in arteriosklerotische Plaques; → „schlechter", weil Arteriosklerose fördernder Cholesterinanteil	Das Risiko hängt von genetischen und persönlichen Risikofaktoren ab. Der Bereich geht von ≤ 100 mg/dL bei niedrigem Risiko bis zu ≤ 55 mg/dL bei arteriosklerotischer Krankheit. LDL = 70 % des Gesamtcholesterins
HDL-Cholesterin High-Density-Lipoprotein-Cholesterin	transportiert Cholesterin zur Leber, damit es abgebaut wird; → „guter", weil Arteriosklerose entgegenwirkender Cholesterinanteil	≥ 40 mg/dL, optimal > 60 mg/dL HDL = 20 % des Gesamtcholesterins (Die restlichen 10% des Gesamtcholesterins macht das selten gemessene VLDL-Cholesterin aus = Very Low Density Cholesterin).

MERKE Wichtig zur Einschätzung des Arterioskleroserisikos ist das Verhältnis des „schlechten" LDL zum „guten" HDL. Dieser **LDL/HDL-Quotient** sollte < 3,0 liegen, bei hohem Risiko, z. B. vorliegenden arteriosklerotischen Krankheiten, < 2,0.
Beispiel: 150 mg/dL LDL : 30 mg/dL HDL = 5,0; stark erhöhter Quotient.
Merkhilfe: **LDL = lasse dich leiden, HDL = habe dich lieb.**

Für das individuelle Risiko kardiovaskulärer Krankheiten gibt es Risikorechner, z. B. Procam, Heartscore, U-Prevent

Therapie/Prävention: Die Ärztin behandelt keine Werte, sondern Menschen. Daher ist es für die Therapieentscheidung bei Hyperlipidämie wichtig, das kardiovaskuläre Gesamtrisiko der Patientin einzuschätzen bzw. zu errechnen. Wie bei der Hypertonie-Therapie werden weitere Risikofaktoren beachtet wie das Vorliegen einer kardiovaskulären Krankheit bei der Patientin selbst oder bei Blutsverwandten, Diabetes mellitus, Bluthochdruck, Nikotinkonsum, Alter und Geschlecht. Wichtig ist es, den Lebensstil zu verbessern.

Ungünstig auf den Lipidspiegel wirken

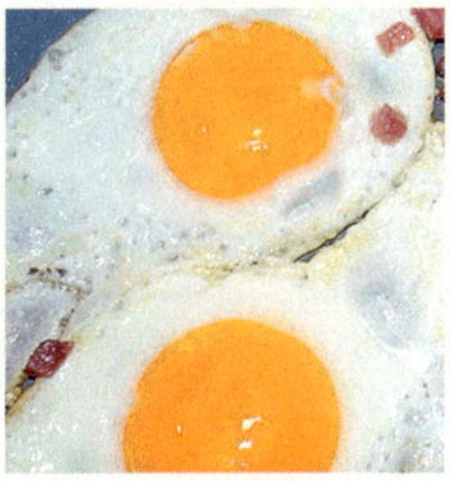

tierische Fette aus Milch, Eiern und Fleisch
Transfettsäuren bzw. gehärtete Fette z. B. in Margarine und Backwaren
reichlicher Alkoholkonsum
Mangel an natürlichen Vitaminen und sekundären Pflanzenstoffen
Bewegungsmangel, Übergewicht, Diabetes

Günstig auf den Lipidspiegel wirken

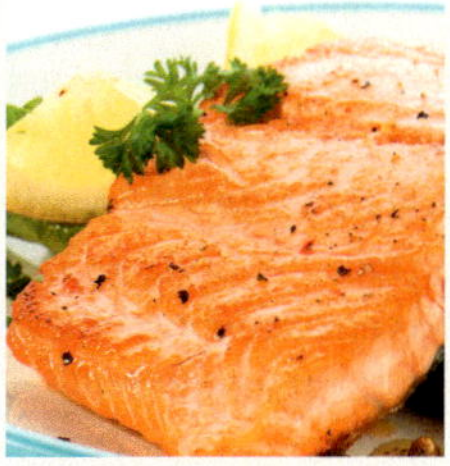

Fischfette, z. B. aus Lachs, Hering, Makrele
Nüsse und Mandeln
pflanzliche Öle, z. B. Raps- und Olivenöl
Vollkorngetreide aller Art Hafer, v. a. Haferkleie, Hülsenfrüchte
Äpfel, Birnen und andere Früchte
regelmäßige Bewegung

Ist eine Arteriosklerose nachweisbar und/oder liegt das 10-Jahres-Risiko für ein kardiovaskuläres Ereignis bei mindestens 20 %, gilt eine **Lipidsenker**-Therapie als indiziert. Meistens wird ein **Statin** verordnet, z. B. Simvastatin oder Atorvastatin. Diese Substanzen senken das Gesamtcholesterin und das LDL – weniger die Triglyzeride – und erhöhen den HDL-Spiegel leicht. Die Statintherapie senkt das Risiko (weiterer) kardiovaskulärer Ereignisse. Sie ist gut verträglich und bewirkt oft mehr als Lebensstiländerungen. Selten bewirkt die Statintherapie Muskelschäden. Darüber wird vor der Verordnung aufgeklärt; unter der Therapie wird das Muskelenzym Kreatinkinase (CK) im Blut bestimmt, um sicherzugehen, dass die Muskulatur in Ordnung ist.

5.4 Hyperurikämie und Gicht

Definition/Häufigkeit: **Hyperurikämie** bedeutet, dass der Harnsäurespiegel über 7 mg/dL (420 µmol/L) liegt. Das ist bei 20% der Männer in den Industrieländern der Fall. **Gicht** bedeutet, dass die Hyperurikämie Symptome verursacht. Frauen entwickeln zumeist erst nach der Menopause eine Gicht, da Östrogene die Harnsäureausscheidung fördern.

Ursachen/Pathogenese: Harnsäure entsteht im **Purinstoffwechsel**, d. h. beim Abbau von Zellkernen (DNA) aus der Nahrung und dem eigenen Körper. Purinreich sind Fleisch, vor allem Innereien, Fisch und Hülsenfrüchte. Bei Übergewicht, aber auch beim Fasten und unter Zytostatikatherapie, fallen vermehrt Purine an. Sie werden in Harnsäure umgewandelt und über die Nieren ausgeschieden. Bei den meisten Menschen ist die Harnsäureausscheidung bei erhöhtem Spiegel nicht ausreichend möglich. Alkohol und Diuretika hemmen die Harnsäureausscheidung.

Diuretika
→ LF 4, S. 188

Symptome/Komplikationen: Die Hyperurikämie selbst ist asymptomatisch. Je höher der Harnsäurespiegel jedoch ansteigt, desto leichter bilden sich Harnsäurekristalle. Sie sind spitz und scharf und erzeugen in Gelenken sehr schmerzhafte Entzündungen, die **Arthritis urica (Gichtarthritis; Gichtanfall)**. Die Gichtarthritis tritt meistens im Großzehengrundgelenk auf (→ Abb. 1). Seltener ist z. B. ein Kniegelenk betroffen. Typische Gichtanfalltage sind der 25. und der 26. Dezember, da fleischreiche Festessen mit Alkoholkonsum Gichtanfälle provozieren. Bei langjährig unbehandelter Hyperurikämie kann sich Harnsäure in subkutanen Knoten, den sog. **Gichttophi** (→ Abb. 2), ablagern oder Nierensteine erzeugen (Gichtniere).

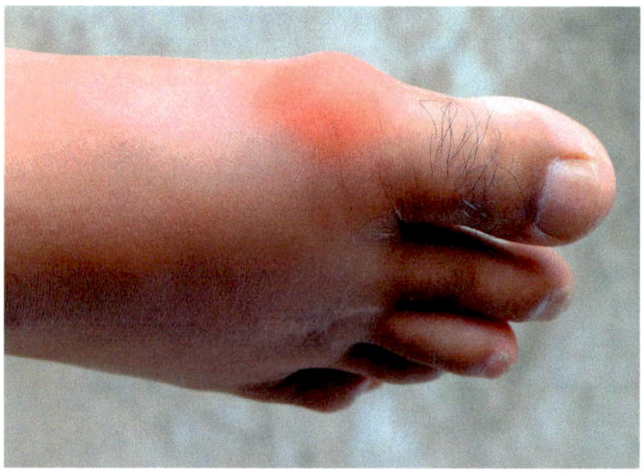

Abb. 1 Gichtanfall an typischer Stelle: Arthritis urica am Großzehengrundgelenk

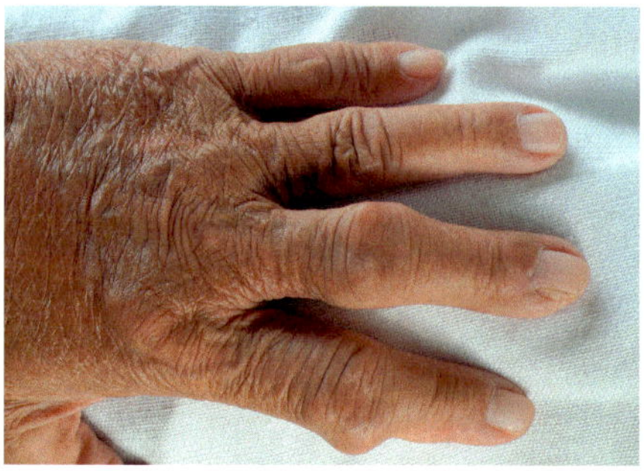

Abb. 2 Gichttophi: Harnsäureablagerungen im Gewebe

Diagnostik: Anamnese, klinische Untersuchung, Messung des Harnsäurespiegels

Therapie/Prävention: s. Ursachen. Die Nahrung sollte wenig Fleisch und Fisch, aber viel Gemüse (außer Hülsenfrüchten und Spargel), Getreide, Eier und Milchprodukte enthalten. Alkohol ist zu meiden. Nach einem Gichtanfall und ggf. bei einem Harnsäurespiegel ab 9 mg/dL (540 µmol/L) ist eine medikamentöse Therapie indiziert, welche die Harnsäurebildung vermindert bzw. die Ausscheidung verbessert. Meistens wird Allopurinol verordnet. Wenn die Gicht Ausdruck eines metabolischen Syndroms ist, behandelt man dieses. Der akute Gichtanfall wird üblicherweise mit NSAR behandelt, klingt aber auch unbehandelt allmählich ab.

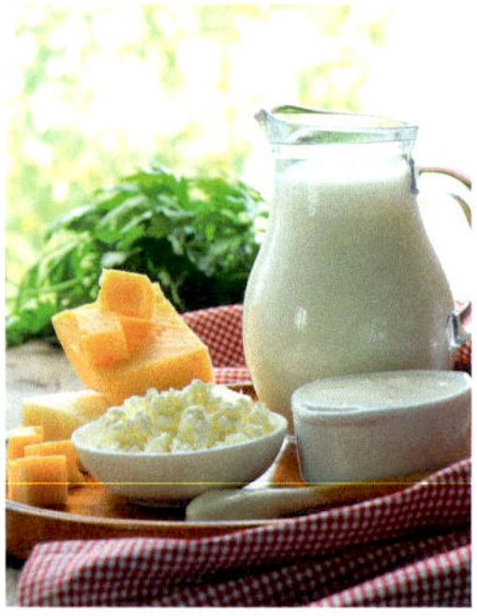

Abb. 3 Milchprodukte sind bei Gicht uneingeschränkt erlaubt.

Purine (mg) und daraus gebildete Harnsäure (mg) bei Verzehr von 100 g	
Ölsardinen	200/480
Kalbsleber	120/288
Schweineschnitzel	88/211
gegarte grüne Erbsen	83/170
Möhre	6/13
Hühnerei	2/5
Quark/Milch/Joghurt	0/0

→ Terminologie: Metabolisches Syndrom

Adipositas	Fettsucht; BMI ≥ 30 kg/(m)²
bariatrische Chirurgie	Operationen zur Behandlung schwerer Adipositas
BMI (Body-Mass-Index)	Körpermasseindex; Gewicht (kg) : Körpergröße (m)² (Normbereich für Erwachsene 18–25 kg/(m)²)
Dyslipidämie Dyslipoproteinämie	Hyperlipidämie (erhöhter Blutfettspiegel) bzw. Störung der Zusammensetzung der Blutfette (v. a. niedriges HDL)
Gicht	Erkrankung durch Harnsäureablagerungen v. a. in Gelenken
Gichtarthritis Arthritis urica	Gichtanfall; Gelenkentzündung durch Harnsäureablagerungen
HDL-Cholesterin (High-Density-Lipoprotein-Cholesterin)	Cholesterinanteil, der arteriosklerotischen Ablagerungen entgegenwirkt; sog. gutes Cholesterin (Normwert ≥ 40 mg/dL, optimal > 60 mg/dL)
Hypercholesterinämie	erhöhte Serumkonzentration von Gesamt- und LDL-Cholesterin (≥ 200 mg/dL bzw. ≥ 116 mg/dL)
Hyperlipidämie Hyperlipoproteinämie	erhöhter Blutfettspiegel; 1. reine H. = Hypertriglyzeridämie, 2. gemischte/kombinierte H. = Hypertriglyzeridämie und Hypercholesterinämie
Hypertriglyzeridämie	erhöhter Triglyzeridspiegel (> 150 mg/dL)
Hyperurikämie	erhöhter Harnsäurespiegel (> 7 mg/dL)
LDL-Cholesterin (Low-Density-Lipoprotein-Cholesterin)	Cholesterinanteil, der Arteriosklerose fördert; sog. schlechtes Cholesterin (Normwert von ≤ 100 mg/dL bei niedrigem Risiko bis zu ≤ 55 mg/dL bei arteriosklerotischer Krankheit)
LDL/HDL-Quotient	Verhältnis des LDL- zum HDL-Cholesterin (Norm < 2–3)
Lipidprofil	die wichtigsten Lipidwerte (Blutfettwerte): Triglyzeride, Cholesterin mit HDL und LDL sowie der LDL/HDL-Quotient
Lipidsenker	Arzneimittel, die den Lipid- bzw. Cholesterinspiegel senken
metabolisches Syndrom	Zivilisationskrankheit, die v. a. aus Stammadipositas, arterieller Hypertonie, Diabetes mellitus Typ 2 und Fettstoffwechselstörungen besteht
Reduktionsdiät	spezielle Ernährung zum Zweck der Gewichtsabnahme
Statine	Wirkstoffe, die den Lipid- bzw. Cholesterinspiegel senken
Übergewicht	erhöhte Körpermasse mit einem BMI ≥ 25 kg/(m)²
Waist-Hip-Ratio Taille-Hüft-Quotient	Verhältnis des Taillenumfangs zum Hüftumfang (ab 0,85 bei Frauen und 1,0 bei Männern erhöht)

Aufgaben

1 Geben Sie an, wie Übergewicht und Adipositas definiert sind.
2 Nennen Sie die Anteile des metabolischen Syndroms.
3 Erläutern Sie den Unterschied zwischen Hyperurikämie und Gicht.
4 Welche Nahrungs- und Genussmittel sollten Gichtkranke meiden?
5 Erklären Sie die Begriffe reine und gemischte Hyperlipidämie.

5.5 Diabetes mellitus

MERKE **Diabetes mellitus** ist eine Stoffwechselerkrankung mit chronisch erhöhtem Blutzuckerspiegel, die durch eine **fehlende oder zu geringe Insulinbildung** und/oder eine **mangelnde Insulinwirkung (Insulinresistenz)** bedingt ist.

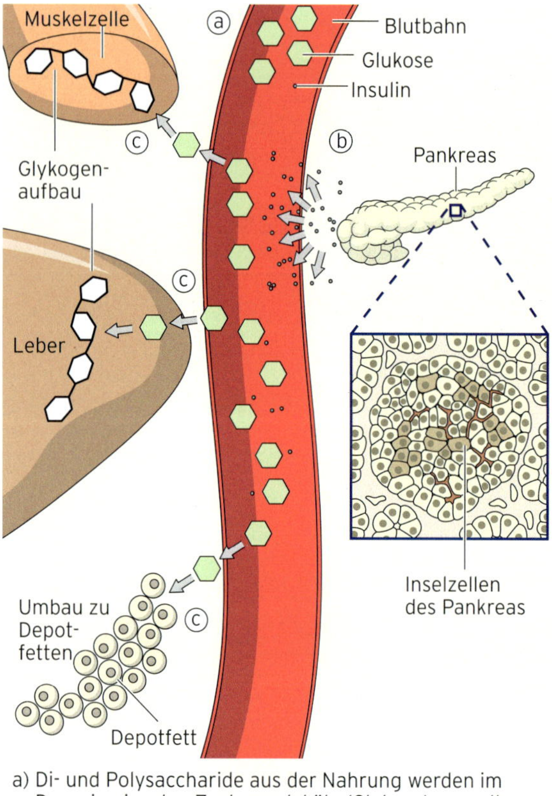

a) Di- und Polysaccharide aus der Nahrung werden im Darm in einzelne Zuckermoleküle (Glukose) gespalten, die dann in die Blutbahn aufgenommen werden. Der Blutzuckerspiegel steigt an.
b) Die Inselzellen des Pankreas reagieren auf den Anstieg der Blutzuckerkonzentration mit einer Insulinausschüttung.
c) Das Insulin gelangt über die Blutbahn zu den Zielgeweben (z. B. Muskel, Leber) und bewirkt dort die Aufnahme von Glukose aus dem Blut in die Zellen – und somit die Senkung des Blutzuckerspiegels. Unter Insulinwirkung wird Glukose im Muskel und in der Leber zur Speicherform Glykogen und im Fettgewebe zu Depotfett umgebaut.

Abb. 1 Zuckerstoffwechsel

Diabetes mellitus heißt wörtlich „honigsüßer Durchfluss", weil der Harn der (unbehandelten) Diabetikerin Zucker enthält. Daher wird der Diabetes mellitus auch Zuckerkrankheit genannt. Meistens wird statt Diabetes mellitus kurz Diabetes gesagt. Die Zuckerkranke heißt **Diabetikerin**. Die Fachärztin für Diabetes mellitus ist die **Diabetologin**. Sie ist Internistin, Allgemeinmedizinerin oder Kinder- und Jugendärztin. Der chronisch erhöhte Blutzuckerspiegel fördert Arteriosklerose, sodass bei Diabetes vermehrt kardiovaskuläre Erkrankungen und Organschäden entstehen, insbesondere an Nieren, Herz, Nerven und Augen.

Diagnosekriterien für Diabetes mellitus sind:
- Blutzucker nüchtern ≥ 126 mg/dL (≥ 7 mmol/L) und/oder
- Zufalls-Blutzucker (zweimalig an verschiedenen Zeitpunkten gemessen) ≥ 200 mg/dL (≥ 11,1 mmol/L) und/oder
- Blutzucker 2 h nach Einnahme von 75 g Glukose im oralen Glukosetoleranztest (OGTT) ≥ 200 mg/dL (≥ 11,1 mmol/L) und/oder
- **HbA$_{1c}$** (ein Blutwert, der den Blutzuckerspiegel der letzten Monate wiedergibt) ≥ 6,5 % (≥ 48 mmol/mol)

MERKE
- Bei normalem **Blutzuckerspiegel (BZ; Blutglukosespiegel)** besteht eine **Normoglykämie**,
- bei erhöhtem BZ eine **Hyperglykämie** und
- bei zu niedrigem BZ eine **Hypoglykämie**.

5.5.1 Grundlagen des Zuckerstoffwechsels

Alle Körperzellen benötigen Glukose (Traubenzucker) für ihren Energiestoffwechsel. Der Darm nimmt Glukose ins Blut auf. Damit Glukose in die Zellen gelangt, ist ein „Öffner" nötig, das **Insulin**. Das wird in den **Inselzellen** des Pankreas gebildet (→ Abb. 1). Von „Insel" leitet sich auch der Begriff „Insulin" ab. Nimmt der Darm viel Glukose ins Blut auf, steigt der BZ an. Er wird ständig in den Pankreasinseln gemessen. Ein BZ-Anstieg führt zu einer Insulinausschüttung. Insulin heftet sich an Zellmembranen und bewirkt, dass Glukosemoleküle in die Zellen aufgenommen werden. Insulin wirkt für die Glukose wie ein Schlüssel, der die Tür ins Zellinnere öffnet. Glukose tritt in die Zellen ein und der Blutzuckerspiegel sinkt.

OGTT → LF 9, S. 461

Wenn ein Mensch kohlenhydratreiche Nahrung isst, d. h. mehr Glukose aufnimmt, als er gerade benötigt, bewirkt Insulin eine vermehrte Glukoseaufnahme in die Leber. Leber und Muskulatur speichern Glukose in Form des Polysaccharids **Glykogen**. Sind alle Glykogenspeicher voll, wird Glukose in Fett umgewandelt und im Fettgewebe gespeichert.

Polysaccharid → LF 9, S. 393
Glykogen → LF 9, S. 393

Sinkt der BZ, z. B. durch Sport oder Fasten, schütten die Pankreasinseln das Hormon **Glukagon** aus. Glukagon regt die Abspaltung von Glukose aus Glykogen an. Glukagon hebt so den Blutzuckerspiegel. Es ist der Gegenspieler des Insulins.

MERKE Glukosezufuhr erhöht den Blutzucker. **Insulin** schleust Glukose in Zellen ein und senkt so den BZ. Nicht benötigte Glukose wird als Glykogen gespeichert. Sinkt der Blutzucker, wird **Glukagon** abgegeben, das den BZ hebt. Es bewirkt die Zerlegung von Glykogen in Glukose.

Steigt der BZ über ca. 180 mg/dL (10 mmol/L) an, wird Glukose über die Nieren ausgeschieden. Das geschieht nicht, um den BZ zu senken, sondern weil die Nieren bei stark erhöhtem BZ mit der Glukoserückgewinnung überfordert sind. Der Primärharn wird durch Filterung des Blutplasmas hergestellt. Das Filtrat, der Primärharn, enthält Glukose und andere wertvolle Stoffe, welche die Nieren bei der Endharnbereitung ins Blut zurückgewinnen müssen. Bei hohem Blutzucker schafft die Niere es nicht, alle Glukosemoleküle aus dem Primärharn zurückzugewinnen. So gelangt Glukose in den Endharn (Urin) und es kommt zur **Glukosurie**. Da Glukose immer an Wasser gebunden ist, nimmt jedes Glukosemolekül etwas Wasser in den Endharn mit. Daher führt die Glukosurie zu vermehrter Harnausscheidung (**Polyurie)** und verstärktem Durstgefühl **(Polydipsie)**. Polyurie und Polydipsie sind typische Diabetessymptome, die oft zur Diagnosestellung führen.

Glukosurie
→ LF 8, S. 334
Polyurie
→ LF 8, S. 321

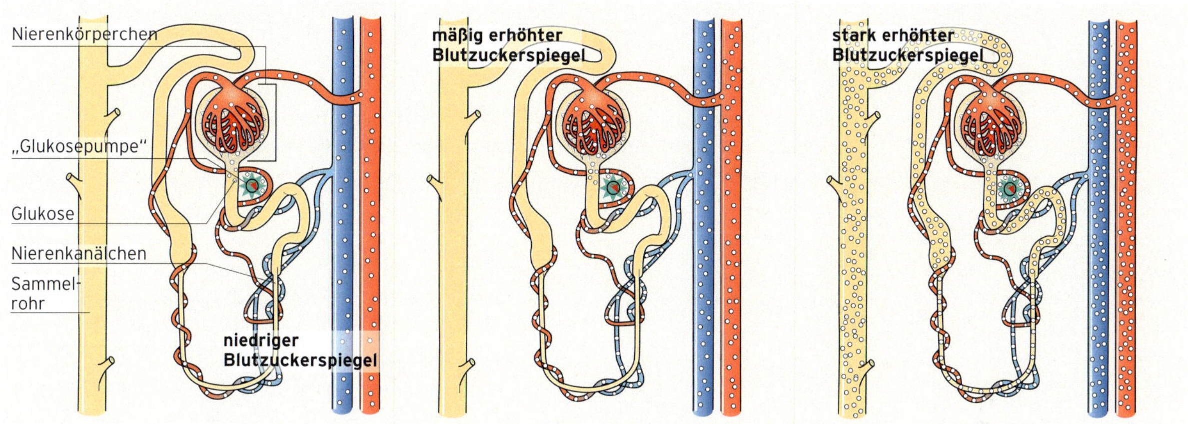

Die Glukosepumpe der Niere kann alle Glukosemoleküle zurückgewinnen und ist noch nicht ausgelastet.

Die Glukosepumpe ist ausgelastet, schafft aber jedes Glukosemolekül zurückzugewinnen.

Die Glukosepumpe ist überfordert; viele Glukosemoleküle (begleitet von Wasser) gehen verloren.

5.5.2 Einfluss der Ernährung auf den Blutzuckerspiegel

Zuckerreiche Nahrung führt zu einem schnellen BZ-Anstieg. Dieser Anstieg bewirkt eine Insulinausschüttung. Innerhalb von Minuten wird momentan nicht benötigte Glukose in Leber und Muskeln eingeschleust. Das Insulin befindet sich aber noch in der Blutbahn. Es erzeugt Hunger – ggf. sogar Heißhunger – auf Zucker. Isst man nun weiter Süßes, steigt der BZ erneut. Wieder wird Insulin ausgeschüttet, um ihn zu senken. Auf Dauer wirkt das Insulin immer weniger. Die Zellen reagieren nicht mehr darauf und der BZ steigt an. Es kommt zur **Hyperglykämie**. Sie bewirkt wieder eine Insulinabgabe, was zur **Hyperinsulinämie** (d. h. zu einem erhöhten Insulinspiegel) führt. Die nachlassende Insulinwirkung heißt **Insulinresistenz**. Hyperglykämie und Hyperinsulinämie verstärken einander und führen über Jahre zum Diabetes mellitus Typ 2.

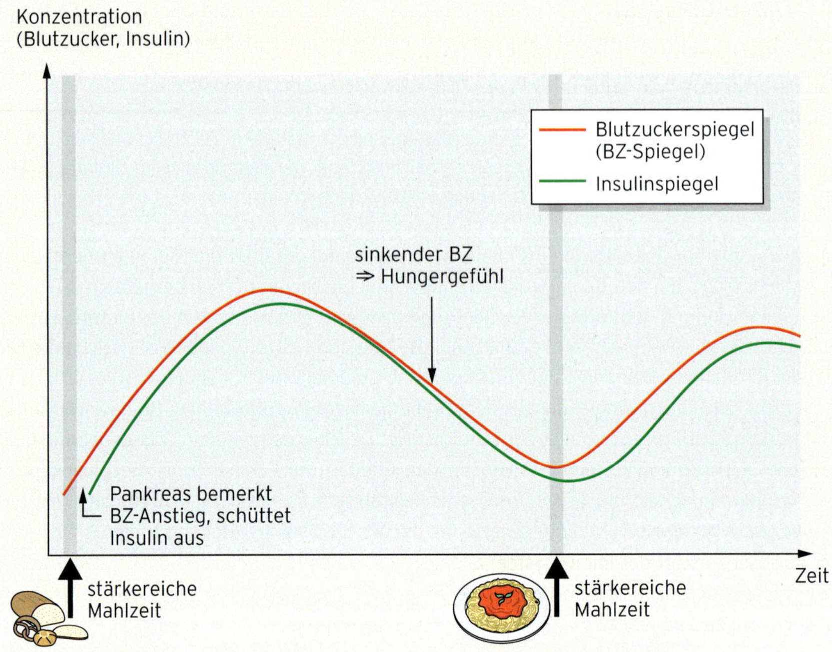

Normaler BZ-Anstieg nach stärkehaltiger Mahlzeit. Die langkettigen Kohlenhydrate werden **langsam** in Glukose gespalten; der BZ steigt **langsam**. Der Insulinspiegel steigt (und sinkt) ebenso **langsam**.

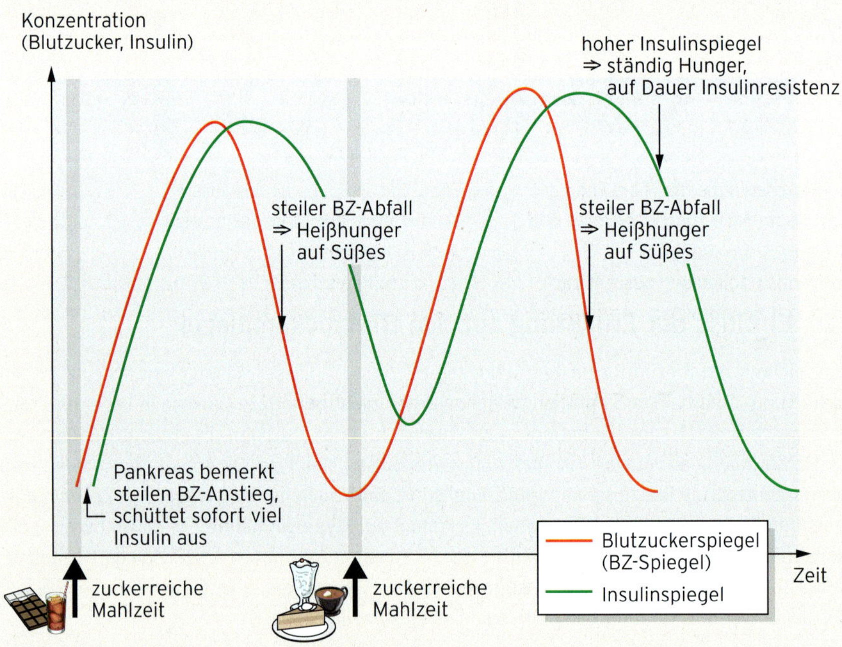

Eine zuckerreiche Mahlzeit lässt den BZ **schnell** ansteigen. **Schnell** wird Insulin ausgeschüttet, das die Glukose **schnell** in die Zellen einschleust. Der immer noch hohe Insulinspiegel führt zu Heißhunger – auf noch mehr Süßes.

5.5.3 Diabetes-Typen

Es gibt mehrere Arten des Diabetes mellitus. Die häufigsten sind:
- **Diabetes mellitus Typ 1** (bei ca. 5 % der Diabetikerinnen)
- **Diabetes mellitus Typ 2** (bei ca. 90 % der Diabetikerinnen)
- **Gestationsdiabetes** (Schwangerschaftsdiabetes)

Häufigkeit: Diabetes mellitus ist mit mehreren hundert Millionen Betroffenen weltweit die häufigste Stoffwechselkrankheit. In Deutschland hat ca. jeder 8. Erwachsene Diabetes – oft, ohne es zu wissen. Mit dem Alter steigt die Diabeteshäufigkeit. Die meisten Betroffenen haben Typ 2. Er hieß früher Altersdiabetes, kommt aber durch Überernährung auch bei Kindern vor. Im Alter über 60 ist Diabetes fast „normal".
Besonderheit: Seltenere Diabetesformen, die z. B. durch Cortisontherapie oder Pankreasentzündungen entstehen, werden als **Diabetes mellitus Typ 3** zusammengefasst.

Diabetes mellitus Typ 1 (primär insulinabhängig)

Definition: Diabetes mellitus durch Autoimmunvorgänge, d. h. durch Zerstörung der Insulin bildenden Zellen
Ursachen/Pathogenese: Typ-1-Diabetes ist eine **Autoimmunkrankheit**. Durch genetische und andere Auslöser zerstört das Immunsystem die Insulin bildenden Zellen im Pankreas. Dadurch lässt die Insulinproduktion nach und hört dann endgültig auf. Von da an benötigt die Patientin lebenslang Insulin, um zu überleben.

Umfassende Informationen zu Erkrankung, Epidemiologie, Selbsttest, Diagnostik, Therapie, Selbsthilfe und Weiterbildungsmöglichkeiten für MFAs finden Sie unter:
www.diabetes-deutschland.de
www.diabetesstiftung.de
www.deutsche-diabetes-gesellschaft.de

MERKE **Typ-1-Diabetes** ist **primär insulinabhängig**, d. h. von Anfang an insulinpflichtig.

Symptome: Die Symptome entstehen innerhalb weniger Wochen; typisch sind extreme Schwäche und Müdigkeit. Alle Organe, einschließlich des Gehirns, „hungern", weil die Zellen keine Glukose erhalten. Durch die **Glukosurie** und **Polyurie** entsteht extremer Durst **(Polydipsie)**. Starke Bauchschmerzen können vorkommen, sodass ggf. erst an eine Appendizitis gedacht wird. Im typischen Fall wird die schwerstkranke, ggf. komatöse Patientin notfallmäßig in die Klinik gebracht. Durch den Abbau von Muskeln und Fett sind die Patientinnen oft abgemagert.
Diagnostik: Die Diagnose ist gestellt, sobald der BZ gemessen wird. Blutglukosewerte über 400 mg/dL (22,4 mmol/L) sind bei der Erstdiagnose des Typ-1-Diabetes keine Seltenheit. Bei extremer Hyperglykämie kann die Patientin ins **Koma** fallen. Der Zuckernachweis im Urin ist bei neu aufgetretenem Diabetes Typ 1 stets positiv.
Besonderheiten: Diabetes mellitus Typ 1 tritt meistens bei Kindern, Jugendlichen und jungen Erwachsenen auf, was zu der Bezeichnung **juveniler** (jugendlicher) **Diabetes** geführt hat. Eine Präventionsmöglichkeit besteht nicht. Bei Kindern und Geschwistern von Typ-1-Diabetikerinnen kann durch Bestimmung von Inselzell-Antikörpern die Diabetesdiagnose in manchen Fällen vorausgesagt werden.

Diabetes mellitus Typ 2 (nicht primär insulinabhängig)

Definition: Diabetes mellitus durch Insulinresistenz und/oder mangelnde Insulinbildung
Ursachen/Pathogenese: Diabetes mellitus Typ 2 tritt bei genetischer Veranlagung meistens, d. h. bei ca. 90 % der Typ-2-Diabetikerinnen, durch Übergewicht auf. Je stärker die Erbanlagen und/oder die Überernährung ausgeprägt sind, desto früher kommt es zu Insulinresistenz und zu dauerhafter Hyperglykämie. Lange Zeit produziert das Pankreas vermehrt Insulin, um den erhöhten Blutzuckerspiegel zu senken. Mit der Zeit erlahmen die Inselzellen und stellen die Insulinbildung ein. Der Typ-2-Diabetes bei Schlanken beruht vor allem auf Veranlagung. Menschen, deren Mütter Schwangerschaftsdiabetes hatten, sind besonders gefährdet.

Symptome: Die Symptome sind bei Typ 2 viel weniger dramatisch als bei Typ 1. Viele Typ-2-Diabetikerinnen spüren gar keine Symptome. Da Insulinresistenz und Hyperglykämie über Jahre entstehen, bemerken viele Betroffene keine Beschwerden. Abmagerung und Schwäche kommen nicht vor. Oft wird der Typ 2 daher bei Routinekontrollen, z. B. vor Operationen oder im Rahmen des „Check-up 35", diagnostiziert. Hautjucken, Hautinfektionen vor allem durch Pilze (Mykosen), Polyurie und Nykturie können bei stark erhöhtem Glukosegehalt in Blut und Geweben auftreten. Oft sind es Spätschäden, die undiagnostizierte Diabetikerinnen zur Ärztin führen, z. B. Nervenschäden mit Missempfindungen oder Schmerzen an den Füßen. Wenn die Inselzellen nach langjähriger Überlastung versagen, muss auch bei Typ 2 Insulin injiziert werden. Da die Insulinabhängigkeit (wenn überhaupt) erst spät auftritt, wird der Typ-2-Diabetes als nicht primär insulinabhängig bezeichnet.

„Check-up 35"
→ LF 11, S. 516

MERKE Der **Typ-2-Diabetes** ist **nicht primär insulinabhängig**, d. h. er wird spät oder nie insulinpflichtig.

Gestationsdiabetes (Schwangerschaftsdiabetes)

Definition: Erstmals in der Schwangerschaft auftretender Diabetes mellitus bei zuvor stoffwechselgesunder Frau

Ursachen/Pathogenese: Die hohen Hormonspiegel rufen bei Schwangeren die metabolischen Probleme hervor, für die sie eine Veranlagung besitzen. Daher treten Hypertonie, Hyperlipidämie und Diabetes mellitus Typ 2 in der Schwangerschaft gehäuft auf. Der Gestationsdiabetes ähnelt dem Typ-2-Diabetes. Oft ist die Familienanamnese positiv. Wurden von der Schwangeren selbst bzw. in ihrer Familie Neugeborene über 4 kg geboren, besteht ebenfalls der Verdacht auf Gestationsdiabetes. Nach der Entbindung normalisiert sich der BZ meistens (zunächst) wieder; die Neigung zum Diabetes Typ 2 bleibt jedoch bestehen.

Der hohe BZ der diabetischen Schwangeren führt dazu, dass der Fetus über die Nabelschnur hyperglykämisches Blut erhält. Sein Pankreas gibt vermehrt Insulin ab, um den BZ auf Normalwerte zu senken. Dadurch nehmen die kindlichen Zellen sehr viel Glukose auf. Das regt das Wachstum und die Gewichtszunahme des Fetus stark an. Neugeborene diabetischer Mütter sind daher oft übermäßig groß und schwer; das nennt man **Makrosomie**. Mit der Geburt hört die Zufuhr des zuckerreichen Blutes zum Kind plötzlich auf. Da der Insulinspiegel des Kindes hoch ist, sinkt sein BZ nach der Geburt stark ab. Der BZ des Neugeborenen muss genau überwacht werden. Es benötigt ggf. vorübergehend Glukoselösung, um nicht zu unterzuckern. Eine schwere Hypoglykämie kann zu bleibenden Gehirnschäden führen.

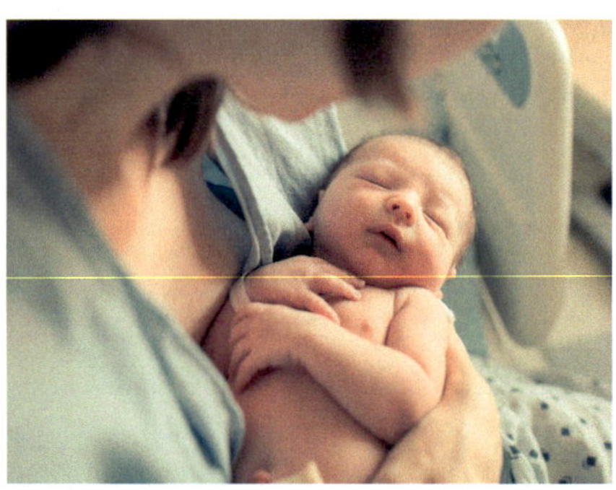

Abb. 1 Normalgewichtiges Neugeborenes

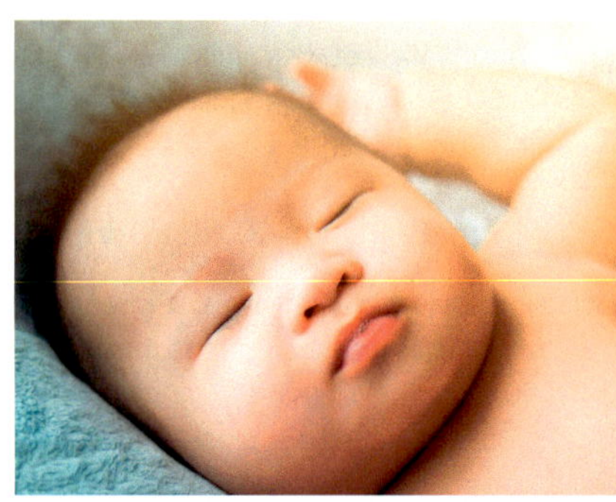

Abb. 2 Makrosomes Baby

Symptome/Diagnostik: Die meisten Schwangeren mit Gestationsdiabetes sind – wie Typ-2-Diabetikerinnen – asymptomatisch. Harnuntersuchungen im Rahmen der Mutterschaftsvorsorge können eine Glukosurie nachweisen, die aber erst bei einem BZ ≥ 180 mg/dL auftritt. Um einen Gestationsdiabetes sicher zu erkennen, bevor es zur Glukosurie kommt, ist ein **oraler Glukosetoleranztest (OGTT)** sinnvoll. Er wird bei Schwangeren als Suchtest mit nur 50 g Glukose durchgeführt. Bei pathologischem Ergebnis erfolgen ggf. ein regulärer OGTT mit 75 g Glukose und/oder eine Überweisung zur Diabetologin.

Therapie: Je nach Ausmaß der Stoffwechselstörung sind beim Gestationsdiabetes Diät mit Sport und/oder Insulin indiziert. Der Blutzucker der Schwangeren wird streng eingestellt, d. h. auf Werte wie bei Gesunden gesenkt, um die Diabetes-Auswirkungen auf das Kind gering zu halten. Die Therapie erfolgt durch die Diabetologin.
Hinweis: Auch schwangere Typ-1- und Typ-2-Diabetikerinnen werden engmaschig überwacht und intensiv therapiert, um den Fetus vor einer Makrosomie zu schützen. Bei ihnen besteht definitionsgemäß jedoch kein Gestationsdiabetes.

5.5.4 Diagnostik des Diabetes mellitus

Oraler Glukosetoleranztest (OGTT)

Die Diagnose Diabetes mellitus wird durch die Messung des Blutzuckers gestellt. In Zweifelsfällen und zur Früherkennung des Gestationsdiabetes wird ein oraler Glukosetoleranztest (OGTT) durchgeführt. Dabei kommt die Patientin morgens nüchtern in die Praxis. Nach Bestimmung des Nüchtern-Blutzuckers trinkt sie die 300 mL Testlösung, die 75 g Glukose enthalten. Die Lösung schmeckt ähnlich wie Johannisbeer-Fruchtnektar. Nach 1 h (bei Schwangeren) und nach 2 h wird erneut der BZ bestimmt. Die Patientin muss während der 2 h auf körperliche Aktivitäten verzichten, um das Testergebnis nicht durch erhöhten Glukoseverbrauch zu verfälschen.

Liegen die Messwerte zwischen der Norm und eindeutig diabetischen Werten, besteht eine **pathologische Glukosetoleranz**. Das ist eine Vorstufe des Diabetes mellitus; man nennt dies **Prädiabetes**.

Steht die Diagnose „Diabetes mellitus" bereits fest, ist der OGTT kontraindiziert. Der Test würde den Stoffwechsel der Diabetikerin unnötig mit 75 g Glukose belasten.

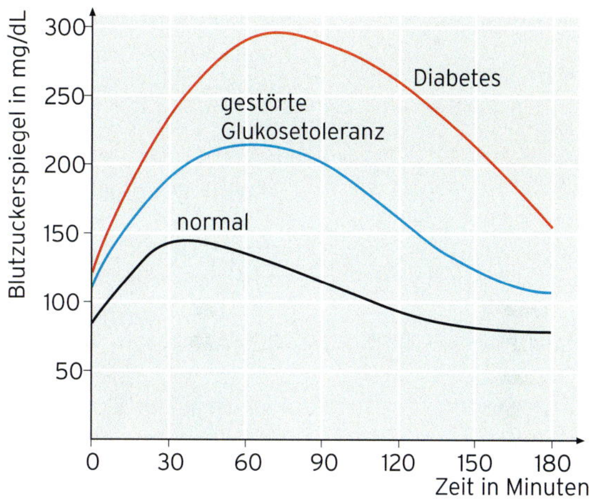

Abb. 1 Verlauf des Glukosetoleranztests bei gesunden Personen, bei gestörter Glukosetoleranz und bei Diabetikerinnen

Bewertung der BZ-Werte im oralen Glukosetoleranztest (OGTT) im Kapillarblut		
Nüchternwert	**2-Stunden-Wert**	**Bewertung**
< 100 mg/dL (< 5,6 mmol/L)	< 140 mg/dL (< 7,8 mmol/L)	normal
≥ 100 mg/dL und < 110 mg/dL (≥ 5,6 mmol/L und < 6,1 mmol/L)	≥ 140 mg/dL und < 200 mg/dL (≥ 7,8 mmol/L und < 11,1 mmol/L)	gestörte Glukosetoleranz Prädiabetes
≥ 110 mg/dL (≥ 6,1 mmol/L)	≥ 200 mg/dL (≥ 11,1 mmol/L)	Diabetes mellitus
Für BZ-Messungen aus Kapillar- und Venenblut (Plasma) gelten unterschiedliche Normwerte. Die Herstellerangaben der verwendeten Materialien sind zu beachten.		

BZ-Grenzwerte im oralen Glukosetoleranztest (OGTT) bei Schwangeren im Kapillarblut			
Die Mutterschaftsrichtlinien empfehlen einen OGTT mit 50 g Glukose, unabhängig von einer Mahlzeit, in der 24.–27. SSW als Screening-Maßnahme. Beträgt der BZ nach 1 h ≥ 135 mg/dL, so wird ein normaler OGTT nüchtern durchgeführt.			
Nüchternwert	**1-Stunden-Wert**	**2-Stunden-Wert**	**Bewertung**
≥ 90 mg/dL (≥ 5 mmol/L)	≥ 180 mg/dL (≥ 10 mmol/L)	≥ 155 mg/dL (≥ 8,6 mmol/L)	Gestationsdiabetes

Kontrolluntersuchungen bei Diabetes mellitus

Bei Diabetes sind regelmäßige BZ-Messungen wichtig, da die Gefäß- bzw. Organschäden mit der Blutzuckerhöhe zunehmen. Die Therapie wird nach den Messwerten eingestellt. Zumeist misst man den Blutzucker im Kapillarblut. Das ist mit modernen Messgeräten einfach und wird von vielen Diabetikerinnen selbst durchgeführt.

Die Patientin sollte vor der Messung die Hände mit warmem Wasser gewaschen und gut abgetrocknet haben. Danach sollte sie bis zur Messung keine Nahrungsmittel anfassen. Zucker auf der Haut kann das Ergebnis verfälschen.

Es gibt Stechhilfen mit sehr dünnen Nadeln, die kaum spürbare Einstiche mit minimalen Verletzungen ermöglichen. Der Einstich für die Blutentnahme erfolgt nicht in die sensible Fingerbeere und nicht am Zeigefinger, sondern im seitlichen Bereich der Fingerkuppe des Ring- oder Mittelfingers. Für die meisten Geräte ist der erste austretende Blutstropfen zur Messung geeignet (Herstellerangabe beachten). Die Messung erfolgt automatisch nach Auftragen des Blutstropfens auf das Messfeld des Teststäbchens. Das Ergebnis erscheint nach wenigen Sekunden im Anzeigefeld des Geräts.

(Selbst-)Kontrolle des Blutzuckerspiegels

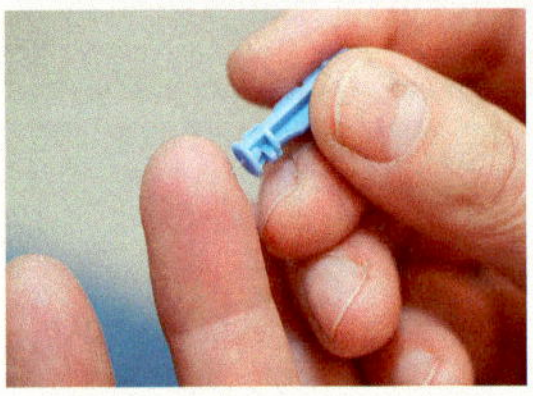

Einstich an der seitlichen Fingerbeere

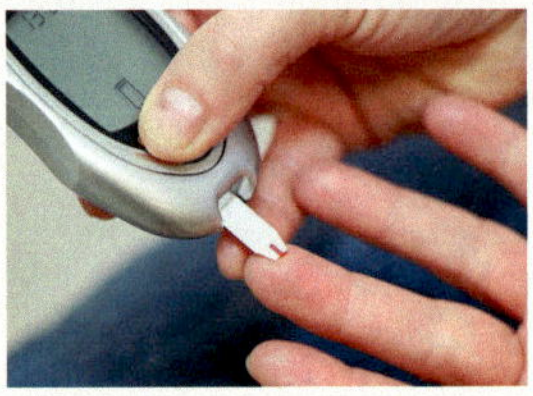

Aufnahme des Blutstropfens in das Testfeld

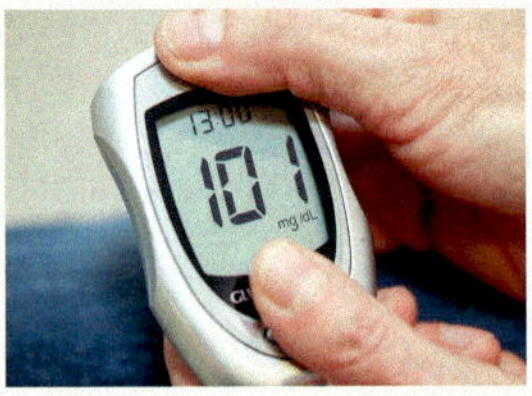

Anzeige des Messergebnisses

Um den Blutzucker im Tagesverlauf zu beurteilen, dient das Blutzucker-**Tagesprofil**. Es umfasst mehrere Messungen: nüchtern, **präprandial** (vor einer Mahlzeit) und **postprandial** (nach einer Mahlzeit), z. B. 2 h nach dem Mittagessen. Vor allem bei Typ 1 sind auch nächtliche Messungen wichtig.

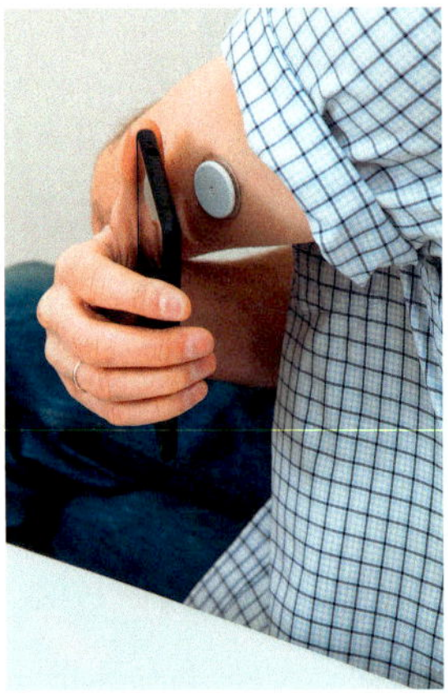

Abb. 1 Kontinuierliche subkutane Glukosemessung

Eine neue Methode der Blutzuckerkontrolle, die **kontinuierliche subkutane Glukosemessung**, ist vor allem für Typ-1-Diabetikerinnen eine Erleichterung. Statt ca. zehn Messungen mit Einstichen am Tag wird nur noch z. B. alle 2 Wochen ein neuer Sensor ins subkutane Fettgewebe gestochen und die Trägerscheibe auf die Haut geklebt. Es gibt auch subkutan eingesetzte Sensoren für mehrere Monate. Der Scanner wird über den Sensor bzw. das Smartphone, auf das die App geladen wurde, gehalten und zeigt jederzeit die Glukosekonzentration an. Der Blutzuckerverlauf kann mit der App grafisch dargestellt werden. Auch die Diabetologin kann die Messwerte auslesen.

Durch die Blutzucker-Selbstkontrolle erkennt die Patientin die Zusammenhänge zwischen Essen, Bewegung und Blutzucker am besten. Selbstmessungen verbessern die Eigenverantwortung sowie die BZ-Einstellung und gehen mit weniger Spätschäden einher. Diabetikerinnen, die regelmäßige Selbstmessungen durchführen, sind in der Regel gut motiviert, ihren Stoffwechsel zu optimieren.

HbA_{1c} – der Langzeit-Blutzuckerwert

Der **HbA_{1c}** ist ein wichtiger Messwert zur Beurteilung der Stoffwechsellage und damit des Behandlungserfolges und der Therapietreue bei Diabetes mellitus.

Glukose verbindet sich fest mit einem Teil des Hämoglobins, dem HbA_{1c}. Bei Hyperglykämie bindet mehr Glukose an HbA_{1c} als bei Normoglykämie. Daher steigt der HbA_{1c} bei schlecht eingestelltem Diabetes an. Der HbA_{1c}-Wert gibt Auskunft über den mittleren Blutzuckerspiegel der letzten 8–10 Wochen, denn so lange bleibt ein Erythrozyt und damit das Hämoglobin im Blut. Aus dem HbA_{1c} kann das Labor die mittlere Blutglukose (MBG), d. h. den durchschnittlichen Blutzuckerspiegel, errechnen. Für den HbA_{1c} gilt die neue Einheit **mmol/mol**; die alte Einheit **Prozent (%)** wird oft noch mit angegeben.

Der **Normbereich** des HbA_{1c} liegt bei Gesunden unter 39 mmol/mol (5,7 %). Zwischen 39 mmol/mol (5,7 %) und 48 mmol/mol (6,5 %) besteht eine gestörte Glukosetoleranz bzw. ein Prädiabetes, d. h. ein Diabetes-Vorstadium.

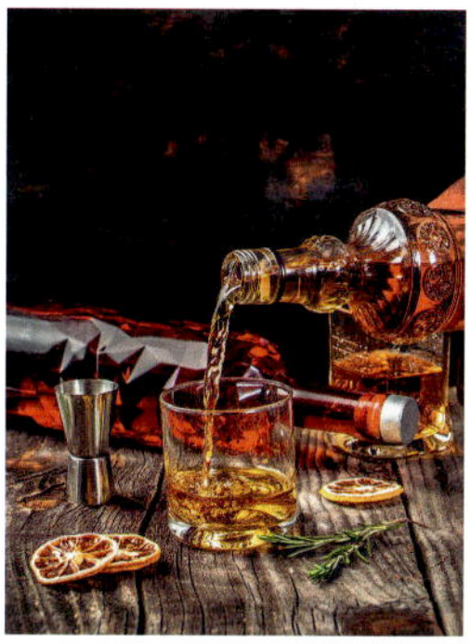

Abb. 1 Abendlicher Alkoholkonsum verändert die am nächsten Morgen gemessenen BZ-Werte.

Beispiele:
HbA_{1c} = 42 mmol/mol bzw. 6,0 % entspricht einer MBG von 124 mg/dL (zu hoch).
HbA_{1c} = 70 mmol/mol bzw. 8,5 % entspricht einer MBG von 200 mg/dL (viel zu hoch).

Ab 48 mmol/mol bzw. 6,5 % liegt ein Diabetes mellitus vor. Kurz dauernde BZ-Anstiege, sog. BZ-Spitzen, erfasst der HbA_{1c} nicht, da die Glukosebindung an Hämoglobin eine gewisse Zeit braucht. Kleine „Diätsünden" werden also nicht registriert.

Hinweis: Abendlicher Alkoholkonsum belastet die Leber während der Nacht und hindert sie daran, wie sonst Glukose zu bilden. Das senkt den Nüchtern-BZ am nächsten Morgen. Manche Diabetikerinnen „tricksen" vor Arztbesuchen, indem sie am Vorabend Hochprozentiges trinken. Den HbA_{1c} verändert das jedoch nicht.

Urinkontrollen dienen dazu, eine Glukosurie zu erkennen. Da der Harnzuckertest erst ab einem BZ von ca. 180 mg/dL (10 mmol/L) positiv ist, ist er zur Früherkennung kaum geeignet. Neben reinen Glukose-Teststreifen (→ Abb. 2) und Keton-Teststreifen gibt es Mehrfach-Teststreifen, die u. a. dem Keton- und Proteinnachweis dienen. **Ketone** sind Produkte des Fettabbaus, die vor allem bei Typ 1 ein Ausweichen des Stoffwechsels auf den Fettabbau und damit eine Komagefahr anzeigen.

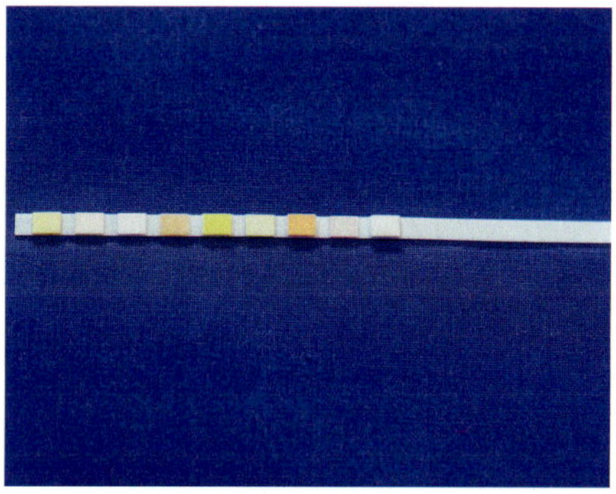

Abb. 2 Teststreifen dienen u. a. dem Nachweis von Glukosurie und Proteinurie

Auswertung der Harnteststreifen
→ LF 8, S. 326

Der Ketonnachweis im Urin ist bei fastenden Patientinnen ebenfalls positiv, d. h. beim Abnehmen unter Reduktionsdiät, bei Fieber und bei Magersucht. Auch bei Patientinnen, die nüchtern in die Praxis kommen sollen und dafür einen weiten Weg zu Fuß oder mit dem Rad zurückgelegt haben, ist Keton im Harn nachweisbar.

Wichtig für jede Diabetikerin ist der regelmäßige Harntest auf Protein. Plasmaproteine gelangen bei gesunder Niere normalerweise nicht in den Urin. Der Nachweis von **Albumin** (einem wichtigen Plasmaprotein) im Urin ist somit pathologisch und weist auf einen diabetischen Nierenschaden hin. Da bei diabetischer Nierenschädigung zuerst kleine Albuminanteile im Urin erscheinen, ist ein regelmäßiger Mikroalbumintest zur Früherkennung wichtig. Bei positivem Mikroalbumintest wird die Proteinausscheidung im 24-h-Urin gemessen.

Mikroalbumintest
→ LF 8, S. 326

Stoffwechselkontrollen bei Diabetes mellitus – wie gut ist die Therapieeinstellung?

Einstellungsqualität	Gut	Mäßig	Schlecht
BZ nüchtern	80–110 mg/dL (4,5–6 mmol/L)	111–140 mg/dL (6–7 mmol/L)	> 140 mg/dL (> 7 mmol/L)
BZ postprandial	100–145 mg/dL (5,6–7,8 mmol/L)	146–180 mg/dL (7,8–10 mmol/L)	> 180 mg/dL (> 10 mmol/L)
HbA_{1c}	< 6,5 % (< 44 mmol/mol)	6,5–7,5 % (44–56 mmol/mol)	> 7,5 % (> 56 mmol/mol)
Hypoglykämien	eher häufig	selten	nie
Hyperglykämien	nie	recht häufig	immer
Spätschäden	treten kaum oder erst spät auf	kommen vor	treten früh auf und sind ausgeprägt

Bei jeder Patientin wird das Therapieziel (als HbA_{1c}-Wert) individuell festgelegt.

Sollen **Hypoglykämien** vermieden werden, z. B. bei alten, herzkranken und hilfebedürftigen Patientinnen, muss man Hyperglykämien tolerieren. Man akzeptiert dann ein erhöhtes Blutzuckerniveau mit mehr Spätschäden.

Sollen **Hyperglykämien** vermieden werden, um Spätschäden zu vermeiden, z. B. bei jungen Patientinnen und Schwangeren, muss der Blutzucker sehr streng, d. h. so niedrig wie möglich, eingestellt werden. Bei vermehrter körperlicher Belastung, ungewohnter Nahrung, Appetitmangel usw. drohen dann jedoch Hypoglykämien.

5.5.5 Komplikationen bei Diabetes mellitus

Diabetes mellitus kann den Körper akut und chronisch gefährden bzw. schädigen. Akute **Blutzuckerentgleisungen**, d. h. extreme Abweichung des BZ nach oben (Hyperglykämien) oder nach unten (Hypoglykämien), sind Notfälle. Sie können unbehandelt tödlich verlaufen; sie zu vermeiden ist daher ein wichtiges Therapieziel. Jede Diabetikerin wird geschult, auftretende Entgleisungen frühzeitig zu erkennen, um schnell und richtig gegenzusteuern.

Normoglykämie besteht zwischen 60 und 100 mg/dL (3,3–5,6 mmol/L) nüchtern und bis 140 mg/dL (7,8 mmol/L) postprandial.

Postprandiale Werte bis 160 mg/dL (8,9 mmol/L) sind noch nicht pathologisch. Bei BZ-Werten von < 50 mg/dL (< 2,8 mmol/L) und > 240 mg/dL (> 13,4 mmol/L) droht eine gefährliche Entgleisung.

Hyperglykämie

Fehlt einer Typ-1-Diabetikerin die Insulingabe (vor der Diagnosestellung oder bei versäumter Injektion), steigt der Blutzucker rasch an. Auch bei Typ 2 kann nach langjährigem Verlauf – durch Erschöpfung der Insulin bildenden Zellen – eine Insulinabhängigkeit eintreten und bei fehlender Injektion entsteht eine Hyperglykämie.

Ab ca. 180 mg/dL (10 mmol/L) treten Polydipsie und Polyurie auf. Zu Sehstörungen kommt es, weil sich der Wassergehalt der Augenlinse bei hohem BZ verändert. Zunächst sind die Symptome leicht ausgeprägt (Übelkeit, Erbrechen, Bauchschmerzen, Durst) und können als Magen-Darm-Infekt fehlgedeutet werden. Steigt der BZ weiter, kommen Bewusstseinsstörungen hinzu. Sie können sich von verlangsamter Reaktion über Verwirrtheit und Teilnahmslosigkeit bis zur tiefen Bewusstlosigkeit, dem Koma, steigern.

Fehlt Insulin, kann der Stoffwechsel keine Glukose verwerten – obwohl sie bei Hyperglykämie reichlich vorhanden ist. Ohne Insulin ist Glukose aus den Zellen „ausgesperrt". Der Stoffwechsel muss auf den Fettabbau ausweichen, um Energie zu gewinnen. Dabei entstehen Ketone. Dies sind Stoffwechselprodukte des Fettabbaus. Sie erzeugen einen charakteristischen Atemgeruch bei den Kranken. Ketongeruch erinnert an Aceton (Nagellackentferner) oder an überreife Früchte. Da der Säuregehalt des Blutes durch Ketone ansteigt, d. h. eine **Azidose** (Übersäuerung) entsteht, kommt es zum Koma (**Ketoazidose** bzw. **ketoazidotisches Koma**). Gegebenenfalls verändert sich die Atmung hin zu seltenen, tiefen Atemzügen. Eine sofortige Flüssigkeits- und Insulinzufuhr per Infusion kann das Leben der Patientin retten. Die Dosen bestimmt die Ärztin bzw. Notärztin. Die Ketoazidose ist eine Komplikation des absoluten Insulinmangels bei Diabetes Typ 1.

Hypoglykämie

Jeder Mensch, der schon einmal verschlafen hat und ohne Frühstück aus dem Haus geeilt ist, kennt die Symptome der leichten Unterzuckerung: Müdigkeit, Schwäche- und Schwindelgefühl, Zittrigkeit und ggf. Kreislaufprobleme bis hin zum Kollaps. Auch schlechte Laune, Reizbarkeit und Konzentrationsmangel treten auf, wenn der BZ etwa 50 mg/dL (2,8 mmol/L) unterschreitet. Typisch sind Hunger und Appetit auf Süßes. Ist eine Nahrungsaufnahme nicht möglich, hebt das Hormon Glukagon den BZ (durch Glykogenspaltung) bald wieder in den (unteren) Normbereich an.

Bei Diabetikerinnen sind **Hypoglykämien** die Folge zu geringer Glukose- bzw. Nahrungszufuhr unter Insulintherapie (z. B. bei Infekten, außergewöhnlicher Anstrengung oder ungewohnter Nahrung), einer zu hohen Dosis von Insulin oder einem BZ-senkenden Arzneimittel. Besonders Kombinationen dieser Faktoren lösen BZ-Entgleisungen aus.

Außer den genannten Symptomen entstehen bei raschem Absinken des BZ Bewusstseinsstörungen bis zum Koma. Wichtig ist, dass die Diabetikerinnen selbst sowie ihre Angehörigen bzw. Betreuer die Symptome rechtzeitig erkennen und sofort Gegenmaßnahmen ergreifen. Bei leichter Hypoglykämie kann eine orale Kohlenhydratzufuhr erfolgen, z. B. ein Glas Saft oder Limonade getrunken oder Traubenzucker gegessen werden. Ab ca. 50 mg/dL (2,8 mmol/L) treten Symptome auf, ab 40 mg/dL (2,2 mmol/L) kann ein Bewusstseinsverlust eintreten. Die Patientin selbst oder ein Helfer kann durch eine Glukagoninjektion (z. B. GlucaGen® HypoKit) mit einer Fertigspritze in den Oberschenkelmuskel den Blutzucker schnell wieder anheben.

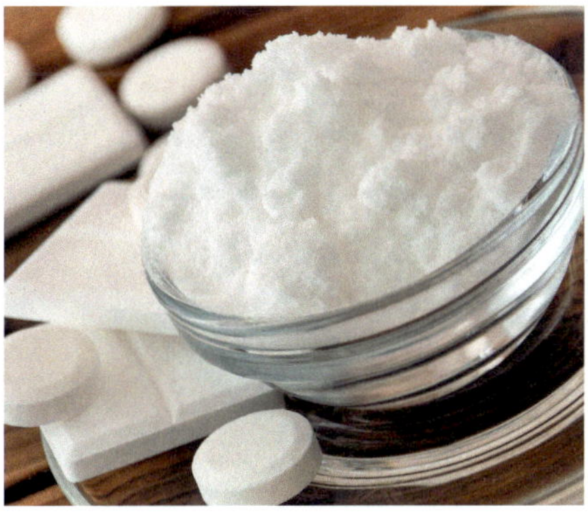

Abb. 2 Traubenzucker hilft bei leichter Hypoglykämie, den Blutzucker anzuheben.

Diabetische Angiopathie (diabetesbedingte Blutgefäßschäden)

Bei Diabetes mellitus treten Gefäßverengungen mit allen Folgekrankheiten früh und ausgeprägt auf und schreiten besonders rasch fort. Der ganze Körper der Diabetikerin leidet unter Mangeldurchblutung. Bei der **diabetischen Angiopathie** gibt es die Verengung großer Arterien, die **Makroangiopathie**. Sie entspricht einer verfrühten und verstärkten Arteriosklerose. Die Makroangiopathie führt zu Myokardinfarkt, Schlaganfall und pAVK. 60 % aller Herzinfarkte betreffen Diabetikerinnen und 55 % aller Diabetikerinnen sterben daran.

Spezifisch für den Diabetes ist die Verengung kleiner Blutgefäße, die **Mikroangiopathie**. Die Hyperglykämie verändert die Funktion und den Aufbau des Endothels und damit der kleinsten Blutgefäße. Gewebe und Organe, die aufgrund der Mikroangiopathie unterversorgt werden, sind vor allem Augen, Nieren und Nerven. Die **Retina** (die Netzhaut des Auges) erleidet Schäden.

Katarakt
→ LF 11, S. 550
Glaukom
→ LF 11, S. 551

Die **diabetische Retinopathie** kann zur Erblindung führen. Auch grauer und grüner Star (Katarakt und Glaukom, d. h. Linsentrübung und zunehmende Schädigung des Sehnerven) werden durch Diabetes gefördert. Mittels Laser-Anwendung kann die Augenärztin Frühstadien der Retinopathie therapieren. Dennoch erblinden viele Diabetikerinnen.

Die Mikroangiopathie begünstigt außerdem Angina pectoris, Herzinsuffizienz, Schwerhörigkeit und Impotenz. Schwerhörigkeit tritt früher und häufiger auf.

Die Nieren können durch die **diabetische Nephropathie** (diabetisches Nierenleiden) ihre Leistungsfähigkeit verlieren, d. h. insuffizient werden und schließlich ganz versagen (terminale Niereninsuffizienz). Viele Diabetikerinnen benötigen Dialysetherapie.

Alle Nerven werden von mikroskopisch kleinen Arterien versorgt. Die Mikroangiopathie führt zu Funktionsstörungen der unterversorgten Neuronen (Nervenzellen) mit Taubheitsgefühl, Kribbeln und Schmerzen. Auch mangelnder Tastsinn und fehlender Schmerz (z. B. beim sog. stummen Herzinfarkt) sowie Störungen des vegetativen Nervensystems wie Herzrhythmusstörungen und Magenentleerungsstörungen kommen bei der **diabetischen Neuropathie** (Nervenleiden) vor.

Diabetes-mellitus-Folgeerkrankungen durch Mikro- und Makroangiopathie

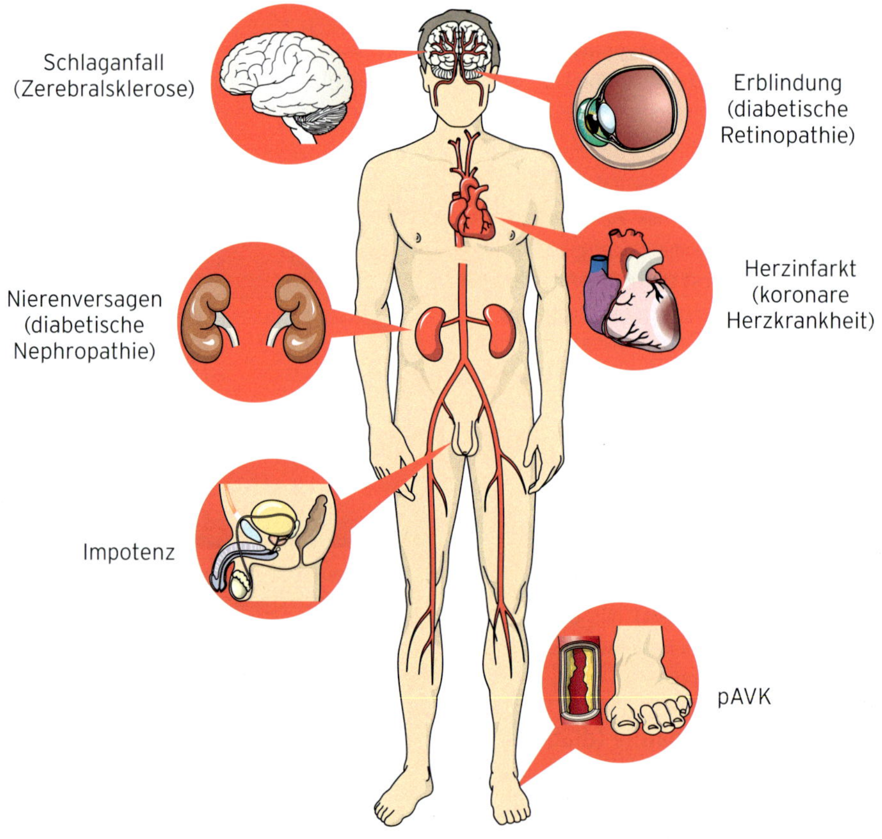

Diabetisches Fußsyndrom

Das diabetische Fußsyndrom, auch als „diabetischer Fuß" bekannt, ist gekennzeichnet durch **Sensibilitätsstörungen** (Gefühlsstörungen, z. B. fehlender Tastsinn). Durch die beeinträchtigte Sensibilität entsteht ein gestörtes Gangbild mit Überlastung der Fußballen und Zehen. Dadurch kommt es zu Verletzungen und schweren Wundheilungsstörungen (→ Abb. 1). Die Behandlung des diabetischen Fußes ist Expertensache. Verletzungen durch falsche und unprofessionelle Fußpflege können schwerwiegende Folgen haben. Viele Fuß- und Beinamputationen sind wegen diabetischer Gefäß- bzw. Gewebeschäden notwendig. Regelmäßige Fußinspektionen (→ Abb. 2), geeignete Schuhe und Strümpfe, die keine Druckstellen verursachen, sorgfältige Hautpflege und die strikte Vermeidung von Verletzungen sollten bei Diabetes selbstverständlich sein.

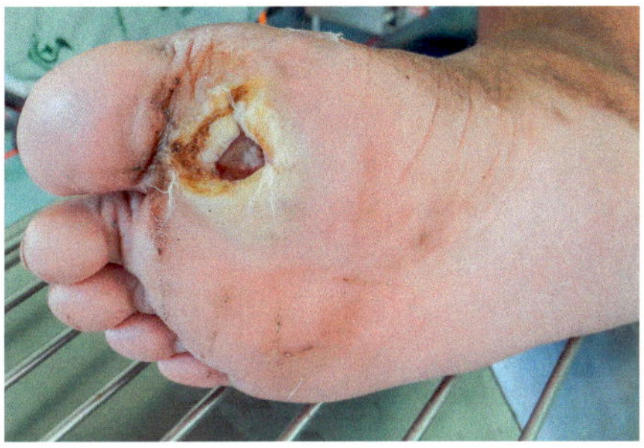

Abb. 1 Tiefes diabetisches Fußulkus

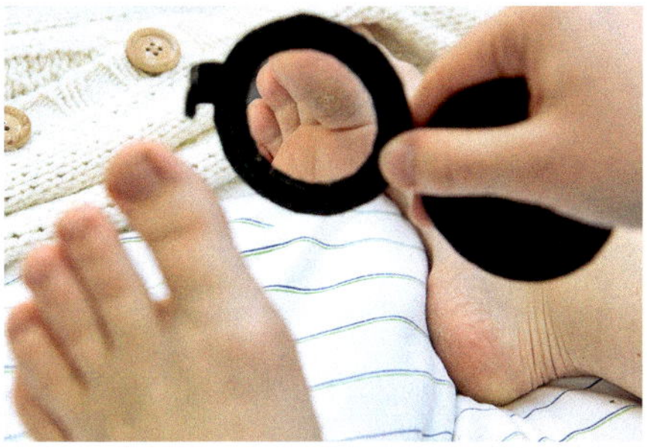

Abb. 2 Regelmäßige Fußinspektionen sind wichtig, um frühzeitig Veränderungen festzustellen.

5.5.6 Kontrolluntersuchungen bei Diabetes mellitus

Um Organschäden soweit wie möglich zu vermeiden oder hinauszuschieben, sollten Diabetikerinnen regelmäßig Kontrolluntersuchungen bei diabetologischen Fachkräften wahrnehmen. Besonders im Rahmen der **DMP**s (**D**isease-**M**anagement-**P**rogramme) der gesetzlichen Krankenkassen, welche die Versorgung der Diabetikerinnen standardisieren und optimieren sollen, finden regelmäßige Kontrollen statt. Hierzu gehören: Anamnese, Messung von Blutdruck, Gewicht, Blutzucker, HbA_{1c}, Nieren- und Blutfettwerten, Urinkontrollen (mit Mikroalbumintest), klinische Untersuchung mit neurologischen Tests und Fußinspektion.

Die Sensibilität im Fußbereich wird mit dem Monofilament, einem kleinen Gerät mit einer biegsamen Nylonfaser, durchgeführt (→ Abb. 3). Viele Diabetikerinnen spüren aufgrund der Neuropathie die Berührung durch das Monofilament nicht. Mit einer auf den Innenknöchel aufgesetzten Stimmgabel wird der Vibrationssinn geprüft. Ein gesunder Mensch spürt das Vibrieren einer Stimmgabel länger als ein Mensch, dessen Nerven geschädigt sind.

Die Untersuchungen finden bei der Hausärztin und/oder in diabetologischen Schwerpunktpraxen statt. Fachärztliche Kontrollen sind je nach Diabetesdauer und Stoffwechsellage bei der Augenärztin, der Kardiologin, der Neurologin und der Nephrologin sinnvoll.

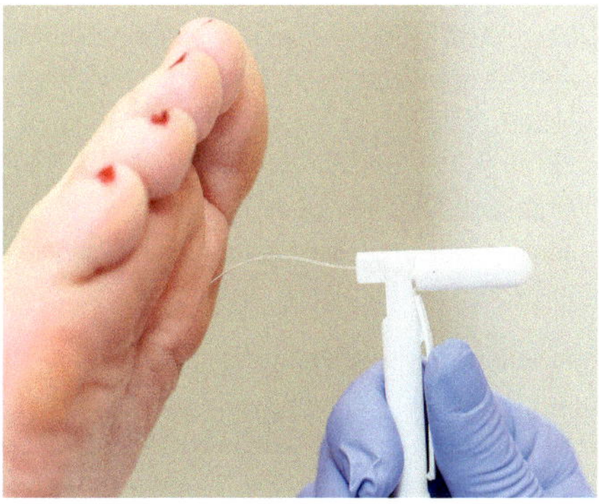

Abb. 3 Der Monofilament-Test prüft die Sensibilität.

5.5.7 Ernährung und Bewegung bei Diabetes mellitus

Die **Verbesserung des Lebensstils** ist bei Typ 2 die erste und wichtigste Maßnahme. Wegen des Insulinmangels bzw. der -resistenz ist eine Ernährung günstig, die einen gleichmäßigen Blutzuckerverlauf bewirkt (→ S. 469, Abb. 1). Daher sind (nicht nur für Diabetikerinnnen) langkettige Kohlenhydrate zu bevorzugen. Vollkornprodukte und andere ballaststoffreiche Nahrungsmittel sorgen für einen gleichmäßigen BZ-Verlauf. Fünf kleine Mahlzeiten sind besser als drei große. Zuckerhaltige und alkoholische Getränke sollten gemieden werden.

Abhängig von Gewicht und körperlicher Aktivität wird zunächst der Tagesenergiebedarf der Diabetikerin festgestellt und danach über Größe und Zusammensetzung der Mahlzeiten beraten. Die Ernährung sollte die Gewohnheiten der Patientin so weit wie möglich berücksichtigen, um ihre Adhärenz zu stärken. Die Kohlenhydratmenge, welche die Patientin am Tag zu sich nehmen soll bzw. darf, wird mithilfe der **KE** (Kohlenhydrateinheiten) oder **BE** (Broteinheiten bzw. Berechnungseinheiten) erfasst; 1 KE entspricht 10 g Kohlenhydraten, 1 BE entspricht 12 g Kohlenhydraten.

MERKE Bei Diabetes mellitus ist jedes Nahrungsmittel erlaubt. Es kommt nur auf die Menge an.

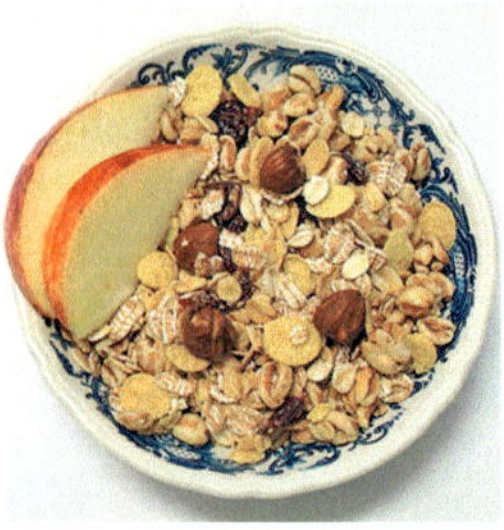

Abb. 1 Vollkornprodukte erzeugen einen gleichmäßigen Blutzuckerspiegel.

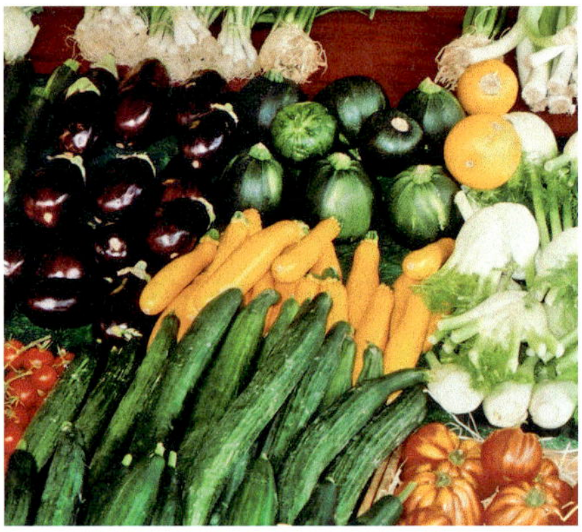

Abb. 2 Viele Gemüsesorten dürfen uneingeschränkt verzehrt werden.

Der in der Diabetesschulung errechnete Tagesenergiebedarf sollte zu 15 % mit Eiweiß, zu 30 % mit Fett und zu 55 % mit Kohlenhydraten gedeckt werden. In der Schulung lernt die Patientin, welche Nahrungsmittel wie viele Kohlenhydrate enthalten und ob es schnell oder langsam verfügbare Kohlenhydrate sind. Viele Gemüse, z. B. Tomaten, Salat und Gurken, dürfen uneingeschränkt verzehrt werden. In der Schulung wird geübt, den Kohlenhydratgehalt von Nahrungsmitteln korrekt zu schätzen und Mahlzeiten richtig zusammenzustellen. Die Schulungsteilnehmerin lernt, ihre Tagesration Kohlenhydrate gleichmäßig auf die Mahlzeiten zu verteilen und nicht zu sehr auf das kalorienreiche Fett auszuweichen. Bei Übergewicht wird zunächst eine diabetesgerechte Reduktionsdiät geplant. Solange keine Niereninsuffizienz besteht, darf Eiweiß nach Wunsch und Bedarf verzehrt werden. Da Sport die Insulinresistenz bessert, ist ein tägliches Bewegungsprogramm genauso wichtig wie die Diät. Ausdauersportarten wie Spazierengehen, Walken, Radfahren und Schwimmen sind am besten geeignet. Diätetische Therapie bedeutet, dass die Patientinnen durch die richtige Nahrungsauswahl und -menge, aber ohne Medikamente therapiert werden. Wenn die Patientinnen das Prinzip verstanden haben und befolgen, müssen sie sich nicht an einen starren Diätplan halten.

Spezielle diätetische Nahrungsmittel sind nicht erforderlich. Zuckeraustauschstoffe wie Sorbit haben gleich viele Kalorien wie Zucker, werden aber ohne Insulin verstoffwechselt. Süßstoffe sind (fast) kalorienfrei und bei Gewichtsproblemen günstig. Bei Diabetes sind etwa 30 g Zucker am Tag – in jeder gewünschten Form und Verteilung – erlaubt. Bewusstes Genießen ist besser als strenge Verbote, die leicht zum Gegenteil, d. h. zu kalorienreichen „Diätfehlern" mit schlechtem Gewissen, führen.

Gegebenenfalls normalisiert die Gewichtsreduktion mit optimierter Ernährung und Sport den Blutzucker wieder und bringt die Patientin in den Bereich des Prädiabetes zurück. Bessert sich die Stoffwechsellage durch die Lebensstiländerung nicht genug oder wird sie nicht konsequent umgesetzt (was sehr häufig ist), kommen Medikamente zum Einsatz. Beim Typ 2 werden vor allem **orale Antidiabetika (OAD)** eingesetzt, also Tabletten. Bei Bedarf erhalten auch Typ-2-Diabetikerinnen Insulin. Typ 1 kann nur mit Insulin behandelt werden. Orale Antidiabetika zur Anregung der Insulinabgabe sind bei Typ 1 sinnlos und kontraindiziert.

5.5.8 Medikamentöse Therapie des Diabetes mellitus

Insulintherapie

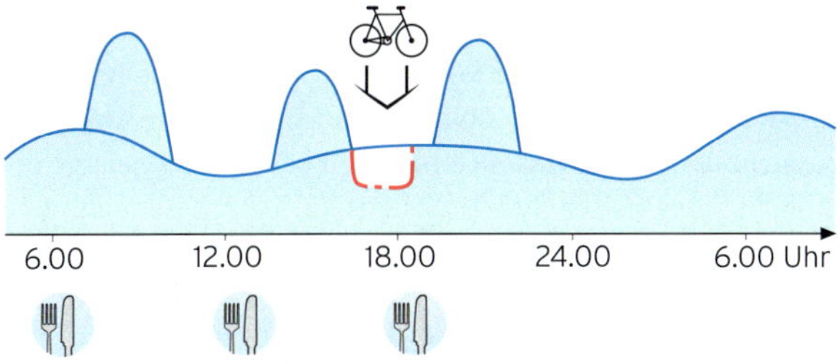

Abb. 1 Insulinfreisetzung bei Nichtdiabetikerinnen

Die Diabetestherapie sollte den Stoffwechsel eines gesunden Menschen möglichst genau nachahmen. So werden Entgleisungen und Spätschäden vermieden. Bei Gesunden wird das lebenswichtige Hormon Insulin passend zur Kohlenhydratmenge und körperlichen Aktivität von den Inselzellen abgegeben (→ Abb. 1).

Es gibt einen **basalen Insulinspiegel**, der die Zellen **mahlzeitenunabhängig** mit Glukose versorgt. Zusätzlich wird **mahlzeitenabhängig** Insulin ausgeschüttet. Sport ermöglicht es den Zellen, eine gewisse Glukosemenge insulin**un**abhängig aufzunehmen. Das zeigt, wie wichtig regelmäßige Bewegung bei jedem Diabetes-Typ ist.

Für den basalen Insulinbedarf gibt es lang wirksame **Depot- oder Verzögerungsinsuline** (auch **Basalinsuline** genannt), deren Wirkung langsam eintritt und lange anhält. Zu den Mahlzeiten wird **Normalinsulin** gegeben, das schnell (innerhalb von 20 min nach der Injektion) zu wirken beginnt, aber dessen Wirkung auch schnell wieder nachlässt. Alle Insuline werden in **I**nternationalen **E**inheiten **(I.E.)** berechnet. **Insulinanaloga** sind chemisch abgewandelte Insuline, die sofort nach der Injektion wirken. Sie sind teurer als andere Insuline, bieten der Diabetikerin aber mehr Flexibilität und erleichtern eine optimale BZ-Einstellung. Insuline werden mithilfe von Hefezellen gentechnisch hergestellt. Sie müssen gekühlt gelagert werden. Insuline gibt es in verschiedenen Konzentrationen (**U40** und **U100**), mit 40 bzw. 100 Einheiten (engl. **U**nits) pro mL.

Als Faustregel dient die 40er-Regel:

Ein Erwachsener benötigt **40** I.E. Insulin am Tag.
1 I.E. Normalinsulin senkt den BZ um ca. **40** mg/dL (2,2 mmol/L).
1 BE hebt den BZ um ca. **40** mg/dL (2,2 mmol/L).
1 BE verbraucht der Körper in **40** min leichter sportlicher Betätigung.

Intensivierte konventionelle Insulintherapie (ICT)

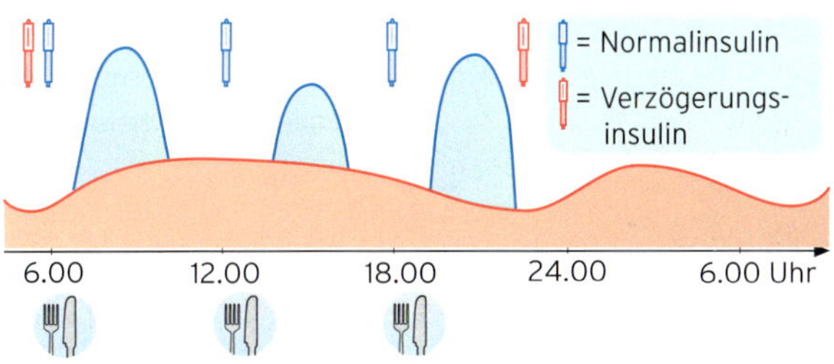

Abb. 2 Insulinfreisetzung bei ICT

Die **i**ntensivierte (**k**onventionelle) **I**nsulin**t**herapie **(ICT)** wird von den meisten Typ-1-Diabetikerinnen angewandt. Dabei wird in der Regel morgens und abends **Depotinsulin** gespritzt und zu den Mahlzeiten passend dosiertes Normalinsulin (→ Abb. 2). Dafür sind viele Blutzuckermessungen nötig. Vor jeder Normalinsulininjektion muss der genaue Bedarf aus dem Messwert, dem Kohlenhydratgehalt der Mahlzeit und der geplanten Aktivität errechnet werden. Die ICT erfordert viel Motivation, Disziplin, Wissen und Erfahrung der Anwenderin. Soll sie erfolgreich sein, müssen die Diabetikerin, sowie ggf. ihre Familie und ihre Betreuerinnen sie konsequent durchführen.

Insulinpumpen-Therapie (CSII)

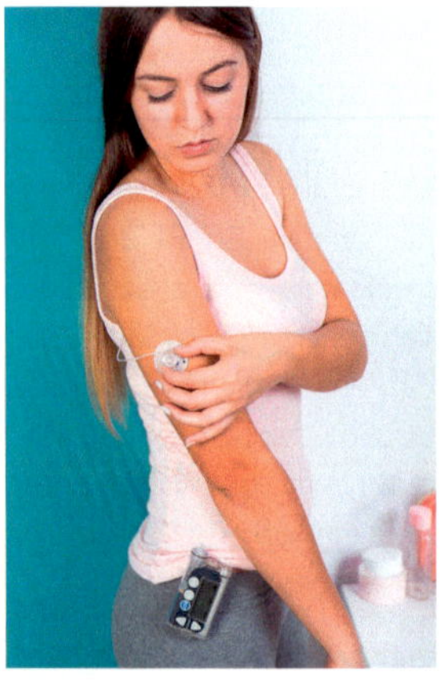

Abb. 1 Insulinpumpe mit Spezialkanüle

Insulinpumpen sind elektronische Geräte, die mit Insulinanaloga gefüllt werden. Sie geben das Insulin entsprechend ihrer Programmierung über eine Dauerkanüle kontinuierlich in das subkutane Gewebe ab (**CSII** = **k**ontinuierliche **s**ubkutane **I**nsulin**i**njektion). Vor Mahlzeiten und/oder Anstrengungen kann man zusätzliche Insulinabgaben auslösen. Mit der CSII gelingt der gründlich geschulten Typ-1-Diabetikerin eine besonders gute BZ-Einstellung. Viele Kinder und einige Hochleistungssportlerinnen nutzen Insulinpumpen. Wegen der hohen Kosten werden sie nicht immer von den Kassen bewilligt.

Konventionelle Insulintherapie (CT)

Die **k**onventionelle **I**nsulintherapie **(CT)** (→ Abb. 2) ist einfacher als die ICT durchzuführen, eignet sich aber nur für Typ-2-Diabetikerinnen. Durch eine feste Mischung von Verzögerungs- und Normalinsulin, z. B. im Verhältnis 75 % zu 25 %, die zu 2/3 morgens und zu 1/3 abends injiziert wird, sind nur zwei Injektionen erforderlich, um einen akzeptablen Insulinverlauf zu erreichen. Die CT ist nicht für den Typ 1 geeignet, da sie unflexibel ist und keine optimale BZ-Kontrolle bewirkt. Die geringe Zahl an Injektionen und Messungen erleichtert die Durchführung der CT z. B. bei pflegebedürftigen Patientinnen. Sie müssen sehr regelmäßig leben und essen. Extreme BZ-Schwankungen sind dann unter CT selten, aber eine optimale Blutzuckereinstellung und flexible Mahlzeiten wie bei ICT sind nicht möglich. Typ-2-Diabetikerinnen können die CT mit oralen Antidiabetika kombinieren.

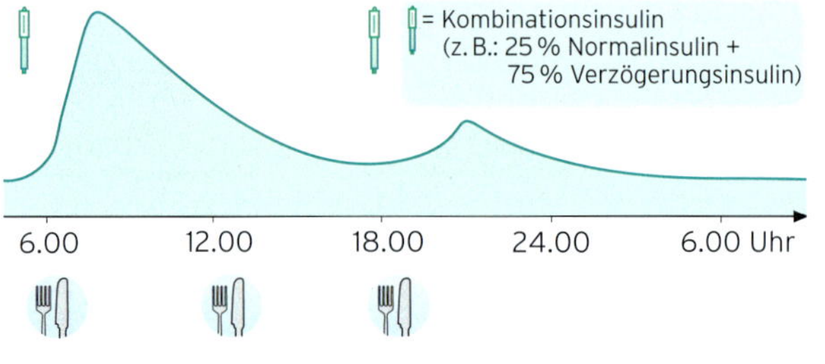

Abb. 2 Insulinfreisetzung bei CT

orale Antidiabetika
→ LF 9, S. 472

Mahlzeiten-Insulin und basal unterstützte orale Therapie

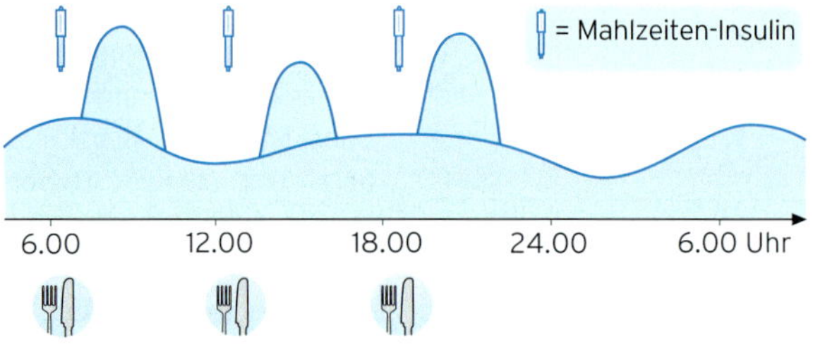

Abb. 3 Mahlzeiten-Insulin bzw. basal unterstützte orale Therapie

Für Typ-2-Diabetikerinnen gibt es noch weitere Prinzipien der Insulintherapie, je nach BZ-Tagesprofil. Steigt der BZ nur nach den Mahlzeiten stark an, wird vor den Mahlzeiten Normalinsulin gespritzt. Liegt hingegen der Nüchtern-BZ zu hoch, kann mit ein bis zwei Depot-Insulininjektionen pro Tag, meist mit oralen Antidiabetika kombiniert, recht einfach die Stoffwechsellage verbessert werden. Das nennt sich basal unterstützte orale Therapie. Mahlzeiten-Insulin und basal unterstützte orale Therapie erfordern weniger Messungen und Dosisanpassungen als die ICT.

Praktische Durchführung der Insulintherapie

Insulin muss injiziert werden, da es ein Protein ist und im Gastrointestinaltrakt verdaut würde. Die Injektion wird **subkutan (s.c.**, ins Unterhautfettgewebe) durchgeführt (→ Abb. 1 und 2). Die Einstichstellen werden regelmäßig gewechselt (→ Abb. 3 und 4), um Vernarbungen und damit einen veränderten Wirkeintritt zu vermeiden. Insulinpens, d. h. „Füller", die mit Patronen gefüllt werden, sind Standard. Sie erleichtern die Dosierung der Einheiten sowie die Injektion sehr (→ Abb. 5). Für die ICT braucht die Patientin zwei Pens mit je einer Insulinart; für die CT ist nur ein Pen mit einer Insulinart nötig.

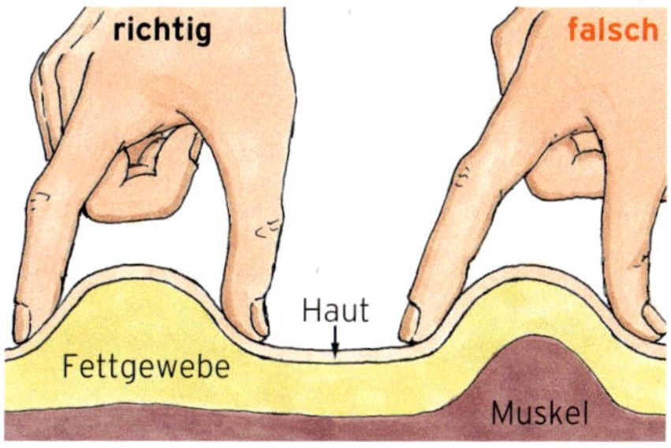

Abb. 1 Faltenbildung für die s.c.-Injektion

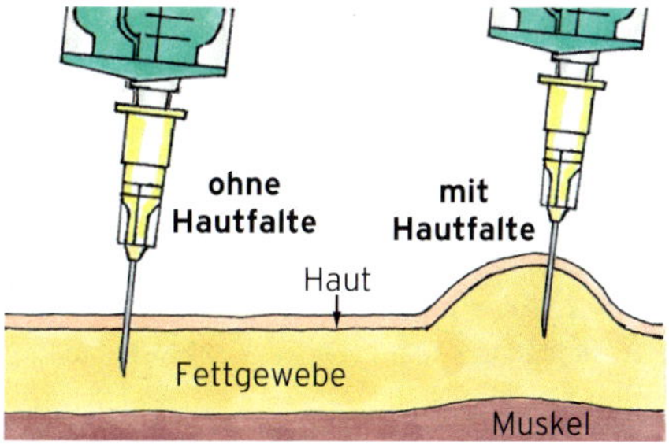

Abb. 2 Subkutane Injektion mit und ohne Faltenbildung

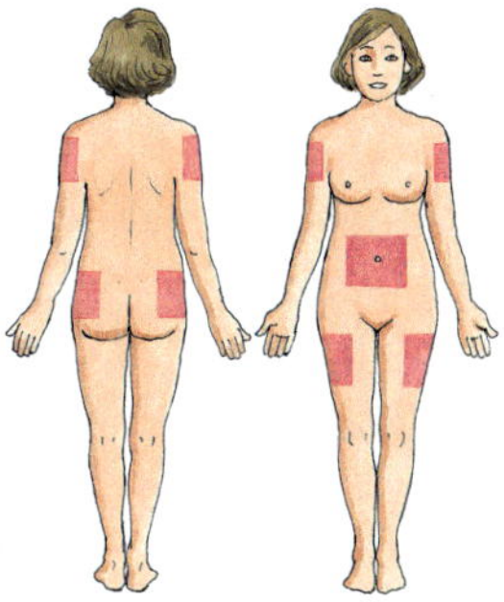
Abb. 3 Insulin-Einstichstellen

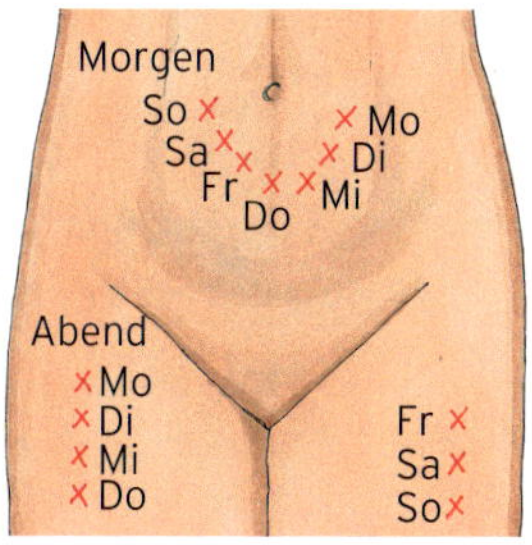

Abb. 4 Beispiel eines Injektionskalenders

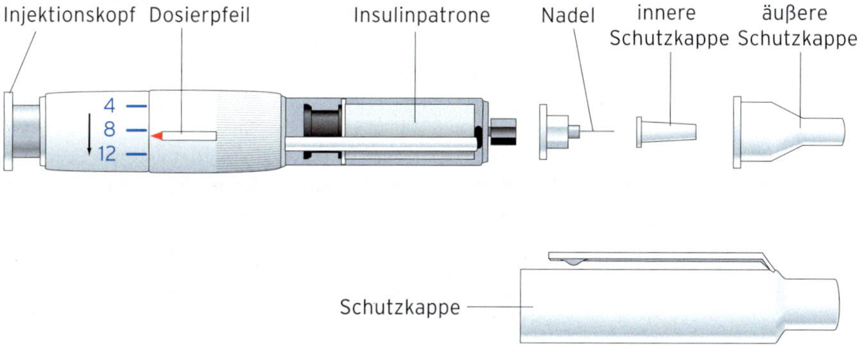

Abb. 5 Aufbau eines Insulinpens

Da Normalinsulin erst nach ca. 20 min wirkt, muss die Diabetikerin diese Zeitspanne als sog. **Spritz-Ess-Abstand** abwarten, bevor sie mit dem Essen beginnt. Insulinanaloga können auch noch beim Essen injiziert werden.

Die aktuelle Versorgungs-Leitlinie Typ-2-Diabetes finden Sie unter: **www.leitlinien.de/nvl/diabetes**

Orale Antidiabetika und neue Antidiabetika

Orale Antidiabetika (OAD) sind nur für Typ-2-Diabetikerinnen geeignet, die noch Insulin bilden. Sie haben den Vorteil, dass sie oral eingenommen werden und der Aufwand für die Insulininjektionen entfällt. Das wichtigste orale Antidiabetikum ist **Metformin**. Bei Kontraindikationen oder unzureichender Wirkung kommen andere bzw. zusätzliche Wirkstoffe infrage. Kombination von zwei, maximal drei OAD und ggf. Insulin sind möglich. In der Schwangerschaft sind OAD kontraindiziert. Die neuen GLP1-Agonisten müssen injiziert werden. Sie bewirken eine fast physiologische Insulinsekretion und senken den Appetit – erzeugen aber hohe Kosten.

Orale Antidiabetika (am häufigsten verordnete Wirkstoffe)

Wirkstoff(gruppe), Einzelwirkstoffe, Handelsnamen (®)	**Wirkmechanismus (vereinfacht)**	**Nebenwirkungen (NW), Kontraindikationen (KI), Sonstiges (S)**
Metformin Siofor®, Generika	hemmt Glukoseresorption und Glukosebildung in der Leber, bessert Insulinresistenz und Glukoseaufnahme in die Zellen, hemmt leicht den Appetit	**NW:** häufig (zu Therapiebeginn) Magen-Darm-Probleme; selten schwere Stoffwechselstörung (Laktatazidose) **KI:** Niereninsuffizienz (GFR < 30), Fasten, vor Kontrastmittelgabe und Operationen **S:** bei Übergewicht und metabolischem Syndrom sinnvoll; für Kinder ab 10 Jahren zugelassen; preisgünstig; leichte krebsvorbeugende Wirkung
Glinide NovoNorm®, Starlix®, Repaglinid HEXAL®	regen kurzzeitig zu den Mahlzeiten die Insulinabgabe an, ähnlich wie Sulfonylharnstoffe	**NW:** Hypoglykämien, Magen-Darm-Probleme **KI:** Nieren- und Leberinsuffizienz, Allergie **S:** die Wirkung ähnelt der Gabe einer Normalinsulin-Injektion zu einer Mahlzeit
DDP-4-Hemmer = Gliptine Januvia®, Xelevia®, Onglyza®	verbessern die BZ-senkende Wirkung des Hormons DDP-4	**NW:** Infekte, Leberfunktionsstörungen, Pankreatitis **KI:** schwere Niereninsuffizienz, Leberinsuffizienz **S:** teuer
SGLT2-Hemmer = Gliflozine Forxiga®, Jardiance®, Steglatro®	hemmen die Glukoserückgewinnung in der Niere, wirken günstig aufs Herz, z. B. bei KHK	**NW:** Harnwegsinfekte bis hin zur Sepsis; Genitalmykosen, Durst, Abgeschlagenheit, erhöhte Blutfette **S:** erhöhen die Glukoseausscheidung mit dem Urin, erzeugen Glukosurie und Polyurie, damit leichte Gewichtsreduktion; teuer
Glitazone Pioglitazon = Actos®	verbessern die Insulinwirkung an den Zellen	**NW:** Gewichtszunahme, Ödeme, erhöhte Frakturgefahr bei Frauen **KI:** Leber-, Herz- und Niereninsuffizienz
Acarbose Glucobay®, Generika	hemmt Kohlenhydrat spaltende Enzyme im Darm	**NW:** Meteorismus, Diarrhö, weil unverdaute Kohlenhydrate zu Gasbildung führen (Effekt wie bei Laktoseintoleranz) **S:** teuer, Effekt auch mit Ernährung erzielbar
Sulfonylharnstoffe Glibenclamid Glimepirid	regen die Inselzellen zur vermehrten Insulinabgabe an	**NW:** Hypoglykämie; verstärken die Hyperinsulinämie und damit das metabolische Syndrom **KI:** Sulfonamidallergie
Neuere Antidiabetika für Typ-2-Diabetikerinnen zur Injektion		
GLP-1-Analoga Byetta®, Bydureon®, Victoza®, Trulicity®, Eperzan®, Ozempic®	regen wie das Hormon GLP 1 BZ-abhängig die Insulinsekretion an, senken den Appetit	**NW:** Übelkeit, dadurch (erwünschte) Gewichtsabnahme **KI:** schwere Niereninsuffizienz **S:** sehr teuer, Injektion erforderlich (täglich oder wöchentlich)

5.5.9 Diabetes mellitus – eine lebenslange Herausforderung

Die besten Therapieergebnisse erzielen Diabetikerinnen, die selbst zu Experten ihrer Krankheit werden. Um das zu erreichen, können Ärztinnen, MFAs und Diabetesberaterinnen die Patientinnen informieren, motivieren und unterstützen.

Beratung und Motivation

Mit Drohungen und Verboten zu arbeiten, nimmt den Patientinnen die Motivation. Der Grundsatz „Alles ist erlaubt" (in Maßen) hilft mehr als: „Sie dürfen auf keinen Fall Süßes essen!" Diabetikerinnen sind nicht akut gefährdet, wenn sie etwas Süßes essen – 30 g Glukose bzw. Zucker am Tag können nach Geschmack und Appetit „verbraucht" werden. Im persönlichen Gespräch zeigt sich, was der Patientin im Leben wichtig ist und sie motiviert, Probleme zu bewältigen. Lebensziele können z. B. die eigene Unabhängigkeit, ein Hobby oder die Enkelkinder sein.

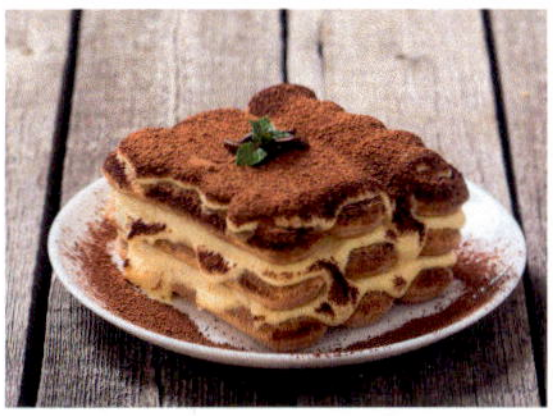

Abb. 1 Alles ist erlaubt – in Maßen

Prävention des Diabetes mellitus

Typ-1-Diabetes ist eine schicksalhafte, durch Gene und verschiedene Auslösefaktoren bedingte Erkrankung, der bisher nicht wirksam vorgebeugt werden kann. Typ-2-Diabetes und Gestationsdiabetes kann in vielen Fällen mit einem gesunden Lebensstil verhindert werden.

Umfassende Informationen zu Erkrankung, Epidemiologie, Diagnostik, Therapie, Selbsthilfe und Weiterbildungsmöglichkeiten für Fachkräfte finden Sie unter:
www.diabetes-deutschland.de
www.diabetesstiftung.de
www.deutsche-diabetes-gesellschaft.de
Speziell dem kindlichen Diabetes widmet sich die Organisation:
www.diabetes-kids.de

Belastungen und Probleme bei insulinpflichtigem Diabetes

Diabetes ist eine chronische Krankheit, die Lebensqualität und Lebenserwartung v. a. bei Typ 1 einschränkt. Sich mehrmals täglich in Finger und Bauchhaut zu stechen, ist unangenehm. Nie wieder spontan essen oder ein paar Drinks genießen zu dürfen, ist keine gute Aussicht. Auch die Eltern diabetischer Kinder stehen nach der Diagnose unter Schock. Sie müssen ihr Kind ab jetzt aktiv und aufwendig am Leben halten – das unbeschwerte Familienleben scheint vorbei zu sein und Resignation droht. Geschwister müssen Rücksicht nehmen – Konflikte sind vorprogrammiert. Nicht nur die Kleinkind-Trotzphase und Klassenfahrten, sondern auch die Pubertät mit der Abgrenzung von allem, was Ärzte, Lehrer und Eltern vorgeben, bedeutet für Diabetikerinnen zugleich Gesundheits- und Lebensgefahr.

Mädchen und junge Frauen mit Typ 1 entwickeln oft Essstörungen (v. a. Bulimie). Es kommt vor, dass sie Insulininjektionen auslassen, um mithilfe der Glukosurie abzunehmen. Vor allem Jungen experimentieren – wie viele Jugendliche – mit Alkohol, riskieren dabei Hypoglykämien oder verschlafen Messungen und Injektionen.

Diabetes mellitus, besonders der Typ 1, ist ein zusätzlicher Stressfaktor für die Betroffenen. Das Zusammentreffen von Diabetes und Depression ist besonders gefährlich. Durch die Depression, die mit gedrückter Stimmung, Pessimismus und Antriebsmangel einhergehen kann, vernachlässigen die Patientinnen oft Ernährung und Therapie und neigen teilweise zu direkten oder indirekten suizidalen Handlungen. Menschen, die mit ihrer Zuckerkrankheit seelisch und/oder intellektuell überfordert sind, erleiden mehr und früher Organschäden. Ihre Lebenserwartung ist eingeschränkt. Kommt Alkohol hinzu, gehen der seelische und körperliche Abbau noch schneller.

Selbsthilfeorganisationen im Netz und/oder am Wohnort bieten gute Unterstützung und Information. Oft nutzen Betroffene ihr Wissen und ihre Motivation auch, um anderen zu helfen, indem sie sich beruflich und/oder ehrenamtlich für Diabetikerinnen engagieren – diese Profis sind doppelt glaubwürdige Vorbilder für andere. Prominente, die trotz ihres Typ-1-Diabetes Weltklasse erreichen, wie der Tennisprofi Alexander Zverev, motivieren ebenfalls andere Betroffene.

→ **Terminologie: Diabetes mellitus**

Azidose	Übersäuerung; Absinken des pH-Wertes im Körper unter 7,35
Broteinheit (BE)	Berechnungseinheit für Kohlenhydrate (1 BE = 12 g)
Blutzuckerspiegel (BZ; Kw. **Blutzucker**)	Glukosekonzentration im Blut
Blutzuckerentgleisung	extreme Abweichung des Blutzuckerspiegels von der Norm, d. h. schwere Hypo- oder Hyperglykämie
Depotinsulin, Basalinsulin Verzögerungsinsulin	lang wirksames Insulin mit verzögertem Wirkungseintritt, das nach s.c.-Injektion z. B. 12–24 h lang wirkt
Diabetes mellitus Zuckerkrankheit	Stoffwechselerkrankung mit erhöhtem Blutzuckerspiegel, die auf einem absoluten und/oder relativen Insulinmangel bzw. mangelnder Insulinwirkung beruht
Diabetes mellitus Typ 1	primär insulinabhängiger Diabetes mellitus (Autoimmunkrankheit)
Diabetes mellitus Typ 2	nicht primär insulinabhängiger Diabetes mellitus (Stoffwechselkrankheit; zumeist Teil des metabolischen Syndroms)
Diabetes mellitus Typ 3	seltene Diabetesformen, z. B. durch Medikamente, Pankreasentzündungen, endokrine Erkrankungen
Diabetikerin	Patientin, die an Diabetes mellitus erkrankt ist
diabetische Angiopathie	Blutgefäßveränderungen durch Diabetes mellitus
diabetische Makroangiopathie	Arteriosklerose großer Arterien durch Diabetes mellitus
diabetische Mikroangiopathie	Arteriosklerose kleiner Arterien durch Diabetes mellitus
diabetische Nephropathie	Nierenschäden durch Diabetes mellitus
diabetische Neuropathie	Nervenschäden durch Diabetes mellitus
diabetische Retinopathie	Netzhautschäden durch Diabetes mellitus
Diabetologin	Fachärztin (z. B. Internistin) mit der Zusatzbezeichnung **Diabetologie** (Diagnostik und Therapie des Diabetes mellitus)
Hämoglobin A_{1c} (HbA_{1c})	Hämoglobinanteil, der Glukose bindet und so den mittleren Blutzuckerspiegel der letzten 8–10 Wochen wiedergibt
Gestationsdiabetes	Schwangerschaftsdiabetes
Glukagon	Blutzucker steigerndes Hormon der Pankreasinseln
Hyperglykämie	erhöhter Blutzuckerspiegel
Hyperinsulinämie	erhöhter Insulinspiegel im Blut
Hypoglykämie	erniedrigter Blutzuckerspiegel; Unterzuckerung

Insulin	Blutzucker senkendes Hormon der Pankreasinseln
Insulinanalogon (Mz. **Insulinanaloga**)	chemisch abgewandeltes Insulin mit schnellerem Wirkeintritt und kürzerer Wirkdauer als Normalinsulin
intensivierte (konventionelle) Insulintherapie (ICT)	Insulintherapie v. a. des Diabetes mellitus Typ 1, bei der ein- bis zweimal täglich Basalinsulin und vor jeder Mahlzeit die passende Dosis Normalinsulin injiziert werden.
Ketoazidose	Stoffwechselentgleisung mit Hyperglykämie, bei der der Körper übersäuert, weil sich Ketone anhäufen; führt zum ketoazidotischen Koma
Kohlenhydrateinheit (KE)	Berechnungseinheit für Kohlenhydrate (1 KE = 10 g)
Keton	Stoffwechselprodukt des Fettabbaus, das bei Diabetes mellitus auf eine hyperglykämische Entgleisung hinweisen kann
Koma	tiefe Bewusstlosigkeit
konventionelle Insulintherapie (CT)	unkomplizierte Insulintherapie des Diabetes mellitus Typ 2 mit zwei Injektionen Mischinsulin am Tag
Makrosomie	erhöhte Körpergröße und erhöhtes Körpergewicht
Normalinsulin Altinsulin	rasch und kurz wirksames Insulin, dessen Wirkung ca. 20 min nach der s.c.-Injektion eintritt; vgl. Depotinsulin
Normoglykämie	normaler Blutzuckerspiegel
orale Antidiabetika (OAD)	Arzneimittel zur Typ-2-Diabetestherapie, die eingenommen werden
oraler Glukosetoleranztest (OGTT)	standardisierter Test zur Diabetesdiagnostik (BZ-Messung vor und 2 h nach dem Trinken von 75 g Glukose in 300 mL Lösung)
Polydipsie	verstärktes Durstgefühl
postprandial	nach einer Mahlzeit
Prädiabetes; gestörte Glukosetoleranz; latenter Diabetes mellitus	Vorstufe des Diabetes mellitus, bei der reichliche Kohlenhydratzufuhr den Blutzuckerspiegel stark ansteigen lässt, aber noch nicht die Kriterien des Diabetes erfüllt
präprandial	vor einer Mahlzeit

Aufgaben

1 Erklären Sie die Begriffe Glukose, Glykogen, Glukagon und Insulin und erläutern Sie den Zuckerstoffwechsel unter Verwendung dieser vier Begriffe.
2 Nennen Sie typische Symptome der Hypo- und der Hyperglykämie.
3 Welche Sofortmaßnahmen ergreifen Sie, wenn eine Diabetikerin in schlechtem Allgemeinzustand in Ihre Praxis kommt?
4 Welche Sofortmaßnahmen ergreifen Sie bei einer hypoglykämischen Patientin, welche bei einer hyperglykämischen Patientin?
5 Erklären Sie, warum der HbA_{1c} Auskunft über den mittleren Blutzucker der letzten 8–10 Wochen gibt.
6 Welche Bedeutung hat die Mikroalbuminurie bei Diabetikerinnen?
7 Für welche Diabetikerinnen sind orale Antidiabetika geeignet?
8 Erklären Sie, weshalb Insulin nicht oral eingenommen werden kann.

Ich kann …

… die Begriffe Ernährung, Verdauung und Stoffwechsel definieren und zueinander in Beziehung setzen.

… den Unterschied zwischen Energie - und Baustoffwechsel erläutern.

… jeweils drei Energie liefernde und nicht Energie liefernde Nährstoffe aufzählen.

… den Ernährungskreis oder eine Ernährungspyramide aufzeichnen und die Bedeutung jedes Bestandteils für den menschlichen Körper nennen.

… die Beziehung zwischen Aminosäuren und Proteinen erklären.

… jeweils zwei Mono-, Di- und Polysaccharide aufzählen.

… die Bedeutung der Vitamine A, D, C und B_{12} für die Gesundheit nennen und je zwei Nahrungsmittel angeben, in denen die einzelnen Vitamine reichlich vorkommen.

… den Unterschied zwischen Mineralstoffen und Spurenelementen erklären.

… die Bedeutung der Mineralstoffe Calcium und Magnesium sowie der Spurenelemente Eisen und Jod für den Körper und je zwei Nahrungsmittel nennen, in denen die einzelnen Stoffe reichlich vorkommen.

… eine Schemazeichnung des Verdauungstrakts vom Mund bis zum After erstellen und mit den deutschen Bezeichnungen sowie mit den Fachbegriffen beschriften.

… die jeweiligen Aufgaben der in meiner Schemazeichnung enthaltenen Teile des Gastrointestinaltrakts nennen.

… das Prinzip und den Sinn der Oberflächenvergrößerung im Dünndarm erklären.

… die Abschnitte des Dickdarms mit deutschen Begriffen und Fachwörtern bezeichnen; einmal von kranial und einmal von kaudal aus gesehen.

… die vier Aufgaben der Leber aufzählen und erläutern.

… das Pankreas als endokrine und exokrine Drüse erklären und je zwei Stoffe nennen, welche die beiden Drüsenanteile abgeben.

… einer 34-jährigen Urlaubsrückkehrerin mit Durchfall die korrekte Stuhlprobengewinnung erklären.

… ein Stuhlprobenröhrchen für den Versand durch den Laborkurier vorbereiten.

… einer 52-jährigen Patientin die Durchführung des iFOB-Tests erklären.

… derselben Patientin mitteilen, dass der iFOB-Test positiv ausgefallen ist, kurze Informationen dazu geben und einen Termin für ein Arztgespräch vergeben.

… eine 69-jährige Patientin für die Vorbereitung auf die Abdomen-Sonografie am übernächsten Tag anleiten.

… eine Sonografie des Abdomens und Retroperitoneums vorbereiten (Raum, Liege, Gerät, Materialien).

… die Funktion des Ultraschallgels erklären.

… eine 60-jährige Patientin über ihre Koloskopie-Vorbereitung informieren und überprüfen, ob sie die Maßnahmen richtig verstanden hat.

… je drei Indikationen für eine Ösophago-Gastro-Duodenoskopie und eine Koloskopie nennen.

… je drei Komplikationen einer Ösophago-Gastro-Duodenoskopie und einer Koloskopie aufzählen.

… folgende Begriffe erläutern: Diarrhö, Obstipation, Kolik.

… ein Virus und zwei Bakterien nennen, die häufig Magen-Darm-Infektionen hervorrufen.

Ich kann ...

... einer 22-jährigen Patientin, die eine Rucksackreise in Südamerika plant, die Zubereitung der WHO-Durchfalllösung erklären.

... die Bedeutung des Bakteriums Helicobacter pylori erläutern.

... eine Gastritis von einem Ulcus ventriculi unterscheiden.

... drei Medikamente (Wirkstoffe oder Handelsnamen) nennen, die zu Magengeschwüren und -blutungen führen können.

... die typische Symptomatik der akuten Appendizitis beschreiben.

... je drei Charakteristika benigner und maligner Tumoren aufzählen.

... beschreiben, wie sich ein Karzinom in einem Epithel bildet und bis zur Metastasierung ausbreitet.

... die „6 F" als Risikofaktoren der Cholelithiasis aufzählen.

... die Virushepatitiden A, B und C beschreiben und unterscheiden.

... angeben, ab welchem Anti-HBs-Titer ich als MFA infektionsgefährdende Tätigkeiten wie Blutentnahmen und Impfungen durchführen darf.

... die vier wichtigsten Anteile des metabolischen Syndroms aufzählen.

... den BMI einer Patientin anhand der Rechenformel bestimmen.

... begründen, warum Fettzellen als „endokrine Organe" bezeichnet werden.

... zehn schädliche Folgen der Adipositas aufzählen.

... die Stoffwechselstörungen Hyperlipidämie/Dyslipidämie und Hyperurikämie ausführlich erläutern.

... einer Patientin mit Hyperlipidämie fünf Nahrungsmittel aufzählen, die sich günstig auf die Blutfette auswirken.

... die vollständige Definition des Diabetes mellitus wiedergeben.

... vier Diagnosekriterien des Diabetes mellitus aufzählen.

... den Vorgang der Glukosurie bei Hyperglykämie schildern und erklären, warum es sich nicht um einen aktiven Ausscheidungsvorgang von „zu viel Zucker" handelt.

... einer 12-jährigen übergewichtigen Schülerin erklären, warum Süßigkeiten den Appetit auf noch mehr Zucker steigern.

... die Diabetes-Typen 1 und 2 erklären und vergleichen und dabei die Begriffe primär bzw. nicht primär insulinabhängig verwenden.

... die Erkrankung Gestationsdiabetes erläutern und dabei zwei mögliche Folgen für das Neugeborene nennen.

... eine Blutzuckermessung im Kapillarblut korrekt durchführen und einer 55-jährigen Typ-2-Diabetikerin die BZ-Selbstkontrolle beibringen.

... die Normbereiche für den prä- und postprandialen BZ und den HbA_{1c} nennen.

... die Wirkweise des oralen Antidiabetikums Metformin erläutern und zwei Kontraindikationen nennen.

... Insulin richtig injizieren und drei dafür geeignete Hautareale aufzählen.

... mögliche Diabetes-Spätfolgen an Blutgefäßen, Augen, Nieren und Nerven beschreiben und mit den jeweiligen Fachbegriffen bezeichnen.

... einer 15-jährigen übergewichtigen Typ-2-Diabetikerin die Prinzipien der richtigen Ernährung erklären und dabei praktische Tipps für den Schulalltag geben.

LF 10

Patienten bei kleinen chirurgischen Behandlungen begleiten und Wunden versorgen

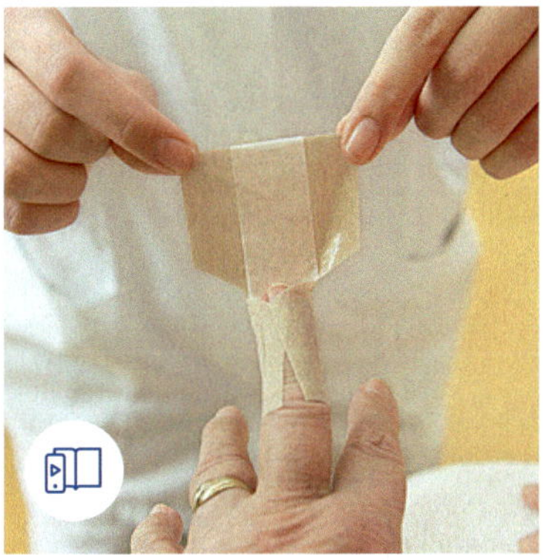

Über die Cornelsen PagePlayer-App können Sie **Videos** und **interaktive Übungen** zu diesem Lernfeld aufrufen, indem Sie diese Seite mit dem Smartphone scannen.

Die kostenfreien **Lösungen zu den Aufgaben aus dem Schülerbuch** finden Sie unter der ISBN 978-3-06-451769-1 auf www.cornelsen.de.

Unsere Haut...

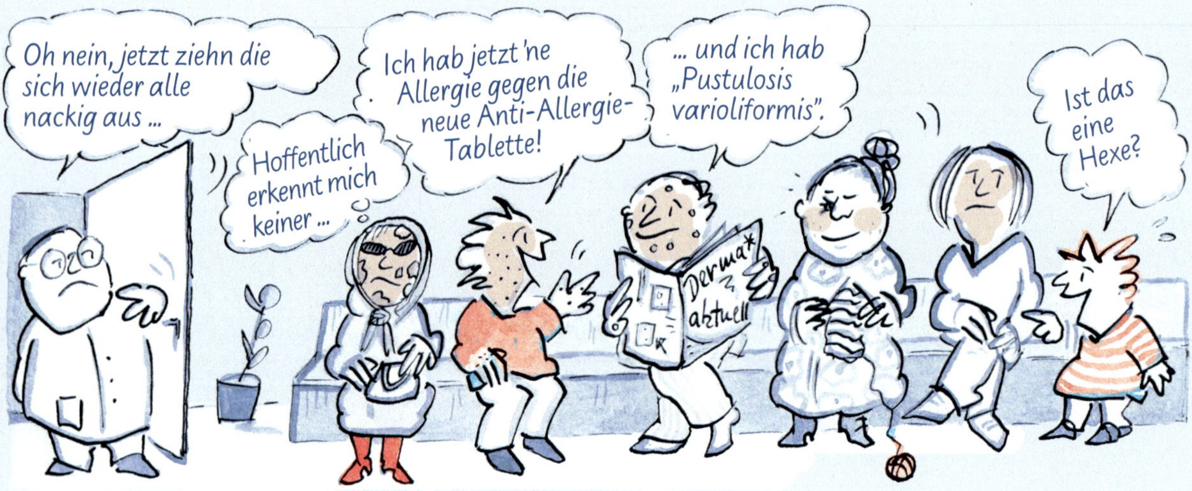

Oh nein, jetzt ziehn die sich wieder alle nackig aus ...
Hoffentlich erkennt mich keiner ...
Ich hab jetzt 'ne Allergie gegen die neue Anti-Allergie-Tablette!
... und ich hab „Pustulosis varioliformis".
Ist das eine Hexe?
Derma aktuell

Über 4000 Krankheiten...

und Syndrome von Haut, Haaren und Nägeln gibt es in der Dermatologie; obgleich viele der Patienten in Hautarztpraxen an „altbekannten" chronischen Krankheiten wie Neurodermitis und Psoriasis leiden.
Der Sonnen- und Freizeitkult der letzten Jahrzehnte fordert nun seine Opfer in Form vermehrter Hautkrebsfälle.

Auch andere Modeerscheinungen wie die Probleme im Zusammenhang mit Tätowierungen, Enthaarungen und Piercings sowie die vielfältigen Eingriffe und Therapien zur Schönheitspflege haben die Dermatologie und ihr Angebot gründlich verändert.

Als MFA kennen Sie die häufigsten Hautkrankheiten und gehen mit den Patienten medizinisch und menschlich korrekt um. Das bedeutet ein gewissenhaftes Einhalten aller Hygieneregeln, ohne dabei jemanden wegen sichtbarer Hauterscheinungen zu diskriminieren. Verbandwechsel und Wundversorgung führen Sie selbstständig durch oder assistieren dabei.

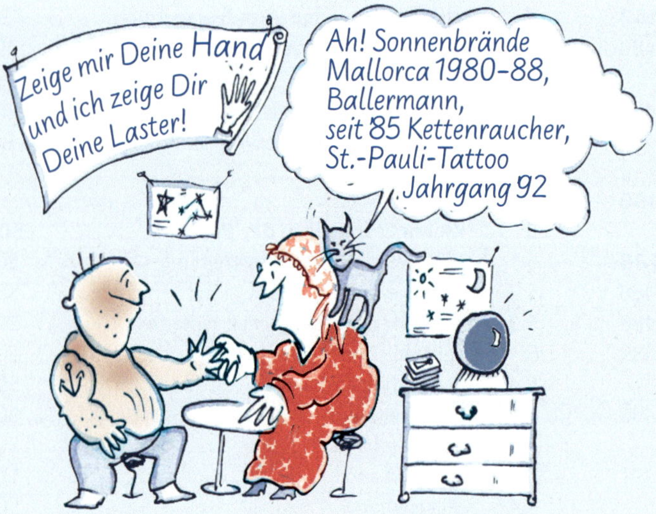

Zeige mir Deine Hand und ich zeige Dir Deine Laster!
Ah! Sonnenbrände Mallorca 1980-88, Ballermann, seit 85 Kettenraucher, St.-Pauli-Tattoo Jahrgang 92

Die Haut spiegelt...

oft ungefragt – unsere „Innenwelt" wider. Nicht nur Sympathie, Freude und Begeisterung, auch Verlegenheit, Angst und Stress drückt unsere „Hülle" so eindeutig aus, dass sie uns im wahrsten Sinne des Wortes schamrot werden lässt.

Aber nicht nur die Psyche, auch die körperliche Gesundheit nutzt das „Sprachrohr Haut". Jeder kennt Ausschlag bei Kinderkrankheiten wie Masern und Scharlach; doch auch beim Erwachsenen „spricht" die Haut: Gelbsucht bei Lebererkrankungen, Blässe bei Anämie, hochrote Wangen bei Diabetes und metabolischem Syndrom, Zyanose bei Lungen- und Herzerkrankungen sind die bekanntesten „Haut-Aussagen".

... Fühlen Sie sich wohl in Ihrer Hülle?

Auch in der Arztpraxis ist Schönheit ein Thema

Flache, hautschonende Nähte nach Verletzungen und operativen Eingriffen, konsequente Aknetherapie, Entfernung bzw. Behandlung von Narben, Muttermalen, erweiterten Äderchen und Pigmentstörungen usw. sind heute Bestandteil des Standard- oder IGeL-Angebots (nicht nur) in Hautarztpraxen.

Weil die Haut stets die Wahrheit sagt – ganz besonders über unser Alter –, gewinnen auch rein kosmetische Eingriffe in dermatologischen Praxen zunehmend an Bedeutung.

Hier ist neben Ihrer Fachkompetenz auch viel Fingerspitzengefühl im Umgang mit den Wünschen, Ängsten, Hoffnungen und Ansprüchen der Patienten erforderlich.

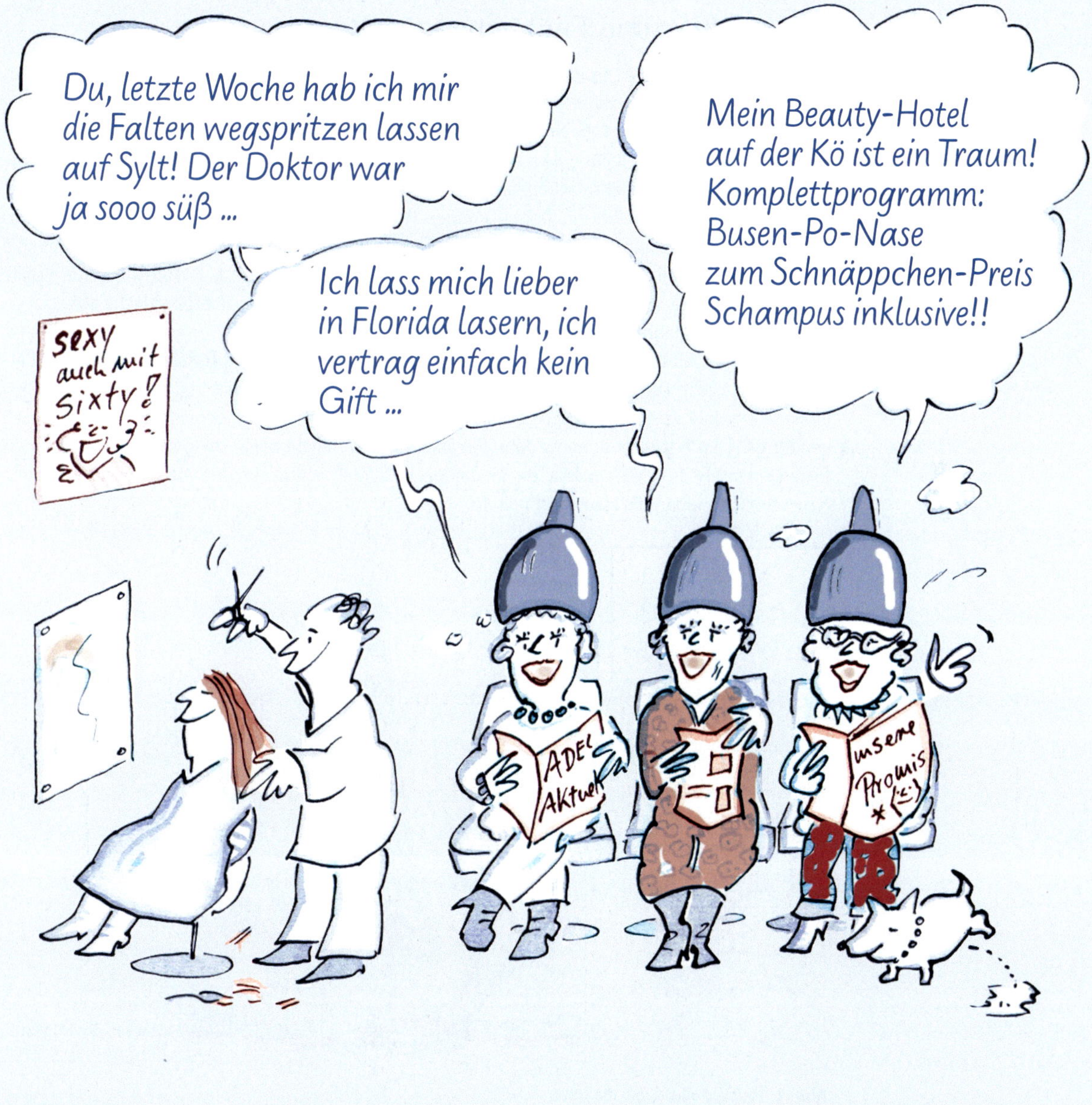
Du, letzte Woche hab ich mir die Falten wegspritzen lassen auf Sylt! Der Doktor war ja sooo süß ...
Ich lass mich lieber in Florida lasern, ich vertrag einfach kein Gift ...
Mein Beauty-Hotel auf der Kö ist ein Traum! Komplettprogramm: Busen-Po-Nase zum Schnäppchen-Preis Schampus inklusive!!
sexy auch mit sixty?
ADEL Aktuel
unsere Promis

1 Die Haut und ihre Aufgaben

Interaktive Übungen
→ S. 479, PagePlayer

Video
→ S. 479, PagePlayer

Die Haut ist mit 1,7 m^2 das größte Organ des Menschen. Sie bildet die Körperoberfläche und wiegt ca. 11 kg. Da auch das subkutane Fettgewebe zur Haut gehört, kann sie bei Adipositas erheblich schwerer sein. Die Lehre von den Hautkrankheiten ist die **Dermatologie**. Die Haut erfüllt mehrere **Aufgaben**:

- Verletzungsschutz (durch die Lederhaut)
- Infektionsschutz (durch den Säureschutzmantel)
- Schutz vor UV-Strahlen (durch Melanin und die Hornschicht)
- Polsterung und Wärmeisolation (durch das subkutane Fettgewebe)
- Temperaturregulation (durch Weit- und Engstellung der Hautgefäße sowie Schweißsekretion)
- Sinnesfunktionen (durch Tastkörperchen und Nervenendigungen)
- Vitamin-D-Bildung bei UV-Bestrahlung

1.1 Aufbau und Funktionen der Haut

Die Haut gliedert sich in **Epidermis** (Oberhaut, ein mehrschichtiges, verhorntes Plattenepithel) und **Dermis** (die an Kollagenfasern reiche Lederhaut). Epidermis und Dermis bilden zusammen die **Kutis**. Unter der Kutis liegt die **Subkutis** mit dem subkutanen Fettgewebe. Die Epidermis regeneriert sich ständig durch Teilung ihrer untersten Zellschicht, der **Basalzellschicht**. Die **Basalmembran** liegt unterhalb der Basalzellschicht und trennt so Epidermis und Dermis.
Epidermis und Dermis sind mit fingerförmigen Ausstülpungen (Papillen) miteinander verzahnt. Dadurch sind Epidermis und Dermis besonders fest verbunden. In Längsschnitten erkennt man die Verzahnung als wellenförmiges Muster der Epidermis-Dermis-Grenze (→ Abb. 1). Jede Papille enthält Blutgefäße. Daher kommt es bei Schürfwunden, bei denen die Hautoberfläche abgetragen wird, zu dicht stehenden punktförmigen Blutungen.
Innerhalb eines Monats erneuert sich die Epidermis, indem sich ständig Basalzellen teilen und ältere Zellen allmählich zur Hautoberfläche vorgeschoben werden. Dabei degenerieren die Zellen immer mehr und werden schließlich zu Hornschuppen. Sie lösen sich unbemerkt ab. Jeder Mensch verliert ca. 1 kg Hautschuppen im Jahr. Sie lösen sich vor allem beim An- und Ausziehen ab und bilden einen Teil des Hausstaubes, der besonders im Schlafzimmer auftritt. Von den proteinreichen Hautschuppen leben die Hausstaubmilben.

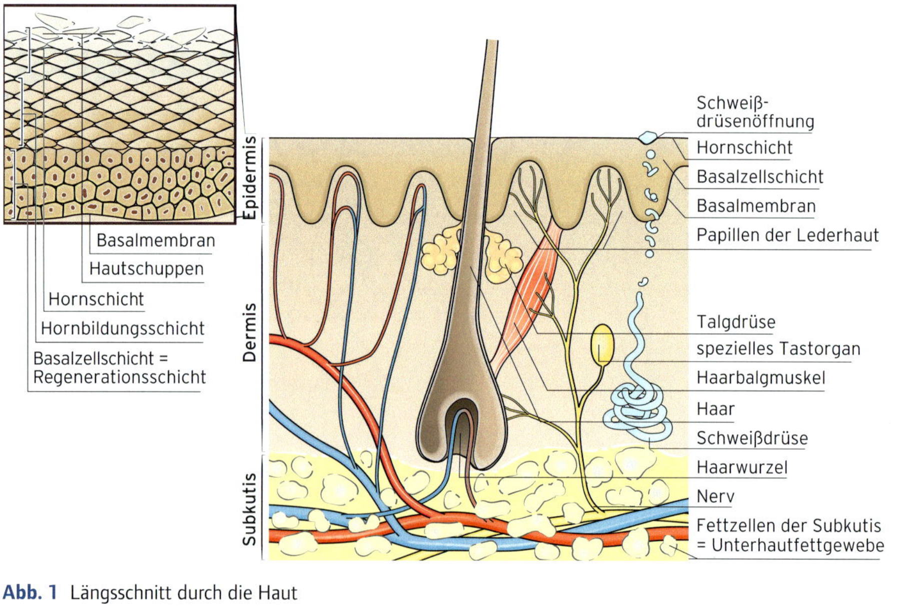

Abb. 1 Längsschnitt durch die Haut

In der Basalzellschicht eingebettet liegen die **Melanozyten**. Sie bilden das dunkle UV-Schutz-Pigment **Melanin**. Die mit Pigmentkörnchen gefüllten Zellfortsätze der Melanozyten bedecken bei UV-Bestrahlung die Basalzellen wie ein Sonnenschirm. So schützt das Melanin besonders mutationsgefährdete Erbsubstanz (DNA) der sich ständig teilenden Basalzellen.

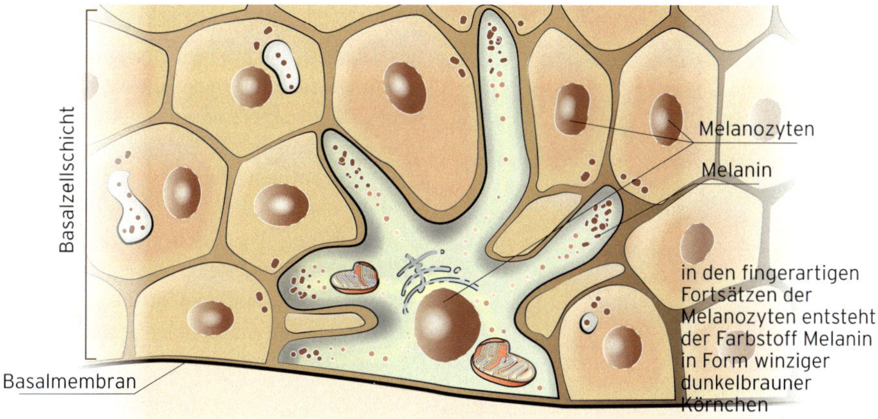

Abb. 1 Ein Melanozyt schützt die ihn umgebenden Basalzellen.

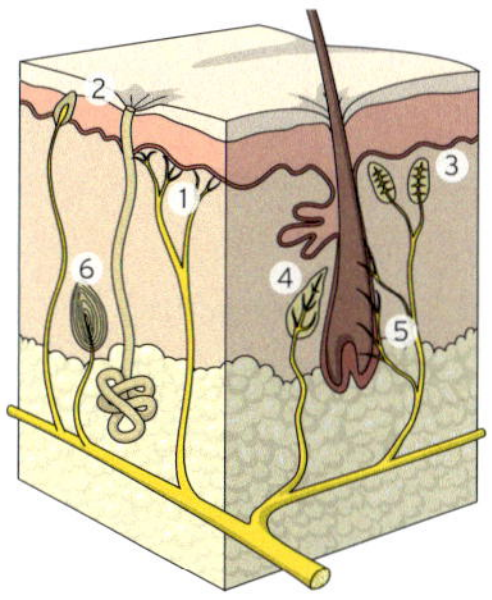

Abb. 2 In der Haut gibt es zahlreiche Fühlorgane:
1 freie Nervenendigung: Schmerz, Wärme, Kälte
2 Druckrezeptor
3 Tastkörperchen
4 Druck- und Spannungsfühler
5 Rezeptor für Haarberührung
6 Druckrezeptor

Die **Hautbräunung** verläuft in zwei Schritten: Erst dunkelt vorhandenes Melanin nach (Sofortbräunung), dann wird vermehrt Pigment gebildet (Nachbräunung über einige Tage). Zusätzlich wird die Hornschicht dicker, wodurch stark gebräunte Haut grob und lederartig aussieht. UVA-Licht, das in Sonnenstudios verwendet wird, ist weniger aggressiv als UVB, fördert aber auch Faltenbildung und Hautkrebs. Risikoarme Bräune bieten Selbstbräuner, die Proteine der Hornschicht verändern.

Die Haut hat verschiedene **Sinnesfunktionen**. Die entsprechenden Reize werden von speziellen Tastkörperchen, Fühlorganen (Rezeptoren) und freien Nervenendigungen aufgenommen und an das ZNS weitergeleitet.

Haare, Schweiß-, Talg- und Duftdrüsen, Finger- und Fußnägel sowie definitionsgemäß auch die Brustdrüsen sind die sog. **Hautanhangsgebilde**. Sie gehören zur Haut, ohne Epithelbestandteile zu sein.

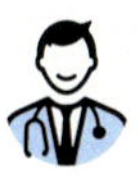

Für die Pflege der gesunden Haut gilt: Hautwaschmittel sollen die natürliche Lipidschicht der Haut schonen. Tägliches Duschen mit Duschgel oder Seife überfordert fast jede Haut, sodass sie mit Trockenheit und Juckreiz reagiert. Das Eincremen mit fettreichen Pflegeprodukten ist nach Benutzung entfettender Waschmittel und bei trockener, empfindlicher Haut wichtig. Direkt nach dem Abtrocknen ist die Haut noch etwas feucht. Dann lässt sich die Creme leicht verteilen und wirkt am besten. Es bildet sich eine Wasser-Fett-Schicht, die den natürlichen Schutzfilm nachahmt. Die sog. **Syndets** (**syn**thetische **Det**ergenzien, die meisten flüssigen Hautwaschmitteln), entfetten weniger stark als Seife. Fettige Haut, die glänzt und zu Unreinheiten neigt, sollte nicht gecremt werden, da sonst z. B. Kosmetikakne entsteht.

streichfähige Arzneimittel
→ LF 4, S. 177

1.2 Symptome und Diagnostik bei Hauterkrankungen

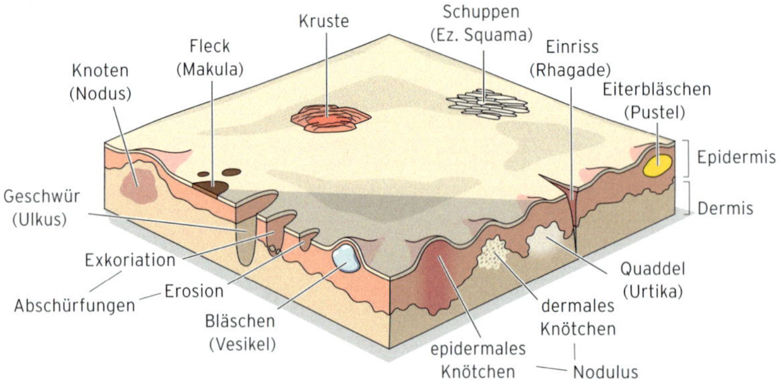

Abb. 1 Effloreszenzen

Auch in der Dermatologie ist die Anamnese die wichtigste diagnostische Maßnahme. Psoriasis (Schuppenflechte) und Neurodermitis kommen familiär gehäuft vor. Oft müssen **Allergene**, d. h. Allergien auslösende Stoffe (z. B. Kosmetik, Haustiere, Medikamente, Nahrungsmittel), erfragt werden. Allergien können sich an der Haut z. B. als akutes oder chronisches **Ekzem** (meist örtlich begrenzte Entzündung der Haut) oder als **Exanthem** (Hautausschlag am ganzen Körper) zeigen.

Allergien
→ LF 10, S. 486

Pathologische Hauterscheinungen heißen **Effloreszenzen** (→ Abb. 1). Sie müssen vom Arzt genau betrachtet, beschrieben und dokumentiert werden. Art und Menge sowie Anordnung und Lokalisation der Effloreszenzen sind für die Diagnosestellung wichtig. Besonders häufig kommen Quaddeln, Bläschen, Papeln, Pusteln und Schuppen vor (→ Abb. 2–5).

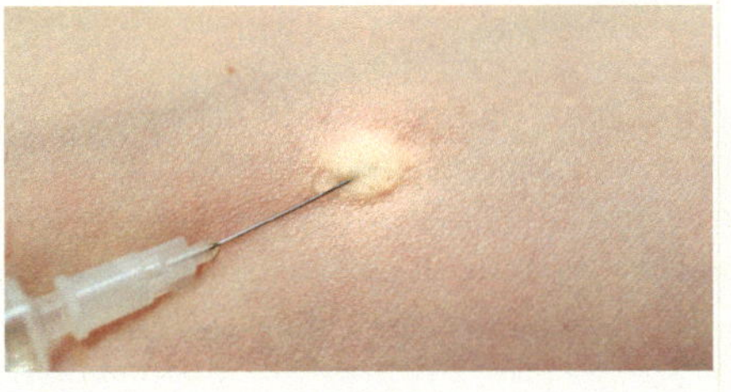

Abb. 2 Quaddeln: weiße Quaddel nach Tuberkulintest

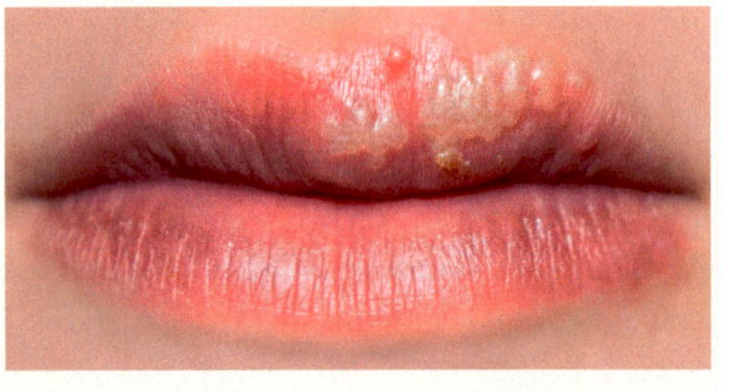

Abb. 3 Bläschen, z. B. Herpes simplex labialis (Lippenherpes)

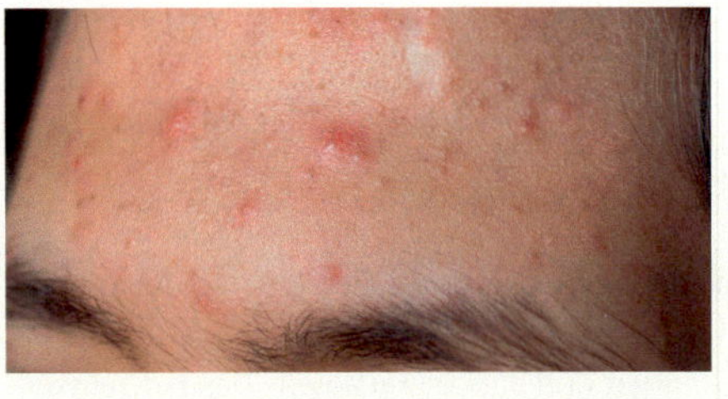

Abb. 4 Papeln, z. B. bei Akne: tastbare Knötchen und Pusteln (Eiterbläschen)

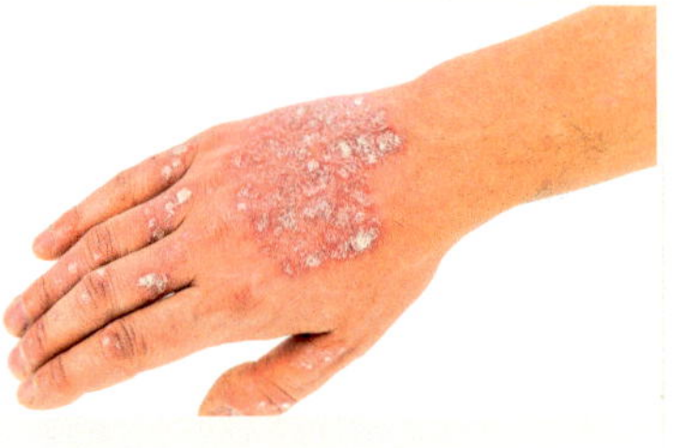

Abb. 5 Schuppen, z. B. bei Psoriasis (Schuppenflechte)

Die Digitalfotografie hilft bei der Dokumentation und Verlaufsbeobachtung von Hautveränderungen. Mit dem **Dermatoskop**, einem kleinen Betrachtungsgerät mit Licht und Lupe, können sie vergrößert betrachtet werden. So können pigmentierte Hautmale **(Nävi)** im Rahmen der Hautkrebsfrüherkennung besser untersucht werden. Gelegentlich sind Biopsien nötig, um mithilfe des Gewebebefunds die Diagnose zu stellen. Eine Vorbehandlung, z. B. mit Cortisonsalbe, verändert Effloreszenzen und erschwert die Diagnostik.
Viele internistische Erkrankungen gehen mit Hautveränderungen einher. Die Dermatologie nutzt daher Laboruntersuchungen, um Entzündungen, Leber-, Nieren- und Autoimmunerkrankungen zu erkennen. Mikrobiologische Tests dienen der Erregerbestimmung, um Infektionen gezielt zu therapieren.

Die meisten Hautärzte sind **Allergologen**, d. h. für die Erkennung und Behandlung von Allergien weitergebildet. Bei Säuglingen werden zur Allergiediagnostik oft Bluttests angewendet, bei älteren Kindern und Erwachsenen vor allem Hauttests.

Der **Prick-Test** (→ Abb. 1) ist eine Untersuchung auf sog. **Inhalationsallergene**. Das sind z. B. Pollen, Tierhaare und Hausstaubmilben, die Heuschnupfen, Bindehautentzündung und Asthma hervorrufen. Der Prick-Test wird an einem oder beiden Unterarmen angelegt und nach 20 Minuten abgelesen.
Der **Epikutantest** (→ Abb. 2 und 3) wird am Rücken angelegt, um Stoffe zu testen, die Ekzeme hervorrufen. Das sind z. B. Nickel, Chrom, Farb-, Duft- und Konservierungsstoffe in Kosmetika. Der Epikutantest wird nach drei Tagen abgelesen.

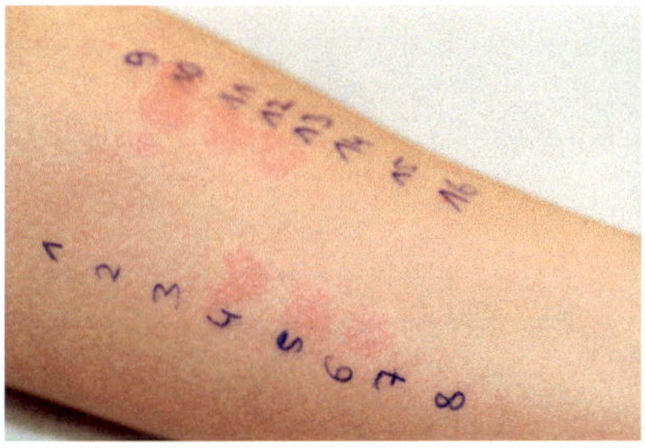

Abb. 1 Prick-Test am Unterarm

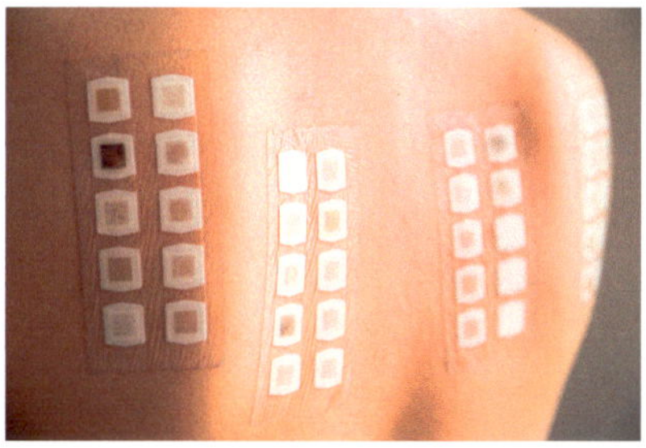

Abb. 2 Epikutantest = Allergietest, mit allergenen Stoffen unter den Pflastern

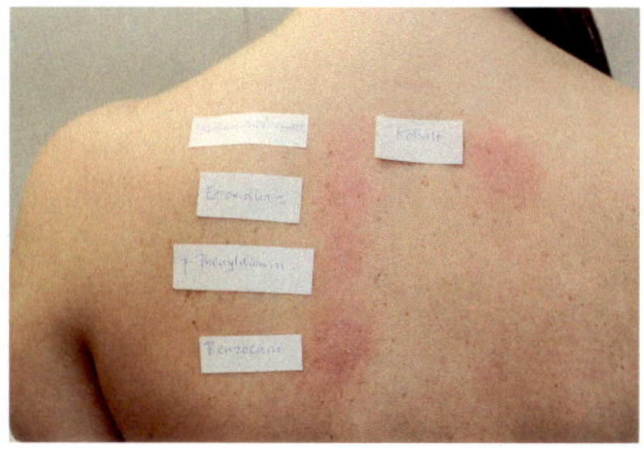

Abb. 3 Epikutantest-Auswertung: Rötungen und ggf. Schwellungen zeigen allergische Reaktionen an.

1.3 Grundsätze dermatologischer Therapie

Viele Hautkrankheiten, z. B. Ekzeme durch Wasch- und Reinigungsmittel, lassen sich allein durch Vermeiden des Auslösers behandeln. Das gilt auch für Allergien. Wirkstofffreie Hautpflegemittel, z. B. Fettsalben, Salben und Ölbäder, bessern den Zustand trockener, empfindlicher Haut und beugen Ekzemen vor. Die Behandlung mit wirkstofffreien dermatologischen Pflegemitteln heißt **Grundlagentherapie**. Der Übergang zwischen Pflege und Therapie ist fließend. Die Auswahl der Grundlage passend zum Hauttyp und -zustand ist entscheidend, um den Effekt ggf. zugemischter Wirkstoffe zu ermöglichen: Wässrige Lösungen würden trockene, rissige Haut noch stärker entfetten und reizen. Eine zähe Fettsalbe könnte auf einer nässenden Hautoberfläche nicht haften und der Wirkstoff würde die Epidermis nicht erreichen.

Wichtige Wirkstoffgruppen der dermatologischen Therapie

Wirkstoffgruppe	Hauptwirkung	Nebenwirkungen (NW) und Kontraindikationen (KI)
Kortikoide mit Cortison verwandte Stoffe, z. B. Hydrocortison (schwach), Triamcinolon (mittelstark) Mometason (stark)	entzündungshemmend, Juckreiz vermindernd	Akut wenige NW; v. a. Verschlimmerung von Infektionen (KI); auf Dauer wird die Haut dünner, rötet sich, bekommt mehr Härchen und bleibend erweiterte Äderchen. Großflächige Anwendung kann das Immunsystem und die Nebennierenrinde schwächen. Cave: Die Anwendung im Gesicht führt zur perioralen Dermatitis, einer akneähnlichen Krankheit.
Antihistaminika z. B. Cetirizin, Loratadin	Juckreiz vermindernd, antiallergisch	NW: Einige Mittel machen müde, was bei starkem (nächtlichem) Juckreiz erwünscht sein kann. Da die lokale Wirkung gering ist, ist oft eine systemische Gabe sinnvoll.
Antimykotika z. B. Clotrimazol, Terbinafin	Pilzvermehrung hemmend	Anwendung bei Hautpilz (Fußpilz) meist lokal, bei Nagelpilz meist systemisch. Wichtig: nach Rückbildung der Effloreszenzen lange genug nachbehandeln.

Weitere dermatologische Therapien sind die **Kryotherapie** (Kältetherapie; Vereisung) z. B. von Verhornungsstörungen und Viruswarzen, die **Bestrahlung** mit UVA-Licht zur Besserung des Hautzustandes bei Neurodermitis oder Psoriasis (ggf. kombiniert mit Bädern oder Medikamenten), die **chirurgische Therapie** bei Tumoren und tumorverdächtigen Hautveränderungen. Mit Lasertechnik entfernt man kosmetisch störende Verfärbungen und benigne Hautveränderungen.

2 Allergien und allergische Erkrankungen

Interaktive Übungen
→ S. 479, PagePlayer

Bei Allergien reagiert das Immunsystem falsch bzw. übermäßig auf einen harmlosen Stoff. Ähnlich wie die Immunität wird die Allergie vom Immunsystem erlernt. Allergien sind nicht angeboren. Nur der Kontakt mit **Allergenen** führt zur **Sensibilisierung**, d. h. zur Allergieentstehung. Erst beim zweiten oder weiteren Allergenkontakt kann eine allergische Reaktion auftreten. Bestimmte Antigene lösen häufig Allergien aus. Wespengift z. B. kann auch bei Menschen ohne Allergieneigung schwere Reaktionen bewirken. Pollen- und Nahrungsmittelallergien sind typisch für die **Atopie**, die Veranlagung zu Erkrankungen wie Asthma, Heuschnupfen und Neurodermitis.
Allergische Reaktionen werden in vier Typen eingeteilt. Am häufigsten sind **Typ-1-** und **Typ-4-Allergien**.

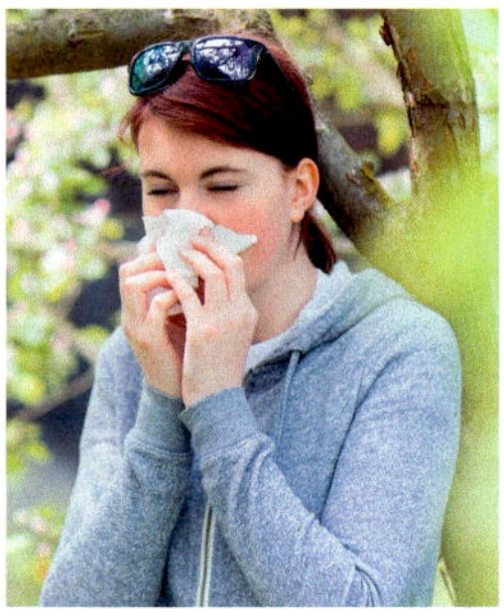

Abb. 1 Typ-1-Allergie: Heuschnupfen

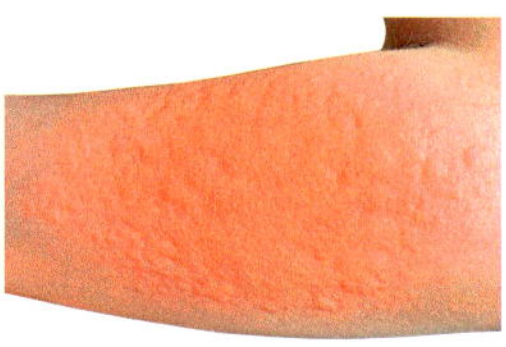

Abb. 2 Typ-4-Allergie: allergisches Kontaktekzem

anaphylaktischer Schock
→ LF 5, S. 282
T-Lymphozyten
→ LF 3, S. 37

Allergietyp	Charakteristik	Typische Erkrankung
Typ 1 Soforttyp IgE-vermittelt	Sobald das Allergen in den Körper gelangt, binden spezifische **IgE-Antikörper**, d. h. spezielle Allergie-Antikörper daran und bewirken eine Histaminausschüttung. Das Gewebshormon **Histamin** erzeugt Juckreiz, Schwellung, Schleimhautsekretion, Asthma bronchiale und ggf. einen anaphylaktischen Schock. **Symptombeginn nach Minuten**	Pollenallergie mit Heuschnupfen, **Konjunktivitis** (Bindehautentzündung), Asthma bronchiale, Nahrungsmittelallergie; Kribbeln und Schwellungen im Mund **(orales Allergiesyndrom)** und ggf. Verschlimmerung einer Neurodermitis
Typ-2-Allergien führen zur Abtötung von Blutzellen (Erythrozyten, Leukozyten oder Thrombozyten), z. B. nach Einnahme des Schmerzmittels Metamizol (Novaminsulfon). Typ-3-Allergien führen zur seltenen Gefäßentzündung (Vaskulitis) und/oder zu vielfältigen Hautausschlägen.		
Typ 4 verzögerter Typ T-Zell-vermittelter Typ	Sensibilisierte T-Lymphozyten erzeugen bei Allergenkontakt eine Entzündung der Haut (Ekzem), v. a. am Ort der Allergeneinwirkung. **Symptombeginn nach Tagen**	allergisches **Kontaktekzem**, z. B. auf Nickel, Chrom, Kosmetik, Arzneimittelexanthem (Hautausschlag wenige Tage nach Medikamenteneinnahme)

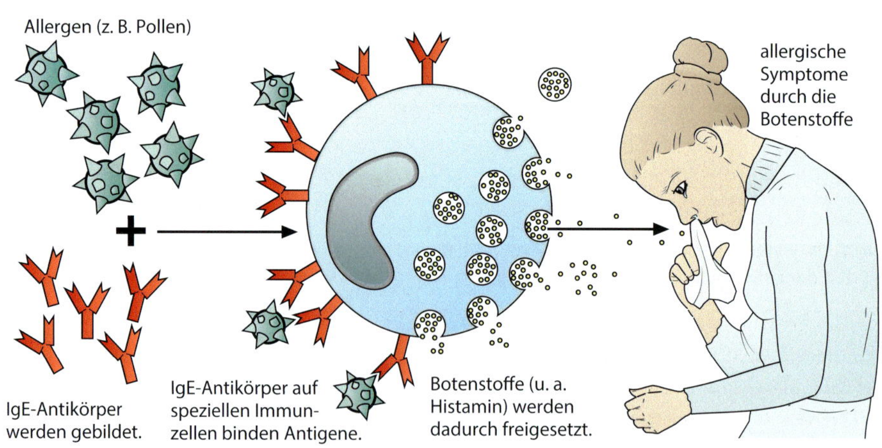

Abb. 3 Ablauf einer allergischen Typ-1-Reaktion

Die Therapie allergischer Erkrankungen besteht – wenn möglich – im Meiden des Auslösers. Symptomatisch helfen bei Typ-1-Reaktionen **Antihistaminika**, die z. B. bei Heuschnupfen während der Pollensaison täglich eingenommen werden. Sie bessern die Symptome, beugen einer Verschlimmerung vor und können den sog. **Etagenwechsel** (zu Heuschnupfen kommt Asthma hinzu) zu verhindern helfen. Auch vermindern sie die sog. allergische Spätreaktion. Unter der Spätreaktion versteht man eine der Typ-1-Reaktion nach zwölf bis 24 Stunden folgende Immunreaktion mit Krankheitsgefühl und Müdigkeit.

Die Typ-1-Reaktion ist nicht nur eine lokale Erkrankung, sondern betrifft den ganzen Körper. Oft müssen mehrere Antihistaminika ausprobiert werden, da das Entzündungsgeschehen individuell unterschiedlich verläuft. Selten sind Cortison und andere Stoffe erforderlich.

MERKE Meistens machen nicht die Antihistaminika den Patienten müde, sondern die allergische Reaktion. Einige Antihistaminika-Wirkstoffe wirken sedierend und werden als rezeptfreie Schlafmittel verkauft, z. B. Doxylamin.

Der lebensbedrohliche anaphylaktische Schock erfordert eine notärztliche Behandlung mit sofortiger (intravenöser) Adrenalin-, Antihistaminika- und Cortisongabe. Hochallergische Patienten bzw. ihre Angehörigen erhalten Notfallsets und werden entsprechend geschult.

anaphylaktischer Schock
→ LF 5, S. 282

Die **spezifische Immuntherapie (SIT; Hyposensibilisierung)** kann das Immunsystem an ein Allergen gewöhnen, indem es regelmäßig subkutan injiziert wird. Dabei beginnt man mit kleinsten Mengen und steigert die Allergenzufuhr langsam. Das bewirkt, dass normale **IgG-Antikörper** statt der allergietypischen **IgE-Antikörper** gebildet werden. Das Ausmaß der allergischen Reaktion geht dann allmählich zurück. SIT birgt jedoch das Risiko einer anaphylaktischen, d. h. schweren allergischen Reaktion, weshalb der Patient nach jeder Injektion 30 Minuten lang in der Praxis unter Beobachtung bleibt. Besonders gut gelingt die SIT bei Wespengiftallergien. Der ältere Begriff **Desensibilisierung** wird nicht mehr verwendet, da er „Umkehr der Allergieentstehung" bedeutet und die SIT zwar zur Abschwächung der allergischen Reaktion, aber nicht zur vollständigen Auslöschung der Allergie führt.

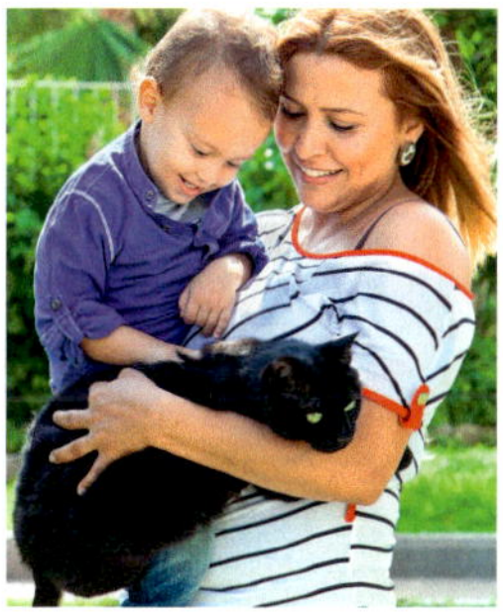

Abb. 1 Behaarte Haustiere können Allergien auslösen.

Bei **Kontaktallergien** (Typ 4) ist die Allergenvermeidung sehr wichtig, da sich die allergische Reaktion sonst immer mehr verstärkt. Antihistaminika helfen bei Kontaktekzemen nicht, da Histamin nicht an der Typ-4-Reaktion beteiligt ist. Lokale Anwendung von Cortisoncremes bessert die Symptome und ist bei kurzfristiger Anwendung unproblematisch.

Die Prävention allergischer Erkrankungen ist nur teilweise möglich. Vieles spricht für das Stillen von Säuglingen. Auf Haustiere mit Fell sollte verzichtet werden und die Wohnung sollte hausstaubarm eingerichtet sein. Ruß und Zigarettenrauch fördern Allergien. Infekte und Kontakt mit Umweltantigenen (d. h. Schmutz) schon in früher Kindheit scheinen einen gewissen Schutz vor Allergien zu bewirken.

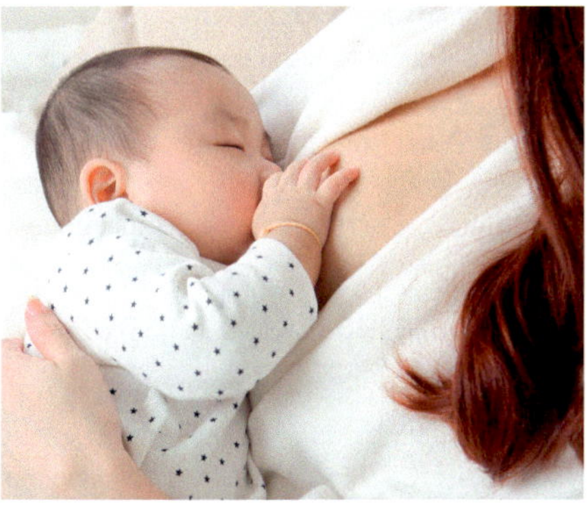

Abb. 2 Stillen wird zur Allergieprävention empfohlen.

Für MFA ist eine gute Hautpflege zur Allergieprävention wichtig. Hautverletzungen sind Eintrittspforten für Allergene und für Erreger. Häufige Händedesinfektion ist besser und hautschonender als wiederholtes Waschen. Wirkstoffhaltige Salben, Cremes und Injektionslösungen sollten nicht mit bloßen Händen berührt werden.

3 Häufige Hauterkrankungen

3.1 Neurodermitis (atopische Dermatitis)

Interaktive Übungen
→ S. 479, PagePlayer

Infektionskrankheiten mit Exanthem: Varizellen mit Herpes zoster, Scharlach, Masern, Röteln
→ LF 3, S. 66

Informationen über Neurodermitis und andere atopische Erkrankungen:
www.daab.de
(Deutscher Allergie- und Asthmabund)

Definition: Neurodermitis ist eine chronische und/oder in akuten Schüben auftretende Entzündung der Haut an typischen Körperstellen. Hauptsymptom ist der Juckreiz. Oft liegen weitere atopische Erkrankungen vor.
Häufigkeit: Etwa 10 % der Vorschulkinder und 3 % der Erwachsenen sind betroffen. Sehr empfindliche Haut, d. h. leichte Neurodermitis, ist etwa dreimal häufiger.
Ursachen/Pathogenese: Ursache ist eine vererbte Hautfunktionsstörung. Die Haut ist übermäßig reizbar, sodass Kälte, Wärme, Schwitzen, Austrocknung oder Kontakt mit Wolle zu Juckreiz und Entzündung führen. Manche Patienten spüren eine Verschlimmerung, nachdem sie säurehaltige Nahrung wie Zitrusfrüchte oder Tomaten gegessen haben. Stress und Aggression können ggf. die Symptome verschlimmern, was zur Bezeichnung „Neuro"-dermitis geführt hat. Meistens nehmen die Symptome im Winter durch Kälte und Heizungsluft zu.

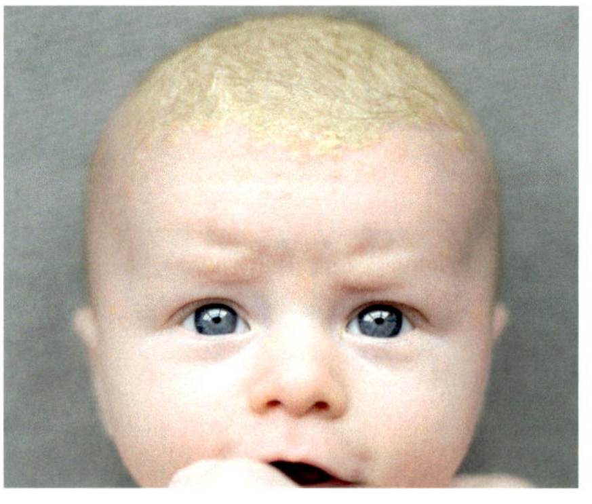

Abb. 1 Der sog. Milchschorf ist oft das erste Zeichen einer Neurodermitis.

Symptome: Als erstes Symptom tritt oft bei Säuglingen der sog. Milchschorf auf (→ Abb. 1). Es kommt zu nässenden Hautentzündungen **(Ekzemen)** im Gesicht und am Rumpf. Bei Klein- und Schulkindern ist das Beugenekzem typisch (→ Abb. 2). Erwachsene leiden oft unter Handekzemen und trockener, reizbarer Haut. Meist bessert sich der Hautzustand im Verlauf der Jugend.
Komplikationen: Da bestimmte Funktionen der T-Zellen gestört sind, verlaufen Virusinfektionen wie Lippenherpes und Varizellen schwerer und erfordern eine virostatische Therapie bzw. rechtzeitige Impfung. Aufgekratzte Haut neigt zu bakteriellen Superinfektionen.

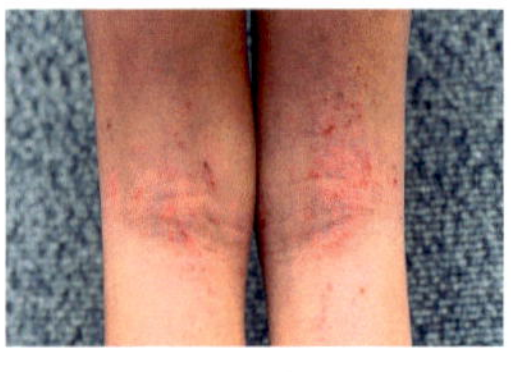

Abb. 2 Beugenekzem

Diagnostik: Klinische Diagnose; meistens ist die Familienanamnese positiv.
Therapie: Weglassen vermeidbarer Hautreizungen und intensive Hautpflege. Synthetischer Harnstoff **(Urea)** wirkt antientzündlich und bindet Feuchtigkeit in der Haut. Kortikoide wirken zuverlässig lindernd, sind aber auf Dauer nebenwirkungsreich. Die abendliche Gabe sedierender Antihistaminika hilft bei nächtlichem Juckreiz. Weiche Kleidung und allergenarme Pflegemittel sind wichtig. Bei nachgewiesenen Allergien ist der Auslöser zu meiden. Eine allgemeine Neurodermitis-Diät gibt es nicht. Die Erkrankung ist nicht heilbar.
Hinweis: Auch Kratzen allein reizt die Haut, führt zur Entzündung und erzeugt weiteren Juckreiz – ein Teufelskreis. In Schulungen können Patienten „Kratzalternativen" wie Streicheln, Drücken, Kühlen, Eincremen sowie Entspannungstechniken einüben.

3.2 Psoriasis (Schuppenflechte)

Psoriasis-Selbsthilfegruppen finden sich unter:
www.psoriasis-selbsthilfe.org

Definition: Psoriasis (sprich: „Psorie-asis") ist eine genetisch bedingte Hautkrankheit, die sich durch Schuppung und Entzündung der befallenen Hautstellen äußert.
Häufigkeit: Ca. 2 % der Bevölkerung sind betroffen.
Ursachen/Pathogenese: Die Hautregeneration von der Basalzellteilung bis zur Abschuppung findet bei Psoriasis in vier statt normalerweise in 30 Tagen statt. Die Haut ist sehr empfindlich und reagiert auf jede Art von Reizung bzw. Schädigung mit der typischen Entzündung und Schuppung. Medikamente, Infektionen, Alkohol und Nikotin können Psoriasis auslösen und verschlimmern.
Symptome: Psoriasis führt zu starker Schuppung und Entzündung der betroffenen Hautstellen. Die Hautveränderungen treten vor allem an mechanisch belasteten Stellen auf. Die chronische Form betrifft v. a. Kopfhaut, Knie, Ellenbogen und Kreuzbein (→ S. 489, Abb. 1).

Gesunde bemerken die unvermeidlichen mechanischen Belastungen der genannten Körperstellen nicht. Oft sind die Nägel verändert. Die Nagelpsoriasis kann leicht mit Nagelpilz verwechselt werden.

Komplikationen: Akute Schübe werden z. B. durch Streptokokkenangina, Betablocker oder Malariamittel ausgelöst und treten ausschlagartig über die gesamte Haut verteilt auf. Eine Komplikation der Psoriasis stellt die **Psoriasis-Arthritis** dar. Sie ähnelt der rheumatoiden Arthritis, kann auch ohne Hauterscheinungen auftreten und sehr schwer verlaufen.

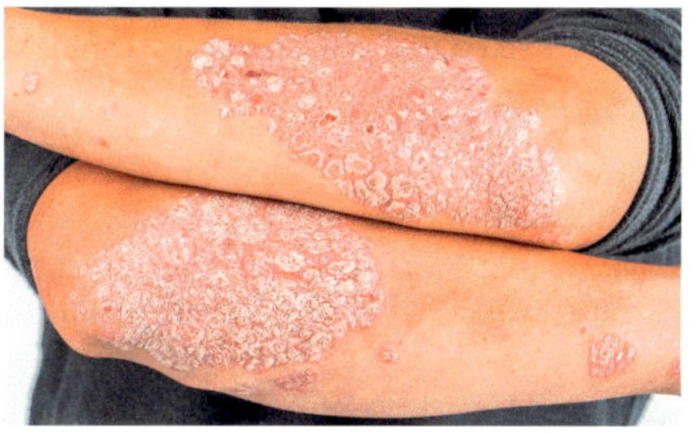

Abb. 1 Chronische Psoriasis an Ellenbogen und Unteramen

rheumatoide Arthritis
→ LF 4, S. 148

Diagnostik: Die Diagnose erfolgt klinisch, nur in untypischen Fällen durch Biopsie.

Therapie: Intensive Hautpflege, um die Reizbarkeit der Haut zu mindern. UVA-Bestrahlung kann den Hautzustand bessern, ggf. kombiniert mit Bädern und die Lichtwirkung verstärkenden Medikamenten. Eine systemische Therapie mit Fumarsäure, Immunsuppressiva oder Biologika wird eingesetzt, wenn die Lokaltherapie nicht ausreicht. Psoriasis ist nicht heilbar.

3.3 Acne vulgaris (Akne)

Definition: entzündliche Krankheit der Talgdrüsenfollikel, d. h. der Ausgänge der Hautfettdrüsen

Häufigkeit: Fast jeder Mensch ist in der Pubertät von Akne betroffen.

Ursachen/Pathogenese: In der Pubertät bewirken Hormone eine vermehrte Bildung von Hautfett (Talg). Gleichzeitig ist der Talgabfluss zur Hautoberfläche hin gestört. Beides führt zur Entzündung und ggf. zu Narbenbildung. Da Testosteron Akne verstärkt, haben Jungen meist stärkere Akne als Mädchen. Veranlagung spielt eine Rolle.

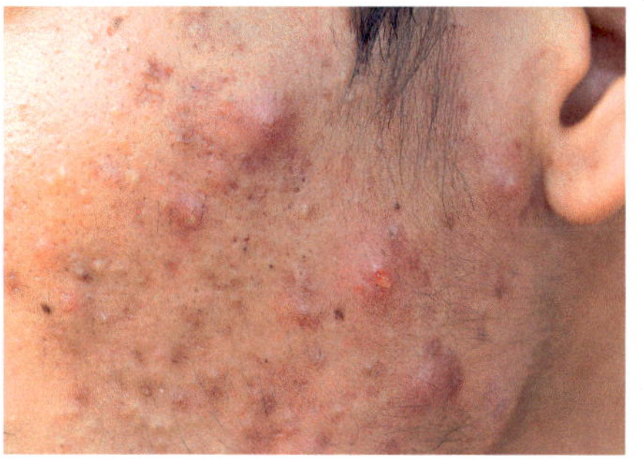

Abb. 2 Acne vulgaris

Symptome: Komedonen („Pickel"), Papeln (tastbare Knötchen), Pusteln (eitrige Papeln), Rötung und ggf. Narbenbildung

Diagnostik: klinisch

Therapie: Weglassen fetthaltiger Kosmetika, Vermeidung von Hautreizungen. Sanfte Entfettung der Hautoberfläche mit Kosmetiktüchern, Waschen mit Syndets. Lokaltherapie mit Wirkstoffen, die Verhornung und Talgbildung vermindern. Bei Frauen kann eine spezielle Pille die Wirkung männlicher Geschlechtshormone vermindern und damit das Hautbild verbessern. Bei schwerer Akne systemische Therapie mit Isotretinoin. Dabei muss konsequent verhütet werden, da das Medikament in der Schwangerschaft zu Missbildungen führt.

Besonderes: Eine milch- und zuckerreiche Ernährung sowie Fastfood fördern Akne. Cortison und Testosteron können Akne in jedem Alter hervorrufen.

Hinweis: Nach der Pubertät ist Akne selten. Dann sind „Pickel", also Papeln und Pusteln, im Gesicht häufig durch die **periorale Dermatitis** bedingt. Dabei entzünden sich Talgdrüsen, weil sie durch fetthaltige Kosmetika wie Cremes und Make-up verstopft werden. Der Bereich um den Mund herum (perioral) ist gesund, denn er enthält kaum Talgdrüsen. Die übrige Gesichtshaut ist gerötet und entzündet. Was hilft, ist das Weglassen aller Kosmetika – außer Wasser. Dadurch verschlimmern sich die Pickel zunächst, bis sie nach drei Wochen von selbst abheilen.

3.4 Häufige Mykosen der Haut: Fuß- und Nagelpilz

Mykosen
→ LF 3, S. 82

Definition: Die häufigste Mykose des Menschen ist die **Interdigitalmykose**, der Fußpilz in den Zehenzwischenräumen. Auch Nagelpilz ist verbreitet; der Fachbegriff lautet **Onychomykose**.
Häufigkeit: Etwa jeder dritte Erwachsene ist von einer Fuß- und/oder Nagelmykose betroffen.
Ursachen/Pathogenese: Mehrere Faktoren begünstigen Mykosen: Schwitzen, luftdichte Schuhe sowie Einflüsse, die Resistenz und Durchblutung vermindern, besonders Diabetes, Rauchen und pAVK. Onychomykose ist bei Joggern häufig, weil beim Laufen die Zehennägel gegen die Schuhspitze stoßen. Dabei gelangen Pilze leichter unter die Nägel.
Symptome: feuchte, rissige, weißliche Veränderungen zwischen den Zehen (→ Abb. 1) bzw. dunkle, verdickte Finger- bzw. Fußnägel (→ Abb. 2)
Diagnostik: klinisch; ggf. Abstrich bzw. Pilzkultur
Therapie: Eine Lokaltherapie ist bei leichtem Fußpilz ausreichend. Die Onychomykose muss lange und sorgfältig lokal behandelt werden und erfordert oft zusätzlich eine systemische Therapie. Wichtig ist die Desinfektion von Socken und Schuhen, um eine Wiederansteckung zu vermeiden.
Prävention: Siehe Ursachen; gründliches Abtrocknen der Zehenzwischenräume nach dem Waschen und Schwimmen schützt am besten vor Fußpilz.

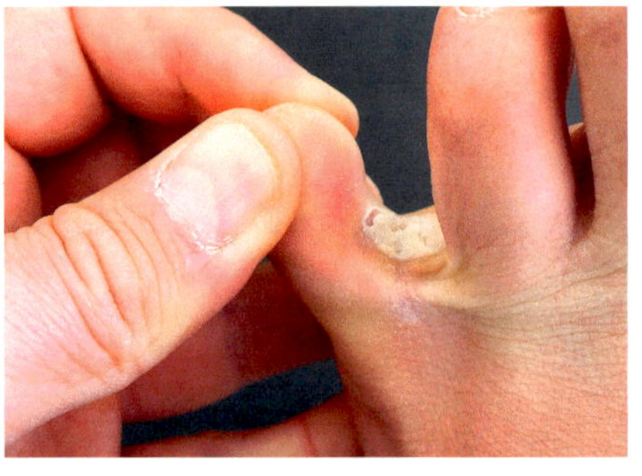

Abb. 1 Interdigitalmykose

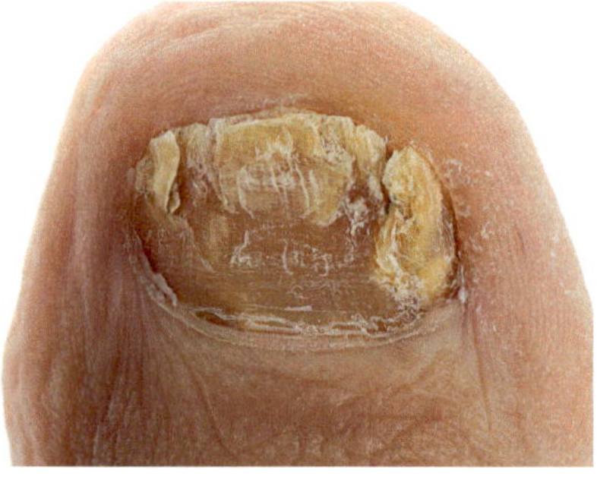

Abb. 2 Onychomykose

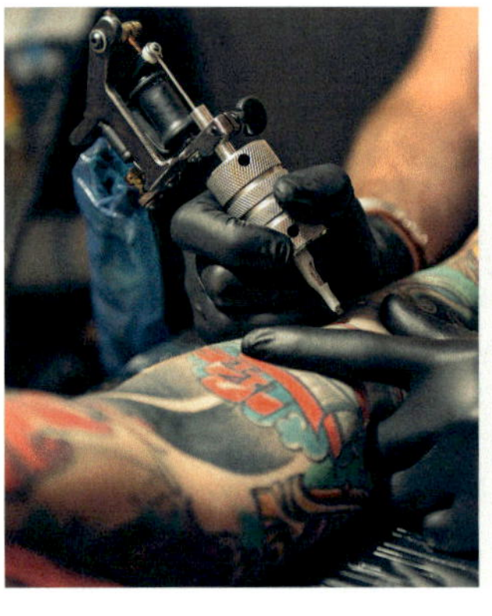

Tattoos kann man nicht entfernen … Beim Tätowieren werden Farbstoffe in die Dermis eingebracht. Makrophagen erkennen diese Fremdstoffe, nehmen Pigmentkörnchen auf und versuchen, sie unschädlich zu machen. Das gelingt den Abwehrzellen zwar nicht, sie tragen die Farbstoffe aber ein Stück weit fort und sterben dann ab. Durch diese Vorgänge werden Pigmente verlagert und die Tattoos allmählich unscharf. Bei der „Entfernung" mit dem Laser werden die Farbstoffkörnchen so stark zerkleinert, dass sie in die nächsten Lymphknoten und weiter ins Lymphsystem transportiert werden. So bleiben die Farben für immer im Körper – auch bei Unverträglichkeit und bei Allergien.

3.5 Lichtbedingte Hauterkrankungen und Pigmentnävi

Ursachen/Pathogenese: Die im Laufe des Lebens auf die Haut einwirkende UV-Strahlung führt zu Zellschäden und Mutationen. Es kommt zu benignen und malignen Hautveränderungen. Mehr durch Lichtschäden als durch das Alter lässt die Hautelastizität nach und es bilden sich Falten. Die Pigmentierung wird unregelmäßig und Altersflecken entstehen. Die Haut atrophiert, d. h. sie wird dünner, da das Immunsystem immer mehr Zellen wegen Mutationen abtötet.

3.5.1 Aktinische Keratosen und Plattenepithelkarzinom

Häufig entstehen an stark belichteten Stellen, d. h. im Gesicht, auf den Handrücken und bei Glatzenbildung auf der Kopfhaut, Verhornungsstörungen, sog. **aktinische** (strahlenbedingte) **Keratosen** (→ Abb. 1). Sie sind **Präkanzerosen** (Krebsvorstufen), da sie in **Plattenepithelkarzinome** (→ Abb. 2) übergehen können. Sie sollten deshalb therapiert bzw. entfernt werden. Das kann mit Cremes oder Gel, Kryotherapie und/oder chirurgisch geschehen.

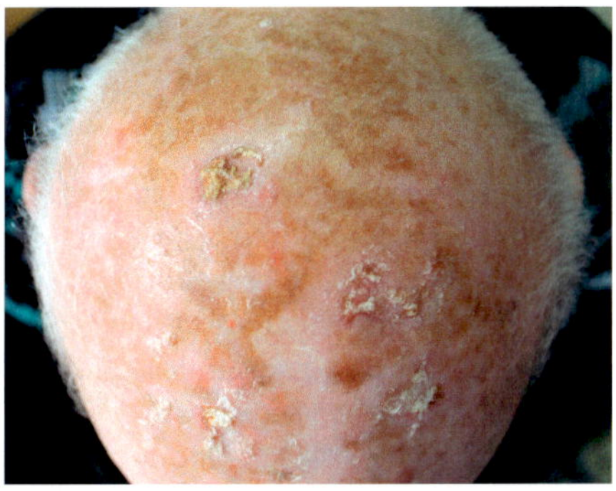

Abb. 1 Altershaut mit aktinischen Keratosen

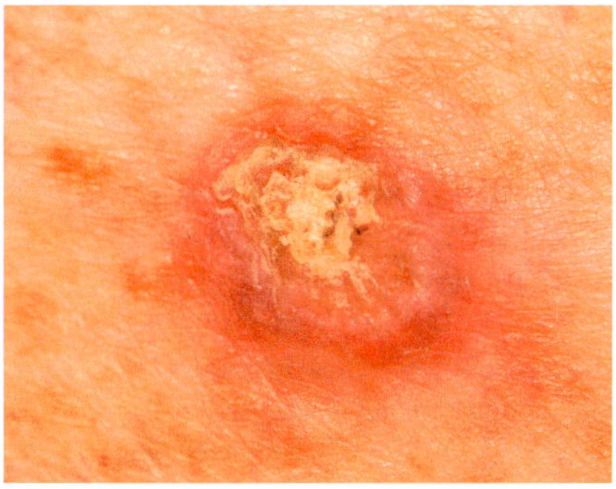

Abb. 2 Plattenepithelkarzinom

3.5.2 Basaliom (Basalzellkarzinom)

Definition/Häufigkeit: Krebs der Basalzellen der Epidermis. Das Basaliom ist der häufigste Krebs des Menschen. Es kommt nicht in Krebsstatistiken vor, da es nicht zum Tode führt. Es ist der einzige **semimaligne** (halb maligne) Tumor, d. h. es zerstört angrenzendes Gewebe, metastasiert aber nicht. 80 % der Basaliome befinden sich im Bereich von Gesicht und Kopf.

Lokalisation/Symptome: Das Basaliom tritt vor allem auf den sog. Sonnenterrassen der Haut auf. So werden Hautbereiche bezeichnet, auf welche die UV-Strahlung steil auftrifft und daher besonders stark einwirkt: Nase, Unterlid, Jochbeine und Stirn. Typisch für das Basaliom sind sichtbare Äderchen und eine perlmuttähnliche Farbe. Es kann knötchenartig (→ Abb. 3) oder flach wachsen. Oft entsteht in der Mitte ein Ulkus, das der Patient meist für eine schlecht heilende Wunde hält.

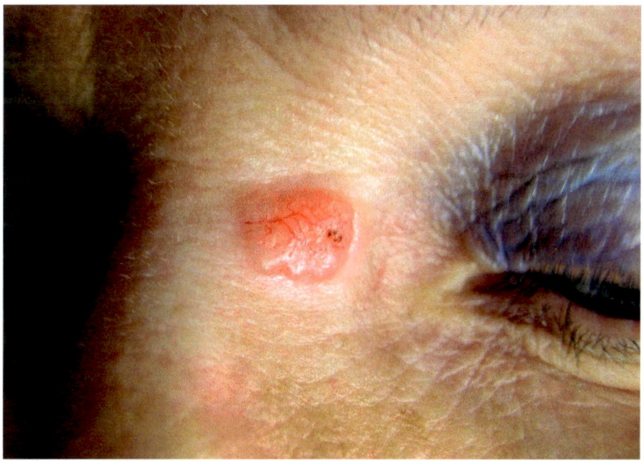

Abb. 3 Basaliom

Diagnostik: klinisch, nach **Exzision** histologisch

Therapie: Das Basaliom sollte chirurgisch entfernt werden. Ist eine Exzision aufgrund ungünstiger Lokalisation oder fehlender Operationsfähigkeit des Patienten nicht möglich, wird z. B. eine Lokaltherapie mit Imiquimod-Creme durchgeführt. Imiquimod aktiviert das Immunsystem und bewirkt über eine Entzündungsreaktion die Rückbildung des Basalioms.

Besonderheit: Basaliome und andere Lichtschäden der Haut betreffen vor allem Menschen mit heller Haut, dem sog. **Hauttyp 1**. Sie bräunen kaum und neigen sehr zum Sonnenbrand. Diese Menschen brauchen einen konsequenten Lichtschutz durch Sonnenschutzcremes, Kleidung und das Meiden von Urlaubsorten mit starker Sonneneinstrahlung – v. a. im Winter, wenn die Haut besonders dünn und hell ist.

MERKE Basaliom und Plattenepithelkarzinom werden als heller Hautkrebs bezeichnet.

3.5.3 Malignes Melanom

Definition: schwarzer Hautkrebs; maligner Tumor der Melanozyten (→ Abb. 1)

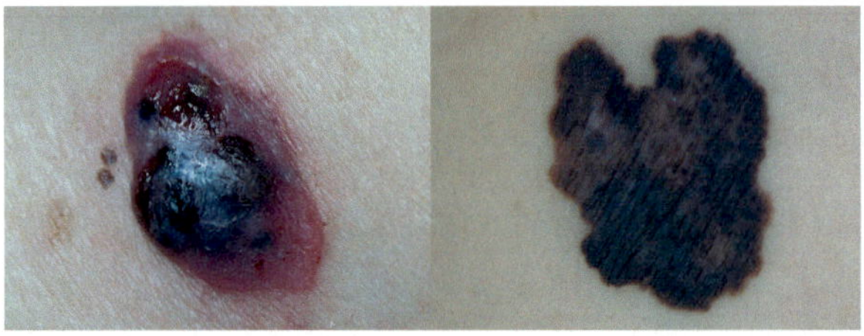

Abb. 1 Knotiges Melanom (links), flach wachsendes Melanom (rechts)

Häufigkeit: Melanome werden häufiger, da sie durch intensive UV-Bestrahlung gefördert werden und Sonnenbräune in den letzten Jahrzehnten Mode war.

Ursachen/Pathogenese: Sonnenbrände, vor allem vor der Pubertät, können Mutationen bewirken, die nach Jahren bis Jahrzehnten zum Melanom führen. Melanome können in pigmentierten Hautmalen (**Nävi**, Ez. **Nävus**) entstehen, aber auch in normaler Haut. Da Melanozyten während der Fetalzeit in die gesamte Haut einwandern, sind auch Melanomzellen noch „Wanderzellen" und neigen sehr zur Metastasierung. Je schneller ein Melanom in die Tiefe, d. h. durch die Basalmembran hindurch, wächst, desto eher metastasiert es. Melanome, die eher flach wachsen, metastasieren daher nicht ganz so schnell wie knotig wachsende.

Diagnostik/Therapie: Bei klinischem Verdacht ist eine vollständige Exzision indiziert. Bestätigt der Pathologe die Malignität, wird ggf. erneut und mit größerem Sicherheitsabstand operiert, um sicherzustellen, dass alle Krebszellen entfernt wurden. Dabei muss ggf. viel Gewebe exzidiert werden. Bei Metastasierung können Medikamente und Bestrahlung eingesetzt werden.

Prävention: Siehe Ursachen. Das Melanom entsteht aus Pigmentzellen. Nävi enthalten besonders viele Pigmentzellen. Daher sollten Nävi grundsätzlich beobachtet und Veränderungen sowie neu auftretende Nävi stets abgeklärt werden. Im Zweifel erfolgt eine Exzision. Manche Patienten haben **dysplastische Nävi**, d. h. Hautmale mit pathologischen Zellveränderungen, die zur Melanombildung neigen. Verwandte von Melanompatienten werden engmaschig untersucht. Bei Melanompatienten selbst erfolgt eine gewissenhafte Nachsorge.

Hinweis: Jedes Gewebe, auch das kleinste Hautmal, das Menschen entnommen wird, muss durch einen Pathologen untersucht werden. Fälle, in denen Patienten an Melanomen starben, nachdem harmlos wirkende Nävi entnommen und entsorgt worden waren, führten zur Verurteilung der Ärzte.

Die **ABCDE-Regel** gibt an, welche Veränderungen für eine **Dysplasie** (pathologische Zellveränderung, ggf. Krebsvorstufe) sprechen:

ABCDE(S)-Regel: malignitätsverdächtige Symptome bei Pigmentnävi

A	B	C	D	E	S
Asymmetrie	unregelmäßige **B**egrenzung	**C**olor = unregelmäßige Farbe	**D**urchmesser > 5 mm = Bleistiftdicke	**E**rhabenheit, **E**rweiterung	**S**ymptome Bluten Juckreiz

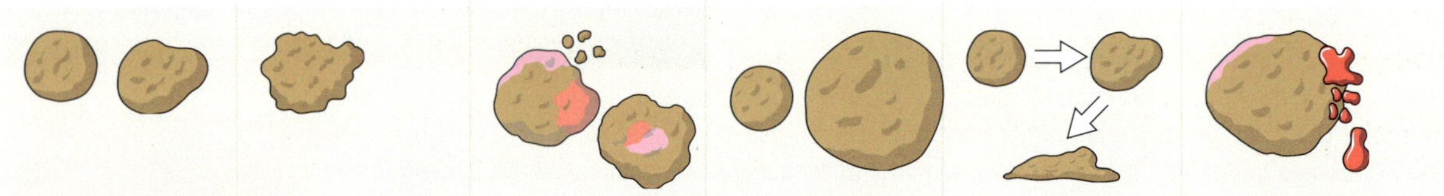

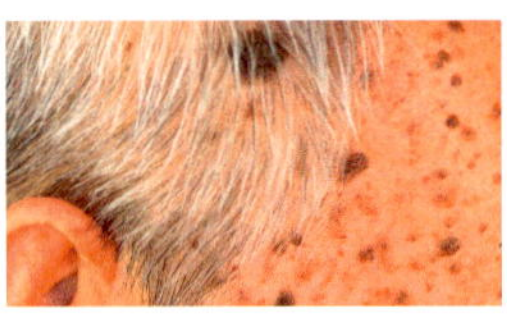

Abb. 2 Seborrhoische Keratosen

Besonderheit: Seborrhoische Keratosen werden als Alterswarzen bezeichnet, weil sie mit zunehmendem Alter häufiger werden (→ Abb. 2). Sie entstehen bevorzugt am Rumpf. Da sie die ABCDE-Kriterien oft erfüllen, können sie mit Melanomen verwechselt werden. Sicherheit gibt z. B. die Beurteilung mit dem Auflichtmikroskop durch den Dermatologen. Die Exzision kann aus kosmetischen Gründen stattfinden, muss aber privat bezahlt werden.

Wart's ab … Viruswarzen (vulgäre Warzen, Verrucae vulgares) sind häufig und lästig. Sie entstehen vor allem bei empfindlicher Haut und bei Kindern, weil Warzenviren von einem starken, ausgereiften Immunsystem meistens abgewehrt werden. An den Fußsohlen bilden vulgäre Warzen schmerzhafte **Dornwarzen**, da sie mit jedem Schritt tiefer in die Hornschicht getrieben werden. Vor jeder Therapie ist zu bedenken, dass Warzen bei guter Immunabwehr und Durchblutung von selbst heilen und die Behandlung nicht so aggressiv sein darf, dass es blutet oder Narben entstehen. Bei wenig ausgedehntem Befall ist daher das Prinzip: Lokaltherapeutika auftragen und Geduld haben.

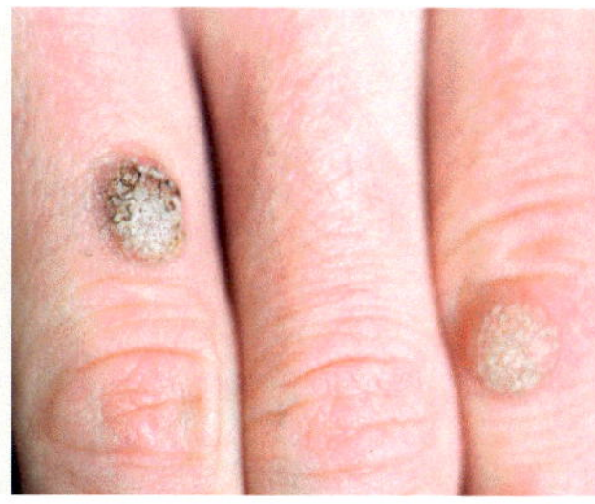

→ Terminologie: Dermatologie

ABCDE-Regel	Schema zur Erkennung dysplastischer Nävi (Asymmetrie, Begrenzung, Color, Durchmesser, Erweiterung, Erhabenheit)
aktinische Keratose	strahlungsbedingte Verhornungsstörung der Haut; sog. Alterswarze
Allergen	Allergie auslösendes Antigen
Allergie	erworbene immunologische Überreaktion auf ein Antigen bzw. Allergen
Typ-1-Allergie	Allergie vom Soforttyp, z. B. Heuschnupfen und Asthma
Typ-4-Allergie	Allergie vom verzögerten Typ, z. B. Kontaktekzem durch Nickel
Allergologie	Lehre von den Allergien, ihrer Diagnostik und Behandlung
Antihistaminikum (Mz. **Antihistaminika**)	antiallergisches Mittel zur Anwendung bei Typ-1-Reaktionen
Atopie (Adj. **atopisch**)	genetische Neigung zu Asthma, Heuschnupfen, Neurodermitis und Nahrungsmittelallergien
Basaliom **Basalzellkarzinom**	Basalzellkrebs; Variante des hellen Hautkrebses; semimaligner Tumor, d. h. Krebs, der nicht metastasiert
Basalmembran	Trennschicht zwischen Epithel (Epidermis) und Lederhaut
Basalzellschicht	unterste Zellschicht der Epidermis, die der Regeneration dient
Dermatologie	Lehre von den Haut- und Geschlechtskrankheiten
Dermatoskop	Lupengerät zur Betrachtung von Hautveränderungen
Dermis	Lederhaut; Hautschicht zwischen Epidermis und Subkutis
Dysplasie	Zellveränderung, die ggf. zu Krebs werden kann
Effloreszenz	pathologische Hauterscheinung, z. B. Bläschen, Pustel
Ekzem **Dermatitis**	Entzündung der Haut
Epidermis	Oberhaut; Epithelschicht der Haut
Epikutantest	Allergietest zur Diagnostik von Typ-4-Allergien
Etagenwechsel	Ausweitung der allergischen Symptomatik von den oberen in die unteren Atemwege, d. h. in die Bronchien
Exanthem	Hautausschlag

Exzision (Verb **exzidieren**)	chirurgische Entfernung
Histamin	Botenstoff, der an Typ-1-Allergien beteiligt ist
IgE-Antikörper	allergiespezifische Antikörper
IgG-Antikörper	„normale" Antikörper, die Antigene neutralisieren
Inhalationsallergene	Allergene, die überwiegend eingeatmet werden
Interdigitalmykose	Fußpilz der Zehenzwischenräume (Interdigitalräume)
Kollagen	faseriges Strukturprotein des Bindegewebes
Konjunktivitis	Bindehautentzündung
Kryotherapie	Kältetherapie; sog. Vereisung
Kutis (Cutis)	Haut (Epidermis und Dermis)
Melanin	dunkles Hautpigment
Melanozyt	Melanin bildende Hautzelle
Nävus (Mz. **Nävi**)	(pigmentiertes) Hautmal; Muttermal
Nävus, dysplastischer	Hautmal mit krebsverdächtigen Zellveränderungen
Neurodermitis **endogenes Ekzem** **atopische Dermatitis**	chronische Hauterkrankung, die durch Juckreiz und Entzündung gekennzeichnet ist und oft mit Asthma, Pollen- und Nahrungsmittelallergien zusammen vorkommt
Onychomykose	Nagelpilz
orales Allergie-Syndrom	allergische Symptome in Mund und Rachen
Prick-Test	Allergietest zur Diagnostik von Typ-1-Allergien
Psoriasis	sprich: „Psorie-asis"; Schuppenflechte
Sensibilisierung	Lernvorgang des Immunsystems, dessen Ergebnis eine Allergie ist
spezifische Immuntherapie (SIT) **Hyposensibilisierung**	Spritzenbehandlung oder orale Therapie, die das Immunsystem langsam an ein Allergen gewöhnen soll; das Allergen wird dem Körper in steigender Konzentration zugeführt
Subkutis (Subcutis)	Unterhaut; Hautschicht unterhalb der Dermis
Syndet	synthetisches Detergens; schonendes Hautwaschmittel
Verruca vulgaris (Mz. **Verrucae vulgares**)	gewöhnliche Viruswarze

Aufgaben

1 Nennen Sie den Aufbau und mehrere Funktionen der Haut.
2 Welche Ursachen und Auslöser der Neurodermitis kennen Sie?
3 Nennen Sie je drei Wirkungen und Nebenwirkungen lokal angewendeter Kortikoide.
4 Erklären Sie, warum Psoriasis nicht ansteckend ist.
5 Nennen Sie die Dysplasiezeichen für Nävi nach dem ABCDE(S)-Schema.
6 Wie heißt der häufigste Hautkrebs des Menschen?

4 Wundheilung und Wundversorgung

4.1 Wundheilung und Wundheilungsstörungen

Jede Wunde, d. h. jede Verletzung bzw. Schädigung der Haut, wird durch eine Entzündung beantwortet. Das Ziel der Entzündung ist die Heilung (Regeneration), d. h. die möglichst vollständige Wiederherstellung des geschädigten Gewebes. Die Wundheilung kann grundsätzlich **primär**, d. h. direkt und komplikationslos, oder **sekundär**, d. h. erschwert und verzögert, stattfinden (→ Abb. 1 und 2). Die **sekundäre Wundheilung** erzeugt mehr Narbengewebe als die **primäre Wundheilung**.

Interaktive Übungen
→ S. 479, PagePlayer

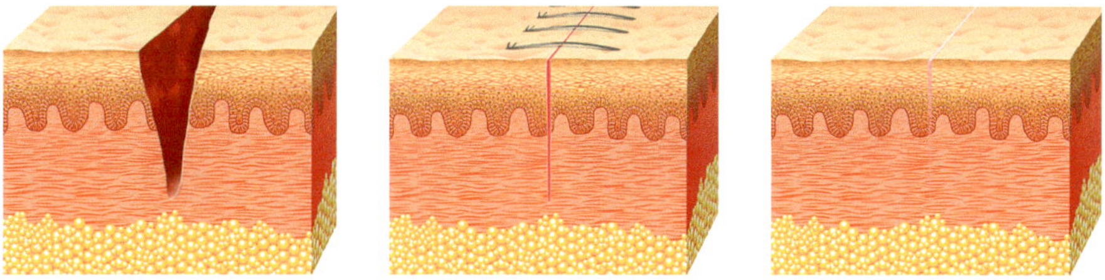

Abb. 1 Primäre Wundheilung: klaffende Schnittwunde mit glatten, sauberen Wundrändern (links); primäre Wundversorgung mit Naht, rasche Heilung von den Wundrändern aus (Mitte); Ergebnis: minimale Narbenbildung, belastbar nach Wochen (rechts)

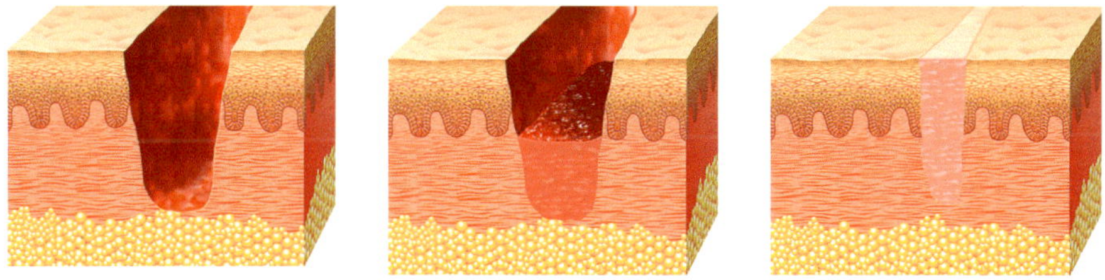

Abb. 2 Sekundäre Wundheilung: tiefe Gewebsverletzung (links); langsame Heilung vom Wundgrund aus (Mitte); Ergebnis: ausgeprägte Narbe, belastbar nach Monaten (rechts)

Die Wundheilung verläuft über mehrere Phasen (→ Abb. 3):

- Phase der **Blutstillung** und entzündlichen **Wundreinigung**
- Phase der **Neubildung** von Bindegewebe und Epithel
- Phase der **Narbenausreifung** und -schrumpfung

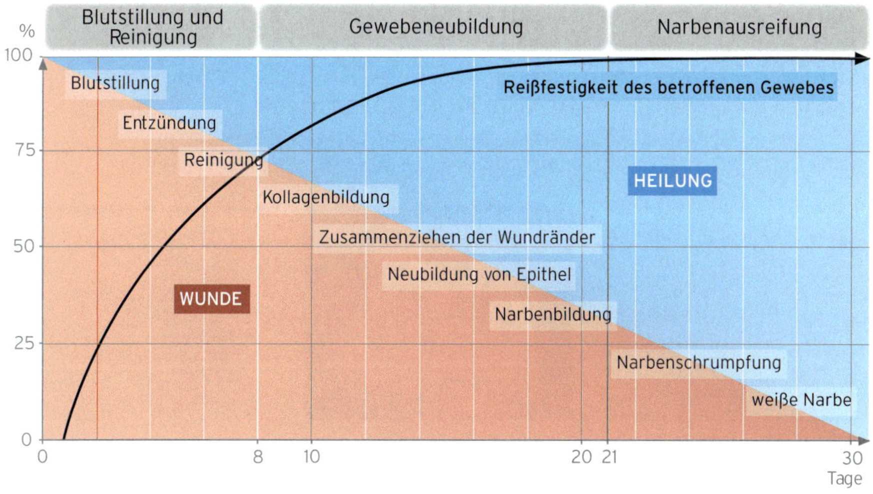

Abb. 3 Phasen der Wundheilung

Akute Wunden entstehen meistens durch Verletzungen. Sie kommen aber auch durch Operationen zustande. Jeder chirurgische Schnitt erzeugt eine Schnittwunde.
Zunächst kommt es spontan oder durch Kompression unterstützt zur Blutstillung. An der Schwellung der Wundränder erkennt man die **Entzündung**, die der Wundreinigung und Heilung dient (→ Abb. 1a). Wird die Wunde offen behandelt, bildet sich nach wenigen Tagen am Wundgrund eine rote, rau wirkende Oberfläche, das **Granulationsgewebe** (→ Abb. 1b). Es bildet sich allmählich in frisches, rötliches **Narbengewebe** um (→ Abb. 1c). Mit der Zeit wird die Narbe weiß. Sie reift nach und nach aus und wird belastbar. Nach etwa einem Jahr verändert sie sich nicht mehr (→ Abb. 1d).

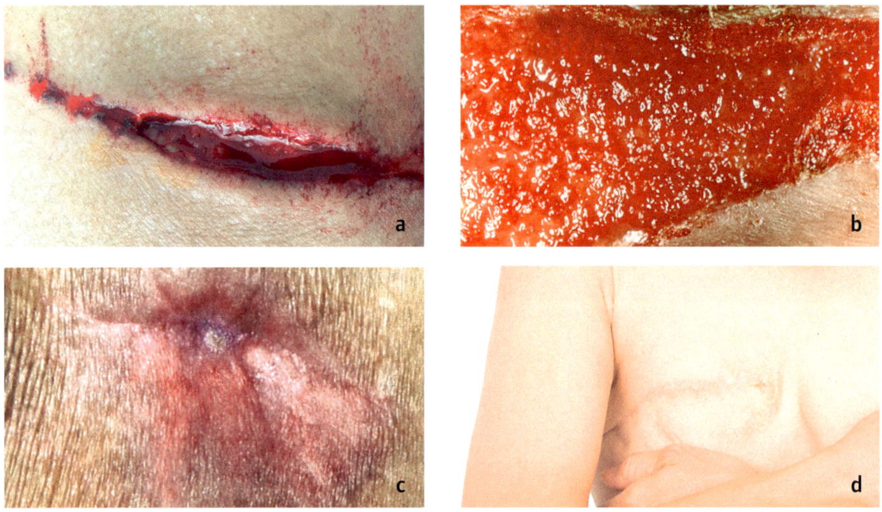

Abb. 1 Phasen der Wundheilung: frische Schnittwunde (a); Granulationsgewebe (b); frische Narbe (c); ältere Narbe (d)

Bei der **primären Wundheilung** bildet sich wenig Narbengewebe, weil die Wundränder nah aneinander liegen und keine heilungsverzögernden Faktoren bestehen. Primär heilende Wunden sind frisch, sauber, nicht zerfetzt und ohne Nekrosen (abgestorbenes Gewebe). Verschmutzungen, zerfetzte Wundränder und Nekrosen können entfernt bzw. chirurgisch abgetragen werden, um eine primäre und komplikationslose Heilung zu ermöglichen.

Wundheilungsstörungen führen zur **sekundären Heilung**. Ursachen für Wundheilungsstörungen sind, besonders in Kombination, vor allem:
- Durchblutungsstörungen; Arteriosklerose, Varikose (→ Abb. 2a), Druck auf die Wunde durch Aufliegen des Körpers oder einen falsch angelegten Verband
- Stoffwechselstörungen bei Diabetes mellitus (→ Abb. 2b)
- Wundinfektionen; Bisswunden, Schmutz, Fremdkörper, Klinikkeime (→ Abb. 2c)
- Ernährungsstörungen; Unter- und Fehlernährung, Alkoholkrankheit
- Cortison- und Zytostatikatherapie sowie andere immunschwächende Faktoren
- hohes Alter; Zellteilung und Regeneration sind verlangsamt

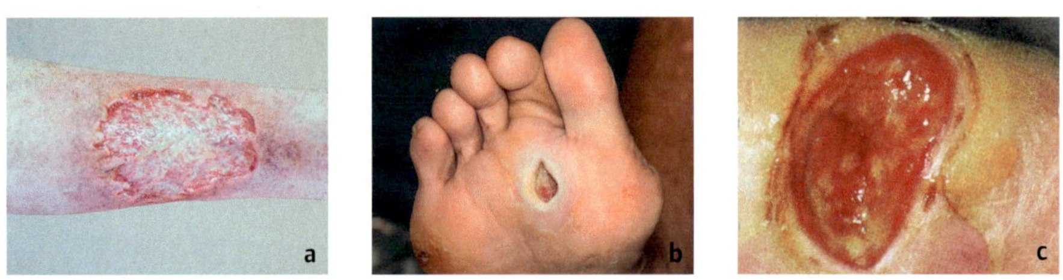

Abb. 2 Problemwunden, d. h. sekundär heilende Wunden: Ulcus cruris bei unbehandelter Varikose (a); tiefes diabetisches Fußulkus (b); infizierte Wunde mit eitrigem Sekret und geschwollenem Wundrand (c)

4.2 Wundversorgung

Die Erstversorgung frischer, unkomplizierter Wunden erfolgt so bald wie möglich nach der Verletzung. Das nennt man **primäre Wundversorgung**. Sie kann mit oder ohne Naht erfolgen und findet spätestens sechs bis acht Stunden nach der Verletzung statt. Zuvor komprimiert man eine blutende Wunde z. B. mit einer sterilen **Kompresse**, d. h. man komprimiert sie, bis die Blutung aufhört. Wichtig ist, dass die Kompresse nicht mit der Wunde bzw. mit Blut und Sekret verklebt. Sobald die Blutung gestillt ist, kann die Wunde genäht und/oder verbunden werden. Kleine, d. h. unter 2 cm lange, trockene Wunden können mit Gewebekleber oder Wundnahtstreifen (z. B. Leukostrip®; → Abb. 1) verschlossen werden. Die Naht bzw. Klebung einer frischen Wunde nennt sich **primärer Wundverschluss**. Manchmal ist es notwendig, zunächst zerfetzte Wundränder auszuschneiden, um dann eine Wunde zu nähen.

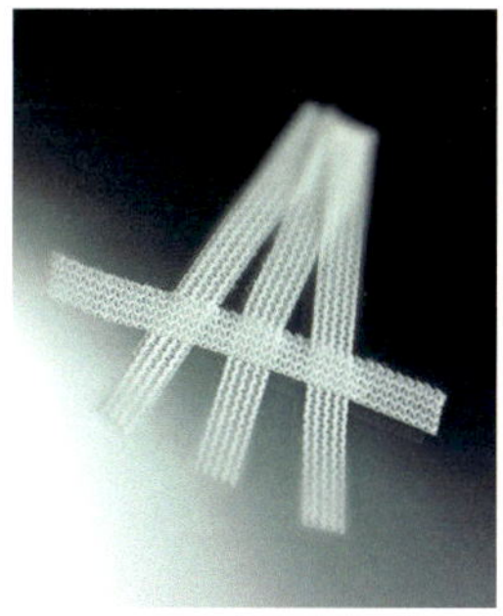

Abb. 1 Leukostrip®

primärer Wundverschluss
→ LF 10, S. 495

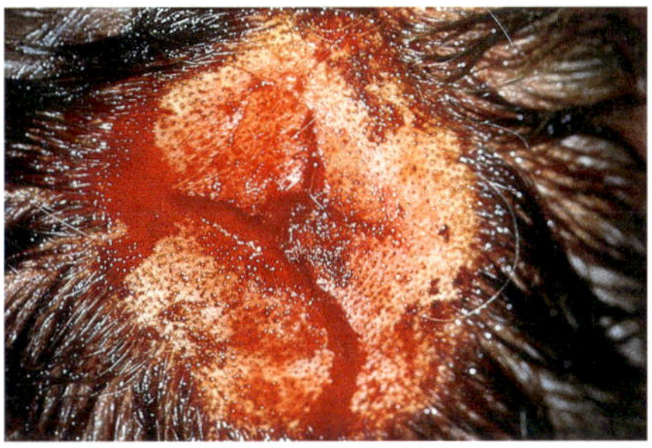

Abb. 2 Kopfplatzwunde: Vor der Naht werden die Wundränder begradigt.

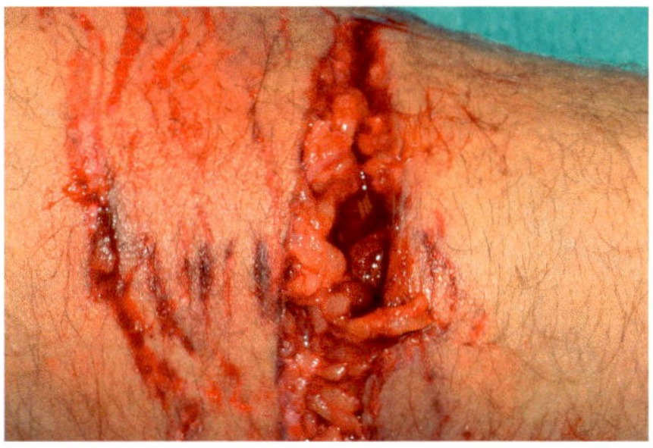

Abb. 3 Bisswunde

Ist eine Wunde älter als acht Stunden, infiziert oder zerfetzt, kann sie nicht einfach zugenäht werden. Das würde zu einer schweren bakteriellen Infektion und zur Heilungsverzögerung führen. Bisswunden sind immer infiziert, da die Zähne von Mensch und Tier stets pathogene Bakterien in die Wunden einbringen (→ Abb. 3). In diesen Fällen wird zunächst zerfetztes bzw. nekrotisches Gewebe entfernt. Anschließend wird genäht oder erst die Infektion behandelt und nach einigen Tagen offener Wundbehandlung ggf. eine **sekundäre Wundversorgung** mit **sekundärem Wundverschluss** (d. h. einer Naht) durchgeführt.

4.2.1 Tetanusschutz im Verletzungsfall

Jede offene Wunde gilt als tetanusinfiziert. Je nach Anzahl und Zeitpunkt der bisher erhaltenen Aktivimpfungen und Art der Wunde (einfach, sauber) oder kompliziert (tief, zerfetzt, schmutzig, infiziert) muss der Patient ggf. aktiv und ggf. passiv gegen Tetanus geimpft werden. Die Aktivimpfung erfolgt mit Tdap-, bei Kindern unter sechs Jahren mit TDaP-Impfstoff. Über die indizierte(n) Impfung(en) entscheidet der Arzt. Bisher wurde mehr als nötig passiv geimpft.
Da die wenigsten Menschen ihren Impfpass im Verletzungsfall dabeihaben, ist es sinnvoll, die Eintragungen mit dem Handy zu fotografieren, um unnötige Impfungen zu vermeiden.

Tetanusinfektion
→ LF 3, S. 68
Aktiv-, Passiv- und Simultanimpfung
→ LF 3, S. 88

Tetanusimpfung im Verletzungsfall (modifiziert nach STIKO)

Anzahl Tetanus-Aktivimpfungen	Saubere, kleine Wunde Tdap/Passivimpfung		Anzahl Tetanus-Aktivimpfungen	Alle anderen Wunden Tdap/Passivimpfung	
0/unbekannt	ja	ja	unbekannt oder < 3	ja	ja
1–2	ja	nein		ja	ja
≥ 3 letzte ≥ 10 Jahre her	ja	nein	≥ 3 letzte ≥ 5 Jahre her	ja	nein
≥ 3 letzte < 10 Jahre her	nein	nein	≥ 3 letzte < 5 Jahre her	nein	nein

Weitere Informationen zur Tetanus-Immunprophylaxe finden Sie unter:
www.rki.de
→ Infektionsschutz
→ RKI-Ratgeber
→ Tetanus

4.2.2 Durchführung der primären Wundversorgung

Eine primär versorgte Wunde wird nach ärztlicher Anordnung ggf. mit einem Wunddesinfektionsmittel desinfiziert und mit einer sterilen **Kompresse** bedeckt. Die Kompresse wird mit zwei Pflasterstreifen, mit einem Rahmen aus Pflasterstreifen oder mit passend zugeschnittenem Flächenfixierpflaster befestigt. Für Körperrundungen wird das Pflaster ggf. eingeschnitten. Die Abdeckung der Wunde schützt vor Schmutz und Bakterien. Sie sollte nicht luftdicht sein, damit keine feuchte Kammer entsteht, in der sich Bakterien rasch vermehren können.
Sobald die Wunde nicht mehr nässt bzw. blutet, kann auf einen (neuen) Verband verzichtet werden. Er kann zum Schutz der Wunde durch einen dünneren, luftdurchlässigen **Wundschnellverband** ersetzt werden. Liegt die Wunde unter der Kleidung, sollten die Textilien heiß waschbar sein und keine Fasern abgeben.

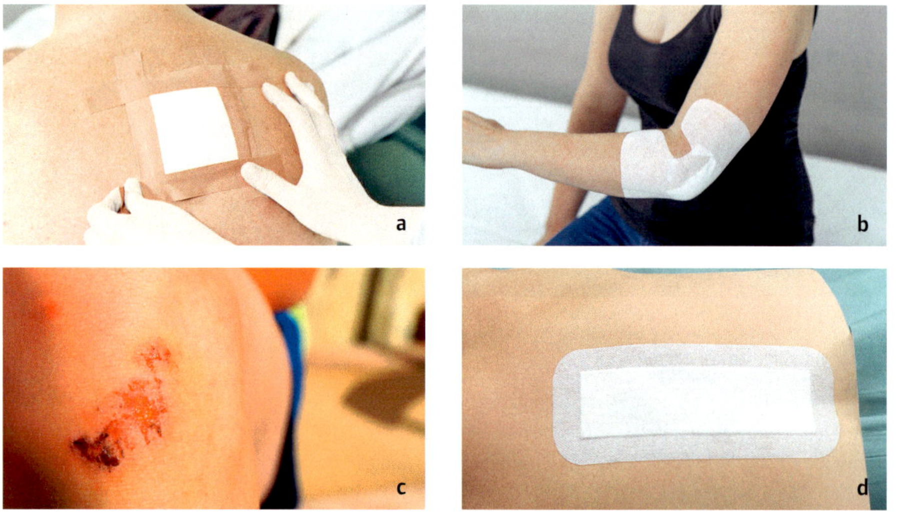

Abb. 1 Wundversorgung: Rahmenverband aus Kompresse und Pflasterstreifen (a); Befestigung der Kompresse mit Fixierpflaster (b); die trockene Wunde kann offen abheilen (c); Wundschnellverband (d)

Unkomplizierte Wunden sind relativ einfach zu versorgen, sofern alle Beteiligten die Grundregeln beachten. Dazu gehören die hygienische Händedesinfektion vor und nach dem Verbandwechsel, das Tragen von Handschuhen und die vorschriftsmäßige Entnahme der Materialien (→ Abb. 2) nach der Non-touch-Technik.
Die Wundversorgung findet in einem Raum statt, dessen Einrichtung, Fußboden und Wände gereinigt und desinfiziert werden können. Während des Verbandwechsels wird nicht gesprochen oder das Gesicht der Wunde genähert, um eine Tröpfcheninfektion der Wunde zu vermeiden. Alte Verbände werden sehr vorsichtig gelöst (→ Abb. 3). Sterile, zimmerwarme NaCl 0,9 %- oder **Ringer-Lösung** kann helfen, Verklebungen zu lösen. Alte Verbandmaterialien werden in einem mit dem Fuß zu betätigenden Abfallbehälter entsorgt. Mehrfach verwendbare Instrumente werden zur Wiederaufbereitung sicher abgelegt und zwischengelagert.

Wiederaufbereitung chirurgischer Instrumente
→ LF 3, S. 107

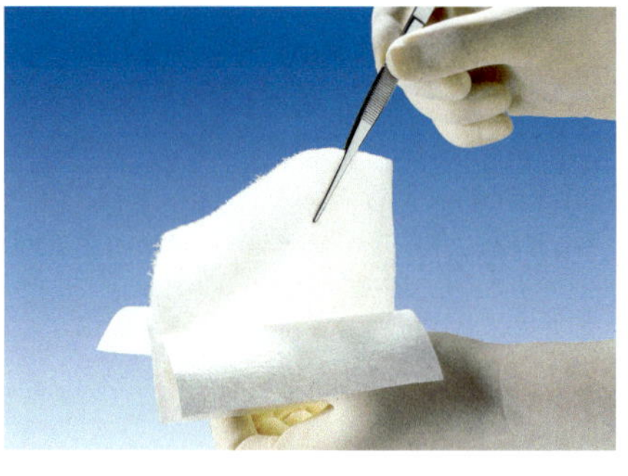

Abb. 2 Sterile Entnahme der Verbandstoffe

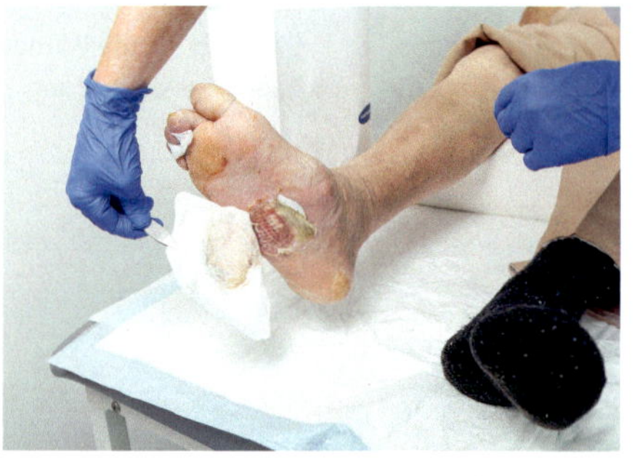

Abb. 3 Vorsichtiges Ablösen des alten Verbandes

4.3 Wundmanagement

Wundmanagement ist das Zusammenwirken aller beteiligten Berufsgruppen (Arzt, spezialisierter MFA, Pflegedienst, Diabetesberater, Apotheker, Fußpfleger usw.) bei der Versorgung chronischer Wunden. Die Initiative Chronische Wunden (ICW) und andere Organisationen haben Leitlinien erarbeitet und bieten Seminare und Materialien an, damit die gesicherten Erkenntnisse der Wundbehandlung und -prävention genutzt und Behandlungsfehler vermieden werden. Es gilt, die Ursache(n) von Wundheilungsstörungen soweit wie möglich zu therapieren. Die Versorgung chronischer Wunden muss planvoll und systematisch erfolgen. Die Anwendung von Hausmitteln ist als Kunstfehler anzusehen. Zum Wundmanagement gehört außer der **Wundbehandlung** und dem **Verbandwechsel** selbst die genaue **Beurteilung der Wunde** hinsichtlich

- Nekrosen,
- Infektionszeichen und
- Heilungsverlauf.

Teil des Wundmanagements ist die genaue Dokumentation nach Wundzustand, Wundgröße und durchgeführten Maßnahmen.

Nekrosen müssen mechanisch (chirurgisch) und/oder mittels enzymhaltiger Wundauflagen bzw. Lokaltherapeutika entfernt werden, da totes Gewebe Erregern als Nährboden dient und die Heilung stört.

Chronische Wunden heilen besser, wenn sie feucht gehalten werden. In feuchter – jedoch nicht nasser – Umgebung können Entzündungszellen und faserbildende Zellen besser wandern und so die Wunde reinigen und neues Bindegewebe bilden. Es gibt viele verschiedene Materialien, die die Heilung chronischer Wunden fördern:

Initiative Chronische Wunden: www.icwunden.de

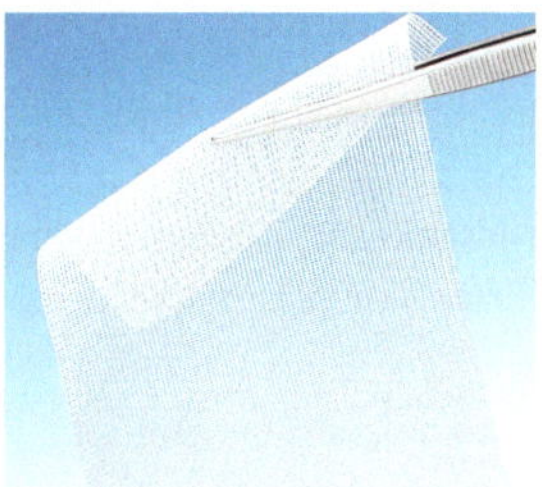

Salbenkompresse
Textiles Gitter oder Silikongitter mit Salbe. Die Kompresse verhindert ein Verkleben des Verbands mit der Wunde.

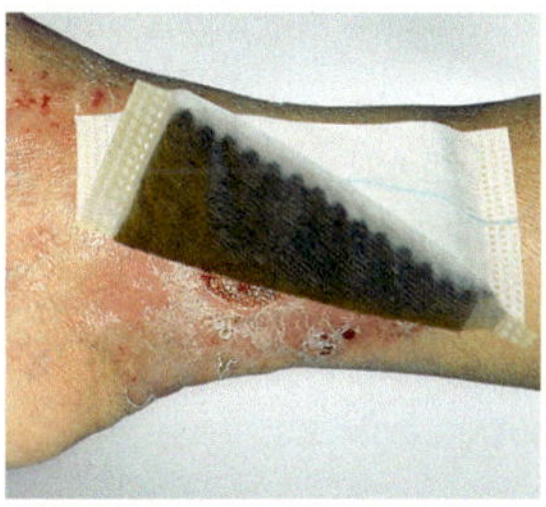

Aktivkohlekompresse
Sie nimmt viel Sekret auf und bindet bakterielle Gerüche.

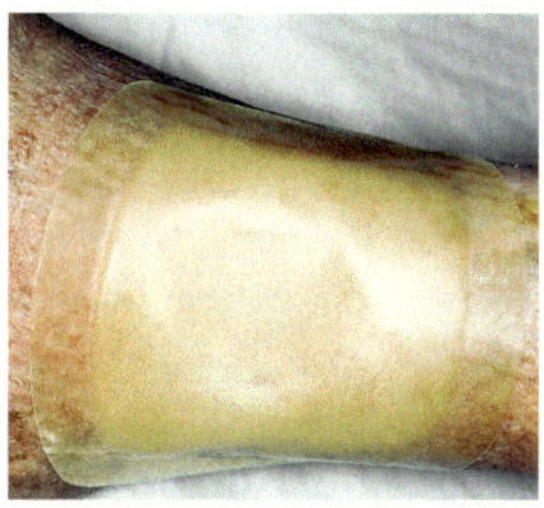

Hydrokolloidverband
Der Verband bindet Wundsekret und bildet damit eine sichtbare Blase; er ist leicht anwendbar und kostengünstig.

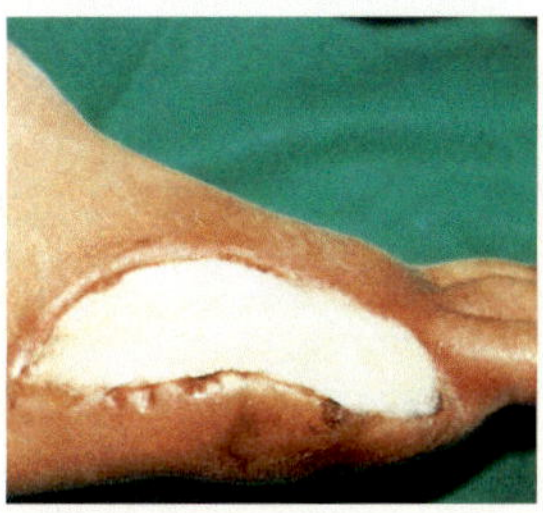

Alginatkompresse
Sie nimmt Sekret auf und ist bei Infektionen anwendbar. Sie muss mit einem Verband fixiert werden.

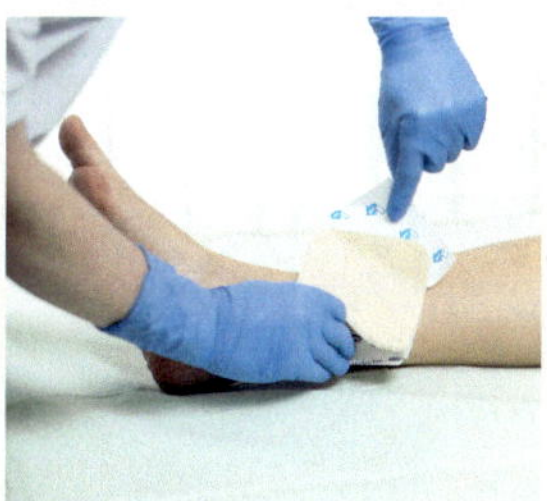

Schaumstoffkompresse
Sie ermöglicht die Verdunstung von Sekret ohne Austrocknung der Wunde.

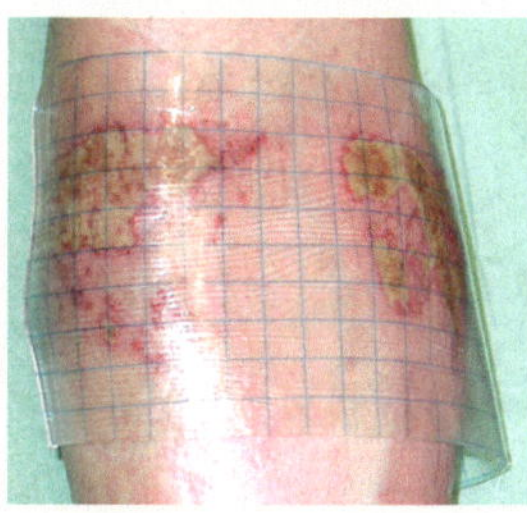

Hydrogelkompresse
Sie hält die Wunde feucht, löst Nekrosen und verbessert die Selbstreinigung der Wunde.

5 Kleine Chirurgie in der Praxis

Interaktive Übungen
→ S. 479, PagePlayer

Kleine operative Eingriffe können in der Hausarztpraxis durchgeführt werden. Beispiele für die sog. kleine Chirurgie sind: primäre Wundversorgung mit und ohne Naht, Entfernung von Zecken, Fremdkörpern und Nävi. Kleine **Abszesse** (Eiteransammlungen im Gewebe) werden eröffnet und Nahtmaterial entfernt.

BGR TRBA 250
→ LF 3, S. 99
RKI
→ LF 3, S. 99
Hygieneplan der Praxis
→ LF 3, S. 99

Bei allen Operationen und in der Wundversorgung gelten die Grundsätze und Vorschriften der BGR TRBA 250 bzw. des RKI, die im Hygieneplan der Praxis zusammengestellt sind:

- allgemeine Hygiene, Asepsis und Antisepsis (→ LF 3, S. 98)
- Aufbereitung der Instrumente und Materialien (→ LF 3, S. 107)
- Tragen von Bereichs- und Schutzkleidung (→ LF 3, S. 96)
- hygienische und chirurgische Händedesinfektion (→ LF 3, S. 101–103)
- dem Risiko angepasste Hautdesinfektion beim Patienten (→ LF 3, S. 100)

5.1 Nahtmaterial und Nahtentfernung

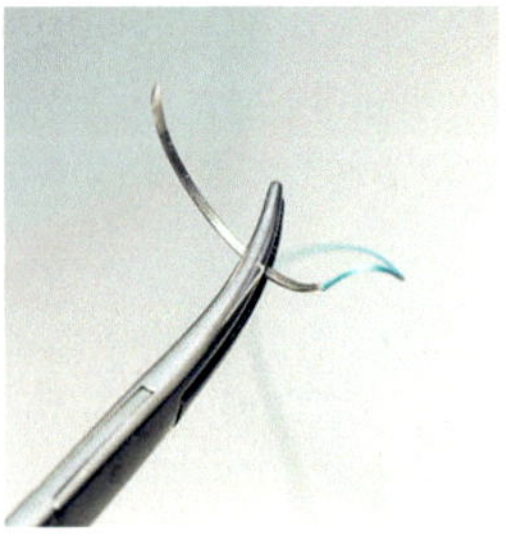

Abb. 1 Nadel mit Nahtmaterial in gebogenem Nadelhalter

Steriles **Nahtmaterial** (→ Abb. 1 und 2) gibt es in zwei Arten: **resorbierbar** und nicht resorbierbar. Resorbierbare Fäden lösen sich nach einiger Zeit auf. Man verwendet sie im Körperinneren, da man z. B. nach einer Appendektomie nicht erneut den Bauch öffnen kann, um Fäden zu ziehen. Auf der Körperoberfläche benutzt man nicht resorbierbares Nahtmaterial und entfernt es nach abgeschlossener Wundheilung. Es besteht aus Kunststoff, ist farbig und daher gut erkennbar. Außerdem ist es sehr glatt und wächst nicht in die Haut ein. Nadel und Faden werden als Einheit geliefert. Dadurch ist der Übergang zwischen ihnen glatt und verletzt die Haut nicht.

Die Wundheilung verläuft nicht an allen Körperstellen gleich schnell. Im Gesicht heilen Wunden besonders gut und schnell. Zieht man Fäden zu früh, kann sich die Naht öffnen und es muss eine sekundäre Heilung oder sekundäre Wundversorgung erfolgen – mit unschönem Ergebnis. Entfernt man Fäden zu spät, sind sie schwerer zu ziehen und hinterlassen auffallende punktförmige Narben.

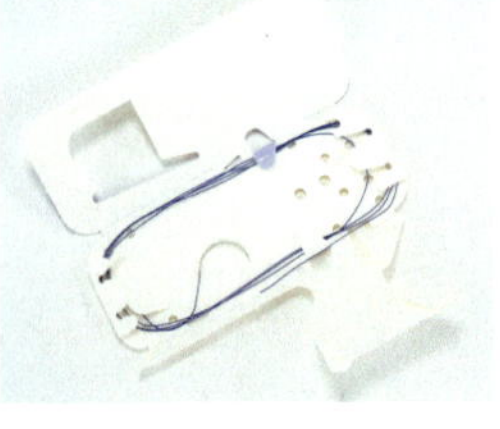

Abb. 2 Nahtmaterial in handelsüblicher Verpackung

MERKE Bei der **Entfernung von Nahtmaterial** gilt: Je weiter eine Naht vom Gesicht entfernt ist, desto später wird sie entfernt:
- Gesicht und Hals nach 4–7 Tagen
- Rumpf (Bauch, Rücken, Leistengegend) nach 9–11 Tagen
- Hände und Arme nach 10–12 Tagen
- Füße und Beine nach 12–14 Tagen, gelenknah (wegen der Bewegung) 14 Tage.

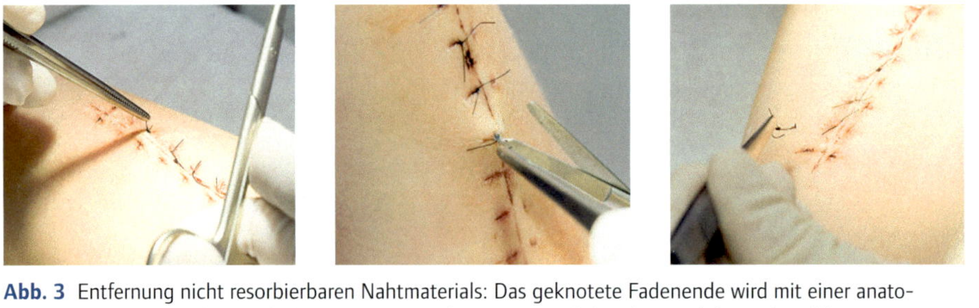

Abb. 3 Entfernung nicht resorbierbaren Nahtmaterials: Das geknotete Fadenende wird mit einer anatomischen Pinzette angehoben (links). Mit einem Fadenmesser wird der obere Teil der Fadenschlinge durchtrennt (Mitte). Der Faden wird herausgezogen und auf eine Kompresse oder in eine Abwurfschale gelegt (rechts).

5.2 Instrumente

Instrumente der kleinen Chirurgie mit Funktion und Besonderheiten

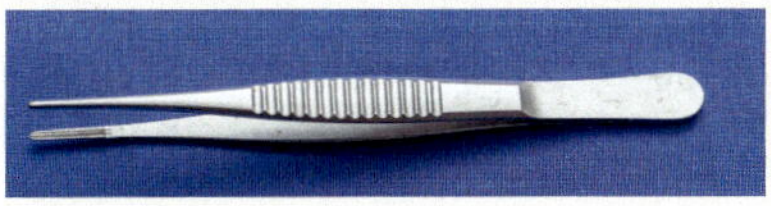

Anatomische Pinzette
Fassen und Halten von Fäden und Tupfern

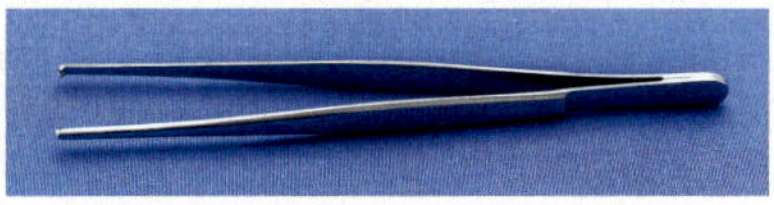

Chirurgische Pinzette
sicheres Fassen und Halten von Wundrändern und Geweben

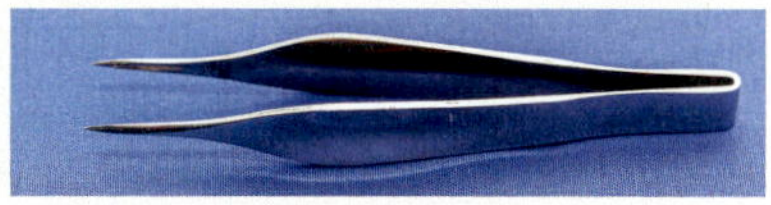

Splitterpinzette
Entfernen von Splittern, Stacheln, Fremdkörpern und Zecken

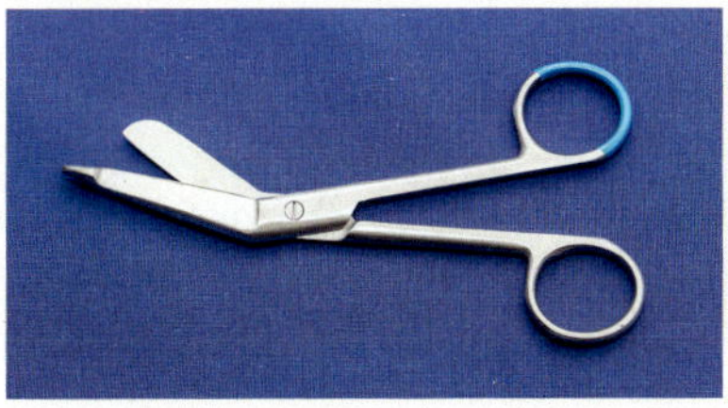

Verbandschere
Aufschneiden von Verbänden und Kleidung

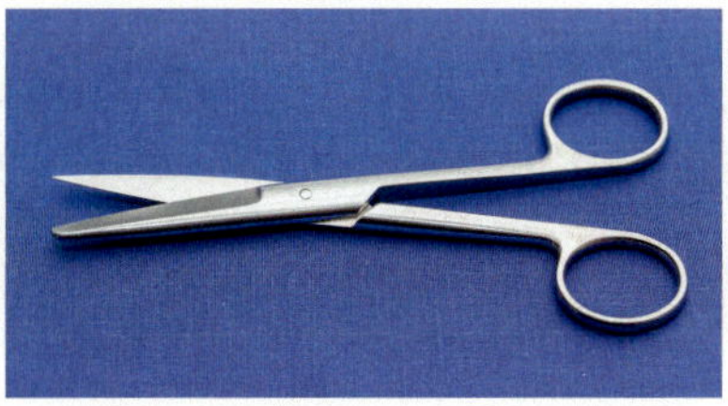

Chirurgische Schere
(abgerundet oder spitz)
Fadenschnitte, Exzisionen usw.

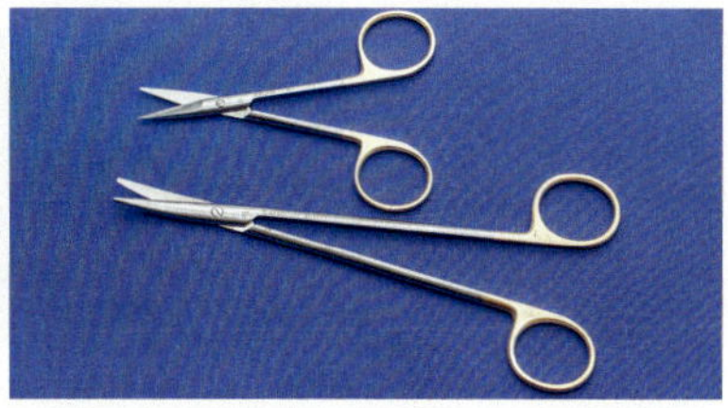

Präparierschere
ermöglicht gewebeschonende subkutane Schnitte

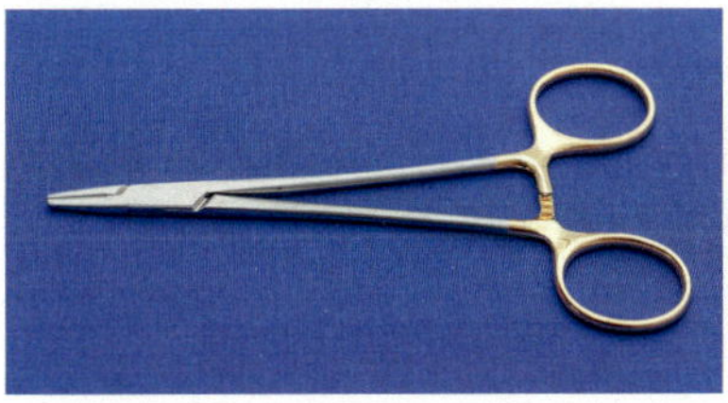

Nadelhalter
Halten und Führen der Nadel mit Faden

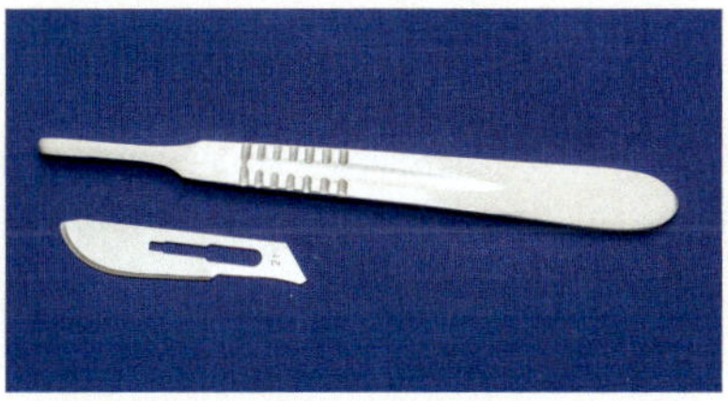

Skalpell (hier mit Einmalklinge)
Schnitte, Exzisionen, Inzisionen (Einschnitte)

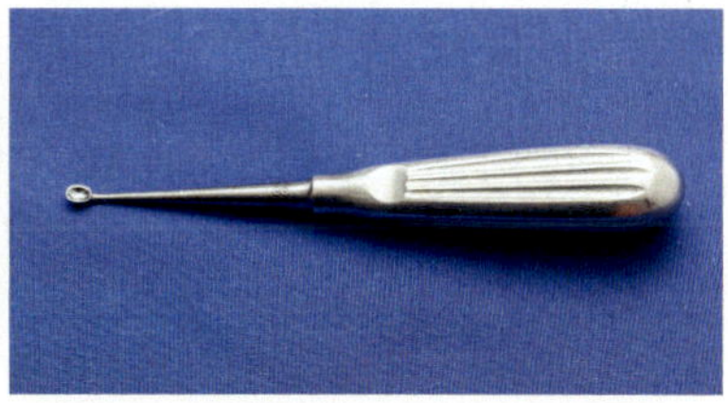

Scharfer Löffel (hier nach Volkmann)
Entfernen von Dellwarzen, aktinischen Keratosen usw.

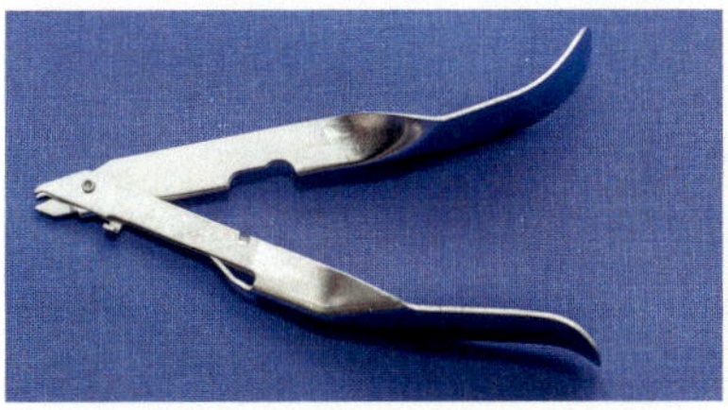

Klammerentferner

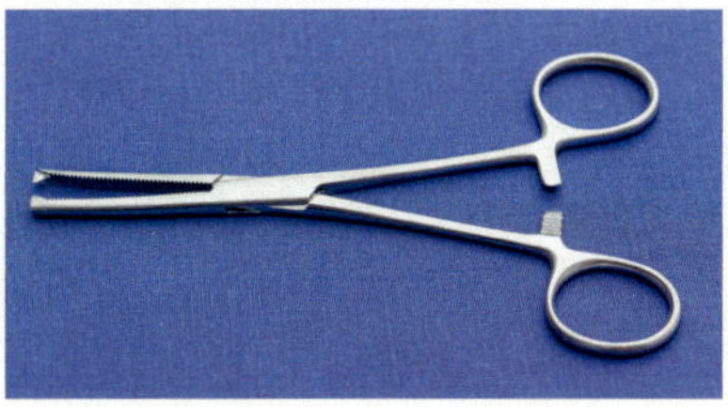

Kocher-Klemme
Fassen und Halten von Gewebe

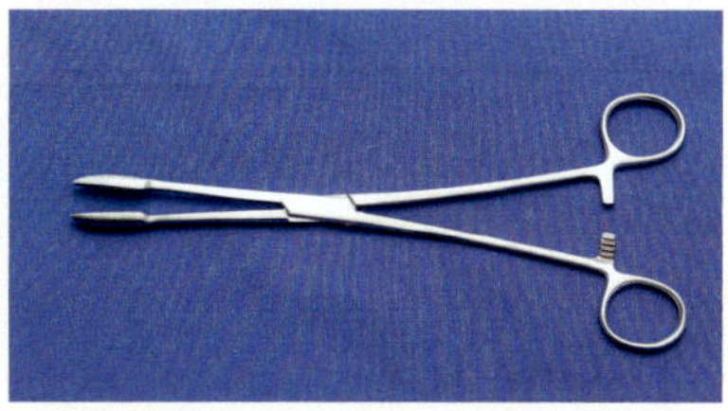

Kornzange
Halten und Führen von Tupfern

Wann darf ich wieder duschen? Nach Operationen muss der Patient zunächst warten, bis seine Kreislauffunktion wieder normal ist, d. h. die Narkosewirkung abgeklungen ist. Operationswunden sollten nicht nass werden. Spezielle Duschpflaster halten das Wasser von der Wunde fern. Feuchte bzw. nasse Verbände werden ersetzt. Am Tag der Fadenentfernung darf der Patient normal duschen. Ein Vollbad ist ab dem Folgetag möglich. Über Gips- und anderen größeren Verbänden kann vor dem Duschen z. B. ein frischer Müllbeutel passender Größe mit Pflasterstreifen befestigt werden.

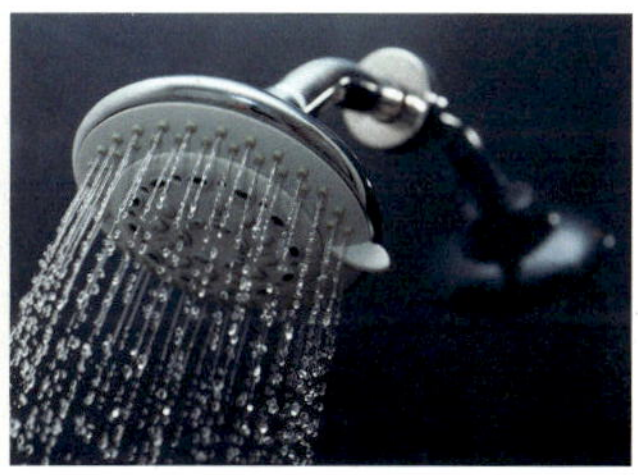

5.3 Assistenz bei chirurgischen Eingriffen

Aufwendige chirurgische Eingriffe werden in den meisten Hausarztpraxen nicht durchgeführt. Oft suchen Patienten die Allgemeinarztpraxis aber zur präoperativen Diagnostik und/oder zur Nachbehandlung auf.

MERKE **präoperativ** = vor einer Operation, **intraoperativ** = während einer Operation, **postoperativ** = nach einer Operation

Arzt und MFA erfüllen verschiedene Aufgaben vor, während und nach Operationen.

Präoperativ

Einen oder mehrere Tage vor dem Eingriff gehören zu den ärztlichen Aufgaben:
- Indikationsstellung und Planung des Eingriffs, Aufklärung über Sinn, Durchführung, Erfolgsaussichten und Risiken sowie über Behandlungsalternativen
- Einholen der schriftlichen Einwilligung des Patienten bzw. des gesetzlichen Vertreters; Belehrung zum evtl. Absetzen von Antikoagulanzien und weiteren Medikamenten sowie zum Verhalten am OP-Tag bzw. zur Dauer der Nüchternphase
- klinische Untersuchung des Patienten zur Feststellung der Operationsfähigkeit
- Indikationsstellung zu weiteren Untersuchungen (z. B. EKG, Spirometrie, Laboruntersuchungen wie Gerinnungswerten und Blutbild)
- Entscheidung über die Art der Betäubung bzw. Sedierung; Lokalanästhesie (örtliche Betäubung), Regionalanästhesie (regionale Betäubung), Analgetika, Sedativa bzw. Vollnarkose mit oder ohne Beatmung (Intubation)

Analgetika → LF 4, S. 187
Sedativa → LF 4, S. 190

Einen oder mehrere Tage vor dem Eingriff sind MFA-Aufgaben:
- Blutentnahme, EKG/Spirometrie, Terminvergabe, ggf. Ausgabe eines Merkblatts
- Zusammenstellen der Instrumente und Materialien für die Operation

Unmittelbar vor dem Eingriff:
- hygienische Händedesinfektion, Anlegen der Bereichskleidung einschließlich Clogs, Mundschutz und Haube, chirurgische Händedesinfektion (Arzt und MFA)
- Anlegen steriler Handschuhe (→ Abb. 1), Hilfe für den Operateur beim Anlegen des OP-Kittels und der sterilen Handschuhe (MFA)

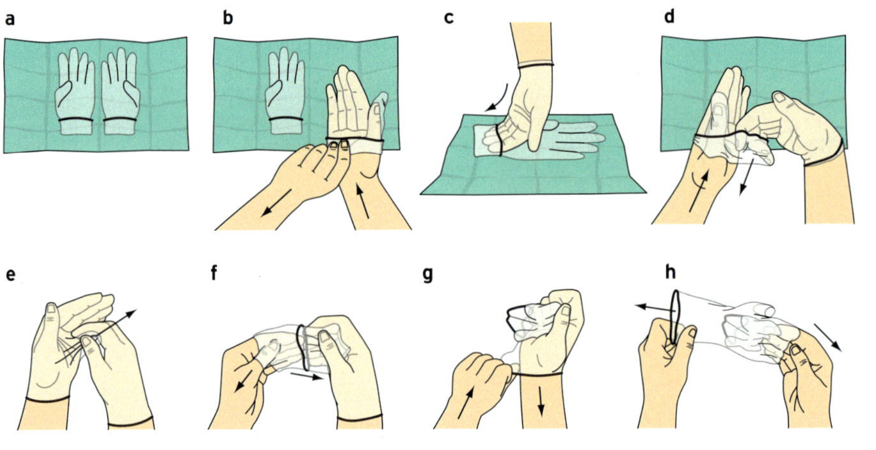

Abb. 1 Anlegen steriler Handschuhe (a–d), Ablegen steriler Handschuhe (e–h): Der erste Handschuh wird vorsichtig an der Manschette angefasst. Die unsterile Hand (ohne Handschuh) zieht am inneren, umgeschlagenen Teil des sterilen Handschuhs (a, b). Mit dem angezogenen sterilen Handschuh wird nur die Außenseite des zweiten Handschuhs berührt, damit er beim Anziehen steril bleibt (c, d). Beim Ausziehen werden die Handschuhe gewendet und ineinander gezogen (e–h). Die kontaminierten Seiten der Handschuhe liegen innen.

Intraoperativ

Durchführung des Eingriffs durch den Arzt, Assistenz durch den MFA:
- fachgerechtes Öffnen der sterilen Verpackungen sowie Anreichen der Instrumente und Materialien nach der Non-touch-Technik, Abtupfen von Blut bzw. Sekreten
- Annahme, richtiges Ablegen bzw. Weiterleiten gebrauchter Instrumente, Materialien und Gewebeproben

Non-touch-Technik
→ LF 3, S. 112

Postoperativ

Aufgaben des MFA:
- Anlegen des sterilen Wundverbands
- Überwachung des Patienten im Hinblick auf Einschränkung der Vitalfunktionen durch die Narkose, den Eingriff bzw. verabreichte Medikamente (ggf. mit Arzt)
- mehrfache RR- und Pulsmessung (wichtig bei Verdacht auf Nachblutung)
- Versand der Gewebeproben an den Pathologen
- fachgerechte Wiederaufbereitung bzw. Entsorgung der verwendeten und angefallenen Materialien

Aufgaben des Arztes und des MFA:
- Verabschiedung des Patienten nach angemessener Nachbeobachtungszeit, ausreichend wiederhergestellten Vitalfunktionen und ggf. Mitteilung des Operationsverlaufs bzw. -ergebnisses (Arzt)
- Instruktion zum Verhalten nach dem Eingriff bzw. zum Umgang mit der Wunde, bei Beschwerden, Blutung, Schmerzen usw.
- Terminvereinbarung für Nachuntersuchungen, Verbandwechsel
- ggf. Mitteilung des histologischen Befundes (Arzt)
- Dokumentation und Abrechnung des Eingriffs

5.4 Verbandlehre

Je nach Art der Erkrankung bzw. Wunde werden verschiedene Verbandtechniken angewandt. Verbände können:
- Wunden schützen (Pflaster = Wundschnellverband, **fixierte** Kompressen)
- die Wirkung von Salben und Wundauflagen verbessern (Salbenverband)
- die Heilung chronischer Wunden unterstützen (z. B. Hydrokolloidverband)
- Gelenke stützen und Knochen bzw. Sehnen ruhigstellen (Stützverband, Zinkleimverband, Gipsverband/Gipsschiene)
- die Funktion insuffizienter Venen unterstützen **(Kompressionsverband)**

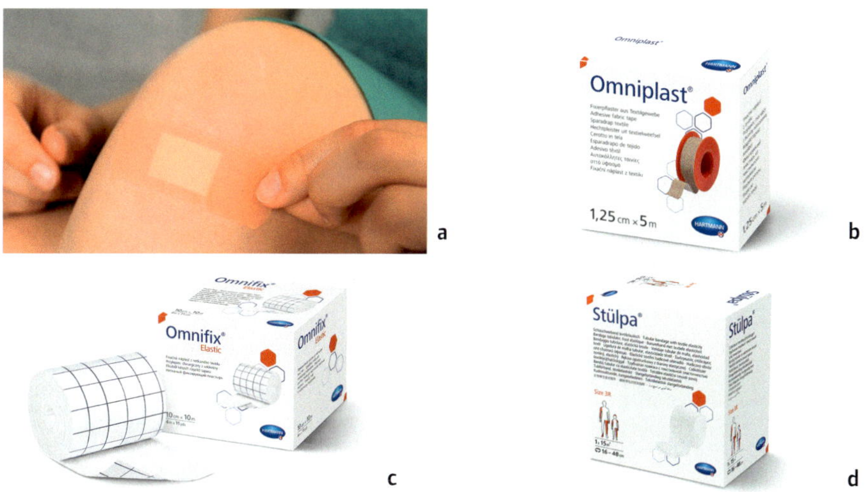

Abb. 1 Gängige Verbandmaterialien: Wundschnellverband (a); Rollenpflaster (b); selbstklebendes Fixierpflaster (c); Schlauchverband (d)

5.4.1 Wundschnellverband

Video
→ S. 479, PagePlayer

Der Wundschnellverband wird im Alltag als Pflaster bezeichnet. Er ist einfach und schnell anzulegen. Bei unkomplizierten Verletzungen muss der Wundschnellverband nicht steril sein, z. B. bei einfachen Schürfwunden gesunder Patienten. Komplizierte Wunden und Operationswunden, auch frisch genähte Platzwunden, werden mit sterilem Wundschnellverband versorgt. Auch Venenverweilkatheter werden mit sterilem Pflaster fixiert und abgedeckt, da die Punktionsstelle eine Eintrittspforte für Erreger ist. Der Wundschnellverband kann zusammen mit desinfizierender Salbe (z. B. **PVP-Jod**) angewendet werden. Er stellt sicher, dass die Salbe auf der Wunde bleibt, und schützt die Wäsche vor Verfärbungen.

5.4.2 Fingerverband

Wundschnellverbände werden an Körperrundungen keilförmig eingeschnitten, damit sie glatt anliegen. Das ist z. B. bei Fingerverbänden sinnvoll (→ Abb. 2).

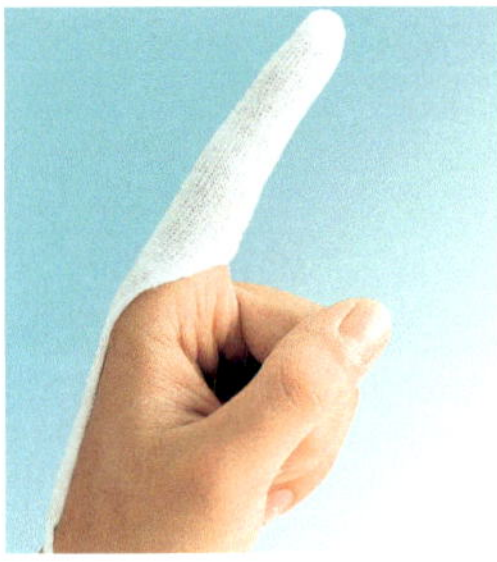

Abb. 1 Fingerverband

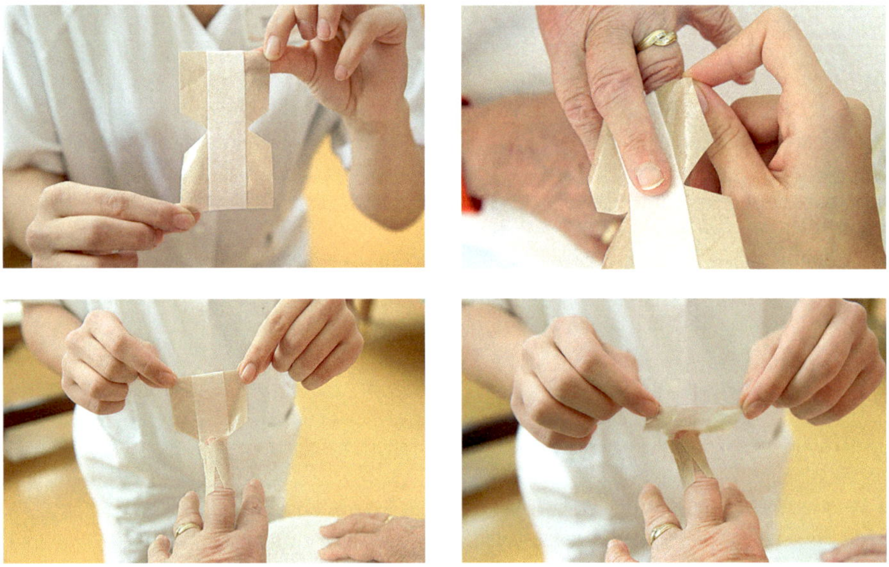

Abb. 2 Anlegen eines Fingerkuppenverbands

Reicht ein Wundschnellverband nicht aus, kann eine **Kompresse** auf die Wunde gelegt und mit einem Schlauchverband gehalten werden. Dabei schneidet man den Schlauch in etwa vierfacher Fingerlänge ab, stülpt ein Ende über den Finger, dreht den Schlauch an der Fingerspitze einmal um und stülpt ihn erneut über den Finger. Dann schneidet man den überstehenden Schlauchverband zweimal durch, je einmal in jedem Fingerzwischenraum. So entstehen zwei lange Enden, die am Handgelenk zusammen- und festgebunden werden.

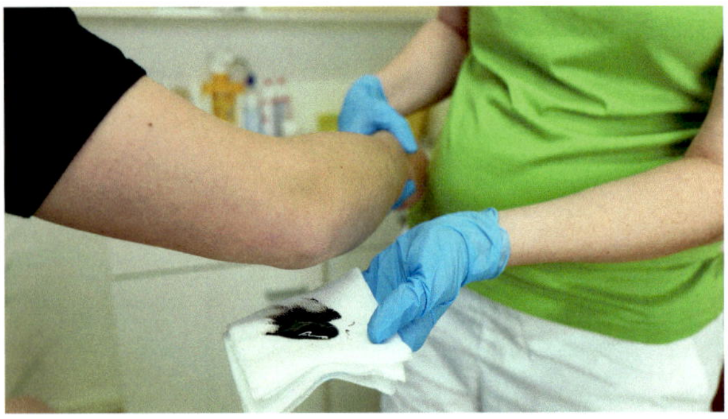

Abb. 3 Salbenverband

5.4.3 Salbenverband

Salbenverbände werden angelegt, um bei geschlossenen Verletzungen wie Distorsionen oder Prellungen oder bei Hauterkrankungen wirkstoffhaltige Salben einwirken zu lassen. Man gibt eine passende Menge der verordneten Salbe auf eine Kompresse. Diese legt man auf den zu behandelnden Bereich auf. Nun legt man einen Mull- oder Schlauchverband an, um die Kompresse zu **fixieren** (befestigen). Der Salbenverband hat auch einen psychologischen Effekt.

5.4.4 Handverband

Die Mullbinde legt man so an, dass sie zunächst zweimal z. B. am Handgelenk übereinander gewickelt wird, um das Ende zu fixieren. Dann wird sie in Achtertouren weiter so angelegt, dass sich die Bindentouren jeweils um ein Drittel überlappen. Das Ende der Binde wird z. B. mit Pflaster fixiert. Je nach Lage der Verletzung kann der Verband auf- oder absteigend angelegt werden. Bei einer handgelenksnahen Verletzung beginnt man am Handgelenk. Die Mullbinden werden nur so fest angelegt, dass die Kompresse hält, aber die Durchblutung und eine gewisse Beweglichkeit sichergestellt bleiben.

Achtertouren
→ LF 10, S. 507

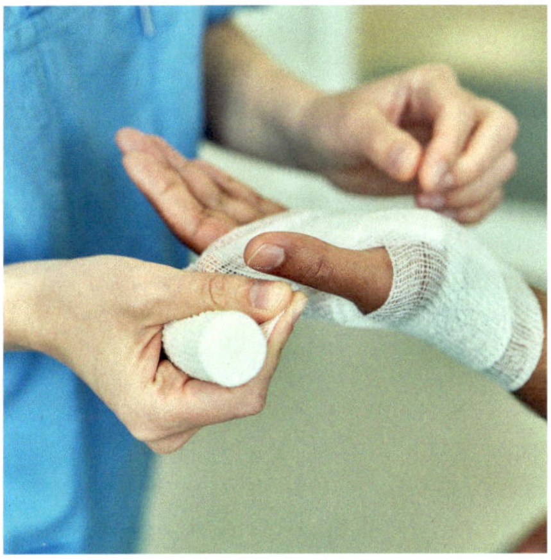

Abb. 1 Mullverband an der Hand

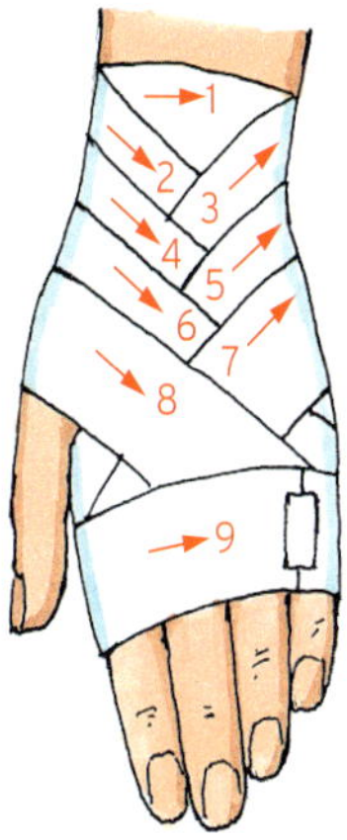

Abb. 2 Absteigender Verband

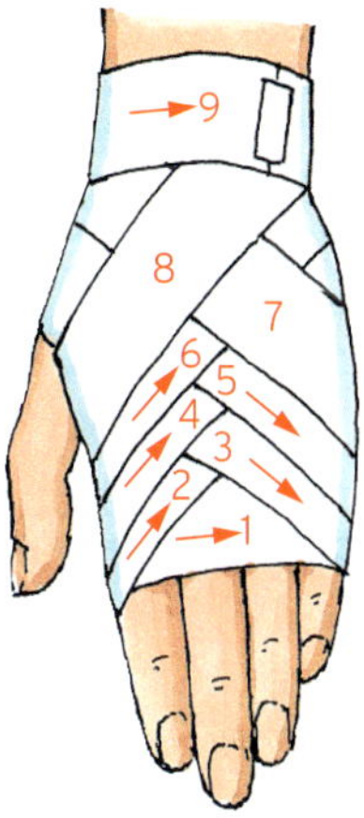

Abb. 3 Aufsteigender Verband

5.4.5 Stützverband

Stützverbände sollen Gelenke stützen und die Beweglichkeit dabei mehr oder weniger begrenzen. Dies hilft, Schmerzen zu lindern und die Heilung zu unterstützen. Auch ein Gipsverband ist ein Stützverband. Er hebt die Beweglichkeit auf und ermöglicht damit, dass Knochenfragmente wieder zusammenheilen. Stützverbände aus elastischen Binden werden in Achtertouren um das betroffene Gelenk herum angelegt. Alternativ verwendet man vorgefertigte Bandagen.

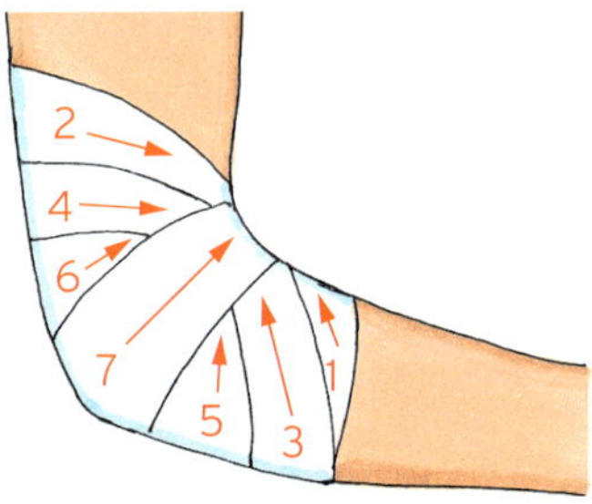

Abb. 4 Schildkrötenverband am Ellenbogengelenk

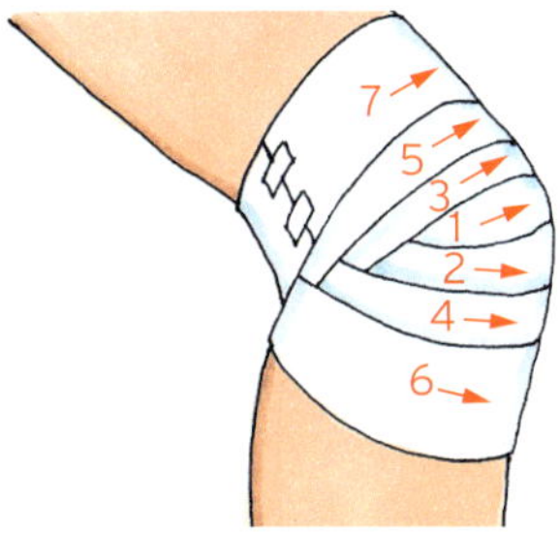

Abb. 5 Kniegelenkverband

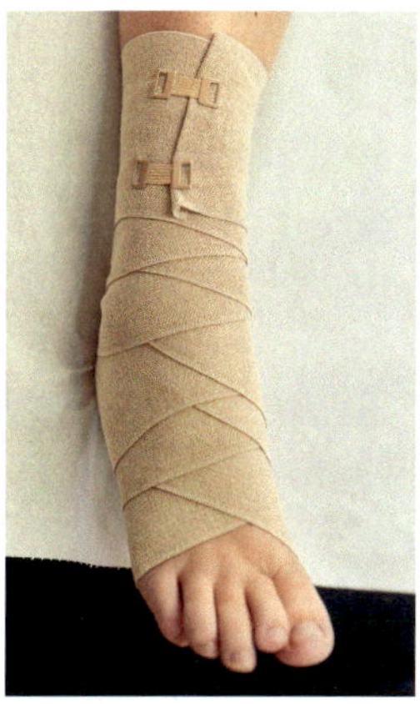

Abb. 6 Sprunggelenkverband

MERKE **Der Patient hat immer recht:** Spürt er Kribbeln, Taubheitsgefühl, Stauung, Schwellung oder vermehrten Schmerz nach Anlegen des Verbandes, muss untersucht und erneut verbunden werden. Falsch und zu eng anliegende Verbände können Nerven und Gewebe schädigen.

5.4.6 Kompressionstherapie bei Varikose

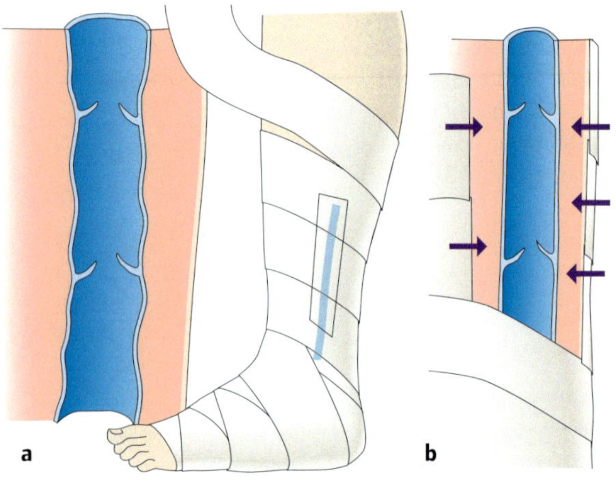

Abb. 1 Venöse Insuffizienz: In den erweiterten Venen (Varizen) schließen die Klappen nicht mehr (a). Der Kompressionsverband kann die fehlende Venenfunktion teilweise ersetzen; er unterstützt den Blutfluss in Richtung Herz (b).

Bei Varikose besteht eine venöse Insuffizienz, d. h. die Venen können das Blut nicht mehr aus den Beinen zum Herzen zurücktransportieren. Die mangelnde bzw. fehlende Venenfunktion muss nun durch Kompression, d. h. Druck von außen, hergestellt werden (→ Abb. 1).

Das ist wichtig, da sonst Durchblutungsstörungen, Stauungen und Ulzera entstehen. Auch bei vorhandenen Ulzera, d. h. beim venösen Ulcus cruris, ist die Kompressionstherapie indiziert, damit eine Heilung des Unterschenkelgeschwürs möglich ist. Voraussetzung ist eine eindeutige Diagnose, denn:

MERKE Bei pAVK, d. h. **arteriellen Durchblutungsstörungen**, ist eine Kompressionstherapie **kontraindiziert**. Sie würde die ohnehin mangelnde Durchblutung der Beine bzw. Füße noch mehr vermindern und könnte zur Gangrän mit Notwendigkeit einer Amputation führen.

Die Kompressionstherapie kann mit **Kompressionsstrümpfen** bzw. **-strumpfhosen** stattfinden. Sie werden nach Maß bestellt bzw. angefertigt. Der Patient muss morgens Maß nehmen lassen, da dann die Ödeme am wenigsten ausgeprägt sind. Sonst wären die Stümpfe zu weit und damit unwirksam. Anziehhilfen sind leicht anzuwenden und nützlich beim Anlegen der sehr straffen Stümpfe.

venöses Ulcus cruris
→ LF 5, S. 273

Gangrän
→ LF 4, S. 143

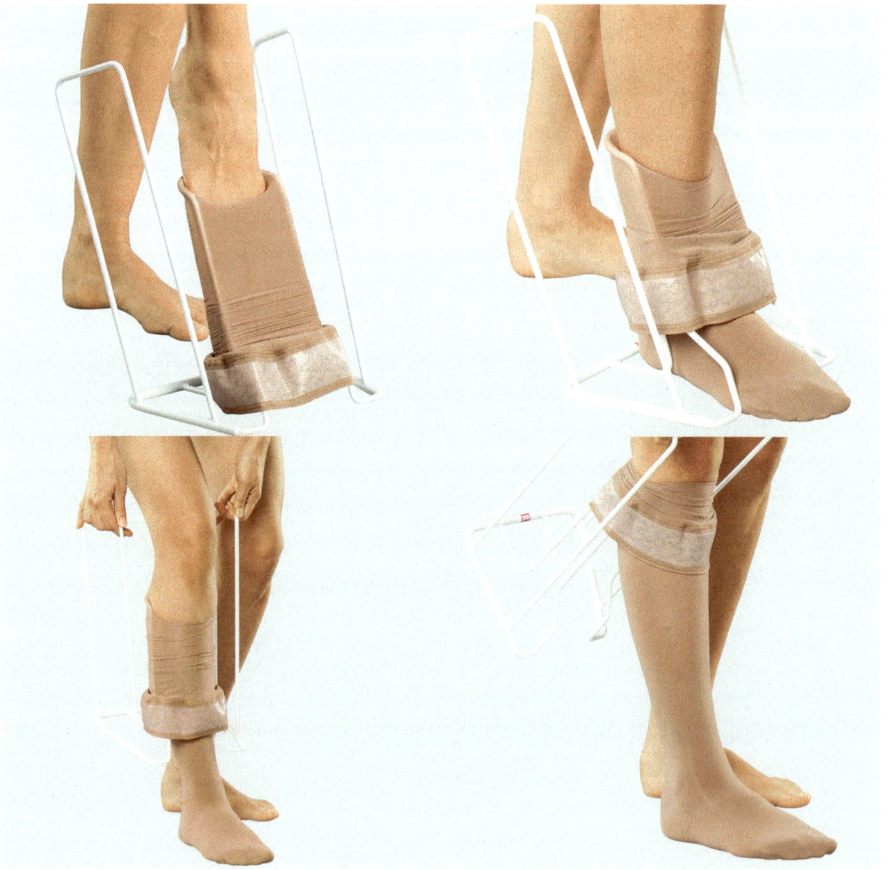

Abb. 2 Die Anziehhilfe erleichtert das Anziehen der Kompressionsstrümpfe sehr.

Bis der Patient passende Strümpfe erhält sowie bei Adipositas, bei stark wechselndem Beinumfang bzw. Ödemen und bei Wunden, kann es sinnvoll sein, einen Unterschenkel-Kompressionsverband anzulegen. Er muss wie die Strümpfe straff anliegen, darf aber nicht abschnüren. Durch Abschnürungen wird der venöse Abfluss noch mehr behindert, wodurch Stauung, Ödem- und Ulkusbildung, Thrombose- und Emboliegefahr weiter ansteigen. Die Kompressionstherapie wirkt nur, wenn der Patient sich bewegt. Besonders Gehen ist wichtig. Sonst fällt die sog. Muskelpumpe, die den venösen Blutfluss in Richtung Herz unterstützt, weg. Als Muskelpumpe bezeichnet man den Pumpeffekt der Beinmuskulatur auf die Beinvenen. Beim Gehen kontrahieren sich die Muskeln rhythmisch. Sie komprimieren und entlasten dabei abwechselnd die benachbarten Venen. Dies regt den venösen Blutfluss an, sofern die Venenklappen intakt sind oder ein gut sitzender Kompressionsverband – bzw. Kompressionsstrumpf – anliegt.

Thromboembolie
→ LF 5, S. 274

Für den **Kompressionsverband** benötigt man mehrere Kurzzugbinden: Für den Fuß nimmt man 6 cm breite, für den Unterschenkel 8–10 cm breite Binden (→ Abb. 1).

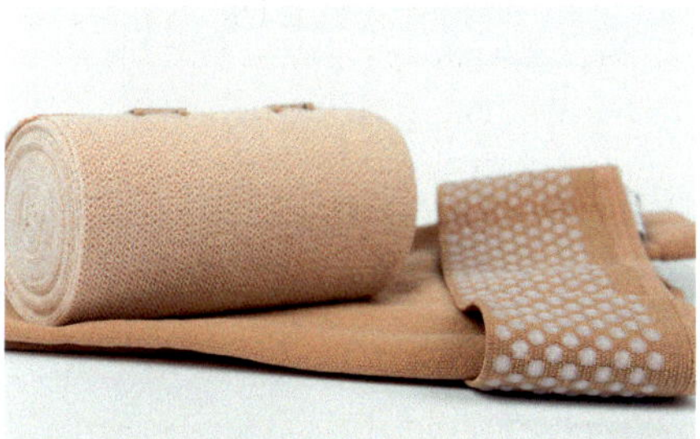

Abb. 1 Kurzzugbinde und Kompressionsstrumpf

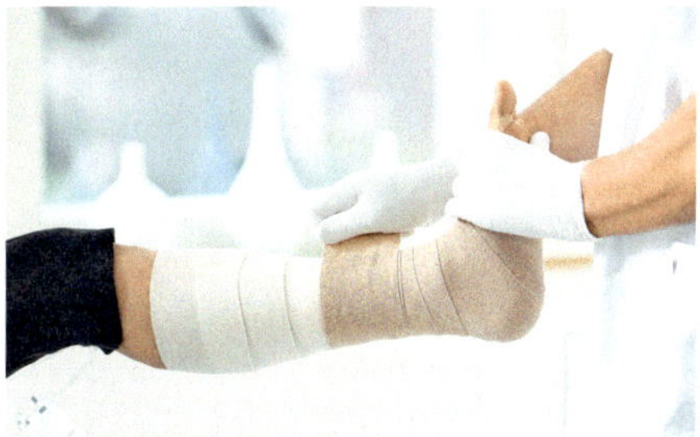

Abb. 2 Anlegen von Binden

Beim Anlegen des **Kompressionsverbandes** unterscheidet man verschiedene Arten von Bindentouren, d. h. Arten, die Binden anzulegen und zu wickeln (→ Abb. 3–5).

MERKE Das **Anlegen eines Kompressionsverbandes** ist eine verantwortungsvolle Tätigkeit, die theoretisch vorbereitet und praktisch erlernt werden muss, da sonst eine Verschlechterung der Venenfunktion droht.

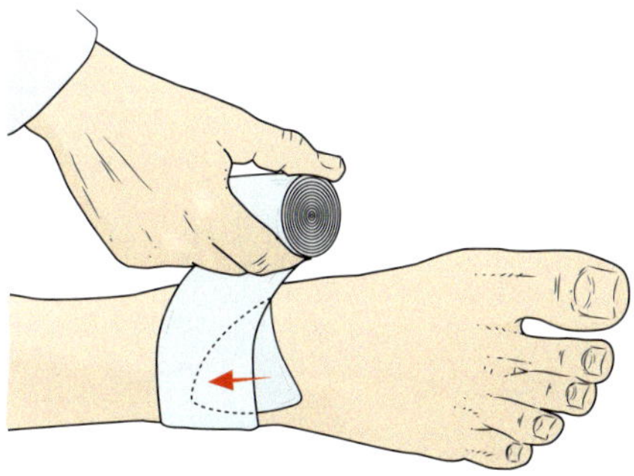

Abb. 3 Bindentouren: **zirkulär** (kreisförmig) zum Befestigen des Anfangs

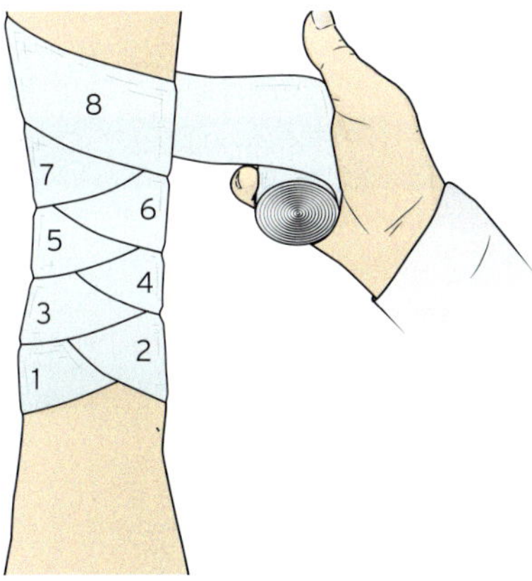

Abb. 4 **Achtertouren** (wie eine Acht) machen den Verband fest und straff.

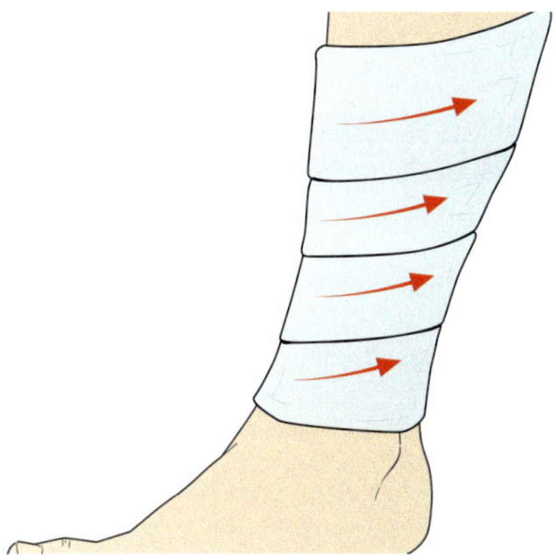

Abb. 5 **Spiralförmig**; die Touren überlappen sich um ein Drittel, damit sie nicht verrutschen.

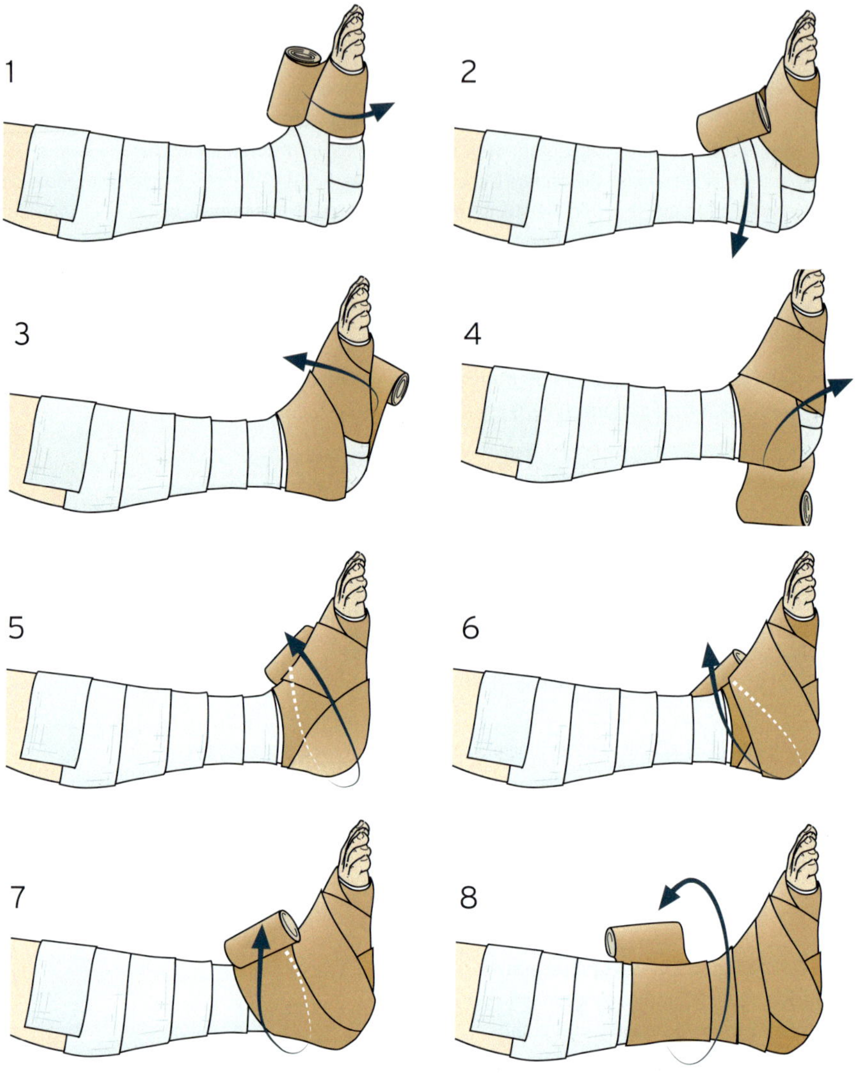

Abb. 1 Anlegen eines Kompressionsverbands: nach Polsterung zwei bis drei zirkuläre Touren am Vorderfuß (1), über den Fußrücken in Richtung Achillessehne (2), von der Achillessehne im 45°-Winkel über das Fußgewölbe (3), über den Fußrücken zur Achillessehne (4), am Außenknöchel über das Fußgewölbe zum Fußrücken (5), am Außenknöchel über das Fußgewölbe zum Fußrücken (6), um das Sprunggelenk herum zum Achillessehnenansatz (7), in sich halb überlappenden spiralförmigen Touren nach oben wickeln (8)

→ Terminologie: Wundversorgung, kleine Chirurgie und Verbandlehre

Abszess	Eiteransammlung im Gewebe
fixieren (Subst. **Fixierung**)	befestigen
Granulationsgewebe	rot glänzendes, gut durchblutetes Gewebe, das bei sekundärer Wundheilung am Wundgrund entsteht
intraoperativ	während einer Operation
Inzision	Einschnitt, z. B. in einen Abszess
Kompresse	saugfähige Wundauflage, z. B. aus Stoff

Kompressionsverband	straffer Verband, der Druck auf Unterschenkelvenen ausübt, um die venöse Insuffizienz bei Varikose zu bessern
postoperativ	nach einer Operation
präoperativ	vor einer Operation
primäre Wundheilung	rasche und unkomplizierte Wundheilung
primäre Wundversorgung	Erstversorgung einer unkomplizierten frischen Wunde
primärer Wundverschluss	Verschluss einer unkomplizierten Wunde mit Naht
PVP-Jod	Povidon-Jod; Jodverbindung z. B. zur Wunddesinfektion
resorbierbar	bzgl. Nahtmaterial: löst sich im Körper auf
Ringer-Lösung	Elektrolytlösung für Infusionen, Spülungen und andere Zwecke
sekundäre Wundheilung	komplizierte und verzögerte Wundheilung
sekundäre Wundversorgung	Versorgung einer komplizierten, d. h. mehr als 8 h alten, ggf. infizierten, tiefen oder zerfetzten Wunde
sekundärer Wundverschluss	Versorgung einer komplizierten Wunde mit Naht nach Vorbehandlung, z. B. Infektionstherapie, Nekrosenentfernung
Wundmanagement	Behandlung chronischer Wunden unter Einbezug aller beteiligten Fachkräfte (Arzt, spezialisierter MFA, Pflegekräfte usw.)
zirkulär	kreisförmig

Aufgaben

1 Beschreiben Sie die primäre und die sekundäre Wundheilung.
2 Welche Probleme bringen Bisswunden mit sich?
3 In welchen Fällen wird ein frisch verletzter Patient simultan gegen Tetanus geimpft?
4 Geben Sie an, welche Umstände und Krankheiten oft zu chronischen Wunden führen.
5 Wie versorgen Sie eine frisch genähte Kopfplatzwunde?
6 Welchen Sinn hat die Entfernung von Nekrosen und wie kann sie durchgeführt werden?
7 Nennen Sie vier Symptome, die für eine Wundinfektion sprechen.
8 Welche Materialien legen Sie sich für eine Nahtentfernung bereit?
9 Nach welcher Zeit werden Fäden im Gesicht, am Bauch und am Unterschenkel entfernt?
10 Nennen Sie die Fachbegriffe für vor, während und nach einer Operation.
11 Welchen Sinn hat die Kompressionstherapie bei Varikose und Ulcus cruris?

Ich kann …

… sieben Funktionen der Haut aufzählen.

… eine Skizze der Haut anfertigen, dabei den dreischichtigen Aufbau berücksichtigen und die Zeichnung mit deutschen und Fachbegriffen beschriften.

… schildern, wie aus jungen Hautzellen allmählich Hornschuppen werden.

… den Vorgang der Hautbräunung durch UV-Licht-Einwirkung beschreiben.

… die Hautpflegezubereitungen Gel, Paste, Creme, Salbe und Fettsalbe vergleichen und für jede Zubereitung eine typische Anwendung nennen.

… einer Praktikantin die persönliche Hautpflege im MFA-Beruf erläutern.

… zehn verschiedene Effloreszenzen beschreiben.

… die Durchführung der allergologischen Untersuchungsmethoden Prick-Test und Epikutantest schildern.

… die Anwendung von Kortikoiden auf der Haut erklären und zwei erwünschte sowie vier unerwünschte Wirkungen aufzählen. Dabei gehe ich auf die Probleme bei Langzeitanwendung ein.

… den Begriff „Allergie“ definieren.

… den Ablauf der Allergien Typ 1 und Typ 4 erläutern und je ein Beispiel nennen.

… schildern, was beim allergischen (anaphylaktischen) Schock im Körper passiert.

… die drei wichtigsten Arzneimittelgruppen für die Therapie des allergischen (anaphylaktischen) Schocks aufzählen.

… die typische Neurodermitis-Symptomatik bei Säuglingen, Kindern und Erwachsenen beschreiben.

… erklären, warum Psoriasispatienten Hautreizungen vermeiden sollten und was Psoriasis mit Rheuma gemeinsam hat.

… einem 42-jährigen Jogger mit Onychomykose der Fußnägel Tipps geben, wie er nach erfolgreicher Therapie eine erneute Nagelpilzerkrankung vermeiden kann.

… einem 16-jährigen Leistungsschwimmer mit Fußpilz Hinweise zur Therapiedauer seiner Interdigitalmykose und zur Rezidivprophylaxe geben.

… drei Hautkrebsarten aufzählen, die durch UV-Strahlen entstehen.

… das Basaliom mit dem malignen Melanom vergleichen.

… mich selbst meinem Hauttyp entsprechend vor zu viel UV-Strahlung schützen.

… die Vorgänge der primären und sekundären Wundheilung schildern und die Unterschiede herausarbeiten.

… die drei Phasen der Wundheilung aufzählen und beschreiben.

… begründen, warum die Versorgung einer frischen Schnittwunde mit Naht vorteilhaft ist.

… sechs Risikofaktoren für Wundheilungsstörungen aufzählen.

… die Definition einer chronischen Wunde wiedergeben und zwei häufige Beispiele für chronische Wunden nennen.

… den Begriff „primärer Wundverschluss“ definieren und erklären, wann eine chirurgische Wundrandbegradigung notwendig ist.

… begründen, warum Bisswunden oft nicht primär verschlossen werden dürfen.

… angeben, unter welchen Umständen nach einer Verletzung eine Simultanimpfung gegen Tetanus erfolgen sollte.

… eine Simultanimpfung gegen Tetanus vorbereiten und durchführen.

Ich kann …

… begründen, warum jede Indikation zur Tetanus-Auffrischimpfung zur Impfung gegen zwei weitere Infektionskrankheiten genutzt werden sollte. Die beiden weiteren Krankheiten kann ich einem 56-jährigen Rennradfahrer mit großflächiger Schürfwunde benennen und kurz charakterisieren.

… einen Wundschnellverband an folgenden Körperstellen richtig anlegen: Nasenrücken, Unterarm, Knie ventral, Kniekehle, Zeigefingerkuppe und Leiste.

… einen Rahmenverband mit Kompresse am Schienbein anlegen.

… einen Heparin-Salbenverband am Handgelenk mit einer Kompresse und einer elastischen Mullbinde anbringen.

… einen Patienten nach einer Sprunggelenkdistorsion mit einem Stützverband versorgen.

… das Bedürfnis von Patienten mit leichten Prellungen und Distorsionen, einen Verband angelegt zu bekommen, nachvollziehen.

… begründen, warum ich als MFA in Haushalt und Freizeit Hautverletzungen besonders an meinen Händen vermeide.

… den Grund dafür nennen, warum chronische Wunden mithilfe spezieller Wundauflagen leicht feucht gehalten werden.

… drei verschiedene Wundauflagen benennen und charakterisieren.

… angeben, nach wie vielen Tagen – bei regelrechter Wundheilung – das Nahtmaterial an folgenden Körperstellen entfernt wird: Lippe, Stirn, Hals, Brust, LWS-Bereich, Leisten, Knie ventral und dorsal, Zeigefinger, Fußrücken.

… die notwendigen Materialien für den primären Wundverschluss einer Stirnplatzwunde bereitlegen und bei der Operation assistieren.

… alle dabei verwendeten Materialien sicher und hygienegerecht ablegen und entsorgen.

… nicht resorbierbares Nahtmaterial einer Hautnaht fachgerecht entfernen.

… Klammern, die eine Operationswunde am Oberschenkel verschlossen haben, korrekt entfernen.

… je drei verschiedene Pinzetten und Scheren unterscheiden.

… die chirurgische Händedesinfektion korrekt durchführen.

… sterile Handschuhe richtig aus der Verpackung entnehmen, anlegen und wieder ablegen.

… die Fachbegriffe für vor, während und nach einem chirurgischen Eingriff angeben.

… zehn Aspekte nennen, zu denen ein Patient vor einer Appendektomie durch den Arzt aufgeklärt werden muss.

… drei Blutwerte nennen, die präoperativ bestimmt werden, und die passenden Probenröhrchen bei der venösen Blutentnahme in der richtigen Reihenfolge füllen.

… fünf Aspekte nennen, die ich bei der postoperativen Beobachtung eines Patienten berücksichtige.

… die Pathogenese der Unterschenkelvarikose beschreiben und die Wirkung der Kompressionstherapie in Bezug darauf erklären.

… einer 72-jährigen Varikose-Patientin Kompressionsstrümpfe (bis zum Oberschenkel) anziehen und ihr das richtige Anlegen beibringen.

… der Patientin mitteilen und begründen, zu welcher Tageszeit sie zum Anmessen neuer Kompressionsstrümpfe ins Sanitätshaus gehen sollte.

… eine Kontraindikation für die Kompressionstherapie bei Varikose nennen.

… einen Unterschenkel-Kompressionsverband erklären.

LF 11 Patienten bei der Prävention begleiten

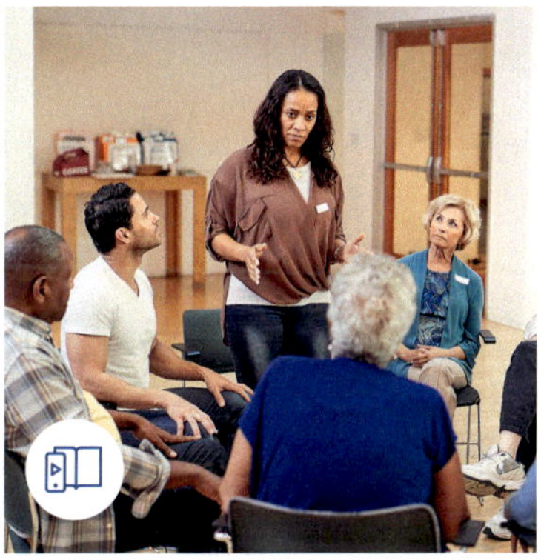

Über die Cornelsen PagePlayer-App können Sie **interaktive Übungen** zu diesem Lernfeld aufrufen, indem Sie diese Seite mit dem Smartphone scannen.

Die kostenfreien **Lösungen zu den Aufgaben aus dem Schülerbuch** finden Sie unter der ISBN 978-3-06-451769-1 auf www.cornelsen.de.

Prävention…

Die meisten Menschen fürchten sich…

vor Schmerzen, Leid und Tod und möchten Krankheit vermeiden. Aber nur wenige Prozent der Berechtigten nutzen die angebotenen Früherkennungsuntersuchungen; Männer noch seltener als Frauen.

Gründe dieser „Vermeidungshaltung" sind in erster Linie Bequemlichkeit und Angst. Oft spielt Verdrängung eine große Rolle. Obwohl jeder weiß, dass er krank werden kann und eine frühe Diagnose die Heilungschancen erheblich verbessert, „vergisst" man Gelegenheiten, die an die eigene Verletzlichkeit und gesundheitliche Bedrohungen erinnern – z. B. „fällige" Untersuchungen.

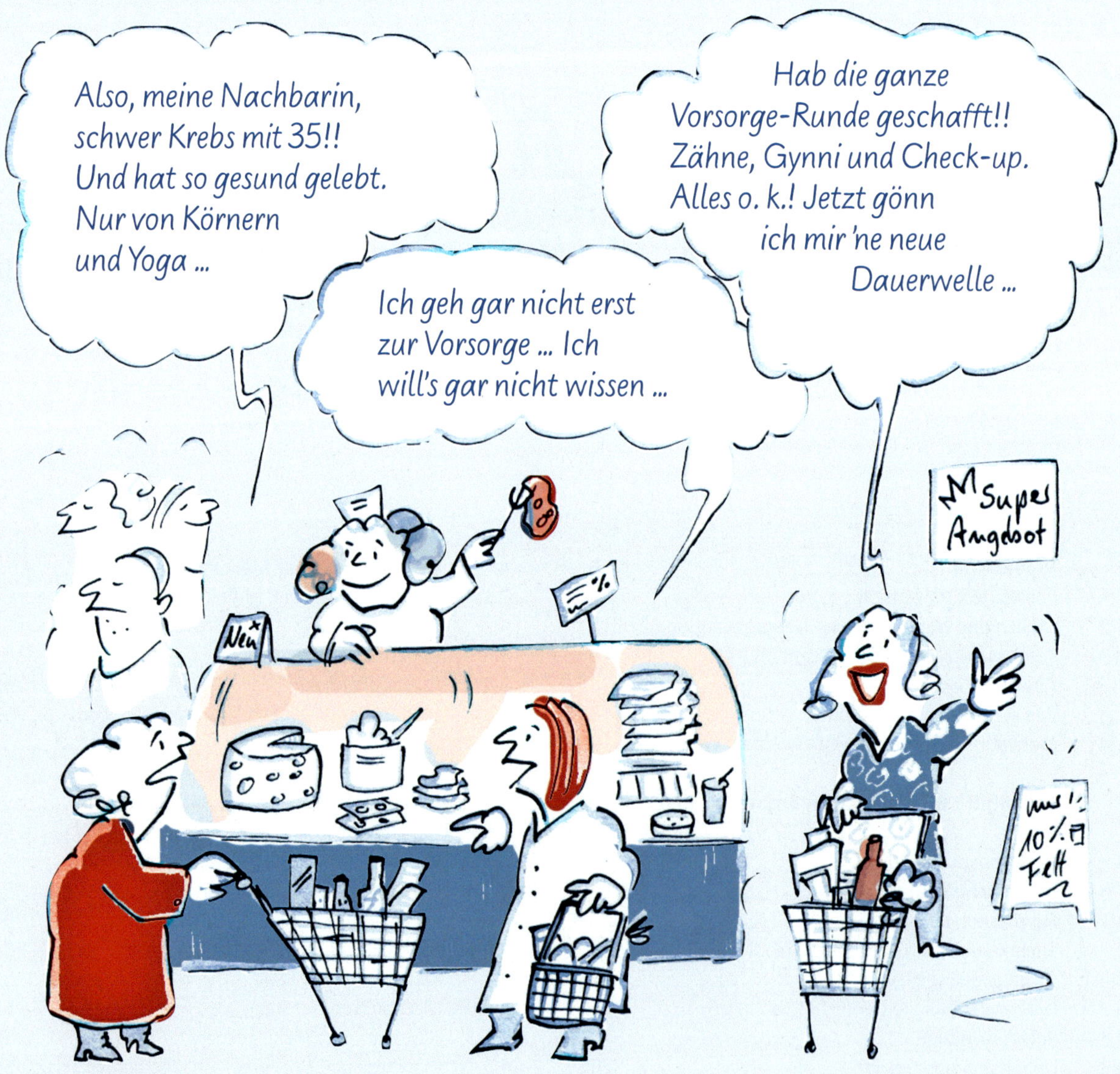
Also, meine Nachbarin, schwer Krebs mit 35!! Und hat so gesund gelebt. Nur von Körnern und Yoga …
Ich geh gar nicht erst zur Vorsorge … Ich will's gar nicht wissen …
Hab die ganze Vorsorge-Runde geschafft!! Zähne, Gynni und Check-up. Alles o. k.! Jetzt gönn ich mir 'ne neue Dauerwelle …
Neu
Super Angebot
10% Fett

… der Körper-TÜV

Vermitteln Sie Ihren Patienten, …

dass auch der Körper regelmäßig eine Inspektion benötigt und er „scheckheftgepflegt" einfach zuverlässiger „läuft". Sie als MFA können Patienten – als deren nächste Ansprechpartnerin – besonders gut motivieren. Sprechen Sie Patienten an und loben Sie gesundheitsbewusstes Verhalten und positiven Umgang mit Krankheiten, z. B.: „Toll, wie Sie es geschafft haben, das Rauchen aufzugeben! Ihre Haut sieht sehr gut aus." „Das merkt man aber, dass Sie abgenommen haben – die neue Figur steht Ihnen bestens!" „Gar nicht so leicht, mit so einer Krankheit zu leben – ich bewundere Ihre Energie." „Wie Sie das schaffen, jeden Tag spazieren zu gehen trotz Ihrer Behinderung – Respekt!" „Gut, dass Sie so regelmäßig zur Vorsorge kommen. Das ist doch ein gutes Gefühl, wenn man weiß, dass alles in Ordnung ist."

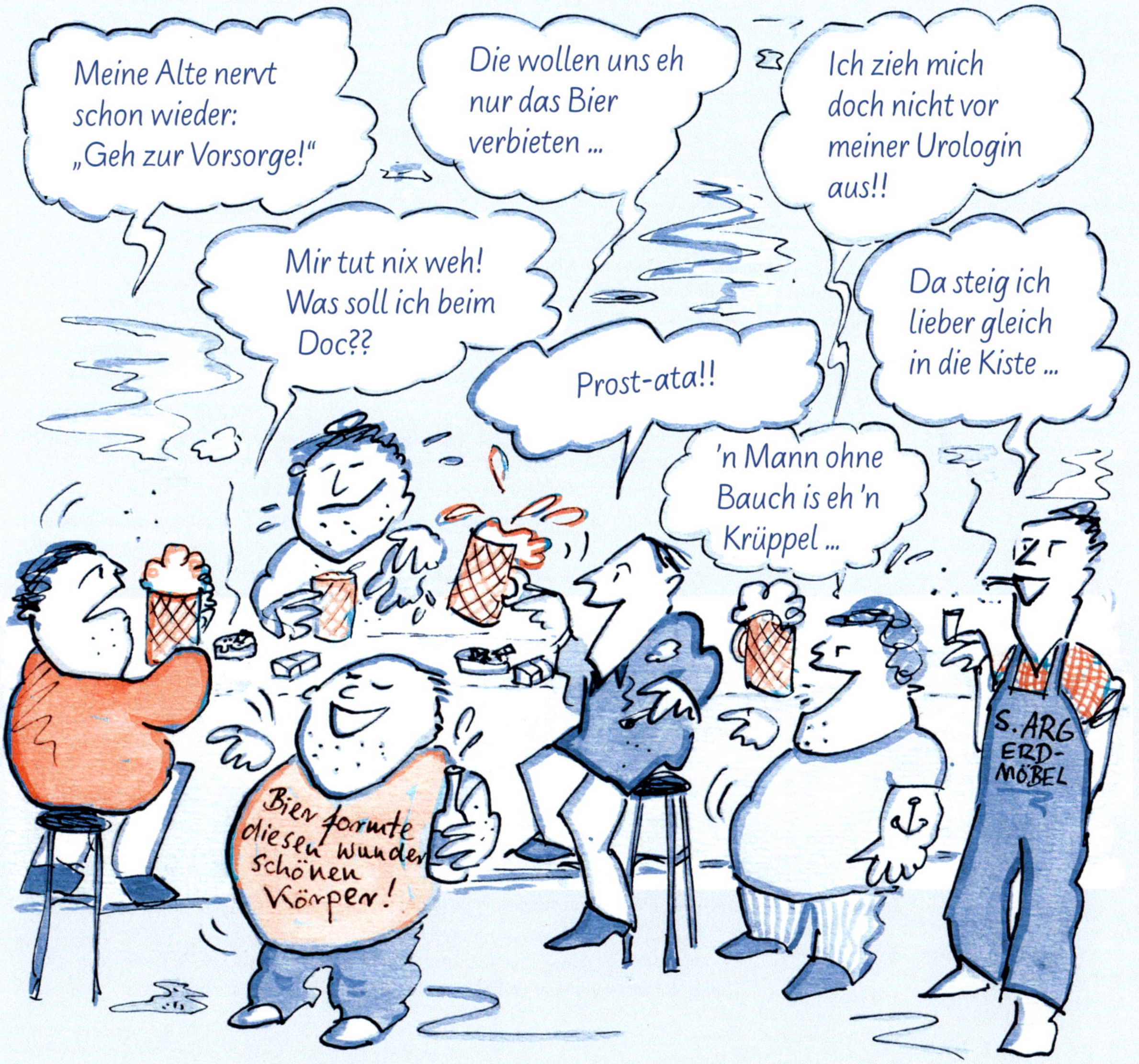

Meine Alte nervt schon wieder: „Geh zur Vorsorge!"
Die wollen uns eh nur das Bier verbieten …
Ich zieh mich doch nicht vor meiner Urologin aus!!
Mir tut nix weh! Was soll ich beim Doc??
Prost-ata!!
Da steig ich lieber gleich in die Kiste …
'n Mann ohne Bauch is eh 'n Krüppel …
Bier formte diesen wunderschönen Körper!
S. ARG ERD-MÖBEL

1 Prävention

Interaktive Übungen
→ S. 513, PagePlayer

Das GKV-Präventionsangebot wird im Merkblatt „Der Vorsorge-Checker" zusammengefasst unter:
www.kbv.de

1.1 Formen der Prävention

Prävention heißt Vorbeugung.
Damit sind alle Maßnahmen gemeint, die gesundheitliche Schäden verhindern, weniger wahrscheinlich machen oder hinauszögern.
Besonders im zahnärztlichen Bereich wird Prävention auch **Prophylaxe** genannt.
Es gibt drei Präventionsstufen: **Primär-**, **Sekundär-** und **Tertiärprävention**.

Präventionsstufe, Bedeutung und Ziele	Beispiele
1. Primärprävention die Krankheitsentstehung soll möglichst verhindert werden; dazu tragen individuelle und öffentliche Maßnahmen bei **Gesunde gesund erhalten**	– gesunde Ernährung, Sport – Schutzimpfungen nach STIKO-Plan – Sexualaufklärung (Safer Sex) – Stressvermeidung (Pausen, Urlaub) – berufsgenossenschaftliche Unfallverhütungsmaßnahmen – hygienisches Arbeiten zum Eigenschutz der MFA – allgemeine Hygienebedingungen (Umgang mit Lebensmitteln, Abfällen, Abgasen, Abwässern usw. laut gesetzlicher Bestimmungen)
2. Sekundärprävention Früherkennung symptomloser Krankheitsfrühstadien oder Risikofaktoren durch Vorsorge- bzw. Früherkennungsuntersuchungen oder **Screening** (Untersuchung einer Bevölkerungsgruppe mit hoher Erkrankungswahrscheinlichkeit) **Früherkennung**	– Mutterschaftsvorsorgeuntersuchungen – Neugeborenen-Screening auf 17 (Stoffwechsel-)krankheiten – Kinder- und Jugendvorsorgeuntersuchungen U1–U9, J1 – Hörscreening und Hüftsonografie für Neugeborene – Chlamydien-Urinscreening für junge Frauen – Check-up 35 (Gesundheitsuntersuchung zur Früherkennung von Diabetes, Herz-Kreislauf- und Nierenkrankheiten) + 1 x Hepatitis-B- und -C-Screening – Hautkrebsfrüherkennung für Erwachsene – Krebsfrüherkennungsuntersuchungen auf Gebärmutterhals- und Genitalkrebs für Frauen ab 20 Jahren und auf Brustkrebs ab 30 Jahren – Mammografie-Screening für Frauen von 50 bis 69 Jahren – Früherkennung von Genital- und Prostatakrebs für Männer ab 45 Jahren – Früherkennung des kolorektalen Karzinoms: Beratung ab 50 Jahren, Okkultbluttest von 50 bis 55 Jahren, zweimalige Vorsorgekoloskopie ab 50 Jahren (Männer) bzw. 55 Jahren (Frauen) im Abstand von mindestens 10 Jahren – Bauchaortenaneurysma-Screening (Sonografie) für Männer ab 65 Jahren
3. Tertiärprävention **Rehabilitation** = bestmögliche Wiederherstellung der Gesundheit nach Krankheit; Verhinderung oder Verzögerung weiterer Schäden durch Therapie und/oder Diagnostik **(Nachsorge)** **Wiederherstellung, Schadensbegrenzung**	– Rehabilitation, Koronarsport/Reha-Sport, Lipidsenker-, Antihypertensiva- und Antikoagulanzieneinnahme nach kardiovaskulärem Ereignis (z. B. Herzinfarkt) – Schulung, Lipidsenker und ACE-Hemmer für Diabetiker – regelmäßige Untersuchungen im Rahmen der DMP-Programme für chronisch Kranke bei Diabetes Typ 1 und Typ 2, KHK, Asthma, COPD, Brustkrebs und Herzinsuffizienz – Osteoporosetherapie nach Hüft- oder Wirbelfraktur – Bewegungstherapie nach Bandscheibenvorfall bzw. zur Chronifizierung neigenden Wirbelsäulenerkrankungen – Rehabilitation und Nachsorge nach Krebs – Rehabilitation und Wiedereingliederung in das Berufs- und Sozialleben nach Drogenentzug (Rückfallprophylaxe) – mehrmonatige Antidepressiva- und Psychotherapie nach schwerer Depression – Frühförderprogramme und Sport mit Menschen mit Beeinträchtigungen

1.2 Risiken und Nebenwirkungen der Prävention

In den Industrieländern erkrankt jeder zweite Mensch im Laufe seines Lebens an Krebs und etwa jeder dritte stirbt daran. Da maligne Erkrankungen viele Ursachen haben, ist eine 100%ige Krebsprävention nicht möglich. Selbst Kinder können schon an Krebs erkranken und niemand kann sich mit Sicherheit davor schützen.

Neben Karzinogenen und Veranlagung ist es vor allem das Alter, das zu Fehlern bei der Zellteilung und damit zur Entstehung maligner Tumoren beiträgt. Je besser Präventions- und Therapiemaßnahmen den Tod an Herz-Kreislauf-Krankheiten verhindern, desto älter werden die Menschen und umso häufiger erkranken und sterben sie an Krebs. Trotzdem ist es nicht sinnvoll, deshalb die Krebsprävention gleich aufzugeben. Auch die Einstellung „ich will es lieber gar nicht wissen" und der Verzicht z. B. auf die Früherkennung des Zervixkarzinoms sind nicht ratsam. Dieses Karzinom ist in Frühstadien fast immer heilbar – die Patientin gewinnt Jahre bis Jahrzehnte an Lebenszeit. Therapie, Nachsorge und Angst vor einem Rezidiv werden die Patientin belasten und in den ersten Jahren nach der Diagnose ihre Lebensqualität einschränken.

Krebsentstehung
→ LF 9, S. 435

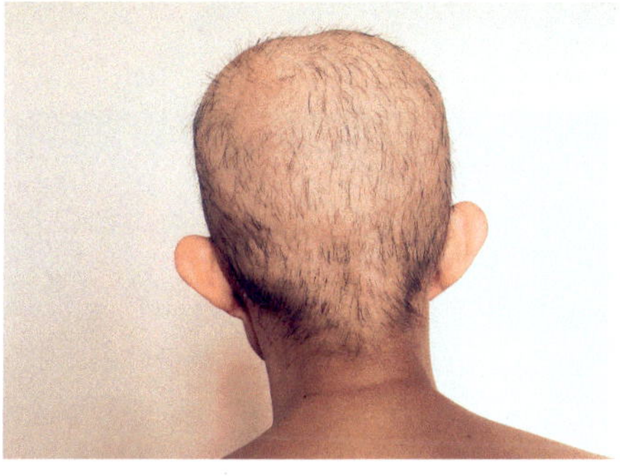

Abb. 1 Haarverlust durch Krebstherapie

Beim Mammakarzinom ist der Vorteil der Früherkennung nicht so eindeutig. Durch das Mammografie-Screening sinkt eindeutig die **Mortalität** (Sterblichkeit) am Mammakarzinom. Das heißt, durch die Früherkennung sterben weniger Frauen an Brustkrebs als ohne das Screening. Es werden aber auch Tumoren erkannt, die nicht zum Tode der betroffenen Frau geführt hätten, weil sie vorher an etwas anderem gestorben wäre. Diese Frauen wären mit, aber nicht an Brustkrebs gestorben. Aufgrund der Früherkennung werden sie durch die Krebstherapie unnötig belastet. Im Extremfall kann die Behandlung durch schwere Nebenwirkungen sogar das Leben betroffener Frauen verkürzen. Weder mit der Mammografie noch mit anderen Methoden ist aber voraussehbar, ob eine Frau innerhalb der nächsten Jahre an einer anderen Ursache als dem Mammakarzinom sterben wird.

Diese sog. Überdiagnostik und Übertherapie sind ein grundsätzliches und unvermeidliches Problem der Prävention. Es gilt fast für die gesamte Krebsfrüherkennung. Viele ältere Männer hätten nie Probleme durch ihr langsam wachsendes Prostatakarzinom erlebt – wäre es nicht erkannt und aufwendig sowie nebenwirkungsreich behandelt worden. Andererseits rettet die Früherkennung eindeutig Leben und verhindert Leid, wenn aggressive Tumoren bei Männern ab 45 Jahren rechtzeitig gefunden werden.

Oft machen sich die Falschen Sorgen: Eine schlanke, sportliche 50-jährige Nichtraucherin muss sich wegen eines mäßig erhöhten Gesamtcholesterins weder beim Essen einschränken noch Sorgen machen. Dass sich Menschen grundlos Sorgen machen, ist ein Negativeffekt der Prävention. Es wird vergessen, dass jeder Mensch sterben muss. Außerdem lenken Präventionsprogramme nie den Blick darauf, wie gesund ein Mensch ist, sondern nur darauf, wie krank oder risikobehaftet er ist. Früherkennung sucht quasi „das Haar in der Suppe". Diese negative, pessimistische Sicht auf den Gesundheitszustand ist ein häufiger Nebeneffekt der Prävention.

1.3 Kosten und Nutzen der Prävention

Wirksamkeit und Nebenwirkungen der von den Krankenkassen finanzierten Präventionsprogramme werden ständig gemessen und bewertet – auch mit Blick auf die Kosten. Schutzimpfungen z. B. kosten Geld, sparen aber Therapiekosten ein. Nähme die beschriebene 50-Jährige (s. S. 517), die weder an Bluthochdruck noch an Diabetes leidet, ein Statin ein, sänke ihr leicht erhöhter Cholesterinspiegel ab. Ihr ohnehin niedriges Herzinfarktrisiko würde aber nicht messbar reduziert. Nebenwirkungen wären für sie viel wahrscheinlicher als ein Nutzen aus dem Medikament. Nimmt hingegen eine ältere KHK-Patientin mit Diabetes mellitus einen Lipidsenker ein, senkt dies ihr Risiko für ein weiteres kardiovaskuläres Ereignis deutlich.
Zigarettenrauchen ist eindeutig gesundheitsschädlich. Rein wirtschaftlich gesehen, also nur mit Blick auf die Kosten, bringt Nichtrauchen der Gesellschaft nicht nur Vorteile. Eine Nichtraucherin ist statistisch gesehen seltener krank und spart ihrer Krankenkasse dadurch Kosten. Sie lebt aber im Schnitt zehn Jahre länger als die durchschnittliche Raucherin. Der Rentenversicherung und damit der Gesellschaft spart die Nichtraucherin also nicht automatisch Kosten. Präventionsprogramme dienen jedoch grundsätzlich der Krankheitsprävention und nicht einer Kosten-Nutzen-Rechnung.

1.3.1 Altwerden ist teuer

Jede wirksame Prävention verschiebt zwangsläufig das Krankheitsrisiko in eine andere Richtung, z. B. von Infektionskrankheiten zum Krebs oder umgekehrt – und in ein höheres Lebensalter. Hohes Alter erzeugt immer hohe Kosten – u. a. durch Gelenkersatz, Bypass-Chirurgie, Intensivmedizin und Pflegebedarf. Viele alte Menschen sind mehrfach krank. Diese **Multimorbidität** führt zu teuren Behandlungen mit vielen Medikamenten, der **Multimedikation**. Der größte Anteil aller medizinischen Kosten, die ein Mensch im Leben verursacht, entsteht im letzten Lebensjahr. Und dieser größte Kostenanteil ist relativ unabhängig von der zuvor durchgeführten Prävention.

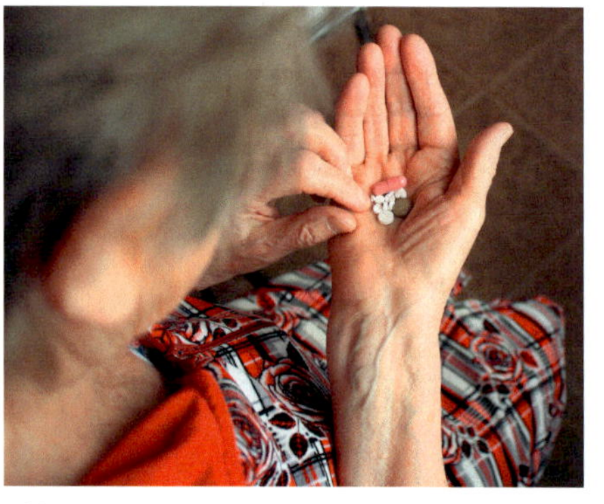

Abb. 1 Multimedikation

1.3.2 Wie sinnvoll ist Prävention?

Primärprävention kann Krankheit verhindern. Eine maßvolle, gesunde, jahreszeitengerechte und wohlschmeckende Ernährung schützt vor vorzeitiger Alterung, Übergewicht und vielen Krankheiten, sogar teilweise vor Krebs. Gelingt es uns, ein im umfassenden Sinn gutes und gesundes Leben zu führen – mit aufbauenden Sozialkontakten, sinnvoller Arbeit und Freude am Leben –, ist viel gewonnen.

Sekundärprävention kann Krankheiten im Frühstadium einer kurativen Therapie zuführen und sogar verhindern (z. B. die Vorsorgekoloskopie mit Polypektomie). **Tertiärprävention** kann Leben und Lebensqualität erhalten, aber natürlich den Tod nicht verhindern.

Sinnvoll eingesetzt, kann Prävention dem Einzelnen und der Gesellschaft nützen. Sie löst aber viele Probleme nicht und kann auch nicht vor allem schützen. Gene und vielfältige äußere Umstände beeinflussen unsere Gesundheit und Lebenserwartung entscheidend. Manche Patientinnen und Patienten nehmen alle angebotenen Präventionsangebote wahr und achten sehr auf eine gesunde Lebensweise. Dennoch oder auch deshalb werden sie älter und bekommen – ggf. tödliche – Krankheiten. Alter ist der entscheidende Risikofaktor für die häufigsten Todesursachen. Eine gesundheitsbewusste Lebensweise ist sinnvoll. Sie sollte aber nicht zum Selbstzweck oder gar zur Ersatzreligion erhoben werden. Ängstlich und zwanghaft betriebene Prävention verstellt den Blick auf das Leben im Hier und Jetzt.

1.4 Motivation zu gesundheitsbewusstem Verhalten

Drohungen motivieren nicht zu einer gesünderen Lebensweise. Abschreckende Bilder auf Zigarettenpackungen beeindrucken Raucher wenig. Sie bestätigen eher Nichtraucher in ihrer Überzeugung. Wirksamer kann man einen Menschen zu gesundheitsbewusstem Verhalten bewegen, indem man ihn darin bestärkt, seinen Gesundheitszustand **für seine eigene Lebensqualität** zu verbessern.

Auch ein 85-jähriger dialysepflichtiger Diabetiker nach Beinamputation und Herzinfarkt empfindet Lebensfreude. Trotz vieler Einschränkungen beruht sein Lebenswille z. B. auf dem Zusammensein mit seiner Familie, seinen Hobbys oder der Vorfreude auf Ereignisse, die er noch erleben möchte. Diese individuelle Motivation ist bei der Beratung zur Verbesserung der Adhärenz bzw. Compliance sehr wichtig. Niemand wird seine liebgewordenen Gewohnheiten aufgeben, nur weil die Ärztin oder die MFA das gut fänden.

Wirkungsvoller ist die **motivierende Gesprächsführung.** Diese Gesprächstechnik wurde ursprünglich für Suchtkranke entwickelt. Sie hilft Betroffenen dabei, ihre eigene Motivation zu finden und sich schrittweise von ihrem gesundheitsschädlichen Verhalten zu lösen. Abschrecken und „Predigen" hingegen sind nicht nur abwertend, sondern auch wirkungslos. Eine Schwangere wird eher das Rauchen aufgeben als eine gleichaltrige Nichtschwangere – schließlich wünscht sie sich ein gesundes Kind.
Erklärt die Frauenärztin der werdenden Mutter, dass sie ihrem Kind mit dem Rauchstopp etwas Gutes tut, dass es besser wachsen, zunehmen und sich an das Leben außerhalb des Mutterleibs viel leichter anpassen kann, ist sie eher motiviert, den Nikotinentzug durchzustehen.
Hat die Patientin aber das Gefühl, „die Ärztin hält mich sowieso für hoffnungslos süchtig und willensschwach", wird sie das nicht stärken.
Zutrauen, Optimismus und Humor sind die bessere Beratungsgrundlage.

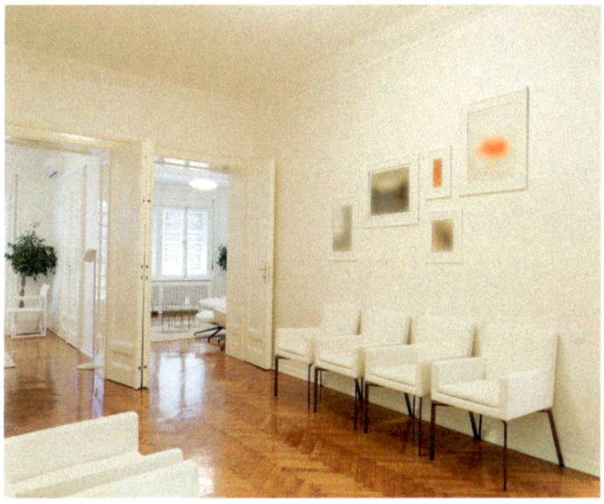

Abb. 1 Präventionsangebote könnten viel stärker genutzt werden.

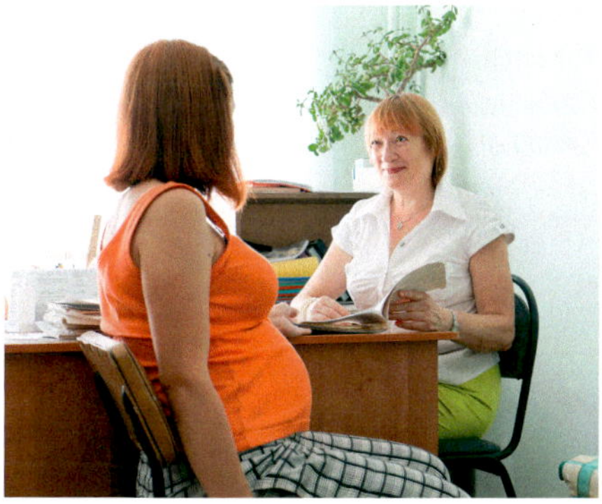

Abb. 2 Der Wunsch nach einem gesunden Kind motiviert zu gesunder Lebensweise.

Einzelheiten zur Prävention bestimmter Krankheiten finden Sie zu folgenden Themen:

- Schutzimpfungen (STIKO-Impfplan) → LF 3, S. 91
- Arteriosklerose und daraus folgende Erkrankungen → LF 5, S. 263
- metabolisches Syndrom → LF 9, S. 448
- Diabetes mellitus → LF 9, S. 456
- Mammakarzinom mit Selbstuntersuchung und Mammografie-Screening → LF 8, S. 370
- Bronchialkarzinom → LF 5, S. 305
- Osteoporose → LF 4, S. 156
- kolorektales Karzinom → LF 9, S. 438
- schwangerschaftsbedingte Erkrankungen (Mutterschaftsvorsorge) → LF 8, S. 359
- sexuell übertragbare Infektionen → LF 8, S. 378
- Hepatitis A, B und C → LF 9, S. 443
- Leberzirrhose → LF 9, S. 445

→ Terminologie: Prävention

Mortalität	Sterblichkeit (Anzahl der Sterbefälle an einer Krankheit innerhalb eines bestimmten Zeitraums)
motivierende Gesprächsführung	Gesprächsführungsmethode, welche die Motivation zu gesundheitsförderndem Verhalten stärkt
Multimedikation Polypharmazie	Therapie mit mehreren Medikamenten
Multimorbidität	gleichzeitiges Vorliegen mehrerer Krankheiten
Nachsorge	systematisch durchgeführte Untersuchungen (z. B. nach Krebserkrankung) zur Früherkennung eines Rezidivs
Prävention Prophylaxe	Vorbeugung
Rehabilitation	möglichst vollständige Wiederherstellung der Gesundheit nach einer Krankheit
Primärprävention	vorbeugende Maßnahmen, die gesund erhalten
Screening	systematische Früherkennungsuntersuchung einer Bevölkerungsgruppe mit hoher Erkrankungswahrscheinlichkeit
Sekundärprävention	vorbeugende Maßnahmen (Früherkennung)
Tertiärprävention	vorbeugende Maßnahmen im Sinne von Rehabilitation, Therapie, die eine Verschlimmerung verhindert, und Nachsorge

Aufgaben

1 Definieren Sie die Begriffe Primärprävention, Sekundärprävention und Tertiärprävention.
2 Erläutern Sie die drei Präventionsstufen anhand der Krankheiten Osteoporose, KHK und Gebärmutterhalskrebs.
3 Welche Gründe vermuten Sie für die geringe Nutzung von Früherkennungsuntersuchungen, die bei Männern noch ausgeprägter ist als bei Frauen?
4 Haben Sie die Möglichkeit zur J1 genutzt?
5 Führen Sie eine regelmäßige Selbstuntersuchung ihrer Brust (für Männer: ihrer Hoden) durch?

2 Selbsthilfe und Selbsthilfeorganisationen

Viele Erkrankungen sind schicksalhaft. Das heißt, jemand hat nichts getan oder unterlassen, um die Krankheit zu bekommen – und ist dennoch davon betroffen. Auf den Verlauf und/oder die Bewältigung vieler Krankheiten können Betroffene jedoch Einfluss nehmen.

Interaktive Übungen
→ S. 513, PagePlayer

Jeder Mensch, der eine schwerwiegende Diagnose erhält, versucht sie zu bewältigen. Er nutzt Mittel und Kompetenzen, die ihm bei früheren Krankheiten bzw. Krisen geholfen haben. Das können Hausmittel sein, Medikamente, psychologische Techniken oder auch Religion. Reichen die eigenen Möglichkeiten nicht aus, bittet die erkrankte Person Menschen ihres sozialen Umfeldes um Unterstützung. Diese Stufen der Hilfesuche laufen bei einfachen Infekten grundsätzlich nicht anders ab als bei schweren und unheilbaren Krankheiten. Hilft das eigene Umfeld nicht genügend, sucht man sich außerhalb Hilfe, auch z. B. im Internet.

Stufen der Hilfesuche
→ LF 2, S. 11

Besonders gute praktische und psychologische Unterstützung können **Selbsthilfegruppen** und **-organisationen** bieten. Das sind selbst organisierte Gruppen bzw. Verbände Betroffener und/oder ihrer Angehörigen. Alle Mitglieder haben die gleiche Diagnose und können sich offen darüber austauschen. Sie können Informationen zu Diagnostik und Therapie, aber auch Gefühle und persönliche Probleme besprechen. Oft werden Erfahrungen mit Ärztinnen und Kliniken und Adressen kompetenter Therapeutinnen ausgetauscht.
Selbst wenn Angehörige und Bekannte von der Krankheit nichts mehr hören wollen, finden – und bieten – die Betroffenen in der Selbsthilfegruppe offene Ohren. Selbst Schwerkranke können dabei ihre Kraft und Kompetenz bei der Krankheitsbewältigung erkennen und nutzen. Trotz oder wegen eigener Krankheit anderen helfen zu können, baut auf und gibt der Krankheit einen gewissen Sinn. Oft stellen Mitglieder auch fest, dass es ihnen im Vergleich mit anderen Betroffenen noch gut geht oder sie nehmen sich ein Beispiel an anderen Mitgliedern der Gruppe.

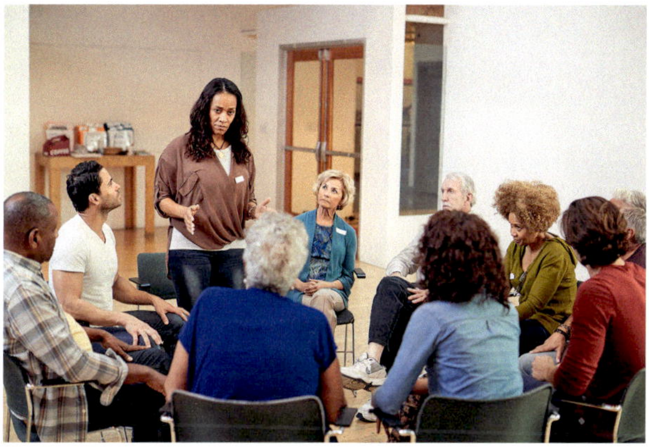

Abb. 1 Selbsthilfegruppen können eine gute Unterstützung sein.

In jeder Praxis sollten Broschüren und Adressen ortsansässiger Selbsthilfegruppen ausliegen. Gruppentreffen, Schulungen und Vorträge können in den Praxisräumen mit oder ohne Einbezug des Praxispersonals stattfinden. Das kann die Patientenbindung verbessern und darüber hinaus Werbeeffekte bewirken.

Beispiele für Selbsthilfeorganisationen:
www.rheuma-liga.de
www.hochdruckliga.de
www.daab.de
(Deutscher Allergie- und Asthmabund)
www.dccv.de
(Morbus Crohn, Colitis ulcerosa)

Die aktive Teilnahme an einer Selbsthilfegruppe verbessert z. B. bei der Überwindung der Alkoholkrankheit nachweislich die Prognose. Selten löst die Konfrontation mit schwer bzw. fortgeschritten Erkrankten aber auch Angst vor einer Verschlimmerung der eigenen Krankheit aus. Viele Betroffene entscheiden sich daher, ihren eigenen Weg ohne Selbsthilfegruppe zu gehen.

MERKE Die **Na**tionale **Ko**ntakt- und Informationsstelle zur Anregung und Unterstützung von **S**elbsthilfegruppen (NAKOS; www.nakos.de) bietet Adressen bestehender Selbsthilfegruppen sowie Informationen und Unterstützung bei der Neugründung. Auch www.selbsthilfenetz.de hilft bei der Suche nach ortsnahen Selbsthilfeorganisationen.

3 Psychosomatik und psychische Erkrankungen

3.1 Psychosomatik

Interaktive Übungen
→ S. 513, PagePlayer

Psychosomatik ist die Lehre der Wechselwirkungen von Körper (gr. Soma) und Seele (gr. Psyche) im Krankheitsgeschehen. Aufgrund der Arbeitsweise des vegetativen Nervensystems und der Untrennbarkeit von Hirn- und Organfunktionen wirkt sich ein seelisches Ungleichgewicht auf den Körper aus: „Ein Infarktkandidat", „immer auf 180", „der arbeitet bis zum Umfallen ..." – so redet die Belegschaft z. B. über ihren pausenlos tätigen Chef. Umgekehrt beeinflussen körperliche Krankheiten das seelische Befinden. Eine Virusgrippe oder eine Mononukleose führen zu depressiver Antriebslosigkeit und zu erhöhtem Schlafbedürfnis – eventuell über Wochen und Monate. Chronische Krankheiten fördern ebenfalls Depressionen – durch körperliche, seelische und soziale Auswirkungen.

vegetatives Nervensystem
→ LF 3, S. 33

Ein Schlüsselbegriff der Psychosomatik ist die Stressreaktion, d. h. das körperliche und seelische Geschehen bei **Stress**. Erfährt das Gehirn durch die Sinnesorgane von einem Stressauslöser, verstärkt das vegetative Nervensystem die Aktivität des **Sympathikus**. Dieser Teil des unbewusst arbeitenden Nervensystems steigert Leistung und Aktivität. Die Nebennieren schütten dazu die Stresshormone Adrenalin und Cortison aus. Das erzeugt typische körperliche Stresseffekte:

- Anstieg von Blutdruck, Herzfrequenz, Blutzucker und Muskelspannung
- Hemmung von Verdauung, Heilung, Immunabwehr und Sexualfunktionen

Stress wirkt sich stark auf die Psyche aus. Während **Eustress** (positiver, aktivierender Stress) die Wachheit, die Fähigkeit zu klarem Denken und zu Entscheidungen fördert, führt **Disstress** (negativer, schädlicher Stress) zu Ideenlosigkeit, Blackout, negativem Denken, Angst und Erschöpfung.

Die erhöhte Aktivierung von Körper und Seele (so die Definition von Stress) ist eigentlich eine gesunde Reaktion. Eustress fördert Leistung und Motivation. Disstress hingegen schadet. Der Organismus versucht sich an negativen Stress anzupassen. Dabei geraten Körper und Seele in die sog. Widerstandsphase, die mit Funktionsstörungen einhergeht. Typisch sind Hypertonie, Infekthäufung, Magen-Darm-Symptome, Rücken- und Kopfschmerzen sowie Schlafstörungen. In der Widerstandsphase fühlt man sich jedoch psychisch gut. Das bewirken die Stresshormone im Gehirn. Wer z. B. eine Prüfung hinter sich hat, fühlt sich zunächst noch (unter den Stresshormonen) stark und hat viele Ideen, was er nun alles tun möchte – wird dann aber krank oder „fällt in ein Loch". Dieser Leistungsknick zeigt, dass nach Wegfall des Stressauslösers die sympathikusbetonte Phase endet und eine Zeit lang der **Parasympathikus** stärker wirkt. Dieser Teil des vegetativen Nervensystems fordert bzw. erzwingt Ruhe, Schlaf und Erholung.

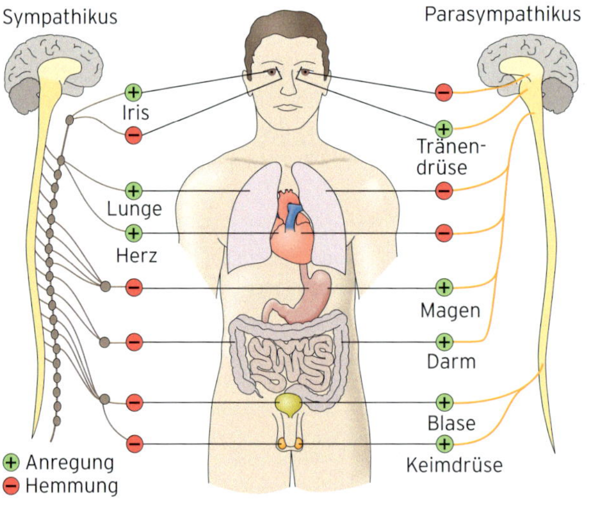

Abb. 1 Wirkungen von Sympathikus und Parasympathikus auf die einzelnen Zielorgane bzw. -gewebe

Ein junger, gesunder Organismus erträgt eine Zeit lang stressbedingte Funktionsstörungen, ohne Schaden zu nehmen. Ein älterer oder kranker Körper kommt leichter aus dem Gleichgewicht. So entstehen stressbedingt Herzinfarkte, Schlaganfälle und Unfälle. Dauerstress kann zu einem bleibenden Umbau des Gehirns führen – z. B. mit der Folge einer Depression und/oder Demenz.

Oft werden in der Psychosomatik bildliche Vergleiche herangezogen, um seelische Ursachen körperlicher Erkrankungen zu erklären: „Du stehst unter Druck“ bei Hypertonie, „du hast die Nase voll“ bei Sinusitis, „sie ist wirklich sauer“ bei Gastritis und „ich habe ihm was gehustet“ bei Asthma bronchiale.
Jeder Erkrankung eine Sprachrohrfunktion der Seele zuzuschreiben, birgt jedoch die Gefahr, der Betroffenen zu ihrem körperlichen Leiden nun auch noch eine Art Schuld für die Krankheit zuzuschieben. Das hilft keinem, der krank ist.
Unbestritten psychosomatische Erkrankungen, die bei schweren Konflikten auftreten, sind die Essstörungen **Anorexie** (Magersucht), **Bulimie** (Ess-Brech-Sucht) und verschiedene Formen von Esssucht. Die Therapie erfordert eine Kombination aus somatischen und psychologischen bzw. psychiatrischen Methoden, um die tiefgreifenden seelischen Störungen mit ihren lebensbedrohlichen Auswirkungen nachhaltig zu bessern.

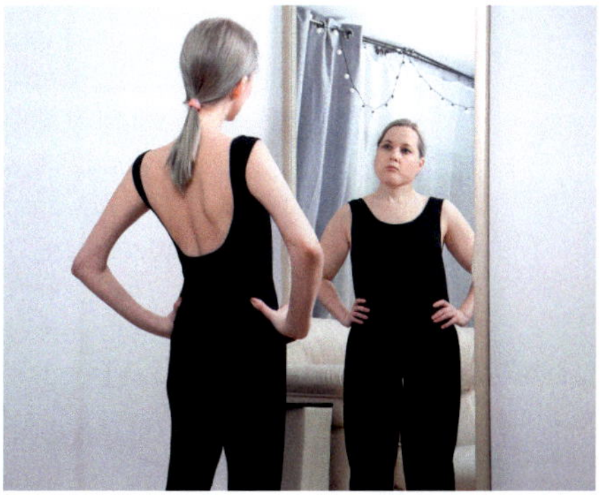

Abb. 1 Veränderte Körperwahrnehmung bei Magersucht

3.2 Suchtkrankheiten und ihre Behandlung

Der Begriff Sucht kommt von „Siechtum“ und bedeutet Krankheit. Etwa seit 1900 wird er für Abhängigkeitserkrankungen verwendet. Man unterscheidet:

- **stoffgebundene Sucht** (Abhängigkeit von Substanzen, welche die seelische Befindlichkeit beeinflussen, z. B. Alkohol, Nikotin oder Benzodiazepine)
- **nicht stoffgebundene Sucht** (Abhängigkeit von bestimmten Tätigkeiten wie Glücksspiel oder PC-Spielen; Kaufzwang)

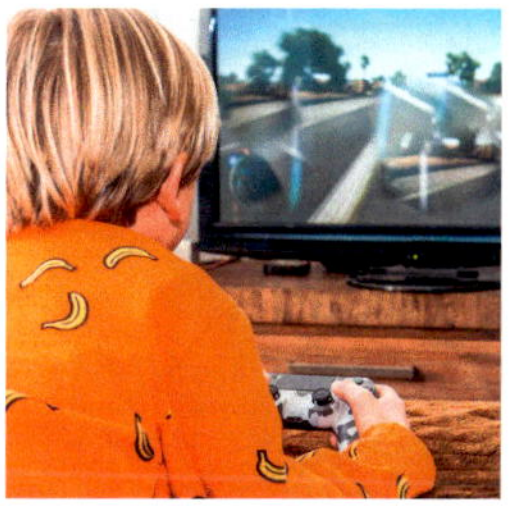

Abb. 2 Internet und Computerspiele können zur Sucht werden.

Definition	Kennzeichen des Konsums bzw. der Abhängigkeit und typische Beispiele
Gewohnheit	**regelmäßiger Konsum**, der bei normalen Mengen unschädlich ist: Kaffee- und Teekonsum bei über 90 % der erwachsenen Bevölkerung; eine Unterbrechung der Koffeinzufuhr führt ggf. zu schlechter Stimmung und Müdigkeit
schädlicher/ gefährlicher Gebrauch	**(übermäßiger) Konsum** mit dem Risiko gesundheitlicher Schäden: gelegentliches Rauchen, Alkoholkonsum von > 20 g/Tag (Männer) bzw. 10 g (Frauen) oder in der Schwangerschaft, gelegentlicher Cannabiskonsum
Missbrauch (Abusus)	**fortgesetzter Konsum** eines Suchtmittels trotz bereits eingetretener Schäden: Alkoholkonsum bei Leberschaden
Fehlgebrauch	Medikamentenkonsum ohne Indikation: Schmerzmitteleinnahme zur Leistungssteigerung oder Verbesserung der Stimmung
Abhängigkeit	körperliche Abhängigkeit mit **Toleranzentwicklung** (körperliche Anpassung mit **Wirkverlust** und **Dosissteigerung**), **Entzugserscheinungen** (körperliche Symptome bei Unterbrechung der Zufuhr), Konsum zur Vermeidung dieser Symptome; psychische Abhängigkeit mit starkem **Drang** bzw. **Zwang, sich den Stoff zuzuführen** bzw. die Tätigkeit auszuführen, sowie Vernachlässigung von Pflichten und Interessen wegen des Konsums; Fortsetzung des Konsums trotz bekannter körperlicher und sozialer Schäden: Nikotin-, Alkohol- und Heroinabhängigkeit, Glücksspielsucht, exzessive Nutzung von Fernsehen, PC-Spielen, Online-Netzwerken usw.

3.2.1 Alkoholabhängigkeit

Alkohol (Ethanol) und Nikotin sind die häufigsten Suchtmittel. Etwa 2 % der erwachsenen Deutschen sind alkoholabhängig, mehr als 10 % betreiben Missbrauch. In manchen Berufsgruppen, z. B. bei Akademikern, ist der Anteil etwa doppelt so hoch.

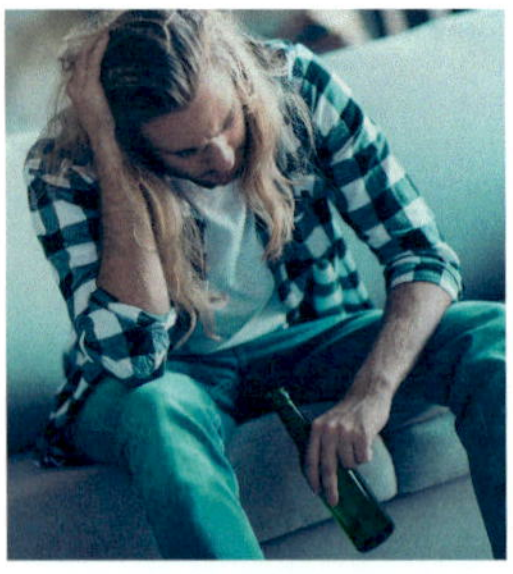

Abb. 1 Mit Erleichterungstrinken beginnt oft eine Alkoholabhängigkeit.

Alkoholprobleme beginnen damit, dass der Wirkung wegen getrunken wird: zur Erleichterung, d. h. zum „Abschalten" bei Stress, um lockerer zu werden und/oder um schlafen zu können. Alkohol wird für diese Zwecke genutzt, weil er auf zwei Arten wirken kann: anregend oder dämpfend. Wer Alkohol konsumiert, wählt die Getränke, die Menge und den Zeitpunkt des Trinkens entsprechend der gewünschten Wirkung. Oft versuchen psychisch Kranke, quälende Symptome mit Alkohol zu betäuben. Diese „Selbstmedikation" ist nachvollziehbar: Alkohol hat sedierende, antidepressive, angstlösende und bei hoher Dosis auch narkotische Wirkungen. Schäden können akut und chronisch entstehen. Die Suchtentwicklung unterliegt genetischen, biografischen und kulturellen Faktoren und verläuft allmählich.

Die **Diagnose** wird durch Anamnese, Fremdanamnese und Blutwerte gestellt und gesichert – aber auch durch Notfälle wie z. B. Klinikeinlieferung nach Trinkexzessen oder Entzugssymptome wegen Unterbrechung der Alkoholzufuhr bei Operationen. Die Giftwirkung des Alkohols erzeugt nicht nur erhöhte Leberwerte, sondern auch ein erhöhtes MCV (Erythrozytenvolumen) und einen hohen Triglyzeridwert. Der Ethanolgehalt des Blutes kann gemessen werden; die Einheit ist ‰ (Promille, d. h. pro Tausend). Verschiedene Kurztests helfen, ein Alkoholproblem anamnestisch zu erkennen, z. B. der CAGE-Test (engl. „cage" = Käfig):

C	cut down (reduzieren)	Haben Sie schon einmal versucht, weniger zu trinken?
A	annoyed (verärgert)	Haben Sie sich schon einmal über Bemerkungen zu Ihrem Alkoholkonsum geärgert?
G	guilty (schuldig)	Fühlen Sie sich wegen Ihres Alkoholkonsums schuldig?
E	eye opener (Augenöffner)	Brauchen Sie morgens Alkohol, um in Gang zu kommen?

Der **LAST** (**L**übecker **A**lkoholabhängigkeits- und -missbrauchs-**S**creening-**T**est) erfragt zusätzlich alkoholbedingte Klinikaufenthalte (Unfälle, Pankreatitis, schwere Infektionen, Leberkrankheiten usw.) und Probleme am Arbeitsplatz.

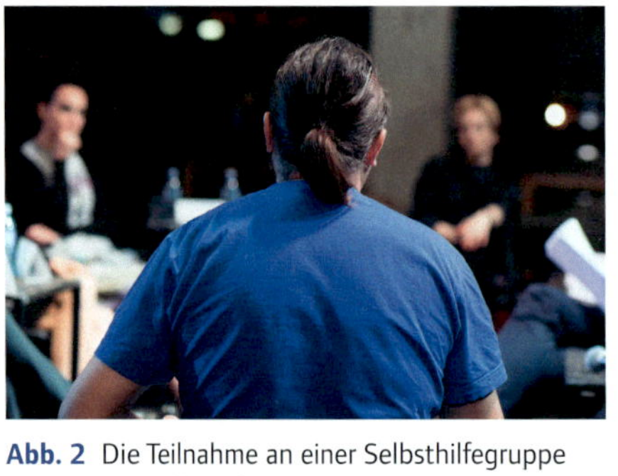

Abb. 2 Die Teilnahme an einer Selbsthilfegruppe senkt die Rückfallgefahr.

Angehörige werden in das Suchtgeschehen hineingezogen. Manche umsorgen die erkrankte Person so intensiv, dass sie trotz ihrer Sucht noch lange Zeit gesellschaftsfähig bzw. „unauffällig" bleibt. Sie investieren viel Geld, Kraft, Zeit usw., erleichtern so dem suchtkranken Menschen das Lügen und Verleugnen – und werden **Co-Abhängige**. Ihr Verhalten stabilisiert die Sucht und führt zu psychischen und sozialen Schäden auch bei den Co-Abhängigen selbst. Kinder aus Familien Suchtkranker sind oft seelisch **traumatisiert** und neigen selbst zu Depression und Abhängigkeit.

Gesteht sich die suchtkranke Person ihr Problem ein und ist ausreichend motiviert, kann zunächst eine stationär durchgeführte **Entgiftung** stattfinden. Dabei werden die Entzugssymptome mit Medikamenten gemildert. Anschließend dient ein längerer Fachklinikaufenthalt der **Entwöhnung**. Zur Senkung der Rückfallgefahr ist die Teilnahme an einer Selbsthilfegruppe ratsam. Die Wahrscheinlichkeit, auf Dauer **abstinent**, d. h. suchtmittelfrei, zu bleiben, ist bei Mitgliedern viel höher als im Alleingang innerhalb des alten Umfeldes, wenn dort der Alkoholmissbrauch weitergeht.

3.2.2 Nikotinabhängigkeit und -entwöhnung

Zigaretten machen krank, impotent, lassen die Haut altern und kosten im Raucherleben so viel wie ein Lottogewinn. Der Grund, warum dennoch geraucht wird, ist die Abhängigkeit. Nikotin ist so stark suchterzeugend wie Heroin. Beim ersten Konsum treten heftige Giftwirkungen auf: Durchfall, Erbrechen, Herzrasen, Husten und Schwindelgefühl. Sie lassen das Rauchen vielen Jugendlichen als Mutprobe geeignet erscheinen. Nach 14 Tagen tritt Abhängigkeit auf, d. h. nun wird geraucht, um Entzugssymptome zu vermeiden. Sie zeigen die Toleranzentwicklung durch Änderungen von Hirnfunktionen, z. B. die Vermehrung von Rezeptoren. Diese Veränderungen bilden sich nach der Beendigung des Drogenkonsums nur langsam zurück – und so lange halten körperliche Entzugserscheinungen an.

Ist ein Raucher motiviert, aufzuhören, sollte er sich zunächst folgende Frage stellen: Wann rauche ich morgens die erste Zigarette? Die Antwort ergibt den Grad der körperlichen Abhängigkeit:

innerhalb von 5 Minuten	innerhalb von 30–60 Minuten	innerhalb von 31–60 Minuten	nach mehr als 60 Minuten
stark abhängig	mäßig abhängig	leicht abhängig	kaum abhängig

Anschließend sammelt man die Gründe für das Aufhören. Sind diese stark genug, wird der Rauchstopptag festgelegt. Ein Reduzieren der Zigarettenmenge ist sinnlos, da dann unbewusst intensiver geraucht wird und bei Stress die Zigarettenzahl sofort wieder hochschnellt. Das Entsorgen aller Rauchutensilien und das Bekanntgeben des Nichtraucherstatus im sozialen Umfeld erhöhen die Chance, diese schwierige Zeit durchzuhalten. Alkohol sollte bis drei Monate nach dem Rauchstopp gemieden werden. Das senkt die Hemmschwelle, „nur eine" mitzurauchen und damit rückfällig zu werden.

Vom Raucher zum Nichtraucher

Regenerationsphasen des Körpers nach der letzten Zigarette

nach 20 Minuten: Herzschlagfrequenz und Blutdruck sinken

12 Stunden: Kohlenmonoxidgehalt im Blut sinkt auf normales Niveau

2 bis 12 Wochen: Kreislauf stabilisiert sich, Lungenfunktion ist verbessert

1 bis 9 Monaten: Husten und Atemnot nehmen ab; Zilien (Flimmerhärchen in Bronchien) transportieren wieder mehr Schleim hinauf zum Hals, reinigen somit die Lunge und reduzieren das Risiko einer Infektion

1 Jahr: Erhöhtes Risiko einer koronaren Herzkrankheit* nur noch halb so hoch wie das eines Rauchers

2 bis 5 Jahren: Schlaganfall-Risiko kann sich auf das eines Nichtrauchers senken

5 Jahren: Krebsrisiko in Mund, Rachen, Speiseröhre und Blase ist nur noch halb so hoch wie bei einem Raucher; Risiko von Gebärmutterhalskrebs sinkt auf das Niveau einer Nichtraucherin

10 Jahren: Risiko, an Lungenkrebs zu sterben, hat sich halbiert; das Risiko von Kehlkopf- und Bauchspeicheldrüsenkrebs sinkt

15 Jahren: Risiko einer koronaren Herzkrankheit* ist genauso hoch wie bei einem Nichtraucher

*Erkrankung des Herzens als Folge verengter Herzkranzgefäße

dpa•21016 Quelle: American Cancer Society

Nikotinersatzmittel wie Pflaster und Kaugummi können bei starker körperlicher Abhängigkeit eingesetzt und schrittweise reduziert werden. Sie kosten so viel wie die entsprechende Menge Zigaretten. Nikotinersatzmittel strecken die Entzugserscheinungen über einen längeren Zeitraum, sodass die Symptome weniger heftig und abrupt auftreten. Medikamente können ggf. unterstützend wirken, bergen aber neue Risiken und sind sehr teuer. Ohne festen Willen zum Rauchstopp wirken sie nicht.

Einige Bücher sind hilfreich; Kurse bzw. Verhaltenstherapie erleichtern manchen Rauchenden den Ausstieg. Die Erfolgsquote beträgt beim Spontanentschluss ca. 3 %, bei guter Vorbereitung bis zu 30 % nach einem Jahr. Viele Raucher brauchen mehrere Versuche, um lebenslang rauchfrei zu bleiben. Oft ist eine Schwangerschaft bzw. Vaterschaft ein Grund für den Ausstieg aus der Sucht.

Informationen und Hilfen zur Raucherentwöhnung:
www.rauchfrei-info.de
Informationen und Materialien der Bundeszentrale für gesundheitliche Aufklärung

Dampfen statt Rauchen ... wird aufgrund intensiven Marketings beliebter. Da die sog. Liquids (die wirkstoffhaltigen Flüssigkeiten) nicht verbrannt werden, enthält der Dampf weniger krebserzeugende Stoffe als Zigarettenrauch. Der Nikotingehalt kann sehr hoch sein und so wird ggf. den Zigaretten nur eine weitere Nikotinquelle hinzugefügt. Manchen Raucherinnen gelingt der endgültige Rauchstopp mit der E-Zigarette als „Übergang" besser. Die Liquids enthalten aber auch krebserzeugende Stoffe. Auch Shisha-Rauchen ist schädlich, u. a. wegen der Gefahr einer Kohlenmonoxidvergiftung; mit einer Shisha raucht man quasi 100 Zigaretten. Todesfälle durch Shisha und Dampfen kommen vor. Wer gesund leben will, inhaliert nur Luft.

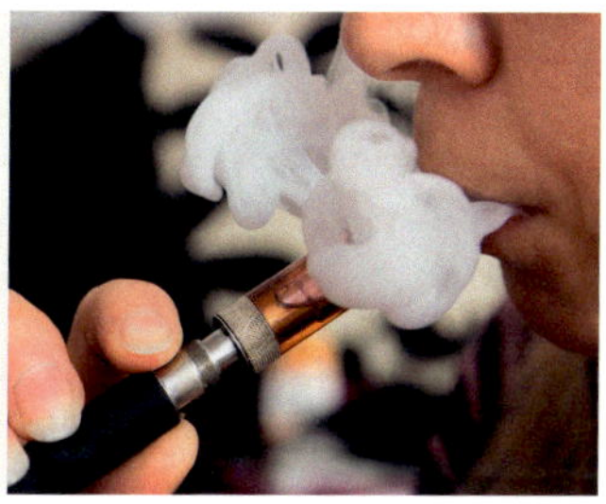

3.2.3 Suchtprävention

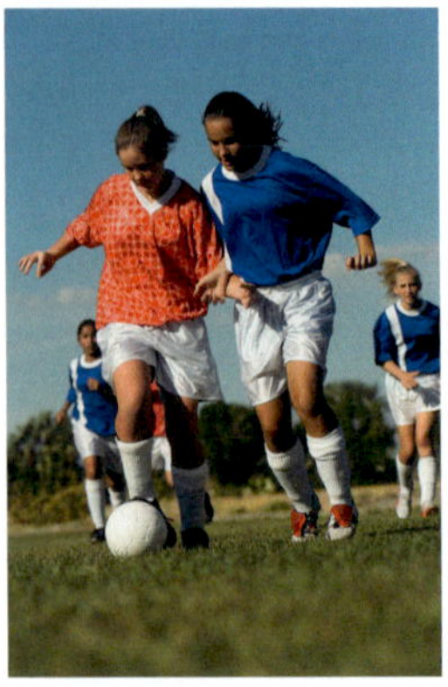

Abb. 1 Sport wirkt suchtpräventiv und fördert Teamgeist.

Alle Suchtmittel wirken im **Belohnungssystem des ZNS**. Die Natur belohnt anstrengende, aber biologisch wichtige Aktivitäten mit guten Gefühlen. Essen, Sexualität, körperliche und geistige Anstrengungen sowie soziale Kontakte bzw. Bindungen usw. erzeugen über **Botenstoffe** positive Gefühle. Drogen ähneln diesen Stoffen und erzeugen ebenfalls gute Gefühle und Entspannung – aber schnell, einfach und ohne Anstrengung. Bei wiederholter Anwendung verändern Drogen den Hirnstoffwechsel, was zur Abhängigkeit mit Dosissteigerung und Entzugssymptomen führt. Die unnatürlich schnelle Wirkung von Drogen, verglichen mit natürlichen Hirnsubstanzen, erzeugt den suchtfördernden „Kick".

Präventiv wirken daher alle „echten" Aktivitäten, die das Belohnungssystem des ZNS anregen und ein soziales, zufriedenes und glückliches Leben ausmachen. Wichtig ist dabei, aktiv zu sein, statt passiv Dinge oder Stoffe zu konsumieren. So stellen sich durch eigene Anstrengung, Leistung und Durchhaltevermögen Belohnungsgefühle ein. Die Art der Tätigkeit (Sport, Hobby, Beruf usw.) richtet sich nach der persönlichen Vorliebe. Langeweile auszuhalten und dadurch auf eigene, kreative Ideen zu kommen, ist ein Erziehungsziel schon im frühen Kindesalter. Das Gefühl von Leere zu ertragen und mit sich selbst allein sein zu können, ist wichtig, um nicht jede „Bespaßungslücke" mit Konsum bzw. Suchtverhalten schließen zu müssen. Kontakt zu Natur, Sport, kulturvollem Essen, Gemeinschaft, die Ausübung von Hobbys allein und mit anderen, ausschließlich medizinisch indizierte Medikamenteneinnahme und maßvoller Alkoholkonsum gehören zur Suchtprävention. Vorbilder bewirken mehr als Theorie und Verbote. Soziale und ggf. religiöse Rituale helfen, Lebenskrisen mit ihren chaotischen Gefühlen zu durchleben und sollten gepflegt werden.

3.3 Depression und Suizid

Definition und Symptome: Depression, d. h. krankhafte Niedergeschlagenheit, ist durch eine Störung des Gefühlslebens, d. h. eine anhaltende Verminderung der Stimmung und des Antriebs, gekennzeichnet.

Man unterscheidet drei Schweregrade:

- Die **leichte Depression** umfasst gedrückte Stimmung und Antriebsmangel.
- Die **mittelschwere Depression** erzeugt zusätzlich körperliche Symptome.
- Die **schwere Depression** geht mit einer Neigung zum **Suizid** (Selbsttötung) und/oder zu psychotischen Symptomen einher.

Psychotisch bedeutet, dass die betroffene Person Wahrnehmungen hat, die kein anderer nachvollziehen kann, z. B. Wahnsymptome oder das Gefühl, alles sei unwirklich. Oft zeigen Erkrankte einen sozialen Rückzug und eine Interesselosigkeit. Sie können sich nicht mehr freuen und hören auf, sich mit Menschen zu treffen und ihren Hobbys nachzugehen. Oft treten Schlafstörungen auf. Manche Depressive schlafen fast nur, andere können kaum ein- oder durchschlafen. Ebenso kann es zur Gewichtszunahme oder zum Gewichtsverlust kommen.

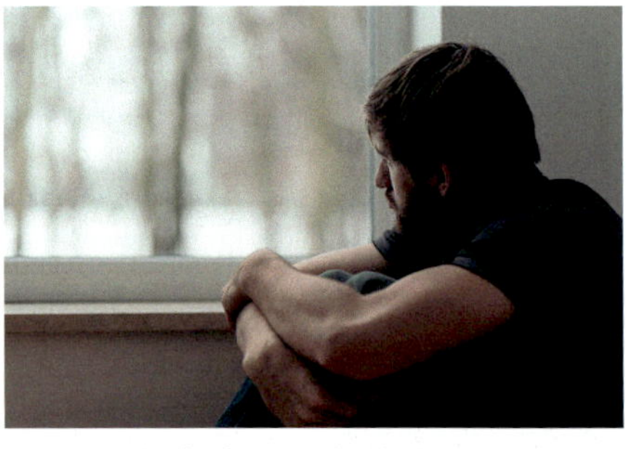

Abb. 2 Jeder fünfte Mensch erleidet im Laufe seines Lebens eine Depression.

Häufigkeit: Im Laufe seines Lebens erkrankt jeder fünfte Mensch an einer Depression, innerhalb eines Jahres jeder zehnte. Jedes Jahr ereignen sich in Deutschland ca. 12 000 gesicherte Suizide und ca. zehnmal mehr Suizidversuche.

Ursachen und Pathogenese: Die Ursachen der Depression sind vielfältig. Biologisch betrachtet liegt eine Hirnstoffwechselstörung mit einem Mangel an bestimmten Botenstoffen vor. Besonders **Serotonin**, **Noradrenalin** und **Dopamin** sind für Stimmung und Aktivität wichtig. Bei depressiven Erkrankungen besteht ein Mangel an diesen und ggf. weiteren Botenstoffen des Nervensystems.

Die Depressionsentstehung umfasst viele Faktoren, von Veranlagung über seelische Verletzungen (Traumata), Dauerstress und chronische Krankheiten bis zu Medikamenten (→ Abb. 1).

Selbsttest, Hotline und umfangreiche Hilfen:
www.deutsche-depressionshilfe.de
Deutsche Gesellschaft für Suizidprävention:
www.suizidprophylaxe.de
www.neurologen-und-psychiater-im-netz.de

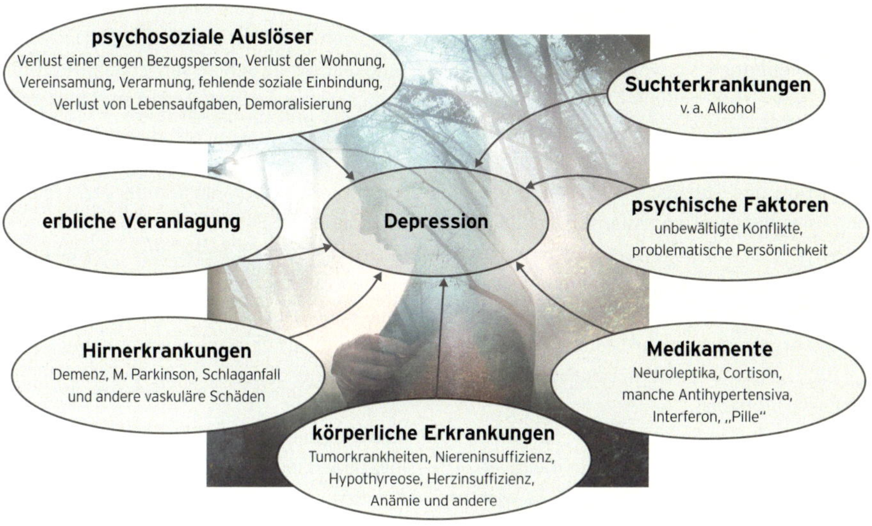

Abb. 1 Ursachen der Depression

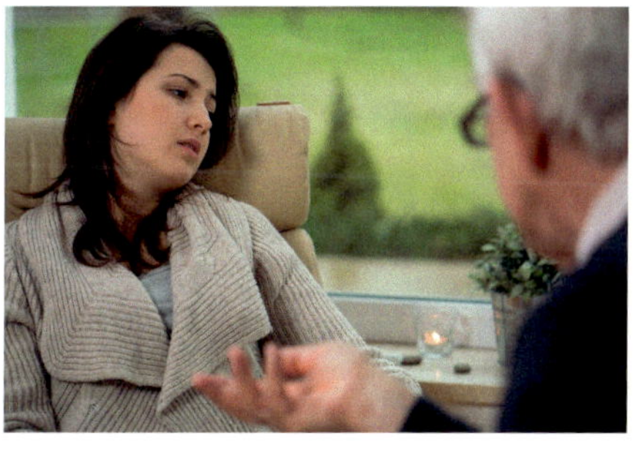

Abb. 2 Durch Gesprächsangebote versucht man Betroffenen zu helfen, ohne sie zu bedrängen.

Diagnostik: Eine Depression wird im persönlichen Gespräch diagnostiziert. Fragebögen können helfen, Stimmung, Antrieb, Leistungsfähigkeit, Ängste, Schlaf, Tagesablauf, Vorerkrankungen, Genuss- bzw. Suchtmittel- sowie Medikamentenkonsum zu erfassen. Die Familienanamnese ergibt nicht selten **psychische** Erkrankungen und Suizide bei Verwandten. Oft ist eine Fremdanamnese nötig oder erfolgt sogar zuerst, wenn besorgte Angehörige sich an die Ärztin wenden. Somatische Krankheiten, vor allem Schilddrüsen-, Leber- und Nierenkrankheiten, Anämien und Vitamin-B_{12}-Mangel, müssen ausgeschlossen bzw. behandelt werden. Diese Erkrankungen können eine sog. organische Depression erzeugen.

Therapie: Die Therapie der leichten Depression ist oft durch psychotherapeutische Gespräche möglich. Eine Optimierung der Lebensgestaltung ist wichtig, um ein Gleichgewicht zwischen Eustress und Disstress herzustellen.

Ab mittelschwerer Depression ist zusätzlich ein **Antidepressivum** indiziert. Antidepressiva zeigen bei ca. 70 % der Betroffenen eine spürbare Wirkung. Dadurch kann oft eine Verbesserung des Befindens, der Aktivität und des sozialen Lebens erzielt werden. Manche erlangen durch ein Antidepressivum die Motivation, eine Psychotherapie durchzuführen und ihr Leben bewusster zu gestalten. Die meisten Wirkstoffe, z. B. Fluoxetin und Citalopram, bessern den Botenstoffmangel im Gehirn. Antidepressiva beginnen nach wenigen Wochen zu wirken und sollten mindestens sechs Monate über die Besserung hinaus eingenommen werden, um Rückfälle zu vermeiden.

Antidepressiva
→ LF 11, S. 535

Bei chronischer Depression kann eine jahre- und ggf. lebenslange Behandlung sinnvoll sein, da Umbauvorgänge depressive Symptome im Gehirn „festschreiben" und die (teilweise) Rückbildung dieser Veränderungen lange dauert. Ab mittelschwerer Depression ist eine fachärztliche psychiatrische Mitbehandlung indiziert. Schwere Depressionen erfordern oft eine Klinikbehandlung.

Prävention der Depression: Ziel ist ein Gleichgewicht von Eustress und Disstress. Die Pflege sozialer Bindungen, sinnvolle berufliche und private Tätigkeit, genug Schlaf, Verzicht auf Reizüberflutung sowie regelmäßiger Ausdauersport sind Faktoren, welche die Psyche stärken und Depressionen weniger wahrscheinlich machen. Die genetische Komponente und viele belastende Lebensereignisse sind jedoch nicht beeinflussbar.

Prävention des Suizids: Die Prävention der Selbsttötung besteht vor allem in der rechtzeitigen und ausreichenden Depressionsbehandlung. Menschen, die einen Suizid ankündigen, meinen es sehr ernst – sie wollen allerdings nicht tot sein! Sie können nur **so** nicht mehr leben und sehen aus ihrer Not momentan keinen anderen Ausweg, als ihr Leben zu beenden. Es ist bewiesen, dass die psychische Situation vor dem Suizid, welche die Suizidhandlung ausführen lässt, nach dem Selbsttötungsversuch nicht mehr besteht. Menschen, die (z. T. zufällig) gerettet wurden, bereuten fast alle, dass sie eine endgültige Lösung (den Tod) für ein vorübergehendes Problem (z. B. die Depression) gewählt haben.

Besonderheit: Ein Suizid ist kein „Selbstmord". Ein Mord ist die Tötung eines Menschen aus sog. niederen Beweggründen, z. B. aus Geldgier. Sich selbst gegenüber kann man keine niederen Beweggründe haben. Auch „Freitod" ist kein passender Begriff, da der suizidale Mensch sich in höchster seelischer Not befindet und in seiner extremen gedanklichen Einengung auf die Suizidhandlung nicht frei ist.

→ Terminologie: Psychosomatik und psychische Krankheiten

Abstinenz (Adj. **abstinent**)	bzgl. Suchtstoffen und -handlungen: Enthaltsamkeit
Abusus	Missbrauch; schädlicher Substanzgebrauch
Anorexie **Anorexia nervosa**	Magersucht
Antidepressivum (Mz. **Antidepressiva**)	Arzneimittel zur Behandlung der Depression, z. B. SSRI (selektive Serotonin-Wiederaufnahmehemmer wie Citalopram)
Bulimie **Bulimia nervosa**	Ess-Brech-Sucht
Depression	krankhafte Niedergeschlagenheit; Störung des Gefühlslebens, z. B. mit verringertem Antrieb, gedrückter Stimmung
Disstress	negativer, schädlicher Stress
Entgiftung	Therapie zur Linderung der Entzugssymptome bei Suchtmittelentzug
Eustress	positiver, aktivierender Stress
Neurotransmitter	Boten- bzw. Überträgerstoff des Nervensystems
Psychiaterin	Seelenärztin; Ärztin, die psychische Krankheiten behandelt
psychisch	seelisch
Psychosomatik	Lehre von den körperlich-seelischen Wechselwirkungen im Krankheitsgeschehen
Serotonin, Dopamin, Noradrenalin	Neurotransmitter, bei deren Mangel eine Depression entstehen kann

somatisch	körperlich
Stress	erhöhte Aktivierung des vegetativen Nervensystems
Suizid	Selbsttötung
Toleranzentwicklung	typisches Suchtsymptom: die Patientin „verträgt" mehr und steigert die Dosis, da die Wirkung des Suchtstoffs nachlässt
Trauma (Adj. **traumatisiert**)	1. seelische Verletzung, 2. körperliche Verletzung

Aufgaben

1 Definieren Sie folgende Begriffe:
  a Missbrauch
  b Toleranzentwicklung
  c Wirkungsverlust
  d Entzugserscheinungen
  e psychische Abhängigkeit
  f körperliche Abhängigkeit
  g Sucht
2 Erläutern Sie, welche Vor- und Nachteile Selbsthilfegruppen bei chronischen Krankheiten haben.
3 Welche Symptome sind für eine Depression typisch?
4 Welche Therapiemaßnahmen sind bei leichter, mittelschwerer und schwerer Depression indiziert?

4 Behandlung alter Menschen (Geriatrie)

Interaktive Übungen
→ S. 513, PagePlayer

Hohes Alter war in früheren Zeiten etwas Seltenes und Besonderes. Begriffe wie Stammesältester und Ältestenrat (lat. Senat, gr. Presbyterium) zeigen, dass alte Menschen wegen ihrer Lebenserfahrung besonders respektiert wurden. Man traute ihnen schwierige und weitreichende Entscheidungen zu.
Erst seit wenigen Jahrzehnten ist die Lebenserwartung so gestiegen, dass ein Alter über 70 Jahren als selbstverständliches Recht erscheint. Der steigende Anteil alter Menschen verändert die Gesellschaft und schafft die Notwendigkeit, alte Menschen als großen, aber „unproduktiven" Bevölkerungsteil zu versorgen.

Der Teil der Medizin, der sich mit den Besonderheiten der Behandlung und Betreuung alter Menschen beschäftigt, ist die **Geriatrie** (Altersmedizin). Hohes Alter ist keine Krankheit, geht aber mit einer hohen Wahrscheinlichkeit von Krankheiten vieler Organsysteme einher. Die Geriatrie gehört zur Allgemein- und Inneren Medizin, zur Neurologie und Psychiatrie.

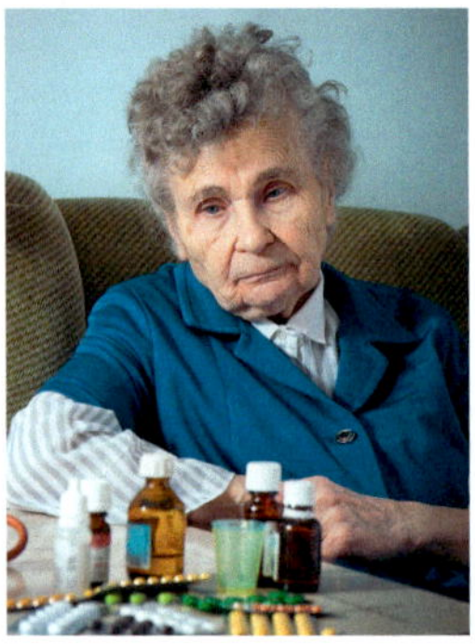

Abb. 1 Die meisten alten Menschen nehmen regelmäßig Medikamente ein.

4.1 Multimorbidität und Multimedikation

Das gleichzeitige Vorliegen mehrerer Diagnosen, d. h. eine **Multimorbidität**, ist bei alten Menschen sehr häufig. Es kommt nicht selten vor, dass z. B. bei einem 75-jährigen Mann gleichzeitig folgende Diagnosen zusammenkommen:

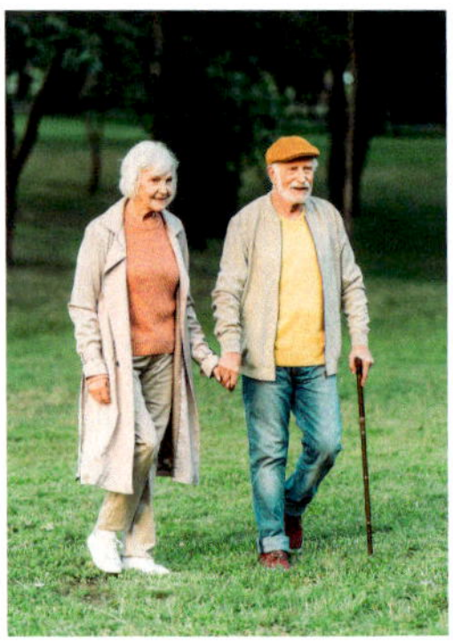

Abb. 2 Altes Paar beim Spazierengehen

Diagnosen	Arzneimittel und Medizinprodukte
Übergewicht (BMI = 31)	–
arterielle Hypertonie	Ramipril, Amlodipin, Metoprolol
gemischte Hyperlipidämie	Simvastatin
Hyperurikämie mit Z. n. Gichtarthritis	Allopurinol
Diabetes mellitus Typ 2 ohne Entgleisung	Metformin, Sitagliptin
Fettleber	–
Niereninsuffizienz Grad 2	–
Linksherzinsuffizienz durch Hypertonie	s.o. Ramipril, zusätzlich Torasemid
koronare Herzkrankheit, Z. n. Herzinfarkt	s.o. Simvastatin, Metoprolol sowie ASS
Refluxkrankheit bei Hiatushernie	Pantoprazol
benignes Prostatasyndrom mit Nykturie und rezidivierenden Harnwegsinfektionen	Tamsulosin, bei Infektionen Antibiotika
Arthrose der Wirbelsäule und Knie	Ibuprofen und Metamizol bei Bedarf
schwere Arthrose eines Hüftgelenks	künstliches Hüftgelenk
Lichtschäden der Haut, Z. n. Basaliom	Diclofenac- und Imiquimod-Creme
Altersschwerhörigkeit beidseits	Hörgeräte
grauer Star (Katarakt) beidseits, Alterssichtigkeit	operativ eingesetzter Linsenersatz, Spezialbrille

Wegen der zahlreichen Erkrankungen sind viele Arztbesuche notwendig. Der Patient nimmt eine große Anzahl an Medikamenten ein (rechte Tabellenspalte). Die Therapie mit mehreren Medikamenten nennt sich **Multimedikation**.

Die Multimedikation birgt speziell bei alten Menschen einige Probleme:

- Die Nierenleistung nimmt im Alter ab. Diabetes und Hypertonie verstärken die Niereninsuffizienz. Da viele Wirkstoffe über die Nieren ausgeschieden werden, kann es zur **Anhäufung (Anreicherung)** der Substanzen im Blut kommen. Der Effekt entspricht einer Überdosierung; es kann zur **Vergiftung** kommen.
- Die Multimedikation belastet die Leber, die ihre Entgiftungsfunktion ggf. nicht mehr ausreichend erfüllt. Auch dadurch häufen sich Substanzen an und es kommt zur Vergiftung.
- **Wechselwirkungen** entstehen Medikamente verstärken einander in Wirkungen und Nebenwirkungen – oder sie heben gegenseitig ihre Wirkungen auf. Diclofenac kombiniert mit einem Diuretikum kann zum Nierenversagen führen. Es kann Antihypertensiva wirkungslos machen und Herzversagen verursachen.
- Manche Medikamente, z. B. Beruhigungsmittel, werden im Alter so langsam abgebaut und ausgeschieden, dass die Behandelten dauerhaft sediert sind – die Unfall- und **Sturzgefahr** steigt.
- Psychopharmaka können ganz anders wirken als bei jungen Menschen, z. B. indem sie Unruhe und Verwirrtheit hervorrufen anstatt zu beruhigen.
- Kreislauf- und Blutdruckregulation werden labiler. Antihypertensiva, Sedativa und im ZNS wirkende Schmerzmittel wie Tramadol können **Schwindel** verstärken sowie zu **Kollapszuständen** und Stürzen (ggf. mit Frakturen) führen.
- Die **Verwechslung von Medikamenten** passiert durch die oft verminderte Seh- und Merkfähigkeit betagter Patientinnen. Rabattverträge zwischen Herstellern und Krankenkassen führen zum wiederholten Austausch wirkstoffgleicher Präparate in den Apotheken, was die Verwechslungsgefahr erhöht.
- **Praktische Probleme:** Fingerfertigkeit und Sehvermögen sind eingeschränkt. Manche Arzneimittelpackungen sind so schwer zu öffnen, dass die Mittel überhaupt nicht eingenommen werden. Das Abzählen von Tropfen kann unmöglich sein. Sind Tabletten schwer teilbar, werden sie entweder nicht oder in falscher Dosierung eingenommen.
- Die Gefahr einer **gastrointestinalen Blutung** ist durch die Altersatrophie der Magenschleimhaut und die Brüchigkeit der Blutgefäße erhöht. Sie steigt weiter an, wenn die Patientin z. B. ASS und Diclofenac gleichzeitig einnimmt. Antikoagulanzien, die im Alter häufig indiziert sind, vervielfachen Blutungsrisiken.

MERKE Einige Medikamente bergen **im Alter** besonders hohe Risiken:
- Diclofenac bzw. NSAR → Magenblutung, Nieren- und Herzinsuffizienz, Hypertonie
- Tramadol und andere Opioide/Opiate → Übelkeit, Schwindel mit Kollaps bzw. Sturz
- Beruhigungsmittel → Anreicherung im Blut mit Dauersedierung, Sturzneigung und Frakturen

Die Ärztin muss immer wieder überprüfen, ob jedes Medikament wirklich indiziert ist und ob es angesichts der Nieren- und Leberfunktion sowie möglicher Wechselwirkungen tatsächlich gegeben werden soll. Bei manchen Wirkstoffen muss die Dosis z. B. bei Niereninsuffizienz reduziert werden. Zu beachten ist auch, dass sich viele Menschen zusätzlich mit frei verkäuflichen Medikamenten selbst behandeln. Riskant hinsichtlich Wechselwirkungen sind vor allem Johanniskraut und NSAR.

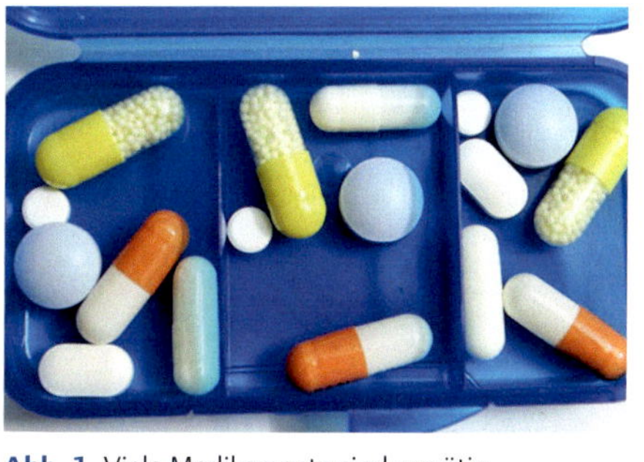

Abb. 1 Viele Medikamente sind unnötig.

4.2 Demenz

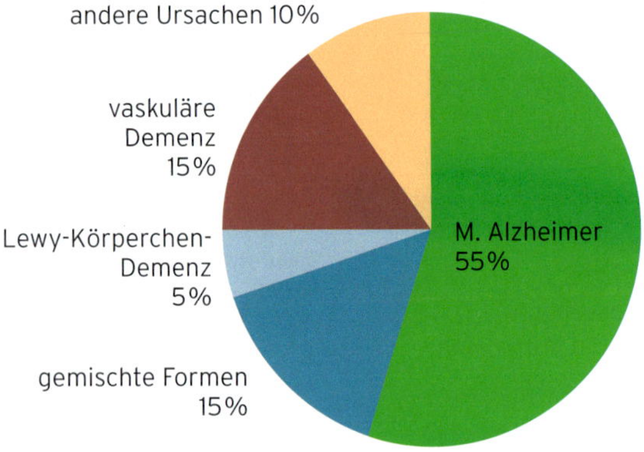

Abb. 1 Ursachen der Demenz

Zerebralsklerose
→ LF 5, S. 265

Definition: Demenz ist der fortschreitende Verlust früher erworbener geistiger Fähigkeiten. Sie führt zum Abbau von Fertigkeiten und Persönlichkeitseigenschaften. Kurzzeitgedächtnis, geistige Flexibilität, sprachliche und motorische Fähigkeiten lassen nach und gehen allmählich verloren.

Ursachen und Pathogenese: Die Ursachen der Demenz sind vielfältig und kommen oft kombiniert vor (→ Abb. 1). Etwa jeder zweite Fall geht auf die **Alzheimer-Krankheit** zurück. Beim Morbus Alzheimer lagert sich Amyloid β (sprich: „Amülo-id Beta"), eine faserige Substanz, im ZNS ab und es kommt zum fortschreitenden Verlust von Nervenzellen, Nervenverknüpfungen und Hirnmasse (→ Abb. 2).

Alois Alzheimer beschrieb die nach ihm benannte Demenzform 1906 nach intensiven Untersuchungen einer 51-jährigen Patientin.

Bei der **Lewy-Körperchen-Demenz** finden sich in der Hirnsubstanz spezielle Zelleinschlüsse. Die **vaskuläre Demenz** geht auf Arteriosklerose und ihre bekannten Risikofaktoren zurück.

Risikofaktoren: Auch wenn „der" Demenzauslöser nicht bekannt ist, erhöhen einige Faktoren die Wahrscheinlichkeit der Erkrankung: hohes Alter, Bewegungsmangel, Überernährung bzw. Adipositas, geringe Bildung, Diabetes mellitus und Hypertonie. Alkoholmissbrauch trägt intensiv zum Gehirnabbau bei und verstärkt die Wirkung anderer Schädigungen. Einige Demenzformen kommen familiär gehäuft vor. Dauerstress und eine unbehandelte Depression machen eine Demenz wahrscheinlicher.

Symptome: Demenz beginnt schleichend. Vergesslichkeit und Wortfindungsstörungen werden oft durch Umschreibungen, allgemeine Redewendungen und einen freundlichen Umgangston überspielt. Das kann zumindest Unbeteiligte eine Zeit lang über die fehlende Denkfähigkeit hinwegtäuschen. Häufig kommt es im Verlauf zu Verwirrtheit, Enthemmung, Aggressivität und Depression sowie zu körperlichen Symptomen wie Inkontinenz und allgemeinem körperlichem Verfall.

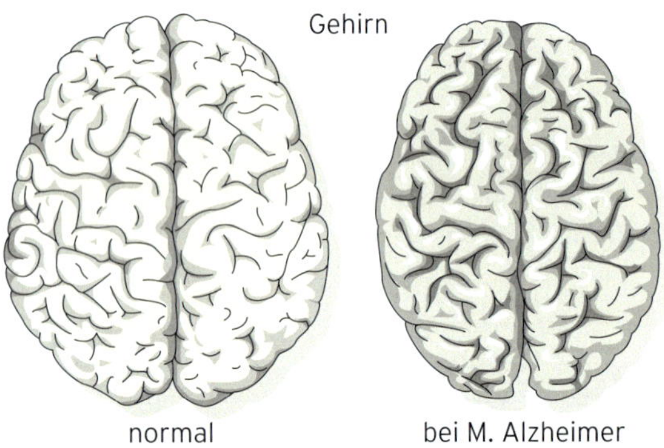

Abb. 2 Die Hirnoberfläche hat bei Morbus Alzheimer durch den Substanzverlust deutlichere Furchen.

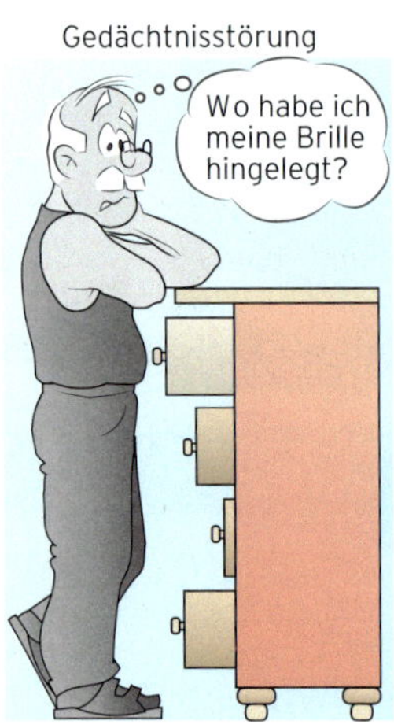
Gedächtnisstörung
Wo habe ich meine Brille hingelegt?

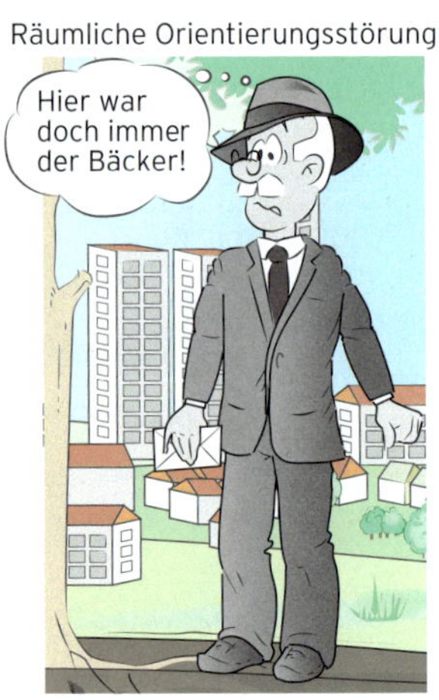
Räumliche Orientierungsstörung
Hier war doch der Bäcker!

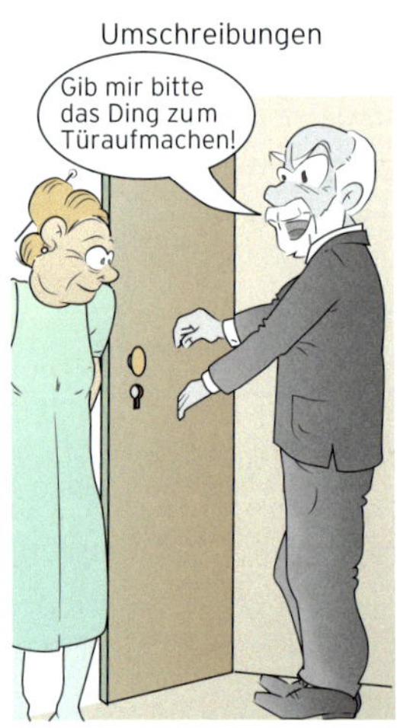
Umschreibungen
Gib mir bitte das Ding zum Türaufmachen!

Alzheimer – Krankheit des Vergessens

Krankheitsverlauf

Frühstadium: Vergesslichkeit
- Nachlassen des Kurzzeitgedächtnisses
- Schwierigkeiten, die richtigen Wörter zu finden
- Interesse an Hobbys und Alltagsaktivitäten lässt nach

Mittleres Stadium: Deutliche Ausfälle
- Kranke vergessen Namen und erkennen Angehörige nicht mehr
- Schwierigkeiten bei alltäglichen Verrichtungen
- Verlust des Zeitgefühls
- Persönlichkeitsveränderungen: unruhige und apathische Phasen

Fortgeschrittenes Stadium: Kontrollverlust
- Verlust aller höheren physischen Funktionen: Essen, Laufen, Toilettenbenutzung
- Gedächtnis kann keine neuen Informationen mehr speichern

Betroffene Gehirnregionen

Veränderung des Gehirns

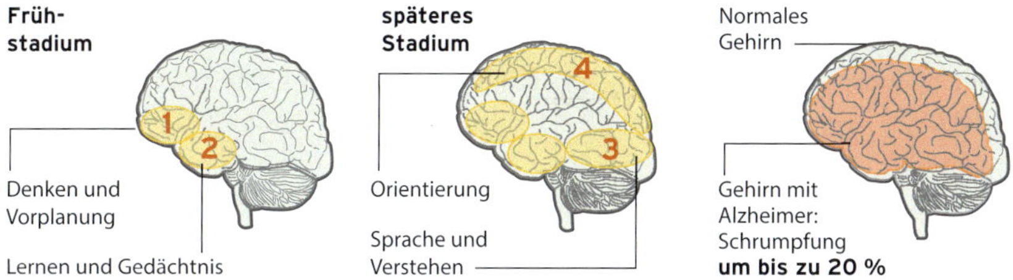

Schäden an den Nervenzellen

durch Abbau des Zellskellets und von Eiweiß

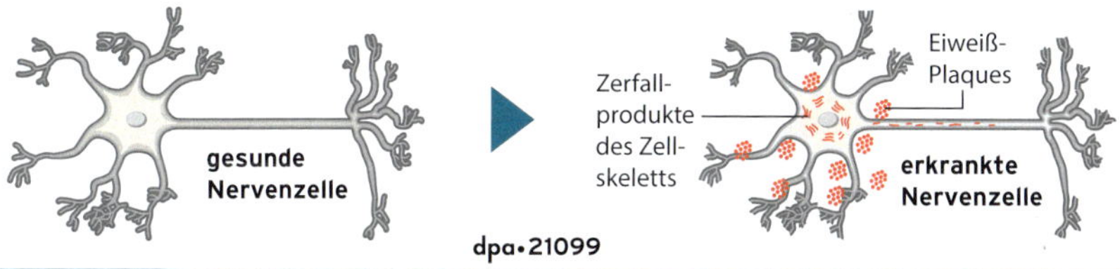

Diagnostik: Die Diagnostik umfasst eine gründliche Anamnese mit Fremdanamnese, eine klinische Untersuchung und den Ausschluss einer organischen Ursache, ähnlich wie bei der Depression. Das Blut wird z. B. auf Anämie, Vitamin-B_{12}-Mangel, Schilddrüsen-, Leber- und Nierenkrankheiten untersucht. Testverfahren wie der Mini Mental Status helfen, die Symptome darzustellen und den Schweregrad der Demenz einzuschätzen. Bildgebende Verfahren (CT bzw. MRT des Gehirns) helfen, Hirnblutungen, Tumoren und andere organische Demenzursachen auszuschließen. Sie helfen, die Hirnatrophie abzubilden und die Demenzursache einzugrenzen.

Mini Mental Status → LF 11, S. 534

Therapie: Bei Demenz können **Antidementiva** (Medikamente, welche die Hirnleistung verbessern sollen) eingesetzt werden. Die Wirkung dieser Arzneimittel ist gering und vorübergehend. Bei zusätzlicher Depression können Antidepressiva, bei anderen psychischen Symptomen, z. B. Unruhe, ggf. andere **Psychopharmaka** indiziert sein.

Antidepressiva → LF 11, S. 190

Eine intensive und fachübergreifende Betreuung der Betroffenen ist wichtig. Oft sind die Angehörigen mit der Pflege des sich zunehmend verändernden Familienmitgliedes überfordert. Tagesbetreuung, Wohngruppen und Selbsthilfeorganisationen für pflegende Angehörige helfen oft der kranken Person und ihrem sozialen Umfeld, mit der Demenz zu leben. Trotz intensiver Forschung kann „das“ Mittel gegen Demenz angesichts der vielen Risikofaktoren nicht entwickelt oder gar „entdeckt“ werden. Allein das durch den medizinischen Fortschritt steigende Lebensalter lässt Demenzerkrankungen häufiger werden.

Prävention: Die Prävention richtet sich auf die bekannten Risikofaktoren, besonders die arterielle Hypertonie. Lebenslange geistige und körperliche Aktivität, gesunde Ernährung, die Pflege von Hobbys und ein berufliches bzw. soziales Engagement auch über das Ende der Erwerbstätigkeit hinaus sowie aktives Musizieren können das persönliche Demenzrisiko senken. Schutzstoffe in Kaffee, Tee, fettreichem Fisch und Früchten wirken günstig. Stressreduktion und -bewältigung, ausreichend Schlaf und die konsequente Behandlung depressiver Erkrankungen schützen Hirnstruktur und -funktion.

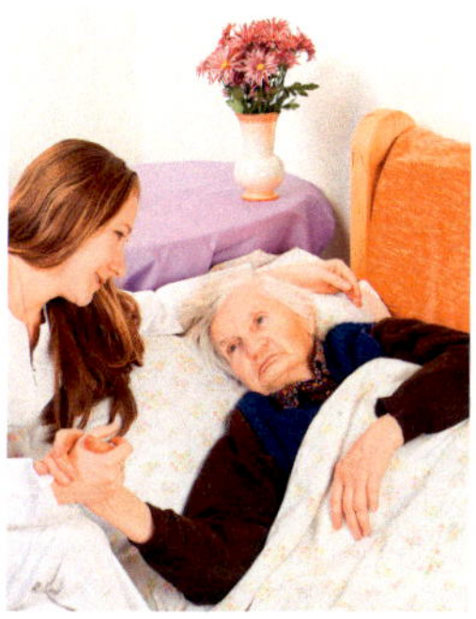

Abb. 1 Individuelle Zuwendung und Betreuung

4.3 Geriatrische Testverfahren

Geriatrische Patientinnen können ihr soziales Umfeld, sowie das ärztliche, therapeutische und pflegende Fachpersonal vor große Herausforderungen stellen. Für die Einschätzung der körperlichen und geistigen Leistungsfähigkeit bzw. deren Einschränkung gibt es mehrere Testverfahren. Sie werden als **geriatrisches Basisassessment**, d. h. grundlegende Verfahren zur Einschätzung der Leistungsfähigkeit von Menschen ab 70 Jahren, zusammengefasst. Das Assessment, die systematische Bewertung, hat das Ziel, dass die behandelten Personen die notwendige und passende Unterstützung bekommen. Das umfasst z. B. häusliche oder stationäre Pflege, Hilfsmittel wie einen Rollator oder ein behindertengerechtes Bad, aber auch die Versorgung mit Inkontinenzprodukten wie Vorlagen und Windeln. Möglicherweise muss die Wohnung verändert werden, wenn Betroffene z. B. keine Treppen mehr steigen können oder Teppiche und Kabel zu Stolperfallen werden.

Die gesetzlichen Kassen fordern das geriatrische Basis-Assessment für die Abrechnung des geriatrischen Betreuungskomplexes. Es umfasst verpflichtend den **Barthel-Index** und den **Timed-up-and-go-Test**.

Der Barthel-Index wird mit einem Fragebogen bestimmt und bezieht sich auf die Aktivitäten des täglichen Lebens. Die Patientin wird befragt und/oder im häuslichen Umfeld beobachtet. Der Test erfasst, wie selbstständig bzw. mit wie viel Hilfe sie sich fortbewegen, an- und auskleiden, waschen, essen usw. kann. Es sind maximal 100 Punkte erreichbar, sodass das Ergebnis die „Alltags-Fitness" bzw. die Fähigkeit des alten Menschen, sich selbst zu versorgen, als Prozentzahl angibt.

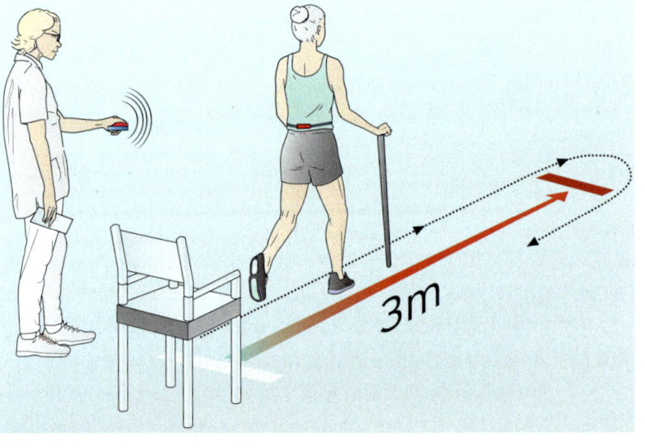

Abb. 1 Timed-up-and-go-Test

Beim Timed-up-and-go-Test (engl. für „Zeitmessung beim Aufstehen und Gehen") setzt sich die Patientin auf einen Stuhl mit Armlehnen. Dann wird die Zeit gestoppt, die sie braucht, um aufzustehen, drei Meter zu gehen, umzukehren und sich wieder hinzusetzen. Ab zehn Sekunden spricht man von eingeschränkter **Mobilität** (Beweglichkeit, Fähigkeit zur Fortbewegung), ab 20 Sekunden ist die Mobilität stark eingeschränkt. Notwendige Gehhilfen wie ein Rollator oder ein Gehstock werden auch beim Test eingesetzt.
Bei Demenzverdacht kommt der **Mini Mental Status (MMS)** hinzu. Dieser Kurztest untersucht Denken, Rechnen, Zeichnen, Schreiben, Sprache und Sprachverständnis sowie Gedächtnis und Aufmerksamkeit.

Besteht der Verdacht auf eine Depression, kann auch hier ein Fragebogen zu Hilfe genommen werden, um Symptome und Schweregrad einzuschätzen.

Natürlich ersetzen die genannten Testverfahren weder das persönliche Gespräch noch die klinische Untersuchung. Sie dienen als Screening und ermöglichen eine erste Einschätzung.

4.4 Psychopharmaka

Die große Arzneimittelgruppe der Psychopharmaka umfasst zahlreiche Substanzklassen und Einzelstoffe, welche die seelische Befindlichkeit und Funktion beeinflussen können. Nicht alle Psychopharmaka sind Beruhigungsmittel und/oder suchterzeugend. Jedes die Psyche beeinflussende Arzneimittel wird nur dann eingesetzt, wenn andere Maßnahmen nicht wirken oder nicht eingesetzt werden können. Fast alle sind rezeptpflichtig. Die Tabelle charakterisiert kurz die wichtigsten Psychopharmaka-Arten bzw. Wirkstoffgruppen:

Psychopharmaka

Substanzgruppe (Erklärung), Wirkstoffbeispiele	**Beispiele für Indikationen (I), Kontraindikationen (KI), Nebenwirkungen (NW); Sonstiges (S)**
Sedativa (leichte Beruhigungsmittel) Baldriantinktur, Lavendelöl	**I** leichte Unruhe-, Stress- und Angstzustände **S** weitere, nicht pflanzliche Beruhigungsmittel sind niedrig dosierte Hypnotika oder Tranquillanzien
Hypnotika (Schlafmittel) Doxylamin, Zopiclon und Zolpidem (sog. Z-Drugs), kurz wirksame Benzodiazepine	**I** kurzfristige (<28 Tage) Behandlung v. a. von Einschlafstörungen **KI** Substanzmissbrauch, Schlafapnoe, Muskelkrankheiten **S/NW** Z-Drugs ähneln Benzodiazepinen; Cave: Suchtentwicklung, Tagesmüdigkeit, Fahruntüchtigkeit, Sturzgefahr
Tranquillanzien (Tranquilizer; starke Beruhigungsmittel, Mittel gegen Spannungszustände); Benzodiazepine (-azepam) wie Diazepam (Valium®); Lorazepam (Tavor®) usw.	**I** kurzfristig bei Unruhe, Angst, Schlafstörungen **KI** wie Hypnotika **S/NW** Cave: Suchtentwicklung, besonders rasch bei Lorazepam; Anreicherung im Blut mit verlängerter Wirkdauer v. a. im Alter; bei Zerebralsklerose ggf. **paradoxe Wirkung**: Unruhe und Verwirrtheit
Anxiolytika (Angst lösende Mittel) Substanzen aus den Gruppen der Benzodiazepine (Lorazepam) und Neuroleptika (Promethazin)	**I** kurz und schnell wirksame Benzodiazepine (Lorazepam) oder Neuroleptika z. B. bei Angst- bzw. Panikattacken; **KI/S/NW** siehe Benzodiazepine/Neuroleptika; Cave: Gewöhnung, Abhängigkeit, Fahruntüchtigkeit, Sturzgefahr
Antidepressiva (Arzneimittel gegen Depressionen und ggf. Angsterkrankungen) **selektive Serotonin-Wiederaufnahmehemmer** (engl. **SSRI**): Citalopram, Escitalopram, Sertralin, Fluoxetin **trizyklische Antidepressiva:** Amitriptylin, Doxepin, Imipramin (alte Substanzen); pflanzliches Antidepressivum mit leichter SSRI-Wirkung: Johanniskraut	**I** (leichte), mittelschwere und schwere depressive Erkrankungen, auch bei anderen neurologischen Erkrankungen (z. B. Demenz), Verstärkung der Schmerzmittelwirkung bei chronischen Schmerzen (v. a. Amitriptylin) **KI** Manie (krankhaft gehobene Stimmung und Aktivität, quasi das Gegenteil der Depression) **NW** anfangs Kopfschmerz, Schlafstörungen, sexuelle Funktionsstörungen, z. B. Orgasmusstörungen; bei trizyklischen Mitteln oft Gewichtszunahme und Mundtrockenheit; die Gefahr eines Glaukoms steigt an **S** Cave: bei akuter Suizidalität Antriebssteigerung; bei Johanniskraut: Wechselwirkungen z. B. mit Schmerzmitteln, Antibabypille
Neuroleptika (antipsychotische Arzneimittel) Promethazin, Perazin, Haloperidol (alte Substanzen); Clozapin, Risperidon, Olanzapin, Quetiapin (neuere Substanzen)	**I** Psychosen, Wahnzustände, Angst- und Unruhezustände, Manie **KI** Glaukom (grüner Star), Leberschäden **NW** Bewegungsstörungen (Zittern, ggf. bleibende unwillkürliche Mundbewegungen) v. a. durch die älteren Mittel; selten umgekehrte (paradoxe) Wirkung

Grundsätzlich kann jedes **Psychopharmakon** das Reaktionsvermögen und die Fahrtüchtigkeit beeinträchtigen und durch Alkoholkonsum anders oder verstärkt wirken. Für Kinder und Schwangere sind nur wenige Psychopharmaka zugelassen. Im Alter, bei Leber- und Nierenkranken können Abbau bzw. Ausscheidung verlangsamt und die Wirkung verändert oder verstärkt sein.

4.5 Morbus Parkinson und Parkinson-Syndrom

www.kompetenznetz-parkinson.de
www.parkinson-vereinigung.de

Definition und Häufigkeit: Chronische, fortschreitende neurologische Krankheit, die mit einer Störung des Hirnstoffwechsels einhergeht und zu typischen Bewegungsstörungen führt. Das Parkinson-Syndrom betrifft ca. 2 % der über 65-Jährigen. Tritt die Erkrankung ohne erkennbare Ursache auf, spricht man von **Morbus Parkinson (M. Parkinson)**. Ruft eine andere Krankheit z. B. des Nervensystems die Symptome hervor, wird dies als **Parkinson-Syndrom** bezeichnet.

Ursachen und Pathogenese: Die Ursache ist unbekannt. Genetische Faktoren können zur Krankheitsentstehung beitragen. Der Untergang von Gehirnzellen in bestimmten Hirnarealen bewirkt einen Mangel v. a. des Botenstoffs **Dopamin**. Dieser Mangel führt zu den typischen Bewegungsstörungen.

Symptome: Charakteristische Parkinson-Symptome sind

- allgemeine Bewegungsverarmung, die sich in veränderter, „versteinert" wirkender Mimik, einem schlurfenden Gang, vornübergebeugter Haltung, steif wirkenden Bewegungen und auffallend kleiner Handschrift äußert.
- Steifheit der Bewegungen, da einander entgegengesetzt wirkende Muskeln (Antagonisten) gleichzeitig aktiv sind; beugt man z. B. den Unterarm der Patientin, hat man das Gefühl, das Gelenk sei ein schwerfälliges Zahnradgetriebe.
- unwillkürliches Zittern vor allem der Hände in Ruhe **(Tremor)**. Der Tremor erschwert viele Alltagstätigkeiten, z. B. das Essen.
- psychische Symptome, besonders Depression und Unruhe.
- vegetative Symptome wie Obstipation und vermehrte Talgsekretion, Schluckstörungen und leises Sprechen.

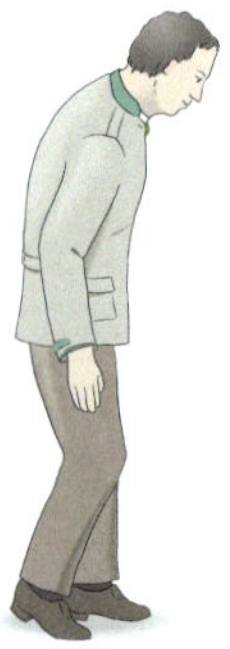

Abb. 1 Beginnende Parkinson-Symptomatik: vornübergebeugte Haltung, langsamer, schlurfender Gang

Komplikationen: Die Parkinson-Krise, die bei Stress und Fehlen der Medikamente auftreten kann, geht mit einer Verstärkung der Symptome einher und kann sowohl einen stark ausgeprägten Tremor als auch eine völlige Unbeweglichkeit der Kranken mit sich bringen.

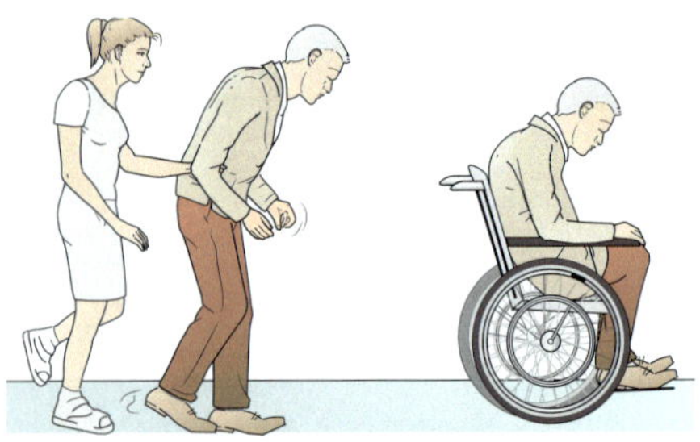

Abb. 2 Fortgeschrittene Parkinson-Symptomatik: Der Patient kann sich kaum noch selbstständig fortbewegen.

Diagnostik: Anamnese und klinische neurologische Untersuchung, Bildgebung des Gehirns, Ausschluss anderer Krankheiten, die ähnliche Symptome hervorrufen können. Einige Medikamente, z. B. das Antiemetikum Metoclopramid (MCP) und Neuroleptika wie Haloperidol, können kurzfristig Parkinson-Symptome hervorrufen.

Therapie: Das wichtigste Medikament ist **L-Dopa (Levodopa)**, da es der Betroffenen die fehlenden Neurotransmitter teilweise ersetzt. Die Therapie wird individuell angepasst. Da die Wirkung mit der Zeit nachlässt, wird die Medikation immer wieder geprüft. Physiotherapie und **Logopädie** (Stimm- und Sprachtherapie) sind wichtig, um die Selbstständigkeit der Erkrankten möglichst lange zu erhalten.

Prävention: Eine gezielte Prävention ist nicht möglich.

→ Terminologie: Geriatrie, Demenz und Parkinson-Syndrom

Alzheimer-Krankheit **Morbus Alzheimer** **Alzheimer-Demenz**	Demenz, mit charakteristischen Ablagerungen im Hirngewebe (Amyloid β)
Antidementiva	Arzneimittel zur Verbesserung der Hirnleistung bei Demenz
Barthel-Index	Fragebogentest zur Bewertung der Alltagsfähigkeiten betagter Patientinnen
Demenz (Adj. **dement**)	fortschreitender Verlust der geistigen Fähigkeiten
Dopamin	Neurotransmitter, dessen Mangel dem Parkinson-Syndrom zugrunde liegt

geriatrisches Basisassessment	Testverfahren zur Bewertung der Alltagsfähigkeiten, der Mobilität und ggf. der geistigen Leistungsfähigkeit
L-Dopa (Levodopa)	wichtigstes Parkinson-Medikament
Lewy-Körperchen-Demenz	Demenzform, bei der spezielle Zelleinschlüsse (die Lewy-Körperchen) in Hirnzellen zu finden sind
Logopädie	Stimm- und Sprachtherapie
Mini Mental Status (MMS)	Testverfahren der geistigen Fähigkeiten, das bei Demenzverdacht durchgeführt wird
Mobilität	Beweglichkeit; Fähigkeit zur Fortbewegung
paradoxe Wirkung	umgekehrte Wirkung durch ein Arzneimittel, z. B. Unruhe durch ein Beruhigungsmittel
Parkinson-Syndrom Morbus Parkinson	neurologische Krankheiten u. a. mit Bewegungsstörungen wie Tremor und Steifheit
Psychopharmaka (Ez. **Psychopharmakon**)	Arzneimittel, die auf seelische Befindlichkeit und Funktionen wirken, z. B. Antidepressiva, Beruhigungsmittel
Timed-up-and-go-Test	geriatrischer Test, bei dem die Patientin von einem Sessel aufsteht, drei Meter hin und zurück geht und sich wieder hinsetzt; die benötigte Zeit wird gestoppt.
Tremor	unwillkürliches Zittern v. a. der Hände
vaskuläre Demenz	Demenz aufgrund einer Arteriosklerose

Aufgaben

1 Erklären Sie die Begriffe Multimorbidität und Multimedikation.
2 Welche Probleme können bei alten Menschen durch eine Multimedikation auftreten?
3 Geben Sie Arzneimittel an, die bei alten Menschen fast immer riskant sind, und erklären Sie, welche Probleme bei Gabe dieser Medikamente besonders oft auftreten.
4 Erklären Sie den Begriff Demenz.
5 Nennen Sie typische Symptome für Demenzerkrankungen.
6 Welche Fähigkeiten testet der Mini Mental Status?
7 Erläutern Sie, weshalb ein Patient mit Verdacht auf Depression, Demenz oder Parkinson-Syndrom hausärztlich bzw. internistisch untersucht werden muss.
8 Nennen Sie drei Risikofaktoren der Demenz.
9 Nennen Sie typische Symptome des Parkinson-Syndroms bzw. des Morbus Parkinson hinsichtlich der Aspekte
 a Bewegung,
 b Gang und Haltung,
 c vegetative Körperfunktionen,
 d Psyche.
10 Nennen Sie das bei Morbus Parkinson am häufigsten angewandte Medikament.

4.6 Sinnesfunktionen im Alter

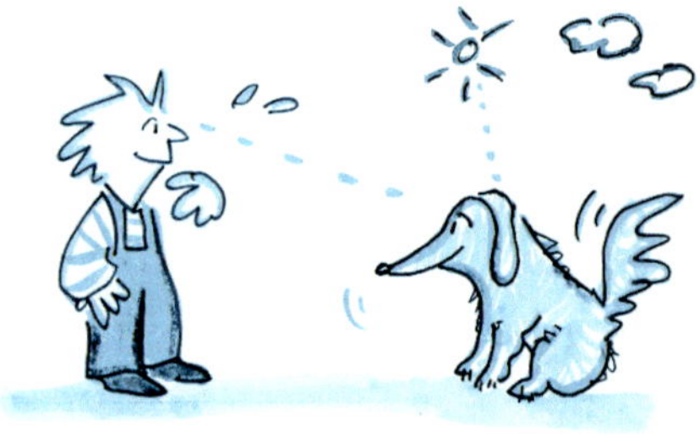

Abb. 1 Ein Reiz trifft auf ein Sinnesorgan.

Ein **Sinn** ist die Fähigkeit, Reize aus der Außenwelt wahrzunehmen, z. B. Hören und Sehen. Auch die Lage und Befindlichkeit unseres Körpers im Raum nehmen wir wahr. **Sinnesorgane** bzw. **Sinneszellen** nehmen Reize auf und leiten sie an das Gehirn weiter (→ Abb. 1). Dort, im Zentralnervensystem (ZNS), werden die Reize wahrgenommen und verstanden. Das ZNS verarbeitet alle ankommenden Sinnesreize (→ Abb. 2) und beantwortet sie bei Bedarf mit einer Reaktion. Überstarke Reize wie grelles Licht oder lautes Knallen empfinden wir als Schmerz.

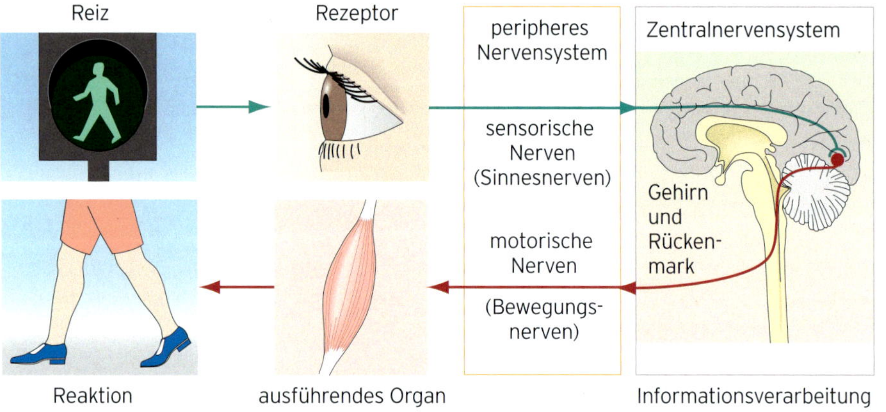

Abb. 2 Reiz-Reaktions-Schema

Sinn	Reiz	Sinnesorgan	Rezeptoren, die den Reiz aufnehmen	Empfindung
Sehen	Licht	Auge	Sinneszellen der Netzhaut	Licht, Farben, Helligkeit, Muster, Oberflächen
Gehör	Schall	Ohr	Haarzellen in der Schnecke des Innenohrs	Schall bzw. Ton, Klang und Lautstärke
Gleichgewichts-sinn	Schwerkraft	Innenohr	Haarzellen der Bogengänge des Innenohrs	Bewegung im Raum
Geruchsinn	Geruchs- und Aromastoffe	Nase	Sinneszellen im Riechepithel (oberer Nasengang)	Gerüche, Düfte, Reizstoffe
Geschmackssinn	Aromastoffe, Salz, Zucker, Säure	Zunge und Nase	Geschmacksknospen der Zunge, Riechepithel	Aromen und Reizstoffe
Tast- und Berührungssinn	Berührung, Druck, Wärme, Kälte	Tastorgane der Haut	Nervenendigungen (in Tastorganen und frei liegend)	Berührung, Kälte, Wärme, Druck
Lage- und Bewegungssinn	Lage des Körpers im Raum	Rezeptoren in Muskeln, Sehnen, Gelenken	Nervenendigungen in Lagesinn-Rezeptoren	Haltung des Körpers, z. B. der Extremitäten und des Kopfes

Die **Antwort auf einen Reiz** kann automatisch, d. h. durch einen **Reflex**, passieren: Fliegt ein Insekt auf das Auge zu, schließen sich „automatisch" die Lider. Reflexe funktionieren ohne Nachdenken. Die Natur setzt sie ein, wenn sie sich nicht darauf verlassen kann, dass der Mensch schnell genug richtig handelt. Daher sind viele Reflexe Schutzreflexe: Der Lidschluss- und der Hustenreflex schützen vor Fremdkörpern in den Augen und Luftwegen.
Eine **Reaktion** auf wahrgenommene Reize kann aber auch mit Überlegungen, d. h. **unter Mitarbeit der Hirnrinde**, geschehen. Gelangen wiederholt Fremdkörper ins Auge, z. B. beim Holzsägen, denkt der Mensch über eine Problemlösung nach und trägt z. B. eine Schutzbrille.

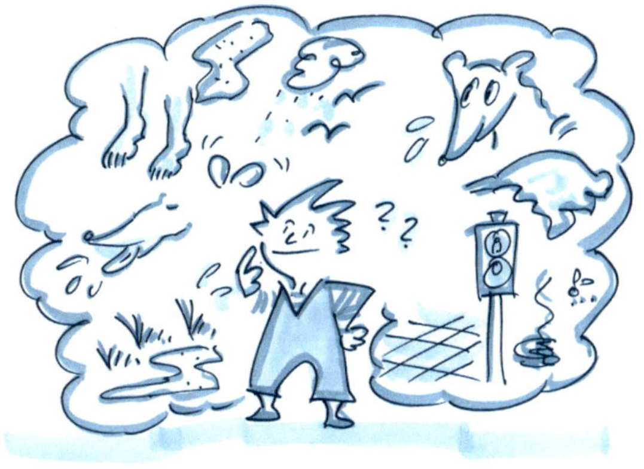

Abb. 1 Das Gehirn organisiert und verarbeitet die unterschiedlichen Sinneseindrücke.

Das ZNS vergleicht und verarbeitet die ankommenden Informationen aller Sinnesorgane. Das ist eine enorme Gehirnleistung, die durch Reizüberflutung, vielfältige Störungen und altersbedingte Einschränkungen beeinträchtigt werden kann. Passen die ankommenden Informationen unterschiedlicher Sinnesorgane nicht optimal zusammen oder dringen zu viele Reize auf das ZNS ein, wird das Gehirn überfordert. Es reagiert z. B. mit Schwindelgefühl und Übelkeit. Das kann man u. a. bei schnellem Drehen auf einem Karussell, beim Hinunterschauen aus großer Höhe und im 3D-Kino erleben. Dabei ist jeder Mensch unterschiedlich empfindlich auf die Reizung bzw. Überreizung seines Sinnessystems. Vererbung und Alter spielen eine Rolle: Schaukeln und Karussellfahren macht vor allem Kindern großen Spaß und manche Menschen sind völlig schwindelfrei.

Jedem von uns fällt es schwer, im Dunklen zu gehen. Die optischen Informationen fehlen dann. Bei völliger Dunkelheit oder mit geschlossenen Augen wird man sofort unsicher – nicht nur, weil man sich nicht stoßen möchte, sondern auch, weil einfach Sinneseindrücke fehlen und damit das Zusammenspiel aller Nerven- und Bewegungsfunktionen gestört ist. Es ist anstrengend, wenn man sich nicht auf alle Sinne verlassen kann. Dieser Zustand kann im Alter dauerhaft bestehen.

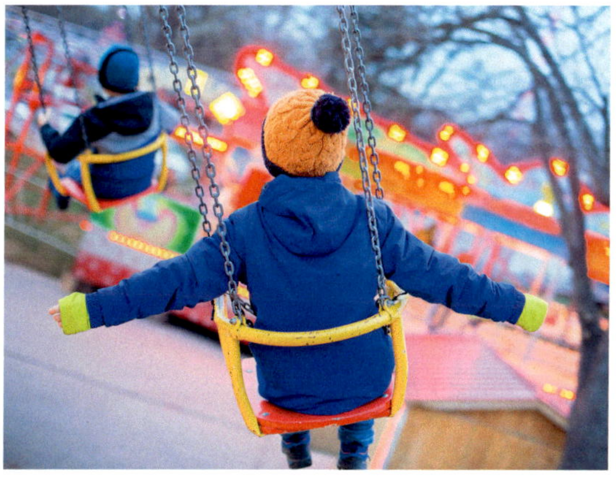

Abb. 2 Viele Kinder genießen das leichte Schwindelgefühl beim Karussellfahren.

Ist das Gehirn erkrankt, z. B. nach zu viel Alkohol oder bei einer Gehirnerschütterung, kann es nicht so viele Informationen wie sonst verarbeiten. Es kommt zu Übelkeit und dem Wunsch, kein helles Licht, keine lauten Geräusche und überhaupt von allen Sinnesorganen möglichst wenig „gesendet" zu bekommen.

Im Alter lassen die Sinne nach: Alle Gewebe und Organe atrophieren im Alter. Viele Sinnes- und Nervenzellen sterben ab. Es kommt zu **Schwerhörigkeit**, **Fehlsichtigkeit, nachlassendem Gleichgewichtssinn** und überhaupt zu Schwierigkeiten, Sinnesreize wahrzunehmen und zu verarbeiten. Das Gehirn des alten Menschen ist ständig überfordert. Deshalb ist wechselndes oder ständiges **Schwindelgefühl** im Alter häufig.
Die Durchblutung des Körpers und somit des Gehirns beeinflusst die Sinne und damit alle Empfindungen und Fähigkeiten des Menschen. Herzinsuffizienz, Arteriosklerose, Überdosierungen von Antihypertensiva oder Sedativa usw. verschlechtern daher die Wahrnehmung und den Allgemeinzustand alter Menschen. Daneben hat auch das Wetter Einfluss auf das Befinden und die Leistungsfähigkeit. Die Tagesform betagter Menschen kann deshalb stark wechseln.

Schwindelgefühl im Alter kann man nicht durch Abwarten überwinden. Nur das Training aller Sinne und des ganzen Körpers kann die Beschwerden bessern und eine Verschlimmerung hinauszögern. Tägliche Bewegung hilft dem Gleichgewichtssinn; Lesen, Schreiben und Gespräche erhalten die Denkfähigkeit. Die rechtzeitige Versorgung mit einem Hörgerät erhält die Fähigkeit, zu hören und Gehörtes zu verarbeiten, und ist eine wichtige Präventionsmaßnahme gegen Demenz. Ohne ausreichende Informationen aus den Sinnesorganen bauen sich die für die Verarbeitung zuständigen ZNS-Bereiche ab – dem Gehirn vergeht Hören und Sehen.

4.6.1 Aufbau und Funktion des Hör- und Gleichgewichtsorgans

Das Ohr ist sowohl Hör- als auch Gleichgewichtsorgan. Es wird in drei Abschnitte eingeteilt: äußeres Ohr, Mittel- und Innenohr (→ Abb. 1):

- Das äußere Ohr besteht aus der Ohrmuschel und dem äußeren Gehörgang. Es dient der **Schallaufnahme**.
- Das **Mittelohr** beginnt am Trommelfell. Es besteht aus der Paukenhöhle und den Gehörknöchelchen. Das Mittelohr dient der **Schallverstärkung**.
- Das **Innenohr** besteht aus der Schnecke und den Bogengängen. Die **Schnecke** dient der **Schallempfindung**.
- Die **Bogengänge des Innenohrs** sind das Gleichgewichtsorgan. Es dient der Wahrnehmung der Lage und Bewegung des Körpers im Raum sowie der Schwerkraft.

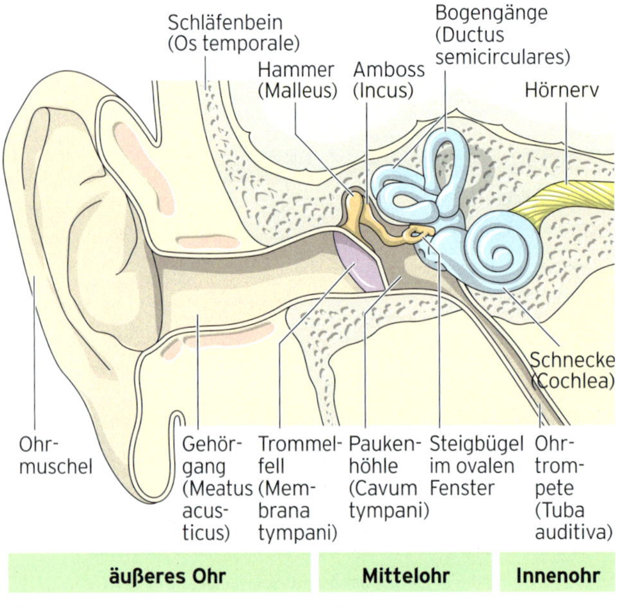

Abb. 1 Schematischer Schnitt durch das Ohr

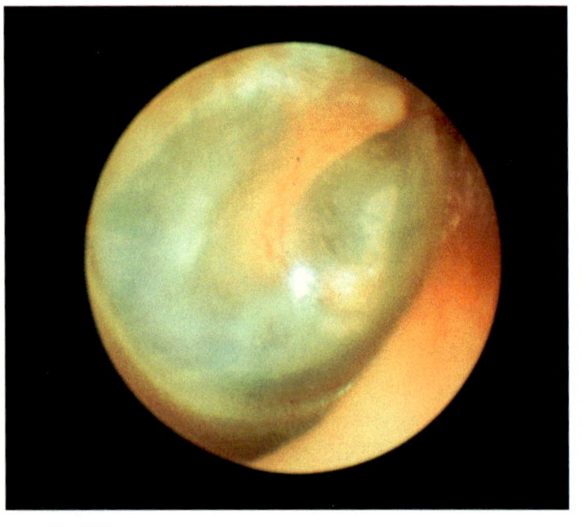

Abb. 2 Normales rechtes Trommelfell im Otoskopie-Bild. Rechts oben liegt der Hammergriff, der einem Ellenbogen ähnelt; die hellen Bereiche sind Lichtreflexe. Die weiteren Gehörknöchelchen sieht man durchscheinen.

Das äußere Ohr besteht aus elastischem Knorpel, Bindegewebe und Epithel. Der äußere Gehörgang enthält **Cerumen** (Ohrschmalz), das die empfindliche Gehörgangshaut geschmeidig hält und vor Infektionen schützt. Der äußere Gehörgang reicht bis zum Trommelfell. Diese 0,1 mm dünne elastische Membran trennt äußeres Ohr und Mittelohr.

Im Mittelohr befinden sich die **Gehörknöchelchen**, d. h. **Hammer, Amboss** und **Steigbügel**. Der Hammer ist z. T. ins Trommelfell eingelassen (→ Abb. 2) und gelenkig mit den beiden anderen Gehörknöchelchen verbunden. Der Steigbügel bildet am sog. ovalen Fenster eine Verbindung mit dem Innenohr. Am ovalen Fenster (→ S. 541, Abb. 1) befindet sich der Eingang zur Schnecke **(Cochlea)**. Die Schnecke entspricht einem aufgerollten Schlauch mit 2½ Windungen.

4.6.2 Der Hörvorgang

Der Schall wird vom äußeren Ohr aufgenommen und bringt das elastische Trommelfell zum Schwingen. Das Trommelfell verstärkt den aufgenommenen Schall auf das 1,3-Fache. Der mit dem Trommelfell verbundene Hammer gibt den Schall über Amboss und Steigbügel weiter. Auf seinem Weg entlang der Gehörknöchelchenkette wird der Schall auf das 20-Fache verstärkt. Der Steigbügel „tritt" mit seiner Basis ins ovale Fenster. Der ankommende Schall wird so in die Schnecke, d. h. ins Innenohr, übertragen.

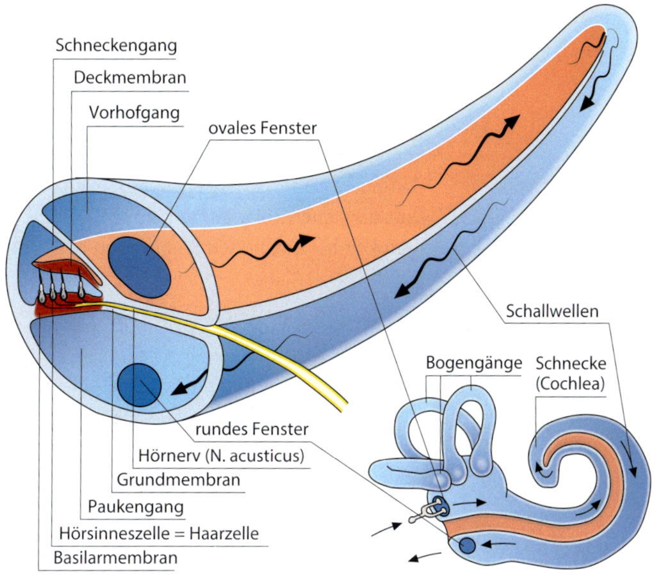

Abb. 1 Aufbau des häutigen Labyrinths im Innenohr (unten); Schnecke, abgerollt (oben)

Die Schallwellen wandern in der Schnecke hinauf wie in ein Treppenhaus mit 2½ Stockwerken (→ Abb. 1). Jede Tonhöhe (Frequenz) regt an einer bestimmten Stelle der Schnecke die dort befindlichen Haarzellen an. Hohe Töne werden von Haarzellen in der Schneckenbasis aufgenommen und von dort durch den Hörnerv an den zuständigen Gehirnteil, d. h. die Hörrinde, weitergeleitet. Tiefe Töne wandern weiter bis zur Schneckenspitze und werden erst dort von den Haarzellen aufgenommen und ebenfalls über den Hörnerv ins ZNS weitergeleitet (→ Abb. 2).

Da der Schall eine Druckwelle ist, welche die Schnecke nicht einfach „schlucken" kann, wandert der Schall durch den Vorhofgang die Schnecke hinauf, dann von der Schneckenspitze aus durch den Paukengang wieder hinunter und verlässt dann die Schnecke durch das runde Fenster. Das eigentliche Hörorgan, d. h. die Sinneszellen, befindet sich in der Schnecke, eingebettet zwischen Vorhof- und Paukengang. Sie bilden das Sinnesepithel des Ohrs (das **Corti-Organ**), das in die **Basilarmembran** eingebettet ist.

Das menschliche Ohr kann – wenn es ganz gesund ist – Frequenzen zwischen 20 Hz (ein tiefes Brummen) und 20 000 Hz (ein kaum hörbares hohes Pfeifen) wahrnehmen. Schall mit Frequenzen über 20 000 Hz nennt man Ultraschall (wörtl.: Oberhalb-Schall), weil die Schallhöhe oberhalb des menschlichen Hörvermögens liegt.

Das Ohr hat zwei Möglichkeiten, um sich vor zu hohem Schalldruck zu schützen: Bei hoher Schallintensität spannt sich ein kleiner Muskel am Hammer an. Er verhindert, dass der Hammer zu stark ausschlägt, und begrenzt so die Schallverstärkung. Ein weiterer Muskel am Steigbügel wirkt ähnlich und vermindert ebenfalls die lärmbedingte Druckschädigung des Innenohrs.

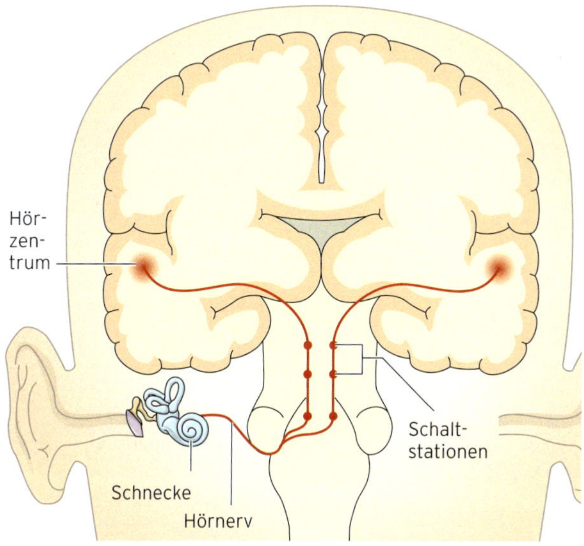

Abb. 2 Verlauf der Hörbahn im Gehirn bis zum Hörzentrum (Ansicht von vorn)

4.6.3 Presbyakusis (Altersschwerhörigkeit)

Definition: Altersschwerhörigkeit; sie fällt etwa ab dem 60. Lebensjahr klinisch auf und liegt bei jedem älteren Menschen mehr oder weniger ausgeprägt vor.
Pathogenese: Die Schnecke bzw. ihre Sinneszellen sind während des gesamten Lebens aktiv. Schon im Mutterleib hören Kinder – die Herztöne der Mutter beruhigen sie und laute Geräusche können sie erschrecken. Auf Dauer führt die Beanspruchung der Cochlea zu degenerativen Veränderungen. Dabei gehen die Sinneszellen in den unteren Schneckenwindungen zuerst zugrunde. Da dort die hohen Töne aufgenommen werden, beginnt die Lärmschwerhörigkeit bzw. Altersschwerhörigkeit bei den hohen Frequenzen bzw. Tönen.

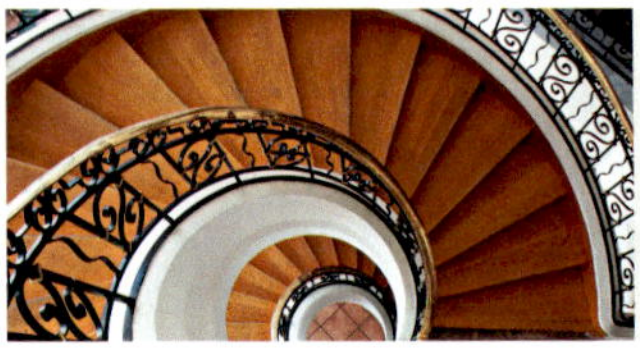

Man kann sich die Abnutzung der Schnecke bzw. den **Untergang von Haarzellen** in den unteren Schneckenwindungen so vorstellen, als gingen jahrzehntelang Menschen ein Treppenhaus hinauf. Nicht alle wollen ins oberste Stockwerk. Aber alle müssen unten ins Treppenhaus eintreten. Daher wird der Boden im Erdgeschoss zuerst abgenutzt.

Sowohl intensive Beschallung, d. h. Lärm, als auch Dauerbeschallung schädigen die Haarzellen und führen zur Lärmschwerhörigkeit. Arteriosklerose, Diabetes und die allgemeine Altersatrophie verstärken die Lärmeffekte. Schon 20-Jährige, z. B. Diskothekenpersonal und Rockmusiker, können eine ausgeprägte Lärmschwerhörigkeit haben, die der Altersschwerhörigkeit von 70-Jährigen entspricht. Der Unterschied zwischen Lärm- und Altersschwerhörigkeit besteht darin, dass alte Menschen neben der Schädigung des Hörorgans durch Abbau der Gehirnleistungen das Gehörte nicht mehr so gut und schnell verarbeiten bzw. verstehen können.
Symptome: Zuerst geht die Hörfähigkeit für sehr hohe Töne verloren. Das Sprachverständnis nimmt allmählich ab. Menschen mit hoher Stimme werden schlechter verstanden als Menschen mit tiefer Stimmlage. Oft beschweren sich die Betroffenen, dass Gesprächspartner „nuscheln" würden. Sprechen mehrere Menschen gleichzeitig, können Altersschwerhörige Unterhaltungen nicht mehr folgen.
Komplikationen: Sozialer Rückzug, Demenz, Anstieg der Unfallgefahr.
Diagnostik: Das Tonschwellen-**Audiogramm**, d. h. der Hörtest, der die Hörfähigkeit der verschiedenen Tonhöhen abbildet, stellt das Ausmaß der Schwerhörigkeit dar. Es wird für jedes Ohr einzeln durchgeführt. Bei der Presbyakusis zeigt sich ein Hörverlust vor allem bei den hohen Frequenzen, der sich mit der Zeit auf immer tiefere Frequenzen ausweitet.

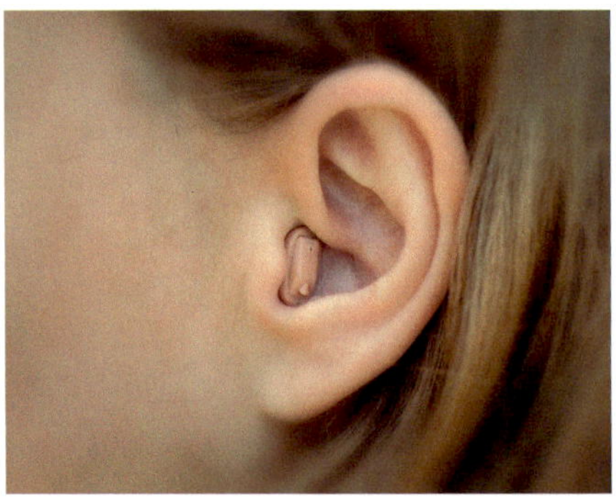

Abb. 1 Im-Ohr-Hörgerät (IO)

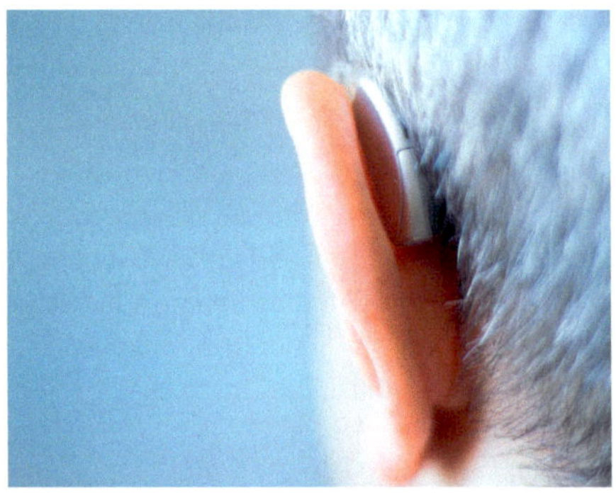

Abb. 2 Hinter-dem-Ohr-Hörgerät (HdO)

Therapie: Frühzeitige Versorgung mit einem Hörgerät, da fehlende Sinnesreize sonst zu einem verstärkten Abbau der Hörrinde führen. Es gibt **Im-Ohr-Geräte (IO)** (→ Abb. 1) und **Hinter-dem-Ohr-Geräte (HdO)** (→ Abb. 2). Sie müssen konsequent getragen und eingeschaltet werden, um die Hörfähigkeit möglichst lange zu erhalten.
Prävention: Verzicht auf Dauerbeschallung, konsequenter Lärmschutz.

4.6.4 Umgang mit Schwerhörigen

Schwerhörige fühlen sich oft ausgeschlossen. Es besteht die Gefahr, dass die sich sozial zurückziehen und auch geistig verarmen. Das plattdeutsche Wort für „taub" lautet „doof", was im Hochdeutschen in neuer Bedeutung verwendet wird. Dies verdeutlicht, dass Menschen, die auf Sprache zu wenig reagieren, kaum etwas zugetraut wird. Im Umgang mit Schwerhörigen ist Geduld wichtig. Es hilft, sich in die Lage des Hörgeschädigten zu versetzen.

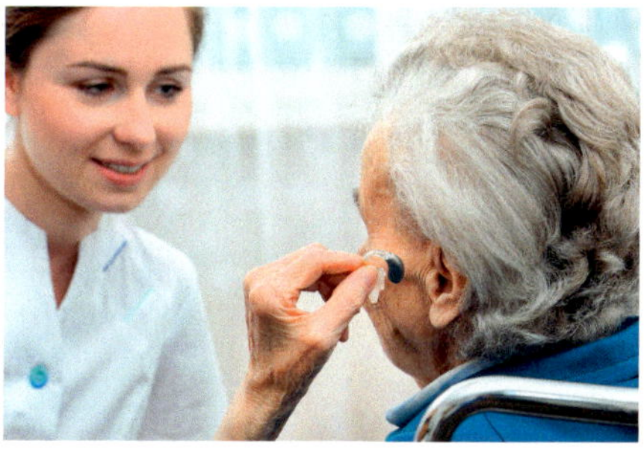

Abb. 1 Für die Kommunikation mit Schwerhörigen ist der Blickkontakt wichtig.

www.schwerhoerigen-netz.de

Grundregeln im Umgang mit schwerhörigen und gehörlosen Menschen

Der gut hörende Partner soll ...	Denn hörgeschädigte Menschen ...
... das Sprechen sichtbar machen, d. h. dem Schwerhörigen sein Gesicht zuwenden ... vor jedem Gespräch Blickkontakt aufnehmen und halten ... deutlich und langsam sprechen	... „hören" auch mit den Augen und brauchen Zeit, um die Worte vom Mund abzulesen.
... nicht schreien	... sind oft sehr lärmempfindlich. Schreien verzerrt außerdem die Sprache.
... kurze und klare Sätze formulieren	... können den Inhalt dann leichter erraten.
... Unverstandenes geduldig wiederholen	... entmutigt es, wenn sie keine Chance haben, das Gehörte wiederholt zu bekommen.
... bei ausgeprägter Schwerhörigkeit und Gehörlosigkeit wichtige Inhalte schriftlich mitteilen	..., vor allem Gehörlose, benötigen schriftliche Informationen und haben ggf. keine andere Möglichkeit, etwas zu verstehen.

→ Terminologie: Ohr

Audiogramm	Hörtest mit grafischer Darstellung der Hörfähigkeit
Basilarmembran	Bindegewebeplatte in der Cochlea, die das Corti-Organ und damit die Haarzellen enthält
Bogengänge	Gleichgewichtsorgan des Innenohrs
Cerumen	(sprich: „Zeru-men") Ohrschmalz
Cochlea	Hörschnecke; Teil des Innenohrs
Corti-Organ	Sinnesepithel in der mittleren Windung der Cochlea
Presbyakusis	(sprich: „Presbiaku-sis"); Altersschwerhörigkeit

Aufgaben

1 Erläutern Sie den Aufbau des Ohrs unter Verwendung der Begriffe äußeres Ohr, Mittelohr und Innenohr und nennen Sie die Aufgaben dieser drei Abschnitte.

2 Erklären Sie die Pathogenese der Presbyakusis.

3 Einige Verhaltensweisen erleichtern es einem schwerhörigen Gesprächspartner, eine Unterhaltung zu führen. Nennen Sie mindestens drei Punkte.

4.6.5 Aufbau und Funktion der Augen

Das Auge ist das Sehorgan des Menschen. Es liegt in der knöchernen **Augenhöhle**, der **Orbita**. Es besteht aus dem **Augapfel (Bulbus)** und dem **Sehnerv (Nervus opticus)**.

Mehrere Vorrichtungen schützen die Augen und damit den wichtigen Sehsinn:

- Die Augenbrauen und Wimpern schützen sie vor Schweiß und Schmutz.
- Die Augenlider schützen sie vor Austrocknung, zu viel Licht und Fremdkörpern.
- Der Tränenapparat (Tränendrüsen und Tränenkanäle) pflegt und ernährt die Augen mit der Tränenflüssigkeit. Er schützt sie vor Schmutz, Infektionen und Austrocknung.

Das Innere des Augapfels bildet der durchsichtige, gallertartige **Glaskörper**, dem ventral die **Linse** aufliegt. Die Wand des Augapfels besteht aus drei Schichten (von außen nach innen):

- Die 0,5 mm dicke, feste **Lederhaut (Sklera)** besteht hauptsächlich aus Kollagen. Sie schützt den Bulbus vor Verletzungen. Die Sklera ist weiß und fast undurchsichtig; sie geht ventral, d. h. über Pupille und Linse, in die klare, durchsichtige **Hornhaut (Cornea)** über. Sklera und Cornea umschließen zusammen den gesamten Augapfel mit Ausnahme der Austrittsstelle des Sehnervs. Die Sklera setzt sich dorsal als harte Hirnhaut fort, die Gehirn und Rückenmark umhüllt.
- Die mittlere Schicht, die **Aderhaut**, liegt der Sklera innen an. Die Aderhaut ist reich an Blutgefäßen – daher ihr Name.
- Die innerste Schicht, die **Netzhaut (Retina)**, ist das **Sinnesepithel** des Auges. Aderhaut und Retina bedecken die dorsalen zwei Drittel des Bulbus. Die Retina geht in den Sehnerv über, der die Informationen der Sinneszellen zum Gehirn führt.

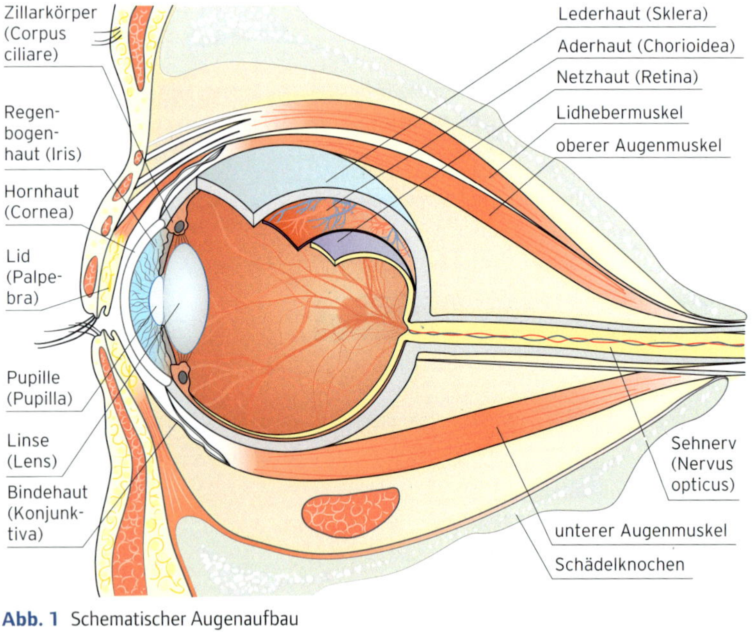

Abb. 1 Schematischer Augenaufbau

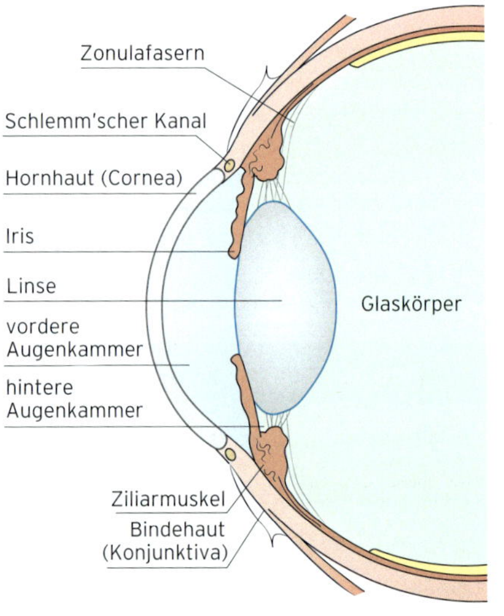

Abb. 2 Linse, Iris und Augenkammern

Im vorderen Drittel des Auges befinden sich der Ziliarkörper, die Linse, die Iris und die beiden Augenkammern.

Der **Ziliarkörper** (Strahlenkörper) enthält den **Ziliarmuskel**. Der Ziliarkörper ist über die strahlenförmig angeordneten **Zonulafasern** mit der Linse verbunden. Zieht sich der ringförmige Ziliarmuskel zusammen, lockern sich die Zonulafasern, an denen die Linse aufgehängt ist (→ Abb. 2). Dadurch wird die Linse kugelförmig und stellt sich so auf nahe Gegenstände ein. Nahsehen strengt auf Dauer an, weil der Ziliarmuskel sich dafür anspannen muss.

Lockert sich der Ziliarmuskel, schaut man in die Ferne und die Linse wird durch die Zonulafasern flach gezogen. In die Ferne zu schauen entspannt. Der Ziliarmuskel verändert die Krümmung der Linse und dient so der **Akkommodation** (Nah- und Ferneinstellung) des Auges (→ S. 547, Abb. 3).

Der Ziliarkörper bildet auch das **Kammerwasser**. Diese Flüssigkeit umspült die Linse. Sie ernährt die Linse und verzögert durch ihren hohen Vitamin-C-Gehalt ihre Alterung. Das Kammerwasser wird im Ziliarkörper ständig neu gebildet und fließt durch kleine Öffnungen im **Kammerwinkel** in den Blutkreislauf ab. Ist der Kammerwinkel zu eng oder der Abfluss anderweitig gestört, staut sich das Kammerwasser und erhöht den **Augeninnendruck** (normalerweise 15–22 mmHg). Das führt zum grünen Star **(Glaukom)**, d. h. zu einer Druckschädigung des Sehnervs.
Ventral des Ziliarkörpers befindet sich die **Regenbogenhaut (Iris)**. Sie liegt der Linse vorn locker an, sodass das Kammerwasser zwischen vorderer und hinterer Augenkammer frei fließen kann. Zwischen Linse, Iris und Cornea befindet sich die vordere Augenkammer. Seitlich der Linse zwischen Iris und Glaskörper liegt die kleinere hintere Augenkammer (→ S. 544, Abb. 2).
Die Öffnung in der Mitte der Iris ist die **Pupille**. Die Weite bzw. Größe der Pupille wird durch Ring- und Strahlenmuskeln der Iris verändert. Die Pupille wirkt wie eine verstellbare Blende, indem sie den Lichteinfall ins Auge regelt.

Sympathikus und Parasympathikus, Nah- bzw. Ferneinstellung, Medikamente und Drogen beeinflussen die Pupillenmuskeln und damit die Pupillenweite. Normalerweise sind beide Pupillen **isokor** (gleich groß) und mittelweit. Bei Helligkeit wird die Pupille eng gestellt **(Miosis)**, bei Dunkelheit wird sie weit gestellt **(Mydriasis)**.

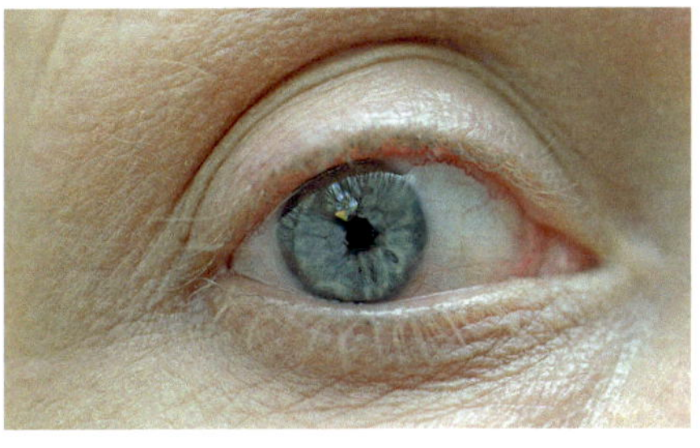

Abb. 1 Miosis (Engstellung der Pupille)

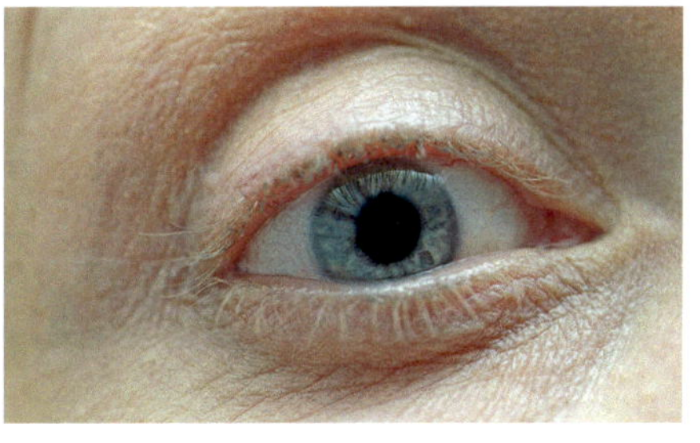

Abb. 2 Mydriasis (Weitstellung der Pupille)

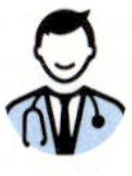

Neugeborene haben noch keine Irispigmente. Dadurch erscheint ihre Iris blau. Bei hellhäutigen Menschen bleibt die Iris pigmentlos und blau. Bei dunkelhäutigen Menschen lagert sie etwa bis zum Ende des zweiten Lebensjahrs immer mehr Pigment ein, sodass sie über mehrere Farbstufen schließlich sehr dunkel werden kann.

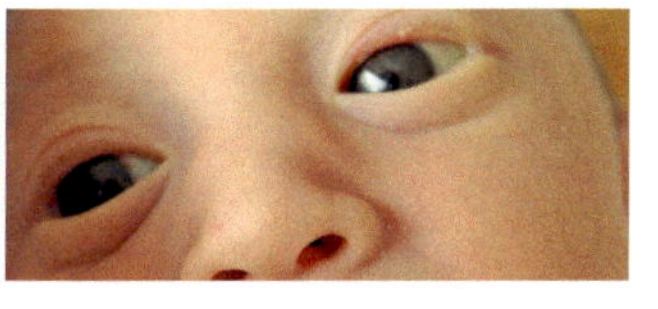

Die Netzhaut enthält zwei Arten von Sinneszellen: Zapfen und Stäbchen. Die **Zapfen** dienen dem Farbsehen. Trifft farbiges Licht auf einen Zapfen, verändert sich das in ihm enthaltene Sehpigment. Die **Stäbchen** können dagegen ausschließlich Hell-Dunkel-Unterschiede aufnehmen. Mit ihnen sieht man nur Schwarz-Weiß. Nachts sind die Zapfen inaktiv, weil sie viel Licht brauchen. Da bei wenig Licht nur die Stäbchen funktionieren, sieht man nachts weniger scharf und auch keine Farben. Beide Sinneszellarten der Retina leiten ihre Informationen über den Sehnerv an das ZNS.
Die Stelle schärfsten Sehens auf der Netzhaut ist der **gelbe Fleck** (die **Makula**); dort befinden sich nur Zapfen. Im gesunden Auge wird das einfallende Licht durch die Linse genau auf die Makula gelenkt. Die Augenmuskeln helfen, das Auge und damit die Makula immer exakt auf das betrachtete Objekt zu richten.
Von den Sehzellen gehen Nervenzellen aus, die sich zu einem Bündel, dem Sehnerv, vereinigen (→ S. 546, Abb. 1). Jeder Zapfen hat eine eigene Nervenzelle, während mehrere Stäbchen eine gemeinsame Nervenzelle haben.

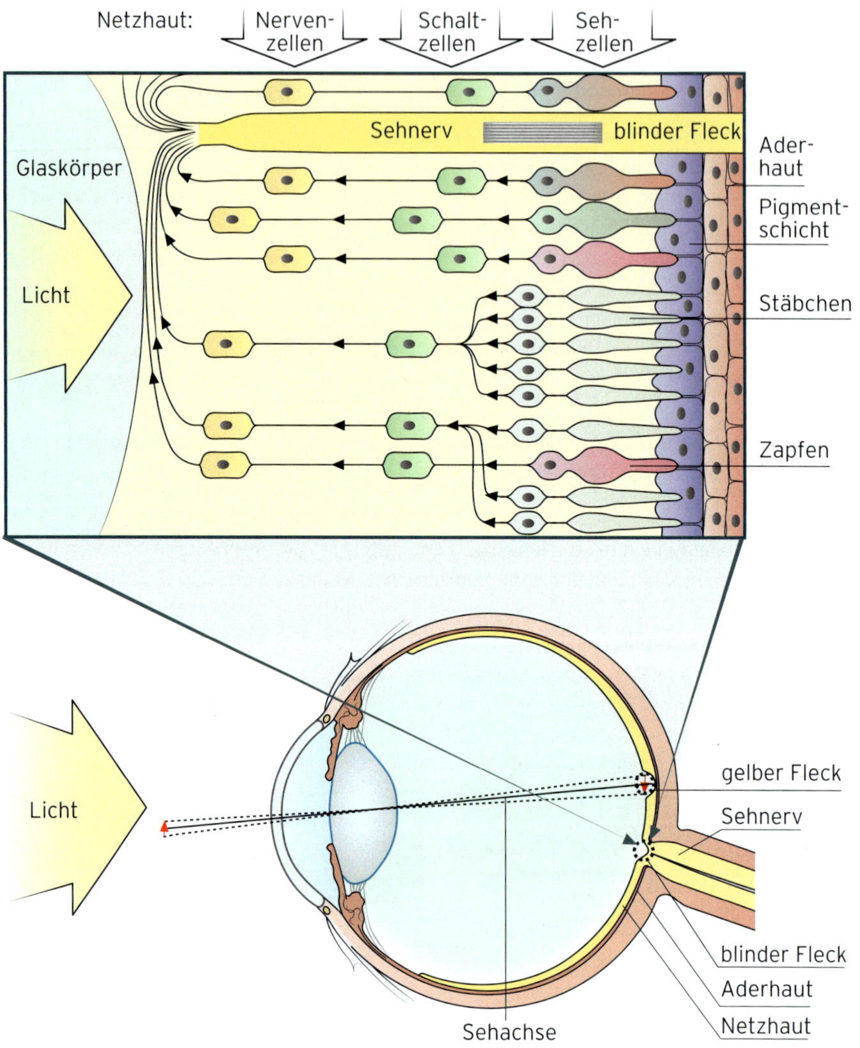

Abb. 1 Lichteinfall und Aufbau der Netzhaut. Stäbchen und Zapfen empfangen die Lichtreize. Schaltzellen fassen die Meldungen ans Gehirn zusammen. Jeder gesehene Gegenstand wird umgekehrt abgebildet. Das Gehirn verarbeitet die Informationen aber so, dass das Gesehene richtig herum wahrgenommen wird.

Bei Dunkelheit treten die Stäbchen etwas in Richtung Retina-Oberfläche hervor, um mehr Lichtreize aufzufangen. Die Pupille weitet sich, um mehr Licht ins Auge zu lassen. Die Anpassung an die Dunkelheit dauert einige Minuten und nennt sich **Adaptation** (Hell-Dunkel-Anpassung). Macht man nach erfolgter Adaptation ein Licht an, sind sofort wieder die Zapfen „vorn" und scharfes, farbiges Sehen ist möglich. Eine erneute Adaptation an Dunkelheit dauert wieder einige Minuten.

Die **Sehnervpapille** ist die Stelle, an welcher der Sehnerv aus dem Auge austritt. Daher gibt es hier keine Sehzellen. Diese Stelle heißt **blinder Fleck**, da ohne Sinneszellen kein Sehen möglich ist. Das Gehirn verarbeitet die Informationen aus beiden Augen jedoch so, dass wir die blinden Flecken nicht wahrnehmen.

Die Bindehaut **(Konjunktiva)** ist eine Schleimhaut, welche die Innenflächen der Lider und die Oberfläche der Sklera bis zum Rand der Cornea bedeckt. Sie schützt die Sklera. Da die Konjunktiva Blutgefäße enthält, überzieht sie nicht die Cornea. Man sähe sonst ständig Äste der Bindehautgefäße. Eine Blutgefäßbildung in der Cornea ist pathologisch und kann bei Entzündungen der Hornhaut **(Keratitis)**, z. B. durch zu langes Tragen von Kontaktlinsen, vorkommen.

Hilfsorgane der Augen sind die **Tränendrüsen**. Sie liegen seitlich unter den Oberlidern (→ Abb. 1) und geben die salzreiche Tränenflüssigkeit ab. Sie befeuchtet und spült Konjunktiva und Cornea. Mit ihren bakteriziden Stoffen und Antikörpern wehrt sie Krankheitserreger ab. Die Tränenflüssigkeit wird ständig neu gebildet und fließt über den **Tränen-Nasen-Gang** in die Nase ab. Daher muss man beim Weinen die Nase putzen. Der „Schlaf", der sich morgens im inneren Augenwinkel befindet, besteht aus über Nacht eingetrockneter Tränenflüssigkeit, Leukozyten und Staub. Der Tränenfilm ist dreischichtig: Direkt auf der Konjunktiva liegt eine Schleimschicht, die von kleinen Bindehautdrüsen gebildet wird. In der Mitte befindet sich die Tränenflüssigkeit, das Sekret der Tränendrüsen. Auf der Oberfläche wird der Tränenfilm durch eine sehr dünne Lipidschicht „versiegelt" und vor zu schneller Abtrocknung geschützt. Die Lipidschicht bilden die Talgdrüsen der Wimpern am Lidrand.

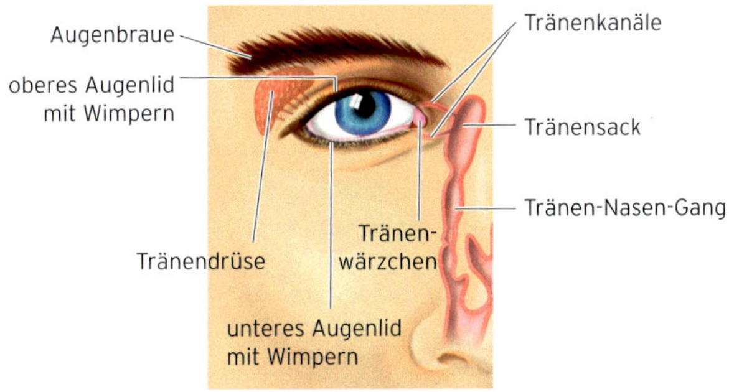

Abb. 1 Schutzeinrichtungen des Auges

Das **trockene Auge** ist eine Volkskrankheit. Mangelnder Tränenfilm hat viele Ursachen: Altersatrophie, Hormonmangel nach der Menopause, Autoimmunkrankheiten, Medikamente (z. B. Antidepressiva), Stress, Schlafmangel, Alkoholkonsum, trockene Luft und Bildschirmarbeit (sie vermindert die Zahl der Lidschläge und damit die Befeuchtung der Bindehaut). Tränenersatzmittel enthalten Kochsalzlösung, ggf. auch andickende Stoffe und Lipide. Welches Mittel am besten hilft und wie oft es gebraucht wird, ist individuell verschieden.

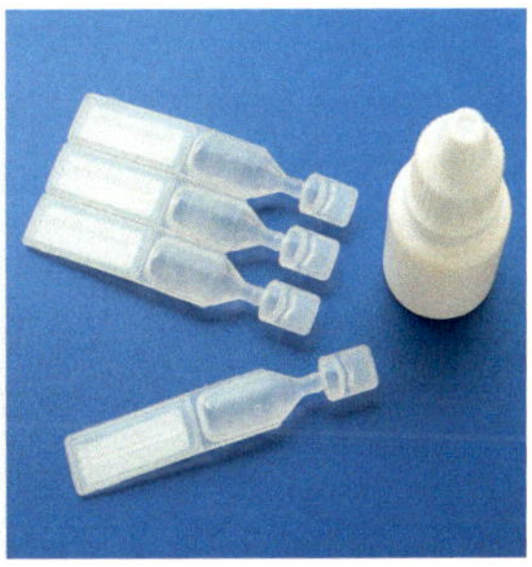
Abb. 2 Tränenersatzmittel

Das Scharfstellen beim Sehen, die **Akkommodation**, erfolgt durch die Aktivität des Ziliarmuskels: durch Zug an den Zonulafasern beim Nahsehen und durch Lockerung der Zonulafasern beim Betrachten entfernter Gegenstände (→ Abb. 3 und 4).

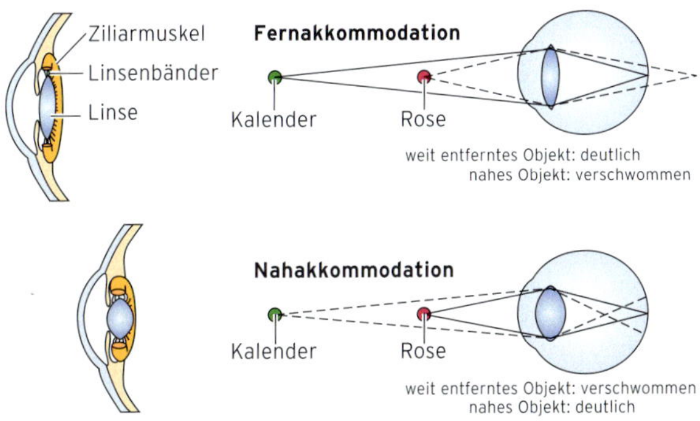

Abb. 3 Akkommodation

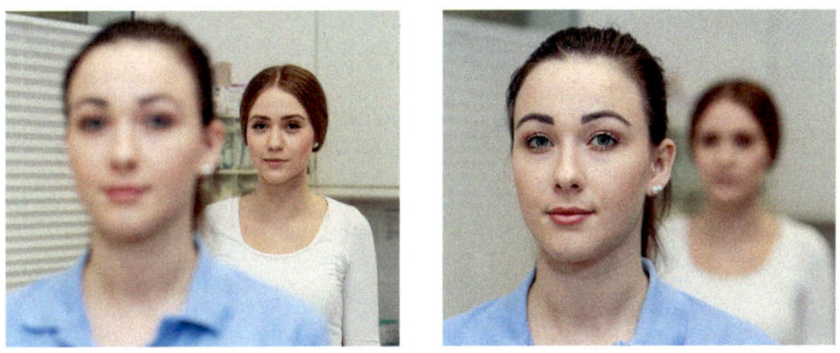
Abb. 4 Fernakkommodation (links), Nahakkommodation (rechts)

Die Augäpfel werden von mehreren Muskeln bewegt. Jedes Auge hat seinen eigenen Blickwinkel und liefert dem Gehirn ein Bild, das von dem des anderen Auges leicht abweicht. Das Gehirn verarbeitet die Informationen beider Augen zum räumlichen Seheindruck. Nur mit zwei Augen sind dreidimensionales Sehen und das Abschätzen von Entfernungen möglich.

4.6.6 Fehlsichtigkeit

Myopie (Kurzsichtigkeit)

Eine häufige Form der Fehlsichtigkeit ist die **Myopie** (Kurzsichtigkeit). Dabei ist der Augapfel zu lang (→ Abb. 1b). Man kann nah am Auge befindliche Gegenstände schärfer sehen als der Normalsichtige. Für die Ferne benötigt man bei Myopie eine Brille, welche die Lichtstrahlen zerstreut **(Konkavlinse, Zerstreuungslinse)**. Durch die Korrekturlinse werden entfernt liegende Gegenstände wieder genau auf der Makula abgebildet, d. h. scharf gesehen. Myopie entsteht meistens während der Wachstumsphase in der Pubertät, da auch der Augapfel wächst und bei entsprechender Veranlagung zu lang wird. Bis zum Abschluss des Wachstums können bei Jugendlichen immer wieder neue, stärkere Brillengläser nötig sein. Viel Lesen, Handynutzung usw. begünstigen die Entstehung einer Myopie.

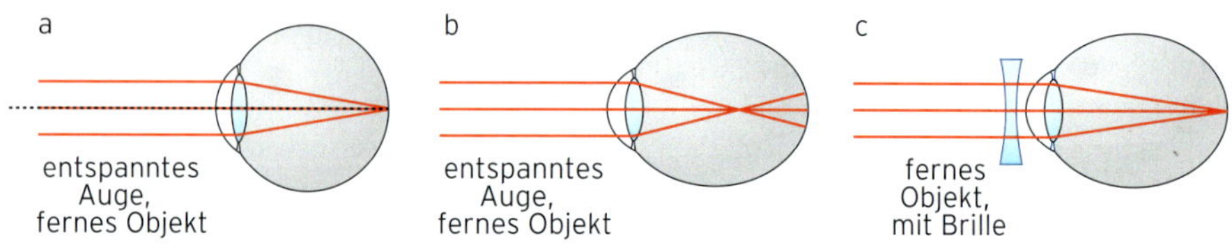

Abb. 1 Normalsichtiges Auge (a); kurzsichtiges Auge ohne (b) und mit Sehhilfe (c)

Hyperopie (Weitsichtigkeit)

Bei der **Hyperopie** ist der Augapfel zu kurz. Daher können weit entfernte Gegenstände ohne Anstrengung scharf gesehen werde. Nahe Objekte werden quasi hinter der Retina abgebildet, d. h. unscharf gesehen. Bei Weitsichtigkeit hilft eine Konvexlinse **(Sammellinse)**, nahe Objekte scharf zu sehen.

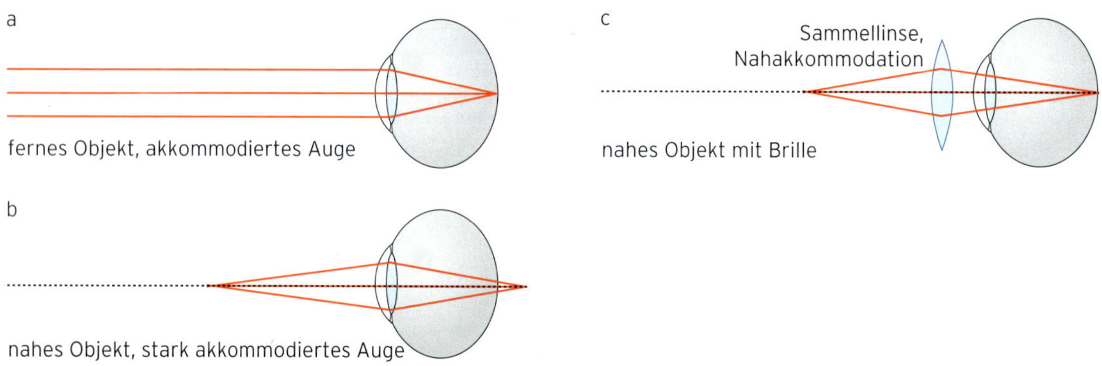

Abb. 2 Weitsichtiges Auge ohne (a + b) und mit Brille (c + d)

MERKE **Kurzsichtige** sehen auf kurze Entfernung gut. **Weitsichtige** sehen auf weite Entfernung gut.

Presbyopie (Altersfehlsichtigkeit)

Im Alter unterliegen auch die Augen degenerativen Vorgängen. Ab etwa dem 40. Lebensjahr geht die Elastizität der Linse zurück. Ihr Zellanteil nimmt zu und ihr Wassergehalt nimmt ab. Die Linse wird steifer und verformt sich kaum noch. Da sie keine Kugelform mehr annehmen kann, d. h. ihre Brechkraft abnimmt, wird es immer schwerer, nahe Objekte zu erkennen (→ Abb. 1a). Das nennt sich Altersfehlsichtigkeit **(Presbyopie)**. Die Presbyopie ähnelt der Hyperopie. Die Betroffenen strecken zum Lesen den Arm aus, um den Gegenstand weiter vom Auge zu entfernen. Eine Lesebrille gleicht die Presbyopie teilweise aus (→ Abb. 1b). Ab ungefähr 70 Jahren ist die Verformbarkeit der Linse schließlich so gering, dass zum Lesen evtl. eine Lupe gebraucht wird. Da mit den Jahren immer mehr Retinazellen durch Altersatrophie verloren gehen und die Sehrinde im Gehirn altert, nimmt die Sehkraft im Alter auch unabhängig vom Zustand der Linse ab.

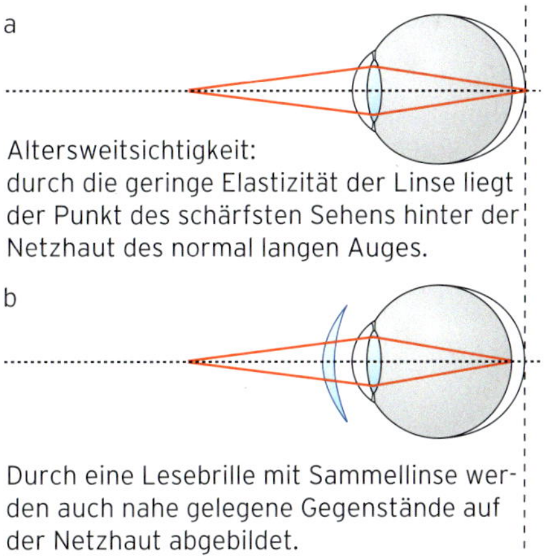

Abb. 1 Altersweitsichtigkeit. Durch die geringe Elastizität der Linse liegt der Punkt des schärfsten Sehens hinter der Netzhaut des normal langen Auges (a). Durch eine Lesebrille mit Sammellinse werden auch nahe gelegene Gegenstände auf der Netzhaut abgebildet (b).

Alternativen zur Brille

Kontaktlinsen

Im Gegensatz zu Brillengläsern liegen Kontaktlinsen direkt auf der Cornea. Es gibt weiche und harte Linsen. Weiche Linsen erfordern im Gegensatz zu harten Linsen keine Eingewöhnungszeit. Oft sind aber Tränenersatzmittel notwendig. Kontaktlinsen stören die Benetzung der Hornhaut mit Tränenflüssigkeit und damit ihre Ernährung, Spülung und Sauerstoffversorgung. Menschen mit empfindlicher Binde- und Hornhaut vertragen Kontaktlinsen schlecht. Abends werden die Linsen herausgenommen, damit sich die Cornea nachts erholen kann. Wegen der Entzündungs- und Infektionsgefahr ist mit Kontaktlinsen sehr hygienisch umzugehen. Bei Reizungen, Rötungen und Sehstörungen müssen sie entfernt und ggf. der Augenarzt aufgesucht werden.

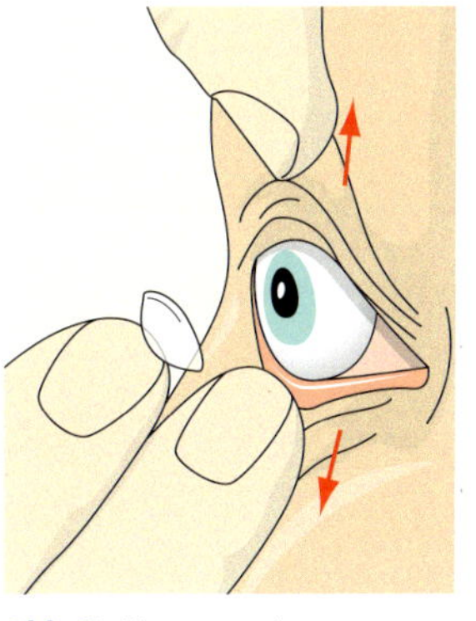

Abb. 2 Einsetzen einer Kontaktlinse

Laserbehandlung

Fehlsichtige, die weder eine Brille noch Kontaktlinsen tragen wollen, können sich die Cornea mit Lasertechnik zu einer passenden Linse umformen lassen. Am besten wird der Eingriff im Alter zwischen 25 und 45 Jahren durchgeführt, weil sich in dieser Zeit die Brechkraft des Auges kaum verändert. Die Operation erfolgt ambulant unter örtlicher Betäubung. Nach Abheben eines oberflächlichen Hornhautscheibchens wird in der mittleren Hornhautschicht operiert. Sie wird bei Weitsichtigkeit zu einer Pluslinse, bei Kurzsichtigkeit zu einer Minuslinse umgeformt. Nach Abschluss der Hornhautbearbeitung wird die zuvor abgehobene Cornea-Oberflächenscheibe wieder zurückgeklappt. Am häufigsten wird die Technik **LASIK** (**La**ser-in-**si**tu-**K**eratomileusis) angewendet. Die Abkürzung besagt, dass die Hornhaut an ihrer natürlichen Stelle, d. h. direkt am Auge, mit Lasertechnik umgeformt wird.

Da auch mit LASIK behandelte Augen ab ca. 45 Jahren altersfehlsichtig werden, gibt die Behandlung eine „Brillenfreiheit auf Zeit" unter Inkaufnahme des OP-Risikos. Dauerhaft trockene Augen sind nach LASIK-Eingriffen häufig; seltener treten Sehstörungen und Infektionen auf.

4.6.7 Katarakt (grauer Star)

Definition: Der graue Star (die **Katarakt**) ist in eine grau wirkende **Linsentrübung**.

Pathogenese: Die Linse ist ein kompliziert aufgebautes, vielschichtiges Gebilde, das im gesunden Zustand völlig klar ist. Mit den Jahren degeneriert die Linse. Sie wird immer steifer und trüber. So entsteht der **Altersstar (Cataracta senilis; Alterskatarakt)**. Ursache ist vor allem Sonnenlicht. Röntgenstrahlung, Diabetes mellitus, Neurodermitis und Cortisontherapie begünstigen eine Linsentrübung. Selten, z. B. bei der Rötelnembryopathie, kommt es zur angeborenen Katarakt.

Rötelnembryopathie
→ LF 8, S. 363

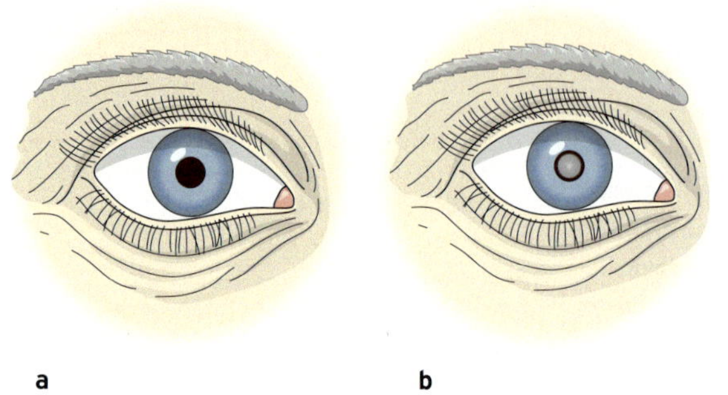

Abb. 1 Normales Auge (a); fortgeschrittenes Stadium des Altersstars mit weißlicher, bereits von außen sichtbarer Verfärbung der Augenlinse (b).

Symptome und Komplikationen: Die Patientin sieht wie durch eine Milchglasscheibe. Das Bild wird unschärfer, Farben erscheinen blasser und es werden immer weniger Details erkannt. Die Linsentrübung wirkt außerdem wie eine schmutzige Windschutzscheibe am Auto: Sie zerstreut auftreffendes Licht in alle Richtungen und blendet. Daher tragen Betroffene oft Sonnenbrillen, ggf. sogar mit scheuklappenartigem Seitenschutz – selbst bei schlechtem Wetter. Dunkle Brillen, heruntergelassene Rollläden usw. lassen die Pupille größer werden, sodass man an der trüben Linsenmitte vorbeisehen kann. Oft verändert sich die Brillenstärke, da die Linse mit zunehmendem Alter auch ihre Form verändert.

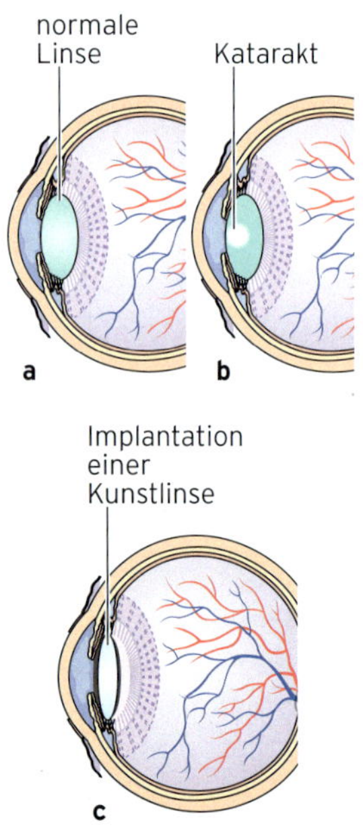

Abb. 2 Normale Linse (a); Katarakt (b); durch operative Entfernung der getrübten Linse und Implantation einer Kunststofflinse wird die Sehkraft verbessert (c).

Diagnostik: Die Augenärztin erkennt die Linsentrübung mit der Spaltlampe und kann sehen, ob eher der Kern oder die Kapsel der Linse betroffen ist. Die fortgeschrittene Katarakt ist ohne Hilfsmittel als weißliche Scheibe in der Pupille sichtbar.

Therapie: Die getrübte Linse wird operativ entfernt und durch eine Kunstlinse ersetzt. Es wird immer nur ein Auge operiert: zuerst das mit der schlechteren Linse. Die Operation ist risikoarm und erfolgt in der Regel ambulant und in Lokalanästhesie. Antikoagulanzien müssen meist nicht abgesetzt werden. Da die Kunstlinse nicht akkommodieren, d. h., sich durch Kontraktion des Ziliarmuskels verformen kann, ist nach dem Eingriff eine (zusätzliche) Lesebrille erforderlich. **Multifokallinsen**, d. h. Linsen mit mehreren Brennpunkten, können die Brille(n) ggf. ersetzen. Die Patientin muss sich an diese Linsenart jedoch länger gewöhnen. Die Multifokalbrille wirkt wie eine ständig getragene Gleichsichtbrille.

Nach der Operation benötigt die Patientin einige Zeit Ruhe und mehrmals täglich Augentropfen. Die Anwendung der Tropfen kann sie präoperativ mit Tränenersatzmitteln üben, um sich postoperativ selbst versorgen zu können. Die veränderte Sehstärke kann anfangs zu verstärktem Schwindelgefühl führen. Bei fast 50 % der Operierten kommt es in den ersten Jahren zu einem **Nachstar**. Es bildet sich eine Zellschicht hinter der Kunstlinse, welche die Sicht erneut trübt. Der Nachstar wird mit Laser oder einer erneuten Augenoperation behandelt.

4.6.8 Glaukom (grüner Star)

Definition: Der grüne Star, das **Glaukom**, ist eine irreversible Schädigung des Sehnervs an seiner Austrittsstelle aus dem Augapfel. Meistens führt ein zu hoher Augeninnendruck zum Glaukom.
Pathogenese und Symptome: Kann das Kammerwasser nicht ungehindert durch den Kammerwinkel abfließen, staut es sich und der Druck im Auge steigt an. Das kann akut passieren, z. B. bei starker Pupillenerweiterung, die zu einer Verlegung des Kammerwinkels führt **(akutes Glaukom; Winkelblockglaukom, Glaukomanfall)**. Typische Auslöser sind Medikamente wie Spasmolytika. Der Augeninnendruck kann dabei bis zu 80 mmHg ansteigen. Die Patientin leidet akut unter Kopf- und Augenschmerzen, Übelkeit und Erbrechen. Der Bulbus des betroffenen Auges fühlt sich steinhart an. Das betroffene Auge ist gerötet und die Pupille reagiert nicht auf Licht, was die Augenärztin mit der Untersuchungslampe feststellt.
Häufiger ist das **chronische Glaukom**. Zu den Ursachen gehören genetische Veranlagung, Diabetes, Rauchen, Arteriosklerose, ein enger Kammerwinkel und verschiedene Augenkrankheiten. Der Augeninnendruck ist dauerhaft erhöht.

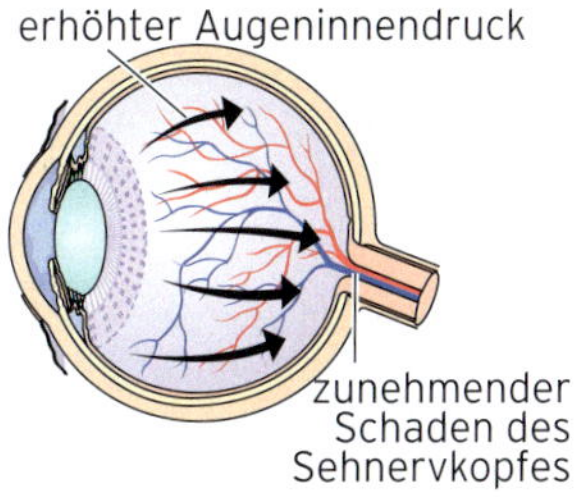

Abb. 1 Beim Glaukom kommt es aufgrund eines erhöhten Augeninnendrucks zu einer zunehmenden Schädigung des Sehnervkopfes.

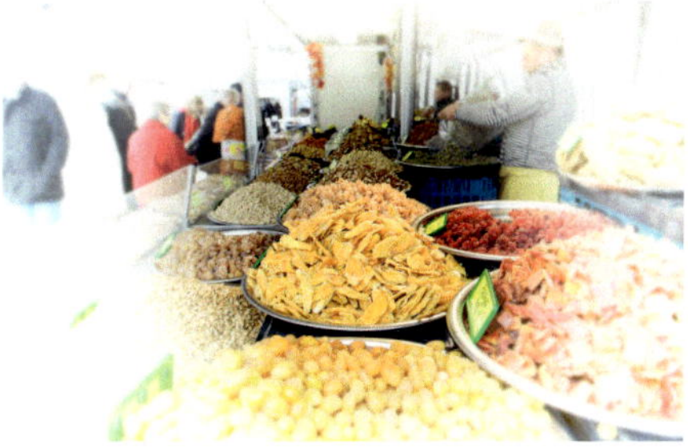

Abb. 2 Das Glaukom führt unbehandelt zu einer zunehmenden Einengung des Gesichtsfeldes, sodass der Erkrankte zum Schluss nur noch einen kleinen Ausschnitt seines ursprünglichen Gesichtsfeldes wahrnehmen kann (Tunnelblick).

Der Sehnerv ist ein Bündel aus allen Nervenfasern der Retina. Bei erhöhtem Druck wird er gegen die knöcherne Öffnung der Orbita gedrückt, durch die er ins Gehirn eintritt (→ Abb. 1). Außen, d. h. an der scharfen Knochenkante, liegen die Nervenfasern der äußeren Netzhautbereiche. Sie werden bei hohem Augendruck als erste geschädigt bzw. zerdrückt. Da ein leicht bis mäßig erhöhter Augendruck nicht spürbar ist, zeigen die ersten Symptome schon einen Spätschaden an: Es kommt zur **Verkleinerung des Gesichtsfeldes** (→ Abb. 2). Das Gesichtsfeld ist der Bereich der Umwelt, den ein Mensch mit unbewegten Augen sieht. Die Patientin übersieht z. B. auf die Straße laufende Kinder, weil sie im äußeren Blickfeldbereich keine Nervenzellen mehr besitzt, d. h. blind ist. Es kommt zum sog. Tunnelblick, d. h. die Patientin sieht nur noch wie durch ein Fernrohr. Geht der Sehnerv völlig zugrunde, erblindet sie.
Komplikationen: Erblindung. Sie kann bei einem Glaukomanfall akut auftreten. Beim chronischen Glaukom entsteht sie durch langsame Atrophie des Sehnervs.
Diagnostik: Messung des Augendrucks **(Tonometrie)**. Die Weite des Kammerwinkels kann die Augenärztin ebenfalls beurteilen. Mittels **Perimetrie** (Gesichtsfeldprüfung) kann ein Sehnervschaden an Gesichtsfeldeinschränkungen erkannt werden.
Therapie: Beim akuten Glaukom i. v.-Gabe von Medikamenten, welche die Kammerwasserbildung stoppen. Beim chronischen Glaukom gibt man vor allem Augentropfen, welche die Pupille verkleinern, weil das den Abfluss des Kammerwassers erleichtert. Die Tropfen müssen mehrmals täglich angewendet werden. Ähnlich wie bei der arteriellen Hypertonie spürt die Patientin vor den Spätschäden keine Symptome und muss daher aus Vernunft handeln. In bestimmten Fällen kann eine Operation den Abfluss des Kammerwassers verbessern.
Prävention: Messung des Augendrucks ab ca. 40 Jahren; bei Arteriosklerose, Diabetes, positiver Familienanamnese und Cortisontherapie auch früher. Konsequente Therapie beeinflussbarer Risikofaktoren und symptomloser Frühstadien.

4.6.9 Altersbedingte Makuladegeneration (AMD)

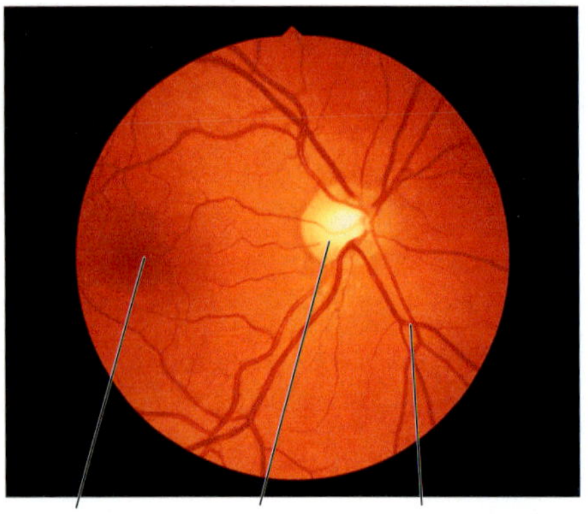

Abb. 1 Normaler Augenhintergrund

Die Makula, der gelbe Fleck, ist die Netzhautstelle mit der größten Sinneszelldichte und daher die Stelle des schärfsten Sehens. Sie ist nur wenige Quadratmillimeter groß. Die Makula kann bei der **Fundoskopie**, der Betrachtung des Augenhintergrundes (des **Fundus**) mit dem **Ophthalmoskop**, beurteilt werden. Vor der Fundoskopie werden die Pupillen durch Medikamente erweitert („weitgetropft"). Auch fotografische Darstellungen des Augenhintergrundes sind möglich (→ Abb. 1).

Definition: Die **altersbedingte Makuladegeneration (AMD)** ist ein Zerfall der Makula mit Verlust der Sehzellen und damit der Sehfähigkeit im wichtigsten Netzhautbereich. Es gibt die trockene (80 % der Fälle) und die feuchte AMD (20 % der Fälle).

Ursachen und Pathogenese: Im Alter bilden sich Ablagerungen in der Makula **(trockene AMD)** oder es wachsen Gefäße in die Makula ein, geben Flüssigkeit ab und heben die Netzhaut im Bereich der Makula ab **(feuchte AMD)**.

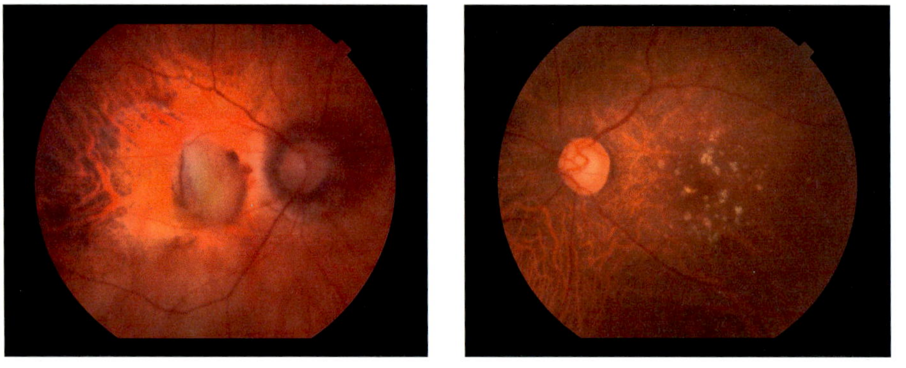

Abb. 2 Feuchte (links) und trockene (rechts) Form der Makuladegeneration: Bei der feuchten Form wachsen Aderhautgefäße in die Makula ein und verursachen dort Blutungen. Bei der trockenen Form zeigen sich kleine weiße Stippchen, sog. Drusen.

Risikofaktoren: Die Risikofaktoren der AMD ähneln denen der Arteriosklerose: hohes Alter, Hyperlipidämie, Veranlagung, Rauchen und vitaminarme Ernährung. Frauen sind öfter als Männer betroffen und bei Blauäugigen ist die AMD häufiger. Sonnenlicht und der Zustand nach Katarakt-OP sind weitere Risikofaktoren.

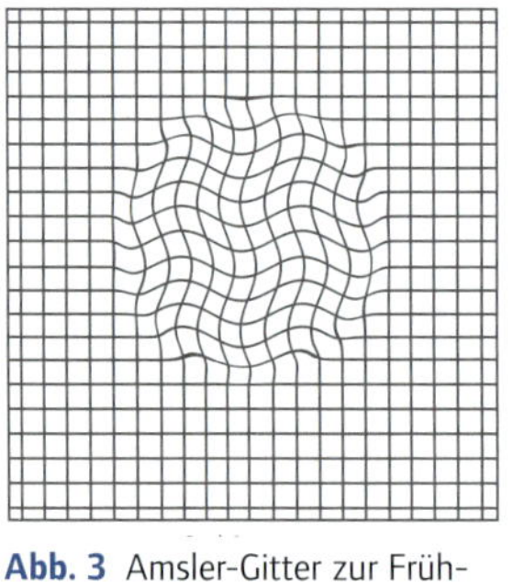

Abb. 3 Amsler-Gitter zur Früherkennung der Makuladegeneration; typische zentrale Bildverzerrung bei Makuladegeneration

Symptome und Komplikationen: Zunächst erscheinen gerade Linien in der Mitte des Blickfeldes verzerrt. Das bemerkt die Patientin im Alltag oft nicht. Daher ist der **Amsler-Gitter-Test** (→ Abb. 3) wichtig. Schließlich wird der „blinde Fleck" im Zentrum des Blickfeldes, d. h. genau dort, wohin man schaut, immer größer. Farberkennung und Lesen werden mit der Zeit unmöglich. Die Patientin kann allmählich erblinden.

Diagnostik: Gitter-Test, Fundoskopie, Darstellung der Makulagefäße (Fluoreszenz-Angiografie) und andere Spezialuntersuchungen.

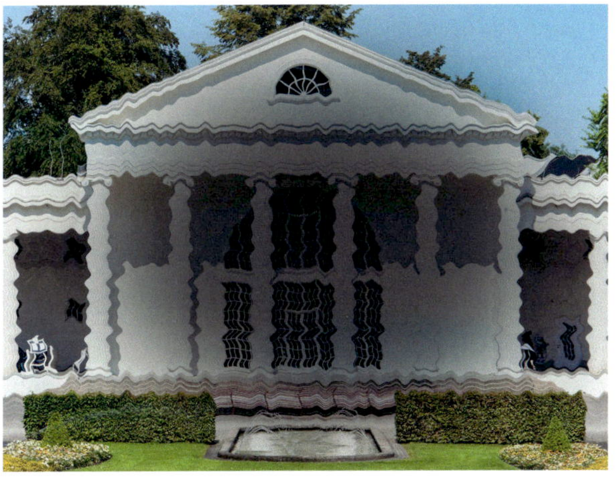

Abb. 1 Bildverzerrungen bei Makuladegeneration

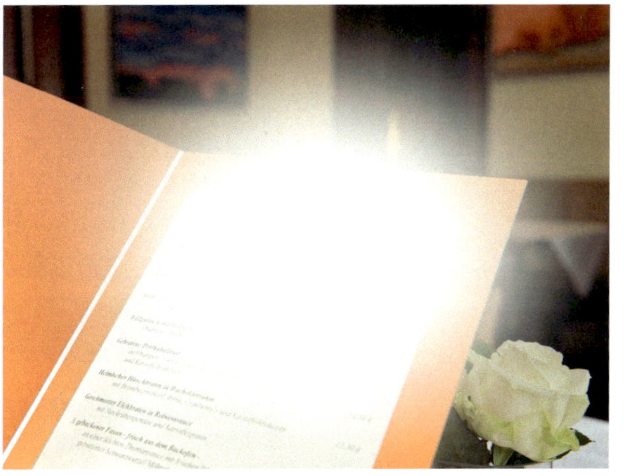

Abb. 2 Zentraler Sehverlust bei Makuladegeneration

Therapie: Risikofaktoren behandeln, starke Sonneneinstrahlung vermeiden. Durch Injektion eines Arzneimittels, das die Neubildung von Blutgefäßen hemmt, kann der Krankheitsprozess gebremst werden. Das ist jedoch nur im sog. aktiven Stadium der feuchten Makuladegeneration wirksam und sinnvoll. Die Injektion erfolgt in den Glaskörper und wird mehrmals wiederholt. Es gibt weitere Therapieverfahren, die aber alle nicht heilen, sondern das Fortschreiten der AMD höchstens verlangsamen.
Prävention: Siehe Risikofaktoren; eine vitaminreiche Ernährung ist ratsam.

MERKE Beim **Glaukom** verliert die Patientin ihre Sehfähigkeit vom Rand des Gesichtsfeldes aus. Bei der **Makuladegeneration** fehlt der zentrale Teil des Blickfeldes. Liegen beide Störungen vor, schreitet die Erblindung besonders schnell fort.

4.6.10 Diabetes- und Hochdruckschäden der Retina

Die Augenärztin **(Ophthalmologin)** ist die einzige Ärztin, die (fast) ohne Hilfsmittel Blutgefäße direkt betrachten kann. Bei der Fundoskopie, die am besten mit erweiterten Pupillen in einem abgedunkelten Raum erfolgt, kann sie die Netzhaut eingehend betrachten. Dabei beurteilt sie vor allem die Makula, die Austrittsstelle des Sehnervs (die Sehnervpapille) sowie die Blutgefäße. Bei den Blutgefäßen achtet sie auf die Weite, die Schlängelung, die Kreuzungsstellen, auf Wandunregelmäßigkeiten bzw. -verdickungen und das Verhältnis der Dicke der Venen zu den Arterien. Die Augenärztin untersucht die Retina bei der Fundoskopie auch auf Blutungen, Ablagerungen, Netzhautablösungen, Entzündungen, Tumorsymptome usw.

Bei Diabetes mellitus und Hypertonie – beides Krankheiten mit erhöhtem Arterioskleroserisiko – erkennt die Augenärztin die Gefäßschädigung schon früh. Die Veränderungen des Augenhintergrundes durch Bluthochdruck **(Fundus hypertonicus; Retinopathia hypertonica)** und die **diabetische Retinopathie** werden in Schweregrade eingeteilt. In manchen Fällen kann eine Lasertherapie angewendet werden, um kranke Gefäße zu therapieren. Sie wirkt aber nur lokal und bessert die gefäßschädigende Grunderkrankung nicht. Jede erkennbare Netzhautschädigung sollte dazu veranlassen, die Therapie zu intensivieren und die Risikofaktoren zu senken.

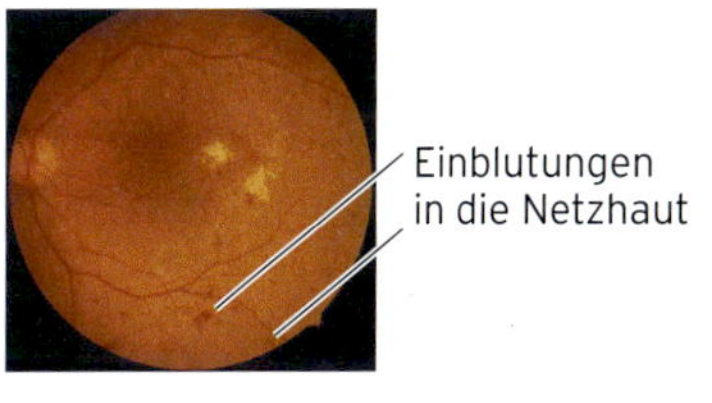

Abb. 3 Diabetische Retinopathie mit Einblutungen und Gefäßerweiterungen (Mikroaneurysmen)

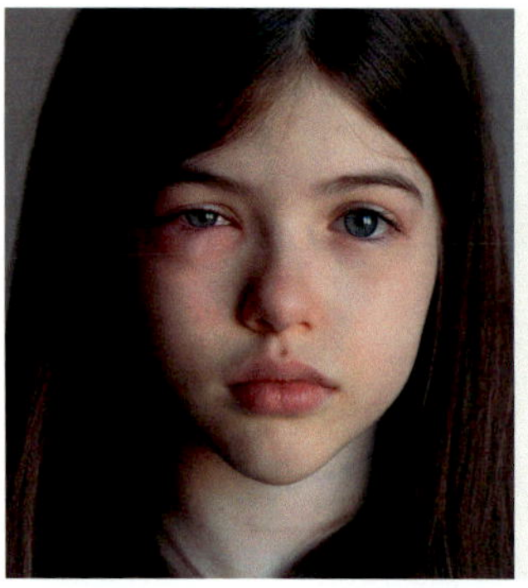

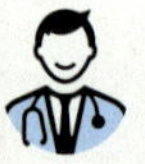

Die **Konjunktivitis** (Bindehautentzündung) betrifft jeden Menschen gelegentlich. Die Ursachen sind Trockenheit, Staub, seltener Lidschlag bei Bildschirmarbeit, Sonneneinstrahlung, Pollenallergien, bakterielle und virale Infektionen. Gefürchtet ist die hochinfektiöse **Conjunctivitis epidemica**, die auch die Hornhaut befallen und schädigen kann. Bei jeder Konjunktivitis sollte man die Augen aus Hygienegründen nicht berühren und eine konsequente Händehygiene betreiben. Auch verordnete Augentropfen dürfen das Auge und die Wimpern nicht berühren, um die Lösung nicht mit Erregern zu kontaminieren.

→ Terminologie: Auge

Adaptation	Hell-Dunkel-Anpassung des Auges
Akkommodation	Anpassung des Auges auf Nah- und Fernsehen
altersbedingte Makuladegeneration (AMD)	degenerative Netzhauterkrankung im Bereich der Makula (als trockene oder feuchte Verlaufsform)
Amsler-Gitter	Testbild zur Früherkennung der Makuladegeneration
Bulbus	Augapfel
Cataracta senilis	(grauer) Altersstar; Alterskatarakt
Conjunctivitis epidemica	hochansteckende virale Bindehautentzündung
Cornea (Kornea)	Hornhaut des Auges
Fundoskopie **Funduskopie**	Betrachtung des Augenhintergrundes
Fundus	bzgl. des Auges: Augenhintergrund
Fundus hypertonicus (Retinopathia hypertonica)	pathologische Augenhintergrundveränderungen durch arterielle Hypertonie
Gesichtsfeld	Teil der Umwelt, den die Patientin mit unbewegten Augen, d. h. beim Blick nach vorn, einsehen kann.
Glaukom, das	grüner Star (Schädigung des Sehnervs zumeist durch erhöhten Augeninnendruck); 1. Glaukomanfall, 2. chronisches Glaukom
Glaukomanfall **akutes Glaukom**	starker Anstieg des Augeninnendrucks mit akuter Gefährdung des Nervus opticus (Notfall)
Hyperopie	Weitsichtigkeit
Iris	Regenbogenhaut des Auges
isokor	bzgl. Pupillen: gleich weit
Katarakt, die	Linsentrübung; grauer Star
Keratitis	Hornhautentzündung
Konjunktiva	Bindehaut des Auges

Konjunktivitis	Bindehautentzündung
Konkavlinse	Zerstreuungslinse zur Korrektur der Myopie (Minus-Linse)
Konvexlinse	Sammellinse zur Korrektur der Hyperopie (Plus-Linse)
LASIK (Laser-in-situ-Keratomileusis)	Lasertherapie, bei der die mittlere Hornhautschicht des Auges zu einer Korrekturlinse umgeformt wird
Makula	gelber Fleck; Stelle schärfsten Sehens der Netzhaut
Miosis	(sprich: „Mi-osis") Engstellung der Pupille
Multifokallinse	Brillenglas oder Kunstlinse mit mehreren Brennpunkten, d. h. zum Sehen in verschiedenen Entfernungen
Mydriasis	(sprich: „Müdri-asis") Weitstellung der Pupille
Myopie	Kurzsichtigkeit
Nachstar	Bildung einer undurchsichtigen Zellmembran an der Kunstlinse nach Katarakt-Operation
Nervus opticus	Sehnerv
Ophthalmologin	Augenärztin
Ophthalmoskop	Augenspiegel; Gerät zur Betrachtung des Augenhintergrundes
Orbita	Augenhöhle
Perimetrie	Gesichtsfeldprüfung
Retina	Netzhaut des Auges
Sehnervpapille	Austrittsstelle des Sehnervs aus der Orbita (in das ZNS)
Sklera	Lederhaut des Auges
Tonometrie	Messung des Augeninnendrucks
Ziliarkörper	Linsen-Halteapparat mit Ziliarmuskel
Ziliarmuskel	Ringmuskel, der die Krümmung der Linse verändert
Zonulafasern	strahlenförmige Fasern, die Ziliarkörper und Linse verbinden

Aufgaben

1 Welche Schichten bedecken den Augapfel? Nennen Sie deutsche und Fachbegriffe.
2 Welche Aufgabe erfüllt der Ziliarmuskel?
3 Erklären Sie, wie die Adaptation vor sich geht.
4 Welche Erkrankungen werden grauer und grüner Star genannt?
5 Erläutern Sie die beiden Erkrankungen.

Ich kann …

… die Begriffe Primär-, Sekundär- und Tertiärprävention definieren.

… je fünf Beispiele für Primär-, Sekundär- und Tertiärprävention angeben.

… dje drei Beispiele für Primär-, Sekundär- und Tertiärprävention, die in meiner Praxis (oder in der Praxis meiner Hausärztin) angewandt werden, nennen.

… begründen, warum Prävention die Gesellschaft viel Geld kostet, obwohl Krankheiten verhütet und die damit verbundenen Kosten vermieden werden.

… diskutieren, welche Präventionsmaßnahmen ich sinnvoll finde, obwohl die Solidargemeinschaft sie finanzieren muss.

… fünf Präventionsmaßnahmen, die ich selbst nutze oder schon genutzt habe, aufzählen.

… bei mir selbst drei gesundheitsschädliche Verhaltensweisen finden und begründen, warum ich diese wider besseres Wissen betreibe.

… für jede meiner gesundheitsschädlichen Gewohnheiten Gründe finden, die mich motivieren würden, diese aufzugeben bzw. mein Verhalten zu verbessern.

… einer Praktikantin die persönlichen Präventionsmaßnahmen im MFA-Beruf erläutern.

… mögliche Gründe finden, warum nur ein kleiner Anteil der berechtigten Männer und ein deutlich größerer Anteil der berechtigten Frauen an Früherkennungsuntersuchungen teilnimmt.

… einer 50-jährigen Frau, die erstmals die Einladung zum Mammografie-Screening erhalten hat, erklären, welche Vorteile sie durch das Screening hat. Dabei gehe ich auf die Angst der Patientin vor der Strahlenbelastung und vor einer Krebsdiagnose ein.

… einen 52-jährigen Mann, der bisher die Vorsorge-Koloskopie nicht in Anspruch genommen hat, zur Teilnahme motivieren. Dabei gehe ich auf die anstrengende Vorbereitung ein und darauf, dass ihn Schamgefühle hemmen, die Untersuchung zu nutzen.

… drei Argumente formulieren, mit denen ich eine nikotinabhängige Schwangere motivieren könnte, das Rauchen aufzugeben.

… drei motivierende Sätze bilden, die einer 59-jährigen Patientin mit Adipositas Grad 3 (BMI = 48 kg/m²) helfen könnten, aktiver zu werden und gesünder zu essen.

… begründen, warum es die adipöse Patientin nicht motivieren wird, ihr zu sagen, dass sie viel zu dick ist und dass sie mindestens 50 kg abnehmen muss.

… je drei Vor- und Nachteile von Selbsthilfegruppen aufzählen.

… drei Beispiele für große Selbsthilfeorganisationen nennen.

… drei Möglichkeiten der Zusammenarbeit zwischen meiner Ausbildungspraxis (oder der Praxis meiner Hausärztin) und der Selbsthilfegruppe für Betroffene der Krankheit . vorschlagen.

… einer Patientin mit einer seltenen Erkrankung, für die es an unserem Wohnort keine Selbsthilfeorganisation gibt, Tipps zur Gründung einer neuen Gruppe geben.

… den Begriff Stress definieren.

… drei Situationen, in denen ich mich gestresst fühle, aufzählen.

… drei körperliche Empfindungen, die ich bei akutem Stress, z. B. nach einer Vollbremsung, spüre, erklären und welchen biologischen Sinn die Stressreaktion hat.

… die Begriffe Eustress und Disstress unterscheiden und definieren.

Ich kann …

… erklären, wie im menschlichen Körper Disstress in Funktionsänderungen umgeschaltet wird.

… fünf Redensarten nennen, die beispielhaft für stressbedingte somatische Funktionsstörungen sind.

… die Begriffe Missbrauch und Abhängigkeit unterscheiden und definieren.

… drei Charakteristika der Abhängigkeit von einem Stoff oder einer Tätigkeit aufzählen.

… je drei Beispiele für stoffgebundene und nicht stoffgebundene Suchtkrankheiten angeben.

… die vier Fragen des CAGE-Tests auf Alkoholabhängigkeit aufzählen und die beiden zusätzlichen Suchtkriterien des LAST-Tests nennen.

… die Frage formulieren, mit der schnell und einfach die Nikotinabhängigkeit einer Raucherin eingeschätzt werden kann.

… fünf Faktoren aufzählen, die zur Entstehung einer Depression beitragen können.

… die Krankheit Depression definieren und jeweils ein typisches Merkmal der mittelschweren und schweren Depression nennen.

… erklären, warum die Aussage des sozialen Umfeldes nach einem Suizid, dass der Mensch sich das Leben genommen habe, weil er nicht mehr leben wollte, falsch ist.

… den Unterschied zwischen Antidepressiva und Tranquillanzien darstellen.

… fünf Medikamentenwirkstoffe aufzählen, die Menschen über 70 Jahren häufig gleichzeitig einnehmen, und die jeweilige Indikation angeben.

… begründen, warum die Polypharmazie (Multimedikation) älterer Menschen noch mehr Risiken birgt als die Polypharmazie jüngerer Menschen.

… die Erkrankung Demenz erklären und fünf Risikofaktoren aufzählen, die eine Demenz wahrscheinlicher machen.

… erklären, wie der Morbus Alzheimer sich von anderen Demenzformen unterscheiden lässt.

… drei typische Demenzsymptome aufzählen.

… drei wichtige Aspekte im Umgang mit Demenzkranken nennen.

… die Krankheit Presbyakusis erläutern und dabei auf Ursachen, Pathogenese, Diagnostik, Therapie und Prävention eingehen.

… fünf Aspekte nennen, die im Umgang mit Hörgeschädigten wichtig sind, damit die Kommunikation trotz der Sinneseinschränkung gelingt.

… die Augenkrankheiten grauer Star und grüner Star erklären und unterscheiden sowie die jeweiligen Fachbegriffe nennen.

… die typischen Sehstörungen durch grauen und grünen Star beschreiben und erklären, wie sich der Sehsinn verändert, wenn beide Krankheiten gleichzeitig vorliegen.

… erklären, warum fast alle Menschen über 45 Jahren eine Lesebrille brauchen.

… in meiner Ausbildungspraxis dafür sorgen, dass sehbehinderte Menschen sich nicht verletzen bzw. nicht stürzen und die entsprechenden Maßnahmen erläutern.

… einer 92-jährigen Nachbarin helfen, ihre Wohnung sturzsicher zu gestalten. Dabei gebe ich ihr auch Tipps, welche Schuhe am besten geeignet sind.

Abkürzungsverzeichnis

A.	Arteria; Arterie
ACE	Angiotensin-Converting Enzyme
ADH	antidiuretisches Hormon
Adj.	Adjektiv; Eigenschaftswort
Aids	Acquired Immunodeficiency Syndrome
AHA	Abstand, Händehygiene, Alltagsmasken
ALT = ALAT	Alaninaminotransferase = GOT
AM	Arzneimittel
AMD	altersbedingte Makuladegeneration
AMG	Arzneimittelgesetz
Anti-HBs	Antikörper gegen Hepatitis-B-Virus-Oberflächen-Antigen
AP	alkalische Phosphatase
Ap	apothekenpflichtig
Ap/ap	azellulärer (zellfreier) Pertussis-Impfstoff
ARDS	Acute Respiratory Distress Syndrome
ART	antiretrovirale Therapie
ASAT	Aspartataminotransferase = AST= GPT
AST	Aspartataminotransferase = ASAT = GPT
ASS	Acetylsalicylsäure
AT_1	Angiotensinogen-II-Rezeptor Typ 1
ATP	Adenosintriphosphat
aVR, aVL, aVF	augmented Voltage (verstärkte Spannung) Right, Left, Foot
BB	Blutbild; kl. BB = kleines Blutbild, gr. BB = großes Blutbild
Beta-HCG	humanes Chorion-Gonadotropin Beta
BE	Broteinheit; Berechnungseinheit bei Diabetes
BfArM	Bundesinstitut für Arzneimittel und Medizinprodukte
BGA	Blutgasanalyse
BGR/BGV	Berufsgenossenschaftliche Regel bzw. Vorschrift
BGW	Berufsgenossenschaft für Gesundheitsdienst und Wohlfahrtspflege
BMI	Body-Mass-Index
BNP	B-type natriuretic peptide (Herzinsuffizienzmarker)
BSG	Blutsenkungsgeschwindigkeit
BSV	Bandscheibenvorfall
BtMG	Betäubungsmittelgesetz
BWS	Brustwirbelsäule
BZ	Blutzucker; Blutzuckerspiegel
bzgl.	bezüglich
C	Kohlenstoff (lat. Carboneum)
C bzw. °C	Celsius bzw. Grad Celsius
ca., Ca, Ca.	1. circa, 2. Calcium, 3. Carcinoma
CAGE	Cut down, Annoyed, Guilty, Eye-opener (Alkoholismus-Screeningtest)
CIN	zervikale intraepitheliale Neoplasie
Cl	Chlor; Chlorid
CLED	Cystine Lactose Electrolyte Deficient (Spezial-Nährboden)
CO_2	Kohlen(stoff)dioxid

COPD	Chronic Obstructive Pulmonary Disease
CPAP	Continuous Positive Airway Pressure
CPR	Cardiopulmonary Resuscitation
CRP	C-reaktives Protein
CT	1. Computertomografie, 2. konventionelle Insulintherapie
CTG	Cardiotokografie, Cardiotokogramm
D/d	Diphtherieimpfstoff
DEXA	Dual-Energy X-ray Absorptiometry
DGE	Deutsche Gesellschaft für Ernährung
DGHM	Deutsche Gesellschaft für Hygiene und Mikrobiologie
DGSV	Deutsche Gesellschaft für Sterilgutversorgung
d. h.	das heißt
Diff.-BB	Differenzialblutbild; großes Blutbild
DIN	Deutsches Institut für Normung; in Deutschland gültige Norm
DMP	Disease-Management-Programm
DNA/DNS	Desoxyribonukleinsäure
DPP-4	Dipeptidylpeptidase-4
EBV	Epstein-Barr-Virus
ED	erektile Dysfunktion (Impotenz)
EDTA	Ethylendiamintetraessigsäure
eGFR	errechnete glomeruläre Filtrationsrate
EHEC	enterohämorrhagische Escherichia coli
ELISA	Enzym-Immunoassay
EN	Europäische Norm
EPO	Erythropoetin
ER	endoplasmatisches Retikulum
ERCP	endoskopische retrograde Cholangiopankreatikografie
ETEC	enterotoxische Escherichia coli
evtl.	eventuell
Ez.	Einzahl
FASD	fetale Alkoholspektrum-Störung (Disorder)
FFP2/3	Filtering Face Piece Dichtigkeit 2/3
FSME	Frühsommer-Meningoenzephalitis
fT_3, fT_4	freie, d. h. nicht an Plasmaproteine gebundene Schilddrüsenhormone
G	Gauge (Maßeinheit für den Außendurchmesser von Kanülen)
GFR	glomeruläre Filtrationsrate
ggf.	gegebenenfalls
Ggt.	Gegenteil
GHS	Globally Harmonized System of Classification and Labelling of Chemicals
GLP-1	Glucagon-like Peptide 1
GKV	gesetzliche Krankenversicherung
GOT = AST	Glutamat-Oxalacetat-Transferase
GPT = ALT	Glutamat-Pyruvat-Transferase
gr.	altgriechisch
h	Stunde (lat. hora)
HAH	Hämagglutinin-Hemmtest
HAV	Hepatitis-A-Virus

Hb Hämoglobin
HbA_{1c} Hämoglobinanteil A_{1c}
HB Hepatitis B
HBsAg Hepatitis-B-Oberflächen-Antigen (engl. surface = Oberfläche)
HBV Hepatitis-B-Virus
HCl Salzsäure
HCV Hepatitis-C-Virus
HdO-Gerät Hinter-dem-Ohr-Hörgerät
Hg Hydrargyrum (Quecksilber)
Hib Hämophilus influenzae b
HIV humanes Immunschwäche-Virus
Hkt Hämatokrit
HPV humanes Papillomvirus
HSV Herpes-simplex-Virus
HT Herzton
HWG häufiger Wechsel des Geschlechtspartners
HWI Harnwegsinfekt; Hinterwandinfarkt
HWS Halswirbelsäule
Hz Hertz; Einheit für Wellen pro Sekunde
ICD Implantable Cardioverter Defibrillator
ICD-10 International Statistical Classification of Diseases and Related Health Problems
ICR Interkostalraum (Zwischenrippenraum)
ICT intensivierte Insulintherapie
ICW Initiative chronische Wunde
I. E./I. U. Internationale Einheiten/International Units
iFOBT immunologischer fäkaler Okkultbluttest
IfSG Infektionsschutzgesetz
IGeL individuelle Gesundheitsleistung
IgG, IgM, IgE Immunglobulin G, M oder E
IGRA Interferon Gamma Release Assay
inkl. inklusive; einschließlich
INR International Normalized Ratio (Blutgerinnungstest)
ISG Iliosakralgelenk (Kreuz-Darmbein-Gelenk)
ISO International Organization for Standardization (internationale Norm)
ITN Intubationsnarkose
i.v., i.m., i.a., i.c. Injektionen: intravenös, intramuskulär, intraarteriell, intrakutan
IUP Intrauterinpessar
J Joule (Einheit für Energie)
J. Jahre(n)
K Kalium
kcal Kilokalorie(n)
KHK koronare Herzkrankheit
kcal Kilokalorien
KE Kohlenhydrateinheit
kJ Kilojoule
KTW Krankentransportwagen
KV Kassenärztliche Vereinigung
Kw. Kurzwort
L Liter
LASER Light Amplification by Stimulated Emission of Radiation
LASIK Laser-in-situ-Keratomileusis
LAST Lübecker Alkoholismus-Screening-Test
lat. lateinisch
LDH Laktatdehydrogenase
LF Lernfeld
LWS Lendenwirbelsäule
MBG mittlere Blutglukose
MCH mittleres Erythozytenvolumen
MCHC mittlere Hämoglobinkonzentration des Zellanteils
MCL Medioklavikularlinie
MCP Metoclopramid
MCV mittleres Erythrozytenvolumen
MDR Medical Device Regulation
med. medizinisch; die Heilkunde betreffend
Mg Magnesium
MIC minimal invasive Chirurgie
min Minute(n)
Mio. Million
MMR Masern-Mumps-Röteln-Impfstoff bzw. -Impfung
MMRV Masern-Mumps-Röteln-Varizellen-Impfstoff bzw. -Impfung
MMS Mini Mental Status
MP Medizinprodukt
MPBetreibV Medizinprodukte-Betreiberverordnung
MPG Medizinproduktegesetz (neu: MDR)
MRSA methicillin- bzw. multiresistenter Staphylococcus aureus
MRT Magnetresonanztomografie (Kernspin)
MuVo Mutterschaftsvorsorge
Mz. Mehrzahl
N. Nervus; Nerv
N1, N2, N3 Norm-Arzneimittelpackungen für kurzen, mittleren und langfristigen Bedarf
Na Natrium
NAAT Nucleic Acid Amplification Test
NaCl Natriumchlorid (Kochsalz)
NAKOS Nationale Kontakt- und Informationsstelle für Selbsthilfegruppen
NEF Notarzt-Einsatzfahrzeug
neg. (-) negativ
NIPT nicht invasiver Pränataltest
NOAK neue orale Antikoagulanzien
NSAID Non-steroidal Anti-inflammatory Drugs
NSAR nicht steroidale Antiphlogistika
NSTEMI non ST-segment elevation myocardial infarction
NW Nebenwirkung
NYHA New York Heart Association
O; O_2 Sauerstoff (Oxygenium)
OAD orale Antidiabetika
o. B. ohne (krankhaften) Befund; Normalbefund
ÖGD Ösophago-Gastro-Duodenoskopie
OGTT oraler Glukose-Toleranztest
OP 1. Operation, 2. Operationssaal
OSAS obstruktives Schlafapnoesyndrom
OSG oberes Sprunggelenk
OTC over the counter; apothekenpflichtig
P Phosphat; Pertussis-Impfstoff
Pap Papanicolaou

pAVK periphere arterielle Verschlusskrankheit
PC Personal Computer
p.c./p.m. post conceptionem/post menstruationem
PCI perkutane Koronarintervention
PCT Procalcitonin
PEP Postexpositionsprophylaxe
pH potentia Hydrogenii (gibt den Säuregrad eines Stoffs an)
PNS peripheres Nervensystem
PoC Point of Care (Schnelltest vor Ort)
pos. (+) positiv
p.p. (Wundheilung) per primam
PPI Protonenpumpeninhibitoren (-hemmer)
PrEP Präexpositionsprophylaxe
p.s. (Wundheilung) per secundam
PSA 1. prostataspezifisches Antigen; 2. persönliche Schutzausrüstung
PTT (aPTT) (aktivierte) partielle Thromboplastinzeit
PVP-Jod Polyvinylpyrrolidon-Jod
PZN Pharmazentralnummer
QM Qualitätsmanagement
RDG Reinigungs- und Desinfektionsgerät
RKI Robert Koch-Institut
RöV Röntgen-Verordnung
Rh+,Rh- Rhesus-positiv, Rhesus-negativ
Rp rezeptpflichtig; verschreibungspflichtig
RR Blutdruck (gemessen nach Riva-Rocci)
RTH Rettungstransporthubschrauber
RTW Rettungstransportwagen
s. siehe
S. Seite
SARS-CoV-2 Severe Acute Respiratory Syndrome Corona Virus 2
s.c. Injektion: subkutan
sec Sekunde(n)
SGLT2 sodium/glucose cotransporter 2
SHT Schädelhirntrauma
SI Système International d´Unités
SIT spezifische Immuntherapie (Hyposensibilisierung)
s. o. siehe oben
sog. sogenannte(r)
SSRI selektiver Serotonin-Wiederaufnahmehemmer (Reuptake-Inhibitor)
SS Schwangerschaft
SSW Schwangerschaftswoche(n)
STD/I sexually transmitted diseases/infections
STEMI ST-segment elevation myocardial infarction
Subst. Substantiv; Hauptwort
Syn. Synonym (gleichbedeutendes Wort)
T Tetanusimpfstoff
T_3, T_4 Thyroxin, Trijodthyronin
TAH Thrombozytenaggregationshemmer
TAVI Transkatheter-Aortenklappenimplantation
Tbc/Tb Tuberkulose
TENS transkutane elektrische Nervenstimulation
TEP Totalendoprothese; Gelenkersatz
TGAK Autoantikörper gegen Thyreoglobulin
tgl. täglich
TIA transitorische ischämische Attacke
TNM/pTNM Tumor-Klassifikation nach Tumorgröße (T), Lymphknoten- (N) und Metastasenanzahl (M), ggf. postoperativ (p) erstellt
TPHA Treponema-pallidum-Hämagglutinationstest
TPPA Treponema-pallidum-Partikelagglutinationstest
TPO Autoantikörper gegen thyroidale Peroxidase
TRAK Autoantikörper gegen TSH-Rezeptor
TRBA 250 Technische Regel für biologische Arbeitsstoffe 250 der BGW
TSH Thyroidea stimulierendes Hormon
U Units (engl. Einheiten)
U40, U11 verschieden konzentrierte Insuline
u. a. unter anderem
u. Ä. und Ähnliches
ugs. umgangssprachlich
u. U. unter Umständen
UV ultraviolettes Licht
UVA, UVB, UVC ultraviolettes Licht langer, mittlerer und kurzer Wellenlänge
V Varizellen-Impfstoff bzw. -Impfung
V. Vena; Vene
V_1-V_6 Brustwandableitungen nach Wilson (V steht für Voltage = Spannung)
v. a. vor allem
V. a. Verdacht auf
VAH Verbund für angewandte Hygiene e.V.
VE-Wasser vollständig entmineralisiertes Wasser
vgl. vergleiche
VHF Vorhofflimmern
Vit. Vitamin
VZV Varicella-Zoster-Virus
W Watt (Einheit für Leistung)
WHO World Health Organization; Weltgesundheitsorganisation
wörtl. wörtlich
z. B. zum Beispiel
Z. n. Zustand nach
ZNS zentrales Nervensystem
z. T. zum Teil

Präfixe

Präfixe (Wortanfänge) für medizinisch relevante Bruchteile (Abkürzung)									
Dezi (d)	10^{-1}	Zenti (c)	10^{-2}	Milli (m)	10^{-3}	Mikro (µ)	10^{-6}	Nano (n)	10^{-9}
Piko (p)	10^{-12}	Femto (f)	10^{-15}						
Präfixe (Wortanfänge) für medizinisch relevante Vielfache (Abkürzung)									
Hekto (h)	10^2	Kilo (k)	10^3	Mega (M)	10^6	Giga (G)	10^9	Tera (T)	10^{12}

Stichwortverzeichnis

E

F

G

I

J

K

O

P

U

V

Übersicht der digitalen Zusatzmaterialien

Lern-feld	Hinweis-Icon, Seite	PPA-Scan, Seite	Titel
LF 2	10	6/7	1 Der Arztbesuch
LF 2	15	6/7	2 Der kranke Mensch
LF 3	22	18/19	1 Der Mensch als Organismus
LF 3	30	18/19	Das Flimmerepithel
LF 3	32	18/19	Die Muskelkontraktion
LF 3	33	18/19	Das Rückenmark
LF 3	36	18/19	Das Immunsystem (unspezifische Abwehr)
LF 3	36	18/19	2 Das Immunsystem
LF 3	37	18/19	Das Immunsystem (spezifische Abwehr)
LF 3	41	18/19	3 Medizinische Mikrobiologie
LF 3	46	18/19	Die Grippeviren
LF 3	57	18/19	4 Diagnostik bei Infektionskrankheiten
LF 3	63	18/19	5 Therapie bei Infektionskrankheiten
LF 3	66	18/19	6 Beispiele von Infektionskrankheiten
LF 3	71	18/19	Entstehung einer Pneumonie
LF 3	74	18/19	Die Grippeviren
LF 3	88	18/19	7 Schutzimpfungen
LF 3	88	18/19	Die Hautnerven (Impfung)
LF 3	89	18/19	Die Hautnerven (Impfung)
LF 3	94	18/19	8 Hygiene
LF 3	113	18/19	9 Umwelt- und Arbeitsschutz in der Praxis
LF 4	124	120/121	1 Der Halte- und Bewegungsapparat
LF 4	142	120/121	2 Erkrankungen des Bewegungsapparates
LF 4	153	120/121	Der Bandscheibenvorfall
LF 4	166	120/121	3 Phsyikalische Therapie und Physiotherapie
LF 4	173	120/121	4 Arzneimittel
LF 4	194	120/121	5 Injektionen und Injektionstechnik
LF 4	197	120/121	Die Hautnerven (Impfung)

Lern-feld	Hinweis-Icon, Seite	PPA-Scan, Seite	Titel
LF 4	197	120/121	Der Aufbau der Haut
LF 5	212	208/209	1 Notfälle und Zwischenfälle
LF 5	213	208/209	Das Blut
LF 5	213	208/209	2 Blut
LF 5	222	208/209	3 Blutkrankheiten
LF 5	224	208/209	4 Blutgruppen und Rhesusfaktor
LF 5	228	208/209	5 Blutentnahmen
LF 5	233	208/209	Der Blutkreislauf
LF 5	234	208/209	6 Herz und Kreislauf
LF 5	235	208/209	Der Blutkreislauf
LF 5	238	208/209	Die Herzaktion
LF 5	239	208/209	Erregungsleitung des Herzens
LF 5	243	208/209	7 Diagnostik des Herz-Kreislauf-Systems
LF 5	259	208/209	8 Herz-Kreislauf-Erkrankungen
LF 5	263	208/209	Die Arteriosklerose
LF 5	273	208/209	Entstehung einer Thrombose
LF 5	278	208/209	9 Notfallmanagement und -therapie
LF 5	290	208/209	10 Atmung und Atmungsorgane
LF 5	293	208/209	Gasaustausch in der Lunge
LF 5	296	208/209	11 Diagnostik bei Atemwegserkrankungen
LF 5	299	208/209	12 Erkrankungen der Atmungsorgane
LF 8	314	310/311	1 Harn- und Geschlechtsorgane
LF 8	316	310/311	Die Aufgaben der Nieren
LF 8	317	310/311	Die Filterfunktion der Niere
LF 8	321	310/311	2 Diagnostik bei Erkrankungen der Harnorgane
LF 8	334	310/311	3 Erkankungen der Nieren und ableitenden Harnwege
LF 8	335	310/311	Entstehung eines Harnwegsinfekts
LF 8	342	310/311	Die Hormonsteuerung
LF 8	342	310/311	4 Hormonsystem
LF 8	347	310/311	Der Menstruationszyklus

Lern-feld	Hinweis-Icon, Seite	PPA-Scan, Seite	Titel
LF 8	347	310/311	5 Genitalorgane der Frau
LF 8	354	310/311	6 Schwangerschaft und Geburt
LF 8	366	310/311	7 Gynäkologische Diagnostik und Erkrankungen
LF 8	372	310/311	8 Kontrazeption
LF 8	374	310/311	9 Fertilitätsstörungen
LF 8	376	310/311	10 Genitalorgane des Mannes
LF 8	377	310/311	11 Untersuchungsverfahren der Urologie
LF 8	378	310/311	12 Erkrankungen der männlichen Genitalorgane
LF 8	381	310/311	Die Hodenwanderung
LF 9	390	386/387	1 Ernährung, Verdauung und Stoffwechsel
LF 9	398	386/387	Aufbau des Verdauungssystems
LF 9	398	386/387	2 Aufbau und Funktion des Verdauungsapparates
LF 9	399	386/387	Der Schluckakt
LF 9	401	386/387	Aufbau und Funktionen des Dünndarms
LF 9	405	386/387	Die Aufgaben der Leber
LF 9	405	386/387	Die Gallenblase
LF 9	410	386/387	3 Diagnostik bei Erkrankungen des Gastrointestinal-trakts
LF 9	420	386/387	4 Erkrankungen des Gastrointestinaltrakts
LF 9	448	386/387	5 Stoffwechselstörungen und -erkrankungen
LF 10	482	478/479	1 Die Haut und ihre Aufgaben
LF 10	482	478/479	Der Aufbau der Haut
LF 10	486	478/479	2 Allergien und allergische Erkrankungen
LF 10	488	478/479	3 Häufige Hauterkrankungen
LF 10	495	478/479	4 Wundheilung und Wundversorgung
LF 10	500	478/479	5 Kleine Chirugie in der Praxis
LF 10	504	478/479	Der Aufbau der Haut
LF 11	516	512/513	1 Prävention
LF 11	521	512/513	2 Selbsthilfe und Selbsthilfeorganisationen
LF 11	522	512/513	3 Psychosomatik und psychische Erkrankungen
LF 11	530	512/513	4 Behandlung alter Menschen (Geriatrie)

Bildquellenverzeichnis

Cover: Foto – Cornelsen/Werner Krüper; Logo und Grafik: Rosendahl Berlin – Agentur für Markendesign
Fotos S. 3: Cornelsen/Werner Krüper; **S. 7:** Shutterstock.com/Jakub Zak; **S. 14 Abb. 1:** stock.adobe.com/Jürgen Fälchle, **S. 14 Abb. 2:** Shutterstock.com/ziviani, **S. 14 Abb. 3:** Shutterstock.com/Jakub Zak, **S. 14 Abb. 4:** Shutterstock.com/Ocskay Bence; **S. 19:** Cornelsen/Werner Krüper; **S. 26 Abb. 2:** mauritius images/dieKleinert; **S. 27 Abb. 1:** mauritius images/Science Source/Ted Kinsman, **S. 27 Abb. 2:** mauritius images/Science Source/Science Stock Photography, **S. 27 Abb. 3:** Shutterstock.com/Morphart Creation, **S. 27 Abb. 4:** mauritius images/Science Photos Library, **S. 27 Abb. 5:** Shutterstock.com/Jose Luis Calvo; **S. 36 un. re.:** Shutterstock.com/Charcompix; **S. 44 Abb. 2 (alle):** Shutterstock.com/Kateryna Kon; **S. 45 Abb. 1:** Shutterstock.com/Jun MT; **S. 46 Abb. 1:** Science Photo Library/Cnri; **S. 47 Abb. 1:** Shutterstock.com/Ziegelstempel, **S. 47 Abb. 2:** Shutterstock.com/Jiri Hera, **S. 47 Abb. 3:** Shutterstock.com/Sebastian Kaulitzki, **S. 47 Abb. 4:** mauritius images/Pitopia; **S. 48 Abb. 1:** Shutterstock.com/Lukiyanova Natalia frenta; **S. 48 Abb. 2:** Shutterstock.com/molekuul_be; **S. 50 1. v. ob.:** Shutterstock.com/ESB Professional, **S. 50 2. v. ob.:** Shutterstock.com/Tyler Olson, **S. 50 3. v. ob.:** Shutterstock.com/corlaffra, **S. 50 4. v. ob.:** Shutterstock.com/pittawut; **S. 51 1. v. ob.:** Shutterstock.com/suchada kupraditphan, **S. 51 2. v. ob.:** Shutterstock.com/suphanat, ; **S. 51 3. v. ob.:** Shutterstock.com/Doro Guzenda, **S. 51 4. v. ob.:** Shutterstock.com/Cheberkus, **S. 51 5. v. ob.:** Shutterstock.com/Fakhrul Najmi; **S. 55 Abb. 1:** Shutterstock.com/Duda Vasilii, **S. 55 Abb. 2:** Shutterstock.com/Inked Pixels, **S. 56 Abb. 1:** mauritius images/alamy stock photo/Barry Mason; **S. 58 Abb. 1:** SARSTEDT AG & Co. KG; **S. 59 Abb. 1–2:** Dr. med. Uta Groger, Fachärztin für Allgemeinmedizin; **S. 60 Abb. 1:** megro GmbH & Co. KG, **S. 60 2. v. ob.:** Shutterstock.com/Henrik Dolle, **S. 60 3. v. ob.:** Cornelsen/Werner Krüper; ein Produkt der megro GmbH & Co. KG; **S. 60 4. v. ob.:** SARSTEDT AG & Co. KG; **S. 61 Abb. 1:** Alex Breuer GmbH Industrieverpackungen, **S. 61 Abb. 2:** Shutterstock.com/Sirirat, **S. 61 Abb. 3:** Medco Diagnostika GmbH; **S. 61 Abb. 4:** Shutterstock.com/Jarun Ontakrai; **S. 63 Abb. 1:** mauritius images/Science Source/NLM, **S. 63 Abb. 2:** Shutterstock.com/Chatsuda Sakdapetsiri, **S. 63 Abb. 3:** ratiopharm GmbH; **S. 64 Abb. 1:** ratiopharm GmbH, **S. 64 Abb. 2:** G. Pohl-Boskamp GmbH & Co. KG, **S. 64 Abb. 3:** DR. KADE Pharmazeutische Fabrik GmbH; **S. 65 un. re.:** Dr. med. Uta Groger, Fachärztin für Allgemeinmedizin; **S. 66 Abb. 1:** mauritius images/alamy stock photo/BSIP SA; **S. 67 Abb. 1:** mauritius images/Science Source/Kwangshin Kim, **S. 67 Abb. 2:** sciencephotolibrary/Â/DR M.A. ANSARY; **S. 68 Abb. 1:** akg-images/Science Source, **S. 68 Abb. 2:** mauritius images/Alamy/GL Archive, **S. 68 Abb. 3:** Shutterstock.com/picturetom; **S. 69 Abb. 1:** Shutterstock.com/Aksenova Natalya, **S. 69 Abb. 2:** Shutterstock.com/AnastasiaKopa, **S. 69 Abb. 3:** mauritius images/alamy stock photo/Steven Frame, **S. 69 Abb. 4:** Dr. Dieter Hassler; **S. 70 Abb. 1:** Shutterstock.com/MNStudio, **S. 70 Abb. 2:** Cornelsen/Werner Krüper; **S. 71 Abb. 1:** Shutterstock.com/Anthony Ricci; **S. 72 Abb. 1:** Shutterstock.com/Aldona Griskeviciene; **S. 74 Abb. 1:** Shutterstock.com/Africa Studio; **S. 75 Abb. 1:** dpa Picture-Alliance/ASSOCIATED PRESS/NIH/NIAID; **S. 75 Abb. 2:** Cornelsen/Werner Krüper; **S. 76 Abb. 1:** Shutterstock.com/Kiryl Lis, **S. 77 Abb. 1:** mauritius images/alamy stock photo/Mediscan, **S. 77 Abb. 2:** mauritius images/Alamy/Shaun Finch – Coyote-Photography.co.uk, **S. 77 Abb. 3:** mauritius images/Science Source/Lowell Georgia; **S. 78 Abb. 1 u. 2:** sciencephotolibrary/DR P. MARAZZI; **S. 79 Abb. 1:** mauritius images/alamy stock photo/Chris Deeney, **S. 79 Abb. 2:** Shutterstock.com/Phadungsak photo, **S. 79 Abb. 3:** Shutterstock.com/VideoBCN; **S. 79 Abb. 4:** Shutterstock.com/Cherries; **S. 80 Abb. 1:** Dr. med. Uta Groger, Fachärztin für Allgemeinmedizin, **S. 80 Abb. 2:** Shutterstock.com/Steven Ellingson, **S. 80 Grafik (un.):** dpa Picture-

Alliance/ dpa-infografik/ Grafik: Andreas Brühl, Christoph Goldammer; Redaktion: Sophie Thunemann; **S. 82 Abb. 1:** mauritius images/alamy stock photo/Mediscan, **S. 82 Abb. 2:** mauritius images/Science Source; **S. 82 Abb. 3:** Shutterstock.com/hanif66, **S. 82 Abb. 4:** Shutterstock.com/MC MEDIASTUDIO; **S. 83 Abb. 1:** Shutterstock.com/Henrik Larsson, **S. 83 Abb. 2:** Shutterstock.com/DenisNata; **S. 85 Abb. 1:** dpa Picture-Alliance/blickwinkel/F. Hecker, **S. 85 Abb. 2:** Shutterstock.com/S.Zykov; **S. 87 Abb. 1:** Shutterstock.com/Georgios Kollidas; **S. 88 un. re.:** Shutterstock.com/zhukovvvlad; **S. 91 Abb. 1:** Dr. med. Uta Groger, Fachärztin für Allgemeinmedizin; **S. 95 Abb. 1–2:** Cornelsen/Werner Krüper; **S. 96 Abb. 1–3:** Cornelsen/Werner Krüper; **S. 97 alle:** Cornelsen/Werner Krüper; **S. 98 Abb. 1:** mauritius images/Science Source/NLM; **S. 101 Abb. 1:** Dr. med. Uta Groger, Fachärztin für Allgemeinmedizin; **S. 102 alle:** Cornelsen/Werner Krüper; **S. 103 Abb. 2–4:** Cornelsen/Werner Krüper; **S. 104 Abb. 1:** Cornelsen/Werner Krüper; **S. 105 Abb. 1:** Cornelsen/Werner Krüper; **S. 106 Abb. 1:** Shutterstock.com/Tyler Olson; **S. 108 Abb. 1:** MELAG Medizintechnik oHG; **S. 109 li.:** MELAG Medizintechnik oHG; **S. 110 Abb. 1:** MELAG Medizintechnik oHG, **S. 110 Abb. 2:** Dr. med. Uta Groger, Fachärztin für Allgemeinmedizin; **S. 111 Abb. 1–2:** Dr. med. Uta Groger, Fachärztin für Allgemeinmedizin, **S. 111 un. re.:** Cornelsen/Werner Krüper; **S. 112 Abb. 1:** Dr. med. Uta Groger, Fachärztin für Allgemeinmedizin, **S. 112 Abb. 2–3:** Cornelsen/Werner Krüper; **S. 113** Gefahrstoff-Zeichen: Shutterstock.com/Migren art; **S. 114 Abb. 1:** Shutterstock.com/STCKP; **S. 115 Abb. 1:** Shutterstock.com/areeya_ann; **S. 121:** Shutterstock.com/Samrith Na Lumpoon; **S. 130 Abb. 1:** Shutterstock.com/Puwadol Jaturawutthichai, **S. 130 Abb. 2:** Shutterstock.com/MarcelClemens; **S. 143 1. v. ob.:** Shutterstock.com/Tolikoff Photography, **S. 143 2. v. ob.:** Shutterstock.com/wk1003mike, **S. 143 3. v. ob.:** Shutterstock.com/SGM, **S. 143 4. v. ob.:** mauritius images/alamy stock photo/Scott Camazine, **S. 143 5. v. ob.:** Shutterstock.com/TisforThan; **S. 144 1. v. ob.:** Shutterstock.com/GagliardiImages, **S. 144 2. v. ob.:** Shutterstock.com/Hank Frentz, **S. 144 3. v. ob.:** Shutterstock.com/Suttha Burawonk, **S. 144 4. v. ob.:** Shutterstock.com/MriMan; **S. 145 ob. li.:** Shutterstock.com/Samrith Na Lumpoon, **S. 145 Abb. 1:** Shutterstock.com/Suttha Burawonk; **S. 146 un. mi. u. re.:** Shutterstock.com/Suttha Burawonk; **S. 146 un. li.:** Shutterstock.com/Hank Frentz; **S. 147 ob. re.:** Shutterstock.com/ChaNaWiT; **S. 151 Abb. 1:** Cornelsen/Werner Krüper; **S. 154 Abb. 1 (li.):** Cornelsen/Werner Krüper, **S. 154 Abb. 2 (li.):** Cornelsen/Werner Krüper, **S. 154 Abb. 3–4:** Cornelsen/Werner Krüper, **S. 158 Abb. 1:** Cornelsen/Werner Krüper, **S. 158 Abb. 3:** Shutterstock.com/Firma V, **S. 158 Abb. 4:** akg-images; **S. 159 Abb. 1:** mauritius images/Science Source/Biophoto Associates; **S. 160 Abb. 2–3:** Bauerfeind AG; **S. 161 un. re.:** Shutterstock.com/Lukiyanova Natalia frenta; **S. 162 Abb. 1:** Shutterstock.com/Y Photo Studio, **S. 162 Abb. 2:** Bauerfeind AG; **S. 163 mi. re.:** Dr. med. Uta Groger, Fachärztin für Allgemeinmedizin; **S. 167 Abb. 1:** Shutterstock.com/Ody_Stocker **S. 167 Abb. 2:** Cornelsen/Werner Krüper; **S. 168 Abb. 1:** Shutterstock.com/Rangzen, **S. 168 Abb. 2:** Shutterstock.com/Praisaeng; **S. 169 Abb. 1:** Shutterstock.com/Andrey_Popov, **S. 169 Abb. 2:** Shutterstock.com/ra66, **S. 169 ob. re.:** Shutterstock.com/chanchai plongern, **S. 169 ob. li.:** Shutterstock.com/goir, **S. 169 ob. mi.:** Shutterstock.com/showcake; **S. 170 Abb. 1:** Shutterstock.com/PedroMatos, **S. 170 Abb. 2:** Shutterstock.com/Barry Barnes, **S. 170 Abb. 3:** Shutterstock.com/Golubovy; **S. 171 Abb. 1:** Shutterstock.com/Kzenon; **S. 174 Abb. 1:** ratiopharm GmbH; **S. 175 Abb. 1:** Cornelsen/Werner Krüper; **S. 176 1. v. ob.:** Shutterstock.com/leungchopan, **S. 176 2. u. 4. v. ob.:** Shutterstock.com/Triff, **S. 176 6. v. ob.:** Shutterstock.com/Lukasz Siekierski, S. 176 3,5,7 u. 8. v. ob.: Cornelsen/Werner Krüper; **S. 177 alle:** Cornelsen/Werner Krüper; **S. 178 1. v. ob.:** Shutterstock.com/ChaNaWiT, **S. 178 2. v. ob.:** Shutterstock.com/vchal; **S. 179 Abb. 1:** ratiopharm GmbH; **S. 180 Abb. 1 :** Cornelsen/Werner Krüper; ; **S. 186 Abb. 1:** Shutterstock.com/Lisa S., **S. 186 ob. li.:** Shutterstock.com/CK Bangkok Photography, **S. 186 ob. mi.:** Shutterstock.com/Ozgur Coskun, **S. 186 ob. re.:** Shutterstock.com/Laboko; **S. 192 Abb. 2:**

Shutterstock.com/Bjoern Wylezich, **S. 192 Abb. 1 u. 3:** Dr. med. Uta Groger, Fachärztin für Allgemeinmedizin; **S. 193 ob. re.:** Shutterstock.com/rame435; **S. 194 ob. li.:** Shutterstock.com/SlayStorm, **S. 194 ob. mi.:** Shutterstock.com/Adil Yusifov; **S. 194 ob. re.:** Shutterstock.com/Andrey Solovev; **S. 195 Abb. 1:** Dr. med. Uta Groger, Fachärztin für Allgemeinmedizin; **S. 196 li. mi.:** Shutterstock.com/Mircea Moira; **S. 196 ob. re.:** Cornelsen/Werner Krüper; **S. 197 Abb. 3:** Mylan Germany GmbH; **S. 198 Abb. 1 re u. Abb. 3 re.:** Cornelsen/Werner Krüper; **S. 199 Abb. 1 (un. re.):** Cornelsen/Werner Krüper; **S. 200 un. li.:** Cornelsen/Werner Krüper; **S. 201 Abb. 2:** Cornelsen/Werner Krüper; **S. 202 Abb. 1:** Dr. med. Uta Groger, Fachärztin für Allgemeinmedizin; **S. 202 Abb. 3:** Lohmann & Rauscher GmbH & Co. KG; **S. 203 Abb. 1–2:** Dr. med. Uta Groger, Fachärztin für Allgemeinmedizin; **S. 209:** Cornelsen/Werner Krüper; **S. 212 Abb. 1:** Cornelsen/ Werner Krüper; **S. 214 Abb. 1:** Shutterstock.com/Jarun Ontakrai, **S. 214 Abb. 2:** Shutterstock.com/AlexLMX; **S. 215 Abb. 1:** Shutterstock.com/Chadsikan Tawanthaisong; **S. 216 Abb. 1:** Shutterstock.com/Jarun Ontakrai, **S. 216 Abb. 2:** mauritius images/ Science Source/Joaquin Carrillo Farga; **S. 218 Abb. 2:** Shutterstock.com/Deer worawut, **S. 218 Abb. 3–4:** mauritius images/Science Photo Library, **S. 218 Abb. 5:** Dr. med. Uta Groger, Fachärztin für Allgemeinmedizin; **S. 222 Abb. 1:** Shutterstock.com/ Johanna Goodyear; **S. 223 Abb. 1:** Shutterstock.com/Tatjana Baibakova; **S. 225 Abb. 2:** DRK-Blutspendedienst West gGmbH; **S. 229 Abb. 1:** SARSTEDT AG & Co. KG, **S. 229 Abb. 2–4:** Cornelsen/ Werner Krüper; **S. 230 alle:** Cornelsen/Werner Krüper; **S. 231 alle:** Cornelsen/Werner Krüper; **S. 232 alle:** Cornelsen/Werner Krüper; **S. 235 ob. re.:** mauritius images/Science Picture Co.; **S. 236 mi. li.:** Shutterstock.com/Dimedrol68; **S. 240 Abb. 2:** Shutterstock.com/vchal, **S. 240 Abb. 3:** Shutterstock.com/Hriana; **S. 245 Abb. 1:** mauritius images/Alamy/Historic Collection; **S. 245 Abb. 2:** akg-images/SCIENCE PHOTO LIBRARY; **S. 246 Abb. 1:** Shutterstock.com/Perutskyi Petro, **S. 246 Abb. 2:** Shutterstock.com/CHARL POUL; **S. 247 Abb. 1–2:** Cornelsen/ Werner Krüper; **S. 248 Abb. 1:** Cornelsen/Werner Krüper; **S. 250 Abb. 1:** Cornelsen/Werner Krüper; **S. 253 Abb. 1:** Cornelsen/Werner Krüper; **S. 255 Abb. 1:** Cornelsen/Werner Krüper, **S. 255 un. re.:** Andrej Reinik, Facharzt für Nuklearmedizin, **S. 255 un. li.:** Shutterstock.com/Monet_3k, **S. 255 un. mi.:** sciencephotolibrary/Apogee; **S. 256 Abb. 1:** Cornelsen/Werner Krüper, **S. 256 Abb. 3:** dpa Picture-Alliance/AP Photo/ Weinberg-Clark Photography; **S. 256 Abb. 4:** Dr. med. Ulrich Rissel; **S. 258 re.:** Cornelsen/Werner Krüper; **S. 259 Abb. 1:** Shutterstock.com/Andrey_Popov; **S. 262 Abb. 2–3:** Cornelsen/Werner Krüper; **S. 265 Abb. 3:** Shutterstock.com/SpeedKingz; **S. 267 Abb. 1:** Cornelsen/Werner Krüper; **S. 269 Abb. 1:** Shutterstock.com/Valentina Razumova, **S. 269 Abb. 2:** Shutterstock.com/William Perugini, **S. 269 Abb. 3:** Cornelsen/Werner Krüper; **S. 271 Abb. 2:** Shutterstock.com/Swapan Photography, **S. 272 Abb. 1:** mauritius images/BSIP/JACOPIN, **S. 272 Abb. 2:** Science Photo Library /Antonia Reeve, **S. 272 ob. re.:** Shutterstock.com/Tomatheart, **S. 272 ob. li.:** Shutterstock.com/skyhawk x; **S. 273 un. li.:** Shutterstock.com/schankz, **S. 273 un. re.:** Shutterstock.com/ Casa nayafana, **S. 273 un. mi.:** Shutterstock.com/nixki; **S. 279 ob.:** Johanniter/Marc Hinzpeter; **S. 279 mi.:** Shutterstock.com/Joerg Huettenhoelscher, **S. 279 un.:** Malteser Singen; **S. 281 un. re.:** Shutterstock.com/Fabrizio Misson; **S. 284 Abb. 2–5:** Cornelsen/Werner Krüper; **S. 285 Abb. 1:** Shutterstock.com/Riccardo Piccinini, **S. 285 Abb. 2:** Cornelsen/Werner Krüper; **S. 285 Abb. 3:** Shutterstock.com/ShutterStockStudio; **S. 287 Abb. 1:** Cornelsen/Werner Krüper; **S. 288 Abb. 1:** Shutterstock.com/Giannis Papanikos; **S. 290 un. li.:** Shutterstock.com/Demkat; **S. 292 ob. li.:** Shutterstock.com/fizkes; **S. 293 Abb. 4:** Shutterstock.com/Medical Art Inc; **S. 298 un. li.:** Shutterstock.com/Oxford Media Library; **S. 302 Abb. 1:** Shutterstock.com/Manfred Ruckszio, **S. 302 Abb. 2:** Shutterstock.com/Galina Barskaya, **S. 302 Abb. 3:** Cornelsen/Werner Krüper; **S. 304 Abb. 2:** Shutterstock.com/urbans; **S. 305 Abb. 1:** dpa Picture-Alliance/ dpa – Report/Waltraud Grubitzsch; **S. 306 Abb. 1:** Shutterstock.com/JPC-PROD; **S. 311:** Shutterstock.com/samunella; **S. 317 un. re.:** Dr. med. Uta Groger, Fachärztin für Allgemeinmedizin; **S. 318 un. li.**: Shutterstock.com/Sofiaworld. **S. 318 un. mi.**: Shutterstock.com/Alexander Raths, **S. 318 un. re.**: Shutterstock.com/James McDowall; **S. 323 Abb. 1**: Shutterstock.com/ALEXEY FILATOV, **S. 323 mi. re.**: Shutterstock.com/ Audrius Merfeldas, **S. 323 un. re.**: Cornelsen/Werner Krüper – ein Produkt der SARSTEDT AG & Co. KG; **S. 324 Abb. 1**: Dr. med. Uta Groger, Fachärztin für Allgemeinmedizin; **S. 325 un. (1–3)**: Dr. med. Uta Groger, Fachärztin für Allgemeinmedizin; **S. 327 Abb. 1**: Shutterstock.com/Arnon Thongkonghan, **S. 327 Abb. 2**: Shutterstock.com/Soleil Nordic, **S. 327 Abb. 3**: Shutterstock.com/RTimages; **S. 329 Harnsedimentbefunde**: Dr. med. Stefan Wistuba; **S. 330 (alle)**: Aidian Germany GmbH; **S. 331 Abb. 7**: Memmert GmbH & Co. KG, **S. 331 Abb. 8** : Aidian Germany GmbH, **S. 331 Abb. 9**: Dr. med. Uta Groger, Fachärztin für Allgemeinmedizin; **S. 332 Abb. 1**: Shutterstock.com/samunella; **S. 332 Abb. 2**: sciencephotolibrary/DR P. MARAZZI; **S. 337 Abb. 3**: Science Photo Library/"NUCLEUS MEDICAL MEDIA/VISUALS UNLIMITED, INC."; **S. 338 Abb. 2 (li.)**: mauritius images/imageBROKER/Michael Steiner; **S. 338 Abb. 2 (re.)**: mauritius images / Michael Steiner; **S. 339 Abb. 1**: Shutterstock.com/ Milkovasa; **S. 340 Abb. 2**: mauritius images/Oliver Ring; **S. 344 Abb. 1**: Shutterstock.com/Karan Bunjean; **S. 344 Abb. 2**: Shutterstock.com/StefaniaArca; **S. 350 un. li.**: Shutterstock.com/Jiri Hera; **S. 353 Abb. 1**: Shutterstock.com/Drk_Smith; **S. 354 Abb. 1**: mauritius images/Science Source/PhillipsDM; **S. 355 Abb. 1**: Shutterstock.com/Anke van Wyk, **S. 355 Abb. 2**: Shutterstock.com/Monkey Business Images, **S. 355 un. re.**: Shutterstock.com/Kateryna Kon; . 356 Abb. 1: Shutterstock.com/Texturis, **S. 356 Abb. 2**: Shutterstock.com/u3d; **S. 357 Abb. 1**: mauritius images/Ikon Images/Ian Cuming; **S. 358 un. re.**: Shutterstock.com/Karen Grigoryan; **S. 360 un. re.**: Shutterstock.com/Melica; **S. 361 mi. re.**: Shutterstock.com/Zwiebackesser; **S. 362 Abb. 1**: Shutterstock.com/herjua, **S. 362 Abb. 2**: Shutterstock.com/Nasimi Babaev; **S. 363 Abb. 1**: Shutterstock.com/Desiree Walstra, **S. 363 Abb. 2**: Shutterstock.com/ Denis Kuvaev; **S. 366 Abb. 3**: Shutterstock.com/Vereshchagin Dmitry; **S. 370 Abb. 3**: Shutterstock.com/srisakorn wonglakorn; **S. 371 1. v. re. ob.**: mauritius images/Science Source/Apogee, **S. 371 2. v. re. ob.**: mauritius images/Science Faction/National Cancer Institute – digi, **S. 371 1. v. li. ob.**: Shutterstock.com/LarsZ, **S. 371 2. v. li. ob.**: Shutterstock.com/Image Point Fr; **S. 371 mi./un. Selbstuntersuchung der Brust**: Bionorica SE; **S. 372 ob.**: Dr. med. Uta Groger, Fachärztin für Allgemeinmedizin, **S. 372 un.**: Cornelsen/Werner Krüper; **S. 373 1. v. ob.**: Shutterstock.com/Image Point Fr, **S. 373 2. v. ob.**: Shutterstock.com/Beate Panosch, **S. 373 3. v. ob.**: mauritius images/Alamy/ BSIP SA/ B. BOISSONNET, **S. 373 4. v. ob.**: Shutterstock.com/areeya_ann, **S. 373 5. v. ob.**: Shutterstock.com/Michael Kraus; **S. 374 Abb. 1**: Shutterstock.com/nevodka; **S. 376 Abb. 3**: Shutterstock.com/Lukasz Pawel Szczepanski; **S. 377 ob. li.**: Science Photo Library / James King-Holmes; **S. 381 un.**: sciencephotolibrary/DR P. MARAZZI; **S. 382 ob. li.**: Shutterstock.com/Wilm Ihlenfeld; **S. 383 mi. re.**: Dr. med. Uta Groger, Fachärztin für Allgemeinmedizin; **S. 387** : Cornelsen/Werner Krüper; **S. 390 Abb. 1**: Shutterstock.com/Jag_cz; **S. 392 Abb. 2**: Shutterstock.com/Made sunesa Adi wijaya, **S. 392 un. li.**: Shutterstock.com/Red Umbrella and Donkey; **S. 393 Abb. 1**: Shutterstock.com/chromatos; **S. 396 mi. li.**: Shutterstock.com/Lecic; **S. 397 mi. re.**: Dr. med. Uta Groger, Fachärztin für Allgemeinmedizin; **S. 409 mi. re.**: Shutterstock.com/LMproduction; **S. 410 Abb. 1**: Shutterstock.com/Jakub Zak; **S. 411 Abb. 1**: SARSTEDT AG & Co. KG; **S. 412 Abb. 2**: Sysmex Deutschland GmbH, www.sysmex.de; **S. 413 Abb. 1**: Shutterstock.com/AnnaVel, **S. 413 Abb. 2**: Cornelsen/ Werner Krüper, **S. 413 Abb. 3**: Albertinen-Krankenhaus (Hamburg) www.endoskopiebilder.de; **S. 414 Abb. 1**: Shutterstock.com/Plamen Galabov; **S. 415 Abb. 1**: Shutterstock.com/Roman Zaiets; **S. 416 Abb. 1**: Shutterstock.com/Roman Zaiets, **S. 416 Abb. 2 (re.)**: KARL STORZ SE & Co. KG, **S. 416 Abb. 3**: Albertinen-Krankenhaus (Hamburg) www.endoskopiebilder.de; **S. 417 Abb. 1**: Shutterstock.com/Fancy Studio; **S. 418 Abb. 2**: dpa Picture-Alliance/ Phanie, **S. 418 mi. (1–3).**: Dr. med. Hans Olejnik, Gastroenterologe Goch; **S. 422**

Abb. 2: Cornelsen/Werner Krüper; **S. 423 beide:** Dr. med. Uta Groger, Fachärztin für Allgemeinmedizin; **S. 424 Abb. 1:** Shutterstock.com/Africa Studio, **S. 424 Abb. 2:** Shutterstock.com/Elena Veselova; **S. 425 Abb. 2:** Albertinen Krankenhaus/ Immanuel Albertinen Diakonie; **S. 426 Abb. 2:** Albertinen Krankenhaus/ Immanuel Albertinen Diakonie; **S. 427 ob. re.:** dpa Picture-Alliance/AP Photo; **S. 427 Heliobacter pylori (Collage rechts):** Shutterstock.com/Tatiana Shepeleva; **S. 429 Abb. 1:** Shutterstock.com/Jose Luis Calvo; **S. 437 Abb. 1:** Albertinen Krankenhaus/ Immanuel Albertinen Diakonie; **S. 439 Abb. 2:** Shutterstock.com/Nalada Nagawasuttama, **S. 439 2. v. ob.:** Shutterstock.com/aslysun; **S. 440 Abb. 1:** Shutterstock.com/Pthawatc, **S. 440 2. v. ob.:** mauritius images/alamy stock photo/MGPhoto76; **S. 442 Abb. 1:** Shutterstock.com/Convit, **S. 442 Abb. 2:** Shutterstock.com/David A Litman, **S. 442 Abb. 3:** Shutterstock.com/Casa nayafana; **S. 443 Döner:** Shutterstock.com/Lukas Gojda, Paar: Shutterstock.com/4 PM production, Neugeborenes: Shutterstock.com/Nasimi Babaev, Blutprodukt: Shutterstock.com/chaiyawat chaidet, Recapping: Cornelsen/Werner Krüper, Piercing: Shutterstock.com/beccarra, Tattoo: Shutterstock.com/David Tadevosian; **S. 445 Abb. 1 (li.):** Shutterstock.com/Convit, **S. 445 Abb. 1 (re.):** Shutterstock.com/Kateryna Kon, **S. 445 ob. re.:** Dr. med. Uta Groger, Fachärztin für Allgemeinmedizin; **S. 446 mi. un.:** Shutterstock.com/portumen, **S. 446 1. v. li.:** mauritius images/alamy stock photo/Mediscan, **S. 446 2. v. li.:** Shutterstock.com/donikz, **S. 446 3. v. li.:** Albertinen Krankenhaus/ Immanuel Albertinen Diakonie; **S. 451 Abb. 1:** Shutterstock.com/Sezer33; **S. 451 un. re.:** Shutterstock.com/B-D-S Piotr Marcinski; **S. 452 Abb. 1:** Shutterstock.com/Douglas Olivares, **S. 452 Abb. 2:** Shutterstock.com/Daria Baz, **S. 452 un. li.:** Dr. med. Uta Groger, Fachärztin für Allgemeinmedizin; **S. 453 un. re.:** Shutterstock.com/Jacek Chabraszewski, **S. 453 un. li.:** Dr. med. Uta Groger, Fachärztin für Allgemeinmedizin; **S. 454 Abb. 1:** Shutterstock.com/simon jhuan, **S. 454 Abb. 2:** Shutterstock.com/joloei, **S. 454 Abb. 3:** Shutterstock.com/Dream79; **S. 460 Abb. 1:** Shutterstock.com/KieferPix, **S. 460 Abb. 2:** Shutterstock.com/ANN PATCHANAN; **S. 462 ob. (1–3):** Cornelsen/Werner Krüper; **S. 462 Abb. 1:** Shutterstock.com/NataliAlba; **S. 463 Abb. 1:** Shutterstock.com/sweet marshmallow, **S. 463 Abb. 2:** Cornelsen/Werner Krüper; **S. 465 Abb. 2:** Shutterstock.com/PhotoSGH; **S. 467 Abb. 1 :** Shutterstock.com/ittipon, **S. 467 Abb. 2–3:** Cornelsen/ Werner Krüper; **S. 468 Abb. 1–2:** Dr. med. Uta Groger, Fachärztin für Allgemeinmedizin; **S. 470 Abb. 1 :** Shutterstock.com/Photographee.eu; **S. 473 Abb. 1:** Shutterstock.com/AlexeiLogvinovich; **S. 479:** Cornelsen/ Werner Krüper; **S. 484 Abb. 2:** Cornelsen/Werner Krüper, **S. 484 Abb. 3:** Shutterstock.com/Sergii ChepulskyiShutterstock/Sergii Chepulskyi, **S. 484 Abb. 4:** Shutterstock.com/olavs, **S. 484 Abb. 5:** Shutterstock.com/2Ban; **S. 485 Abb. 1 u.3:** Cornelsen/Werner Krüper, **S. 485 Abb. 2:** Shutterstock.com/Neeila; **S. 486 Abb. 1:** Shutterstock.com/Eva Foreman;S. 486 Abb. 2: Shutterstock.com/Slay; **S. 487 Abb. 1:** Shutterstock.com/belushi, **S. 487 Abb. 2:** Shutterstock.com/wong sze yuen; **S. 488 Abb. 1:** sciencephotolibrary/Â/ABERRATION FILMS LTD, **S. 488 Abb. 2:** Shutterstock.com/Gabdrakipova Dilyara; **S. 489 Abb. 1:** Shutterstock.com/Fuss Sergey, **S. 489 Abb. 2:** Shutterstock.com/frank60; **S. 490 Abb. 1:** Shutterstock.com/hanif66, **S. 490 Abb. 2:** Shutterstock.com/Levent Konuk, **S. 490 li. un.:** Shutterstock.com/Olena Yakobchuk; **S. 491 Abb. 1–2:** Shutterstock.com/Dermatology11, **S. 491 Abb. 3:** Shutterstock.com/Nau Nau; **S. 492 Abb. 1 (li.):** Shutterstock.com/Nasekomoe, **S. 492 Abb. 1 (re.):** Shutterstock.com/OliverCh, **S. 492 Abb. 2:** Shutterstock.com/wk-1003mike; **S. 493 ob. re.:** Shutterstock.com/Marcel Jancovic; **S. 496 Abb. 1a:** Shutterstock.com/chatuphot, **S. 496 Abb. 1b:** Paul Hartmann AG, **S. 496 Abb. 1c:** Paul Hartmann AG, **S. 496 Abb. 1d:** Shutterstock.com/srisakorn wonglakorn; **S. 496 Abb. 2a:** Shutterstock.com/Ernestine Wassermann, **S. 496 Abb. 2b:** Shutterstock.com/ittipon, **S. 496 Abb. 2c:** Paul Hartmann AG; **S. 497 Abb. 1:** Smith & Nephew GmbH, **S. 497 Abb. 2:** Paul Hartmann AG, **S. 497 Abb. 3:** mauritius images/Alamy/Scott Camazine; S. 498 Abb. 1(a,b,d), **S. 498 Abb. 1c:** Shutterstock.com/Vlad Savin Production, **S. 489 Abb. 2–3:** Paul Hartmann AG; S. 499 Salbenkompresse, Hydrokolloidverband, Alginatkompresse, Hydrogelkompresse, Schaumstoffkompresse: Paul Hartmann AG, Heidenheim, **S. 499 Aktivkohlekompresse:** Lohmann & Rauscher GmbH & Co. KG; **S. 500 Abb. 2:** Shutterstock.com/daniiD, **S. 500 Abb. 1 u. 3:** Cornelsen/ Werner Krüper; **S. 501 Instrumente:** Cornelsen/Werner Krüper; **S. 501 un. re.:** Shutterstock.com/ Suti Stock Photo; **S. 503 Abb. 1a:** Shutterstock.com/New Africa, S. 503 Abb. 1b-d.: Paul Hartmann AG; **S. 504 Abb. 1:** Paul Hartmann AG, **S. 504 Abb. 2–3:** Cornelsen/ Werner Krüper; **S. 505 Abb. 1 u. 6:** Cornelsen/Werner Krüper; **S. 506 Abb. 2:** medi GmbH & Co. KG; **S. 507 Abb. 1:** Shutterstock.com/Petia_is, **S. 507 Abb. 2:** Lohmann & Rauscher GmbH & Co. KG; **S. 513 Abb.:** Shutterstock.com/Monkey Business Images; **S. 517 Abb. 1:** Shutterstock.com/Pradit.Ph; **S. 518 Abb. 1:** Shutterstock.com/Evgeniya Krutova; **S. 519 Abb. 1:** Shutterstock.com/Basileus, **S. 519 Abb. 2:** Shutterstock.com/Iakov Filimonov; **S. 521 Abb. 1:** Shutterstock.com/Monkey Business Images; **S. 523 Abb. 1:** Shutterstock.com/Tatyana Dzemileva, **S. 523 Abb. 2:** Shutterstock.com/Lukassek; **S. 524 Abb. 1:** Shutterstock.com/Roman Samborskyi, **S. 524 Abb. 2:** Shutterstock.com/aerogondo2; **S. 525 ob. re.:** picture-alliance/dpa-infografik/Grafik: A: Brühl, Redaktion: A. Eickelkamp, **S. 525 un. re.:** Shutterstock.com/Tibanna79; **S. 526 Abb. 1:** Shutterstock.com/sirtravelalot, **S. 526 Abb. 2:** Shutterstock.com/Photographee.eu; **S. 527 Abb. 2:** Shutterstock.com/Photographee.eu; **S. 527 Hintergrundbild Collage:** Shutterstock.com/Helena Lansky; **S. 530 Abb. 1:** Shutterstock.com/Alexander Raths, **S. 530 Abb. 2:** Shutterstock.com/LightField Studios; **S. 531 Abb. 1:** Dr. med. Uta Groger, Fachärztin für Allgemeinmedizin; **S. 533 Abb. 1:** Shutterstock.com/Ocskay Bence; **S. 533 Infografik:** dpa Picture-Alliance/dpa-infografik/Grafik: S. Stein, Redaktion: K. Pepping; **S. 539 Abb. 2:** Shutterstock.com/Tomsickova Tatyana; **S. 540 Abb. 2:** sciencephotolibrary/Â/CNRI Y; **S. 542 ob. li.:** Shutterstock.com/ Natalia Semenchenko; **S. 542 Abb. 1:** Shutterstock.com/Pavel_D, **S. 542 Abb. 2:** Shutterstock.com/edwardolive; **S. 543 ob. re.:** Shutterstock.com/Alexander Raths; **S. 545 un. re.:** Dr. med. Uta Groger, Fachärztin für Allgemeinmedizin; **S. 545 Abb. 1–2:** Cornelsen/Werner Krüper; **S. 547 Abb. 1:** Shutterstock.com/Blamb, **S. 547 Abb. 2:** Shutterstock.com/Jarva Jar; **S. 547 Abb. 4:** Cornelsen/Werner Krüper; **S. 551 Abb. 2:** Cornelsen/Werner Krüper; **S. 552 Abb. 1:** sciencephotolibrary/Â/CUSTOM MEDICAL STOCK PHOTO, **S. 552 Abb. 2 li:** mauritius images/Science Source, **S. 552 Abb. 2 re.:** sciencephotolibrary/Whitten, Paul; **S. 552 un. li.:** Shutterstock.com/ilusmedical; **S. 553 Abb. 1–2:** Cornelsen/Werner Krüper; **S. 553 Abb. 3:** Dr. Dirk Werdermann; **S. 554 ob.:** Shutterstock.com/polya_olya

Illustrationen und Grafiken: Cornelsen/Angelika Kramer: S. 26 Abb. 1, S. 26 mi. (Mitosephasen), S. 32 Abb. 1, S. 34 Abb. 1, S. 127 Abb. 2, S. 154 Abb. 1 (re.), S. 154 Abb. 2 (re.), S. 157 Abb. 2, S. 163 mi. li. u. mi. mi., S. 165 Humerus u. Radius (ob.), S. 185 (Dosieraerosol), S. 213 alle, S. 239 Abb. 2, S. 240 Abb. 1, S. 260 (Erblindung), S. 265 Abb. 1, S. 281 (stabile Seitenlagerung), S. 304 Abb. 1, S. 314 Abb. 2, S. 324 Abb. 2, S. 338 Abb. 1, S. 348 Abb. 2, S. 349 beide, S. 354 Abb. 2, S. 357 Abb. 3, S. 358 Abb. 1, S. 398 Abb. 1, S. 399 Abb. 2, S. 400 Abb. 1, S. 401 alle, S. 402 Abb. 1, S. 403 alle, S. 405 Abb. 1, S. 406 Abb. 2, S. 416 Abb. 2, S. 418 Abb. 1, S. 422 Abb. 1, S. 425 Abb. 1, S. 426 Abb. 1, S. 428 Abb. 2, S. 430 Abb. 1, S. 431 Abb. 1, S. 432 Abb. 1, S. 441 Abb. 1, S. 450 un., S. 457 alle, S. 469 beide, S. 470 Abb. 2–3, S. 482 Abb. 1, S. 483 Abb. 1, S. 486 Abb. 3, S. 495 Abb. 3, S. 507 Abb. 3–5, S. 508 Abb. 1, S. 532 un. alle, S. 534 Abb. 1, S. 536 Abb. 2, S. 541 Abb. 1, S. 544 Abb. 1–2, S. 546 Abb. 1, S. 548 alle, S. 549 Abb. 1 **Cornelsen/Gabriele Heinisch:** S. 157 Abb. 1, S. 162 un. mi., S. 163 Abb. 1, S. 194 Abb. 1–3, S. 195 Abb. 2–3, S. 197 Abb. 2, S. 198 Abb. 1 li. u. mi., S. 198 Abb. 3 li. u. mi., S. 199 Abb. 1 a-c, S. 200 Abb. 1–2, S. 201 Abb. 1, S. 202 Abb. 2, S. 203 Abb. 3–5, S. 204 alle, S. 471 Abb. 1–4, S. 505 Abb. 2–5 **Cornelsen/ Gerda Raichle:** S. 58 Leukozyten (alle), S. 66 Spritze, S. 67 Spritze, S. 68 Spritze, S. 71 Spritze, S. 74 Spritze, S. 77 Spritze, S. 78 Spritze, S. 79 Spritze, S. 80 Spritze, S. 109

Abb. re., S. 129 Abb. 2, S. 236 Abb. 2, S. 237 Abb. 1, S. 238 alle, S. 246 Abb. 3, S. 262 Abb. 1, S. 271 Abb. 3–4, S. 294 Abb. 2, S. 297 alle, S. 303 Abb. 1, S. 314 Abb. 1, S. 357 Abb. 2, S. 368 Abb. 1, S. 369 Abb. 1, S. 380 Abb. 1, S. 381 mi., S. 436 alle, S. 471 Abb. 5, S. 506 Abb. 1, S. 522 Abb. 1, S. 536 Abb. 1, S. 538 Abb. 2 **Cornelsen/Jörg Mair:** S. 22 alle, S. 23 Abb. 1, S. 24 alle, S. 25 alle, S. 28 alle, S. 29 alle, S. 30 alle, S. 31 mi., S. 32 un. (alle), S. 33 Abb. 1–2, S. 43 ob., S. 44 Abb. 1 u. 3, S. 45 Abb. 2, S. 46 Abb. 2–3, S. 54 un. (alle), S. 81 un., S. 84, S. 103 Abb. 1, S. 107 Abb. 1, S. 124 Abb. 1, S. 125 Abb. 1, S. 126 Abb. 1, S. 127 Abb. 1, S. 128 alle, S. 129 Abb. 1, S. 131 Abb. 1, S. 133 alle, S. 134 Abb. 1, S. 135 alle, S. 136 alle, S. 137 alle, S. 138 alle, S. 139 alle, S. 140 alle, S. 141 Abb. 1, S. 142 alle, S. 146 Abb. 1 u. un. 4. v. li., S. 148 Abb. 1, S. 149 Abb. 1, S. 152 mi., S. 153 alle, S. 157 Abb. 3 (Diagramm), S. 158 Abb. 2, S. 160 Abb. 1, S. 162 un. (Füße), S. 164 alle, S. 165 Kallus (un.), S. 197 Abb. 1, S. 198 Abb. 2, S. 218 Abb. 1, S. 219 ob., S. 224 alle, S. 225 Abb. 1, S. 226 alle, S. 228 Abb. 1, S. 234 alle, S. 235 Abb. 2, S. 236 Abb. 1, S. 237 Abb. 2, S. 239 Abb. 1, S. 243 alle, S. 244, S. 245 Abb. 3, S. 248 Diagramme, S. 249 Abb. 1, S. 250 Abb. 2–3, S. 251 alle, S. 252 alle, S. 254 alle, S. 256 Abb. 2, S. 260 (Herz, Niere, Bein, Schlaganfall), S. 263 alle, S. 264 alle, S. 265 Abb. 2, S. 266 alle, S. 267 Abb. 2, S. 268 Abb. 1., S. 270 Abb. 1., S. 271 Abb. 1., S. 273 Abb. 1., S. 274 beide, S. 282 Abb. 1, S. 283 Abb. 1, S. 291, Abb. 1, S. 292 Abb. 1–2, S. 293 Abb. 1–3, S. 294 Abb. 1, S. 298 Grafik (ob.), S. 300 alle, S. 301 beide, S. 305 Abb. 2, S. 315 Abb. 1, S. 316 beide, S. 317 Abb. 1–2, S. 318 Abb. 1, S. 319 Abb. 1, S. 321 alle, S. 322 alle, S. 336 alle, S. 337 Abb. 1–2, S. 340 Abb. 1, S. 342 Abb. 1, S. 343 Abb. 1, S. 347 Abb. 1, S. 348 Abb. 1, S. 351 beide, S. 366 Abb. 1–2, S. 369 Abb. 2, S. 370 Abb. 1–2, S. 376 Abb. 1–2, S. 377 un. li., S. 379 Abb. 1, S. 381 ob., S. 392 Abb. 1, S. 393 Abb. 2, S. 394 Abb. 1, S. 399 Abb. 1, S. 427 Abb. 1 (Collage links), S. 428 Abb. 1, S. 431 Abb. 2, S. 434 alle, S. 435 alle, S. 438 alle, S. 439 Abb. 1, S. 450 Abb. 1, S. 456 Abb. 1, S. 458 beide, S. 461 Abb. 1, S. 466 un., S. 483 Abb. 2, S. 484 Abb. 1, S. 492 (ABCDES-Regel), S. 502 alle, S. 532 Abb. 2, S. 540 Abb. 1, S. 541 Abb. 2, S. 547 Abb. 3, S. 549 Abb. 2, S. 550 alle, S. 551 Abb. 1 **Cornelsen/Karin Mall:** S. 283 Abb. 2, S. 284 Abb. 1 **Cornelsen/Natascha Welz:** S. 8 alle, S. 9 alle, S. 10 alle, S. 13 alle, S. 15 alle, S. 16 mi., S. 20 alle, S. 21 alle, S. 23 ob. re., S. 33 ob. mi., S. 36 mi. li., S. 36 ob. re., S. 37 alle, S. 38 alle, S. 39, S. 41 un. (alle), S. 42 alle, S. 45 mi. (alle), S. 52 alle, S. 53 alle, S. 54 ob. (alle), S. 57 ob., S. 59 un. re., S. 74 ob. li., S. 87 (unten) alle, S. 89 alle, S. 90 mi. re., S. 93 ob. re., S. 94 mi. li., S. 95 un. re., S. 100 alle, S. 104 mi. (beide), S. 122 alle, S. 123 alle, S. 150 alle, S. 151 un. re., S. 156 un., S. 166 alle, S. 167 un. (alle), S. 173 ob. re., S. 174 ob., S. 175 mi., S. 178 un., S. 180 un., S. 181 un., S. 182 Abb. 1, S. 184 alle, S. 185 (Applikationsarten), S. 210 alle, S. 211 alle, S. 212 un., S. 215 mi., S. 219 un., S. 220 ob., S. 278 ob. li., S. 290 ob./mi. re., S. 296 beide, S. 312 beide, S. 313 beide, S. 325 ob. re. (alle), S. 388, S. 389, S. 390 alle (ob.), S. 404 Abb. 1–2, S. 406 Abb. 1 u. 3, S. 411 mi. re., S. 420 alle, S. 421 alle, S. 430 ob. li., S. 480 alle, S. 481 alle, S. 514 alle, S. 515 alle, S. 538 Abb. 1, S. 539 Abb. 1 **Cornelsen/Satz-Rechen-Zentrum Berlin:** S. 12 Abb. 1; S. 260 Collage, S. 286, S. 350 Abb. 1, S. 449 alle, S. 532 Abb. 1 **Cornelsen/Vitaledesign:** S. 391 Abb. 1 **Med Auxil analysis aids e.K.:** S. 412 Abb. 1 (alle) **Paul Hartmann AG:** S. 495 Abb. 1–2

2 Blut

2.1 Aufgaben und Zusammensetzung des Blutes

Blut gilt als „Lebenssaft": Solange ein Mensch lebt, fließt sein Blut. Das Blut ist die Flüssigkeit, die die Blutgefäße füllt und durch die Pumptätigkeit des Herzens ständig im Fluss bleibt. Das Blut macht etwa 6–8 %, d. h. 1/12, unseres Körpergewichts aus. Ein 50 kg schwerer Mensch hat ca. 3–4 Liter Blut, ein 80 kg schwerer Mensch ca. 5–6 Liter. Menschen mit hoher Muskelmasse haben eher 8 %, wenig muskulöse Personen, v. a. Frauen und Kinder, eher 6–7 % Blut. Ein hoher Blutanteil erhöht die Leistungsfähigkeit, weshalb im Profisport sog. Blutdoping vorkommt.

Interaktive Übungen ①
→ S. 209, PagePlayer

Video ②
→ S. 209, PagePlayer

Der Körper nutzt sein Blutwegenetz, das aus dem Herzen, einigen großen und vielen kleinen Blutgefäßen besteht, als Transportweg. Das Blut transportiert

- **Gase**: Sauerstoff (O_2) von der Lunge zu den Zellen und Kohlendioxid (CO_2) von den Zellen zurück zur Lunge.
- **Wasser**: von den Verdauungsorganen zu den Zellen.
- **Nährstoffe, Mineralstoffe, Vitamine und Spurenelemente**: vom Darm zu den Zellen; einige Nährstoffe zunächst zur Leber, die sie filtert bzw. verarbeitet.
- **Hormone**: von den endokrinen Drüsen zu den Organen, an denen sie wirken.
- **Wärme**: Ein gut durchblutetes Organ, z. B. die Haut, ist rosig und warm.
- **Medikamente**: Diese werden nach oraler Einnahme vom Darm aufgenommen und mit dem Blut verteilt.
- **Abfallstoffe**: Sie werden zu den Ausscheidungsorganen Leber und Nieren gebracht.

Weitere lebenswichtige Funktionen des Blutes sind:

- **Immunabwehr** durch Abwehrzellen und Antikörper
- **Blutgerinnung**; verhindert größere Blutverluste nach innen oder außen

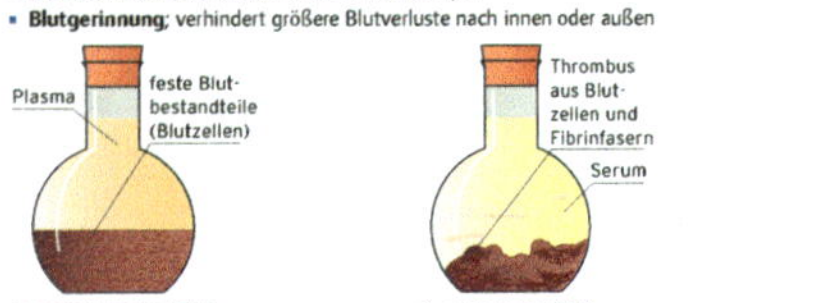

a ungeronnenes Blut
Ungeronnenes Blut (das schon so lange im Gefäß ist, dass die Blutzellen sich abgesetzt haben; frisch ist es gleichmäßig rot) setzt sich zusammen aus
- Plasma (flüssige Blutbestandteile) und
- Blutzellen (feste Blutbestandteile).

b geronnenes Blut
Im Plasma befindet sich der Gerinnungsstoff Fibrinogen. Bei der Blutgerinnung vernetzt sich das Fibrinogen zu Fibrinfasern und bildet mit den Blutzellen den Thrombus (das Gerinnsel). Die nach der Gerinnung überstehende Flüssigkeit ist das Serum. Serum ist Plasma ohne den Gerinnungsstoff Fibrinogen.

Abb. 1 Flüssige und feste Blutbestandteile

Das Blut muss gute Fließeigenschaften haben, um auch die dünnsten Blutgefäße, die **Kapillaren**, durchströmen zu können. Daher hat es mehr flüssige als feste Bestandteile. Der flüssige Anteil des ungeronnenen Blutes ist das Blutplasma, kurz **Plasma** genannt. Es macht ca. 55 % des Blutvolumens aus. Im Plasma sind die Blutzellen, die festen Blutbestandteile, verteilt. Je höher der flüssige Anteil ist, desto dünnflüssiger ist das Blut. Je höher der Zellanteil ist, desto dickflüssiger ist es. Der **Hämatokrit (Hkt)** gibt den prozentualen Zellanteil am Blutvolumen an. Der Hämatokrit soll nicht deutlich über 50 % liegen. Die Blutzellen können sich sonst nicht mehr frei im Plasma bewegen. Dann kann es zu Durchblutungsstörungen mit Bildung von Blutgerinnseln, d. h. zu Thromben oder Thrombosen, kommen.

MERKE Normwerte des Hämatokrits (Hkt): beim Mann 40–52 %, bei der Frau 37–47 %

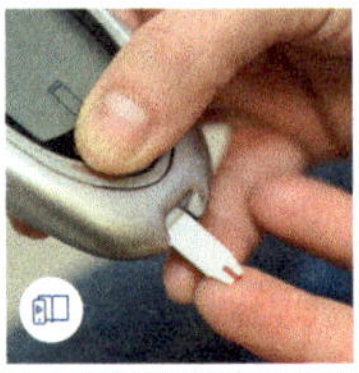

Über die Cornelsen PagePlayer-App können Sie **Videos** und **interaktive Übungen** zu diesem Lernfeld aufrufen, indem Sie diese Seite mit dem Smartphone scannen.

Die kostenfreien **Lösungen zu den Aufgaben aus dem Schülerbuch** finden Sie unter der ISBN 978-3-06-451769-1 auf www.cornelsen.de.